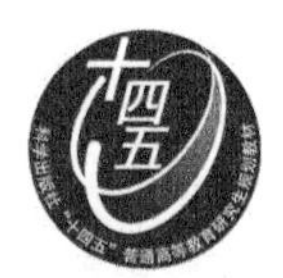

科学出版社“十四五”普通高等教育研究生规划教材

肿瘤免疫学

主　　编　郝继辉　马　莹

副 主 编（按姓名汉语拼音排序）

侯军委　胡　海　李　华　孙梦熊

编　　委（按姓名汉语拼音排序）

曹广明（首都医科大学附属北京朝阳医院）
付国斌（山东第一医科大学附属省立医院）
郝继辉（天津医科大学肿瘤医院）
胡　海（中山大学孙逸仙纪念医院）
姜亚飞（上海交通大学医学院附属第一人民医院）
李　华（首都医科大学附属北京朝阳医院）
李凤娥（南开大学附属北辰医院）
刘云华（浙江大学医学院）
齐　琳（中山大学医学院）
孙梦熊（上海交通大学医学院附属第一人民医院）
王连水（非因生物科技（山东）有限公司）
王棕逸（上海交通大学医学院附属第一人民医院）
杨孟恺（上海交通大学医学院附属第一人民医院）
张雪梅（华北理工大学生命科学学院）
丁志勇（非因生物科技（山东）有限公司）
韩　悰（上海交通大学医学院附属第一人民医院）
侯军委（中南大学湘雅医院）
黄浩杰（海军军医大学第一附属医院）
揭祖亮（厦门大学生命科学学院）
李　龙（天津医科大学基础医学院）
刘沁颖（福建省肿瘤医院）
马　莹（天津医科大学肿瘤医院）
钱文斌（浙江大学医学院附属第二医院）
王崇任（上海交通大学医学院附属第一人民医院）
王璐璐（天津医科大学药学院）
薛永铭（苏州蓝马医疗技术有限公司）
张幸鼎（中山大学医学院）

科 学 出 版 社

北　京

内 容 简 介

本教材的写作目的是帮助读者了解肿瘤免疫学的基本原理和最新进展，为今后更深入地研究打下坚实基础。本教材以肿瘤免疫学最新成果为基石，自成体系，精益求精，确保内容的新颖性和全面性，能够提高学习者的肿瘤免疫学综合实力、拓宽视野，推动开发原创的肿瘤免疫疗法，为患者服务，最大程度地提高全民健康生活水平。

本教材作为高等院校医学类专业研究生核心课程，适用于医学相关专业研究生使用，也可作为临床工作者学习用书。

图书在版编目（CIP）数据

肿瘤免疫学/郝继辉，马莹主编. —北京：科学出版社，2024.11

科学出版社“十四五”普通高等教育研究生规划教材

ISBN 978-7-03-077480-4

Ⅰ.①肿… Ⅱ.①郝… ②马… Ⅲ.①肿瘤免疫疗法–研究生–教材 Ⅳ.① R730.51

中国国家版本馆 CIP 数据核字（2024）第 007167 号

责任编辑：王锞韫/责任校对：宁辉彩

责任印制：张 伟/封面设计：陈 敬

科学出版社 出版

北京东黄城根北街 16 号

邮政编码：100717

http://www.sciencep.com

北京九州迅驰传媒文化有限公司印刷

科学出版社发行 各地新华书店经销

*

2024 年 11 月第 一 版 开本：787×1092 1/16

2025 年 1 月第二次印刷 印张：27

字数：790 000

定价：168.00 元

（如有印装质量问题，我社负责调换）

前　　言

肿瘤免疫学是一门综合性学科，也是一门不断演变的、应用前景广阔的学科，主要涉及人体免疫系统与肿瘤之间复杂的相互作用。免疫系统在人体内具有重要的防御功能，人类依靠免疫系统来识别和杀伤异常细胞，包括肿瘤细胞。然而，肿瘤细胞本身具备一系列免疫逃避机制，使其可以从免疫系统的监视中逃逸，进而导致肿瘤发展和扩散。近年来，研究者在肿瘤免疫学领域取得了许多令人瞩目的进展。研究人员通过深入研究肿瘤与免疫系统之间的相互作用，发现了崭新的免疫治疗策略和治疗方法。免疫检查点抑制剂的引入为肿瘤治疗带来了革命性的改变，可以显著改善患者的预后。此外，个体化免疫疗法、肿瘤疫苗、细胞免疫疗法等新兴治疗手段也为临床医师和患者提供了更多治疗选择和治疗机会。

我们撰写本教材的目的是为读者提供一部全面而深入的肿瘤免疫学教材，旨在帮助广大学生、研究人员和临床医师更好地理解肿瘤免疫学的基础知识，接触最新研究进展，增加基础肿瘤免疫学研究与临床应用的转化思路。本教材全面介绍了免疫系统的基本原理和最新进展，重点讨论免疫细胞如何与肿瘤细胞相互作用，以及新兴肿瘤免疫疗法的原理及其应用。

在本教材的编写过程中，主编和编委们查阅并借鉴各类国内外书籍、著作和文献，完成整体规划，拟定目录章节。根据肿瘤免疫学的学术覆盖面和新兴领域的延伸，借鉴免疫学专家引领的免疫学前沿的工作基调和发展蓝图，与全国知名院校的肿瘤免疫学领域的突出青年专家建立合作意向，策划其承担章节的提纲细节。本教材力求为读者提供准确、全面、前沿的信息，使用清晰的表格和插图来解释复杂的概念和实验结果，帮助读者更好地理解和应用所学知识。我们衷心希望本教材能够成为肿瘤免疫学领域学习和研究的重要参考资料。

本教材作为高等院校医学类专业研究生核心课程，与时俱进地培养具有国际视野的中国肿瘤免疫学家。一方面，期待着我国的肿瘤免疫学综合实力全面提高，引领国际学术前沿；另一方面，推动开发原创的肿瘤免疫疗法，为患者服务，实现治愈肿瘤的终极目标，最大程度地提高全民健康生活水平。

感谢所有为本教材的编写和出版作出贡献的专家、学者和出版人员，天津医科大学肿瘤医院的相关研究生对本教材资料汇总、整理等做了大量工作。我们也要感谢所有的读者，希望本教材能够满足你们对肿瘤免疫学知识的需求，并激发你们对这一领域的兴趣和热情。我们相信，随着对免疫系统如何识别和抵御肿瘤细胞的认识的不断深化，将会为肿瘤治疗领域带来新的希望和机遇。

郝继辉　马　莹

2024年1月

目　录

第一章　肿瘤免疫学概述

一、肿瘤免疫学概念

肿瘤免疫学（tumor immunology）是利用免疫学的理论和方法，研究肿瘤的抗原性、机体的免疫功能与肿瘤发生、发展的相互关系，机体对肿瘤的免疫应答及其抗肿瘤免疫的机制、肿瘤的免疫诊断和免疫防治的科学，即研究肿瘤的发病机制、预防、诊断和治疗的交叉学科，它既是肿瘤学的分支学科，也是免疫学的分支学科。肿瘤是机体正常细胞恶性变的产物，其特点是不断增殖并在体内转移，因此肿瘤细胞在免疫学上的突出特点是形成某些在同类正常细胞中不存在的新抗原标志。肿瘤细胞与邻近细胞共同存在于复杂的间质微环境中，这严重影响了肿瘤细胞的生长、恶性行为和与其他细胞的沟通能力。在这些细胞中，免疫细胞扮演着很关键的角色，许多研究证明肿瘤细胞和免疫细胞之间的影响是双向的。事实上，在不同的免疫微环境中，免疫细胞具有促进或抑制肿瘤发生、进展、转移和复发的双重功能。因此，研究如何调节免疫细胞从促肿瘤向抗肿瘤效应转变，进而优化其抗肿瘤免疫的功效是免疫治疗的主要目标。近年来的肿瘤免疫治疗策略，如免疫检查点抑制剂（immune checkpoint blockade，ICB）、癌症疫苗和过继细胞输注（adoptive cell transfer，ACT）治疗等，已表现出前所未有的临床疗效。然而，治疗耐药性、不良反应及对肿瘤免疫理解不全面等因素阻碍了肿瘤免疫治疗的进一步应用。

肿瘤与人体免疫系统之间的关系是动态而复杂的。免疫系统发现和消除体内肿瘤细胞的过程是一个逐步递进的过程，主要涉及细胞免疫和体液免疫（图 1-1）。机体内肿瘤细胞和免疫细胞的形成都具有多因子特征，正常人体的免疫细胞不断监视周围环境，当肿瘤形成而产生新的抗原时，树突状细胞（dendritic cell，DC）通过吞噬或内吞作用吞噬抗原。促炎性细胞因子（proinflammatory cytokine）如激肽、组胺、IL-1、IL-2、IL-6、前列腺素、花生四烯酸、肿瘤坏死因子（tumor necrosis factor，TNF）和 5- 羟色胺等诱导免疫应答，由此 DC 迁移到淋巴结，将 MHC Ⅰ和 MHC Ⅱ类分子上捕获的抗原呈递给 T 细胞。然后，T 细胞激活并分化，形成 T 效应细胞（effector T lymphocyte，Teff）和 T 调节细胞（regulary T cell，Treg）。随后，T 辅助因子（T helper，Th）-1 产生白细胞介素（IL）-2，促进活化的细胞毒性 T 细胞克隆扩增，然后穿透肿瘤床，并通过 T 细胞受体（T cell receptor，TCR）和 MHC Ⅰ类分子识别和结合肿瘤细胞。

二、肿瘤免疫学研究简史

1. 肿瘤免疫研究的主要内容　目前主要集中在肿瘤的抗原性、机体免疫功能与肿瘤发生及发展的相互关系、机体对肿瘤的免疫应答及其抗肿瘤免疫机制、肿瘤免疫诊断以及免疫治疗等方面。

2. 肿瘤免疫研究发展历程　早在 1863 年，Rudolph Virchow 鉴定出了肿瘤组织中的白细胞，第一次把炎症和癌症联系在一起。他提出假说，认为癌症是由严重的组织炎症引起的。1893 年，William Bradly Coley 在感染链球菌患者中发现肿瘤抑制效应，在此启发下，他向 1000 多例肿瘤患者体内注射了 Coley 毒素，即细菌和细菌产物的混合物，取得了显著的效果，这个理论推动了相关研究，以探究借助免疫系统的力量来对抗癌症。1909 年，Paul Ehrlich 预测免疫系统可以阻止各种来源的肿瘤形成，进而提出免疫系统可以抑制肿瘤的形成的观点，这一理论也被称为免疫监视假说。1921 年，研究者发现免疫浸润的预后价值，肿瘤部位附近淋巴系统完备发达的患者比淋巴系统薄弱的患者预后更好。

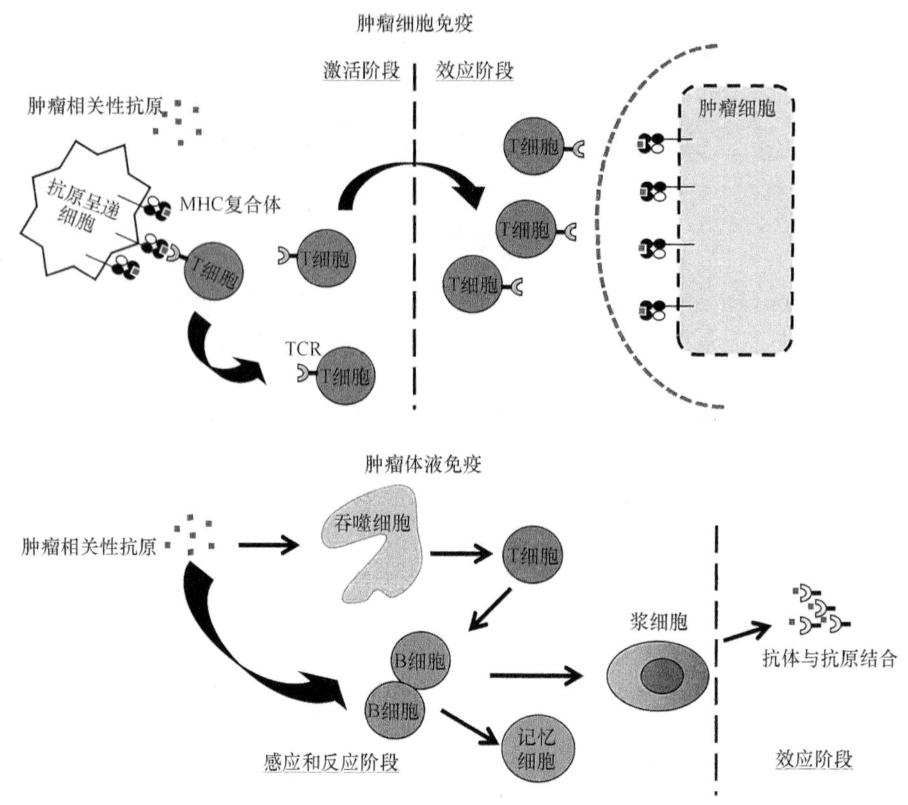

图 1-1 肿瘤细胞免疫和体液免疫

半个世纪后，Gross 于 1953 年首次证明了特异性免疫反应系统的存在。然而，恶性肿瘤可能逃避这种免疫反应。目前已经证实，恶性肿瘤能够下调主要组织相容性复合体（major histocompatibility complex，MHC）的Ⅰ类分子，从而阻止细胞毒性 T 细胞（cytotoxic T lymphocyte，CTL）识别肿瘤细胞。然而，反过来，免疫系统能够利用自然杀伤细胞（natural killer cell，NK 细胞）破坏表面不表达或不充分表达 MHC Ⅰ类分子的细胞。此外，肿瘤细胞也可以通过在其表面表达非经典人类白细胞抗原（human leucocyte antigen，HLA）-G 分子来保护自身免受 NK 细胞溶解。肿瘤细胞可以促进血管生成，还可以通过化学信号招募具有免疫抑制特性的调节性 T 细胞。因此，恶性肿瘤可能逃避宿主免疫反应，从而形成肿瘤微环境（tumor microenvironment）。Gavin Dunn 和 Robert Schreiber 提出了“肿瘤免疫编辑”的概念，并将这一过程分为 3 个阶段。第一阶段，肿瘤细胞被免疫系统的细胞（NK 细胞、$CD4^+$ 和 $CD8^+$ T 细胞）清除；第二阶段，肿瘤细胞和免疫系统细胞之间存在平衡；第三阶段，免疫系统无法杀灭肿瘤，表现出显著的免疫抑制作用，因此，该阶段以临床可检测肿瘤的出现而结束。Richmond Prehn 和 Joan Mine 在 1957 年的小鼠实验中展示了这些抗原。随后，发现了所谓的肿瘤相关抗原。这些包括在细胞表面以占优势的量表达的分子，是以不同于在正常细胞中观察到的状态表达的分子。其他肿瘤生物标志物包括肿瘤特异性抗原，都是基于 MHC Ⅰ类分子在细胞表面呈递的新肽的片段而被发现。第一个 TSA 于 1991 年在人类黑色素瘤细胞中被发现，由黑色素瘤相关抗原（melanoma associated antigen，MAGE）基因家族编码。还有新抗原是体细胞突变的结果，对每个患者都有特异性，因此与野生型抗原不同。这些抗原可作为免疫治疗的靶点，帮助特异性识别和随后消除肿瘤细胞。因此，癌症免疫治疗的目的是利用免疫系统的记忆和特异性，长时间有效消除恶性肿瘤，且毒性最小。免疫治疗方法也旨在刺激自身的免疫系统，以对抗肿瘤。目前的免疫治疗方法包括细胞因子治疗、单克隆抗体（monoclonal antibody，mAb）、溶瘤病毒（oncolytic virus，OV）、预防和治疗性疫苗以及嵌合抗原受体（chimeric antigen receptor，CAR）T 细胞治疗。1992 年，免疫抑制分子 PD-1 被克隆，同年，

Isaacs 和 Lindenmann 发现了干扰素（interferon，IFN）。1996 年，研究学者发现 CTLA-4 免疫球蛋白在抗肿瘤治疗中的作用。1997 年，美国 FDA 批准了 CD20 抗体利妥昔单抗上市。2001 年，研究者开始运用靶向疗法治疗肿瘤，并在小鼠实验中证实免疫监视理论。2002 年，抗 PD-1/PD-L1 药物用来对抗肿瘤。2006 年，肿瘤微环境的评分和证据证实 TNM 分期与 T 细胞相关，并认识人体免疫微环境的概念。2010 年，前列腺癌 DC 疫苗被美国 FDA 批准上市。2011 年，第一个免疫检查点抑制 CTLA-4 药物被美国 FDA 批准用来治疗黑色素瘤。2012 年，小鼠基因编辑治疗开始发展。2013 年，人体免疫图谱绘制完成。同年，美国 FDA 批准抗 PD-1 药物用于治疗肺癌，同时这一年也被 *Science* 认定为免疫疗法具有突破性进展的一年。2014 ～ 2018 年，肿瘤免疫学研究的重要事件有：①抗 PD-1 药物被美国 FDA 批准为治疗肺癌的一线药物；② FDA 批准溶瘤病毒 T-VEC 用于治疗黑色素瘤患者；③ MAGE-3 疫苗研发在大规模的临床Ⅲ期试验中宣布失败；④与免疫相关的肿瘤转移扩散；⑤ FDA 批准首款 CAR-T 细胞药物用于治疗 25 岁以下复发性或难治性 B 细胞急性淋巴细胞白血病患者；⑥基于免疫的肿瘤进化学说；⑦建立了国际公认的免疫评分类别。截止到 2019 年，美国 FDA 已批准 43 个肿瘤免疫疗法的免疫检查点抑制剂。综上所述，目前肿瘤免疫学研究首要任务是创造一种具有最小毒性的有效免疫治疗方法，以克服肿瘤细胞的免疫抑制活性，并增强免疫系统宿主细胞对肿瘤的靶向消除。大多数免疫治疗方法，如单克隆抗体，通过靶向肿瘤细胞表面的特异性抗原来产生有效和准确的作用，而一些方法，如树突状细胞疫苗，通过使用这些抗原可以增强免疫刺激和免疫调节的免疫系统活性。在肿瘤细胞表面有一些类型的抗原可以诱导特异性免疫反应。

三、肿瘤免疫相关性抗原

肿瘤抗原（tumor antigen，TA）是指肿瘤细胞表面具有免疫原性的蛋白质、糖蛋白或脂蛋白。大多数肿瘤抗原是人体自身的正常蛋白质，通常免疫原性较低。肿瘤抗原常作为肿瘤标志物被应用于肿瘤的检测和诊断，同时它也是肿瘤免疫治疗的重要靶点，肿瘤抗原是肿瘤免疫学领域研究的核心问题。根据肿瘤抗原与肿瘤的关系，可以将肿瘤抗原分为肿瘤特异性抗原和肿瘤相关抗原。前者是肿瘤细胞所特有而不存在于正常细胞中的抗原，具有较高的肿瘤特异性；而后者并非肿瘤细胞所特有，也可同时存在于正常组织细胞表面，只是其含量在细胞癌变时发生改变，这类抗原的肿瘤特异性较低。

1. 肿瘤相关抗原 是指并非肿瘤组织或细胞所特有的，在正常细胞或组织上也可能存在的抗原分子。临床上常用于诊断的肿瘤相关抗原包括胚胎硫糖蛋白抗原、糖蛋白抗原等。肿瘤相关抗原的典型代表是甲胎蛋白（alpha-fetoprotein，AFP）、癌胚抗原（carcinoembryonic antigen，CEA）及糖脂和糖蛋白抗原。

（1）甲胎蛋白：是 Abeler 于 1924 年在患有肝癌的小鼠血清中发现的，因为其电泳后位置处于 α 球蛋白水平且存在于胎儿血清中，所以被称为甲胎蛋白。甲胎蛋白是一种糖蛋白，最早在卵黄囊合成，在胚胎组织开始造血时肝细胞也参与其合成。在胚胎发育早期，甲胎蛋白在血中的浓度可达 4～5mg/ml，随后逐渐下降，至成年时其血清浓度不超过 7ng/ml。成人肝癌、卵巢内胚窦瘤、未成熟畸胎瘤、胚胎癌、睾丸生殖细胞瘤等肿瘤患者血清中均可检测出甲胎蛋白；孕妇血中甲胎蛋白的峰值出现在妊娠第 15 周左右，其可用于胚胎神经管异常的检测，如脊柱裂、无脑儿等。

（2）癌胚抗原：是 Gold 等在 1965 年发现的一种糖蛋白。在正常情况下，癌胚抗原存在于第 6～24 周胎儿胃肠道正常上皮细胞的细胞膜表面，但在肠道腺癌、肺癌、乳腺癌、膀胱癌等肿瘤中也会存在该蛋白。在妇科恶性肿瘤包括子宫内膜癌、卵巢上皮癌、宫颈癌（uterine cervical carcinoma，UCC）和非上皮性卵巢癌（ovarian carcinoma，OC）中，癌胚抗原的血清阳性率分别为 27.6%、39.5%、41.4% 和 30.0%。

（3）过量表达或异常表达的糖脂和糖蛋白抗原：此类抗原主要包括血型抗原（blood group

antigen，BGA），神经节苷脂GM2、双唾液酸神经节苷脂（ganglioside，GA）2，糖类抗原CA125、CA153和黏蛋白MUC1等。有研究发现，在肿瘤中血型抗原的A、H抗原活性丢失或下降是细胞恶性变的先兆，而肿瘤血型抗原的表达丢失则是肿瘤将发生转移或者已经发生转移的表现。

2. 肿瘤特异性抗原 是指肿瘤细胞所特有的，不存在于正常组织细胞上的抗原。相比于肿瘤相关抗原，肿瘤特异性抗原的研究进展缓慢。其中一个原因是肿瘤特异性抗原的发现十分艰难，在此之前大部分肿瘤抗原的发现都集中在肿瘤相关抗原上。肿瘤特异性抗原的概念是由Gross和Foley等在20世纪上半叶发现并提出的。他们在研究中发现，近交系小鼠（Ⅱ+）能接受供体的皮片（Ⅱ+），但却不能接受同一供体的肿瘤移植物（Ⅱ–），接受后者会发生免疫排斥反应，这一结果证明了肿瘤细胞中特异性抗原的存在。2005年，Rosenberg和Wolfel等同时证明了以新抗原为靶点的免疫治疗能给黑色素瘤患者带来临床获益。这些能激活免疫系统的，由肿瘤细胞基因突变所产生的异常多肽抗原被定义为新抗原。2008年以来，得益于肿瘤基因组研究技术的发展，低成本检测所有肿瘤基因组变异成为可能，这为筛选肿瘤特异性抗原奠定了技术基础。Allison和Vogelstein等利用外显子技术对乳腺癌和结直肠癌进行基因组测序分析，预测出具有$CD8^+$T细胞亲和力的肿瘤特异性抗原。

肿瘤特异性抗原作为抗癌免疫靶标的作用在20世纪首次得到认可，基于TSA的疫苗的研究在过去10年中变得越来越普遍。新抗原在这里被定义为由非对称突变和肿瘤基因组特异性的其他遗传变异产生的TSA的一个子集，由主要组织相容性复合体分子呈现，并由内源性T细胞识别。最常研究的一类新抗原是那些来自单核苷酸变体（single nucleotide variant，SNV）的新抗原，它们引起蛋白质的非同义变化，随后可能引发针对肿瘤的抗原特异性T细胞反应。这些常规新抗原在正常组织表达方面中没有比其他类别的肿瘤抗原（如肿瘤相关抗原和癌-睾丸抗原）具有明显的优势。因此，对这些新抗原具有特异性的T细胞可以逃避胸腺中的阴性选择，从而产生TSA特异性T细胞库。

肿瘤特异性抗原按来源不同可分为肿瘤基因组变异产生的抗原、病毒整合来源的抗原和肿瘤新抗原。

（1）肿瘤基因组变异产生的抗原：肿瘤基因组变异可能由遗传因素导致，也可能由环境因素（如吸烟、紫外线暴露等）导致，具有比较大的个体差异性和较强的免疫原性。在肿瘤细胞内部，突变基因表达的非正常蛋白质，先经过泛素化修饰，然后被蛋白酶降解成长度为8～11个氨基酸的短肽。之后，抗原短肽被转运到内质网膜的表面，由抗原肽转运蛋白体（transporter of antigenic peptide，TAP）转运到内质网中。抗原短肽与MHC Ⅰ类分子在内质网中结合，形成具有高亲和力的抗原肽/MHC分子复合物。抗原肽/MHC分子复合物经高尔基体运送到细胞膜表面，被细胞毒性$CD8^+$T细胞识别。新抗原也可以与MHC Ⅱ类分子结合（MHC Ⅱ类分子一般提呈细胞吞噬的胞外蛋白），突变基因表达的蛋白质被抗原呈递细胞通过内吞、吞噬等作用摄取到细胞内，主要在内体和溶酶体中进行加工处理。先由附着于内体膜上的酸性蛋白酶水解抗原，产生的多肽小部分能与内质网中新合成的MHC Ⅱ类分子结合，然后以稳定的MHC-抗原肽复合体的形式被转运到细胞膜上，供TCR识别。

依据突变类型不同，肿瘤基因组变异产生的抗原可以分为点突变、短片段插入缺失、融合基因变异来源的新抗原。依据突变对肿瘤细胞的功能影响，以及在面临免疫选择压力时能否发生抗原表位缺失不同，肿瘤基因组变异产生的抗原可分为影响肿瘤关键性发生发展的驱动突变（driver mutation）、在肿瘤相关基因上发生杂合性缺失的必要的随从突变（passenger mutation）和不影响肿瘤发生发展的随从突变来源的新抗原。一般来讲，一个肿瘤中的驱动突变个数常为2～8个。相比于几十到上千个其他随从突变，肿瘤中的驱动突变占比很小，降低了T细胞对新抗原的识别效应。另外，肿瘤细胞的进化导致肿瘤基因组内部异质性比较高，单一的驱动突变经常不会起决定性作用。必要的随从突变是指突变虽然不影响肿瘤生存和生长，但是这类突变产生的新抗原占比很大，而且比驱动突变和必要的随从突变更容易导致肿瘤免疫逃逸。因此，选择多个随从突变进行免疫治疗可能比选择单一的驱动突变或必要的随从突变效果更好。

（2）病毒整合来源的抗原：DNA 或 RNA 致癌病毒诱生的肿瘤抗原是另外一类肿瘤特异性抗原。一些肿瘤的发生与病毒相关，整合到细胞中的病毒通过表达癌蛋白诱发肿瘤的发生，这些癌蛋白也是肿瘤所特有的，能够引起 T 细胞对抗原的识别和杀伤作用。这类病毒包括 EB 病毒（Epstein-Barr virus，EBV）、人乳头瘤病毒（human papilloma virus，HPV）、乙型肝炎病毒（HBV）等。这些致瘤性 DNA 病毒可以感染并进入宿主细胞，病毒基因整合到宿主细胞基因组上并且编码病毒蛋白。EBV 和 HPV 可表达癌蛋白，但是与肝癌相关的 HBV 或丙型肝炎病毒（HCV）本身并不含有可以编码任何转化蛋白（癌蛋白）的基因，其基因在肝细胞基因组中的整合也没有固定的位点。病毒整合来源的抗原与基因组点突变或染色体重组形成的新抗原的不同之处在于：①相对于后者，病毒表达的肿瘤新抗原是一整段非正常表达的蛋白质而非小段抗原肽，这会产生更多具有免疫原性的抗原肽；②基因组变异来源的抗原一般发生的是随从突变，不会对肿瘤的生长与转移起关键作用，而病毒整合来源的抗原如 HPV-E6 和 HPV-E7，常驱动肿瘤发生与进化的驱动突变。

（3）肿瘤新抗原：是指由肿瘤体细胞突变（somatic mutation）形成的肿瘤抗原。这类抗原是肿瘤细胞特有的，属于肿瘤特异性抗原。它们会被 MHC 分子提呈到肿瘤细胞表面，进而被 T 细胞识别，因此也被称为肿瘤特异性突变抗原（tumor-specific mutant antigen）。肿瘤新抗原在不同肿瘤中的分布具有异质性，而且每个患者的肿瘤突变印记（mutation imprinting）特异性非常高，95% 以上的突变具有独特性和患者特异性，所有肿瘤共性的突变非常少，但是每个患者的肿瘤细胞产生的新抗原非常多，尤其是黑色素瘤、非小细胞肺癌（non-small cell lung cancer，NSCLC）等常见恶性肿瘤产生的新抗原能够达到数千个之多。以黑色素瘤为例，黑色素瘤的体细胞突变数量平均超过 10 个 /Mb，这些突变中有相当一部分能够表达突变肽段，然后被 MHC Ⅰ类分子和 MHC Ⅱ类分子识别，诱导 T 细胞的识别和杀伤效应，高突变负荷的黑色素瘤患者在免疫治疗中获益的概率比较大。除了黑色素瘤外，非小细胞肺癌、胃癌及结直肠癌患者使用免疫检查点抑制剂治疗时也取得了很好的治疗效果。

肿瘤的高突变负荷表明其可能会产生高的新抗原负荷，然而，即使在突变负荷很高的黑色素瘤中也无法全面观察到 T 细胞效应。肿瘤中出现高突变负荷但低 T 细胞效应的原因可能有以下 4 个方面：①检测技术的标准、高低肿瘤突变负荷（tumor mutation burden，TMB）的判断标准尚未确定，肿瘤突变负荷的值在不同癌种中的指示意义不同；②高突变负荷只是增加了生成新抗原的概率，尚不清楚哪些突变更容易生成具有免疫原性的新抗原；③突变产生的新抗原表位并不一定具有免疫原性；④突变产生的具有免疫原性的新抗原表位引起免疫应答的能力不同，必然存在 T 细胞效应较低的 MHC Ⅰ类分子和 MHC Ⅱ类分子限制性新抗原。

四、肿瘤免疫应答

1. 肿瘤免疫应答的概念　免疫系统构成了宿主防御的第一道防线。肿瘤免疫应答是指由肿瘤细胞或肿瘤抗原刺激机体而诱导的 T 细胞免疫反应。先天免疫包括对感染的物理和化学屏障，以及广谱模式的微生物的识别，是免疫反应过程中最早的步骤之一，如抗病毒防御，涉及先天免疫细胞，如自然杀伤细胞和 DC。免疫反应的一个基本原则或特征是，先天性免疫系统的参与是诱导 T 细胞反应的专性先决条件。适应性免疫遵循先天性免疫反应，通过对微生物（微生物抗原）身份的特定识别来消除入侵的病原体，并建立免疫记忆。然而，如果没有先天免疫细胞，T 细胞的抗原特异性功能就无法发挥作用。即便是 T 细胞被激活，先天性免疫反应也会影响它们的效应器功能。此外，T细胞反应不仅取决于先天免疫细胞的激活，还取决于免疫介导的杀死肿瘤细胞的、方法。重要的是，先天免疫细胞本身由内置的激活剂和抑制剂调节。先天免疫细胞和调节其功能的分子代表了改善抗肿瘤免疫反应的有力候选者。

2. 肿瘤免疫应答的机制概述

（1）T 细胞的抗肿瘤作用机制

1）$CD4^+$T 细胞（辅助性 T 细胞，Th）：此类 T 细胞不能直接识别肿瘤细胞，而是依赖抗原呈递细胞，提呈相关的肿瘤抗原对其进行特异性激活后才分泌淋巴因子，激活 B 细胞、巨噬细胞、NK 细胞进而发挥抗肿瘤作用：①释放 IL-2 促进 CTL 增殖、激活 NK 细胞；②释放 IL-4、IL-5，促进 B 细胞活化、分化和抗体形成；③分泌肿瘤坏死因子等发挥抗肿瘤作用。$CD4^+$T 细胞（Th 细胞）根据自身所分泌的细胞因子，可以分为 4 个亚群：① Th1 细胞亚群，Th1 细胞主要分泌 IL-2、IFN-γ 和 TNF-β 等细胞因子。Th1 细胞主要介导细胞免疫反应，在诱发器官特异性自身免疫病、器官移植排斥反应和抗感染免疫中起着重要的免疫调节作用。② Th2 细胞亚群，Th2 细胞主要分泌 IL-4、IL-5、IL-6、IL-10 和 IL-13。Th2 细胞主要调节体液免疫反应，在诱发过敏反应中起决定性作用。③ Th17 细胞亚群，Th17 细胞是一类最近发现的 $CD4^+$T 细胞，主要分泌 IL-17A（即 IL-17），与炎症反应和自身免疫病有关。活化的 $CD4^+$T 细胞在 IL-21 或 IL-6 与 TGF-β 的共同作用下，经 STAT3 通路激活视黄酸相关孤儿核受体（retinoic acid-related orphan receptor，ROR）-rt 和 ROR-α，最终分化为 Th17 细胞。④ Treg 细胞亚群：Treg 细胞是 $CD4^+$T 细胞亚群之一，并同时表达 CD25 和转录因子 Foxp3，诱导和维持机体的免疫耐受，在人体自身免疫平衡中扮演重要角色。

2）$CD8^+$ T 细胞（CTL）：是机体重要的抗肿瘤效应细胞，可直接杀伤带有致敏抗原的肿瘤细胞。CTL 杀伤肿瘤靶细胞的过程分为 3 个阶段。①效靶细胞结合：CTL 与肿瘤靶细胞结合，CTL 的 TCR 和 CD8 分子与靶细胞表面的抗原肽——MHC Ⅰ类分子复合物结合。②致死性打击：a. 分泌途经由穿孔素和颗粒酶介导；b. 非分泌途经又称配体诱导的受体介导的凋亡激活途经，激活的 CTL 表达 FasL 与肿瘤细胞上的 Fas/APO-1 分子结合，促进肿瘤细胞凋亡。③靶细胞裂解：a. 细胞坏死 CTL 作用使靶细胞膜溶解；b. 细胞凋亡，核浓缩、碎裂。

（2）自然杀伤细胞的抗肿瘤作用：NK 细胞可不经致敏直接杀伤敏感的肿瘤细胞。研究表明 NK 细胞可能是宿主抵抗肿瘤的第一道防线。NK 细胞杀伤靶细胞的主要机制：①通过释放穿孔素和颗粒酶引起细胞溶解；②通过配体诱导受体介导的凋亡激活途径引起靶细胞的凋亡；③释放细胞因子（NK 细胞细胞毒因子、NK 细胞肿瘤坏死因子）杀伤靶细胞；④抗体依赖细胞介导的细胞毒作用（antibody-dependent cell-mediated cytotoxicity，ADCC）。

（3）单核巨噬细胞的抗肿瘤作用：巨噬细胞抗肿瘤作用的最大特点是对肿瘤细胞的杀伤有选择性，不损伤正常细胞。具体机制：①直接杀伤肿瘤细胞，巨噬细胞与肿瘤细胞膜相互融合，溶酶体等直接进入靶细胞，致靶细胞溶解；②产生 TNF-α，是巨噬细胞杀伤肿瘤细胞的重要机制；③ ADCC 作用；④分泌单核细胞因子，调节其他免疫细胞的功能，促进抗肿瘤免疫反应，如 IL-1、IL-2、IFN-γ 等因子可刺激 B 细胞活化、增殖，促进抗体产生，促进 T 细胞增殖，增强 NK 细胞的杀伤作用。

（4）B 细胞及其分泌抗体的抗肿瘤作用：B 细胞和抗体的抗肿瘤作用机制主要有两个。①补体依赖的细胞毒性（complement dependent cytotoxicity，CDC）；②抗体依赖细胞介导的细胞毒作用。

（5）细胞因子的抗肿瘤作用机制：①白细胞介素：增强 T 细胞的功能，诱导活化 CTL、Th 细胞发挥抗肿瘤作用：增强 NK 细胞活性；增强单核巨噬细胞功能；促进 B 细胞功能。②集落刺激因子（colony stimulating factor，CSF）：刺激具有抗肿瘤免疫功能的细胞增殖，提高其抗肿瘤活性。③干扰素：抑制肿瘤病毒增殖；抑制肿瘤细胞分裂；通过免疫调节活性起到抗肿瘤效应；增强 NK 细胞对肿瘤细胞的杀伤活性；促进巨噬细胞的功能。④肿瘤坏死因子：抗肿瘤作用。

（6）树突状细胞的抗肿瘤作用机制：树突状细胞作为重要的抗原呈递细胞，在肿瘤免疫中的发挥着关键性作用。DC 通过抗原交叉提呈功能，激活抗肿瘤特异性 T 细胞，特别是 $CD8^+$T 细胞发挥抗肿瘤作用。在肿瘤组织内部的 DC 通过吞噬作用获取肿瘤相关抗原，并从肿瘤组织移动到淋巴组织，在淋巴组织内 DC 成熟，并将肿瘤抗原加工，呈递给淋巴细胞，通过分泌激活免疫细胞的细胞因子，激活 T 细胞，使之具有抗肿瘤功能，这些激活的淋巴细胞从淋巴组织移动到肿瘤组织，从而杀伤肿瘤。因此，DC 的抗肿瘤作用主要是信息的传递与刺激功能。

五、肿瘤免疫微环境

1863 年，Virchow 首次观察到肿瘤内白细胞的存在，炎症与癌症之间的关联逐渐成为癌症研究的热门话题。肿瘤相关炎症现在被认为是癌症的标志之一，其导致基因组不稳定、表观遗传变化、癌细胞增殖、血管生成、侵袭和转移。例如，乙型肝炎及丙型肝炎病毒感染导致的慢性肝炎会增加肝癌发生的风险，幽门螺杆菌感染容易诱发胃癌的发生。此外，非甾体抗炎药（如阿司匹林）已被证明可以降低许多类型肿瘤的发病率和死亡率，可能与其对炎症的非特异性抑制作用有关。肿瘤组织内白细胞的募集依赖于肿瘤吸引剂（如趋化因子）及其白细胞表达的同源受体在局部的产生。浸润的炎性免疫细胞、癌细胞和由成纤维细胞和内皮细胞组成的基质细胞网络构成了肿瘤微环境（TME）的主要成分。肿瘤细胞和非肿瘤细胞之间的串扰被认为可以塑造和调节肿瘤的发展，部分通过信号分子，包括生长因子、趋化因子、细胞因子和外泌体。随着遗传操作技术和药理抑制剂的发展，肿瘤浸润免疫细胞的抗癌或致癌功能得到了强调。例如，NK 细胞是肿瘤坏死因子 -α、干扰素 -γ 和粒细胞 - 巨噬细胞集落刺激因子（granulocyte-macrophage colony-stimulating factor，GM-CSF）的主要来源，当刺激性细胞面部受体（如 NGK2D）结合时，它们主要通过分泌细胞毒性穿孔素和颗粒酶来启动抗肿瘤作用。DC 在抗肿瘤免疫中也起着重要作用，通过表达细胞因子和趋化因子来促进抗肿瘤 T 细胞的启动，包括 IL-12 和 CXC- 趋化因子配体 9（CXCL9）。此外，效应 T 细胞在肿瘤（Th1 细胞和 CTL）中的浸润与大多数实体癌患者生存期延长有关。同时，其他免疫抑制细胞，如髓系来源抑制细胞，Treg 细胞和肿瘤相关巨噬细胞（tumor-associated macrophage，TAM）均参与促进免疫逃逸和维持肿瘤生长的过程。肿瘤微环境影响肿瘤发生、肿瘤扩增和转移。肿瘤招募的白细胞抑制或促进肿瘤的发生和进展，这取决于 TME 分泌的细胞因子和趋化因子，以及肿瘤的类型和阶段。这种现象被称为肿瘤免疫编辑，其包括免疫的双重肿瘤抑制和肿瘤促进作用。我们迫切地需要了解免疫细胞、肿瘤细胞和 TME 之间的复杂串扰，并开发治疗肿瘤的创新治疗策略。

六、肿瘤免疫逃逸

1. 肿瘤免疫逃逸的概念　肿瘤免疫逃逸（tumor immune escape）最早起源于 20 世纪 70 年代的 Burnet 等提出的免疫监视假说，该学说认为机体的免疫系统可以对非己的突变细胞发挥监视作用，并可通过细胞免疫机制特异性地将其清除，以保持机体内环境的稳定。然而当突变细胞在各种因素作用下逃脱机体免疫系统的监视时，便可在体内迅速分裂增殖，加速肿瘤的恶化。

2. 肿瘤免疫逃逸的机制概述　许多研究结果表明，机体对肿瘤既存在特异性免疫，也存在非特异性免疫。然而，尽管机体有多种抗肿瘤免疫效应，肿瘤仍可在体内发生、发展，而且随着肿瘤的进展，反过来抑制了机体的免疫功能。这提示免疫和肿瘤间的作用是相互的，一方面免疫能影响肿瘤的发展，另一方面肿瘤也能改变免疫功能状态。近几十年来的研究发现肿瘤可通过多种途径来影响机体免疫系统对肿瘤的调节作用。

（1）肿瘤诱导的抑制性细胞

1）抑制性 T 细胞：Cobleigh 和 Koyama 等均在研究中发现肿瘤患者外周血中 $CD4^+$ 细胞（Th 细胞）减少，$CD8^+$ 细胞（CTL）增高，$CD4^+/CD8^+$ 比值下降或倒置，这种变化随肿瘤的进展而愈加明显。

2）抑制性单核巨噬细胞：研究表明单核巨噬细胞既有正性免疫调节作用，又有负性免疫调节作用，起这种作用的细胞称为抑制性单核巨噬细胞。可抑制正常淋巴细胞对肿瘤抗原的增殖反应及 NK 细胞的细胞毒作用。

（2）肿瘤诱导的体液抑制因子：研究结果表明，癌症患者血清中含有起免疫抑制作用的可溶性物质，阻止T细胞和NK细胞等对肿瘤的杀伤作用，抑制淋巴细胞活化，促进肿瘤生长，其抑制作用表现为肿瘤特异性。主要分为两大类：封闭因子和血清抑制因子（血清免疫抑制蛋白）。

1）封闭因子：存在于肿瘤抗血清中的免疫球蛋白、循环免疫复合物和肿瘤可溶性抗原，具有以下3种性质。①封闭抗体：附在肿瘤细胞表面，遮盖肿瘤表面抗原；②可溶性抗原：可封闭效应细胞的抗原受体，使之失去活性；③肿瘤抗原抗体复合物：通过抗体与肿瘤表面相关抗原结合，封闭肿瘤细胞，阻断效应细胞对肿瘤细胞的特异性杀伤作用。

2）血清抑制因子（血清免疫抑制蛋白）：是癌症患者血清中的急性期反应蛋白和正常免疫抑制血清蛋白。具有对肿瘤组织的非特异免疫抑制作用。如对植物凝集素（PHA）诱导的淋巴细胞增殖反应具有抑制作用。

（3）肿瘤细胞产物的免疫抑制作用

1）抑制性细胞因子：①转化生长因子：可由多种肿瘤细胞产生释放，有多种抗肿瘤效应，如抑制淋巴细胞产生IL-2，阻碍NK细胞和CTL的诱导和成熟，抑制由IFN-γ诱导的巨噬细胞对肿瘤的杀伤活性等。②IL-10：在单核细胞存在的前提下，直接抑制T细胞增殖，抑制Th1、$CD8^+$细胞、NK细胞产生IFN-γ。

2）前列腺素（PG）：PGE_2抑制淋巴细胞产生淋巴因子，降低NK细胞和单核巨噬细胞对肿瘤细胞发挥细胞毒作用，抑制CTL细胞和淋巴细胞激活的杀伤细胞（LAK细胞）的诱导成熟。

3）代谢产物及其他：某些肿瘤细胞的代谢产物也具有免疫抑制活性，在肿瘤局部阻止免疫细胞对肿瘤的杀伤作用。如腺苷是一种核酸代谢产物，对淋巴细胞功能有抑制作用。

（4）肿瘤逃避免疫攻击的机制

1）肿瘤的抗原性弱及抗原调变：大多数肿瘤抗原的免疫原性弱，不能诱发有效的抗肿瘤免疫应答。另外，宿主对肿瘤抗原的免疫应答导致肿瘤细胞表面抗原减少或丢失，从而导致肿瘤细胞不能被免疫系统识别，从而逃避宿主的免疫攻击，这种现象称抗原调变。

2）肿瘤细胞表面“抗原覆盖”或被封闭：“抗原覆盖”是指肿瘤细胞表面抗原可能被某些物质所覆盖，因而，不能被宿主的淋巴细胞所识别，不能发挥杀伤作用。

3）肿瘤细胞“逃逸与免疫刺激”：肿瘤生长到一定程度，形成瘤细胞集团，此时肿瘤抗原编码基因发生突变，可干扰免疫识别过程，使肿瘤细胞得以漏逸，这种现象被称为肿瘤细胞的逃逸。也有人认为，少量肿瘤细胞不能引起宿主足够的免疫应答，反而可能刺激肿瘤细胞不断生长，这种现象被称为免疫刺激。

4）肿瘤抗原诱发免疫耐受：在肿瘤细胞在宿主体内长期存在和不断增多的过程中，肿瘤抗原可作用于处在不同分化阶段的抗原特异性淋巴细胞，其中处于幼稚阶段的淋巴细胞接触肿瘤抗原后，即可被诱发免疫耐受。

七、肿瘤免疫诊断

1. 肿瘤免疫诊断的定义 肿瘤免疫诊断是指通过生化和免疫学技术检测肿瘤抗原、抗肿瘤抗体或其他肿瘤标志物的诊断方法。

2. 肿瘤免疫诊断的目前研究进展概述 肿瘤的免疫学诊断包括以下几个方面。

（1）检测肿瘤抗原：这是目前最常用的肿瘤免疫学诊断法，如AFP的检测对原发性肝细胞肝癌有诊断价值，CFA的检测有助于诊断直肠癌、胰腺癌等。但目前来看，人类肿瘤特异性抗原的检测进展不大。

（2）检测肿瘤抗体：如在黑色素瘤患者血清中可查到抗自身黑色素瘤抗体，在鼻咽癌和伯基特（Burkitt）淋巴瘤患者的血清中检测出EB病毒的抗体，且抗体水平的变化与病情的发展和恢复有关。

（3）肿瘤的放射免疫显像诊断：将放射性核素如^{131}I与抗肿瘤单抗结合后，从静脉注入体内或腔内注射均可将放射性核素导向肿瘤的所在部位，用γ照相机可以显示清晰的肿瘤影像，已用于临床诊断，是一种有较好前景的肿瘤诊断新技术。

（4）常见的肿瘤诊断标志物

1）程序性细胞死亡受体-1的配体（programmed cell death receptor-1 ligand，PD-L1）。PD-L1是T细胞表面免疫检查点分子PD-1的关键配体。肿瘤细胞表面PD-L1的过表达是对机体抗肿瘤免疫的一种适应性抵抗。通过免疫组化方法检测肿瘤细胞或免疫细胞表面PD-L1的表达情况，并以此作为抗PD-1/L1治疗疗效预测的潜在生物学指标已经得到广泛研究。

2）肿瘤突变负荷和肿瘤新抗原负荷（tumor neoantigen burden，TNB）。

3）错配修复缺陷（mismatch repair deficient，MMR缺陷）或高微卫星不稳定性（microsatellite instability high，MSI-H）。DNA复制过程中出现错误的概率为1/（10 000～100 000），并且这些错误由细胞内的DNA错配修复机制进行纠正。因此，MMR基因的突变会导致大量的突变，并影响DNA序列的微卫星稳定性。因此，微卫星不稳定性与DNA错配修复能力呈负相关，并被证明与ICB治疗的疗效密切相关。

3. 肿瘤组织中淋巴细胞的浸润情况 肿瘤组织中存在大量的非肿瘤细胞，其中就包含有可能对肿瘤免疫具有重要意义的免疫细胞；特别是肿瘤浸润淋巴细胞（tumor infiltrating lymphocyte，TIL），被认为是机体抗肿瘤免疫应答的重要参与者。许多研究表明，TIL数量的增加与多种恶性肿瘤患者的预后有更好的相关性。

4. 肿瘤病毒相关分子标记 除了发生于癌症基因组中的体细胞突变之外，致癌病毒基因的整合则代表了另一种肿瘤基因组的改变，并且这种改变可能导致肿瘤的新抗原特性，并因此可用来作为一种预测免疫检查点抑制剂疗效的生物学指标。

5. 血清学相关标志物 尽管对肿瘤和肿瘤微环境的评估对于筛选免疫治疗相关的生物标志物非常关键，但是患者临床标志物和肿瘤的形态学表型也可有助于患者分类。通过常规的血液分析血清中的相关标志物，如乳酸脱氢酶（lactate dehydrogenase，LDH）和免疫细胞计数，对于预测ICB治疗效果很有帮助。

6. T细胞-炎性基因表达谱 根据肿瘤浸润T细胞介导抗肿瘤免疫应答过程中，T细胞自身及肿瘤细胞和肿瘤微环境中的其他免疫抑制性因素，以T细胞活化为特征的肿瘤免疫微环境（tumor immune microenvironment，TIME）指标——“T细胞-炎性基因表达特征（T cell-inflamed gene expression profile，T cell inflamed GEP）”这一生物学指标，可用于预测接受抗PD-1（帕博利珠单抗）治疗患者的疗效。

7. 预后和耐药相关标志物 肿瘤患者的HLA-Ⅰ分子基因特征的差异会影响患者对ICB治疗的响应和患者预后。其中HLA-Ⅰ基因座等位基因的杂合性越高，患者的总生存期也越长。同时，拥有HLA-B44超型（supertype）的患者生存期更长，而拥有HLA-B62超型或存在HLA-Ⅰ杂合性缺失（loss of heterozygous，HLA-Ⅰ LOH）的患者预后较差。并且，相较于单独的TMB而言，TMB联合HLA-Ⅰ基因型特征更能有效预测患者的预后。

8. 超进展相关标志物 超进展指接受抗PD-1治疗后第一次复查CT，就出现了疾病进展，肿瘤大小增大了50%，肿瘤进展速度增快了2倍以上。

目前已经获得FDA批准和正在研究的免疫治疗效相关生物标志物非常多，但都只是某个层面进行的表征，单一的生物标志物无法准确提示用药敏感性，加上耐药和副作用的评估，使得肿瘤治疗的情况更加复杂。因此，从多个维度综合评估免疫治疗的效果，可能成为未来解决临床问题的一个趋势和方向。

9. 免疫联合治疗相关生物学指标 联合治疗是指多种不同免疫检查点抑制剂的联合（如抗PD-1/L1与抗CTLA-4的联合），以及免疫检查点抑制剂与其他肿瘤传统治疗方式（如放疗、化疗和靶向治疗）的联合。

10. 肿瘤免疫诊断在临床诊疗中的应用 通过生化和免疫学技术检测肿瘤标志物，以辅助肿瘤的诊断。常见的肿瘤标志物包括肿瘤抗原、激素、癌基因及其表达蛋白等。

（1）胚胎类抗原：由胚胎组织合成，存在于胎儿血清和羊水中，出生以后会降低，但在某些肿瘤发生时会大幅度升高，称为胚胎抗原。胚胎类肿瘤标志物包括甲胎蛋白和癌胚抗原。

1）甲胎蛋白在胚胎期由肝细胞和卵黄囊合成，存在于胎儿血清中，4～5个月的胎儿血清含量最高，以后随胎龄增长而逐渐下降，出生后迅速下降几乎消失。正常成人血清中含量极低，AFP正常参考值＜25ng/ml。AFP含量升高常见于：①原发性肝癌。当原发性肝癌发生时，约70%的患者血清中AFP含量增高，但有部分患者AFP含量正常。②肝硬化及病毒性肝炎。患者血清中AFP含量会有不同程度的升高。③妊娠。妇女妊娠3个月后，血清AFP含量升高，7～8个月时达到高峰，分娩后3周恢复正常。④生殖系统肿瘤和胚胎肿瘤、畸胎瘤、睾丸癌患者AFP水平常升高。

2）癌胚抗原存在于2～6个月胎儿的胃肠管、胰腺和肝脏，出生后组织内含量很低，正常参考值＜5.0ng/ml。

CEA升高常见于胃肠道（结肠、直肠、胰腺）恶性肿瘤、乳腺癌、肺癌等恶性肿瘤患者。

（2）血清铁蛋白（serum ferritin，SF）：诊断肝、肺、胰腺等癌症，急性白血病等。

（3）单克隆抗体识别的糖类抗原（carbohydrate antigen，CA）系列：糖类抗原是用各种肿瘤细胞株制备单克隆抗体来识别的肿瘤相关抗原，大多数属糖蛋白，多存在于肿瘤细胞表面。如CA50、CA125、CA15-3、CA19-9、CA72-4、CA130、CA242等。

1）CA50：是一种以唾液酸酯和唾液酸糖蛋白为主的糖脂抗原，对正常细胞的信息传递、生长和分化具有重要作用。主要用于胰腺癌、结肠直肠癌、胃癌、肝癌等的辅助诊断和进展监测。

2）CA125：是一种糖蛋白，存在于上皮性卵巢癌组织和患者的血清中，主要用于辅助诊断卵巢癌，但在卵巢囊肿、子宫内膜异位症、肺癌、良性和恶性胸腔积液和腹水中也可见到阳性反应。

3）CA15-3：是一种乳腺癌相关抗原，对乳腺癌的诊断和术后随访监查有一定的价值，但在乳腺癌的早期敏感性较低。

4）CA19-9：存在于胎儿的胰腺、胆囊、肝、肠等组织，正常人体组织中含量极低。消化道恶性肿瘤患者血清中CA19-9含量明显升高，检测血清CA19-9可作为胃癌、胰腺癌、胆囊癌等恶性肿瘤的辅助诊断指标。

5）CA72-4：为高分子糖蛋白类癌胚抗原，是胃肠道肿瘤和卵巢癌的标志物，对胃癌诊断的特异性优于糖类抗原19-9和癌胚抗原。可用于诊断胃癌、卵巢癌、结直肠癌、乳腺癌、胰腺癌等。

6）CA130：可用于诊断卵巢癌、子宫内膜癌等。

7）CA242：可用于诊断消化道肿瘤等。

（4）激素类：不产生激素的组织发生恶变时，会释放一些肽类激素。

1）人绒毛膜促性腺激素（human chorionic gonadotropin，hCG）：是胎盘滋养层细胞分泌的一种糖蛋白激素，完整的hCG全部是由胎盘绒毛膜的合体滋养层产生。hCG检测是监测早孕的重要指标。在异常情况下，滋养层肿瘤和生殖细胞肿瘤，如葡萄胎和恶性葡萄胎、绒毛膜上皮癌及睾丸畸胎瘤等，hCG可显著增高。

2）降钙素（calcitonin，CT）：主要是由甲状腺滤泡C细胞分泌的多肽激素，降钙素的主要功能是降低血钙含量。其含量升高常见于甲状腺髓样癌、小细胞肺癌、胰腺癌、子宫癌、乳腺癌、前列腺癌、甲状腺细胞良性腺瘤和急性或慢性肾衰竭等。其含量减低常见于重度甲状腺功能亢进和甲状腺发育不全等。

（5）酶类：包括前列腺特异性抗原、神经特异性元烯醇化酶和α-L-岩藻糖苷酶等。酶是较早被用于临床诊断的肿瘤标志物之一。

1）前列腺特异性抗原（prostate-specific antigen，PSA）：正常值小于4μg/L，在前列腺癌中阳性率高达30%～86%，其升高水平与肿瘤密切相关。

2）神经元特异性烯醇化酶（neuron specific enolase，NSE）：正常值＜15μg/L。目前认为它是

小细胞肺癌和神经母细胞瘤的肿瘤标志物。血清中NSE水平升高常见于小细胞肺癌、神经母细胞瘤、神经内分泌细胞肿瘤和缺氧缺血性脑损伤等。

3）α-L-岩藻糖苷酶（α-L-fucosidase，AFU）：正常值范围为234～414μmol/L。主要用于遗传性AFU缺乏症的诊断，并借以与其他遗传性黏多糖贮积症的鉴别。原发性肝癌、慢性肝炎、肝硬化、胆管癌、结肠癌、子宫癌、乳腺癌、肺癌患者血清AFU显著升高。妇女妊娠期间血清AFU也会升高，但分娩后可迅速下降。

八、肿瘤免疫治疗

1. 肿瘤免疫治疗的概念　肿瘤免疫治疗是最近10年快速发展起来的新型疗法，主要作用靶标是机体的免疫系统而非肿瘤细胞，通过增强机体对肿瘤的自然免疫防御、重塑免疫微环境等方式清除肿瘤细胞。这些疗法一方面通过训练免疫细胞识别和清除携带肿瘤抗原的靶细胞，增强免疫介导的肿瘤细胞裂解；另一方面消除或者降低肿瘤细胞诱导的免疫抑制性信号，从而达到肿瘤治疗的效果。

2. 肿瘤免疫治疗的分类和临床应用　肿瘤免疫疗法经过一个多世纪的发展逐渐被人们认可接受，成为迄今为止最成功的肿瘤治疗策略之一。根据其发展顺序和作用机制的不同，肿瘤免疫疗法分为细菌免疫疗法、细胞因子疗法、单克隆抗体疗法、免疫检查点抑制剂疗法、过继细胞输注（ACT）、溶瘤病毒疗法（oncolytic virus therapy，OVT）和治疗性肿瘤疫苗疗法。目前临床研究和应用的主要是后几种疗法。

1）单克隆抗体疗法：抗肿瘤细胞的单克隆抗体的开发始于20世纪70年代。在治疗性单克隆抗体中，各种类型被广泛使用：人类（阿达木单抗）；人源化（曲妥珠单抗），90%～95%为人类；嵌合（利妥昔单抗），60%～70%为人类，其余为鼠。主要想法是将单克隆抗体靶向TAA并杀死肿瘤细胞。单克隆抗体对靶细胞的破坏可以通过多种方式实现，如直接抗体作用（受体阻断或靶毒性剂的递送）、免疫介导的细胞杀伤作用、血管系统和TME上的特异性抗体作用。贝伐单抗（Bevacizumab）是美国FDA批准的血管生成抑制剂，用于治疗转移性结直肠癌（metastatic colorectal cancer，mCRC）、非小细胞肺癌、转移性乳腺癌（metastatic breast cancer，mBC）、多形性胶质母细胞瘤（glioblastoma multiforme，GBM）、肾细胞癌（renal cell carcinoma，RCC）、卵巢癌和宫颈癌。

受益于免疫学和蛋白质工程的快速发展，单克隆抗体免疫疗法是目前发展最快的免疫疗法。单克隆抗体类药物可将T细胞招募到肿瘤部位，直接靶向肿瘤细胞，改变宿主对肿瘤的反应，从而起到抑制甚至消除肿瘤的作用。单克隆抗体包括结合肿瘤抗原的Fab端和结合免疫细胞表面受体的Fc端。在单克隆抗体的作用下，两种细胞结合后会通过补体依赖的细胞毒性和抗体依赖细胞介导的细胞毒作用杀死肿瘤细胞。此外，单克隆抗体如贝伐珠单抗通过抑制肿瘤细胞的氧气供应和营养物质的输送，抑制肿瘤血管生成，发挥抗肿瘤作用。另一种基于单克隆抗体的疗法，即抗体药物偶联物，是通过特定的连接头与高细胞毒性药物偶联的靶向生物制剂，特异性结合肿瘤表面抗原，通过“自焚”机制释放药物以杀死肿瘤细胞并激活免疫系统。目前已有10款抗体药物偶联物被批准上市。目前美国FDA已经批准至少100种单克隆抗体产品，是肿瘤免疫治疗领域批准最多的产品类型。以双特异性抗体（bispecific antibody，BsAb）为代表的第二代单克隆抗体逐渐进入市场，如倍林妥莫双抗（Blinatumomab）和艾美赛珠单抗（Emicizumab）。靶向EGFR/MET的双抗埃万妥单抗（Amivantamab）最近也被批准上市，用于治疗EGFR第20外显子插入突变的非小细胞肺癌。

靶向TAA的抗体也是一个有前景的研究领域。例如，用于治疗乳腺癌的药物曲妥珠单抗，其阻断了人表皮生长因子受体2（human epidermal growth factor receptor 2，HER2）的过表达，后者发送细胞生长信号。帕妥珠单抗（Pertuzumab）是另一种重组抗HER2人源化单克隆抗体。不同之处在于，曲妥珠单抗（Trastuzumab）和培妥珠单抗结合 HER2 的不同结构域，从而产生协同效应。帕妥珠单抗和 Trastuzumab（CLEOPATRA）研究的临床评价显示，与安慰剂、Trastuzumab 和多西紫杉醇的组合相比，Pertuzuma 和 Trastuzumab 联合多西紫杉醇治疗转移性乳腺癌的疗效不增加心脏毒性（NCT00567190）。帕妥珠单抗组的客观缓解率（objective remission rate，ORR）较高。14 名对照组患者和 19 例帕妥珠单抗组患者观察到完全缓解（complete response，CR）。第一组 219 例患者和第二组 256 例患者的治疗也产生了部分反应（partial reaction，PR）。而且正在对 HER2 阳性乳腺癌患者的辅助治疗进行研究 [乳腺癌初始治疗中的辅助性培妥单抗和赫赛汀（APHINITY）]（NCT01358877）。HerMES 观察性研究评估了曲妥珠单抗治疗 HER2 阳性胃癌或胃食管连接部（GEJ）患者的安全性和有效性。中位总生存期（overall survival，OS）为 14.1 个月，中位无进展生存期（progression free survival，PFS）为 7.9 个月，ORR 为 43.4%。本研究证实了主要临床试验的阳性结果，即德国 HER2 阳性进展期胃癌患者中赫赛汀（曲妥珠单抗）联合化疗与单独化疗的研究（ToGA 研究）。

除了实体瘤，血液系统恶性肿瘤也受到了广泛关注。与实体瘤不同，血液系统恶性肿瘤始于骨髓和淋巴细胞的血液形成组织。血液 B 细胞肿瘤代表一大类异质性淋巴增生性疾病，包括滤泡性淋巴瘤（follicular lymphoma，FL）、慢性淋巴细胞白血病（chronic lymphocytic leukemia，CLL）、套细胞淋巴瘤（mantle cell lymphoma，MCL）、弥漫大 B 细胞淋巴瘤（diffuse large B cell lymphoma，DLBCL）等疾病。选择 CD20 作为靶向治疗，因为它在大多数 B 细胞上表达，包括恶性 B 细胞。血液系统恶性肿瘤的标准治疗是利妥昔单抗，它是一种嵌合抗 CD20 单克隆抗体，用于治疗非霍奇金淋巴瘤、CLL、类风湿关节炎、韦格纳肉芽肿和显微镜下多血管炎。临床试验表明，该药物不仅延长了 PFS，还增加了淋巴瘤患者的总生存期。然而，观察到利妥昔单抗治疗患者出现耐药性。通过单克隆抗体 -CD20 复合物的转胞作用和来自 B 细胞恶性肿瘤表面的利妥昔单抗的内化解释了耐药性机制。奥比妥珠单抗是一种糖工程，人源化抗 CD20 单克隆抗体（Ⅱ型），通过增强与免疫效应细胞上 FcγR Ⅲ受体的结合亲和力，以及改良肘铰链氨基酸序列后而增强直接细胞死亡和抗体依赖细胞介导的细胞毒作用 / 抗体依赖细胞的吞噬能力，从而提高活性。

目前，美国 FDA 批准的单抗有 113 种，其中包括生物仿制药在内的 48 种单抗用于治疗实体瘤和血液恶性肿瘤。也有与细胞毒性药物或放射性同位素化学结合的单克隆抗体用于靶向递送。例如，维布妥昔单抗（Brentuximab Vedotin）用于治疗霍奇金淋巴瘤和间变性大细胞淋巴瘤（anaplastic large cell lymphoma，ALCL）。

2）免疫检查点抑制剂疗法：免疫检查点是机体免疫系统中的保护因子，可以防止 T 细胞过度激活而导致自身免疫性损伤。但是，肿瘤细胞可能会利用这些检查点，逃脱机体的免疫监视与杀伤，发生免疫逃逸。免疫检查点抑制剂通过阻断免疫检查点，可以有效恢复 T 细胞的功能。免疫检查点抑制剂是目前应用比较多的一种肿瘤免疫疗法。2011 年美国 FDA 批准的首个免疫检查点抑制剂伊匹单抗（Ipilimumab），即细胞毒性 T 细胞相关抗原 4（CTLA-4）抗体，通过阻断 CTLA-4 的抑制性信号诱导活化 CTL，用于晚期黑色素瘤的临床治疗。3 年后，针对程序性细胞死亡受体 1（PD-1）及其配体（PD-L1）的抗体帕姆利珠单抗（Pembrolizumab）和阿特珠单抗（Tezolizumab）被美国 FDA 批准用于治疗多种类型的肿瘤，包括肺癌、膀胱癌和黑色素瘤等。截至目前，中国批准上市的 PD-1 和 PD-L1 单抗产品多达 8 种。此外，研究人员正在尝试开发一系列免疫检查点小分子抑制剂，目前尚处于临床前研究或者临床Ⅰ期。调控天然免疫的关键蛋白干扰素基因刺激因子（stimulator of interferon gene，STING）在 T 细胞介导的肿瘤免疫过程中起枢纽作用，发挥 IFN 依赖的抗肿瘤免疫。目前有 10 余个 STING 激动剂正进行临床研究。随着研究的深入，越来越多的免疫检查点被发现，如 LAG-3、TIGIT、TIM-3、腺苷 A2A 和 CD47 等，针对这些新发现的免疫检查点的药物研发也在持续进行中。

3）过继细胞输注：是一种被动免疫治疗方法。首先从肿瘤患者体内分离出免疫细胞，在体外经过基因工程化改造或者筛选激活，大量扩增后重新回输到患者体内，以达到清除肿瘤的目的。

依据效应细胞是否有外源基因的表达，过继细胞输注可以分为两类：一种是需要基因工程化改造，如通过基因修饰T细胞从而表达出嵌合抗原受体（CAR）或T细胞受体（T cell receptor，TCR）的嵌合型抗原受体T细胞（chimeric antigen receptor T cell，CAR-T细胞）和T细胞受体嵌合型T细胞（TCR-T细胞）疗法，以及在NK细胞膜表面表达CAR的CAR-NK疗法等；另一种是从患者的外周血或者肿瘤原位分离筛选出免疫细胞，体外扩增活化后回输到患者体内进行抗肿瘤治疗，包括肿瘤浸润免疫细胞疗法、细胞因子诱导的杀伤（cytokine-induced killer，CIK）细胞疗法、淋巴因子激活的杀伤（lymphokine-activated killer，LAK）细胞疗法、自然杀伤细胞疗法等。随着抗原筛选技术和高通量测序方法的发展，以及肿瘤免疫学、生物信息学和化学生物学等多学科交叉融合，未来会有越来越多的治疗性细胞产品应用于临床抗肿瘤治疗。

4）溶瘤病毒疗法：溶瘤病毒（OV）是自然界存在或基因工程改造的病毒，可选择性地在肿瘤细胞中复制进而引起肿瘤细胞裂解，激活免疫系统。与病毒作为转基因传递载体的基因疗法不同，OV本身可以作为活性药物起作用。目前临床试验的OV大多是基因工程病毒，大部分属于DNA病毒如疱疹病毒科和腺病毒科，小部分是RNA病毒。溶瘤病毒介导抗肿瘤活性主要通过以下方式：选择性地在肿瘤细胞内复制，导致肿瘤裂解；裂解释放的肿瘤相关抗原激活机体的免疫反应，从而清除肿瘤细胞；病毒感染也会使肿瘤细胞释放出细胞因子，进而清除转移性肿瘤。目前已批准上市的OV包括第一代溶瘤病毒H101和第二代溶瘤病毒T-VEC。H101是基于腺病毒改造而成的，2005年被批准上市，是目前中国首个治疗头颈部肿瘤的溶瘤病毒。2015年利用双突变单纯疱疹病毒1（herpes simplex virus 1，HSV-1）改造而来的T-VEC成为首个被美国FDA批准用于治疗黑色素瘤的溶瘤病毒。OV疗法已经发展到第三代，通过将病毒部分基因替换为抑癌基因，在提高OV肿瘤靶向性的同时可促进特异性免疫反应的建立。基因修饰能够增强OV的溶瘤能力，如利用人端粒酶逆转录酶启动子调控的OV疗法可增强对胃癌的细胞毒作用。未来可以结合肿瘤二代测序和新抗原表位预测等新的技术方法改造OV，提高其抗肿瘤疗效。

5）治疗性肿瘤疫苗疗法：属于主动免疫疗法。与普通预防性疫苗不同的是，恶性肿瘤患者注射治疗性肿瘤疫苗会诱导或增强体内预存的靶向肿瘤抗原的体液免疫和细胞免疫，杀死肿瘤细胞的同时形成长期免疫记忆，在一定程度上可以防止肿瘤复发。2010年美国FDA批准了针对抵抗性前列腺癌的治疗性肿瘤疫苗Provenge，这是首个树突状细胞疫苗。治疗性肿瘤疫苗包括多种类型，如肿瘤细胞疫苗、长肽疫苗、基因疫苗等。近年来测序技术的快速发展为肿瘤新抗原疫苗和个性化肿瘤疫苗的发展提供了技术支撑，如全基因组测序和全外显子组测序等技术促进肿瘤相关基因被识别、鉴定。目前肿瘤疫苗疗法有几千项的临床试验，主要应用于黑色素瘤、乳腺癌和肺癌等恶性肿瘤的治疗。通过优化抗原靶点、添加免疫调节类佐剂、选择合适的疫苗形式及联合其他免疫疗法等手段提高抗肿瘤细胞免疫应答是未来肿瘤疫苗的发展方向。最近提出的个体化疫苗，即根据患者本身的HLA-A类型及其预先存在的免疫记忆选择合适的肽疫苗，从而产生更快、更强的免疫应答反应，达到个体化治疗的目标。

九、肿瘤介入治疗与肿瘤免疫

1. 肿瘤介入治疗与肿瘤免疫的关系 随着恶性肿瘤诊治技术的不断更新，介入治疗在肿瘤治疗中的地位越来越突出，也是非手术治疗的主要手段。肿瘤介入治疗是一项微创治疗技术，主要是针对肿瘤的局部治疗，是指在影像学检查的协助下，采用穿刺针、导管、引流管等介入器械，将化疗药物或器械通过血管直接置入肿瘤部位，抑制肿瘤的增殖、发展和扩散，其作用效果显著，且治疗费用较低，具有创伤小、安全、诊疗重复性好等优点，更适合不宜进行手术治疗的肿瘤患者。

肿瘤免疫治疗是最近10余年快速发展起来的新型疗法，主要作用靶标是机体的免疫系统而非肿瘤细胞，通过增强机体对肿瘤的自然免疫防御、重塑免疫微环境等方式清除肿瘤细胞。这些疗法一方面通过训练免疫细胞识别和清除携带肿瘤抗原的靶细胞，增强免疫介导的肿瘤细胞裂解作用；另一方面消除或者降低肿瘤细胞诱导的免疫抑制性信号，从而达到治疗肿瘤的效果。

2. 肿瘤介入治疗联合免疫治疗在临床上的应用 局部肿瘤介入治疗能引起系统免疫反应，但是这种作用往往较弱，不能有效阻止肿瘤的局部复发和远处转移。由于肿瘤介入治疗能够通过不同机制影响机体免疫系统，因而可能与免疫检查点抑制剂产生协同作用，增强机体抗肿瘤免疫反应，为肿瘤治疗提供新的思路。以免疫检查点抑制剂为基础的联合治疗成为新的研究切入点，而介入联合免疫检查点抑制剂在肿瘤治疗中显示出较好的应用前景。常见的有 TNF-α 转换酶（TACE）联合免疫检查点抑制剂、消融治疗联合免疫检查点抑制剂、近距离放射治疗联合免疫检查点抑制剂、电化学疗法联合免疫检查点抑制剂等。

介入治疗在降低肿瘤负荷的同时还能调节机体免疫反应，与免疫检查点抑制剂联合应用，两者之间存在协同作用，增强机体抗肿瘤免疫反应。但是介入治疗联合免疫治疗的研究处于初级阶段，仍需要深入研究来优化治疗方案，以达到联合治疗的最佳效果。

十、肿瘤化学治疗与肿瘤免疫

1. 肿瘤化学治疗与肿瘤免疫的关系 化疗（chemotherapy）是癌症临床治疗的经典方法之一，但是临床使用的化疗药物大多为细胞毒类化合物，主要以杀灭细胞为目标，一方面，具有选择性差和毒性强等缺点；另一方面，肿瘤细胞对药物的耐受性会极大地影响化疗效果。免疫治疗（immunotherapy）作为新型的治疗手段，具有长效和低毒的优点，具体可分为细胞因子治疗、抗体治疗、肿瘤疫苗治疗、过继性 T 细胞免疫治疗和以树突状细胞为基础的免疫治疗。目前免疫治疗越来越多地被用于肿瘤治疗，然而癌症患者机体内免疫抑制系统的存在严重影响了免疫治疗在临床上的推广，如肿瘤抗原呈递缺陷、死亡配体或丝氨酸蛋白酶抑制素表达等逃逸机制干预、癌细胞自身分泌的免疫抑制因子如血管内皮生长因子、前列腺素 E 以及肿瘤抗原在各类癌症中的突变、隐匿和缺失等都降低了免疫治疗效果。最新研究表明，化疗和免疫治疗联合使用不仅有助于恢复机体免疫应激能力，有效提高免疫治疗效果，还可以减少化学治疗的毒性反应，克服耐药性发生。在医药领域，越来越多的学者逐渐认可此种新型的联合治疗策略。

免疫治疗与化疗联合具有协同的抗肿瘤作用。一方面，肿瘤微环境中的效应 T 细胞能够通过减弱基底层细胞介导的化疗抵抗增强化疗药物效果；另一方面，化疗药物通过以下 3 个机制激活免疫反应：①直接刺激先天性免疫反应和获得性免疫细胞；②阻断促进肿瘤进展的免疫抑制通路；③提高肿瘤细胞的免疫原性或加强免疫效应机制的敏感性。免疫治疗与化疗联合则可以充分利用化疗的以下优点：①降低肿瘤负荷，保留通过肿瘤坏死暴露的新抗原，进而直接影响肿瘤基质细胞。细胞毒性化疗药物能够消除肿瘤细胞对免疫系统的抑制作用，改善肿瘤微环境的免疫抑制状况。例如，环磷酰胺能够耗竭调节性 T 细胞，提高抗肿瘤免疫反应；其他的一些化疗药物，如 5-氟尿嘧啶、吉西他滨、紫杉类药物能够降低髓源性抑制细胞的数量；甚至有些化疗药物具有“肿瘤疫苗”的活性，增强肿瘤抗原向 T 细胞的呈递作用。②化疗能引起免疫抑制性细胞死亡，激活免疫系统识别死亡细胞的特征，进而搜索并消灭类似的细胞。

2. 肿瘤化学治疗联合免疫治疗在临床上的应用 化疗药因为人们熟知的直接杀伤肿瘤细胞的功能，通常被认为可促进新抗原（neoantigen）的释放、促进肿瘤免疫应答，成为与免疫检查点联用的重要组成。化疗与免疫治疗联合使用的机制为调节 $CD4^+$ 和 $CD8^+$T 细胞介导的免疫效应，影响肿瘤内细胞因子（如 IL-1、IL-6、IL-8、IL-10、IL-13、TNF-α，TGF-β 等）网络，抑制 $CD4^+$/$CD25^+$ 调节性 T 细胞，从而显著抑制肿瘤生长，延长生命。越来越多的证据显示，化疗对免疫治疗的抗肿瘤增强效应显示出良好的缓解率和生存受益，联合化疗是克服免疫耐药的重要策略。常见的联合治疗模式是首先使用化疗药物诱导肿瘤细胞濒临死亡，呈递并释放信号以刺激或侵入邻近的淋巴细胞，再通过使用特异性单抗和其他免疫调节剂激活及促进树突状细胞成熟，共同刺激 T 细胞活性及其他淋巴细胞，进而选择性杀伤肿瘤细胞。化疗和免疫治疗也可以同时进行，有利于降低毒性反应的发生。

当前，已有至少200项化疗药与免疫治疗联用的临床研究正在进行。值得注意的是，目前已经完成的临床试验中，免疫检查点抑制剂与化疗药物联合治疗的优势并不一致，提示了化疗与免疫治疗联用效果的复杂性。目前免疫治疗联合化疗主要在晚期肿瘤人群中具有重要的治疗地位，未来的研究中，需要深入了解免疫治疗联合化疗作用的具体机制，使协同治疗发挥更大疗效；深入探索不同化疗药物对机体免疫功能影响的特异性及其与不同免疫治疗的最佳组合。

十一、总　结

恶性肿瘤严重威胁人类健康，传统治疗手段包括手术、放疗、化疗、靶向治疗等，然而，大部分肿瘤经过传统治疗后仍会复发进展。肿瘤免疫治疗的发展已有百余年，并在多种肿瘤治疗领域取得了重大突破，在晚期肿瘤治疗中的价值和地位尤为重要。肿瘤细胞释放肿瘤抗原可以诱导机体产生抗肿瘤免疫反应，通过建立肿瘤特异免疫效应达到治疗肿瘤的目的。肿瘤相关免疫反应是由T细胞介导的细胞免疫反应，其中抗原呈递、抗原识别、免疫激活等具体机制逐渐被阐明，肿瘤抗原被抗原呈递细胞（antigen presenting cell，APC）识别、加工成的多肽分子与主要组织相容性复合体分子结合后呈递至细胞表面，与T细胞表面的T细胞受体结合形成抗原识别的第一信号，在共刺激分子形成的第二活化信号作用下，T细胞被激活并增殖分化，发挥针对肿瘤的免疫反应。这一过程及相关信号通路的研究，为肿瘤免疫治疗的繁荣发展奠定了理论基础。因此，恶性肿瘤的免疫治疗方法相继出现，主要包括非特异性免疫调节剂治疗、肿瘤疫苗相关免疫治疗、过继免疫治疗以及近年来成为研究热点的免疫检查点抑制剂相关免疫治疗。肿瘤免疫相关治疗也将成为最有希望治愈恶性肿瘤的治疗方法之一。

课后习题

1. 肿瘤免疫的基本概念是什么？
2. 肿瘤免疫应答的主要作用机制是什么？
3. 肿瘤免疫诊断的临床应用意义是什么？
4. 肿瘤相关性抗原和肿瘤特异性抗原的区别是什么？
5. 目前肿瘤免疫治疗的主要类别及治疗机制分别是什么？

（李凤娥　揭祖亮　张　谨　马　莹　郝继辉）

第二章　肿瘤抗原

第一节　抗原的分类和特征

一、根据肿瘤抗原特异性分类

（一）肿瘤特异性抗原

肿瘤特异性抗原（tumor specific antigen，TSA）指肿瘤细胞特有的或只在某种肿瘤细胞表达而正常细胞不表达的一类抗原。这类抗原是通过化学致癌剂所诱发的肉瘤在同系小鼠移植与排斥的经典实验中发现的，故又称为肿瘤特异性移植抗原（tumor specific transplantation antigen，TSTA）或肿瘤排斥抗原（TRA）。

1. 化学物质诱发的 TSA　特异性高、抗原性较弱，常表现出明显的个体独特性。

2. 病毒诱发的 TSA　具有较强的抗原性；瘤细胞表面的 TSA 多系病毒基因的表达产物；同一种病毒诱发的不同类型肿瘤可表达相同的抗原；正常细胞无此类抗原的存在；病毒感染细胞可有此类抗原的存在。

3. 自发性肿瘤的抗原性　自发性肿瘤是指一些无明确诱发因素的肿瘤，大多数人类肿瘤属于这一类。

（二）肿瘤相关抗原

肿瘤相关抗原（tumor-associated antigen，TAA）指肿瘤和正常细胞组织均表达的抗原，但在肿瘤细胞中的表达会较正常细胞高。

1. 胚胎抗原　是在胚胎发育阶段由胚胎组织产生的正常成分，在胚胎后期减少，出生后逐渐消失，或仅存留极微量。当细胞恶性变时，此类抗原可重新合成。最常见的两种胚胎抗原：甲胎蛋白（AFP）和癌胚抗原（CEA）。

2. 分化抗原　是特定组织正常分化到一定阶段所特有的标志，不能刺激抗肿瘤的免疫应答；可作为肿瘤起源的诊断性标志。

3. 其他 TAA　如免疫抑制酸性蛋白、组织多肽抗原、铁蛋白、唾液酸等，在某些肿瘤患者中也可升高，可作为相应肿瘤的诊断指标。

（三）肿瘤特异性抗原和肿瘤相关抗原的主要区别

肿瘤特异性抗原与肿瘤相关抗原有很多不同点（表 2-1）。在选择靶向抗原的时候，需要认真考虑两者的不同。在新药研发过程中，靶向抗原的选择是非常关键的一步，抗原选择失误（如抗原表达水平低或免疫原性差）是临床前试验失败的主要原因。

表 2-1　肿瘤特异性抗原和肿瘤相关抗原对比

肿瘤特异性抗原	肿瘤相关抗原
由肿瘤细胞表达	自身抗原由肿瘤细胞表达
正常宿主细胞中不存在	正常宿主细胞中部分存在
主要来源于由致癌驱动而突变产生的新多肽序列（亦即新抗原）	主要来源于基因扩增或者翻译后修饰
致癌病毒也可以诱发产生	倾向于在肿瘤细胞中高表达或特征性表达
示例：甲胎蛋白（AFP），在生殖细胞肿瘤和肝细胞癌中表达	示例：黑色素瘤相关抗原（MAGE），在睾丸及恶性黑色素瘤中都有表达

（四）以 TSA/TAA 为靶向的治疗方法

目前有许多 TSA/TAA 被发现，以 TSA/TAA 为目标的靶向治疗是癌症治疗的重要途径。市场上已经有几种依赖此机制的癌症免疫治疗药物，它们在临床上非常有效。

1. 利妥昔单抗（Rituximab） 以 B 细胞上的 CD20 抗原为靶向，用以治疗非霍奇金淋巴瘤。

2. 曲妥珠单抗（赫赛汀） 以 HER2 为靶向，用以治疗 HER2 阳性的乳腺癌，而这仅仅是其中两个为人熟知的范例。

开发针对 TSA/TAA 的药物仍然是一个非常活跃的研究领域。目前有非常多的针对不同肿瘤类型的靶向药物正在进行临床前或者临床检测。

针对 TSA/TAA 的抗体（如利妥昔单抗和曲妥珠单抗）不仅可以通过 ADCC 效应直接杀死肿瘤细胞，也可以作为诊断标志物或者创新性地增加传统癌症疗法的靶向性。

实际上，传统癌症疗法，如放疗、化疗、抗体免疫治疗或病毒及非病毒纳米颗粒疗法等，往往不具备特异性，因此也会衍生出安全问题及缺乏有效性等。它们与 TSA/TAA 抗体联合使用则可以增加其特异性杀伤肿瘤细胞的水平。

双特异性抗体在改善临床药效和安全性上有非常好的前景，目前已经有几种使用该机制的药物上市并且有更多的药物正在开发。用于免疫治疗的双特异性抗体主要有以下 3 种类型。

（1）细胞毒性效应细胞重定向器：这种抗体可以通过与 TSA/TAA 及 T 细胞受体或 CD3 复合物的双特异性结合将细胞毒性效应 T 细胞定向至肿瘤细胞处。

（2）肿瘤靶向免疫调节剂：这些抗体被设计成与 TSA/TAA 和免疫调节受体（如 CD40）结合。并且被设计成在与肿瘤抗原结合之前都不活跃，因此免疫激活只会发生在肿瘤存在的微环境中，可以有效降低免疫相关的副作用风险。

（3）双向免疫调节剂：这些抗体可以结合两个不同的免疫调节目标，进而导致抑制靶点被阻断，抑制细胞被敲除或者功能细胞被激活（如 PD-1 与 LAG-3，PD-1 与 TIM-3，PD-1 与 CTLA-4，CTLA-4 与 OX40）。

CAR-T 细胞疗法是指将嵌合抗原受体（CAR）导入 T 细胞，从而产生抗原特异性识别 T 细胞。CAR-T 细胞疗法的第一个显著成功是针对 CD19 抗原，这是一个在恶性 B 细胞中高表达的 B 细胞标志物。目前，针对不同 TSA/TAA 的数百项 CAR-T 临床研究正在进行中。

肿瘤疫苗可以增强 T 细胞介导的抗肿瘤反应。近年来，该领域的研究主要集中于改进治疗性癌症疫苗技术、选择更具免疫原性的 TSA/TAA 及使用多种新抗原和增强肿瘤疫苗对肿瘤细胞的杀伤。肿瘤疫苗也正在与免疫检查点抑制剂进行联合治疗测试，用以克服肿瘤引发的免疫抑制。

（五）评估 TSA/TAA 靶向制剂的临床前模型

现在有多种技术可以制备表达人源 TSA/TAA、人类白细胞抗原（HLA）、致瘤或免疫检查点相关蛋白的转基因小鼠和细胞系。选择合适的模型并不总是那么简单，这取决于免疫治疗实验的策略，包括哪些肿瘤靶点将被使用，以及哪些特定的免疫系统组件将被激活等。

1. 表达人源 TSA/TAA 的同种移植肿瘤模型 小鼠同种移植肿瘤模型通常被用于免疫治疗相关研究，但通常不会表达合适的 TSA/TAA。这个问题是通过制备异位表达人源 TSA/TAA 的小鼠同种移植肿瘤模型来克服的。通过选择一个小鼠肿瘤细胞株，对细胞进行改造（如转染）使其可以对人源基因进行表达。这些人源的抗原则成为临床前试验的靶点。

多年来，该方法被广泛应用于新型 TSA/TAA 靶向制剂的临床前研究，涉及的靶点包括 HER2、PSA、TRP-2、EpCAM、GPC3、MSLN 和 EGFR 等。

2. 表达人源 TSA/TAA 的转基因小鼠 转基因小鼠通常是将一个小鼠自身的 TSA/TAA 敲除而敲入相应的人源 TSA/TAA。这些小鼠可以实现与人体类似的表达模型和水平，因而使用这些模型进行评估可以提高临床转化效率。

此外，利用转基因模型针对人肿瘤自身抗原（即 TAA）意味着 TAA 不会只在肿瘤细胞中表达，也会在正常的宿主组织中表达，这很好地模拟了在人体中的情况。因此，转基因模型对于评估 CAR-T 细胞治疗等 TAA 特异性免疫治疗的潜在副作用尤其具有价值。

转基因小鼠模型也被广泛应用于新型 TSA/TAA 靶向制剂的临床前研究，其涉及的靶点也十分广泛，包括 HER2、CEA、PSA 和 MUC1 等。

二、根据肿瘤抗原产生的机制分类

（一）突变基因或癌基因的表达产物

癌基因或突变的抑癌基因所表达蛋白质分子如果与正常蛋白不同并且具有免疫原性，即可视为肿瘤抗原。例如，癌基因产物 RAS 或突变的抑癌基因产物如突变 p53 等。

（二）致癌病毒表达的肿瘤抗原

某些肿瘤是由病毒感染引起，如 EB 病毒引发的鼻咽癌和 B 细胞淋巴瘤；致癌病毒诱导而成的肿瘤抗原主要通过病毒 DNA 或 RNA 整合到宿主 DNA 中使细胞发生恶性转化并表达出可为免疫系统所识的新肿瘤抗原。SV40 病毒转化细胞表达 T 抗原，人腺病毒诱发肿瘤表达的 E1A 抗原，EB 病毒诱发 B 细胞淋巴瘤和鼻咽癌的 EBNA-1 抗原，以及 HPV 诱发人宫颈癌的 E6 和 E7 抗原等。与化学或物理因素诱发的肿瘤抗原特点具有显著不同的是，同一种病毒诱发的不同类型肿瘤（无论其组织来源或动物种类如何不同），均可表达相同的抗原且免疫原性较强，可以引起 T 细胞应答。

（三）异常表达的细胞蛋白

1. 癌 - 睾丸抗原的异常表达 近年来，人们已经知道肿瘤经常会重新激活通常只在生殖细胞中表达的基因。这些基因产物因偏向表达模式及其在癌症患者中的免疫原性而被归类为癌 - 睾丸抗原（cancer-testis antigen，CTA）。虽然这些基因一直被作为抗癌疫苗的靶点，但这些重新激活的睾丸蛋白是否在支持致瘤特征方面有作用的研究较少。

癌 - 睾丸抗原分为：①睾丸受限（仅在睾丸中发现）；②睾丸 - 大脑受限（在睾丸和中枢神经系统中表达）；③睾丸选择性（在睾丸中表达且不超过两个额外的组织中也有表达，其水平低于睾丸）。

（1）睾丸抗原在肿瘤中的功能作用：肿瘤细胞经常重新激活许多睾丸蛋白的发现，支持了 20 世纪初提出的假设，即肿瘤细胞表现出与生殖直接相关的细胞特性。随着 CTA 被鉴定为在肿瘤中经常被重新激活的一类基因，肿瘤被认为可以选择配子生成蛋白，从而获得配子生成特征。

（2）睾丸抗原可以调节肿瘤中的基因表达：许多睾丸抗原正向调节在肿瘤细胞中经常过度活跃的信号通路。例如，小分子 JQ1 靶向 BRD 家族成员，包括 CTA BRDT，表明这种 CTA 可以成为一个治疗靶点。

（3）睾丸抗原有助于致瘤信号：在黑色素瘤、乳腺癌、急性髓细胞性白血病和非小细胞肺癌中，CTA PRAME 被高度上调。通过 LXXL 基序，PRAME 负调节视黄酸信号转导，从而偏转拮抗肿瘤细胞增殖的分化信号。重要的是，PRAME 的缺失使肿瘤细胞对视黄酸诱导的生长抑制敏感。

（4）睾丸抗原和肿瘤细胞分裂：一些归类为 CTA 的基因与调节肿瘤细胞的有丝分裂进程有关。CTA CEP55（55kDa 的中心体蛋白）是一种中间体蛋白，对于正确的脱落很重要，这是完成细胞分裂所必需的子细胞的物理分离。CEP55 被 PLK1（polo-like kinase 1，polo 样激酶 1，属于 polo 样激酶家族）磷酸化，从而抑制其定位到后期纺锤体。在有丝分裂结束时，PLK1 被降解，CEP55 定位于中间体以支持适当的脱落来完成有丝分裂。有趣的是，CEP55 受到 p53 的负调控，表明它的表达可能在 p53 缺陷型肿瘤中被激活。在精子中，CTA TEX14（睾丸表达基因 14）隔离 CEP55

以防止过早脱落。TEX14 在肿瘤中表达时，不仅在调节中间体形成中起作用，而且在微管与动粒的适当附着中起作用。

CTA CASC5 是一种对着丝粒组装很重要的着丝粒蛋白。CASC5 还通过调节动粒上蛋白磷酸酶 1 的水平来调节纺锤体组装检查点。因此，酵母系统中 CASC5 直向同源物的丢失会导致纺锤体组装检查点延长。另一个与动粒相关的 CTA 是 TTK，它对有丝分裂进程至关重要，因为它的消耗会增加染色体错误分离并导致细胞凋亡。高水平的 TTK 表达与更大的非整倍性相关，常见于在染色体数目异常的细胞中。

2. 糖基化修饰等导致的异常细胞蛋白及其产物 多种肿瘤细胞表面常过表达或表达结构异常的糖脂（如神经节苷脂）或糖蛋白（如黏蛋白）。这类肿瘤抗原既可用作肿瘤诊断的标志物，也可用作肿瘤免疫治疗的靶分子。

3. 甲胎蛋白（AFP） 是人类认识较早的比较有价值的肝癌和生殖细胞瘤的肿瘤标志物。

（1）肝细胞癌中甲胎蛋白表达的意义：甲胎蛋白是一种糖蛋白，来源于胚胎内胚层组织细胞。胎儿血清中 AFP 含量较高，出生后逐渐降低至成人水平。成人血液中 AFP 含量低主要是由于成熟肝细胞丧失了合成 AFP 的能力。肝细胞癌变成肝癌细胞可以恢复合成 AFP 的能力。除肝癌外，来自胃、胰腺和生殖系统的恶性肿瘤常伴有少量 AFP 升高。因此一般来说，AFP 在胎儿出生后便维持在较低的水平，但大多数肝癌患者的 AFP 在体内高表达。

一项包含 1000 多例肝细胞癌患者的研究证明 46% 的病例血清 AFP 水平正常（＜ 20ng/ml）。来自慢性丙型肝炎病毒（HCV）相关肝硬化病例对照和研究的证据表明，血清 AFP 水平升高超过 20ng/ml 诊断肝细胞癌的敏感度为 41%～65%，特异度为 80%～94%。当血清 AFP 水平＞ 200ng/ml 时，血清 AFP 水平的特异性可增加至 100%，但敏感度降低至 20%。然而目前，除了低灵敏度之外，在血清 AFP 升高水平有限的情况下，仅使用 AFP 作为肝细胞癌筛查诊断工具会有低特异性的特点，主要体现在会出现许多其他可能导致血清 AFP 升高的医学状况，如会存在急性肝炎、慢性肝病、肝硬化等情况。在慢性肝病患者中，血清 AFP 水平的升高可能是肝脏内组织学坏死性炎症活动所引起的，并且可能与血清转氨酶水平的升高有关。

为此，单纯使用 AFP 作为肝细胞癌（HCC）筛查诊断工具会导致高假阳性率、低灵敏度及低特异性。因此将 AFP 检测与新的诊断标志物相结合可提高诊断 HCC 的敏感性和特异性。例如，AFP 和扁豆凝集素检测的结合提高了诊断 HCC 的特异性和敏感性。新的肝脏生物标志物在肝癌的诊断中发挥了重要作用。异常的脱 -γ- 羧基凝血酶原（DCP）和 α-L- 岩藻糖苷酶（AFU）可用于诊断 AFP 阴性的 HCC。AFP-L3 与 Golgi protein 73 结合，HCC 患者的诊断敏感度变为 94%，特异度变为 93.1%，诊断准确率为 93.3%，大大提高了肝细胞癌的早期诊断率，为人们防治肝细胞癌提供了新思路。

AFP 除了作为癌胚抗原和肝细胞癌诊断标志物外，还具有多种生物学功能，如类似于白蛋白家族的转运功能，转运金属离子、药物、胆红素和类固醇。

（2）甲胎蛋白与肝细胞癌的免疫逃逸机制：肝癌细胞可以修饰自身的表面抗原，改变肿瘤病灶周围的微环境，实现免疫逃逸。外源性 AFP 不仅可以促进肝癌细胞的增殖和肿瘤血管的形成，还可以增强肝癌细胞的抗凋亡作用。因此，AFP 在肝细胞癌的发生发展中发挥着重要作用。

细胞免疫是抗癌的主要免疫机制。树突状细胞、自然杀伤细胞和 T 细胞参与免疫监视。树突状细胞具有高摄取、加工和呈递抗原的功能，是唯一直接激活幼稚 T 细胞的抗原呈递细胞（APC）。AFP 可以抑制树突状细胞的成熟并诱导其凋亡，从而使癌细胞逃避免疫监视。研究表明，当外周血单个核细胞分别在正常脐血 AFP（nAFP）和肿瘤源性 AFP（tAFP）中培养时，树突状细胞的表型和功能发生了改变。肿瘤源性 AFP 可显著抑制树突状细胞的分化，受 tAFP 限制的树突状细胞仍保持未成熟的单核细胞样形态。此外，AFP 处理后树突状细胞的凋亡指数和 caspase-3 表达显著增加。除了 caspase-3 的表达增加外，树突状细胞中 p38-MARK 的表达也增加（图 2-1）。

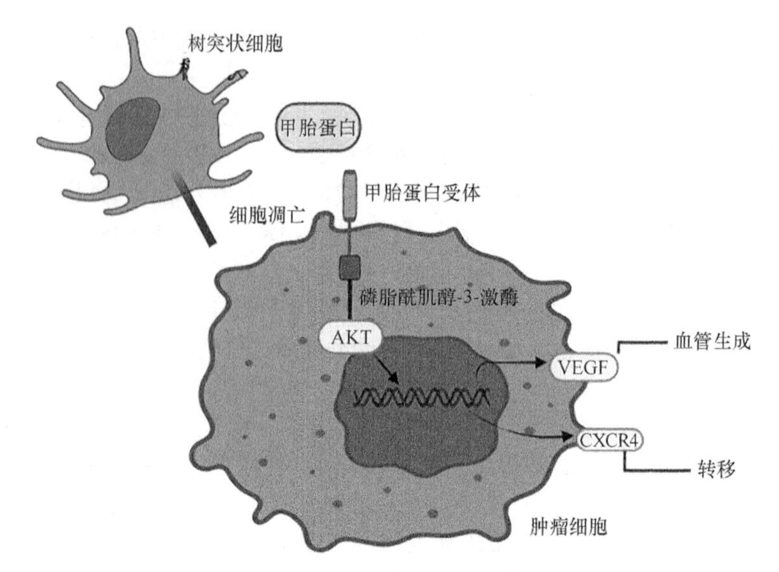

图 2-1　AFP 促进癌细胞生长的机制

AFP 通过诱导免疫细胞凋亡、结合甲胎蛋白受体和激活信号转导通路促进癌细胞增殖、侵袭和转移

（3）甲胎蛋白在肝细胞癌免疫中的作用：免疫反应的激活需要增强抗原呈递细胞摄取、加工和呈递抗原的能力，从而激活 T 细胞并引发免疫反应。由于 AFP 促进肝癌细胞的增殖，它可能成为肝癌免疫治疗的新靶点。然而，尽管肝细胞癌在发展过程中暴露于高水平的 AFP 血浆中，但对这种蛋白质的免疫力却很低。如何克服 AFP 的免疫耐受是抗肿瘤免疫的关键。研究已经剖析了 AFP 的免疫显性表位，以便有效地用 AFP 对表达 AFP 的肿瘤进行免疫治疗。研究证实，这些已鉴定的表位肽可以在体外被 T 细胞识别并产生 AFP 特异性 CTL。已发现 AFP 的一些表位被抗原呈递细胞的主要组织相容性复合体（MHC）Ⅰ类或Ⅱ类分子识别，然后呈递给 $CD8^+$ T 细胞或 $CD4^+$ T 细胞时，表位激活特异性 CTL 以分泌高水平的 TNF-α 和 IFN-γ 并激活针对肝细胞癌的特异性免疫反应。经 AFP 肽修饰的树突状细胞可以成功诱导外周血单个核细胞成为特异性 CTL，并且免疫反应优于单独的完整 AFP。通过这种方式，可以克服 AFP 的免疫耐受性并消除癌细胞。

（4）甲胎蛋白和生殖细胞瘤：甲胎蛋白和人绒毛膜促性腺激素结合还可用于精原细胞瘤分型和分期，精原细胞瘤可分为精原细胞瘤、卵黄囊瘤、毛膜上皮细胞癌和畸胎瘤。

卵黄囊瘤的肿瘤学标志物是 AFP，其在临床上可帮助诊断卵黄囊瘤，卵黄囊瘤活性越高，它所分泌的 AFP 含量就越高，肿瘤活性就越强。AFP 可作为重要的诊断依据，患者治疗结束后，随访观察到 AFP 含量过高，应及时进行动态观察，做相应的影像学检查，寻找是否存在复发灶。

（5）甲胎蛋白和非生殖细胞瘤：AFP 主要在肝细胞癌或生殖细胞肿瘤的发展过程中高表达，包括卵黄囊瘤和卵巢胚胎性癌等类型。但少数情况下，女性生殖道的其他肿瘤会产生 AFP。

1）肝样腺癌：是一种肝外恶性肿瘤，但在组织学和免疫组织化学上，其 AFP 染色在很大程度上类似于肝细胞癌。据报道，卵巢肝样腺癌见于绝经后妇女，表现为单侧或双侧卵巢肿块和血清 AFP 升高。

2）卵巢透明细胞癌：在绝经后妇女中已报道了产生 AFP 的卵巢透明细胞癌。卵巢透明细胞癌与卵黄囊瘤之间存在形态学相似性，这可能导致卵黄囊瘤出现误诊。

4. 胚胎抗原　指在胚胎发育阶段由胚胎组织产生的正常成分，在胚胎后期减少，出生后逐渐消失，或仅存留极微量。但在肿瘤细胞中，此类抗原可重新合成而大量表达。胚胎抗原可分为两种，一种是分泌性抗原，由肿瘤细胞产生和释放，如肝癌细胞产生的 AFP；另一种是肿瘤细胞表达的膜抗原，如结肠癌细胞表达的 CEA。

CEA 作为常见的肿瘤标志物之一，是一种参与细胞黏附的人类糖蛋白，在人类胎儿发育过程中表达。自人类诞生以来，CEA 的表达在很大程度上受到抑制，在健康成人的血浆中为低水平。一般来说，CEA 会在许多癌症中过表达，包括胃癌、乳腺癌、卵巢癌、肺癌和胰腺癌，尤其是结直肠癌。

（1）CEA 作为转移的标志物：CEA 本身作为一种嗜同性或嗜异性细胞间黏附分子发挥作用，或者与 DR5 受体和 TGF-βR1 等信号受体结合，可以影响上皮结直肠癌细胞或周围的基质和免疫区室，以改变其信号转导程序，以支持转移进展。因此，使用 CEA 作为生物标志物监测疾病演变或利用 CEA 作为免疫疗法或疫苗疗法的靶标已经成熟。

（2）CEA 相关细胞黏附分子：CEA 作为结直肠癌肿瘤标志物的发现成为识别更大家族的第一步，该家族由 12 个癌胚抗原相关细胞黏附分子（carcinoembryonic antigen-related cell adhesion molecule，CEACAM）组成，在细胞中具有令人惊讶的多样化功能黏附、细胞内和细胞间信号转导以及复杂的生物过程，如癌症进展、炎症、血管生成和转移。事实上，CEACAM1、CEACAM5 和 CEACAM6 现在被认为是黑色素瘤、肺癌、结直肠癌和胰腺癌的有效临床生物标志物和有希望的治疗靶点。

1）CEACAM 的结构：所有 CEACAM 都属于免疫球蛋白（Ig）超基因家族，通常表现出一个可变（V）样结构域，被确定为 N 结构域（CEACAM16 除外，它包含两个 N 结构域）。N 结构域后没有或跟最多 6 个恒定的 C2 样 Ig 结构域（称为 A 或 B）。这些细胞外结构域是 CEACAM 功能所必需的，作为嗜同性和嗜异性细胞间黏附分子或人类和啮齿类动物病原体受体。CEACAM 亚组中的人类 CEACAM16，作为寡聚体结合，被分泌并参与听力障碍。PSG 亚组主要包括在具有血绒毛胎盘的物种中分泌的 CEACAM 样蛋白，这些蛋白与胎儿 - 母体识别和发育过程中对胎儿入侵的母体免疫反应有关。因此，与二聚体和寡聚体相关的 CEACAM 蛋白可能会与膜上的其他伙伴增加关联，从而调节重要功能。

CEA（CEACAM5）cDNA 编码的蛋白质具有一个 N 结构域，随后是 3 个重复单元，总共包含 6 个恒定的 C2 样 Ig 结构域（称为 A1、B1、A2、B2、A3 和 B3）。Ig 结构域前面是 34 个氨基酸的信号肽。此外，CEA cDNA 结构预测 12 个半胱氨酸残基形成 Ig 折叠的核心和 28 个 N- 连接的糖基化位点，与纯化蛋白质的高碳水化合物含量一致。

对膜的锚定是 CEACAM 蛋白的一个显著特征。CEACAM5 和 CEACAM6 通过糖基磷脂酰肌醇（GPI）键与膜结合。一段 26 个疏水氨基酸包含预测的 CEA 膜锚，后来证明对应于 GPI 锚，因为 CEA 在用磷脂酰肌醇特异性磷脂酶 C 处理后从细胞表面释放。CEA 于 GPI 链接是从原始 CEACAM1 基因的跨膜附着通过其跨膜编码外显子内的突变进化而来的。重要的是，这代表了该基因家族中最近发生的进化事件，因为在小鼠基因组中没有发现与 GPI 相关的 CEACAM。

2）CEACAM6 和 CEACAM1 的多样化表达模式：正如其名称所述，CEA 存在于人类胚胎和胎儿发育的早期（第 9～14 周）；此外，它在整个生命中都保持其表达。在正常成人组织中，它位于胃、舌、食管、子宫颈、汗腺和前列腺。它的主要居住部位是结肠的柱状上皮细胞和杯状细胞，特别是在隐窝的上 1/3 和自由腔表面。恶性转化后，CEA 还在肺癌、小细胞肺癌、胰腺癌、胆囊癌、膀胱癌、黏液性卵巢癌和子宫内膜癌中检测到，并且在结直肠癌和胃癌中显著过表达。因此，在最初发现 50 年后，CEA 仍然是识别与其匹配的正常组织相关的结直肠肿瘤（在 98.8% 的病例中）和检测阳性淋巴结的优秀标志物。此外，不管乳腺癌中的 E- 钙黏蛋白表达情况，CEA 表达能够以高度区分的方式对有复发风险的患者进行分层。

CEACAM6 在正常组织中的分布比 CEA 更广泛，在许多上皮细胞及粒细胞和单核细胞中均有显著表达。其失调首先在慢性粒细胞白血病和儿童急性淋巴细胞白血病（B 细胞起源）的白细胞中发现。CEACAM6 在结肠增生性息肉和早期腺瘤中的过表达也被认为是在这些病变中观察到的最早的分子变化并预测总存活率较差，从而允许将患者细分为低风险组和高风险组。事实上，结直肠癌细胞中的 CEACAM6 过表达增加了侵袭性，这与其在结直肠癌肝转移灶中的最高表达相关。因此，它也可以代表一种优秀的肿瘤生物标志物。CEACAM6 在乳腺癌、胰腺癌、黏液性卵巢癌、胃癌和肺腺癌中的表达比 CEA 更丰富，而在前列腺癌中其丰度与其正常对应物相似。总之，现在看来，CEACAM6 可能是这一大蛋白家族对许多侵袭性癌症最特异性的标志物。

CEACAM1 是基因家族中分布最广泛的蛋白质，存在于不同的上皮细胞、内皮细胞以及正常组织中的淋巴和骨髓细胞中。在正常结肠上皮细胞中，CEACAM1 存在于结肠黏膜的功能性中隐窝区室中。在肿瘤组织中，CEACAM1 的表达非常动态：在包括结肠癌、前列腺癌、肝癌和乳腺癌在内的许多癌症的早期阶段，蛋白质亚型显著减少。上皮腔内的这种下调是疾病进展过程中的早期事件，因为它发生在增生性病变中。事实上，在结直肠或前列腺 CEACAM1 阴性肿瘤细胞中重新插入 CEACAM1 同种型表明，CEACAM1-L 表达对于维持正常表型至关重要，同时抑制同基因或免疫缺陷小鼠的同种异体移植或异种移植肿瘤的发展。这些结果表明，CEACAM1-L 确实表现为一种肿瘤抑制蛋白。然而，CEACAM1-L 在其他类型的侵袭性癌症中过表达，如在黑色素瘤、非小细胞肺癌、胃癌、甲状腺癌和膀胱癌中，相反，具有高丰度 CEACAM1-L 的肿瘤与转移扩散相关。值得注意的是，最近使用同种型特异性抗体对晚期和转移性结肠癌的分析强调，高 CEACAM1-L/CEACAM1-S 比率与淋巴结受累、血行转移和患者生存期较短有关。

3）胰腺癌中的 CEACAM6：CEACAM6 也是胰腺癌的重要标志物，CEACAM6 过表达在功能上导致结肠癌分化和失巢凋亡的抑制。事实上，CEACAM6 沉默逆转了 Mia（AR）胰腺肿瘤细胞获得的失巢凋亡抗性。这反过来又抑制了这些细胞的肝转移能力。检查 CEACAM6 干扰的潜在治疗效用的研究表明 CEACAM6 在 Capan2 胰腺癌细胞中的过表达增强了吉西他滨耐药性，这些影响对应于高 CEACAM6 表达细胞的侵袭性增加，这些细胞表现出增强的 c-Src 活性和基质金属蛋白酶 9（MMP9）表达。

4）CEACAM1 与细胞表面的网络：CEACAM1 蛋白代表了该基因家族中最多样化的一组蛋白质，这些蛋白质是由初级 mRNA 的复杂可变剪接产生的。所有 CEACAM1 蛋白都带有一个 N 结构域和许多 C2 样 Ig 结构域。这些剪接异构体中的一些将被分泌或与细胞膜结合，具有短或长的细胞质结构域。其他一些甚至会在这些不同的域之间插入，但对这些域的评估较少。研究最多的 CEACAM1 亚型是 CEACAM1-3S、CEACAM1-4S、CEACAM1-3L 和 CEACAM1-4L。凭借其在细胞膜上的表达，无论是在顶端还是侧极，CEACAM1 连接到其他细胞表面受体、整合素、细胞外基质（ECM）蛋白和细胞骨架元件，并作为血管生成和免疫反应的主要驱动因素。这些关联负责上皮细胞、免疫细胞和基质细胞中的多种功能，这些功能在肿瘤和转移性发展中汇聚成复杂且相互交织的角色。分泌型 CEACAM1（sCEACAM1）异构体作为生物标志物也具有十分重要的作用，因为它与血管生成和肿瘤进展有关。

5）CEACAM1 影响迁移、侵袭、转移和血管生成诱导：CEACAM1-L 通过与许多细胞表面受体的紧密连接或直接关联参与信号转导。同样，CEACAM1-L 通过与许多细胞骨架伙伴的直接关联将迁移特性传递给细胞。迁移细胞具有可塑性以便重塑，通常通过与肌动蛋白细胞骨架接触来调节。事实上，CEACAM1-L 和 CEACAM1-S 都直接与肌动蛋白和原肌球蛋白相关，尽管动态不同。例如，在与肌动蛋白相关的细胞 - 细胞连接处发现了 Tyr 磷酸化的 CEACAM1-L。两种 CEACAM1 同种型均直接与球状（G）- 肌动蛋白和原肌球蛋白结合。

许多早期癌症中 CEACAM1 表达的降低及其在晚期恶性肿瘤中的高丰度很难调和。在人微血管内皮细胞上表达的 CEACAM1 可刺激血管内皮生长因子（VEGF）依赖性和成纤维细胞生长因子依赖性血管生成活性，如增殖、趋化性和毛细管形成。在体内鸡绒毛尿囊膜测定中应用 CEACAM1 显著增加了血管化程度。此外，CEACAM1 增强了 VEGF 的作用，从而增强了 CEACAM1 mRNA 和蛋白质的表达。由于 CEACAM1 抗体阻止了 VEGF 依赖性内皮管的形成，进一步强调了这种互惠性。通过在上皮或内皮隔室中 CEACAM1 的转染和敲低的组合揭示了其是如何转化为多种肿瘤类型，并导致血管生成开关的，使得 CEACAM1 的上皮下调诱导血管生成和相同蛋白质的上皮过表达使血管生成沉默。内皮细胞中的 CEACAM1 功能之一是介导血管重塑。CEACAM1 缺失导致无法在后肢缺血模型中建立新的毛细血管，而过表达的 CEACAM1 则产生相反的效果。它在内皮细胞中的另一个功能是调节血管完整性和通透性。事实上，由于AKT增加和内皮型一氧化氮合酶活化增加，CEACAM1缺失的原代内皮细胞的基础血管通透性增加，从而导致NO产生增加。内皮细胞的VEGF处理导致由Src依赖性和SHP1依赖性活性介导的VEGFR2和CEACAM1-L Tyr磷酸化增加。

6）CEACAM1和基因组不稳定性：CEACAM1在维持基因组稳定性中的相关报道较少，只有它在细胞衰老中的作用及其与纺锤体相关蛋白PDIP38的关联。p53介导的细胞衰老需要稳定的CEACAM1敲低以响应DNA损伤，目前尚不清楚在体内CEACAM1缺失的情况下是否会发生类似情况。另一个有趣的发现是CEACAM1-L和CEACAM1-S通过CEACAM1的膜近端氨基酸与DNA聚合酶δ相互作用蛋白38（PDIP38）相关。这种蛋白质高度保守，可以在细胞质和细胞核之间穿梭，并与增殖核抗原（PCNA）相互作用，表明PDIP38在DNA修饰和增殖中发挥作用。事实上，PDIP38功能丧失会导致纺锤体组织中断，染色体分离异常和多核细胞产生。在增殖的NBT-Ⅱ细胞中，CEACAM1与特异性抗体的扰动导致PDIP38与CEACAM1紧密结合并将复合物定位到细胞膜上，而在融合的静止细胞中，相同的处理会引发PDIP38易位至细胞核，这意味着CEACAM1在这种蛋白质的核穿梭调节中的作用影响其DNA修饰。

7）抗CEACAM1免疫疗法：CEACAM1是一种Ig相关分子，与细胞毒性T细胞相关抗原4（CTLA-4）和PD-1具有许多抑制性共同受体或免疫调节剂的特征，如表达模式、ITIM基序和结合Tyr磷酸酶SHP-1，通常抑制T细胞延长激活（CTLA-4）或充当减弱免疫反应（PD-1）的看门人。在转移性黑色素瘤患者中，这两种蛋白质均已成为mAb免疫疗法的目标。Ipilimumab/Yervoy（易普利姆玛 / 伊匹单抗）在Ⅲ期临床试验中的成功率有所降低。抗PD-1抗体也已用于更广泛的癌症背景。目前正在Ⅰ期临床试验中评估将这两种抗体与这些免疫受体结合的疗法，这种疗法已导致50%的侵袭性晚期黑色素瘤患者在12周内显著缩小肿瘤。考虑到CEACAM1抑制增殖和T细胞和NK细胞的细胞毒活性，并且CEACAM1在黑色素瘤细胞上的表达阻止了T细胞和NK细胞的第一次和随后的攻击，因此，一种新的高亲和力抗CEACAM1抗体（MRG1）具有高度相关性与CEACAM1 N结构域的结合使黑色素瘤细胞更容易受到T细胞免疫攻击，从而增强晚期效应淋巴细胞的抗肿瘤作用。这代表了一种新的免疫调节方法，当与过继转移的T细胞相结合时，它成功地显著减少了异种移植黑色素瘤的生长，如果与其他mAb治疗相结合，则可能代表黑色素瘤治疗干预的重大进步。其他表达CEACAM1的肿瘤部位，如结直肠癌，也可以用抗CEACAM1特异性mAb靶向；重要的是，发生异种移植的人类肿瘤和肺转移的小鼠对WL5活性比对多柔比星治疗更敏感，因此与那些注射化疗药物的人相比，在WL5治疗的小鼠中未发现转移。最初针对CEA提出的另一种抗体（CC4）的特殊之处在于它阻断上皮CEA和自然杀伤细胞特异性CEACAM1相互作用，从而放大自然杀伤细胞对肿瘤的细胞毒性。已经描述了CEACAM1的刺激性和抑制性抗体，类似于在整合素领域观察到的情况，其中刺激性抗体诱导蛋白质的形状变化，而抑制性抗体似乎在降低配体结合方面起作用。

5. 组织特异性分化抗原 指细胞在分化成熟不同阶段出现的抗原，不同来源、不同分化阶段的细胞可表达不同的分化抗原，这些抗原只在某些特定的组织细胞中表达。虽然不能诱发强烈的免疫反应，但是可作为治疗靶分子，如B细胞表面的分化抗原CD20（非霍奇金淋巴瘤，胸腺瘤）、前列腺特异性抗原（PSA）。

6. CD20 CD20（由MS4A1基因编码）是一种B细胞标志物，是MS4A家族的非糖基化的大小为33～37kDa的磷蛋白成员，可形成四跨膜结合蛋白。CD20的胞外部分长度为44个氨基酸，并为抗CD20 mAb结合提供了对接位点。CD20在发育前B细胞阶段表达并一直存在，直到最终分化为浆细胞。CD20的生物活性尚未完全阐明，它被认为充当离子通道和储存操作的Ca^{2+}通道。虽然CD20缺乏任何明显的表型，但CD20也被认为可作为细胞生长和分化的信号并可以启动细胞内信号转导。不同mAb与CD20的结合已经确定影响细胞周期进程中的不同反应，其中一种mAb增强了从G_0期到G_1期的进程，而另一种抑制了从G_1期到S/G_2期的进程。mAb的结合还可以诱导与CD20非共价结合的和丝氨酸/苏氨酸蛋白激酶的激活，进而导致磷脂酶Cγ（PLCγ）的激活。PLCγ激活可导致几种不同的细胞反应，如存活、增殖和迁移。与CD20结合的mAb与二级抗体的超交联导致Ca^{2+}从细胞内储存中移动。尽管CD20的功能尚不完全清楚，但它显然具有动态的细胞活性，并且仍然是B细胞恶性肿瘤的理想特异性治疗靶点。CD20在绝大多数成熟B细胞肿瘤和一些B细胞白血病/淋巴瘤、浆细胞骨髓瘤、霍奇金淋巴瘤、T细胞肿瘤和AML病例中表达。

有研究表明，通过用对CD20具有重定向特异性的工程化T细胞靶向一小部分$CD20^+$肿瘤细胞，可以实现对小鼠肿瘤生长的完全抑制。此外，对肿瘤生长的抑制作用是持久的，超过36周未观察到小鼠肿瘤复发。

CD20的靶向治疗：CD20是一种仅在B细胞上表达的细胞表面四跨受体，该受体在骨髓细胞中不存在，但在淋巴瘤细胞中存在，使其成为癌症化疗的有吸引力的靶标。1997年美国FDA批准通过抗CD20单克隆抗体进行CD20靶向治疗，用于治疗非霍奇金淋巴瘤。与抗CD20 mAb相互作用后，与其他受体相比，该受体不会内化。以利妥昔单抗为靶向药物的标准CHOP疗法，结合了环磷酰胺（C）、盐酸多柔比星（H）、长春新碱（O）和泼尼松（P），现已获批用于临床上治疗弥漫大B细胞淋巴瘤患者。

7. 前列腺特异性抗原（PSA） 是由正常和恶性前列腺上皮细胞产生的高浓度丝氨酸蛋白酶。正常情况下游离型和复合型PSA水平与前列腺癌患者相比存在差异。细胞内外多种酶可裂解、激活和灭活PSA。最初，PSA在体内以酶原的形式从前列腺腺泡的分泌细胞分泌并释放到管腔中。管腔通过留下肽将其转化为PSA的活性形式。然后，活性形式通过蛋白水解过程变为非活性形式。对于前列腺患者，一小部分非活性形式进入血液循环并以游离PSA（未结合状态）的形式循环，而部分活性形式可扩散到体循环并迅速与蛋白酶抑制剂，如α_1-抗糜蛋白酶（ACT）和α_2-巨球蛋白结合。因此，前列腺癌患者血清中游离PSA或未结合PSA（裂解部分）的水平相对较低，而复合PSA的浓度较高。在正常状态或良性前列腺增生（BPH）患者中，游离PSA反映的是被蛋白水解酶切割的成熟蛋白，在血清中含量较高。PSA的半衰期约为2.2天，不同条件下其水平不同。同时，存在多种情况会导致PSA水平升高，如①直肠指检对PSA水平影响较小，在DRE后就可以立即检测体内PSA水平；②细菌感染或前列腺炎可能会升高PSA水平；③射精可能会升高PSA水平，并在48小时内恢复正常。前列腺癌的PSA-ACT比例高于BPH，游离分数低于BPH。游离PSA的测定已被广泛用于测定PSA相关肿瘤特异性，PSA也与其他蛋白酶抑制剂形成复合物，测定这些和其他标志物可能进一步提高前列腺癌诊断的准确性。许多不同标志物的结果分析是复杂的，但这可以通过使用统计学方法简化。通过Logistic回归评估标志物并与直肠指检、经直肠超声检查（TRUS）和遗传等其他检查结果的联合分析，可以进一步提高诊断的准确性。

除了用于筛查外，PSA水平结合特定的临床病理因素被广泛用于评估初诊前列腺癌患者的复发（预后）风险。一般情况下，初诊时PSA水平与转归呈近似线性关系，即PSA水平越高，预后越差。这种关系在低或中级别乳腺癌患者中尤其明显。然而，在一些高级别疾病患者中，低水平PSA（≤2.5μg/L）可能预示预后特别差。总体而言，约6%的高级别前列腺癌患者的PSA水平较低。在实践中，PSA水平与临床和肿瘤组织学因素相结合来预测预后情况。

第二节 抗肿瘤的免疫效应机制

一、T细胞的抗肿瘤作用机制

（一）$CD4^+$T细胞

人类的免疫系统包括从无脊椎动物进化而来的古老的固有免疫系统和近年来仅存在于脊椎动物身上的获得性免疫系统。免疫系统的主要功能是识别并随后清除外来抗原、形成免疫记忆以及对自身抗原产生耐受。淋巴细胞群主要由胸腺来源的淋巴细胞（T细胞）、骨髓来源的淋巴细胞（B细胞）和自然杀伤细胞（NK细胞）组成。介导细胞免疫的T细胞和介导体液免疫的B细胞提供了与固有免疫系统密切相关的适应性免疫。B细胞在骨髓成熟，而T细胞则需要在胸腺内成熟，然后才被运送到外周淋巴器官，以进一步完成抗原介导的分化。$CD4^+T$细胞的一小部分，包括自然调节性T细胞和自然杀伤T细胞（NKT细胞），在从胸腺释放时已经是独特的分化细胞。

初始$CD4^+T$细胞可以分化成几个功能不同的亚群之一，这些亚群直接介导或间接刺激或抑制肿瘤特异性免疫。传统的TCR-α/β$CD4^+T$细胞亚群通过抗原识别MHC Ⅱ类分子（MHC Ⅰ）达到有助于抗肿瘤免疫的效果，它们不识别其他类型的抗原亚群（如糖脂类型的抗原是由CD1d呈递给NKT细胞）或抑制免疫（如诱导型和天然$CD4^+T$细胞调节细胞）。$CD4^+T$细胞的抗肿瘤效应主要是对$CD8^+T$细胞和B细胞发挥辅助作用，同时部分$CD4^+T$细胞也可以直接杀伤肿瘤。

1. cDC2 $CD4^+T$细胞的激活，就必须提及机体功能最强的专职抗原呈递细胞——树突状细胞（DC），其能高效地摄取、加工处理和呈递抗原，未成熟DC具有较强的迁移能力，成熟DC能有效激活初始T细胞，其处于启动、调控并维持免疫应答的中心环节。对不同组织来源DC的深入研究指出经典DC（cDC）的主要作用是诱导针对入侵抗原的特异性免疫应答并维持自身耐受，可通过分泌细胞因子与共刺激分子共同激活初始T细胞，cDC有cDC1和cDC2两个亚群，研究人员对接种B16肿瘤的小鼠淋巴结中的髓系细胞进行了单细胞测序，发现迁移性cDC2亚群可以根据CD301b分子的有无分为两个不同亚群。后续增殖实验则证实了$CD301b^{+/-}$cDC2亚群引发了初始$CD4^+T$细胞的增殖。也就是说，cDC2是$CD4^+T$细胞有效激活的关键，但后续实验证明，仅仅提高cDC2的比例，并不能使cDC2迁移至肿瘤区域，也不能使$CD4^+T$细胞分化，说明cDC2并不是单独起作用的。

2. Treg细胞 肿瘤患者的外周血及肿瘤局部往往可以找到调节性T细胞即Treg细胞的踪迹，有研究证实Treg细胞能够抑制免疫应答，因此猜想Treg细胞或许正是阻滞$CD4^+T$细胞激活的关键细胞。研究人员去除了实验肿瘤小鼠体内的Treg细胞，发现cDC2可顺利迁移至肿瘤区域，同时小鼠的抗肿瘤免疫反应明显加强，而且他们证实这种免疫反应是依赖于$CD4^+T$细胞产生的Treg细胞。

去除Treg细胞后可增加cDC2共刺激因子和其他炎症因子的表达，同时促进初始$CD4^+T$细胞激活分子的表达，推动初始$CD4^+T$细胞向Th1样效应T细胞分化，最终提高其抗肿瘤免疫反应水平。也就是说，cDC2正是Treg细胞抑制剂的有效靶标，这为肿瘤免疫治疗的发展提供了一个新方向。

（二）$CD8^+T$细胞

$CD8^+T$细胞是体内最主要的效应细胞，可通过释放穿孔素、颗粒酶、淋巴毒素和肿瘤坏死因子（TNF）等导致肿瘤细胞死亡，也可以通过分泌细胞因子等间接杀伤肿瘤细胞。同时，$CD8^+T$细胞表面可表达FasL，与肿瘤细胞表面Fas结合，杀伤肿瘤细胞。

二、自然杀伤细胞的抗肿瘤作用

NK细胞是第一个被确定的固有淋巴细胞（ILC）亚型，可以对具有多种效应功能的病毒感染或转化细胞进行应答，主要是细胞杀伤和产生促炎性细胞因子。NK细胞和ILC家族的其他成员1型ILC（ILC1）、ILC2和ILC3与B细胞和T细胞均来自相同的淋巴祖细胞。NK细胞的细胞毒活性使它们在功能上与$CD8^+T$细胞最相似，而根据ILC1、ILC2和ILC3群体的细胞因子产生模式将这些细胞分别归类为功能上与$CD4^+T$细胞的辅助性T细胞1（Th1细胞）、Th2细胞和Th17细胞亚群对应的细胞。NK细胞发育的部位很多，包括脾脏、肝脏、次级淋巴器官、胸腺、肠道、扁桃体和子宫等部位。

NK 细胞的两个特征最明确的亚群是 $CD56^{bright}CD16^{-}$ 和 $CD56^{dim}CD16^{+}$ 群。外周血中 $CD56^{bright}$ 细胞数量较低（90% 的 NK 细胞为 $CD56^{dim}$），但组织内驻留的 NK 细胞主要为 $CD56^{bright}$。$CD56^{bright}$ NK 细胞是强大的细胞因子产生的细胞，除非经过 IL-15 等促炎性细胞因子的激发，否则其细胞毒性较弱。相比之下，$CD56^{dim}$NK 细胞群可以通过包含颗粒酶 B 和穿孔素的细胞溶解颗粒在形成免疫突触后出胞，从而介导对感染细胞或恶性细胞的连续杀伤，最终诱导靶细胞凋亡。有证据表明，颗粒酶 B 依赖性杀伤通常发生在 NK 细胞介导的一系列杀伤的早期，而该细胞诱导的后期细胞溶解事件是死亡受体介导的。例如，通过 NK 细胞表达的 Fas 配体和 TNF 相关凋亡诱导配体（TRAIL）。

NK 细胞主要是通过抗体依赖细胞介导的细胞毒作用（ADCC）发挥抗肿瘤作用。自然杀伤细胞是参与对病原体和癌细胞的先天性和适应性免疫反应的淋巴细胞。他们使用多种受体来介导不同的效果。抑制性受体包括主要组织相容性复合体（MHC）Ⅰ类配体、一些杀伤细胞免疫球蛋白样受体（KIR）和抑制 NK 细胞毒性的 CD94/NKG2A。相反，活化受体的例子包括天然细胞毒性受体（NKp30、NKp44 和 NKp46），它们会启动 NK 细胞的溶细胞活性。

健康细胞通过 MHC Ⅰ类分子的表达和应激诱导自身分子微量表达来避免 NK 细胞的攻击。相反，病毒感染或恶性细胞通过上调应激诱导分子和（或）下调 MHC Ⅰ类分子，从而对 NK 细胞介导的裂解作用敏感。

与 B 细胞和 T 细胞不同，NK 细胞不表达体细胞重排的抗原受体，而是表达激活性受体和抑制性受体的随机组合，通过这些不同受体的刺激信号与抑制信号的净平衡导致对靶细胞的应答或耐受。低亲和力 IgG Fc 区受体Ⅲ（FcγR Ⅲ），也称为 CD16，是 NK 细胞表达的最有效的激活性受体。因此，调理细胞上 IgG 抗体的 Fc 区可交联 CD16 分子，从而通过称为 ADCC 的过程激活 NK 细胞。值得注意的是，CD16 是唯一可以单独激活 NK 细胞的受体，而无须通过其他受体进行任何额外激活。CD16 的表达受到金属蛋白酶 ADAM17 的负调控，ADAM17 在 NK 细胞在体内被激活后将其表面的受体裂解。防止肿瘤浸润 NK 细胞上的 CD16 表达下调是治疗干预的一个潜在靶点。事实上，一项纳入弥漫大 B 细胞淋巴瘤患者的 1/2 期试验（NCT02141451）正在研究 ADAM17 抑制剂（INCB7839）联合利妥昔单抗（一种单克隆抗体，用于针对 NK 细胞介导的 ADCC 靶向 $CD20^{+}$ 肿瘤细胞）的安全性和疗效。

肿瘤已经进化出多种机制来逃避 NK 细胞介导的细胞溶解。例如，免疫调节分子或免疫抑制调节剂的分泌，它们通过下调 NK 细胞效应器的功能，以及调节 NK 细胞受体 - 配体表达模式来抑制免疫调节剂的分泌。后者包括非经典人类白细胞抗原（HLA）Ⅰ类的异常表达。

尽管肿瘤具有逃避 NK 细胞功能的能力，但许多针对各种恶性肿瘤的治疗试验同时也在利用 NK 细胞。目前已用于基于 NK 细胞的免疫治疗，包括体内细胞因子介导的 NK 细胞扩增和自体或同种异体 NK 细胞或某些 NK 细胞系（如 NK-92）的过继转移，此外，基于其细胞毒性功能，表达 CAR 的转基因 NK 细胞正在被研究用于临床治疗。

三、单核巨噬细胞的抗肿瘤作用

巨噬细胞表现出显著的可塑性，它们的生理功能可以根据环境改变，从而产生具有多种功能的巨噬细胞亚群。肿瘤中的巨噬细胞，通常称为肿瘤相关巨噬细胞（TAM），在各种实体瘤的基质区室中上调，参与肿瘤的生长和转移。巨噬细胞拥有的多种表型异质性和可塑性由它们所处的微环境决定。

在恶性肿瘤中，巨噬细胞是浸润白细胞的主要成分（高达 50% 的细胞）。一般来说，巨噬细胞在体外通过产生细胞毒性分子（如 TNF-α、IL-12、一氧化氮和活性氧中间体）对肿瘤细胞产生细胞毒性。然而，TAM 主要有助于肿瘤恶化，而不是抑制肿瘤发展。巨噬细胞也向 T 细胞呈递肿瘤相关抗原（TAA），并在体外表达免疫刺激细胞因子，以促进 T 细胞和 NK 细胞的增殖和抗肿瘤功能。

此外，巨噬细胞表型在不同肿瘤内分布不同。例如，在乳腺癌模型中，MHC Ⅰ ^{high}TAM 局限在含氧量正常的肿瘤组织中，表达 M1 标志物和抗血管生成趋化因子。而 MHC Ⅰ ^{low}TAM 在缺氧肿瘤组织中发现，其优先表达具有更强促血管生成功能的 M2 标志物。目前的研究主要都集中在各种恶性肿瘤中的 M2 型巨噬细胞。从肾细胞癌（RCC）中分离出的巨噬细胞可产生 TNF-α、IL-1β、IL-6，肾细胞癌是具有 M1 和 M2 特性的 TAM 混合表型的肿瘤的一个很好的例子。

四、B 细胞和抗体的抗肿瘤作用机制

B 细胞是一种表达特定的膜锚定抗体 B 细胞受体（BCR）的淋巴细胞。与 $CD8^+$ T 细胞不同，B 细胞不需要与 APC 相互作用即可将抗原与 BCR 结合。同时，与 $CD8^+$ T 细胞相似，B 细胞需要共刺激和细胞因子信号才能实现完全激活。当 $CD4^+$ 辅助 T 细胞（Th）识别 B 细胞表面上的同源肽 -MHC Ⅱ复合物时，就会发生共刺激。共刺激之后是 CD40L⁻CD40 与激活抗体反应的 T 细胞的相互作用。活化的 B 细胞通过 DNA 重组进行免疫球蛋白转换，以产生特定同种型的膜结合抗体 / BCR（IgM、IgG、IgA 或 IgE）并分化为短寿命浆细胞产生抗体；或是分化为长寿命血浆细胞、记忆 B 细胞或长寿命记忆 B 细胞。

五、细胞因子

（一）白细胞介素

白细胞介素 -1β（IL-1β）由多种免疫细胞类型中的炎症信号诱导。IL-1α 和 IL-1β 构成了 IL-1 家族的创始成员，该家族目前包括 11 个成员。值得注意的是，所有 IL-1 家族成员都以酶原的形式表达，并且大多数需要蛋白酶体切割才能产生具有生物活性的成熟形式。其中，pro-IL-1β 和 pro-IL-18 是特殊的，因为它们被激活的炎性体切割。这些多蛋白复合物对外源性和内源性危险信号作出反应，并诱导胱天蛋白酶的激活，产生生物活性 IL-1β 和 IL-18。IL-1β 由多种不同的免疫和非免疫细胞类型快速产生和释放，以响应炎症信号。相比之下，IL-1α 在许多非免疫细胞类型中相当稳定地表达，但主要停留在细胞质中，在细胞坏死时结合在细胞表面释放。

IL-1β 和 IL-18 是炎症小体介导的激活后唯一由 caspase-1 加工的细胞因子。IL-1 信号激活包括抗原呈递细胞在内的先天免疫细胞，并驱动 $CD4^+$ T 细胞向 Th1 细胞和 Th17 细胞极化。因此，IL-1β 被认为在解决急性炎症和启动适应性抗肿瘤反应方面具有很大的有益作用。然而，在慢性炎症过程中产生的 IL-1β 则起到促进肿瘤发展的作用。此外，主要由肿瘤浸润巨噬细胞在肿瘤微环境中产生的 IL-1β 通过不同的机制促进肿瘤生长和转移。这些包括促进新血管生成的 IL-1 靶标的表达和在肿瘤细胞中引起抗凋亡信号转导的癌症相关成纤维细胞中可溶性介质的表达。

（二）集落刺激因子

细胞因子也影响单核细胞向肿瘤的募集。集落刺激因子 -1（CSF-1）是产生这种效应的主要的细胞因子，由单核细胞、巨噬细胞和其他细胞表达。在人类肿瘤中，CSF-1 及其受体（CSF-1R）的表达增强可吸引巨噬细胞并在肿瘤中募集巨噬细胞。肿瘤衍生因子（TDF）诱导 MDSC 分化为免疫抑制性 TAM，这种转化主要由 CSF-1 介导。相关实验还确定了 CSF-1 表达与乳腺癌中 TAM 浸润之间的强相关性。利用转基因小鼠，将易患乳腺癌的小鼠与含有隐性 CSF-1 基因突变的小鼠进行杂交，检测到单核细胞向肿瘤的浸润减少，这与延迟的血管生成和肿瘤进展相关。

（三）干扰素

干扰素（IFN）是在激活免疫反应的细胞成分（如树突状细胞、巨噬细胞和 T 细胞）中起关键作用的细胞因子。通常，这些细胞因子会促进抗肿瘤免疫反应，但在某些情况下，长时间接触它们会导致免疫反应受到抑制。

干扰素是针对感染和恶性肿瘤的免疫反应的重要组成部分。IFN 是抗肿瘤反应的有效促进剂，但也有证据表明，由 IFN 调节的反馈机制负性控制免疫反应以避免过度激活和限制炎症。这种反馈调节机制在癌症监测、免疫编辑和对抗癌治疗方法的反应中起着重要作用。

干扰素主要由免疫细胞和基质细胞释放，以影响多种细胞反应。这些细胞因子分为3类，Ⅰ型、Ⅱ型和Ⅲ型 IFN，并分别结合Ⅰ、Ⅱ和Ⅲ型 IFN 受体。在与靶细胞受体结合后，IFN 诱导特定基因的表达，称为 IFN 刺激基因（ISG），最终介导 IFN 依赖性生物学效应。

Ⅰ型干扰素（IFN Ⅰ）是干扰素中最大的亚群，包括人类中的 IFN-α、IFN-β、IFN-ε、IFN-κ 和 IFN-ω，以及其他哺乳动物中的 IFN-δ 和 IFN-τ。在恶性细胞中，模式识别受体（PRR），如视黄酸诱导基因蛋白Ⅰ（RIG-Ⅰ）、DNA 依赖性 IFN 调节因子 / 激活因子和 IFN-16，可以感知 DNA 核泄漏和其他与损伤相关分子模式（DAMP）进入细胞质，从而刺激 IFN Ⅰ产生。释放到 TME 中的 DAMP 与免疫细胞中的内质体 Toll 样受体（TLR）相互作用，激活 IFN Ⅰ的产生。此外，在免疫细胞的细胞质中，肿瘤 DNA 与环 GMP-AMP 合成酶（cGAS）结合，并与干扰素基因刺激因子（STING）信号共同作用，启动 IFN Ⅰ的产生。IFN Ⅰ与细胞表面的受体结合，激活多个信号通路（图 2-2）。

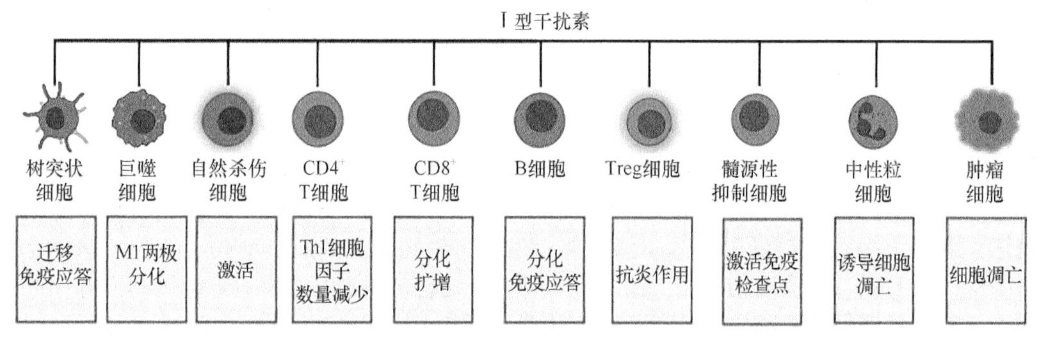

图 2-2 Ⅰ型干扰素对恶性细胞和免疫系统细胞的影响

Ⅱ型 IFN（IFN Ⅱ）仅由一个成员组成，即 IFN-γ。IFN-γ 主要由 NK 细胞、$CD8^+$ T 细胞、$CD4^+$ Th1 细胞以及巨噬细胞和树突状细胞（DC）的特定亚型产生。IFN-γ 与Ⅱ型 IFN 受体（IFNGR）结合，该受体由两个亚基 IFNGR1 和 IFNGR2 组成。在 IFNGR 二聚化后，JAK/STAT 通路被激活，通过不同 STAT1 和（或）STAT3 复合物与 ISG 启动子区域中的 GAS 元件的激活和结合来改变基因表达。IFN Ⅱ信号通路还激活非 STAT 通路，这些非 STAT 通路在诱导生物学反应中发挥重要作用，包括 MAPK、PI3K、JNK、CamK Ⅱ和 NF-κB。

（四）肿瘤坏死因子

肿瘤坏死因子（TNF）是分为 TNF-α 和 TNF-β 两类的一种小分子蛋白，TNF-α 主要由单核巨噬细胞分泌；TNF-β 主要由活化的 T 细胞分泌。人 TNF-α 前体由 233 个氨基酸组成（26kDa），其中包含由 76 个氨基酸残基组成的信号肽，在 TNF 转化酶（TACE）的作用下切除信号肽，形成成熟的 157 个氨基酸残基的 TNF-α（17kDa）。由于没有蛋氨酸残基，故不存在糖基化位点，其中第 69 位和第 101 位两个半胱氨酸形成分子内二硫键。

TNF 在体内、体外均能杀死某些肿瘤细胞或抑制其增殖作用。肿瘤细胞株对 TNF-α 敏感性有很大的差异，TNF-α 对极少数肿瘤细胞甚至有刺激作用。用放线菌素 D、丝裂霉素 C、放线菌酮等处理肿瘤细胞（如小鼠成纤维细胞株 L929）可明显增强 TNF-α 杀伤肿瘤细胞的活性。体内肿瘤对 TNF-α 的反应也有很大的差异，与其体外细胞株对 TNF-α 的敏感性并不平衡。此外，靶细胞内源性 TNF 的表达可能会使细胞抵抗外源性 TNF 的细胞毒作用，因此通过诱导或抑制内源性 TNF 的表达可改变细胞对外源性 TNF 的敏感性。巨噬细胞结合型 TNF 可能参与对靶细胞的杀伤作用。

TNF杀伤肿瘤的机制还不十分清楚，与补体或穿孔素杀伤细胞相比，TNF杀伤细胞没有穿孔现象，而且杀伤过程相对比较缓慢。TNF杀伤肿瘤细胞可能与以下机制有关。

1. 直接杀伤或抑制作用 TNF与相应受体结合后向细胞内迁移，被靶细胞溶酶体摄取导致溶酶体稳定性降低，各种酶外泄，引起细胞溶解。也有认为TNF激活磷脂酶A2，释放超氧化物而引起DNA断裂，磷脂酶A2抑制剂可降低TNF的抗肿瘤效应。TNF或可改变靶细胞糖代谢，使细胞内pH降低，导致细胞死亡。

2. 通过TNF对机体免疫功能的调节作用 促进T细胞及其他杀伤细胞对肿瘤细胞的杀伤。

3. 提高中性粒细胞的吞噬能力 TNF可增加过氧化物阴离子产生，增强ADCC，刺激细胞脱颗粒和分泌髓过氧化物酶。TNF预先与内皮细胞培养可使其增加MHC Ⅰ类抗原、ICAM-1的表达，以及IL-1、GM-CSF和IL-8的分泌，并促进中性粒细胞黏附到内皮细胞上，从而刺激机体局部炎症反应，增强中性粒细胞的吞噬能力，TNF-α的这种诱导作用要比TNF-β更强。此外，TNF可刺激单核细胞和巨噬细胞分泌IL-1，并调节MHC Ⅱ类抗原的表达。

4. 促进抗肿瘤免疫细胞增殖和分化 TNF促进T细胞MHC Ⅰ类抗原表达，增强IL-2依赖的胸腺细胞、T细胞增殖能力，促进IL-2、CSF和IFN-γ等淋巴因子产生，增强有丝分裂原或外来抗原刺激B细胞的增殖和Ig分泌。此外，TNF-α对某些肿瘤细胞具有生长因子样作用，并协同EGF、PDGF和胰岛素的促增殖作用，促进EGF受体表达。TNF也可促进c-myc和c-fos等与细胞增殖密切相关的原癌基因的表达，引起细胞周期由G_0期向G_1期转变。最近报道TNF-β（LT）是EB病毒转化淋巴母细胞的自分泌生长因子，抗LT抗体、sTNFR以及TNF-α能抑制EB病毒转化淋巴细胞的增殖。

六、趋化因子

趋化因子特别是CCL2（MCP-1）和CCL5（RANTES），特异性地吸引和激活单核巨噬细胞。这些趋化因子由肿瘤细胞、成纤维细胞、内皮细胞和TAM自身产生。在乳腺癌中，CCL2和CCL5在肿瘤附近的单核细胞浸润中起关键作用。趋化因子可再次刺激肿瘤浸润单核细胞分泌促肿瘤因子和尿激酶型纤溶酶原激活物受体（u-PAR）。CCL2和CCL5是引导单核细胞进入肿瘤的关键趋化因子，但并非在所有恶性肿瘤（如前列腺癌）中都检测到升高的CC趋化因子。在其他CC趋化因子中，参与肿瘤中单核细胞募集的包括CCL3、CCL4、CCL8（单核细胞趋化蛋白-2）和CCL22（巨噬细胞衍生趋化因子）。Treg细胞偶尔会抑制抗肿瘤单核细胞向肿瘤的浸润，楝叶糖蛋白（NLGP）利用CCR5-RANTES/MIP趋化因子轴使这种抑制正常化。

第三节 肿瘤对机体免疫功能的影响

许多实验研究证明，机体对肿瘤既存在特异性免疫，也存在非特异性免疫。同时，伴随着体内肿瘤的发展，有些时候其也会抑制机体的免疫功能，这就表明免疫与肿瘤间的作用是相互的：一方面，免疫功能影响着肿瘤的发展；另一方面，肿瘤也能改变免疫功能状态。

一、肿瘤诱导的抑制性细胞

（一）髓系来源抑制细胞

以往描述过在癌症患者中的抑制性髓样细胞，直到最近才认识到它们在免疫系统中的功能重要性。事实上，越来越多的证据表明，具有抑制活性的细胞群体，称为髓系来源抑制细胞（MDSC），在癌症和其他疾病期间对免疫反应有负调节作用。所有髓系来源抑制细胞的共同特征是骨髓起源、未成熟状态并具有显著抑制T细胞反应的能力。据报道，除了对适应性免疫反应的抑制作用外，骨髓间充质干细胞还通过调节巨噬细胞的细胞因子生成来调节固有免疫反应。资料还描述了骨髓间充质干细胞的非免疫功能，如促进肿瘤血管生成和转移。

MDSC 是由髓系祖细胞和未成熟髓系细胞（IMC）组成的异质性细胞群。在健康个体中，骨髓中生成的 IMC 迅速分化为成熟的粒细胞、巨噬细胞或树突状细胞。相比之下，在病理条件下，如癌症、各种传染病、败血症、创伤、骨髓移植和一些自身免疫病，IMC 向成熟髓样细胞分化的部分阻断导致该 MDSC 细胞种群的扩大。重要的是，病理条件下 IMC 的激活导致免疫抑制因子的表达上调。

（二）髓系来源抑制细胞的起源和亚群

在病理条件下扩张的骨髓间充质干细胞并不是髓系细胞的一个特定亚群，而是一个被阻止完全分化为成熟细胞的激活的骨髓间质干细胞的异质群体。MDSC 缺乏由单核细胞、巨噬细胞或树突状细胞特异性表达的细胞表面标志物的表达，包括具有粒细胞或单核细胞形态的髓样细胞混合物。早期研究表明，1%～5% 的 MDSC 可以形成髓样细胞集落，在体外和体内存在适当的细胞因子的情况下，约 1/3 的 MDSC 能够分化为成熟的巨噬细胞和树突状细胞。在小鼠中，MDSC 的特征是骨髓细胞系分化抗原 GR1 和 CD11b（也称为 αM- 整合素）的共同表达。正常小鼠骨髓中含有 20%～30% 的具有此表型的细胞，但这些细胞仅占脾细胞的一小部分（2%～4%），并且在淋巴结中不存在。在人类外周血中的 $CD15^+$ 细胞种群中也发现了 MDSC。在健康个体中，IMC 约占外周血单个核细胞的 0.5%。

（三）髓系来源抑制细胞的扩增和激活

髓系来源抑制细胞的扩增和激活受多种不同因素的影响，可分为两大类。第一组包括主要由肿瘤细胞产生的因子，它们通过刺激骨髓生成促进 MDSC 的扩张，并抑制向成熟骨髓细胞的分化过程。第二组因子主要由活化的 T 细胞和肿瘤间质细胞产生，并直接参与激活 MDSC。

1. 髓系来源抑制细胞扩增的机制 诱导 MDSC 扩增的因子包括环氧合酶 2（也称为 PTGS2）、前列腺素、干细胞因子（SCF）、巨噬细胞集落刺激因子（M-CSF）、IL-6、粒细胞 - 巨噬细胞 CSF（GM-CSF）和血管内皮生长因子（VEGF）。这些因子中的大多数在 MDSC 中触发信号通路，汇聚在 Janus 激酶（JAK）蛋白家族成员和转录信号转换器、信号转导及转录激活因子 3（STAT3）上。

STAT3 可以说是调节 MDSC 扩增的主要转录因子。与未成熟小鼠的 IMC 相比，荷瘤小鼠的 MDSC 明显增加了磷酸化的 STAT3 水平。将造血祖细胞暴露于肿瘤细胞培养的上清液中，可导致 JAK2 和 STAT3 的激活，并与体外 MDSC 的扩增相关。然而，当造血祖细胞中 STAT3 的表达被抑制时，这种扩张就被终止了。此外，使用条件敲除小鼠或选择性 STAT3 抑制剂消融 STAT3 表达，显著减少了 MDSC 的扩张，增加了荷瘤小鼠的 T 细胞反应。STAT3 激活与髓系祖细胞的存活和增殖相关，可能是通过上调 Bcl-xL、cyclin D1、MYC 和 survivin 的表达。因此，髓样祖细胞中 STAT3 的异常和持续激活阻止了其向成熟髓样细胞的分化，从而促进了 MDSC 的扩张。

STAT3 还通过诱导 S100 钙结合蛋白 A8（S100A8）和 S100A9 的表达来调节 MDSC 的扩张，这两种受体也表达在 MDSC 细胞的表面。S100A8 和 S100A9 在炎症中起着重要作用，骨髓祖细胞通过 STAT3 依赖性上调 S100A8 和 S100A9 的表达，阻止了它们的分化。

2. 髓系来源抑制细胞激活的机制 MDSC 的抑制活性不仅需要促进其扩展的因子，还需要诱导 MDSC 激活的因子。这些因子的表达，主要是由激活的 T 细胞和肿瘤基质细胞之间的相互作用，或者是由不同的细菌和病毒产物诱导的，或者是肿瘤细胞死亡的结果。这些因子包括 IFN-γ、Toll 样受体（TLR）的配体、IL-4、IL-13 和转化生长因子 -β（TGF-β），激活 MDSC 中涉及 STAT6、STAT1 和 NK-κB 的几种不同信号通路。

阻断 IFN-γ 的信号转导可能会减少某些情况下 MDSC 介导的 T 细胞抑制，但由于 MDSC 通过多种机制抑制 T 细胞功能，仅阻断 IFN-γ 可能无法完全消除 MDSC 介导的抑制作用。激活的

T细胞产生的IFN-γ诱导诱导型一氧化氮合酶（iNOS）的表达，同时与IL-4Rα和精氨酸酶1与MDSC的抑制功能发挥协同作用，这两者都与MDSC的抑制功能有关。IL-4Rα和STAT6下游的信号通路（可通过IL-4或IL-13与IL-4Rα结合激活）在MDSC激活中发挥重要作用。IL-4激活刚分离的MDSC或克隆MDSC细胞系中的IL-4Rα信号通路可诱导精氨酸酶1的表达。此外，IL-4和IL-13可上调精氨酸酶1的活性，从而增强MDSC的抑制功能。STAT6的缺乏阻止了IL-4Rα下游的信号传递，从而阻止MDSC产生精氨酸酶1。

（四）髓系来源抑制细胞抑制活性的机制

MDSC的免疫抑制活性需要细胞-细胞直接接触，通过细胞表面受体和（或）通过短期可溶性介质的释放发挥作用。

1. 精氨酸酶1和iNOS MDSC的抑制活性与l-精氨酸的代谢有关。l-精氨酸是两种酶的底物，iNOS（产生NO）和精氨酸酶1（将l-精氨酸转化为尿素和l-鸟氨酸）。MDSC表达高水平的精氨酸酶1和iNOS，这两种酶在抑制T细胞功能方面的直接作用已被证实；l-精氨酸与T细胞增殖的调节之间有密切的关系，MDSC中精氨酸酶1活性的增加导致l-精氨酸分解代谢增强，从而从微环境中消耗这种非必需氨基酸。l-精氨酸的缺乏通过几种不同的机制抑制T细胞的增殖，包括降低CD3ζ-chain的表达，以及阻止它们上调细胞周期调节因子cyclin D3和cyclin依赖性激酶4的表达。NO通过多种不同的机制抑制T细胞功能，包括抑制T细胞中的JAK3和STAT5功能，抑制MHC Ⅱ类表达和诱导T细胞凋亡。

2. ROS 另一个影响MDSC抑制活性的重要因素是ROS，而ROS的增加已经成为MDSC的主要特征之一。MDSC表面表达的整合素的结合被证明有助于在MDSC与T细胞相互作用后增加ROS的产生，此外，一些已知的肿瘤源性因子，如TGF-β、IL-3、IL-6、IL-10、血小板源性生长因子和GM-CSF，可以通过MDSC诱导ROS的产生。

ROS和NO参与MDSC的抑制活性并不局限于肿瘤条件。事实上，已知炎症和微生物产物也可诱导MDSC群体的发展，在与激活的T细胞相互作用后产生ROS和NO。

3. 过氧亚硝基 过氧亚硝酸盐是MDSC介导的T细胞功能抑制的关键介质。过氧亚硝酸盐是NO和超氧阴离子发生化学反应的产物，是人体内产生的最强氧化剂之一。它诱导半胱氨酸、蛋氨酸、色氨酸和酪氨酸的硝化和亚硝基化。在MDSC和炎症细胞聚集的部位，包括正在进行的免疫反应的部位，过氧亚硝酸盐水平升高。此外，在许多类型的癌症中，高水平的过氧亚硝酸盐与肿瘤进展相关。这种效应与T细胞的无应答性有关。一项研究报告称，79例前列腺癌患者被无反应状态的终末分化$CD8^+$T细胞浸润。T细胞中存在高水平的硝基酪氨酸，这表明过氧亚硝酸盐是在肿瘤微环境中产生的。抑制精氨酸酶1和iNOS的活性（这两种酶在恶性前列腺组织中表达，而在正常前列腺组织中不表达）会导致酪氨酸硝化降低，并恢复T细胞对肿瘤抗原的反应性。此外，我们已经证明了MDSC在与T细胞直接接触时产生过氧亚硝酸盐会导致T细胞受体和CD8分子的硝化，从而改变T细胞的特异性肽结合，使它们对抗原特异性刺激无反应。然而，T细胞保持了它们对非特异性刺激的反应性。这种MDSC介导的抗原特异性T细胞无反应性的现象在荷瘤小鼠体内也被观察到。

（五）髓系来源抑制细胞的组织特异性作用

在MDSC与T细胞接近的情况下，介导MDSC抑制功能的因子（ROS、精氨酸酶1和NO）可以抑制T细胞增殖，而与T细胞的抗原特异性无关。MDSC以抗原特异性的方式抑制T细胞反应的理论有助于解释在荷瘤小鼠的外周淋巴器官和癌症患者外周血中的T细胞仍然可以对肿瘤相关抗原以外的刺激产生反应，包括病毒、凝集素、共刺激分子、IL-2、$CD3^-$和CD28特异性抗体。

MDSC介导的肿瘤部位抑制的性质与发生在肿瘤周围的不同。MDSC积极迁移到肿瘤部位，在那里上调精氨酸酶1和iNOS的表达，上调ROS的产生和（或）迅速分化为肿瘤相关巨噬细胞

（TAM）。肿瘤相关 MDSC 和 TAM 产生的 NO 和精氨酸酶 1 水平远高于同一动物外周血淋巴器官中 MDSC 产生的水平。此外，TAM 产生几种细胞因子，以抗原非特异性的方式抑制 T 细胞反应。

（六）髓系来源抑制细胞的治疗靶向性

免疫抑制在促进肿瘤进展和导致癌症疫苗诱导免疫反应频繁失败方面起着至关重要的作用，这导致了癌症免疫治疗方法的典型转变。目前已知的是，成功的癌症免疫治疗必须通过消除体内抑制因子的策略才有可能实现。由于 MDSC 是癌症和其他病理条件下的主要免疫抑制细胞之一，目前正在探索几种针对这些细胞的不同治疗策略。

1. 促进骨髓细胞的分化 靶向 MDSC 进行治疗的最有前途的方法之一是促进其分化为不具有抑制功能的成熟髓系细胞。维生素 A 被认为是一种可以介导这种作用的化合物：维生素 A 代谢物，如视黄酸，已被发现可以刺激髓样祖细胞向树突状细胞和巨噬细胞的分化。给予治疗浓度的全反式维甲酸（ATRA）会导致癌症患者 MDSC 的数量大幅减少。ATRA 已被证明在体外和体内诱导 MDSC 向树突状细胞和巨噬细胞分化，ATRA 可能优先诱导 MDSC 单核细胞亚群的分化，并介导粒细胞亚群的凋亡。ATRA 介导的分化机制主要包括 MDSC 中谷胱甘肽合成的上调和 ROS 水平的降低。此外，给转移性肾细胞癌患者服用 ATRA 可显著减少外周血中 MDSC 的数量，并改善 T 细胞的抗原特异性反应。到目前为止，有证据表明维生素 D_3 是另一种有可能减少癌症患者骨髓间充质干细胞数量的化合物，因为它也被认为能促进骨髓细胞分化。

2. 髓系来源抑制细胞扩张的抑制 已知髓系来源抑制细胞的扩张是由肿瘤衍生因子调节的。VEGF 是一种参与促进 MDSC 扩张的肿瘤衍生因子，也可能是操纵 MDSC 的有用靶点。然而，在一项针对 15 例难治性实体肿瘤患者的临床试验中，VEGF-trap（一种结合所有形式的 VEGF 和胎盘生长因子的融合蛋白）治疗对 MDSC 数量没有影响，也没有导致 T 细胞应答增加。相比之下，用一种名为 Avastin 的 VEGF 特异性阻断抗体治疗转移性肾细胞癌患者，可导致外周血中 MDSC 的 CD11b 阳性、VEGFR1 阳性细胞数量的减少。但是 Avastin 治疗是否改善了这些患者的抗肿瘤反应目前还没有确定。

3. 髓系来源抑制细胞功能的抑制 另一种抑制 MDSC 的方法是阻断调控这些细胞产生抑制因子的信号通路。一个可能实现这一目标的潜在靶点是环氧合酶 2。环加氧酶 2 是前列腺素 E_2 产生所必需的，而前列腺素 E_2 已被证明可在小鼠肺癌克隆细胞和乳腺癌中诱导 MDSC 上调精氨酸酶 1 的表达，从而诱导其抑制功能。我们发现环加氧酶 2 抑制剂可下调 MDSC 中精氨酸酶 1 的表达，从而改善抗肿瘤 T 细胞反应，增强免疫治疗的疗效。

在荷瘤小鼠中，ROS 抑制剂也被证明对拮抗 MDSC 介导的免疫抑制有效。NO 部分释放与常规非甾体抗炎药的偶联被证明是抑制 ROS 产生的有效手段。其中一种药物硝基阿司匹林，被发现可以限制脾脏 MDSC 中精氨酸酶 1 和 iNOS 的活性。此外，硝基阿司匹林与内源性逆转录病毒 gp70 抗原联合使用时，可抑制 MDSC 的功能，增加肿瘤抗原特异性 T 细胞的数量并增强其功能。

4. 髓系来源抑制细胞的消除 MDSC 可以在病理环境下通过使用某些化疗药物直接被清除。给有大肿瘤的小鼠服用吉西他滨（Gemcitabine）后，脾脏中 MDSC 的数量显著减少，免疫疗法诱导的抗肿瘤反应显著改善。这种效应是针对 MDSC 的，因为在这些动物中没有观察到 B 细胞和 T 细胞数量的显著减少。

二、肿瘤诱导的体液抑制因子

（一）封闭因子

肿瘤可被某些非特异性成分（如唾液黏蛋白等）覆盖，或被封闭因子（blocking factor）“封闭”，从而干扰免疫细胞对肿瘤抗原的识别和杀伤。

封闭因子可能是：①封闭抗体（blocking antibody），可与肿瘤细胞膜抗原结合，并封闭之；②可溶性肿瘤抗原，可与淋巴细胞表面特异性抗原识别受体结合；③抗原抗体复合物，可与肿瘤细胞表面的肿瘤抗原结合，又可通过其抗原成分封闭免疫细胞表面的抗原识别受体。

（二）血清抑制因子

血清中含有的对免疫功能起抑制作用的细胞因子。如触珠蛋白、α_1-酸性糖蛋白、NO、前列腺素 E_2 等。

1. 触珠蛋白（haptoglobin，Hp） 是人类体内由 Hp 基因编码的蛋白质。在血浆中，触珠蛋白以高亲和力与红细胞释放的游离血红蛋白结合，从而抑制其有害的氧化活性。与 Hp 相比，血红素结合游离血红素，然后结合珠蛋白 - 血红蛋白复合物，被网状内皮系统（主要是脾脏）去除。

受损红细胞释放到血浆中的血红蛋白具有有害影响。Hp 基因编码一种前原蛋白，该前蛋白被加工产生 α 和 β 链，随后结合为四聚体以产生触珠蛋白。触珠蛋白的作用是结合游离的血浆血红蛋白，这使得降解酶能够接触到血红蛋白，同时防止铁通过肾脏流失，保护肾脏免受血红蛋白的损害。

Hp 的细胞受体靶标是单核巨噬细胞清道夫受体 CD163。在 Hb-Hp 与 CD163 结合后，复合物的细胞内化导致珠蛋白和血红素代谢，随后是抗氧化剂和铁代谢途径的适应性变化及巨噬细胞表型极化。

（1）触珠蛋白的结构：最简单的触珠蛋白由两条 α 链和两条 β 链组成，通过二硫键连接。这些链源自一种常见的前体蛋白，该前体蛋白在蛋白质合成过程中被蛋白水解后切割。

Hp 在人群中以两种等位基因形式存在，即所谓的 Hp1 和 Hp2，后者是由于 Hp1 基因的部分复制而产生的。因此，在人类中有 3 种 Hp 基因型：Hp1-1、Hp2-1 和 Hp2-2。已显示不同基因型的 Hp 以不同的亲和力结合血红蛋白，其中 Hp2-2 是最弱的结合剂。

Hp2 基因在 Hp1/Hp2 和 Hp2/Hp2 基因型个体中的表达导致 Hp 形成低聚物，这些低聚物是通过 β 链交换结合 CCP 结构域形成的。此外，位于 CCP 结构域 N 端的半胱氨酸残基通过二硫键共价连接这些结构域。然而，CCP 结构域的二聚化也可能发生在没有交联二硫键的情况下，因为没有这个二硫键的 Hpr 也会发生二聚化。在 Hp2/Hp2 基因型中，Hp2 的串联 CCP 结构域允许每个 Hp2 单元连接到其他两个 Hp2 单元，从而形成 CCP 融合结构域的环状排列。最丰富的 Hp2 寡聚体是四聚体，同时也存在三聚体和低聚体。Hp1 和 Hp2 等位基因（Hp1/Hp2 基因型）的存在导致环状（Hp2-2）和线性（Hp2-1）的 Hp 低聚体。线性 Hp 低聚体是由连续的 Hp2 单位在两端被 Hp1 单位终止形成的。

（2）触珠蛋白与癌症：胃癌因在其早期阶段没有特异性症状，在发现时多为晚期，遗传和环境因素（如吸烟、饮酒、饮食和幽门螺杆菌感染）与胃癌相关。胃蛋白酶原Ⅰ/Ⅱ比值、糖类抗原 19-9（CA19-9）、癌胚抗原（CEA）等血清蛋白标志物已被广泛用于临床检测胃癌。然而，由于缺乏敏感性和特异性，它们并不足以用于胃癌的诊断。例如，血清胃蛋白酶原Ⅰ/Ⅱ的比值通常表明萎缩性胃炎和胃癌的水平，这可能会随着幽门螺杆菌感染的变化而变化。CA19-9 和 CEA 仅适用于胃癌复发，不适用于早期诊断。此外，内镜检查作为一种侵入性检查方法，可以提高胃癌诊断的准确性，但检查时间长、费用高，还涉及患者的疼痛。因此，需要新型的生物标志物和新的诊断方法来实现胃癌的早期发现和提高生存率。

糖基化是最常见的翻译后修饰（PTM）之一，在许多生物学过程中发挥着核心作用，由于其对生物环境高度敏感，因此可作为癌症和感染性疾病生物标志物。人血清中的糖蛋白以多种形式存在，单个糖蛋白可具有多种糖结构。与核酸和蛋白质等其他线性生物分子不同，聚糖不是通过模板驱动的过程合成，而是通过与包含数百种糖苷酶和糖基转移酶的复杂生化环境相互作用合成。除了抗体或循环糖苷酶选择性去除某些糖基化基序外，糖型的异质性还源于各种生理和病理过程，包括细胞分化、癌症和自身免疫病。蛋白质糖基化的改变是癌症标志，而血清中 N- 糖组的总体分析已成为各种类型癌症早期诊断的潜在生物标志物，在无创体外诊断领域占据一席之地。将焦点从全血清缩小到特定的目标血清糖蛋白可进一步提高潜在糖基生物作为生物标志物诊断的特异性和敏感性。

触珠蛋白是一种主要的急性期糖蛋白，主要在肝细胞中产生，占血液总蛋白的0.4%～2.6%，在炎症性疾病（如肝硬化、胰腺炎）和各种类型的癌症（如结肠癌、肺癌、肝癌、卵巢癌、前列腺癌和胰腺癌）中，触珠蛋白的异常糖基化已引起相当大的关注，因为它可能是一种生物标志分子。特别是在结肠癌研究中，糖化触珠蛋白是由癌症本身直接产生，而不是由癌症诱导的炎症产生。以胃癌为例，已有关于患者血清中触珠蛋白水平或触珠蛋白表型变化的研究，最近的研究证明了胃癌与血清触珠蛋白的糖基化有关，作为高效的生物标志物且具有临床适用性。

2. α_1- 酸性糖蛋白（α_1-acid glycoprotein，AGP 或 AAG） 早期称为血清类黏蛋白（orosomucoid，ORM)，是一种非特异性急性时相反应蛋白，也是人类血清中含糖量最多（含糖约 45%)、酸性最强（PI 为 2.7～3.5）的糖蛋白。主要由肝脏巨噬细胞和粒细胞产生，后期研究发现癌细胞也可合成。AGP 血清浓度会受到某些生理和病理情况的影响，而随着年龄的增长，AGP 血清浓度也会有所下降。

AGP 的肽链结构与 Ig 轻链可变区及部分重链区、结合珠蛋白 α 链结构类似，说明 AGP 是从 Ig 家系演变而来，因此应用局限于炎症的情况较多。它与 C 反应蛋白一起被认为是反映炎症活动急性状态的敏感指标。

AGP 的具体生理功能还未研究清楚，至今为止唯一可以明确的功能是作为碱性和中性亲脂性复合物的运输载体。在药物领域，AGP 是碱性（带阳离子）药物和中性药物、固醇类药物及蛋白酶抑制剂的主要运输载体。有研究显示，AGP 在甲状腺稳态方面也有一定作用：AGP 浓度较低时会刺激促甲状腺激素（TSH）受体及细胞间隙内环腺苷酸的积聚；而 AGP 浓度较高时，则会抑制 TSH 信号传递。AGP 同时已经被确认为评估五年全因死亡率的四种潜在循环生物标志物之一（其他三种标志物分别是白蛋白、极低密度脂蛋白及柠檬酸）。

同时，更多研究发现，在常用的广谱癌症标志物 AFP 低水平的患者中，联合 AGP 诊断原发性肝癌更为便捷。研究证明，AGP 和 AFP 联合检测可提高原发性肝癌诊断的准确性和灵敏度。不仅局限于肝癌，AGP 在消化系统恶性肿瘤（尤其是胃癌）中也不同程度地升高。AGP 还可作为肿瘤复发（尤其是胸腺癌与肺癌）药物治疗的定量指标。当癌症转移时，AGP 升高更明显。

3. 一氧化氮（NO） 是自然界中最小、最简单的生物活性分子之一，普遍存在于哺乳动物体内，参与调节许多细胞活动，包括血管生长、平滑肌舒张、免疫应答、细胞凋亡和突触信息传递等。NO 除了在正常生理活动中发挥作用以外，大量研究已证实其也与许多疾病，特别是肿瘤的发生和发展密切相关。

NO 在生物体内可由 NO 合酶（NOS）以 L- 精氨酸和分子氧为底物，通过氧化反应而生成。NO 分子和 NO 合成代谢过程中生成的 NO_2、NO_2^-、NO_3^- 和 $ONOO^-$ 等含氮自由基，被统称为反应性氮代谢物。现有资料显示，NO 与肿瘤之间存在双重关系：适当浓度的 NO 可促进肿瘤生长，高浓度的 NO 则不利于肿瘤生长而具有抗肿瘤作用。一般而言，NO 发挥抗肿瘤效应时的浓度要比促进肿瘤生长时的浓度高 10～100 倍。持续低浓度 NO 可以促进肿瘤细胞生长、参与肿瘤血管形成和抑制肿瘤细胞凋亡等。

高浓度的 NO 主要具有抗肿瘤作用，其机制包括：①介导巨噬细胞的杀肿瘤作用；②介导内皮细胞的溶瘤作用；③与细胞内的超氧阴离子结合生成氮氧自由基，损伤 DNA，从而产生细胞毒性；④影响细胞的能量代谢，肿瘤细胞因能量代谢障碍而死亡；⑤通过激活 p53 等表达而诱导肿瘤细胞发生凋亡；⑥通过抑制血小板聚集，抑制肿瘤转移；⑦增加肿瘤细胞对化疗药物的敏感性。另外，大量研究发现 NO 也广泛参与了肿瘤的化学治疗和免疫治疗过程，与化疗药物和细胞因子等相互作用，影响药物对肿瘤的杀伤作用。

NO 与目前一些药物联合抗肿瘤的优点在于其可以强化这些药物的作用，如非甾体抗炎药和他汀类药物等，NO与非甾体抗炎药的杂交体药物在临床抗肿瘤试验中得到了验证。

近些年，NO供体可以纳入或者与化学物质连接形成生物聚合物，模拟iNOS的产生来进行靶向治疗。NO的纳米载体可提高NO对肿瘤的靶向性和循环系统的敏感性。已有研究报道了可通过聚合物系统来局部传递NO，也有研究发现聚乙二醇聚合物胶束可在光控方式下为肿瘤细胞提供外源性NOS，从而导致NO介导的抗肿瘤效应，这给以NO为基础的聚合物治疗肿瘤指明了方向。NO从癌变的起始到进展的不同阶段均发挥作用，是肿瘤起始、生长和转移过程中的重要因子。NO可以作为肿瘤治疗的一个新方向，增强难治性肿瘤细胞对化疗、放疗和免疫学治疗的敏感性，但仍需要更深入的研究和临床试验对NO为基础的肿瘤防治进行探讨。

4. 前列腺素E_2 是在多种生理环境中检测到的几种主要环氧合酶蛋白产物之一，它介导多种功能，如炎症发生和免疫反应。

前列腺素E_2（PGE_2）可通过DNA甲基化沉默一些肿瘤抑制基因和DNA修复基因，从而促进肿瘤的生长。在结直肠癌细胞系中，研究人员发现PGE_2可增强肿瘤抑制基因和DNA修复基因启动子的甲基化程度。

三、肿瘤细胞产物的免疫抑制作用

（一）抑制性细胞因子

癌细胞表观遗传学和生长动力学的改变导致细胞外分泌多种细胞因子，这些细胞因子控制免疫细胞的活性，使其有利于肿瘤生长。肿瘤微环境中的免疫调节细胞因子招募其他免疫抑制细胞，并负责效应免疫细胞的表型和功能转换，使其支持肿瘤的发展。表型转换的免疫细胞进一步提高免疫抑制细胞因子的水平，并使肿瘤环境抵抗抗肿瘤免疫细胞的活性。其中MDSC、TAM、Treg细胞和Breg细胞是调节性细胞因子的主要来源。

在广泛的免疫抑制细胞因子中，IL-10、TGF-β、IL-4和IL-35在多种癌症的肿瘤环境中占主导地位，主要负责免疫抑制。这些细胞因子改变先天性和适应性免疫细胞的命运，并调节癌细胞的生长和增殖能力。同时，免疫抑制细胞因子也改变了幼稚免疫细胞的表观基因组和转录网络，有利于免疫抑制细胞谱系的形成。此外，这些细胞因子可以直接作用于细胞毒性$CD8^+$T细胞或自然杀伤（NK）细胞，并抑制其效应器功能和增殖。

1. IL-10 是一种多功能的免疫抑制细胞因子，具有免疫调节和血管生成功能。IL-10由癌细胞和几种免疫细胞分泌，包括髓系和淋巴细胞。已有证据表明IL-10具有促进肿瘤和抑制肿瘤的双重功能。一方面，IL-10通过下调癌细胞和APC上的MHC表达来抑制细胞毒性T细胞活化，从而阻止抗原特异性T细胞识别癌细胞；另一方面，高剂量的IL-10可增强$CD8^+$T细胞的增殖及其细胞毒性活性。某些促炎性细胞因子和条件可能会促进组织损伤和肿瘤发生，IL-10可以抑制这些炎症状态，从而防止随后的肿瘤发生。最近的研究表明，基于西妥昔单抗的IL-10融合蛋白（CmAb-IL10）通过阻止树突状细胞介导的肿瘤浸润性$CD8^+$T细胞凋亡，显示出强大的抗肿瘤作用。CmAb-IL10与免疫检查点抑制剂的联合应用显示，晚期肿瘤小鼠的抗肿瘤免疫力得到明显改善。因此，有必要根据具体癌症类型和患者亚群的具体情况，通过抑制或促进IL-10通路来评估潜在的治疗干预。

2. TGF-β 作为一种免疫抑制细胞因子，通过不同的机制对免疫应答产生广泛的抑制作用。TGF-β降低Th1、Th2细胞和细胞毒性T细胞（CTL）的分化和功能，所有这些都提供重要的抗肿瘤反应。此外，TGF-β还通过调节Treg细胞的数量和功能，增强免疫耐受和肿瘤逃避。TGF-β通过抑制或刺激细胞增殖来调节免疫细胞的命运，从而影响胸腺和外周血T细胞的发育。

TGF-β在TME中起着双重作用，这是由于肿瘤发展的不同阶段和基因改变背景决定的。在早期肿瘤中，TGF-β途径可诱导细胞凋亡并抑制包括癌细胞在内的细胞增殖。矛盾的是，在晚期，它通过调节基因组不稳定性、EMT、新生血管生成、免疫逃避和转移，具有促肿瘤作用。当促肿瘤功能压倒细胞中 TGF-β 信号的抗肿瘤作用时，它将以一致的方式作为肿瘤促进剂发挥作用。

3. IL-4 主要作用于 Th2 细胞的谱系特异性分化和体液免疫反应的调节。除嗜碱性粒细胞和肥大细胞外，IL-4 主要由 Th2 细胞通过自分泌信号分泌。IL-4 在肿瘤微环境中发挥着多种作用，并具有免疫抑制和抗肿瘤活性。

研究表明，在结肠癌和乳腺癌小鼠模型中，阻断 IL-4 可减少特定肿瘤微环境中免疫抑制 M2 表型和 MDSC 的生成，并改善肿瘤特异性 $CD8^+$T 细胞反应。此外，阻断 IL-4 可提高抗 OX40 免疫治疗的反应性。在非小细胞肺癌小鼠模型中进行的类似研究表明，阻断 IL-4 可通过肿瘤抗原特异性树突状细胞增加 IL-12 的生成，从而增强效应 T 细胞的浸润和增殖，并减轻肿瘤负担。此外，在间变性甲状腺癌（ATC）小鼠模型中，IL-4 的缺失可增强抗肿瘤免疫和总体生存率，且无任何明显毒性。

研究表明，IL-4 是一个新的治疗靶点，阻断可以减少肿瘤诱导的免疫抑制，提高传统癌症治疗的疗效。因此，与其他免疫抑制性细胞因子类似，IL-4 是肿瘤发生和转移的关键调节因子，可能单独或与当前有效治疗癌症患者的方案结合治疗，是一个有吸引力的免疫治疗靶点。

4. IL-35 与 IL-10、TGF-β 和 IL-4 相比，是一种异二聚体且相对较新发现的细胞因子，属于 IL-12 家族细胞因子，由 p35 和 EBi3 亚单位组成。IL-35 已被证明在良性和恶性肿瘤的发展中发挥重要作用，包括肝细胞癌、晚期乳腺癌、胰腺导管腺癌、非小细胞肺癌和前列腺癌。此前，已有研究证明 IL-35 主要由 Treg 细胞产生，近年来，肿瘤细胞中 IL-35 的表达逐渐得到证实。

在体内，IL-35 通过增强其他细胞因子的分泌，如 IL-6 和粒细胞集落刺激因子（G-CSF），促进肿瘤生长、进展和转移。IL-35 还抑制多种细胞因子，包括 IFN-γ，以实现促肿瘤效应。积累的数据表明，IL-35 可以参与 TME 中恶性肿瘤细胞与周围免疫细胞之间的相互作用，诱导免疫抑制环境并限制有效抗肿瘤免疫反应的参与。随着多种 $IL\text{-}35^+$ 免疫细胞类型如 M1 TAM 和树突状细胞的发现和分离，目前的证据表明，肿瘤源性 IL-35 广泛参与不同细胞环境的促肿瘤特性，如抑制 TIL 浸润和效应细胞增殖。总的来说，恶性肿瘤细胞以及周围基质细胞产生的 IL-35 有助于肿瘤微环境内的免疫抑制，从而支持肿瘤的持续生长和转移。

（二）前列腺素

前列腺素是一种生理活性脂质化合物，具有多种激素样作用。前列腺素（PG）、前列腺素-过氧化物合成酶和前列腺素受体与正常发育、组织稳态、炎症和癌症进展有关。PG 来源于二十碳链脂肪酸的前体花生四烯酸（AA），花生四烯酸是由膜磷脂酶，特别是磷脂酶 A_2 产生的。

环氧合酶（COX）将 AA 转化为前体分子前列腺素 H_2（PGH_2）。然后，前列腺素 H_2 被转化为5种主要前列腺素之一，包括前列腺素 D_2（PGD_2）、前列腺素 E_2（PGE_2）、前列腺素 $F_{2\alpha}$（$PGF_{2\alpha}$）、前列腺素 I_2（PGI_2）和血栓素 A_2（TXA_2）。

PGH_2 的转化分别通过前列腺素 D 合成酶（PGDS）、前列腺素 E 合成酶（PGES）、前列腺素 F 合成酶（PGFS）、前列腺素 I 合成酶（PGIS）和血栓素 A 合成酶（TBXAS）等特定的合酶来实现。

前列腺素合成后，由前列腺素转运蛋白（PGT）迅速转运到细胞外微环境中，PGT 属于 12-跨膜阴离子转运多肽超家族。当被输出到微环境中时，前列腺素结合并激活 G 蛋白偶联受体，包括 PGD_2 受体 1（DP1）、PGD_2 受体 2（DP2）、PGE_2 受体 1（EP1）、PGE_2 受体 2（EP2）、PGE_2 受体 3（EP3）、PGE_2 受体 4（EP4）、前列腺素 F 受体（FP）、前列环素受体（IP）和 TXA_2 受体（TBXA2R）。

四、肿瘤逃避免疫攻击

（一）肿瘤的抗原性弱及抗原调变

大多数肿瘤抗原的免疫原性很弱，不能诱发有效的抗肿瘤免疫应答。另外，宿主对肿瘤抗原的免疫应答导致肿瘤细胞表面抗原减少或丢失，从而肿瘤不被免疫系统识别，得以逃避宿主的免疫攻击，这种现象称为“抗原调变”。

（二）肿瘤细胞表面抗原覆盖或被封闭

肿瘤细胞表面“抗原覆盖”或“被封闭抗原覆盖”是指肿瘤细胞表面抗原可能被某些物质所覆盖，如肿瘤细胞可表达高水平的唾液黏多糖或表达肿瘤激活的凝聚系统，这两种成分均可覆盖肿瘤抗原，因而不能被宿主的淋巴细胞所识别，因此不能有效地被杀伤。肿瘤抗原可以经糖基化等方式隐藏，这一过程称为抗原遮蔽。

另外，肿瘤细胞还可以激活凝血系统，导致纤维蛋白的产生，隐身于纤维茧。抗肿瘤抗体与肿瘤细胞表面的抗原结合，但未能激发免疫应答，反而对肿瘤细胞起到了保护的作用，这就是通常我们所说的“封闭抗体”。

（三）肿瘤细胞逃逸与免疫刺激

在肿瘤生长的早期，由于肿瘤细胞量少，不足以刺激机体免疫系统产生足够的免疫应答。待肿瘤生长至一定程度，形成肿瘤细胞集团时，肿瘤抗原编码基因又发生突变，可干扰免疫识别过程，使肿瘤细胞得以漏逸，这种现象称为肿瘤细胞的逃逸。也有人认为，少量肿瘤细胞不能引起宿主足够的免疫应答，反而可能刺激瘤细胞不断生长，这种现象称为免疫刺激。

（四）肿瘤抗原诱发免疫耐受

肿瘤细胞在宿主内长期存在和不断增多的过程中，其肿瘤抗原可作用于处在不同分化阶段的抗原特异性淋巴细胞，其中处于幼稚阶段的淋巴细胞接触肿瘤抗原后即可被诱发免疫耐受。

第四节 肿瘤抗原表达的异质性

一、肿瘤相关抗原异质性表达的形态学

肿瘤具体的形态学表现如下。

（一）质的差异

良性肿瘤和恶性肿瘤的生长、形态都不同，在大部分情况下，良性肿瘤都呈现出了圆形、椭圆形状态。而且，良性肿瘤表面有包膜分布，所以其周围组织边界相当清晰。而恶性肿瘤却不同，由于癌细胞增殖速度非常快，在体内肆意生长，其表面又没有包膜分布，所以恶性肿瘤的形态多不规则，与周围边界不清晰。

肿瘤细胞核比正常细胞核增大，核大小、形状和染色不一，并可出现双核、巨核、多核、奇异核、核着色深（由于核内DNA增多）。染色质呈粗颗粒状，分布不均匀，常堆积于核膜下，使核膜显得肥厚。核分裂象增多，特别是出现不对称性、多极性及顿挫性等病理性核分裂时，对恶性肿瘤具有诊断意义。恶性肿瘤细胞的核异常改变多与染色体呈多倍体或非整数倍体有关。

肿瘤的组织结构的异型性是指肿瘤组织在空间排列方式上（包括极向、器官样结构及其与间质的关系等方面）与其来源的正常组织的差异。良性肿瘤细胞的异型性不明显，但排列与正常组织不同，诊断会根据组织结构的异型性，如子宫平滑肌瘤。恶性肿瘤的组织结构异型性明显，瘤细胞排列更为紊乱，失去正常的排列结构、层次或极向，如纤维素瘤、腺癌。

（二）量的差异

一般情况下，体内发现体积比较小的肿瘤，特别是1cm以下的异物时，医生多建议患者进行观察，因为良性肿瘤生长速度非常慢，且由于有包膜分布，它多是呈膨胀性生长，就像是气球被

吹大。恶性肿瘤的生长速度却非常快，形成癌肿之后更是会迅速发展，体积远在 1cm 以上，短期内即可带来不良后果，因此也常常长不大。

二、肿瘤相关抗原异质性与肿瘤分化

（一）TAA 分布类型与表达的量受肿瘤分化程度影响

肿瘤相关抗原（TAA）是与正常细胞相比在癌症中显著过表达的蛋白质，因此也大量存在于癌细胞表面。这些与人类白细胞抗原（HLA）结合的 TAA 肽可被 T 细胞识别，从而引发抗癌免疫反应。因此，这些 TAA 已被用作开发癌症疫苗的目标结构。

1. 癌胚抗原 是最早发现的 TAA 之一，在 CRC 中过表达。在最初的体外试验中，可以证明 CEA 衍生的载肽树突状细胞能够诱导 CEA 特异性 CTL 活性。然而，低亲和力的 CEA 衍生肽导致缺乏激活的 CTL 的低效免疫反应。对这种低效 T 细胞活化的解释在于，像 CEA 这样的 TAA 并不是真正的癌症特异性的，但也由正常上皮细胞表达。因此，生物体在大多数情况下必须对此类 TAA 具有耐受性，以防止自身免疫。

因此，开发了用于修饰 CEA 疫苗的不同方法来克服或削弱这种免疫耐受性。使用具有更高 HLA 结合亲和力的 CEA 肽配体可以在体外有效地激活特定的 CTL。增强特异性 T 细胞活化的另一种方法是开发编码 CEA 衍生肽以及用于刺激细胞因子、佐剂或支持性 Th 细胞表位序列的 DNA 疫苗。在小鼠模型中，与双肽疫苗相比，这种疫苗显示出更高的 T 细胞活化。然而，在临床试验中，CEA 肽疫苗的疗效总体上并不令人满意，临床反应率没有超过 17%。

2. 黑色素瘤相关抗原（MAGE） 最早在黑色素瘤中被发现，属于癌 - 睾丸抗原组。该 TAA 亚组仅在睾丸和癌细胞中表达。随后发现 MAGE 在大多数腺癌中表达。在不同的研究和 MAGE 突变体之间，被确定为 MAGE 阳性的 CRC 有很大差异：MAGE-A 为 14%，MAGE-A1～6 为 51%，MAGE-A3 为 28%。

以 MAGE 指导的疫苗接种疗法已显示出临床效应，据相关报道，合成的 MAGE-A4 辅助 / 杀伤混合表位长肽能够诱导协调的 $CD4^+$ 和 $CD8^+$ 免疫反应，导致肿瘤生长略微降低并导致疾病稳定。在一项调查不同 TAA 的疫苗接种研究中，可以检测到特定 CTL 的增加，但未观察到临床反应。

3. 其他 TAA 也有在 CRC 疫苗开发方面取得进展的其他 TAA。由两种不同的来自 MUC-1 的 9 聚体组成的肽疫苗联合 CpG 寡核苷酸和 GM-CSF 作为佐剂可减少 MUC1.Tg 小鼠模型中的肿瘤负荷。在预防性治疗中，甚至实现了针对同系结肠癌细胞系的完全保护，这归因于免疫系统的 MUC1 特异性激活。然而，这些结果无法在临床试验中得到证实。虽然可以检测到抗 MUC1 IgG 的增加，但未观察到细胞反应和临床反应。

（二）不同肿瘤抗原在分化的不同阶段

分化抗原是细胞在分化成熟不同阶段出现的抗原，不同来源、不同分化阶段的细胞可表达不同的分化抗原。利用人黑色素瘤特异的 CTL 克隆已鉴定出多种黑色素细胞分化抗原，这些抗原在多种黑色素瘤细胞中呈异常表达，但在正常黑色素细胞中仅呈轻微表达。现已发现的 Pmel17 gpl00、酪氨酸酶和 Melan-AMART-1 等分化抗原在黑色素瘤细胞中呈高表达，而且不同患者的黑色素瘤分化抗原的结构高度同源，即很少显示个体差异，其机制可能涉及黑色素瘤细胞在生长发育的特定阶段，发生基因的异常性激活或调节基因发生突变，引起编码蛋白异常表达和细胞恶性转化。这些异常表达的分化抗原可经胞内途径处理成为抗原肽，通过 MHC Ⅰ类分子提呈于细胞表面，被 $CD8^+$T 细胞所识别。某些分化抗原（如酪氨酸酶）也可通过 MHC Ⅱ类分子提呈于细胞表面，被 $CD4^+$T 细胞所识别，并激活 B 细胞产生相应的抗体。

三、肿瘤相关抗原表达异质性与预后的关系

由于TAA的异质性，难以用肿瘤细胞表达TAA的多少来评估预后情况。肿瘤异质性可分为肿瘤间异质性和肿瘤内异质性两类，其中前者指的是不同肿瘤细胞之间的基因与表型不同，后者指的是相同肿瘤不同细胞之间的基因与表型也不同。

肿瘤异质性是恶性肿瘤的特征之一，是指肿瘤在生长过程中，经过多次分裂增殖，其子细胞呈现出分子生物学或基因方面的改变，从而使肿瘤的生长速度、侵袭能力、对药物的敏感性、预后等各方面产生差异。简而言之，肿瘤异质性指肿瘤内既有致瘤细胞亚群，也有非致瘤细胞亚群。肿瘤内异质性又有空间异质性（相同肿瘤不同区域不同）与时间异质性（原发性肿瘤与继发性肿瘤不同）之分。肿瘤异质性来自环境因素分布及作用的不均一性与基因突变的随机性。正是因为有环境因素不均一性的存在，所以才会有肿瘤微环境的说法。基因突变的随机性一方面体现在突变位点的多样性上，另一方面也体现在突变后是否致瘤上。一个细胞的基因突变可致癌，而另一个细胞的基因突变后却不致癌。肿瘤异质性产生的本质也就在于“外因”(环境）对“内因”(基因）的双重作用。

20世纪30年代，科学家就已发现小鼠肿瘤的一些肿瘤细胞经过移植可以长出新的肿瘤，但移植另一些肿瘤细胞却不会导致新肿瘤形成，这就提示肿瘤在功能和表型上存在异质性。1976年，Peter Nowell提出肿瘤异质性起源的“克隆演化”理论，认为连续多轮克隆选择是导致肿瘤基因及其他分子变异的根本原因。“克隆”是指无性繁殖，克隆演化只涉及体细胞，不涉及性细胞。

四、肿瘤相关抗原的异质性与免疫导向治疗

鉴于TAA的异质性表达，多种单抗联合应用比单种单抗更为有效。

肿瘤发展通常伴随着突变的累积，其中一些突变发生在蛋白质编码基因中，从而引入非同义多态性。某些替换可能产生新的TAA或新抗原，由癌细胞呈递给宿主的适应性免疫系统。由于抗原识别是有效免疫反应的核心，因此鉴定源自转化细胞的患者肿瘤特异性抗原对于免疫治疗方法很重要。肿瘤基因组DNA测序的最新技术进步、基因表达分析的进步、抗原预测的算法开发和T细胞受体（TCR）库测序方法促进了候选免疫原性新抗原的选择。如今，已有多个研究小组报告了基于新抗原的癌症疫苗在小鼠模型和临床试验中产生的较好结果，这些疫苗可产生肿瘤抗原特异性免疫应答。此外，新抗原的数量和质量已被证明对某些类型肿瘤的检查点阻断免疫治疗的临床结局具有预测价值。

包括细胞毒性T细胞相关抗原4（CTLA-4）和PD-1在内的免疫检查点的成功靶向治疗已在多种人类癌症中实现了较好的治疗效果（称为检查点阻断）。它们包括黑色素瘤、肾细胞癌、肺癌、膀胱癌和卵巢癌，以及微卫星不稳定性恶性肿瘤。尽管作用机制不同，但这两种方法都导致了肿瘤反应性T细胞的活化和增殖。T细胞识别肿瘤细胞主要组织相容性复合体（MHC）上的肽。由于编码区突变而产生的肿瘤特异性抗原统称为新抗原。新抗原具有多种特性。它们与野生型序列的区别在于SNV、肿瘤中的相对表达水平、MHC亲和力、TCR的差异识别以及引发增强的细胞毒性和细胞因子反应。从理论上讲，识别新抗原的T细胞可能没有被清除或产生耐受，因此它们有被启动的潜力。此外，与肿瘤细胞和正常组织共享的TAA不同，新抗原具有选择性诱导肿瘤特异性T细胞应答的潜力，这使得它们成为癌症疫苗的关键成分，并作为过继T细胞转移方法的基础。事实上，在临床试验中初步尝试靶向过表达TAA取得了较可观的结果，这可能是由于中枢和外周耐受机制去除了高亲和力tcr，否则这些tcr可能会有效识别TAA。释放针对肿瘤特异性克隆突变的免疫反应可以通过抗原特异性T细胞的识别来实现肿瘤消退。此外，随着肿瘤的突变景观随着免疫治疗的进行而演变，免疫系统可以通过改变浸润T细胞克隆的特异性来适应。识别和表征免疫原性肿瘤新抗原的有效方法是这些类型治疗的核心。

T 细胞由抗原呈递细胞（APC）引发，这些细胞吸收肿瘤抗原并将其加工成更小的肽，最终呈递在 MHC Ⅰ类和Ⅱ类分子上。在细胞内，抗原来自被 80S 蛋白酶体降解的蛋白质。长度为 9～12 个氨基酸残基的肽通过专门的蛋白质机器（抗原呈递相关转运蛋白）从胞质溶胶中转运，并装载在内质网内的 MHC Ⅰ类分子上。或者，抗原也可以来自细胞外，捕获坏死或凋亡细胞以及专职 APC 上的其他囊泡如树突状细胞（DC）。随着肿瘤的生长，组织驻留和迁移的 DC 亚群捕获肿瘤细胞碎片并将它们输送至引流淋巴结。在那里，APC 启动幼稚 T 细胞并训练它们识别收获的抗原。根据 APC 亚群、抗原的性质和加工途径的类型，可以实现不同的反应，$CD4^+$ T 细胞（Th1、Th2、Th17 和 Treg 细胞）反应或细胞毒性 $CD8^+$ T 细胞反应。大多数 APC 通过 MHC Ⅱ呈递肽启动初始 $CD4^+$ T 细胞，而交叉呈递的 $XCR1^+$ DC 亚群独特地启动幼稚 $CD8^+$ T 细胞。后者似乎对成功的免疫治疗方案至关重要。启动后，反应性和扩增的 T 细胞可以浸润癌症部位并消除这些细胞。总而言之，正确的抗原选择、加工和 T 细胞启动是成功免疫反应的核心。

第五节　肿瘤抗原的应用

一、肿 瘤 普 查

（一）甲胎蛋白

检测甲胎蛋白是一个较好的普查肝癌的方法。

（二）热休克蛋白 90

热休克蛋白 90（HSP90）与肿瘤恶性程度存在正相关，临床试验可以检测出十几种癌症。HSP90 是一个伴侣蛋白，能够辅助蛋白折叠和维持细胞内多种信号转导蛋白的稳定，从而促进细胞存活和生长。在肿瘤细胞中，HSP90 能够使过度激活或突变的信号转导蛋白保持活性，加速了肿瘤细胞的恶性转变。目前，HSP90 已成为重要的抗肿瘤治疗靶点。除细胞内形式以外，HSP90 还能被分泌到细胞外，可由癌细胞分泌并存在于癌细胞表面。

HSP90 占细胞蛋白的 1%～2%，在应激细胞中升高到 4%～6%。细胞中 HSP90 的水平依赖于主要的热休克反应（HSR）调节因子热休克因子 1（HSF1），而 HSF1 受到一系列复杂的调控过程。此外，HSP90 还受到其他影响，影响其转录机制的调控，并受到翻译后修饰和共伴侣分子的调控。HSP90 负责关键信号蛋白的成熟，包括调节激酶、类固醇激素受体和转录因子。

靶向 HSP90 在临床治疗肿瘤中也取得了明显进展。第一个 HSP90 抑制剂 17-AAG（tanespimycin）于 1999 年进入临床试验。第二种 HSP90 抑制剂 17-DMAG（alvespimycin）于 2004 年首次进入人体研究。由于在药物设计和发现方面做了大量努力，HSP90 抑制剂目前正在癌症患者中进行临床试验。

HSP90 还影响核事件，Bcl-6 是 RAD3 相关蛋白（ATR）和 TP53 等基因的转录抑制因子，并且在弥漫大 B 细胞淋巴瘤中具有致癌作用。HSP90 与 Bcl-6 结合，这一复合物抑制 Bcl-6 靶基因。HSP90 抑制剂 PUH71 通过降低 Bcl-6 蛋白稳定性迅速降低 Bcl-6 的表达。HSP90-Bcl-6 相互作用对弥漫性大 B 细胞淋巴瘤的细胞存活至关重要。

HSP90 可促进 DNA 聚合酶折叠成活性构象，其活性可被 17-AAG 抑制，从而使细胞对紫外线辐射的细胞毒作用敏感。类似的机制可能有助于 HSP90 抑制剂处理的癌细胞对其他 DNA 损伤剂的超敏反应。HSP90 抑制也可能延缓 DNA 聚合酶介导的突变事件，而这些突变事件使癌细胞获得更恶性的表型。

然而，抑制 HSP90 并不总是抑制 DNA 突变。在黑腹果蝇中，HSP90 是抑制生殖细胞转座子活性所必需的。转座子受 RNA 沉默机制抑制，该机制由与 Piwi 相互作用的 RNA（piRNA）介导。这些小 RNA 的生物发生需要 HSP90。伴侣蛋白失活突变或 HSP90 抑制剂治疗可降低 piRNA 表达，增强转座子迁移率，并导致新生突变。PRMT5 活性的丧失导致数种 piRNA 相互作用蛋白的甲基化降低，并降低了黑腹果蝇生殖细胞中 piRNA 的表达。HSP90 抑制剂对 PRMT5 的作用可能有助于它们消除 piRNA 介导的转座子迁移的调节。HSP90 作为转座元件诱导突变的抑制物，即与 HSP90 抑制剂对 DNA 聚合酶产生的突变的影响不同，HSP90 抑制剂可能在某些情况下增加突变频率。

HSP90 伴侣蛋白的功能受到翻译后修饰的影响，早期研究报道，在 NIH3T3 细胞中，丝氨酸 / 苏氨酸磷酸酶受到抑制后，HSP90 发生过度磷酸化，导致其与激酶 p60v-src 的结合减少。最近的研究表明，PP5 在体外可以使 HSP90 去磷酸化，而在酵母细胞中缺失 PP5 会抑制 HSP90 的功能。这些数据表明，受调节的磷酸化和去磷酸化对于 HSP90 伴侣机制的正常功能具有重要意义。

1. HSP90 磷酸化　几个单独的丝氨酸、苏氨酸和酪氨酸残基的磷酸化状态已被证明对 HSP90 的功能有独特的影响。与血管内皮生长因子受体 2（VEGFR2）相关的 HSP90 的 Tyr301 被 SRC 磷酸化，这对 VEGFR2 诱导的血管生成至关重要。同样，在非转化细胞中，HSP90 的 Ser226 和 Ser255 的磷酸化通过调节 HSP90 对凋亡肽酶激活因子 1（APAF1）的亲和力来调节凋亡细胞的形成。在一些白血病中，Ser226 和 Ser255 持续减少的磷酸化加强了 HSP90-APAF1 的关联，消除了细胞色素 c 诱导的凋亡体组装，并赋予了化疗耐药性。

HSP90 已被确定为 BRAF48 和酪蛋白激酶Ⅱ（CK2）的作用底物。虽然 BRAF 介导的 HSP90 磷酸化的作用尚不清楚，但 HSP90 作为几种激酶的伴侣（包括 CK2 本身）需要 CK2 介导的磷酸化。由于 BRAF 和 CK2 是 HSP90 的受体，因此 HSP90 被某些受体激酶磷酸化可能建立一个正反馈回路，以确保其伴侣依赖的稳定性和活性。

酪氨酸激酶 WEE1 通过磷酸化细胞周期蛋白依赖性激酶 1（CDK1）51 调节细胞周期 G_2/M 期转换。WEE1 还可以直接磷酸化 HSP90 N 结构域的一个保守的酪氨酸残基。这影响了 HSP90 作为蛋白激酶伴侣与癌症的关系，包括 HER2（也称为 ERBB2）、p60v-src、RAF1、CDK4 和 WEE1 本身。在肿瘤细胞中，沉默 WEE1 或用药物抑制其活性，使这些细胞对 HSP90 抑制敏感。

2. HSP90 乙酰化　对分子伴侣活性的影响已被广泛研究。在用组蛋白脱乙酰酶（HDAC）抑制剂处理或沉默 HDAC6 后的细胞中观察到 HSP90 的乙酰化，这与几种 HSP90 蛋白的不稳定性相关。HSP90 中至少有 11 个赖氨酸残基被发现乙酰化。HDAC 抑制引起的 HSP90 高乙酰化破坏了 p23 和 ATP 的结合，并增强了 N 结构域抑制药物的结合。在一些小鼠肿瘤模型（尤其是白血病模型）中，HDAC 和 HSP90 抑制剂联合治疗具有协同作用。

3. HSP90 S- 亚硝基化　S- 亚硝基化是 HSP90 的另一种翻译后修饰。一氧化氮（NO）介导的 HSP90 C 结构域 Cys597 亚硝基化可抑制内皮细胞伴侣蛋白活性。Cys597 位于 HSP90 C 结构域的构象转换区域的中间，分子模型表明 Cys597 能够将结构信息传递到 HSP90 N 结构域 60。Cys597 的 S- 亚硝基化抑制 HSP90 ATP 酶的活性。观察到的一些外源性 NO 的抗肿瘤活性可能是由于它抑制了肿瘤细胞中的 HSP90。

4. HSP90 抑制剂的临床试验　目前有多项 HSP90 抑制剂正在临床试验阶段，多项活性 HSP90 抑制剂在肿瘤学试验中获得较好结果。虽然目前尚无获得批准的 HSP90 靶向药物，但在几个方面已经取得了相当大的进展。17-AAG 正在接受 3 期临床评估，其改良试剂已经克服了早期试验中常见的几种毒性。与此同时，一些化学性质不同的 HSP90 抑制剂（包括口服试剂）最近已进入临床或即将进行临床评估。

5. HSP90 与前列腺癌　最初的临床前观察表明，前列腺癌可能对 HSP90 抑制剂治疗有良好应答，因为包括雄激素受体（AR）在内的几种 HSP90 蛋白的活性在疾病进展中至关重要。然而，在一项临床二期试验中，IPI-504（瑞他匹霉素）单药治疗前列腺癌并无明显疗效。虽然在 9 个周期治疗后，4 例无骨转移的患者中有 1 例患者的前列腺特异性抗原（PSA）下降了 48%，但本研究中有 15 例患者仍发生了骨转移。这些观察与小鼠的数据一致，小鼠的试验数据表明，17-AAG 促进了前列腺癌在骨中的生长，这是肿瘤微环境中 SRC 信号局部短暂激活的结果。

6. HSP90 与乳腺癌　SP90 抑制剂治疗 HER2 阳性乳腺癌获得了较好的结果，在一项对曲妥珠单抗治疗后疾病进展的HER2阳性转移性乳腺癌患者进行的二期试验中，患者接受了每周标准剂量的曲妥珠单抗联合17-AAG治疗。根据《实体瘤疗效评价标准》(Response Evaluation Criteria in Solid Tumors，RECIST)，有效缓解率为24%，57%的患者有总体临床获益，疾病得到稳定有效控制。

7. HSP90与白血病 大量临床数据也显示HSP90抑制剂对急性髓细胞性白血病（AML）的治疗有一定效果。FLT3是一种酪氨酸激酶，也是HSP90的客户蛋白，在AML患者亚群中经常发生突变并具有组成性活性，同时FLT3也是老年白血病患者中预后不良的标志物。

二、肿瘤高危人群的筛选

癌症筛查的目标是在早期阶段检测出肿瘤前病变或者癌症，筛查后及时治疗并延长患者生存期。“筛查”是在癌症高危人群中使用一种测试来更快地发现癌症（二级预防）或预防其并发症（三级预防）。目前结直肠癌和宫颈癌已被证明可以通过早期筛查降低死亡率。在英国一项17万例患者参与的实验和美国一项15.5万例患者参与试验中发现，使用软式乙状结肠镜筛查分别使结直肠癌死亡率降低了31%和26%；在英国的一项筛查研究报告，11 619名女性被诊断出宫颈癌，筛查使宫颈癌死亡率降低了70%。死亡率的降低主要是由于切除了癌前病变：结肠息肉和宫颈上皮内瘤变。然而，有报道称在进行的180万次结肠镜检查中，大约只有30%的患者有息肉。大多数这些息肉不会发展为癌症，但它们会在结肠镜检查期间通过手术切除。据估计，如果不切除，只有大约5%的腺瘤会发展为癌症。美国的一项息肉监测研究报告称，306个小息肉中有22%会继续长大，28%缩小（10%完全消退），50%保持稳定。

肿瘤标志物，如前列腺特异性抗原、癌胚抗原、CA15.3和CA27.29，在诊断前列腺癌和检测乳腺癌复发方面均未显示出比其他筛查工具更高的准确性和有效性。

50～70岁女性（甚至可以从40岁开始）的乳房X射线摄影和50岁以上健康人群的结肠镜检查在早期发现癌症方面发挥着重要作用，并且是癌症筛查推荐指南的一部分。

对于具有高遗传或家族癌症风险的患者，建议女性30岁起增加乳房MRI，对于女性建议25岁起定期进行结肠镜检查（基于特定的突变或家族史）。对于有吸烟史或有吸烟史的患者，可以考虑从50多岁开始每年进行一次低剂量CT扫描。

45岁以上的成年人，有以下三大致癌因素之一：①癌症家族遗传因素；②病史因素；③职业因素，可以考虑检测。检测肿瘤标志物的目的在于：发现原发肿瘤，高危人群的筛查，良、恶性肿瘤的鉴别诊断，肿瘤发展程度的判断，肿瘤治疗效果的观察及评价，肿瘤复发及预后预测等。

三、肿瘤的诊断与鉴别诊断

（一）CA125抗原

CA125抗原是一个高分子量的糖蛋白，表达于副中肾管和间皮来源的器官。正常人的卵巢上皮表面不表达CA125，但在上皮来源的非黏液性卵巢肿瘤中CA125表达率很高，并可在血清中检测到。CA125最常见于上皮性卵巢肿瘤（浆液性肿瘤）患者的血清中，其诊断的敏感性较高，但特异性较差。

（二）癌抗原15-3

癌抗原15-3（CA15-3）是乳腺癌的辅助诊断指标，但在乳腺癌早期敏感性不高。

（三）神经元特异性烯醇化酶

神经元特异性烯醇化酶（NSE）被认为是检测小细胞肺癌的首选标志物，60%～80%的小细胞肺癌患者体内NSE升高。

（四）前列腺特异性抗原

前列腺特异性抗原（PSA）作为癌症诊断的标志物，是一种由前列腺上皮细胞分泌的糖蛋白，在前列腺癌及良性前列腺肥大和前列腺炎中升高。尽管前列腺癌拥有较高的发病率和死亡率，但目前 PSA 检测已经可以较安全地做出早期诊断。PSA 检测的阳性预测值（PPV）估计为 30%，绝大多数 PSA ＞ 4.0ng/ml 的男性没有临床前列腺癌。

目前，临床上有多种前列腺癌的常规检测方法：① X 线；②磁共振成像（MRI）；③ CT 扫描；④活检；⑤痰（黏液）细胞学检查；⑥ PET。这些技术有一定的优点和缺点，其中大多比较昂贵且复杂，那么 PSA 作为前列腺癌的生物标志物的检测在临床上具有很好的应用前景。

（五）乳腺癌复发的癌胚抗原

乳腺癌复发的癌胚抗原（CEA）作为癌症诊断的标志物，是一组与细胞黏附高度相关的糖蛋白，在卵巢、子宫颈、结肠直肠、肺、泌尿道和乳腺来源的腺癌中升高。细胞表面抗原 CA15-3 和 CA27-29 的表达水平与乳腺癌的复发和转移息息相关。乳腺癌复发和死亡的风险很高，这些检查价格便宜，十分便民。使用这些标志物来预测乳腺癌复发是目前临床上常见的做法。

（六）循环 DNA 和循环肿瘤细胞

循环肿瘤细胞（circulating tumor cell，CTC）是肿瘤发生远处转移的关键环节，也是肿瘤液体活检的主要材料之一，在肿瘤患者的预后判断、疗效预测、疗效评价以及复发转移和耐药机制研究中都具有重要的临床意义。由于 CTC 的稀有性、异质性及转移过程的复杂性等原因，CTC 检测的临床应用仍然面临诸多挑战，需要采取行之有效的应对策略予以解决。

肿瘤的远处转移大致可以分为 4 个阶段：肿瘤细胞突破血管屏障进入血液循环；在血液循环系统中存活；突破血管屏障进入特定的组织部位；增殖并最终形成转移灶。其中，突破血管屏障之后在血液循环系统中存活的肿瘤细胞即 CTC，这是一个具有异质性的群体，它们彼此之间在细胞大小和形态、分子表型、活性程度、转移潜能、增殖潜能等各个方面可能都有所不同。CTC 可能以单个细胞的形式存在，也可能是彼此之间或者与血液来源的细胞聚集在一起形成微小的多细胞聚集体（即循环肿瘤微栓），它们是形成肿瘤转移的“种子”，也是认识肿瘤恶性行为的重要窗口。

在癌症管理中使用 CTC 的一个主要优势是可以分离肿瘤细胞，从而进行形态学鉴定和分子表征的检测；而循环肿瘤 DNA（ctDNA）分析目前仅限于突变检测。治疗期间连续监测 CTC 和 ctDNA 也可以观察治疗过程中耐药性的变化。来自 ctDNA 对 CRC 和乳腺癌的研究数据表明，ctDNA 具有很好的预后意义。

1. CTC 检测的临床应用 作为恶性肿瘤远处转移的关键环节，CTC 在患者血液中出现与否及其数量多少，一方面代表了原发肿瘤浸润进入血管的能力，另一方面代表了在远端器官形成转移灶的可能性。因此，检测并计数 CTC 可以提示肿瘤的恶性程度及转移风险，具有重要的预后价值。此外，CTC 还是“液体活检”的重要组成部分，能够弥补难以动态获取肿瘤组织的不足，通过对其进行实时的分子分型和功能分型，可更精准地指导对患者的个体化治疗。

CTC 检测在临床中的具体应用场景包括高危人群的早期筛查、确诊患者的准确分期、早期患者术后的复发转移监测、晚期患者治疗开始之前的预后判断及每个周期治疗结束之后的疗效评价、分子靶点（如 EGFR、HER2、ALK 等）的实时分析预测相关药物疗效等，能够为患者的全程管理提供重要的帮助。

然而，上述应用场景的临床证据级别却各不相同，如高危人群的早期筛查虽然备受关注，但是目前并没有大样本人群长期随访的数据；关于确诊患者的准确分期，美国癌症联合委员会（AJCC）的《肿瘤分期指南》已经明确指出，通过 CTC 的检测可以在无远处转移（M0）和有远处转移（M1）之间引入一个 cM0（i+）分期，从而使患者的治疗更为精准；关于早期患者的复发转移监测和分子靶点的实时分析，目前虽然有一些研究报道，但是多中心的前瞻性临床研究比较缺乏，证据级别还不足以改变现有的临床实践；而关于晚期患者的预后判断和疗效评价，目前已经积累了大量的循证医学证据，是 CTC 最经典的临床应用。

总之，对于 CTC 的临床应用我们应该抱有一种谨慎的乐观态度，要根据临床证据的更新情况适时地调整具体的使用策略。

另外，在基础研究方面，CTC 是探索很多关键问题的重要材料来源，其中包括上皮间质转换和间质上皮转换的分子机制、循环肿瘤干细胞的表型特征和功能鉴定、耐药机制及药物敏感性分析、CTC 休眠和命运决定的鉴别标志、循环肿瘤微栓的形成原因和作用机制等。这些问题的回答将有助于我们理解 CTC 在肿瘤发生发展过程中的具体作用，促进 CTC 检测方法的优化改进，并且为未来的药物研发或者预防 / 抑制策略的制定提供重要依据。

2. CTC 与循环肿瘤 DNA 的比较　同样作为液体活检的重要材料，CTC 和 ctDNA 经常被拿来进行比较。两者各具优势，可以互为补充，分别从不同的侧面来反映肿瘤的特征，综合两方面的信息可以为患者的整个病程提供更加全面的认识。

ctDNA 的优势是分布广泛且相对均一，对应的数字 PCR 或者二代测序技术已经非常成熟，而且灵敏度足以胜任。但是 ctDNA 片段化较为严重，所以相关检测只能局限在点突变、扩增和缺失、易位以及甲基化等。另外，由于缺乏细胞形态的支持，我们很难将肿瘤来源的 ctDNA 和正常细胞来源的游离 DNA（cell-free DNA，cfDNA）区分开来，所以在检测结果为阴性时还需要保持足够的谨慎。

CTC 的优势是具有完整的细胞形态，细胞内物质在细胞膜的包裹之下保存得较为完整。哪怕是只有单个细胞，也会具有完整的基因组、转录组、蛋白质组，以及侵袭、增殖和转移的潜能。

所以，在 CTC 上的检测内容会更为丰富，结果的可信度更高，除了可以覆盖 ctDNA 的所有检测之外，还可以进行 mRNA 的相关检测，染色体层面的缺失、扩增和融合检测，以及计数、形态观察、蛋白质表达和功能研究等。

但是，CTC 检测的问题在于缺乏公认的可靠技术，如何获得数量和质量都能满足下游分析要求的 CTC 是相关工作得以开展的先决条件。在目前及今后相当长的一段时间内，这都是影响整个领域发展的瓶颈。

3. CTC 检测技术的基本原理　外周血中的 CTC 数量非常稀少，10^6～10^7 个白细胞中才会有 1 个 CTC。因此，CTC 检测首先需要根据其生物学或物理学特性进行富集，然后再根据 CTC 的基因表达或功能特点对富集到的细胞进行鉴定。

CTC 富集的主要目的是优化产出和纯度，实现基础和临床应用的最大化，主要策略可以分为基于亲和性和基于非亲和性两大类。

基于亲和性的富集技术是目前使用最为广泛的 CTC 富集手段，主要利用 CTC 和白细胞上差异表达的独特抗原来实现，包括采用表达于 CTC 而不表达于白细胞上的抗原［如上皮黏附蛋白（EpCAM）］进行阳性富集，以及采用表达于白细胞而不表达于 CTC 上的抗原（如 CD45）进行间接的阴性富集。

而基于非亲和性的富集主要利用了 CTC 和白细胞在细胞大小、密度、离心力、电荷特性等方面的差异来实现，如微孔过滤法、惯性芯片技术、密度梯度离心法以及介电电泳等。这些方法的特异性虽然不及亲和性富集技术，但是所获得的细胞群体更为全面，这将有助于 CTC 异质性的分析。

CTC 的鉴定策略主要有表型鉴定和功能鉴定两种。采用荧光标记的抗体检测特异性蛋白的表达是最常用的表型鉴定手段（如采用细胞角蛋白进行阳性鉴定，采用 CD45 排除白细胞，并采用 DAPI 染色细胞核），其优势是可以直接看到细胞，不足之处是图像扫描和判读比较费时费力，而且容易受到主观因素的影响。此外，也可以通过逆转录聚合酶链反应（RT-PCR）检测上皮特异（如细胞角蛋白 19）或组织特异（如乳腺珠蛋白）来源的 mRNA 来进行表型鉴定，这种方法成本较低，有成熟的质控体系，能够进行多指标的定量分析，可以进行自动化处理，结果相对客观，但也存在看不到细胞形态，无法进行后续功能分析等缺点。通过特定蛋白的分泌、凝胶侵袭试验、端粒酶活性检测及动物移植模型等方式进行的功能鉴定是确认CTC的终极标准，能够排除一些特殊情况所导致的假阳性结果，但是这些方法常需要经过一段时间的细胞体外培养，耗时较长，操作复杂，难以提高通量，所以一般不适合临床常规诊疗流程，而是更多地应用于功能性基础研究。

四、监测肿瘤

肿瘤标志物已在肿瘤学中使用了数十年。肿瘤标志物是在血液、尿液、脑脊液或其他与癌症相关的身体组织中发现的生物标志物。理论上，肿瘤标志物可用于筛查、诊断、分期或疾病监测。然而，迄今为止，许多肿瘤标志物的准确性和有效性均较差，尤其是在最常见的癌症中。要了解用于早期检测新发或复发癌症的生物标志物和其他测试，需要了解一些流行病学概念。简而言之，在具有癌症风险或更高患病率的人群中进行定期肿瘤筛查，以便更快地发现癌症（二级预防）或预防其并发症（三级预防）。

癌症的发病率和死亡率是促使开发更新的技术进行肿瘤筛查的原因。拥有一种经过验证、安全且可接受的测试来检测早期疾病就应该了解癌症的发展史。癌症有一个可识别的潜伏期或早期无症状阶段。在未确诊的癌症患者中，必须明确一些筛查偏差，以防过度筛查造成不必要的伤害。

在评估筛查的效用时，必须始终考虑测试的准确性。没有任何筛查测试可以具有100%的敏感度和100%的特异度，并且通常对于许多癌症筛查而言，准确率徘徊在70%～80%。

肿瘤治疗后，患者常担心是否会有复发转移的可能，所以几乎所有的癌症患者都需要定期做肿瘤监测和随访。早中期患者：手术、同步放化疗等根治性治疗后，需要监测疾病复发、转移；中晚期患者：化疗、靶向药、免疫治疗后，需要及时评估疗效，监测耐药情况。

一般而言，病情监测最靠谱也是最常用的金标准是影像学，包括CT、MRI、B超、PET-CT等。此外，抽血检测CEA、CA19-9、CA125、CA153、NSE、SCC等肿瘤标志物，也是临床工作中常用的办法。

目前在临床上使用的诊断癌症的金标准是肿瘤的组织活检，但是相对而言，有些癌症患者并不适合进行肿瘤的组织活检，同时肿瘤是一个不断发展的疾病，因此考虑到肿瘤发展的连续性，组织活检可以提供的实时变化就更少一些。因此近些年来，液体活检，尤其是那些使用不含细胞的活检血浆中的DNA（ctDNA）的方法，正迅速成为标准肿瘤活检的重要微创辅助手段。

随着新技术的发展，一种被称为“肿瘤液体活检”的检测手段迅速发展，包括CTC、ctDNA、外泌体等。

（一）肿瘤易感基因的检测

现代医学研究成果表明：大多数疾病是多种环境因素和遗传体制共同作用的结果；对健康不利的遗传体质所对应的一些与疾病发生相关的基因型，称为肿瘤易感基因。主要检测遗传多态性，适合家族中有成员诊断出癌症的人群，这类检测的特点是频率高，致病性低，通常不直接致病，而是增加患病的风险。

（二）遗传性肿瘤基因检测

主要检测胚系突变，适合近亲患有罕见的癌症，且该癌症与遗传密切相关或家族中几位一级亲属罹患同一种癌症，家族中患癌成员都与同一个基因突变相关，如BRCA2与乳腺癌。这类检测的特点是频率低，致病性高，一旦携带这种突变，则患癌的概率非常高（表2-2）。

表 2-2　突变基因与相关癌症

遗传性癌症综合征	突变基因	相关癌症类型
遗传性乳腺癌和卵巢癌综合征	BRCA1，BRCA2	女性乳腺癌，卵巢癌和其他癌症，包括前列腺癌和男性乳腺癌
林奇综合征	MSH2，MLH1，MSH6，PMS2，EPCAM	结直肠癌，子宫内膜癌，卵巢癌，胰腺癌，小肠癌，胃癌等
视网膜母细胞瘤	RB1	眼癌（视网膜癌），骨肉瘤，黑色素瘤等

（三）免疫功能检测

每个人体内的免疫细胞水平和状态都不相同，免疫功能实时检测是通过抽血分析淋巴细胞亚群来检测细胞免疫和体液免疫功能的，能够全面反映机体当前的免疫功能、状态和平衡水平，并可以辅助诊断如自身免疫病、免疫缺陷病、恶性肿瘤、血液病等，分析发病机制，对观察疗效及检测预后有重要意义。

亚健康人群可以通过免疫检测全面了解自身的免疫状况，及时纠正这些免疫失常，确保体内强大的免疫力，防患于未然。

对超早期肿瘤患者的意义：①能及时发现诱导肿瘤生长的调节性 T 细胞是否增高；②免疫细胞各组分（T、B、NK 等）功能是否正常；③肿瘤诱导的免疫活化和抑制之间的是否平衡等。

（四）基因检测

基因检测已成为癌症精准治疗的金标准，科学家已经鉴定出一组特定的肿瘤 DNA 变化，因此肿瘤患者不再是仅根据病理分型选择化疗药物，而是可以通过基因检测发现突变位点，为患者制订更加有效、副作用更小的治疗方案，以及家族癌症风险评估。

（五）生物标志物检测

除了靶向免疫治疗药物外，近年来，过继细胞输注在实体瘤的特异性靶点，增殖、细胞因子释放等方面已经有了明显改进，越来越多的临床试验开始尝试将细胞疗法应用于实体瘤的治疗，研究人员发现了众多可用于实体瘤的生物标志物靶点，晚期实体肿瘤患者迎来更多的新希望。这些生物标志靶点包括：① Claudin18.2，用于胃癌、胰腺癌等；②间皮素（mesothelin），用于治疗间皮瘤、胰腺癌、卵巢癌、肺癌；③ CEA，用于治疗肺癌、结肠癌、胃癌、乳腺癌和胰腺癌；④ MUC-1，用于治疗肝癌、肺癌、胰腺癌、结肠癌、胃癌；⑤ GPC3，用于治疗肝癌；⑥ EGFR Ⅶ，用于治疗神经胶质瘤、头颈部肿瘤；⑦ B7-H3，用于治疗尤因肉瘤、横纹肌肉瘤、肾母细胞瘤、神经母细胞瘤和髓母细胞瘤以及特别难治疗的脑干肿瘤（DIPG）；⑧ PSMA，用于前列腺癌等。

（六）营养功能的检测

根据中国抗癌协会肿瘤营养与支持治疗专业委员会一项 3 万多人的调查研究，我国将近 2/3 的患者存在不同程度的营养不良。营养不良会导致患者对治疗的耐受性降低、刀口不容易愈合、术后容易发生感染等，直接降低了患者的生活质量，影响治疗效果，甚至生存期也因此大打折扣。正常的营养功能是维持机体免疫、抵抗癌症的基础，因此，肿瘤患者应该实时监测自己的营养功能是否正常，一旦发现异常，应该及时干预，并进行相应营养支持治疗。

（七）血液检测

血液检测的动态随访和监测，可以更为精准地发现患者术后复发的趋势和苗头，从而选择主动出击或通过辅助治疗预防复发等策略，而不仅仅是守株待兔，等到复发之后再应对。血液检查的发展（如 ctDNA、cfDNA），使得我们能够提前对复发的风险进行预测。通过对循环血液中肿瘤细胞、肿瘤碎片（甚至是DNA水平的肿瘤碎片）进行检测，获取肿瘤复发的信号。这对于早、中期肺癌术后复发风险的预测具有非常大的帮助。CTC检测可以在肿瘤播散早期发现血液中的CTC，比传统CT检查能提早2～6个月观察到肿瘤变化，发出预警信息，发现早期癌症，也能够及时、有针对性地指导患者用药，有效控制肿瘤进展及转移。

（八）肠道菌群的检测

研究人员发现，每个人体内的菌群数量、种类都是完全不同的。而正常人体内的肠道菌群和癌症患者体内的菌群更是天壤之别。

值得注意的是，癌症疗法（如化疗和放疗）可能会破坏肠道菌群。科学家正在研究益生菌是否可以帮助接受癌症治疗的人重新平衡菌群。例如，一些研究表明，益生菌可以减少接受化疗的肺癌患者和接受结肠癌手术者的腹泻。因此，肿瘤患者在治疗期间和结束后应进行肠道菌群的检测，查看是否存在肠道菌群失衡，及时进行纠正和调整。

五、肿瘤分类及分期

肿瘤的分型、分级和分期是目前评价肿瘤生物学行为和诊断的最重要的三项指标，其中分级和分期主要用于恶性肿瘤生物学行为和预后的评估。数十年来，得益于生命科学和医学技术的突破性进展，肿瘤个体化治疗相关靶标的检测及包括靶向治疗在内的个体化治疗药物的临床应用，不仅在很大程度上提高了早期肿瘤的检出率，也明显改善了许多肿瘤患者的预后。传统肿瘤分型、分级和分期的临床价值和意义也随之产生不同程度的变化。

（一）肿瘤的分型

分型：肿瘤从什么细胞变化过来，即确定肿瘤恶性程度的时候，需要知道与哪种正常细胞进行比对。分级：就是肿瘤与正常细胞的差异程度，主要是通过肿瘤细胞的分化程度来决定，分化越高，恶性程度越低。分级一般根据分化程度的高低，异型性的大小和核分裂象的多少。其中三级分级法中Ⅰ级为分化良好的，属低度恶性；Ⅱ级为分化中等的，属中度恶性；Ⅲ级为分化低的，属高度恶性。这种分法的优点是简明且较易掌握，对临床治疗和判断预后有一定意义。缺点是缺乏定量标准，且不能排除主观因素的影响。分级和分型是为了确定用药情况，因为需要知道它是什么细胞变化过来的，分化到什么程度（这个分化程度就是分级），如果还知道亚型，就可以进行靶向治疗（即精准医疗）。分期一般使用TNM分期方式，一般数值越大，表明情况越糟糕，实际的预后越差。肿瘤分期通常只针对于恶性肿瘤，它是一个评价体内恶性肿瘤数量和位置的过程，肿瘤分期是根据个体内原发肿瘤以及播散程度来描述恶性肿瘤的严重程度和受累范围。了解疾病的程度，可以帮助医生制订相应的治疗计划并且了解疾病的预后和转归。临床分期的基本因素：①原发（初始）肿瘤的部位；②原发肿瘤的大小和数量；③肿瘤浸润的深度、范围；④是否累及邻近器官；⑤淋巴结的受累情况（肿瘤是否已经侵及邻近的淋巴组织）；⑥是否存在转移病灶（肿瘤是否已经播散至体内的远隔部位）。同时肿瘤分期也为医生在讨论患者病情时提供了一种通用的语言。另外详细了解疾病的分期信息也有助于为具体患者制订更为有针对性的临床试验方案。

TNM分期（T：tumor，原发肿瘤的范围；N：lymph node，区域淋巴结转移及范围；M：metastasis，远处转移）是反映恶性肿瘤进展、判断预后的独立指标，亦是决定手术切除范围、手术方式和合理辅助治疗方案的主要依据，而肿瘤的组织学类型和分级的临床价值并不明确。

原发肿瘤（T），Tx—原发肿瘤不能确定，x代表未知；T0—无原发肿瘤的证据，0代表没有；Tis—原位癌，is代表in situ原位；T1、T2、T3、T4—原发肿瘤的体积和（或）范围递增，数字越大，肿瘤累及的范围或程度越大。区域淋巴结（N），Nx—区域淋巴结（转移）不明，x代表未知；N0—无区域淋巴结转移，0代表没有；N1、N2、N3—区域淋巴结侵犯递增。远处转移（M），

Mx—远处转移存在与否不能确定；M0—远处转移不存在；M1—远处转移存在。

然而，实际情况并非如此，恶性肿瘤组织学类型和分级对其侵袭转移能力和肿瘤预后的影响正被逐步认识：如前所述，肿瘤的分型和分级是肿瘤的内在本质特征：肿瘤的分型依赖于肿瘤组织细胞与正常组织细胞的形态相似性，肿瘤的分级取决于肿瘤来源组织的分化程度，均是反映肿瘤来源组织细胞分化程度、结构特征和生物学行为等内在特征的重要参数。肿瘤的分期以原发肿瘤的大小及浸润范围、局部淋巴结及远隔脏器、组织受累范围为判读依据，是反映肿瘤侵袭转移能力的临床可观察参数。肿瘤的TNM分期不仅取决于特定的肿瘤组织学类型（或分子表型）和分化程度，同时受到患者就诊时间的显著影响。

临床分期（clinical staging）是通过物理诊断、影像学检查及病理活检等方法得到肿瘤分期的信息，是医生对患者在接受治疗前进行诊断所做出的分期判断。

病理分期（pathological staging）只针对接受手术切除或肿瘤探查的患者，综合了临床分期和手术及病理结果所作出的，用来判断患者的预后和制订个体化术后辅助治疗。

简而言之，肿瘤分型描述的是肿瘤的来源，肿瘤分级描述的是肿瘤的分化程度，而肿瘤的分型和分级决定了不同类型肿瘤特有的生物学行为和侵袭转移能力，进而决定了肿瘤的TNM分期。TNM分期反映的是恶性肿瘤的进展程度、预示患者到达预期生命终点的时间点。因此，加强恶性肿瘤组织学分型、分级和免疫表型的研究是准确判断肿瘤进展程度、预后、制订临床治疗方案的关键。

（二）肿瘤的分级

分化是指从胚胎时的幼稚细胞逐步向成熟的正常细胞发育的过程。肿瘤细胞分化是指肿瘤细胞逐渐演化成熟的过程。异型性是恶性肿瘤的重要组织学特征，其实质是肿瘤分化程度的形态学表现，反映的是肿瘤组织在组织结构和细胞形态上与其来源的正常组织细胞间不同程度的形态差异。这种肿瘤组织异型性的大小可用肿瘤的分级（G）来表示（就是与其来源的正常细胞间的差异）。

为什么需要亚型呢？因为即使相同分型、分级和分期的肿瘤，由于其分子表型的差异，显示出完全不同的治疗反应和预后。大多将肿瘤分为1～4级（有些分级系统是分为1～3级），分别用G1、G2、G3和G4表示。

Ⅰ级（G1）：肿瘤细胞和组织看起来最像健康的细胞和组织，称为分化良好的肿瘤。肿瘤被认为是低级别的，恶性程度低。

Ⅱ级（G2）：肿瘤细胞和组织有些异常，看起来不像正常的细胞和组织，并且比正常的细胞生长更快，称为中度分化的肿瘤。肿瘤被认为是中等级别的，恶性程度相对较高。

Ⅲ级（G3）：肿瘤细胞和组织看起来非常异常，称为低分化的肿瘤。肿瘤被认为是高等级的，恶性程度更高。

Ⅳ级（G4）：肿瘤细胞和组织看起来最异常，称为未分化的肿瘤。这类肿瘤被认为是最高等级的，恶性程度最高，生长和扩散更快。

Gx，表示医生无法评估等级，也称为未定等级。

在实际操作中，肿瘤的分级主要是根据显微镜下HE染色切片中肿瘤组织结构和细胞异型性的大小、核分裂象或增殖指数的多少、坏死范围、侵袭状况等参数确定的。并以分化最好的区域来确定肿瘤的组织学来源（分型），而以分化最差的区域来确定肿瘤的级别（确定分型的方法），可见，恶性肿瘤的分级反映的是肿瘤的内部特征，对于客观评估肿瘤的分化程度和生物学行为、预测预后具有很大的参考价值。一般来说，肿瘤分级越高，预后越差，但并非完全一致。

然而，由于肿瘤组织结构的复杂性和异质性特征，不同类型肿瘤（如腺癌、鳞癌、肾细胞癌、乳腺癌等）均有其不同的结构特征和分级标准，且缺乏定量指标，此外，由于受取材充分程度和对诊断标准、异型性判读的主观性差异的影响，均不同程度地影响肿瘤分级的客观性、精确性和可重复性。

然而，随着分子生物学技术的发展，基因测序、荧光原位杂交、免疫组化、实时 PCR 等技术的广泛应用和后基因组学时代的来临，对于肿瘤的认识已经深入到分子水平。基因突变、缺失或过表达及染色体不稳定性（chromosomal instability，CIN）、微卫星不稳定性（microsatellite instability，MSI）等遗传学机制和 CpG 岛甲基化、蛋白磷酸化等表观遗传学机制得以阐明，一系列肿瘤个性化治疗相关分子靶标被先后发现，大量特异性肿瘤靶向治疗药物也陆续上市，不仅为恶性肿瘤的预后预测和指导治疗提供了新的指标、也在一定程度上为恶性肿瘤的治疗提供了新的方案，还在不同层面上改变着传统肿瘤病理分型、分级、分期的临床意义和患者的预后。例如，高度恶性的低分化或未分化结直肠癌由于出现高度 MSI（MSI-H）而显示良好的临床经过，表皮生长因子受体（EGFR）高表达及 KRAS、BRAF 等基因突变的结直肠癌患者由于采用靶向治疗药物和新辅助治疗方案，预后也较前有明显改善。HER2 基因的检测和赫赛汀的使用完全改变了 HER2 阳性乳腺癌患者的预后。

肿瘤的分类以组织发生为依据，又按照生物学行为分为良性、恶性两大类。新系列的 WHO 肿瘤分类不仅以病理学改变作为基础，而且结合了临床表现、免疫表型和分子遗传学改变（表 2-3，表 2-4）。

表 2-3 肿瘤组织的发生

组织	发生
上皮组织	外胚层：皮肤；内胚层：胃肠；中胚层：泌尿生殖器官
间叶组织	纤维、脂肪、脉管、肌细胞、骨组织、软骨组织、黏液组织、软组织等
淋巴造血组织	淋巴结及全身淋巴网状组织、骨髓等
神经组织	神经纤维、神经母细胞、神经胶质细胞、神经节、神经鞘膜、神经外胚层
胚胎残余组织	脊髓瘤、肾 / 肝 / 肺母细胞瘤等
组织来源未定	腺泡状组织肉瘤、透明细胞肉瘤、上皮样肉瘤、颗粒细胞肌母细胞瘤等

表 2-4 良性肿瘤与恶性肿瘤对比

生长特性	良性肿瘤	恶性肿瘤
生长方式	膨胀性或外生性生长	多为浸润性生长
生长速度	通常缓慢生长	生长较快，常无止境
边界与包膜	边界清晰，常有包膜	边界不清，常无包膜
质地与色质	接近正常组织	与正常组织差别较大
浸润性	少数伴有局部浸润	一般有浸润蔓延现象
转移性	不转移	多伴有转移
复发	一般不复发	治疗不及时常易复发
组织学特征	良性肿瘤	恶性肿瘤
分化程度	分化良好	分化不良
异型性	无明显异型性	常有异型性
排列与极性	排列规则极性良好	极性紊乱，排列不规则
细胞数量	稀散，较少	丰富且密集
核膜	通常较薄	通常较厚
染色质	细腻、较少	通常深染，增多
核仁	不增多，不变大	增多可见不典型核分裂
核分裂象	不易见到	增多可见不典型核分裂

总之，肿瘤的分型、分级和分期是评价肿瘤生物学行为和侵袭转移能力及临床进展程度的重要参数，其中肿瘤的分型和分级是反映肿瘤来源及其生物学行为和侵袭转移能力的内在参数，肿瘤的分期是反映肿瘤侵袭转移能力和临床进展程度的可检测指标，不仅取决于肿瘤的组织学类型和分级，同时明显受制于患者的临床症状和就诊时间。在传统肿瘤分型、分级和分期的基础上，积极开展以肿瘤特异性分子靶标的检测为核心的分子分型诊断是精确、客观预测肿瘤预后，指导治疗方案的制订和疗效监测的前提和基础，对于肿瘤个体化治疗的实施具有重要意义。

六、肿瘤定位

首先是利用诊断方法：全基因检测，获取癌症基因分型，通过分析癌症的分子指纹图谱信息，确定每一位患者的突变基因。

获取癌症的分子指纹图谱信息后，针对每一个癌症患者的不同突变基因采用新一代的基因定位药物治疗，新的药物可以更有效地锁定特定的突变基因，像切断电源一样阻断癌症突变基因的路径，从而更有效地治疗癌症。

基因定位治疗目前适用于肺癌、乳腺癌、结肠或直肠癌、白血病等。

目前也有新的早期诊断癌症的方法，不用进行组织活检等侵入性外科手术。先前，癌症无创检测技术通过筛选死亡癌细胞释放的ctDNA起到检测癌症的作用，这些检测能够提示一些癌症发生的痕迹，但是却不能明确癌症发生在哪里。对早期癌症筛查来说，确定癌症的位置非常重要。在血液中发现了一种新的检测信号，利用它不仅可以准确检测到数量极少的癌细胞，还可以识别癌细胞在组织中的来源。当癌症开始发生时，癌细胞与正常细胞竞争营养物质和空间，在此过程中杀死正常细胞。当正常细胞死亡时，正常细胞将其DNA释放到血液中，可以利用释放的DNA来确定受影响的组织。该筛选方法以DNA中甲基化的CpG岛作为特定的检测标签。甲基化CpG岛是指将甲基基团添加到DNA分子中的CG序列；并且身体中的每个组织可以通过其独特的CpG甲基化标签来鉴定。肿瘤ctDNA液体活检与甲基化检测的全新组合，会重新修正我们对“肿瘤早筛”这一概念的认识，新的技术能够帮助更多的人早期发现癌症，并且得到合适的治疗和痊愈。

七、肿瘤治疗

（一）免疫治疗

免疫反应根据肿瘤抗原的表达进行治疗，即单独或与毒素联用单克隆抗体对抗肿瘤抗原，可以控制肿瘤的生长。

免疫治疗激活抗肿瘤免疫反应，杀灭肿瘤细胞。树突状细胞（DC）疫苗和过继性T细胞输注是增强抗肿瘤免疫的两个主要方法。肿瘤抗原、免疫佐剂和活化性细胞因子可以增强DC功能并增加细胞毒性T细胞数量。肿瘤细胞本身是诱生癌症反应性T细胞的最好肿瘤抗原来源。作为免疫调节剂的可控抗体，可以直接激活T细胞或与肿瘤细胞结合，激活补体系统和抗体依赖细胞介导的细胞毒作用（ADCC）。

先天淋巴细胞（innate lymphocyte，ILC），也被称作固有免疫细胞，是一类不同于T细胞和B细胞的淋巴细胞亚群，位于肠道黏膜表面，增强免疫反应，维持黏膜完整性和促进淋巴器官形成。它们缺乏克隆性的抗原受体，在分化过程中也没有经历Rag基因的重排过程。在感染之后的数小时之内，ILC就能够活化并产生保护性的效应。

根据细胞因子表达谱的不同，ILC能够分为三大类群：ILC1、ILC2和ILC3，其中ILC1类似于Th1细胞，主要表达IFN-g，这类细胞主要针对胞内细菌与寄生虫感染；ILC2和与Th2细胞类似，表达IL-5、IL-13等细胞因子，它们对于寄生虫感染及过敏反应产生有效的保护措施；ILC3表达IL-17A与IL-22，它们参与了肠道的细菌感染反应。一旦遭受有害应激，它们就会产生大量细胞因子效应物。这些ILC在调节I型、2型和3型（或者说Th17细胞）免疫反应中发挥着至关重要的作用，这些免疫反应控制着宿主保护性免疫反应和肠道稳态。

ILC2调节哺乳动物组织中的炎症和免疫力。尽管在这些组织的癌症中发现了ILC2，但是它们在抗癌免疫反应和免疫治疗中的作用尚不清楚。在一项新的研究中，研究人员发现ILC2浸润到胰腺导管腺癌（PDAC）中以激活组织特异性的抗肿瘤免疫反应。IL-33激活小鼠原位胰腺肿瘤中的肿瘤ILC2和$CD8^+$ T细胞，但不激活小鼠异位皮肤肿瘤中的肿瘤ILC2和$CD8^+$ T细胞，从而抑制胰腺特异性的肿瘤生长。

静止和活化的肿瘤ILC2表达抑制性检查点受体PD-1。抗体介导的PD-1阻断可减轻ILC2固有的PD-1抑制，从而使得肿瘤ILC2扩大，增加抗肿瘤免疫力并增强肿瘤控制，因此这将活化的肿瘤ILC2确定为抗PD-1免疫疗法的靶标。

最后，$PD\text{-}1^+$肿瘤ILC2和$PD\text{-}1^+$ T细胞都存在于大多数人PDAC中。这些研究结果确定ILC2为一种用于PDAC免疫治疗的抗癌免疫细胞。更广泛地说，ILC2可增强组织特异性的抗癌免疫反应，可增强抗PD-1免疫疗法的功效。

鉴于ILC2和T细胞共存于人类癌症中，并具有相同的刺激途径和抑制途径，因此共同靶向抗癌ILC2和T细胞的免疫治疗策略可能具有广泛的应用价值。

1. 卵巢癌与新型免疫治疗　去除腹腔网膜脂肪组织中的巨噬细胞，有可能阻止卵巢癌的扩散并减少肿瘤的发生。卵巢癌最常发生在输卵管中，往往会脱落并且转移至腹腔。当肿瘤细胞移入网膜脂肪时，这里的巨噬细胞会改变性状。从而支持疾病的发生发展。存在于网膜脂肪组织中的一种巨噬细胞帮助肿瘤进一步扩散至腹腔中的其他器官。与此同时，第二种来自血液的巨噬细胞，被募集过来并且有助于抑制宿主杀伤肿瘤细胞的免疫反应。通过这种方式，有助于肿瘤的进一步生长。在此项研究中，研究人员最初尝试去除组织中已经发现的第一类巨噬细胞，这一处理可以抑制癌症在腹腔中的扩散，尽管网膜脂肪中的肿瘤不会变小。当研究人员同时从血液中清除第二类巨噬细胞时，既减少了癌细胞的扩散，又使得肿瘤缩小。

2. 树突状细胞与PD-L1　在正常情况下，为了阻止活化的T细胞破坏正常的人体细胞，免疫系统能够通过激活PD-1/PD-L1等免疫检查点来控制T细胞的活化进程，防止T细胞错误地攻击正常细胞。然而，癌细胞通过表达表面蛋白PD-L1特异性地识别T细胞表面上的PD-1，窃取这种控制机制，从而激活免疫检查点来抑制T细胞的免疫活性，这就会导致癌细胞逃避免疫识别和茁壮生长。这为癌症治疗开创了全新的免疫治疗思路——通过免疫检查点抑制剂阻断CTLA-4或PD-1等免疫检查点，阻止癌细胞窃取这种控制机制，从而释放免疫系统自身的能力以攻击癌症。

免疫检查点抑制剂治疗通过抑制免疫检查点活性，释放肿瘤微环境中的免疫刹车，重新激活T细胞对肿瘤的免疫应答效应，从而达到抗肿瘤的作用。PD-1的天然配体有两个，分别为PD-L1和PD-L2。目前研究和应用最广泛的免疫检查点抑制剂之一就是PD-1/PD-L1的抑制剂。

目前，实际上只有20%～40%的患者能够从PD-1/PD-L1抑制剂治疗中获益，两个重要因素是免疫抑制性的肿瘤微环境中缺乏肿瘤特异性T细胞和T细胞经历功能性耗竭。

尽管PD-1/PD-L1阻断抗体已被证实可治疗多种人类癌症，但是它们仅能够增强一部分癌症患者的抗肿瘤免疫力，因此要将这种治疗益处扩展给更多的患者，需要更多地了解这类疗法引发抗癌免疫力的方式。

尽管PD-1/PD-L1轴通常与T细胞功能相关，但是在一项新的研究中，研究人员描述了树突状细胞表面上的各种配体，并证实树突状细胞是PD-L1阻断抗体的一个重要靶标。PD-L1结合两个受体：PD-1和B7.1（CD80）。在癌症患者外周血的树突状细胞和肿瘤相关树突状细胞表面，PD-L1比B7.1表达更多。

树突状细胞表面上的PD-L1可以与同一细胞表面上的B7.1结合，从而有可能阻止T细胞表面上PD-1与PD-L1的结合或T细胞表面上CD28与B7.1的结合。

阻断树突状细胞表面上的PD-L1可以减轻PD-L1对B7.1的隔离作用，从而使得B7.1/CD28相互作用以增强T细胞的激活。与这一点相一致的是，在接受阿替利珠单抗（Atezolizumab，一种PD-L1阻断抗体）治疗的肾细胞癌或非小细胞肺癌患者中，具有较高树突状细胞基因标签的患者更可能对PD-L1阻断做出反应，即较高的树突状细胞基因标签与改善的总生存率密切相关。

这些数据表明，PD-L1阻断可重新激活树突状细胞的功能，从而产生强有效的抗癌T细胞免疫反应。

3. 免疫系统远程杀伤肿瘤 免疫系统中的某些细胞，如T细胞，能够攻击癌细胞，基于这一现象，增强免疫系统可以达到有效杀伤癌细胞的效果。T细胞是杀伤细胞，能够通过直接接触浸润肿瘤并破坏癌细胞。癌细胞的这种破坏是高度局部的现象，仅发生在杀伤细胞的附近。但是在这些接触过程中，T细胞也会产生称为细胞因子的可溶性分子。巴斯德研究所的科学家着手了解这些细胞因子之一，即干扰素-γ（IFN-γ）对肿瘤微环境的影响。

他们使用了功能强大的成像技术，可以在小鼠中实时和体内观察T细胞的行为以及肿瘤内IFN-γ的作用。科学家观察到，细胞因子不仅在局部起作用，而且在肿瘤内迅速扩散，并影响可能与T细胞距离较远的癌细胞。

在他们的研究中，科学家还证明，成功渗入肿瘤的T细胞的数量与产生的细胞因子的数量有关，并决定了肿瘤细胞的反应程度。黑色素瘤患者细胞的研究支持了免疫细胞的这种远程作用模型。因此，刺激这种集体反应可能代表未来免疫治疗方法的关键目标。

（二）单药治疗与联合治疗

化疗是发挥免疫激活还是免疫抑制作用，取决于药物的种类、治疗的剂量和治疗方案。放射治疗可以打破肿瘤微环境的免疫抑制，促进肿瘤抗原的呈递。联合治疗相比于单药治疗，能够更好地减少肿瘤细胞的逃逸和产生耐药。这种联合治疗的策略已应用于多种癌症治疗的研究。

用于造血系恶性肿瘤的方案中化疗/免疫治疗联合方案最为著名。CHOP（环磷酰胺、多柔比星、长春新碱和泼尼松）与利妥昔单抗联合应用作为非霍奇金淋巴瘤的一线治疗方案，CHOP联合I-托西莫单抗治疗非霍奇金淋巴瘤、CHOP联合利妥昔单抗治疗初诊的套细胞淋巴瘤等都是化疗联合免疫治疗在血液肿瘤治疗领域的应用。

免疫治疗可以使完全切除或减瘤手术的癌症患者获益，且在多种癌症的治疗中都已应用，有较好的前景。同时，免疫治疗也给那些经其他方法治疗失败，或晚期复发转移的患者带来了生存希望，对那些5年死亡率超过90%的癌症患者，如胰腺癌、食管癌、肝癌和肺癌等，目前已经有了治疗方案。免疫治疗对癌症患者的成本效益有时似乎不够划算，但也为广大的癌症患者带去了希望的曙光。

课后习题

1. 简述肿瘤抗原的分类。
2. 简述肿瘤抗原的主要特点。
3. 简述癌胚抗原的分子结构特点。
4. 简述T细胞的抗肿瘤作用机制。
5. 简述自然杀伤细胞的抗肿瘤作用机制。
6. 简述细胞因子分类，各有何特点。
7. 简述髓系来源抑制细胞的作用。
8. 简述肿瘤诱导的体液抑制因子的分类及作用。
9. 简述肿瘤细胞逃避免疫攻击的方式。
10. 简述肿瘤相关抗原的异质性。

11. 简述肿瘤相关抗原的免疫导向治疗。
12. 简述热休克蛋白与肿瘤的关系。
13. 简述循环肿瘤细胞的临床应用。
14. 简述肿瘤的分类与分级。

（张幸鼎 齐 琳 揭祖亮 张 谨 高昕博 马 莹 郝继辉）

第三章　肿瘤免疫微环境

1957年，Frank Macfarlane Burnet和Lewis Thomas提出机体免疫系统可以对肿瘤细胞进行免疫监视。其后，肿瘤免疫监视理论被大量研究证实。然而，早期基于此理论的肿瘤免疫干预措施大都以失败告终，直至肿瘤微环境（tumor microenvironment，TME）概念的出现，肿瘤免疫治疗的发展被极大地推动了。

1889年，英国外科医生Stephen Paget根据自己对数百例乳腺癌患者尸检的结果，提出了“土壤和种子”假说。该假说认为肿瘤细胞作为种子可以四处扩散，但只有在适合生存的组织（即土壤）中才能存活下来并发展壮大。随着对肿瘤组织认识的不断加深，人们将早期的“土壤”称作“TME”。TME结构复杂，异质性极高，组成成分包括肿瘤细胞、非肿瘤细胞（如免疫细胞，成纤维细胞，间充质细胞，内皮细胞，干细胞等）、胞外基质、细胞因子、趋化因子、胞外囊泡、血管网络和淋巴管网络等。在肿瘤的发生发展过程中，肿瘤细胞与非肿瘤细胞以及肿瘤间质成分之间相互影响，不断变化，共同决定着肿瘤的发展和预后，这种动态变化被称作免疫编辑，该过程包括3个阶段，即免疫清除、免疫平衡和免疫逃逸。

肿瘤病灶的进展或消退与全身免疫反应的变化，在很多情况下并不一致，而与肿瘤组织内部的固有免疫和适应性免疫应答水平相关。因此，肿瘤免疫微环境（tumor immune microenvironment，TIME）是肿瘤发生发展和肿瘤治疗过程中免疫监视与杀伤的第一现场。TIME是指肿瘤组织内各种免疫成分，包括免疫细胞、间质细胞、免疫分子和微生物等共同组成的肿瘤细胞的生存环境，其形成是一个长期且复杂的过程，是多种因素共同作用的结果。慢性炎症可直接刺激肿瘤细胞生长促进抑制性免疫细胞浸润至肿瘤组织，是重要的促癌因素。肿瘤组织内部营养物质的代谢、基因突变和体细胞突变、表观遗传的改变、细胞死亡等因素直接影响肿瘤细胞生长，或通过细胞间相互作用而间接影响肿瘤生长。近年来，微生物的存在在肿瘤发生发展及治疗过程中的作用逐渐被重视，不仅消化道微生物间接调节多种肿瘤的预后，而且肿瘤组织乃至肿瘤细胞内的微生物对肿瘤发生发展发挥更为直接的影响。此外，TIME受限于所处器官的免疫特征，具有鲜明的器官特异性。与乳腺、肠道、皮肤等免疫活跃器官相比，肝脏、脑、胰腺等免疫耐受器官原发肿瘤中T淋巴细胞活性被极大限制，严重影响了抗肿瘤免疫药物疗效。

重塑TIME是肿瘤免疫疗法的核心要求。将免疫“冷”肿瘤（cold tumor）转变为“热”肿瘤（hot tumor），以及将肿瘤组织内受损的杀伤性淋巴细胞重新激活是肿瘤免疫疗法的直接目标。目前，传统的放射治疗和化学治疗、靶向治疗、免疫检查点抑制剂、癌症疫苗、溶瘤病毒、嵌合抗原受体T细胞免疫疗法等手段可有效激活抗肿瘤免疫。其中，免疫检查点抑制剂的临床应用是近几十年来肿瘤治疗领域的重大突破，是目前应用最为广泛的细胞治疗之一。其单独用药或与其他肿瘤疗法联合使用极大改善了肿瘤患者的预后，应用前景广阔。

第一节　肿瘤免疫微环境中的细胞和分子

一、间充质干细胞

间充质干细胞（mesenchymal stem cell，MSC）在TIME中仅占一小部分，是具有较强的自我更新能力和多向分化能力的多能干细胞，在促进血管生成、肿瘤细胞转移和免疫抑制方面发挥重要作用。TME中的所有MSCs中，肿瘤相关成纤维细胞（carcinoma-associated fibroblast，CAF）是最丰富和最关键的成分之一，它不仅为肿瘤提供物理支持，也在肿瘤进展中发挥重要作用。TME中存在各种 CAF 亚群，包括介导免疫抑制作用的平滑肌肌动蛋白（α-smooth muscle actin，α-SMA）阳性的 CAF 和成纤维细胞活化蛋白（fibroblast activation protein，FAP）阳性的 CAF。α-SMA$^+$ CAF，也称肌成纤维细胞，可以通过旁分泌和细胞外基质（extracellular matrix，ECM）重塑等多种方式塑造免疫抑制性 TME。FAP$^+$ CAF 则可通过细胞外基质重塑、促血管生成和信号转导等机制抑制抗肿瘤免疫反应。此外，CAF 亚群也表达其他标志物，如血小板衍生生长因子受体 α/β（platelet-derived growth factor receptor-α/β，PDGFR α/β）、S100 钙结合蛋白 A4（S100 calcium binding protein A4，S100A4）、胸腺细胞抗原 1（thymocyte antigen 1，Thy-1）和平足蛋白（podoplanin，PDPN）。

二、免疫细胞

1. CD8$^+$ T 细胞　CD8$^+$ T 细胞是适应性免疫系统的关键组成部分，是抗肿瘤免疫反应的主要效应细胞。该类细胞在通过 T 细胞受体（T cell receptor，TCR）特异性识别抗原呈递细胞（APC）表面主要组织相容性复合体Ⅰ（major histocompatibility complex Ⅰ，MHC Ⅰ）呈递的肿瘤抗原后，由原始状态转化为激活状态，分化成细胞毒性 T 细胞（CTL），进而杀伤肿瘤细胞。活化的 CD8$^+$ T 细胞可分泌肿瘤坏死因子（TNF）和干扰素 γ（γ-interferon，IFN-γ），还释放穿孔素（perforin，PFN）和颗粒酶 B（granzyme B，GZMB），这些蛋白协同作用共同杀伤肿瘤细胞。

CD8$^+$ T 细胞可分化为多个细胞亚群，包括 Tc1、Tc2 等。作为典型的 CD8$^+$ T 细胞，Tc1 细胞（type 1 CD8$^+$ T cell，Tc1 cell）表现出很强的细胞毒性，能有效杀死肿瘤细胞和携带胞内病原体的细胞。与其他 Tc 细胞亚群相比，Tc1 细胞高表达 PFN、GZMB、IFN-γ 和肿瘤坏死因子 -α（TNF-α），低表达白细胞介素 -4（interleukin-4，IL-4）、IL-9 和 IL-17。CD8$^+$ Tc2 细胞以产生Ⅱ型细胞因子（如 IL-4、IL-5 和 IL-13）为特征，但低表达 IFN-γ。此外，Tc2 细胞还表达高水平的 GZMB，细胞毒性与 Tc1 细胞相当。

2. CD4$^+$ T 细胞　CD4$^+$ T 细胞，又称 T 辅助细胞（helper T cell，Th），是免疫系统的关键组成部分。该细胞由几种不同的亚群组成，包括 Th1、Th2、Th17、Th9、滤泡辅助性 T 细胞（follicular helper T cell，Tfh）和调节性 T 细胞（regulatory T cell，Treg cell）。其中，Th1 和 Th2 是 CD4$^+$ Th 细胞的两种主要亚型，分别以产生 IFN-γ 和 IL-4 为特征。IL-12 和 IFN-γ 诱导原始 CD4$^+$ T 细胞分化为 Th1，Th1 分泌的细胞因子和趋化因子是细胞免疫的重要效应分子。IL-4 诱导原始 CD4$^+$ T 细胞分化为 Th2。Th9 细胞来源的 IL-9 诱导肿瘤细胞分泌 CCL20（C-C motif chemokine ligand 20），后者与树突状细胞（dendritic cell，DC）表面受体 CCR6 结合，募集 DCs，并调理其对抗原的摄取和呈递，从而激活 CD8$^+$ T 细胞。Th17 细胞以分泌 IL-17A-F、IL-21、IL-22、IL-10、IL-23 和 CCL20 为特征。Th17 细胞在免疫反应中表现出可塑性并具有免疫调节功能，可通过抑制细胞毒性淋巴细胞中 GZMB 的产生导致免疫功能受损。Tfh 细胞可通过促进 B 细胞增殖和免疫球蛋白类型转换而参与高亲和力抗体的产生。

3. 调节性 T 细胞　Treg 细胞分为天然调节性 T 细胞（natural regulatory T cell，nTreg）和诱导型调节 T 细胞（induced regulatory T cell，iTreg）。nTreg 由胸腺中自身抗原诱导产生。iTreg 来源于外周初始 CD4$^+$ T 细胞，一般在 TME 中特定细胞因子诱导下产生，其中，IL-10 在 iTreg 的生成中起核心作用。CD4$^+$CD25$^+$Foxp3$^+$（forkhead transcription factor，Foxp3）的 T 细胞是最具代表性的肿瘤浸润 Treg 细胞亚群，其他 Treg 细胞亚群的研究尚且不足。CD4$^+$CD25$^+$Foxp3$^+$ nTreg 和 iTreg 表达特征性受体，包括细胞毒性 T 细胞相关抗原 4（cytotoxic T lymphocyte antigen-4，CTLA-4）、糖皮质类固醇诱导的肿瘤坏死因子受体（glucocorticoid- induced TNFR，GITR）和 CD25。

作为 T 细胞家族的一员，Treg 细胞在维持免疫稳态和外周耐受方面发挥着关键作用。TME 中的 Treg 细胞具有强烈的免疫抑制功能，可以抑制抗肿瘤免疫、促进肿瘤发生和发展。

4. 自然杀伤细胞　NK 细胞属于固有免疫系统的组成成分，可以单独发挥免疫杀伤作用，无须抗原致敏，且无 MHC 限制。NK 细胞分为 3 种亚型：耐受型（$NK^{tolerant}$）、免疫调节型（$NK^{regulatory}$）

和细胞毒型（NK^{cytotoxic}）。

NK 细胞在肿瘤免疫监视中起着至关重要的作用。该细胞可通过分泌 PFN 和 GZM 诱导溶瘤作用，这种免疫反应伴有多种细胞因子和趋化因子的分泌，如 IFN-γ、TNF-α、粒细胞巨噬细胞集落刺激因子（granulocyte-macrophage colony stimulating factor，GM-CSF）和 CCL5。其中，NK 细胞由其激活性受体 NKG2D（natural killer cell group 2D）激活而分泌的 IFN-γ 是最常见的细胞因子之一，在抗肿瘤活性中起关键作用。但大量研究表明，肿瘤浸润NK细胞的杀伤功能始终受到抑制，这种功能障碍可导致肿瘤进展和转移。例如，TME 通过下调 NKG2D 的表达，或通过耐受性免疫细胞 [如 Treg、髓系来源抑制细胞（myeloid-derived suppressor cell，MDSC）]、肿瘤相关巨噬细胞（TAM）和可溶性因子 [如转化生长因子 -β（transforming growth factor-β，TGF-β）] 等塑造免疫抑制微环境，导致 NK 细胞杀伤功能障碍，促进肿瘤进展。

5. 树突状细胞 DC 是连接固有免疫和适应性免疫的关键细胞，主要负责抗原呈递，是最强大的抗原呈递细胞（APC）。它们可以呈递抗原并为 T 细胞活化提供共刺激信号。TME 中存在不同的 DC 亚群，根据分子标志物的表达，可分为浆细胞样 DC（plasmacytoid DC，pDC）、常规 DC（conventional DC，cDC）以及单核细胞衍生 DC（monocyte-derived DC，mo-DC）。由于 TME 具有高度免疫抑制性的特征，肿瘤内成熟 DC 的含量极少，因此，TME 中的 DC 在表型和功能上表现为耐受性或免疫抑制性。

pDC 与分泌抗体的浆细胞具有相同的形态，可通过 TLR 7/TLR 9 识别病毒或自身核酸，进而产生大量的 I 型干扰素 IFN-α/β。人 pDC 的分子标志物为 $CD123^+$ $CD303^+$ $CD304^+$ $CD11c^-$。根据膜表面 CD2 表达水平的高低，人类 pDC 可进一步分为 $CD2^{high}$ 和 $CD2^{low}$ 两个亚群。TME 中 $CD2^{high}$ pDC 高表达 GZMB、肿瘤坏死因子相关凋亡诱导配体（TNF-related apoptosis-inducing ligand，TRAIL）和溶菌酶，可限制肿瘤细胞增殖，介导肿瘤细胞的接触依赖性杀伤。此外，$CD2^{high}$ pDC 可分泌 IL-12p40，诱导 $CD4^+$ T 细胞增殖。

cDC 包括两个表型和功能不同的亚群：cDC1 和 cDC2。人 cDC1 表达 CD11c、MHC Ⅱ、BDCsA3（blood dendritic cell antigen 3）、CD141、XCR1（X-C motif chemokine receptor 1）、CLEC9A（C-type lectin domain family 9 member A）和 DNGR1（DC、NK lectin group receptor-1）。同时，cDC1 表达不同的 Toll 样受体（Toll-Like receptor，TLR），如 TLR1、TLR3、TLR6、TLR8 和 TLR10，并在激活后分泌炎性细胞因子，包括 TNF-α、IL-6、IL-8 和 IL-12，以响应感染诱导 Th1 反应。cDC2 表达 CD11c、MHC Ⅱ、BDCsA1、SIRPα（signal regulatory protein）、CSF-1R（colony stimulating factor-1R）和 CD11b。cDC2 与 mo-DC 表现出相似的表型和功能，但其特异性标志物尚未确定。cDC2 产生多种细胞因子，如 IL-1β、IL-6、IL-12 和 IL-23，并且在活化 $CD4^+$ T 细胞和促进 Th1、Th2 和 Th17 等细胞的免疫反应中发挥重要作用。cDC1 和 cDC2 都有助于抗肿瘤免疫。

循环单核细胞进入组织并分化为 DC，这些 DC 称为 Mo-DC 或炎性 DC。Mo-DC 与 cDC2 具有相似的表面标记，如 CD1a、BDCsA1、CD11c、MHC Ⅱ和 CD64，因此很难通过表面标志物区分两者。Mo-DC 在肿瘤中的功能需要进一步研究。

6. 巨噬细胞 TAM 是 TME 中一种重要的免疫细胞，在许多肿瘤中，其数量超过其他类型免疫细胞，是数量相对丰富的细胞亚群。TAM 包括促炎极化的 M1 型和抗炎极化的 M2 型。脂多糖等配体与 TAM 表面 Toll 样受体结合诱导产生 M1 型 TAM，M1 型 TAM 可产生促炎因子和活性氧 / 氮物质，表现出强大的吞噬和杀伤能力，这对宿主防御和肿瘤细胞杀伤至关重要，被认为是“好”的 TAM。M2 型 TAM 由 IL-4 或 IL-13 诱导产生，其吞噬和杀伤微生物的活性低。与 M1 不同，M2 型 TAM 不激活诱导型一氧化氮合酶（inducible nitric oxide synthase，iNOS），因此不会产生 NO，但是它们具有强大的精氨酸酶活性，这对于伤口愈合和组织重塑非常重要。M1 型 TAM 在肿瘤早期释放大量 IL-12，从而破坏肿瘤细胞。然而，当肿瘤进展到晚期时，TAM 表现出 M2 表型，其抗肿瘤活性降低。M2 型 TAM 不仅产生抗炎因子，抑制淋巴细胞对肿瘤细胞的免疫监视，还促进血管生成和基质重塑，进而导致肿瘤进展和转移。

7. MDSC 是未成熟的髓系细胞，包括一小群骨髓祖细胞、多形核细胞髓系来源抑制细胞（polymorphonuclear MDSC，PMN-MDSC）和单核细胞髓系来源抑制细胞（monocytic MDSC，M-MDSC）。PMN-MDSC 在形态和表型上与中性粒细胞相似，而 M-MDSC 在形态和表型上与单核细胞相似。在小鼠中，MDSC 被广泛定义为 $CD11b^+Gr1^+$ 细胞，其中，Gr1 不是单一的分子，而是 Ly6C（lymphocyte antigen 6 complex，locus C）和 Ly6G（lymphocyte antigen 6 complex，locus G）的组合。小鼠 PMN-MDSC 具有 $CD11b^+Ly6C^{low}Ly6G^+$ 表型，而 M-MDSC 具有 $CD11b^+Ly6C^{high}Ly6G^-$ 表型。人的 PMN-MDSC 具有 $CD14^-CD11b^+CD33^+CD15^+$ 或 $CD66b^+$ 表型，M-MDSC 具有 $CD14^+HLA\text{-}DR^{-/low}$ 表型，而 $Lin^-HLA\text{-}DR^-CD33^+$ 的 MDSC 代表富含髓系祖细胞的混合细胞群。然而，MDSC 尚无特异性标志物。

研究表明，来源于外周淋巴器官的 MDSC 与肿瘤来源的 MDSC 具有不同的功能。外周淋巴器官的 MDSC 以 PMN-MDSC 为主，其免疫抑制活性相对温和，在调节肿瘤特异性免疫反应中起主要作用。肿瘤中，M-MDSC 占主导，会迅速分化为 TAM。TME 中 MDSC 具有强大的免疫抑制作用。

8. 中性粒细胞 是多形核免疫细胞，是固有免疫系统中的重要组成部分，机体在遭受感染和炎症时，中性粒细胞会首先做出反应。TME 中肿瘤相关中性粒细胞（tumor-associated neutrophil，TAN）包括 N1 和 N2 两种亚型。在肿瘤发生早期，中性粒细胞主要表现为 N1 型，随着肿瘤的进展，N2 型 TAN 不断增多。N2 型 TAN 表达 CXCR4（C-X-C motif chemokine receptor 4）、血管内皮生长因子（vascular endothelial growth factor，VEGF）和基质金属蛋白酶 9（matrix metalloproteinase 9，MMP9），由高水平 TGF-β 诱导产生。而 N1 型 TAN 表达更多的免疫激活细胞因子、趋化因子以及低水平的精氨酸，阻断 TME 中的 TGF-β 可诱导该细胞生成。N1 型 TAN 具有较强的杀伤肿瘤细胞能力。

9. B 细胞 是在 TME 中发现的第二种适应性免疫细胞群，是 TME 的主要组成部分。B 细胞含有多个亚群。在 TME 中，存在从初始 B 细胞（naïve B cell）到终末分化的浆细胞、记忆 B 细胞等所有主要亚群。此外，调节性 B 细胞（regulatory B cell，Breg）也存在于 TME 中。与外周血相比，TME 中的转换记忆型 B 细胞和抗体分泌型 B 细胞增加。

TME 中，B 细胞的丰富度、功能状态和分布高度依赖于三级淋巴结构（tertiary lymphoid structure，TLS）的存在、定位和成熟度。TLS 主要是由免疫细胞形成的有组织聚集体，类似于次级淋巴器官（secondary lymphoid organ，SLO）中的滤泡，其相互作用类似于发生在次级淋巴器官中的相互作用，B 细胞优先定位在这些聚集体中。当 B 细胞被趋化因子梯度招募到 TME，一旦定位到 TLS，B 细胞便与 APC 和外围的 T 细胞相互作用。与外周血相比，TME 中的 TLS 含有较少的 IgD^+ 和 IgM^+/IgD^+ 的初始 B 细胞。TME 内的 B 细胞同时具有促肿瘤和抗肿瘤作用。

10. 肥大细胞（mast cell，MC） MC 是一种固有免疫细胞，来源于骨髓干细胞，含有许多富含组胺和肝素的颗粒。肥大细胞也是 TME 中的重要因素，它们在炎症中广泛发挥作用，并且具有诱导新血管形成的能力。MC 的促肿瘤 / 抗肿瘤作用取决于肿瘤类型、肿瘤进展及这些细胞在肿瘤中的位置。在肿瘤晚期阶段可以观察到 MC 的数量显著减少。

三、内皮细胞

内皮细胞（endothelial cell，EC）具有高度可塑性，在促进肿瘤细胞迁移、侵袭和转移中至关重要。TME 中的内皮细胞组成血管网络和淋巴管网络，分支到肿瘤末端，这是肿瘤生长和迁移所必需的。在肿瘤中，氧气不足和代谢废物的积累导致 TME 缺氧和酸化。低氧 TME 激活缺氧诱导因子，后者促进血管内皮细胞分泌促血管生成因子，如 VEGF、血小板衍生生长因子（platelet-derived growth factor，PDGF）和碱性成纤维细胞生长因子（basic fibroblast growth factor，bFGF）。它们被分泌到 TME 中以促进血管出芽或新血管的形成。其中，VEGF 是关键的促血管生成因子，可通过自分泌和旁分泌的方式刺激内皮细胞迁移，形成新的血管腔。在肿瘤发展阶段，内皮细胞可通过“内皮 - 间质转化”（endothelial-mesenchymal transition，EMT）转化成 CAF。

四、微　生　物

近年来，微生物群作为 TME 新发现的组成成分，受到广泛关注，这些微生物包括细菌、真菌、病毒等，它们在调节 TIME 和影响患者预后中扮演重要角色。微生物已被发现于多种肿瘤中，尤其是黏膜部位发生的肿瘤，如肺癌、皮肤癌、胃癌和肠癌。TME 中存在的微生物及其分泌的代谢物一方面可以塑造免疫抑制微环境，另一方面可结合固有免疫细胞膜表面的模式识别受体（pattern recognition receptor，PRR）从而刺激其产生大量炎性因子，促进抗肿瘤免疫。因而，TME 中不同的微生物诱导的免疫调节作用并不相同，甚至截然相反。

五、细胞因子和趋化因子

细胞因子（cytokine）是 TME 中免疫细胞与其他细胞间相互作用的中介，常见的细胞因子包括 IFN、IL-、TGF 等。IFN 是针对感染和恶性肿瘤的免疫反应的重要组成部分。IFN-α 和 IFN-β 由病毒感染的细胞产生，IFN-γ 由活化的 T 细胞产生。IFN 的组成性表达及其信号通路的激活状态在宿主清除恶性细胞的免疫反应中发挥关键作用。TME 中的 IFN 可改变恶性肿瘤的进展。IL- 是一大类细胞因子（IL-1～IL-35）。IL-6 和 IL-11 已被证明在一些肿瘤组织中高表达，它们以自分泌或旁分泌的形式激活磷脂酰肌醇 -3- 激酶（phosphoinositide 3-kinase，PI3K）- 蛋白激酶 B（protein kinase B，AKT）- 雷帕霉素靶蛋白（mammalian target of rapamycin，mTOR）相关的信号，进而促进肿瘤细胞增殖，抑制细胞凋亡，导致 EMT。其他细胞因子，如 IL-1β、IL-13、IL-17、IL-22、IL-23 和 IL-35 也可以诱导 EMT 和肿瘤进展。除骨髓和淋巴来源的浸润性造血细胞外，肿瘤细胞自身也表达 IL-10。此外，肿瘤分泌的 IL-8 会诱导多形核白细胞（polymorphonuclear leukocyte，PMN）的募集。TGF-β 通过在 TME 中建立耐受性免疫微环境，帮助肿瘤细胞免疫逃逸。TGF-β 可促进 TME 中免疫抑制性调节细胞的扩张和积累，也可以激活基质细胞促进血管生成，同时，也是肿瘤代谢的关键调节剂。此外，TME 中还存在其他细胞因子如 TNF-α、CSF 和 VEGF 等。

趋化因子（chemokine）是一类 8～12kDa 的分泌蛋白，其超家族由约 50 个内源性趋化因子配体和 20 个 G 蛋白偶联的 7 次跨膜信号受体组成。根据其蛋白质序列中两个半胱氨酸残基的位置可分为 4 种：CC、CXC、C 和 CX3C。TME 中存在多种类型的趋化因子和趋化因子受体，包括 CXCR3 及其配体 CXCL9 和 CXCL10、CCR5 及其配体 CCL5、CCR2 及其配体 CCL2、CXCR2 及其配体 CXCL5、CXCR4 及其配体 CXCL12、CXCL1 及其配体 CXCR2 等。趋化因子对于引导免疫细胞迁移至关重要，同时，也调节 TME 中免疫细胞的激活、募集、表型和功能。

六、损伤相关分子模式

损伤相关分子模式（damage-associated molecular pattern，DAMP）是细胞的胞内组分，由受损或垂死的细胞释放，具有促炎作用。DAMP 可以被 PRR 识别，启动促炎级联反应。放射治疗、化学治疗和靶向治疗等导致的肿瘤细胞免疫原性细胞死亡（immunogenic cell death，ICD）以及缺氧导致的肿瘤细胞坏死等均可导致细胞内容物释放，产生大量 DAMP，增强抗肿瘤免疫。

七、补　　体

补体系统是一种古老的宿主防御系统，由一系列蛋白组成，存在于血清、组织液中和细胞膜表面，经激活后具有酶的活性。它是抵御入侵病原体的第一道即时免疫防御，可以增强抗体的作用并消除细胞碎片和外来入侵者。补体的激活途径包括经典途径（classical pathway）、凝集素途径

（lectin pathway）和替代途径（alternative pathway），这三种途径最终都汇聚在C3分子，C3分子被C3转化酶切割生成C3b片段。一旦C3b片段与膜结合，C5分子被激活成C5a片段和C5b片段，然后是末端补体蛋白C5b-C9复合物或攻膜复合物（membrane attack complex，MAC）的组装。

补体蛋白在TME中含量丰富，虽然补体激活的主要途径仍不清楚，但TME中的补体激活可促进肿瘤发生和进展。补体成分通过调节炎症促进肿瘤生长、基质细胞免疫以及肿瘤细胞的增殖、EMT、侵袭和迁移。

TIME的组成成分见图3-1。

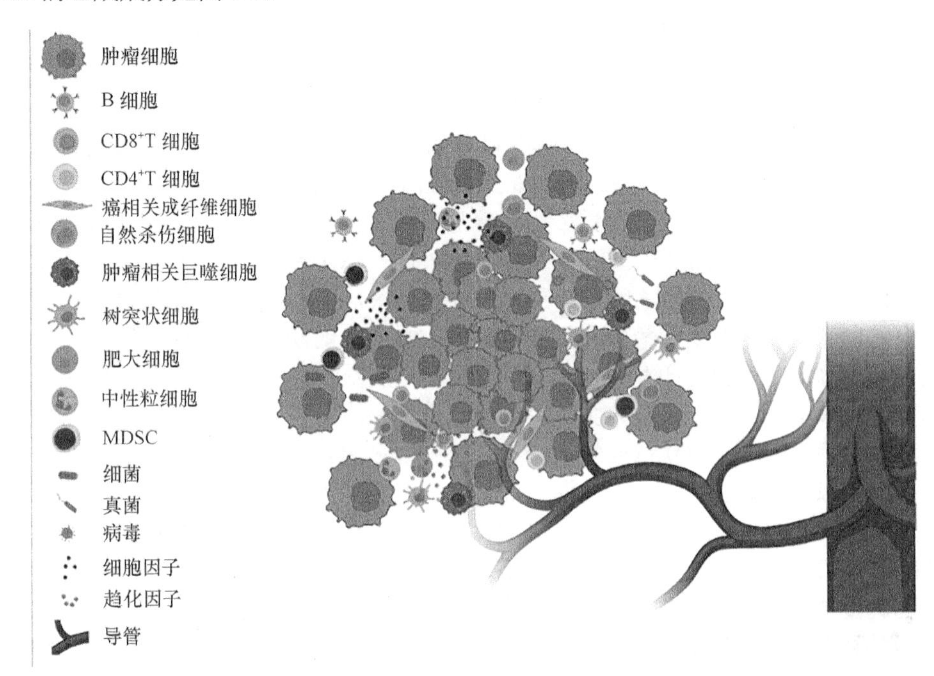

图3-1　TIME的组成成分

TIME由细胞成分和非细胞成分组成。细胞成分包括肿瘤细胞、各种免疫细胞、成纤维细胞和血管内皮细胞等。非细胞成分包括微生物、分泌到细胞外的各种细胞因子、趋化因子和DAMP及补体系统等

第二节　肿瘤免疫微环境与肿瘤内异质性

一、肿瘤内异质性

肿瘤内异质性（intratumoral heterogeneity，ITH）是指TME中的所有成分都表现出显著的遗传、表型和行为异质性。肿瘤的形成取决于肿瘤细胞与ECM、肿瘤脉管系统和免疫细胞的共同进化，肿瘤的生长和转移不仅取决于肿瘤细胞的基因改变，还取决于这些突变给肿瘤细胞带来的特定生长环境。在健康组织中，基质是防止肿瘤发生的主要屏障。然而，在肿瘤生长过程中，通过成纤维细胞的募集、免疫细胞的迁移、基质的重塑和最终的血管网络的发展，可以将这种环境转化为有利于肿瘤生长的微环境。

1. 遗传异质性　ITH主要来源于遗传的不稳定性。基因组和染色体的不稳定性是癌症的重要标志，癌症中的各种遗传和表观遗传改变与基因组的不稳定性有关，包括DNA修复缺陷、癌基因诱导的复制应激和纺锤体组装检查点功能障碍。基因组和染色体的不稳定性决定了肿瘤细胞的行为及其对治疗的反应。ITH涉及体细胞单核苷酸变异、基因序列的插入或缺失（indels）、拷贝数变异以及染色体的结构和数量改变。在肿瘤进展及其对治疗的反应过程中，以上这些遗传改变可以在所有肿瘤细胞（即克隆细胞）或其一部分（即亚克隆细胞）中产生和积累。在这种情况下，

肿瘤的克隆性（即遗传异质性的衡量标准）不仅取决于潜在基因损伤的类型和严重程度，而且取决于所涉及的基因组区域、内在因素（如基因组不稳定性）和外在因素（如克隆竞争和免疫监视）之间的平衡，这些因素决定了克隆适应性。因此，克隆多样性为肿瘤进化提供了肥沃的土壤，最终塑造基因组特征，如肿瘤突变负荷（TMB）和核型特征以及肿瘤的致癌组成和免疫原性。进展中的肿瘤常获得驱动突变，该突变至少在一定程度上有利于遗传的不稳定性（如 DNA 修复基因突变）、治疗耐药性 [如磷酸酶和紧张蛋白同源物（PTEN）丢失] 和免疫逃逸 [如主要组织相容性复合体Ⅰ类（MHC Ⅰ）编码基因的丢失]。这些改变通常通过趋同进化产生，如对磷脂酰肌醇 -3- 激酶（PI3K）抑制剂耐药的转移性乳腺癌患者中观察到体细胞中 PTEN 丢失以及几个肺癌患者和其他逃避免疫监视的肿瘤患者中观察到 MHC Ⅰ类基因座的丢失。在原发肿瘤中，驱动基因突变的肿瘤细胞更具有生存优势，这些细胞在补偿性增殖中发挥主导作用，并发展成为显性克隆群体。相比之下，进行伴随突变的肿瘤细胞并不具有显著的生长优势，是亚克隆性肿瘤细胞的主要来源。因此，遗传不稳定性来源的克隆肿瘤细胞和亚克隆肿瘤细胞构成了肿瘤进化和时空异质性的基础。同时，遗传异质性形成了肿瘤的抗原谱，并最终导致了 TIME 的异质性。蛋白质编码基因的非同义突变和插入基因是肿瘤新抗原（TNAs）的主要来源，TNA 是肿瘤特异性 $CD8^+$ 细胞毒性 T 细胞（CTL）的重要靶点。值得注意的是，在大多数肿瘤中，不管是基因改变的数量，还是在疾病进展过程中它们基因型的改变，最终都导致具有时空异质性的新抗原亚克隆模式。此外，亚克隆核型改变在具有高水平染色体不稳定（CIN）的肿瘤中反复发生，这说明了体细胞拷贝数变异与肿瘤进化有关。事实上，在体细胞突变和拷贝数变异方面，高水平的 ITH 对于多种实体瘤患者来说是一个负面的预后因素。与新抗原的负荷不同，有许多因素可以影响新抗原的质量，如与自身或已知抗原的相似性、表达水平、人白细胞抗原结合的亲和力、新抗原丢失的可能性等。所有这些参数决定了新抗原的免疫原性，以及 TME 中 $CD8^+$ T 细胞的应答。基因组修复缺陷的肿瘤细胞容易被免疫系统识别，这主要是因为点突变或基因组重排引起的新抗原可介导免疫细胞的识别。

2. 表观遗传异质性　肿瘤是一种在时间和空间上都具有异质性的疾病，它不仅依赖于遗传调控，而且还受到表观遗传的调控。表观遗传修饰是指在基因的核苷酸序列不发生改变的情况下，基因表达发生改变，而这些改变是可遗传的。它主要通过 DNA 的甲基化、组蛋白修饰、染色质重塑和非编码 RNA 这 4 种方式来调控基因的表达。恶性肿瘤可通过表观遗传调节癌基因、抑癌基因、免疫检查点蛋白的表达来促进肿瘤进展和免疫逃逸。例如，PD-L1 和 CD47 的表观遗传变化，可导致抗肿瘤免疫受损、无限制的肿瘤生长、免疫逃逸和耐药性的产生，最终导致肿瘤的发展、进展和转移。在 TIME 中，肿瘤相关的免疫细胞也可以发生表观遗传修饰，包括髓系细胞、$CD4^+$ T 细胞和 $CD8^+$ T 细胞。例如，DNA 甲基化和组蛋白修饰等表观遗传变化调控着初始 $CD8^+$ T 细胞向效应 $CD8^+$ T 细胞分化的过程。T 细胞膜表面的 PD-1 也受到 DNA 甲基化的调控。因此，肿瘤细胞可以通过影响表观遗传的调控形成适合生长的微环境，如增加 TAM 和 MDSC 等免疫抑制细胞的数量、减少 $CD8^+$ 效应 T 细胞和 NK 细胞的数量、提高炎症细胞因子和趋化因子的水平。

3. 免疫细胞群异质性　肿瘤微环境中免疫细胞的招募和定位在病变过程中和病变部位之间的差异很大。这种病变部位间的肿瘤免疫环境的异质性受到多种因素的影响，包括 CAF 的分泌、血管系统的分布范围和血管通透性以及肿瘤细胞本身。例如，具有微卫星不稳定性的肿瘤，如结直肠癌亚群，可能产生更多的新抗原从而导致 T 细胞浸润增加。即使在特定的病变内，免疫细胞的浸润分布也不均匀。细胞聚集区域的差异性有不同的预后意义。例如，胰腺癌病变有较多的免疫浸润，但占优势的是巨噬细胞，肿瘤相关巨噬细胞会释放一类称为嘧啶的化合物，如脱氧胞苷，其化学结构和吉西他滨很相似，可直接抑制吉西他滨的抗癌效果，导致耐药的发生。胰腺导管腺癌病变局部有较多 MDSC，抑制浸润 T 淋巴细胞功能，从而对免疫治疗耐受。

4. 血管异质性　肿瘤的生长和转移依赖于新生血管，以获取充足的营养物质和氧气。TME 中血管生成的机制包括：①由骨髓来源的内皮前体细胞发育形成；②肿瘤干细胞形成血管样网络；

③由已建立的血管床发展而来。肿瘤内血管网络是由上述三种机制共同作用、动态选择的结果，所有这些都构成了肿瘤内部和外部的血管异质性。

血管的生成过程包括现有血管基底膜的降解和再结合，这些膜的变化因组织的不同而异。血管的不均一分布和成熟度差异以及淋巴管覆盖不足引起的引流减少，导致肿瘤内血管形成复杂的脉络和可变的间质压力。虽然肿瘤内新生血管支持了肿瘤的血液供应，但由此产生的血管网络具有渗漏、混乱、不成熟、薄壁和灌注不良的特征。

当肿瘤生长迅速时，肿瘤组织需要大量的氧气和营养物质来支持其生长和扩散。为了满足这种需求，肿瘤会通过血管生成新生血管，这个过程被称为血管新生或血管生成。然而，与正常组织的血管相比，肿瘤内的新生血管网络通常表现出一系列异常特征。首先，这些新生血管往往不成熟，缺乏正常血管的结构和功能。它们的内衬细胞层不完整，血管壁薄弱，容易发生渗漏，导致血液和其他细胞成分进入周围组织。这种渗漏现象使得肿瘤周围的组织和间隙出现异常的水肿和炎症反应。其次，肿瘤内的新生血管网络通常呈现混乱的排列和不规则的分支模式。这种混乱性导致血管之间的连接和血液流动受到限制，使得血管灌注不均匀，一些区域可能缺乏足够的血液供应，而其他区域则过度灌注。此外，肿瘤内新生血管的结构和功能不稳定，容易受到外部因素的影响，如 TME 的变化、药物治疗或放疗等。这种不稳定性可能导致血管的退化和血流的不稳定，从而影响肿瘤细胞的养分供应和代谢产物的排出。总体而言，肿瘤内新生血管的渗漏、混乱、不成熟、薄壁和灌注不良等特征，使得肿瘤血液供应的质量和效率受到限制。这些异常的血管特征对于肿瘤的生长、转移和治疗反应具有重要影响，因此在肿瘤血管生成和病理性血管生成主要是由 TME 中促血管生成和抗血管生成信号之间的不平衡导致的。关键的促血管生成因子包括 VEGF-A、bFGF 和 IL-8，这些细胞因子在 TME 中广泛分布，抑制血管抑素和内皮抑素的表达，从而诱导新血管生成。这种高度异常的新生血管有助于维持肿瘤的致瘤性和免疫抑制性 TME，并极大地促进了肿瘤细胞免疫逃避和转移，降低了肿瘤细胞对免疫治疗的敏感性。TME 血管的功能缺陷会导致氧气和营养物质缺乏，从而在肿瘤内部不同区域造成结构和功能迥异的免疫微环境，进而导致肿瘤内部和外部环境的异质性，并最终影响肿瘤进展。血管生成的过程塑造了缺氧和酸性的 TME。而一些遗传和表观遗传突变使得肿瘤细胞具有高度的侵袭性和转移性，这些突变有助于肿瘤细胞脱离上述 TME。

内皮细胞是构成肿瘤新生血管的主要部分。在缺氧的 TME 中，VEGF-A、IL-10 和前列腺素 E2（prostaglandin E2，PGE2）呈现较高的表达水平。这些因子共同诱导了 TME 中 EC 表面的 FasL 表达，FasL 进而与 T 细胞表面的 Fas 结合，诱导 T 细胞凋亡。c-FLIP 可抑制 TNF、Fas 配体（fas ligand，FasL）和 TRAIL- 诱导的细胞凋亡，由于 c-FLIP 在 $CD8^+$ T 细胞的表达水平显著低于 Treg 细胞，使得前者相较于后者更易受到上述细胞因子的不利影响从而难以在 TME 中生存。EC 还可以通过上调多功能内皮受体 CLEVER-1（common lymphatic endothelial and vascular endothelial receptor-1）募集 Treg 细胞，从而抑制抗肿瘤免疫反应。此外，VEGF-A 还可阻碍细胞间黏附分子 1（intercellular adhesion molecule 1，ICAM-1）和血管细胞黏附蛋白 1（vascular cell adhesion molecule 1，VCAM-1）等黏附分子的聚集，进而限制免疫细胞外渗。因此，除了刺激血管生成外，VEGF-A 还有助于阻碍上皮细胞 - 淋巴细胞间的有效相互作用。

二、TIME 异质性

1. 空间异质性　TIME 主要是由免疫成分和非免疫成分构成的。这些成分的定位或丰度 / 活性在空间上是不同的，包括抑制性免疫检查点的表面表达（如 PD-L1）、免疫抑制因子和促炎性细胞因子的分泌、免疫抑制细胞的膨胀、血管的状态、到边缘区域的空间距离及代谢营养物的分布。所有这些特征在不同的肿瘤区域可能有很大差异，这种差异形成的空间异质性影响疾病进展和治疗反应。肿瘤内 T 细胞的表型表现出显著的异质性。利用高通量测序方法，发现 T 细胞通常具有不同的克隆性、增殖潜能、分化阶段、功能极化、细胞因子分泌或代谢环境。在肺腺癌和肺鳞状细胞癌患者中，遗传异质性与瘤内T细胞表型存在单一相关性。关于T细胞受体库，增殖性T细胞受体（TCR）可进一步分为常见TCR（在肿瘤内所有区域都能检测到）或区域TCR（呈现异质分布）。常见和区域性TCR克隆的数量分别与常见和区域性非同义突变的负荷呈正相关，由抗原驱动的T细胞表现出增殖的区域异质性。因此，丰富的新抗原为同源T细胞的识别提供了巨大的潜力，随后导致更大幅度的免疫细胞膨胀。然而，局部新抗原负荷与包括T细胞在内的免疫细胞的膨胀呈负相关，表明免疫系统在压力下能够纯化新抗原编码突变。除了T细胞亚群，其他免疫细胞也存在肿瘤内空间分布的异质性。例如，在胃癌中，具有$CD68^+CD163^+CD206^+$表型的巨噬细胞主要位于基质，而$CD68^+IRF8^+$表型的巨噬细胞主要位于核心区域。除了免疫细胞群，基质细胞（如CAF）在肿瘤中也表现出高度的空间取向性。例如，不同来源的CAF可对肿瘤产生不同的作用。成纤维细胞来源的CAF具有合成和分泌细胞外基质，并重塑肿瘤微环境的能力，它们也可通过分泌多种细胞因子，促进肿瘤增殖和转移；上皮细胞来源的CAF可以促进肿瘤细胞的侵袭迁移和EMT等过程；间充质干细胞来源的CAF除了具有类似于间充质干细胞的自我更新能力，还可以维持肿瘤细胞干性并介导肿瘤耐药，促进肿瘤生长和血管生成，增强肿瘤细胞抗凋亡能力。代谢谱是免疫微环境的一个重要调节器，影响肿瘤细胞在微环境中的增殖潜力和适应性。代谢特征的异质性影响TIME的异质性。具有高糖酵解活性的恶性细胞不仅可以将其代谢途径转化为合成代谢反应，还可以产生大量免疫抑制介质，如乳酸和腺苷，以减弱毒性细胞的免疫监测。

2. 时间异质性 肿瘤中的免疫成分很容易被遗传或非遗传环境因素干扰，随时间而不断变化，这些免疫成分决定了疾病的进展和对抗肿瘤治疗的反应以及肿瘤细胞本身的动态进化。在疾病从非侵袭性病变发展为侵袭性病变的过程中，胰腺导管腺癌患者的RNA-Seq揭示了免疫细胞浸润成分的显著变化。通常表现为$CD8^+$ T细胞和DC的浸润减少以及免疫抑制细胞（包括Treg、MDSC或CAF）的异常聚集或扩增。TIME的时间异质性通常表现为$CD8^+$ T细胞和DC的膨胀减少，也经常以免疫抑制细胞的异常积累或扩增为特征，包括Treg、MDSC或CAF。此外，多种肿瘤类型的疾病进展过程中，还存在细胞溶解活性受损、细胞库扩展和克隆性受限以及T细胞和B细胞的进行性衰竭。个体患者中免疫不利的区域或病变的出现与疾病控制和生存预后成反比，这进一步加强了时空异质性对疾病结果的重要性。

三、PD-L1表达的异质性

PD-L1在肿瘤组织内不同区域或不同肿瘤个体间表现出高度异质性特征。例如，在非小细胞肺癌晚期患者的原发灶和脑转移灶中，PD-L1的表达水平呈现出显著性差异。IFN-γ-JAK1/2-STAT是肿瘤细胞中诱导PD-L1表达的关键信号通路，一些肿瘤细胞中JAK1/2基因功能缺失性突变可导致该通路信号转导受阻，PD-L1表达被抑制，进而导致不同肿瘤细胞PD-L1表达水平迥异。此外，$PD\text{-}L1^+$的细胞在功能上也具有异质性。例如，NF-κB信号诱导的$PD\text{-}L1^+$肿瘤细胞表现出侵袭性增殖、转移以及支持血管生成的能力，而STAT1信号触发的$PD\text{-}L1^+$肿瘤细胞则表现出促凋亡表型。

四、肿瘤突变负荷

肿瘤突变负荷（tumor mutation burden，TMB）代表蛋白编码区的非同义突变分布的密度，用蛋白编码区的非同义突变位点总数除以蛋白编码区的总长度，单位为mutations/mb。TMB驱动肿瘤细胞表面MHC产生免疫原性新肽，这些新肽影响患者对免疫检查点抑制剂（ICB）的反应。特别是在使用激活T细胞的药物治疗后，肿瘤中少数体细胞突变产生的新抗原可被免疫系统识别和靶向。含有新抗原的多肽可以被抗原处理机制加工，并装载到MHC分子上，以便在细胞表面呈递。然而，并非所有的突变都会产生新抗原，只有少数突变产生的多肽被适当处理，并加载到MHC复合物上，故只有极少数突变能够被T细胞识别。因此，并非所有出现在细胞表面的新肽都是具有免疫原性的。然而，肿瘤具有的体细胞突变越多，它可能形成的新抗原就越多，TMB 可以作为肿瘤新抗原负荷的有效评估指标。TMB 值高的患者对 ICB 治疗的反应是高度异质性的，相当一部分 TMB 水平较低的患者也可以从 ICB 免疫疗法中获益，反之亦然。对于对 ICB 治疗反应不佳的 TMB 高风险患者，免疫治疗抵抗的主要机制是抗原呈递的缺陷或失调，尤其是 HLA 的单倍型和区域表达及 B2M 分子的表达。

五、DNA 错配修复缺陷

DNA 错配修复缺陷（deficient DNA mismatch repair，dMMR）的癌基因组包含异常高数量的体细胞突变。MMR 相关基因的遗传性或散发性异常往往导致 dMMR，携带此缺陷的肿瘤细胞不能有效修复损伤的 DNA。带有 dMMR 的肿瘤细胞中单个碱基对错配导致了 DNA 突变的积累，同时提供了较高的 TMB，而 TMB 与 ICB 治疗的临床疗效呈正相关。在存在 dMMR 的肿瘤中，由于基因组的不稳定性，免疫细胞的浸润程度呈高度异质性的状态，从而导致肿瘤细胞的免疫原性受限，免疫细胞不能有效发挥抗肿瘤作用。

第三节 肿瘤免疫微环境形成的分子机制

一、慢性炎症

炎症反应是一种保护性机体反应，旨在修复损伤或消除疾病的病因。炎症分为急性炎症和慢性炎症两种。急性炎症反应时，病原体的抗原被 APC 摄取后，成熟 DC 通过诱导炎症反应来调节免疫反应，以消除病原体。然而，如果免疫反应不能及时清除病原体，持续损伤组织，造成炎症反应迁延不愈，急性炎症就会转化为慢性炎症，形成病原体和机体长期共存的状态。成人患癌症之前往往伴随很长一段时间的慢性亚临床炎症和显微坏死灶，这为基因的表观调控、细胞死亡、细胞增殖和基因突变提供了环境。此外，慢性炎症诱导形成的免疫抑制性肿瘤微环境协助肿瘤免疫逃逸。故慢性炎症在癌症的形成中起关键作用。

1. 慢性炎症与恶变 慢性炎症诱导恶变的机制之一是通过产生活性氧（reactive oxygen species，ROS）和活性氮（reactive nitrogen species，RNS）破坏 DNA 诱导细胞恶变。当机体被细菌或寄生虫感染时，活化的中性粒细胞和巨噬细胞通过激活 NADPH 氧化酶、黄嘌呤氧化酶、诱导型一氧化氮合酶（inducible nitric oxide synthase，iNOS）和髓过氧化物酶（myeloperoxidase，MPO）产生 ROS 和 RNS。为了清除感染源，这些氧化剂会破坏核酸、蛋白质和脂质，进而导致基因突变和肿瘤发生。与此同时，癌前的慢性炎症会导致肿瘤抑制基因的启动子区域 CpG 岛高度甲基化，超甲基化抑制活化转录因子与启动子区域的结合，从而沉默肿瘤抑制基因的表达，诱导细胞恶变。此外，慢性炎症还通过活化 STAT3 信号通路促进肿瘤发生。信号转导及转录激活因子（signal transduction and activator of transcription，STAT）属于细胞质转录因子家族蛋白，负责胞外细胞因子和生长因子信号转导以及基因转录的激活。当细胞因子或生长因子激活相应受体后，STAT 蛋白活化上调，将胞外信号转入细胞核内，从而调控相关基因的转录与表达，其中 STAT3 调控细胞周期以及发挥抗细胞凋亡作用。在未受刺激的正常细胞中，STAT3 一般处于失活状态。慢性炎症导致炎症部位局部产生前列腺素，并与其他激活因子一起诱导 IL-6 和 IL-10 的产生。IL-6 家族成员（包括 IL-6、IL-11、OSM、LIF 等）等炎症因子可通过其受体偶联蛋白 gp130 快速活化下游的 STAT3 信号通路。STAT3 活性的异常增高抑制炎症部位的早期免疫反应，从而导致持续地破坏 - 增殖循环，数轮的细胞死亡促进随后的细胞增殖。炎症和损伤触发组织中的细胞更替，从而为恶性细胞克隆的生长创造空间。

2. 慢性炎症与免疫抑制性肿瘤微环境 在慢性炎症微环境下，被招募的大量免疫抑制细胞，如 MDSC、肥大细胞、M2 型 TAM、N2 型 TAN、Treg 细胞、Breg 细胞、CAF 等，促进了免疫抑制性肿瘤微环境的形成，以此抵抗固有免疫和适应性免疫。MDSC 通过产生 Arg-1、iNOS、IL-10、TGF-β 和 COX-2 等抑制 T 细胞的增殖和功能。除了免疫抑制功能外，MDSC 还可以通过产生 VEGF 和 FGF 等细胞因子来促进肿瘤血管生成。肥大细胞通过形成炎性 TME 进行免疫逃逸，从而促进肿瘤的发生发展。肥大细胞在激活后不仅可以迅速释放一系列储存在细胞质内生物活性介质，如组胺、血清素、TNF-α、蛋白多糖和各种蛋白酶等；还可以释放从头合成的脂质介质（如前列腺素和白三烯）、细胞因子和生长因子。而 IL-1β、IL-6、TNF-α 等肥大细胞释放的介质也可以反过来吸引或激活其他免疫细胞、内皮细胞、上皮细胞、神经细胞和基质细胞。肥大细胞还通过产生肝素或释放溶菌酶溶解周围的基质组织，促进内皮细胞的生长和血管生成，从而促进肿瘤的生长和转移。TAM 可通过多种途径发挥促肿瘤及免疫抑制的作用。TAM 主要包括 M1 型巨噬细胞和 M2 型巨噬细胞，M2 型巨噬细胞通过抑制 T 细胞的杀伤功能和分泌细胞因子维持 TME 中的免疫抑制状态。TAM 分泌 EGF、PDGF 等促进肿瘤细胞的增殖；释放 MMPs（如 MMP2、MMP9）等促肿瘤细胞转移因子参与肿瘤的侵袭与转移；产生 IL-10、PGE2、TGF-β 等参与肿瘤细胞的免疫逃逸；表达 VEGF 参与肿瘤微血管与淋巴管的生长；调控肿瘤细胞代谢以促进肿瘤生长，如促进胶质瘤细胞的有氧糖酵解、细胞增殖和肿瘤生长，从而促进了肿瘤的恶性进展。中性粒细胞的持续性浸润或及其导致的组织损伤，是慢性炎症的重要标志。TAN 通过抑制 TME 中的适应性免疫反应，促进肿瘤的发生发展。与 TAM 相似，TAN 也被分为 N1 型抗肿瘤和 N2 型促肿瘤亚群，TAN 极化影响它们在 TME 中的作用。N2 型 TAN 可以通过重塑 TME 的细胞外基质促进肿瘤细胞生长，还可以通过调节肿瘤细胞的生物学行为，分泌各种细胞因子维持微环境中的免疫抑制状态，促进后期肿瘤细胞的侵袭和转移。Treg 细胞通过细胞毒性 T 细胞相关抗原 4（CTLA-4）抑制 CD80 和 CD86 的共刺激信号，分泌抑制性细胞因子，并直接杀死效应 T 细胞，从而导致免疫抑制。Breg 细胞是一大类具有免疫抑制性的 B 细胞的统称，Breg 细胞通过分泌 IL-10 和 TGF-β 等细胞因子以及上调 PD-L1 等免疫调节配体的表达，发挥特定的免疫抑制作用，这可以减弱 T 细胞和 NK 细胞的反应同时增强 Treg 细胞、MDSC 和 TAM 的促肿瘤效应。TME 中慢性炎症通常伴随着成纤维细胞的浸润和纤维化。CAF 促进 TME 中的胶原蛋白和各种细胞外基质成分的沉积，从而促进肿瘤细胞增殖和血管生成。此外，CAF 能产生大量细胞因子和趋化因子来参与免疫反应，包括骨桥蛋白（osteopontin，OPN）、CXCL1、CXCL2、CXCL12、CXCL13、IL-6、IL-1β 和 CCL5 等。CAF 分泌的 TGF-β 可抑制 NK 细胞和 CTL 细胞的激活，同时，抑制 Treg 细胞和免疫抑制性浆细胞的分化。慢性炎症通过募集上述多种免疫抑制性细胞形成免疫抑制 TME，从而促进肿瘤的发生和发展。

二、肿瘤来源的外泌体

外泌体（exosome）是由多泡体（multivesicular body，MVB）与细胞膜融合后向细胞外分泌的纳米级膜性囊泡，平均大小为 100nm，携带多种具有生物活性的物质，可以介导细胞间复杂的细胞通信，维持正常生理状态或诱发疾病。肿瘤来源的外泌体（tumor-derived exosome，TDE）通过传递不同类型的生物活性物质调控肿瘤转移前微环境、介导肿瘤细胞发生 EMT 转化、调控血管通透性及肿瘤细胞对远处转移病灶的选择性等，进而介导肿瘤细胞的远处转移及靶器官转移的特异性。此外，TDE 还通过靶细胞内化或受体配体相互作用来抑制抗肿瘤免疫，为肿瘤生长提供有利环境。

一方面，TDE 含有大量的膜结合蛋白（FasL、PD-L1 等）可直接抑制效应 $CD8^+$ T 细胞和 NK 细胞的抗肿瘤活性；另一方面，TDE 可以与 APC 结合，间接诱导 APC 耐受特异性的抗原。TDE 通过负性干扰 DC 抑制抗肿瘤免疫。DC 是最重要和最有效的 APC，通过启动幼稚 T 细胞并提供维持效应 T 细胞活性所需要的后续信号协调免疫反应。TDE 可作用于 DC，在很大程度上抑制骨髓祖细胞和单核细胞向 DC 的分化、成熟，同时极大地促进肿瘤支持细胞如 MDSC 的发生发展。TDE 还携带了几种生物活性分子，不仅可以干扰 DC 的成熟从而破坏了它们诱导抗肿瘤反应的能力，还可以改变分化良好的成熟 DC 的功能。成熟 DC 和 TDE 的结合使其成为免疫抑制表型，从而促进肿瘤免疫逃避。此外，肿瘤细胞中 Hippo 通路的大肿瘤抑制激酶 1/2（large tumor suppressor kinase 1/2，LATS1/2）缺陷可导致肿瘤细胞释放大量外泌体，外泌体中的核酸成分通过 TLR/MYD88 信号通路激活Ⅰ型干扰素的表达，从而增强浆细胞和 CTL 的免疫活性（图 3-2）。

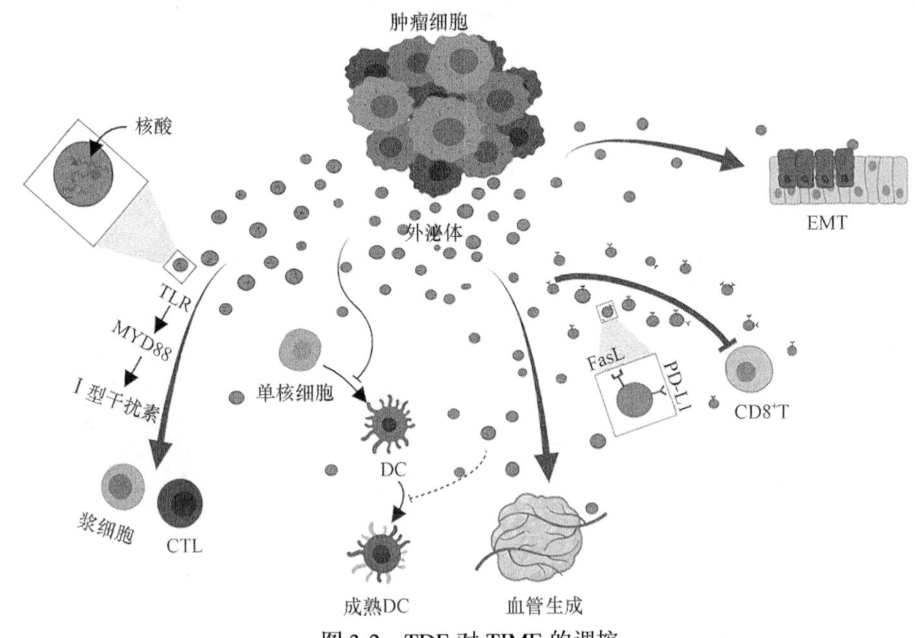

图 3-2　TDE 对 TIME 的调控

TDE 携带多种生物活性物质调控 TIME。外泌体中的核酸成分通过 TLR/MYD88/Ⅰ型干扰素途径增强肿瘤特异性浆细胞和 CTL 的免疫活性。外泌体膜蛋白 FasL 和 PD-L1 诱导肿瘤特异性 $CD8^+$ T 凋亡和衰竭。外泌体还可以抑制 DC 的成熟，介导肿瘤细胞 EMT 转化及促进血管生成。

三、TIME 中各类型细胞间相互作用

（一）免疫细胞与肿瘤细胞间相互作用

1. 效应 T 细胞与肿瘤细胞间相互作用　CTL 主要为 $CD8^+$ T 细胞，$CD8^+$ T 细胞依赖 TCR 与 APC 细胞膜表面的 MHC Ⅰ分子结合，在共刺激受体的协同作用下被激活。CD28 是 T 细胞激活过程中关键的共刺激受体，其配体为 APC 膜表面的 CD80 或 CD86。

激活的 $CD8^+$T 细胞主要通过以下途径杀伤肿瘤。

（1）通过胞吐作用释放 PFN 和 GZM，前者可在肿瘤细胞膜表面打孔，随后 GZM 由 PFN 通道进入肿瘤细胞，激活 caspase（cysteinyl aspartate specific proteinase）级联反应，引起 DNA 断裂，导致细胞死亡。

（2）表达配体 TRAIL 和 FasL 分别与肿瘤细胞上的死亡受体 TRAIL-R、Fas 结合，激活细胞凋亡通路。

（3）分泌干扰素（IFN）、TNF-α 等细胞因子，协同 GZM 或直接杀死肿瘤细胞。

$CD8^+$T 细胞的细胞毒活性受其免疫检查点受体（如 PD-1、TIM-3、LAG-3）负调控。肿瘤细胞依赖自身膜表面表达的免疫检查点配体 [如 PD-L1、半乳糖凝集素 9（galetin-9，GAL-9）、肝脏和淋巴结窦内皮细胞黏附分子（liver and lymph node sinusoidal endothelial cell C-type lectin，LSECtin）等] 与 $CD8^+$T 细胞结合，逃避免疫杀伤。

肿瘤细胞具有 MHC Ⅰ类分子低表达和免疫检查点分子高表达的特征，因此，肿瘤浸润性 T

细胞往往处于功能失调或衰竭的状态，表现为 GZM、IL-2、IFN-γ 和 TNF-α 的表达水平较低，而免疫检查点受体表达上调。

效应 $CD4^+$ T 细胞又称辅助性 T 细胞，主要通过辅助其他免疫细胞发挥抗肿瘤作用。其中 $CD4^+$ CTL 细胞具有细胞毒性并能促进肿瘤细胞表面 MHC Ⅱ类分子的表达。对于表达 MHC Ⅱ类分子的肿瘤，$CD4^+$ T 细胞能通过与 $CD8^+$ T 细胞相同的途径尤其是 FasL-Fas 凋亡通路直接杀伤肿瘤细胞（图 3-3）。

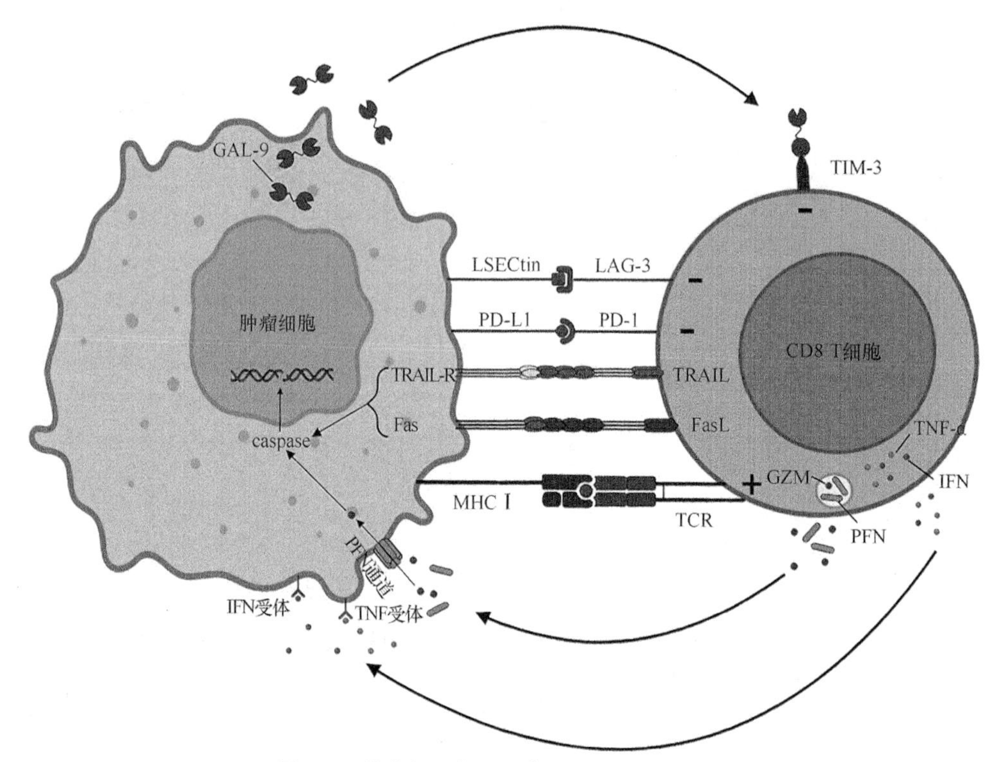

图 3-3　肿瘤细胞与 $CD8^+$ T 细胞间相互作用

肿瘤细胞表面 MHC I- 抗原肽复合物与 TCR 结合激活 $CD8^+$ T 细胞。活化的 $CD8^+$ T 细胞释放 PFN 和 GZM，杀伤肿瘤细胞。IFN 和 TNF-α 增强了 $CD8^+$ T 细胞的细胞毒作用。$CD8^+$ T 细胞也可通过 TRAIL 和 FasL 诱导肿瘤细胞死亡。$CD8^+$ T 细胞的活性受 PD-L1/PD-1、GAL-9/TIM-3 和 LSECtin/LAG-3 等免疫检查点分子的负调控。

2. NK 细胞与肿瘤细胞间相互作用　NK 细胞通过其细胞膜上趋化因子受体 CCR2、CCR5、CXCR3 和 CX3CR1 被募集到炎症淋巴结。NK 细胞的活化受激活性受体和抑制性受体共同调控。其中，激活性受体主要包括 NKG2D，NCR，CD16，NKp30 和 NKp44，其活化机制包括：

（1）NKG2D 与肿瘤细胞表面 MHC Ⅰ类同源信号分子（MICA/MICB）结合激活 NK 细胞。

（2）NCR 与含有免疫受体酪氨酸活化基序（ITAM）的信号衔接蛋白质结合激活 NK 细胞。

（3）CD16 与肿瘤特异性抗体亚型 IgG1/3 的 Fc 端结合激活 NK 细胞。

（4）NKp30 与肿瘤细胞表面 B7-H6 结合激活 NK 细胞。

（5）NKp44 与肿瘤细胞表面 NKp44L 结合激活 NK 细胞。

肿瘤细胞分泌的细胞因子可限制 NK 细胞激活性受体的表达水平。例如，肿瘤来源的 TGF-β 可下调 NKG2D 和 NKp30，L- 犬尿氨酸（L-kynurenine）抑制 NKG2D 和 NKp46 表达，PGE2 抑制 NKp44 表达。

NK 细胞表面抑制性受体主要包括 KIR、NKG2A 和 LIR，此类受体可与肿瘤细胞表面 MHC Ⅰ类分子结合，从而抑制 NK 细胞的活性。此外，免疫检查点受体 PD-1、TIM-3、LAG-3 等也在

NK 细胞表达并参与抑制 NK 细胞的杀伤功能。

激活的 NK 细胞通过以下途径杀伤肿瘤细胞：① CD16 与肿瘤抗原特异性抗体 Fc 端结合，发挥抗体依赖细胞介导的细胞毒作用（ADCC）直接杀伤肿瘤细胞；②分泌促炎性细胞因子（如 IFN-γ、TNF-α、IL-6、GM-CSF）诱导肿瘤细胞凋亡；③释放 PFN 和 GZM 直接杀伤肿瘤细胞；④经 TRAIL/FasL 途径引起肿瘤细胞凋亡（图 3-4）。

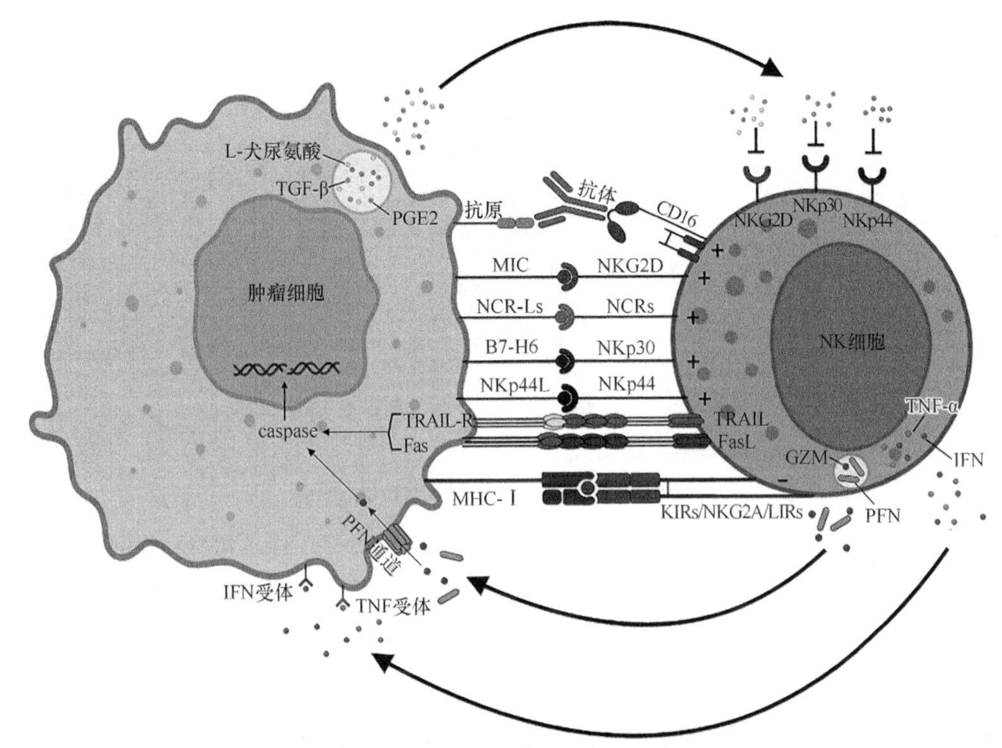

图 3-4 肿瘤细胞与 NK 细胞间相互作用

肿瘤细胞表达的 MIC 等多种配体分别与 NK 细胞表面 NKG2D 等激活性受体结合，激活 NK 细胞。NK 细胞表面的 CD16 分子与肿瘤抗原特异性抗体 Fc 片段结合，发挥 ADC 作用。激活的 NK 细胞通过 PFN、GZM、IFN、TGF-α 或 TRAIL、FasL 杀伤肿瘤细胞。NK 细胞的细胞毒活性受肿瘤细胞表面 MHC Ⅰ类分子和肿瘤细胞释放的 TGF-β、L- 犬尿氨酸和 PGE2 等因子的负调控。

3. DC 与肿瘤细胞间相互作用 未成熟的 DC 表面 TLR 结合死亡肿瘤细胞来源的 DAMP[如钙网蛋白（calreticulin，CRT）、热休克蛋白（heat shock protein，HSP）、ATP 和 HMGB1（high mobility group box 1）等] 产生了两种效应：首先，DC 在网格蛋白的辅助下吞噬死亡肿瘤细胞；其次，DC 中 NF-κB、AP-1 和 IRF 等转录因子被激活，DC 进入成熟阶段。DC 在趋化因子 CCL19/21 的梯度吸引下进入淋巴结并在此发育成熟。成熟的 DC 表面 CCR7、MHC Ⅱ类分子以及共刺激因子 CD80 或 CD86 的表达水平升高，细胞因子如 IFN、IL-1、IL-6、IL-12 和 TGF-β 等开始产生。成熟的 DC 作为 APC 向 $CD8^+$ T 细胞提呈抗原，并由肿瘤细胞来源的 CCL4 驱使，浸润至肿瘤组织。

肿瘤细胞分泌的细胞因子或趋化因子可抑制 DC 的免疫功能（图 3-5）。

（1）肿瘤细胞来源的 TGF-β 和 PGE2 阻止 DC 的募集，并驱动 DC 向调节性 DC 分化，后者可抑制抗肿瘤免疫反应。

（2）肿瘤细胞分泌的 IL-10、VEGF-A、CCL2、CXCL1 和 CXCL5 等信号分子抑制 DC 成熟。

（3）肿瘤细胞来源的 HMGB1 与 DC 表面抑制性受体 TIM-3 结合，削弱 DC 协调抗肿瘤免疫反应的能力。

（4）肿瘤细胞分泌的胸腺基质淋巴细胞生成素（thymic stromal lymphopoietin，TSLP）在 DC

中诱导 OX40L 表达，后者有助于 Th0 细胞向 Th2 细胞极化，减少 I 型抗肿瘤应答。

（5）肿瘤细胞分泌的骨髓基质细胞抗原 2（bone marrow stromal cell antigen 2，BST2）与 pDCs 表面受体 IL-T7（immunoglobulin-like transcript 7）结合，限制 pDCs 产生 I 型干扰素。

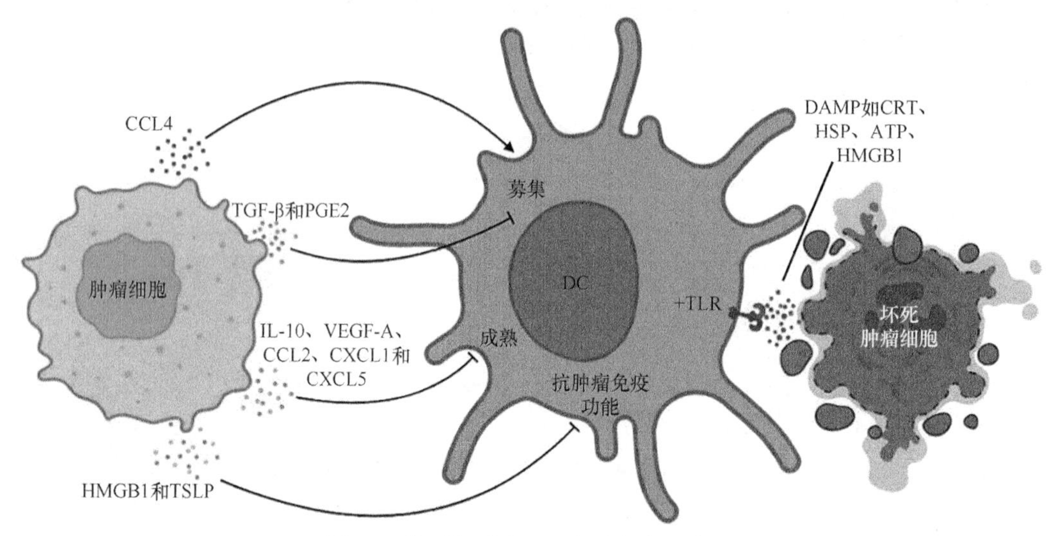

图 3-5 肿瘤细胞与 DC 细胞间相互作用

坏死的肿瘤细胞释放的 DAMP 与 DC 表面 TLR 结合，诱导 DC 成熟和对肿瘤细胞的吞噬。肿瘤细胞既可以分泌 CCL4 募集 DC 进入肿瘤组织，又可分泌 IL-10、TGF-β 等细胞因子抑制 DC 的成熟和抗肿瘤免疫功能。

4. TAM 与肿瘤细胞间相互作用 TAM 一般分为促炎极化型（M1）和抗炎极化型（M2），TME 中 TAM 多表现为 M2 型。

M1 极化依赖病原体相关分子模式（pathogen associated molecular pattern，PAMP）与自身 Toll 样受体结合产生的信号及细胞因子 IFN-γ、TNF-α 的刺激。M2 极化依赖 Th2 来源的细胞因子（如 IL-4、IL-10 和 IL-13）。TAM 表型在肿瘤进展期动态转换，早期表现为 M1 型，晚期表现为 M2 型。

TAM 的募集依赖肿瘤细胞分泌的 SLC7A11、IL-23、CXCL9 和 CSF-1。肿瘤发生初期，TAM 吞噬肿瘤细胞，发挥抗原呈递作用，还能产生过氧化氢、氧离子、一氧化氮、TNF 及溶酶体产物等效应因子非特异性杀伤肿瘤细胞，或通过 ADCC 发挥抗肿瘤作用。

肿瘤细胞表达的“不要吃我”信号分子与 TAM 相应受体结合，抑制 TAM 的吞噬功能。

（1）肿瘤细胞表达的 CD47 分子与 TAM 表面 SIRPα 结合。

（2）肿瘤细胞表达的 PD-L1 分子与 TAM 表面 PD-1 结合。

（3）肿瘤细胞表面 MHC I 的 β2M 亚基与 TAM 表面 LIL-RB1（leukocyte immunoglobulin like receptor subfamily B1）结合。

（4）肿瘤细胞表面的 CD24 分子与 TAM 上唾液酸结合免疫球蛋白样凝集素 -10，（sialic acid-binding immunoglobulin-type lectin 10，Siglec-10）结合。

肿瘤进展后期，肿瘤细胞配体经 ERK/STAT3、Wnt/β-catenin 或 IL-6/IL-8/STAT3 信号通路诱导 TAM 向 M2 型分化。肿瘤细胞分泌的 CSF-1 也能促进 TAM 增殖和 M2 型极化。M2 型释放 IL-6、IL-13、多效生长因子（pleiotrophin，PTN）和 TGF-β 等细胞因子，这些细胞因子与肿瘤干细胞（cancer stem cell，CSC）表面受体 PTPRZ1（protein tyrosine phosphatase receptor type Z1）和 EPHA4（EPH receptor A4）结合，激活肿瘤干细胞（cancer stem cells，CSC）中 AKT、STAT3 和 NF-κB 通路，促进 CSC 增殖。TME 中低氧环境可激活 TAM 细胞 HIF-1α 信号通路，后者启动 IL-1β 的表达和分泌，IL-1β 进而诱导肝癌 EMT，增强肿瘤细胞的转移潜能。TAM 分泌的其他细

胞因子如 IL-6、IL-8、TGF-β 分别激活 JAK2/STAT3、AKT、Smad 通路，诱导肿瘤 EMT。TAM 来源的外泌体向肿瘤细胞递送载脂蛋白 E（apolipoprotein E，ApoE），激活肿瘤细胞 PI3K/AKT 通路，亦可诱导肿瘤 EMT（图 3-6）。

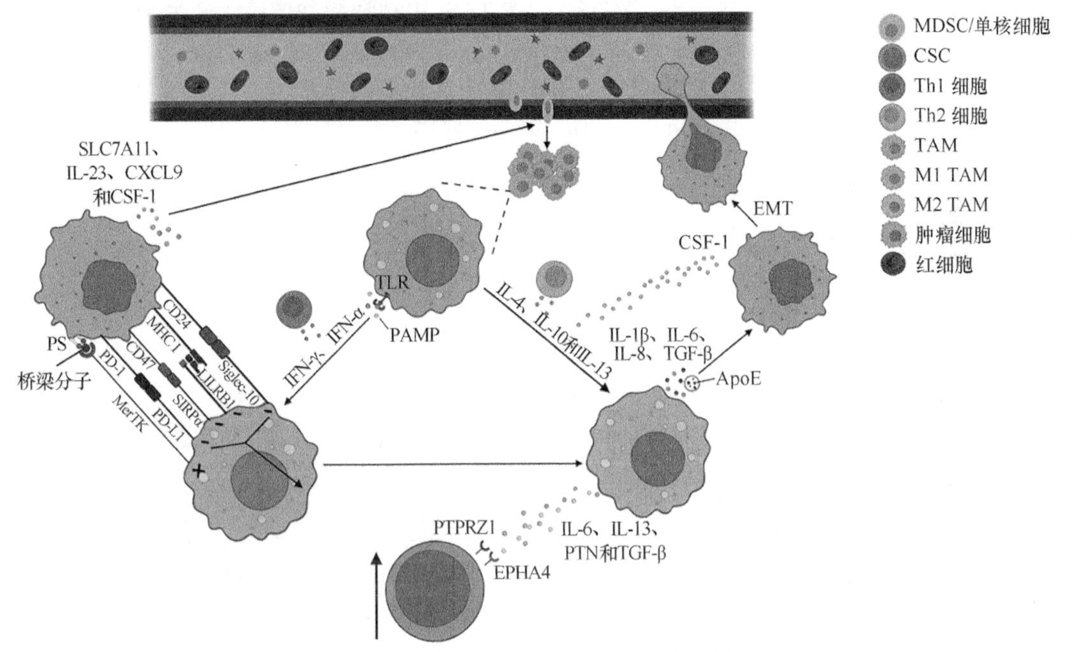

图 3-6 肿瘤细胞与 TAM 间相互作用

肿瘤细胞释放的 SLC7A11 等因子募集 TAM 进入肿瘤组织。Th1 和 Th2 细胞分泌的细胞因子诱导 TAM 分别向 M1 型和 M2 型极化。M1 识别凋亡细胞表面的 PS，吞噬肿瘤细胞。肿瘤细胞表面 CD47 等分子负调控 M1 型的吞噬功能并诱导其向 M2 型转化。M2 型释放的外泌体和 IL-6 等细胞因子一方面诱导肿瘤细胞 EMT 转化，另一方面促进 CSC 的增殖。

5. Treg 与肿瘤细胞间相互作用 Treg 为 $CD4^+$ T 细胞亚群，具有免疫抑制性作用。肿瘤募集 Treg 依赖 TME 中的趋化因子（如 CCL22、CCL17、CXCL12、CCL28）、免疫检查点（如 CTLA-4、PD-1 等）、IL-10 和 TGF-β 等。

TME 中的 Treg 经历代谢重编程，趋化和免疫抑制功能更有利于肿瘤发展。Treg 表面过表达抑制受体 CD39、CD73、CTLA-4、PD-1、TIM-3 和 LAG-3，上调 LAP（latency-associated peptide）、GARP（glycoprotein A repetitions predominant）和神经纤毛蛋白 1（neuropilin-1，NRP-1）的表达；分泌的腺苷（adenosine）、IL-10 和 TGF-β 诱导 Treg 的生成与增殖，形成正反馈发挥促肿瘤作用。

肿瘤的快速生长导致缺氧，肿瘤细胞通过 HIF-1α 联合缺氧反应元件（hypoxia response element，HRE）能促进肿瘤 CXCR4 和 TGF-β 的表达，加速 Treg 的募集。HIF 信号通路促进细胞表面 PD-L1 的表达，结合 T 细胞表面 PD-1，抑制下游 AKT 和 mTOR 通路，促进 Foxp3（Treg 细胞的标志物）的表达，进而促进 $CD4^+$ T 细胞向 Treg 分化。$CD4^+$ T 细胞也会产生 HIF-1α 促进 Foxp3 表达。HIF 信号还能促进肿瘤细胞分泌外泌体。外泌体中的 TGF-β、IL-10 结合 T 细胞表面的受体，分别激活 SMAD 蛋白和 JAK/STAT 信号通路，促进 Foxp3 的表达；外泌体中的 miR-214 则通过内吞进入 Treg，促进 Treg 细胞分泌 IL-10，抑制 PTEN（phosphatase and tensin homolog）蛋白的表达，进而激活 PI3K-AKT 信号通路，激活细胞周期相关转录因子 E2F（E2F transcription factor，E2F），促进 Treg 增殖。

6. MDSC 与肿瘤细胞间相互作用 肿瘤细胞来源的 PGE2、环氧化酶 2（cyclooxygenase-2，COX-2）、生长因子 [VEGF、干细胞因子（stem cell factor，SCF）、TGF-β] 和促炎蛋白（S100A8、

S100A9）通过 JAK2/STAT3 途径招募 MDSC。肿瘤细胞内 COX-2 生成 PGE2，PGE2 可与 MDSC 受体 EP1/2/4 作用诱导 MDSC 增殖。肿瘤细胞中 RIPK3 缺陷可上调 COX-2 的表达，进而催化 PGE2 的产生，诱导 MDSC 扩增并增强 MDSC 的功能。

在细胞因子和趋化因子的作用下，MDSC 会在 TME 中被诱导并增殖，产生 MMP9、前动力蛋白 2（prokineticin 2，PK2）、bFGF 和 VEGF，促进肿瘤血管生成，产生 iNOS、TGF-β 和 ARG1 抑制抗肿瘤免疫。缺氧可以诱导 MDSC 依赖 HIF-1α 分泌更多的外泌体。外泌体内容物促进肿瘤侵袭和转移：增加 MMPs 的产生来降解 ECM，增加趋化因子建立转移前环境；与肿瘤细胞融合，促进转移过程（图 3-7）。

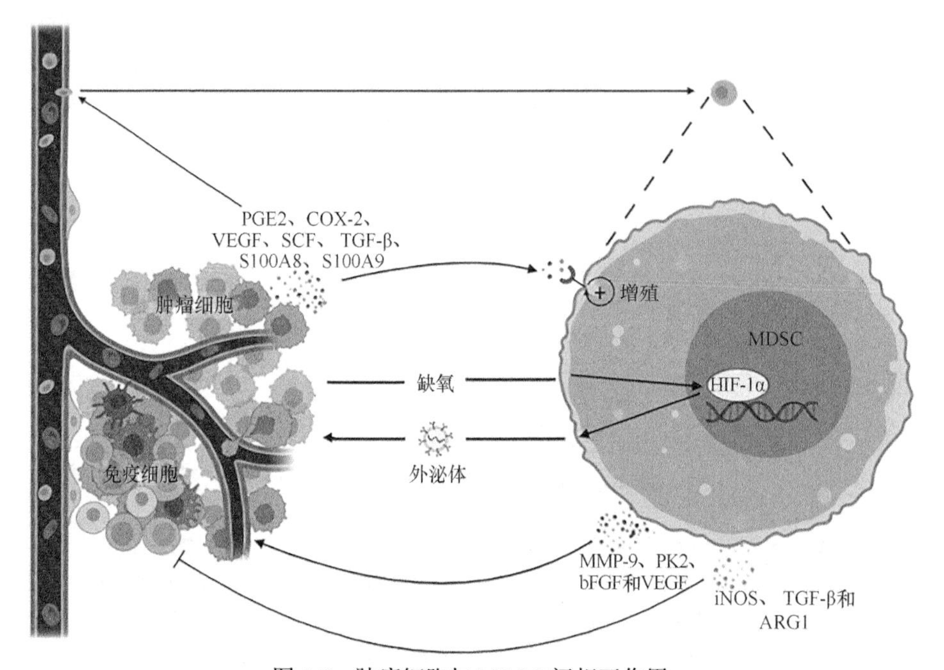

图 3-7　肿瘤细胞与 MDSC 间相互作用

肿瘤细胞释放 COX-2 等因子，招募 MDSC，并促进其增殖。TME 中低氧环境可激活 MDSC 中 HIF-1α 分子，HIF-1α 促进 MDSC 产生大量外泌体，增强肿瘤细胞的转移能力。MDSC 分泌的 MMP9 和 iNOS 等分子一方面可促进肿瘤血管生成，另一方面可抑制抗肿瘤免疫反应。

7. B 细胞与肿瘤细胞间相互作用　肺肿瘤细胞、滤泡 DC（follicular dendritic cell，FDC）和 Tfh 细胞分泌趋化因子 CXCL13 募集 B 细胞。肿瘤浸润 B 细胞（tumor-infiltrating B cell，TIB）一方面可以促进 Th1 极化，另一方面作为浆细胞产生炎症抗体，从而激活 TME 中的免疫反应。

肿瘤相关抗原刺激 B 细胞，使其分化为浆细胞，产生肿瘤特异性抗体，识别并中和肿瘤相关抗原 [如 LAGE-1（L antigen family member 1）、TP53（tumor protein 53）和 NY-ESO-1（New York esophageal squamous cell carcinoma 1）]。免疫球蛋白还通过 ADC 或补体依赖的细胞毒性（CDC）介导肿瘤裂解。B 细胞也可在 IFN-α 或 TLR9 激动剂刺激下分泌 TRAIL 诱导肿瘤细胞凋亡，或经 IL-21 诱导表达 GZMB 发挥细胞毒作用。活化的 B 细胞可迅速增加 MHC Ⅱ类及共刺激分子 CD40、CD80 和 CD86 的表达促进免疫。

肿瘤细胞通过 RANTES（regulated upon activation，normal T cell expressed and secreted）、巨噬细胞炎症蛋白 -α（macrophage inflammatory protein-α，MIP-α）、TNF-α 和 TGF-β 促进 B 细胞极化为 Breg。Breg 可分泌大量免疫抑制性细胞因子，如 IL-10 等，抑制抗肿瘤免疫细胞活性，也可促进 T 细胞向 Treg 转化，塑造免疫抑制性 TIME。B 细胞和肿瘤细胞表达 CD39/CD73，催化 ATP/ADP 形成 AMP 而后形成 ADO。高浓度的 ADO 与 B 细胞表面 A2AR 及 A3R 结合抑制其增殖、分化、

成熟及细胞因子的产生。一些活化的B细胞可能表达PD-1，通过与肿瘤细胞表面的PD-L1结合，可以取消对肿瘤的识别和杀伤。

8. 嗜酸性粒细胞与肿瘤细胞间相互作用 肿瘤细胞可产生嗜酸性粒细胞趋化因子1（eotaxin-1）、eotaxin-2、eotaxin-3、CCL11、CCL24、CCL26和RANTES等趋化因子，激活嗜酸性粒细胞上高表达的CCR3受体，驱动嗜酸性粒细胞浸润至TME。

上皮细胞和肿瘤细胞来源的IL-33可激活嗜酸性粒细胞，嗜酸性粒细胞随后可与不同的肿瘤细胞系如B16F10黑色素瘤、MC38结肠癌、TC-1肺腺癌和MCA205纤维肉瘤等建立细胞轭合物，有效杀伤肿瘤细胞。IL-33激活的嗜酸性粒细胞也可释放趋化因子进一步招募更多的嗜酸性粒细胞。浸润肿瘤的嗜酸性粒细胞有控制肿瘤进展的潜力，通过分泌多种可溶性介质发挥直接和间接的抗肿瘤活性。

IL-33与IL-5还可延长肿瘤生长部位嗜酸性粒细胞的寿命。坏死的肿瘤细胞释放危险信号，如HMGB1，可以诱导嗜酸性粒细胞迁移、黏附、存活和脱颗粒并释放阳离子蛋白（eosinophil-cationic protein，ECP）和活性氧（reactive oxygen species，ROS），促进氧化，从而灭活坏死物质和促进肿瘤的炎症。

嗜酸性粒细胞衍生的主要碱性蛋白（major basic protein，MBP）可以抑制肝磷脂酶的活性。肝磷脂酶是一种参与重构ECM的内糖苷酶，它能促进肿瘤生长、血管生成和转移的形成。

9. MC与肿瘤细胞间相互作用 肿瘤细胞中HIF-1α可介导SCF分泌，SCF随后与MC中的受体c-kit结合介导TME中的MC浸润和激活。由非癌基质细胞产生的其他生长因子，如FGF-2、VEGF和血小板衍生的内皮细胞生长因子（platelet-derived endothelial cell growth factor，PD-ECGF）在体内外也可介导MC的募集。

MC同时兼具促肿瘤和抑肿瘤的作用。一方面，MC在肿瘤部位激活DC、CTL和NK细胞，抑制Treg、MDSC和M2 TAM，阻止肿瘤恶化。另一方面，激活的MC也能发挥促肿瘤作用：①MC衍生的组胺通过与肿瘤细胞的H4受体结合来促进肿瘤细胞增殖；②肿瘤源性肾上腺髓质素（adrenomedullin）能刺激MC产生IL-17，进而抑制肿瘤细胞凋亡，起到促进肿瘤生长的作用；③肿瘤来源的TNF-α上调MC中PD-L1的表达，进而抑制T淋巴细胞的杀伤功能。

（二）基质/间质细胞和免疫细胞间的相互作用

1. MSC和免疫细胞间的相互作用 MSC抑制免疫活性，具有可塑性，接收到的信号决定它们极化成促炎表型或免疫抑制表型。肿瘤细胞和浸润的免疫细胞产生促炎性细胞因子IFN-γ、TNF-α或IL-1，激活MSC，产生免疫抑制分子，协助肿瘤细胞，抑制免疫反应。MSC和免疫细胞之间的作用是相互的。免疫细胞产生的细胞因子刺激MSC表达更多免疫细胞的趋化因子，但MSC也会产生高水平免疫抑制分子抑制趋化因子的作用。

（1）MSC与Th细胞间的相互作用：MSC通过减少IFN-γ、IL-2、IL-6、IL-17的分泌抑制Th1和Th17细胞的增殖，通过分泌PGE2阻止初始T细胞向促炎Th17细胞分化。低剂量IFN-γ抑制MSCs iNOS或IDO的生成，促进MSC的抗原呈递作用，增强免疫应答。MSC产生的PGE2和其他细胞因子如IL-4、IL-10和TGF-β能够促进初始T细胞向Th2细胞分化。

（2）MSC与Treg细胞间的相互作用：MSC能够促进常规$CD4^+CD25^+Foxp3^+$ Treg细胞和非常规$CD4^+CD25^+Foxp3^+$Treg细胞的生成，还能通过增加TGF-α、IL-4和IL-10的产生刺激Treg细胞的增殖，并通过Smad2诱导Treg细胞分化。MSC来源的外泌体包含CD39和CD73外核苷酸酶，其通过水解ATP促进腺苷的产生，促进Treg细胞的增殖和调节。

（3）MSC与B细胞间的相互作用：MSC对B细胞的作用仍有争议。一方面，MSC来源的RANKL（receptor activator of nuclear factor-κB ligand）激活B细胞中NF-κB信号通路，增强B细胞活性。这是B细胞淋巴瘤肿瘤细胞存活所必需的信号。另一方面，MSC表达的RANKL在G0/G1细胞周期抑制B细胞增殖，抑制B细胞向浆细胞分化以及抑制其免疫球蛋白的产生。MSC产生

TGF-β 导致 B 细胞转变为产生 IgA 的 B 细胞，这种 B 细胞分泌免疫抑制分子 IL-10，表达 PD-L1，从而抑制 T 细胞活性。此外，MSC 减少 B 细胞的迁移和募集。MSC 衍生的 GAL-9 对 T 淋巴细胞和 B 淋巴细胞增殖和功能都具有抑制作用。

（4）MSC 与 DC 间的相互作用：MSC 可以干扰 DC 的分化、成熟、激活，抑制 DC 的内吞作用和分泌 IL-12 的能力，进而抑制 T 细胞。作用机制包括：①产生不同的介质，如 GAL-1，下调参与抗原呈递的分子，如 CD40、CD80、CD83、CD86 和白细胞 DR 抗原（human leucocyte antigen-DR，HLA-DR）；②阻止外周血单个核细胞向 DC 分化；③产生抗炎分子并抑制促炎性细胞因子，改变 DC 细胞因子的分泌谱；④抑制 DC 促进初始 T 细胞增殖的能力；⑤慢性髓系白血病患者骨髓来源的 MSC 可促进成熟 DC 分化为一种独特的调节性 DC 群体，具有诱导 T 细胞失能、抑制 T 细胞增殖和诱导 Treg 生成的能力。

（5）MSC 与 NK 细胞间的相互作用：MSC 分泌的 IFN-γ 下调 NK 细胞表面天然细胞毒性受体（natural cytotoxicity receptor，NCR）、NKG2D、CD69 等分子的表达，抑制 NK 细胞增殖，MSC 也可通过产生 PGE2、IDO 和 HLA-G5 来降低 NK 细胞的细胞毒作用。MSC 还能减少 NK 细胞内 GZMB 表达。MSC 分泌的细胞因子短期作用能激活 NK 细胞，而长时间暴露于这些因子会抑制 NK 细胞作用。骨髓来源的 MSC 与 NK 细胞之间存在双重关系，MSC 能抑制 NK 细胞的增殖，但 NK 细胞与 MSC 共培养后，NK 细胞分泌 IFN-γ 和 TNF-α 增加，促进 PFN 和 GZM 的释放，加强抗肿瘤免疫。NK 细胞能降低 MSC 的活力及丝氨酸蛋白酶抑制蛋白的表达。

（6）MSC 和单核巨噬细胞间的相互作用：MSC 直接诱导炎性 M1 型巨噬细胞向抗炎的 M2 型转化降低炎性 M1 型巨噬细胞的数目。MSC 上调 M2 型巨噬细胞标志物 CD163 和 CD206 的表达，增加其 IL-10 和 IL-6 的产生，减少 iNOS、IL-12 和 TNF 的分泌。激活的 T 细胞在 MSC 作用下上调了 COX-2 和 IDO 的表达和分泌，进而促进了巨噬细胞极化到 M2 表型。

（7）MSC 及中性粒细胞间的相互作用：MSC 通过激活 TLR3 和产生 IL-6、IFN-γ、GM-CSF 招募中性粒细胞。虽然 MSC 不影响中性粒细胞的吞噬作用和迁移能力，但它们能够减少中性粒细胞导致的呼吸暴发，并通过产生 IL-6 抑制静息中性粒细胞和激活中性粒细胞的体外凋亡。此外，MSC 能够以肿瘤坏死因子诱导蛋白 6（TSG-6）依赖的方式减少中性粒细胞胞外诱捕网（neutrophil-extracellular trap，NET）的释放和 ROS 的产生。胃癌来源的 MSC 能通过 IL-6 介导的 STAT3-ERK1/2 轴调节胃癌中中性粒细胞的趋化、存活、激活和功能，从而导致胃癌中肿瘤细胞的侵袭性增加并促进其转移。

2. CAF 和免疫细胞间的相互作用

（1）CAF 与 TAM 间的相互作用：TAM 是 CAF 聚集区作用最突出的免疫细胞，两者存在紧密的相互作用。

CAF 作用于 TAM 的具体机制如下：① CAF 表面的 FAP 通过切割Ⅰ型胶原和增加巨噬细胞黏附促进 CAF 与 $SR-A^+$ TAM 的相互作用。② CAF 可分泌大量 IL-6 诱导单核细胞变为 TAM，IL-6 引起炎症反应造成组织重构，炎症反应又可促进肌成纤维细胞的增殖，导致更多 IL-6 的分泌。③在皮肤肿瘤中，CAF 通过分泌单核细胞趋化蛋白 -1（monocyte chemotactic protein 1，MCP-1）、基质细胞衍生因子（stromal cell-derived factor 1，SDF-1）和壳多糖酶 3 样蛋白 1（chitinase 3-Like protein 1，Chi3L1）以及细胞因子 IL-8、IL-10、TGF-β 和 CCL2 促进单核细胞的招募及其向 M2 型 TAMs 分化。④ CAF 细胞表面雌激素受体 α（estrogen receptor α，ERα）的表达可以降低 CCL5 和 IL-6 的释放，抑制巨噬细胞浸润并限制前列腺癌的侵袭。

TAM 调节 CAF 的激活和进展，机制包括：① TAM 通过分泌 IL-6 和 SDF-1 等可溶性因子增强 EMT 进程，刺激 CAF 激活；② TAM 促进 MSC 向 CAF 或促炎表型分化，重塑炎症微环境；③巨噬细胞诱导激活的 CAF 进一步增强 TAM 活性，从而在 TME 中形成促进癌症发展和免疫抑制的正循环。

（2）CAF 与中性粒细胞间的相互作用：CAF 能够通过分泌 SDF-1α 招募外周中性粒细胞到肿瘤。根据有无 TGF-β 激活，中性粒细胞可以获得抗肿瘤表型（N1）或促肿瘤表型（N2）。CAF 分泌IL-6刺激TAN中的STAT3信号通路抑制T细胞的活性，并通过表达PD-1结合PD-L1诱导免疫耐受。活化的TAN又能促进MSC向CAF的分化。CAF分泌CLCF1上调肿瘤细胞中CXCL6和TGF-β的表达，间接调节TAN的极化。

（3）CAF与MC间的相互作用：前列腺癌中，CAF可通过过表达雌激素促进MC的增殖、迁移和促炎细胞因子的分泌。雌激素诱导CAF产生CXCL12，通过与CXCR4结合参与MC的募集。MC释放的IL-13和胰蛋白酶则能以不依赖TGF-β-STAT6的方式刺激CAF增殖。

（4）CAF与NK细胞间的相互作用：CAF释放的PGE2能抑制NK细胞表面激活性受体NKp30、NKp44和DNAM-1的表达以及溶细胞颗粒的形成。在肝细胞癌中，CAF通过PGE2和IDO诱导NK细胞失活。CAF分泌的TGF-β可通过减少IFN-γ的产生、刺激miR-183抑制DAP12的转录或激活Smad2/3依赖的信号通路，下调NK细胞表面激活受体，抑制NK细胞活化和细胞毒作用。NK细胞本身还通过促进PGE2的分泌来促进CAF诱导的抑制环路的形成。CAF通过减少NK细胞激活受体的配体脊髓灰质炎病毒受体（poliovirus receptor，PVR）的表达，抑制NK细胞杀伤活性。

（5）CAF与DC间的相互作用：CAF通过激活IL-6介导的STAT3通路招募DC细胞并诱导其分化为调节性DC细胞。CAF产生的VEGF通过抑制NF-κB的激活造成DC的异常分化和抗原呈递功能受损。VEGF还能上调DC表面PD-L1的表达促进免疫耐受。

（6）CAF与Treg间的相互作用：CAF释放CCL5、VEGF-A招募Treg细胞，并且释放TGF-β诱导初始T细胞向Treg细胞分化。$FAP^+PDGFR\beta^+$ CAF（CAF-S1细胞）还可以表达CD73、DPP4和B7-H3等分子，诱导$CD4^+$ T细胞转化为Treg细胞。然而，PADC中CAF的衰竭促进了Treg细胞的增殖，表明CAF对Treg细胞具有双重作用。

（7）CAF与CTL间的相互作用：CAF对$CD8^+$ T细胞浸润、生长和抗肿瘤免疫有抑制作用。CAF通过CXCL12信号通路抑制CTL的转移，通过分泌IL-6和TGF-β减少$CD8^+$ T细胞的招募，并抑制其细胞毒作用。CAF分泌的TGF-β与$CD8^+$ T细胞表面CD61结合，诱导T细胞内HIC-5（hydrogen peroxide-induced clone 5）和磷酸化的Lck（lymphocyte-specific protein tyrosine kinase）蛋白结合，从而抑制TCR信号转导和$CD8^+$ T细胞的功能。

（8）CAF与MDSC间的相互作用：CAF产生CXCL1参与MDSC的招募。在肺鳞状细胞癌、肝癌、三阴性乳腺癌中，CAF通过分泌CCL2、IL-6和CXCL12，刺激STAT3信号通路诱导MDSC的迁移，促进其分化为免疫抑制亚群M-MDSC。在食管癌中CAF释放的外泌体中miR-21（microRNA-21）也能诱导MDSC的迁移与分化。

3. TAM和其他免疫细胞间的相互作用　M1型TAM产生免疫刺激细胞因子，如IL-6、IL-12和CXCL9，促进CTL的浸润，引起巨噬细胞介导的程序性细胞清除（programmed cell removal，PrCR）；而M2型TAM通过多种途径支持肿瘤生长，包括产生血管生成因子，如IL-10和CCL22，蛋白酶介导的基质重塑以及抑制CTL和DC。具有M1表型的TAM产生大量的IL-12和IL-23，释放ROS，并具有识别恶性细胞的能力，并将其抗原呈递给免疫系统的效应细胞，从而对肿瘤细胞产生Th1型反应。M2型TAM产生的IL-10可抑制IL-12的表达并抑制其他免疫细胞释放IFN-γ。TAM产生的TGF-β通过抑制CTL和NK细胞中GZMA、GZMB、IFN-γ或FAS配体的基因表达抑制CTL的功能和NK细胞的溶细胞活性。此外，TGF-β通过阻止DC的成熟、抑制IL-12产生和增强DC细胞凋亡，抑制适应性免疫反应。M2型TAM还能产生大量ARG1将L-精氨酸转化为L-鸟氨酸和尿素。L-精氨酸是激活T细胞反应所必需的，而ARG1导致细胞外L-精氨酸降解，造成T细胞代谢饥饿、抑制增殖和功能的发挥。TAM也表达PD-1，通过PD-1/PD-L1轴与CTL的相互作用抑制T细胞增殖、细胞毒性和细胞因子的产生，并导致T细胞受体或共刺激信号的抑制，进而阻断肿瘤特异性T细胞杀伤反应。

（三）肿瘤细胞和基质/间质细胞间的相互作用

1. 肿瘤细胞与MSC间的相互作用　MSC是一种多能基质细胞，可以分化为各种组织驻留细胞，包括脂肪细胞、软骨细胞、肌细胞和成骨细胞，维持正常组织结构，促进伤口愈合。MSC 根据功能不同分为两种表型，TRL4 诱导的 MSC 被称为 MSC1，其表现出抗肿瘤作用，而 TRL3 诱导的 MSC 被称为 MSC2，其具有肿瘤支持功能。

肿瘤细胞通过分泌 SDF-1、MCP-1 等细胞因子招募 MSC 进入 TIME。MSC 迁移到肿瘤部位后，肿瘤细胞通过释放外泌体直接激活 MSC 中 NF-κB 信号通路，导致 p-IKKα/β、p-p65 蛋白增加，促进 MSC 由 MSC1 转化为 MSC2。此外，肿瘤细胞的异常代谢形成高乳酸、缺氧的 TIME 也会影响 MSC 的表型，形成肿瘤相关间充质干细胞（cancer-associated mesenchymal stem cell，CA-MSC），后者具有促肿瘤和抗肿瘤的双重作用。

CA-MSC 促肿瘤的作用机制如下：① CA-MSC 产生的一些因子，如肝细胞生长因子（hepatocyte growth factor，HGF）、IGF1 和 FGF，可以与肿瘤细胞表面受体相互作用，促进肿瘤细胞的生长；② CA-MSC 通过分泌 PGE2 及细胞因子（IL-6、CXCL1、CXCL7、CXCL8 等）作用于肿瘤细胞，诱导 β-catenin 信号的激活，促进肿瘤干细胞的形成；③ CA-MSC 随着肿瘤细胞分泌的趋化因子进入邻近组织，为肿瘤形成生态位，协助其转移；④ CA-MSC 释放许多抗凋亡因子，如 VEGF、bFGF、SDF-1α 等，抑制肿瘤细胞凋亡；⑤ CA-MSC 通过产生 VEGF、PDGF 刺激血管生成。

CA-MSC 抗肿瘤的作用机制如下：① CA-MSC 通过抑制 AKT、PI3K 和 Wnt 信号通路抑制肿瘤细胞增殖；② CA-MSC 通过激活 caspase-3 和 caspase-9 或者下调凋亡抑制蛋白 Bcl-2 诱导肿瘤细胞的凋亡；③ CA-MSC 来源的外泌体抑制肿瘤细胞中 VEGF 的表达水平，诱导内皮细胞凋亡和毛细血管变性，抑制肿瘤血管生成（图 3-8）。

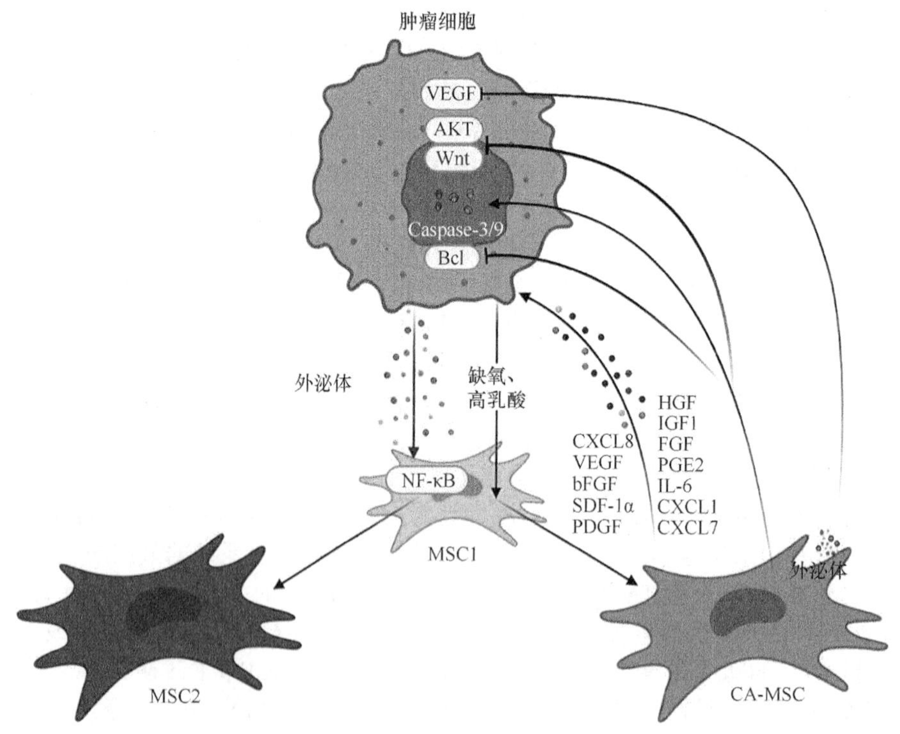

图 3-8 肿瘤细胞与 MSC 间的对话

肿瘤细胞释放的外泌体激活 MSC 中 NF-κB 信号通路，使 MSC 由 MSC1 转化为 MSC2。肿瘤细胞异常代谢形成的高乳酸和缺氧微环境使 MSC 转化为 CA-MSC，CA-MSC 通过产生 HGF、IGF1 等细胞因子促进肿瘤细胞生长。CA-MSC 通过抑制肿瘤细胞内 AKT 和 Wnt 信号通路和 Bcl 表达、激活凋亡 caspases 以及释放外泌体阻止肿瘤细胞生长和肿瘤血管生成。

2. 肿瘤细胞与 CAF 间的相互作用 CAF 与肿瘤细胞是相辅相成的关系。一方面，肿瘤细胞分泌白血病抑制因子（leukemia inhibitory factor，LIF）和 IL-6 调节 CAF 的侵袭活性；释放 PDGF-α/β 和 bFGF 诱导 CAF 的活化。另一方面，CAF 在多个方面协助肿瘤发生发展，机制如下：CAF 分泌 TGF-β，诱导肿瘤细胞 EMT，并上调 MMP2、MMP9 的表达，促进肿瘤细胞转移；CAF 与肿瘤细胞一起构建 ECM 蛋白网络，该网络是阻碍免疫细胞浸润至肿瘤组织的物理屏障，使肿瘤对 ICB 疗法呈低反应状态；CAF 分泌多种生长因子和细胞因子，如 HGF、EGF、IGF、SDF-1、PDGF 等，促进肿瘤细胞增殖；CAF 来源的 IL-6 促进肿瘤细胞分泌 VEGF，从而促进肿瘤血管生成（图 3-9）。

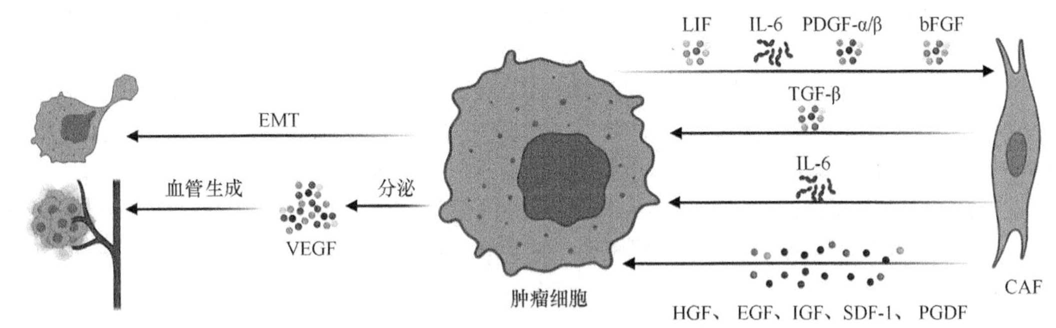

图 3-9 肿瘤细胞与 CAF 间的对话

3. 肿瘤细胞与 TAM 间的相互作用 肿瘤细胞不仅可以招募 TAM，还可以改变 TAM 的表型和功能。通常，肿瘤细胞通过趋化因子 CCL1、CCL2、CCL3、CCL4、CCL5、CCL7 等从骨髓中招募单核巨噬细胞，CCL5 能进一步刺激单核巨噬细胞分泌 CXCL1、CXCL3、CXCL4、CXCL8 等趋化因子，增加 TIME 中单核巨噬细胞的浸润。

在肿瘤形成的早期，IFN-γ 和 LPS 诱导 TAM 极化为 M1 型，M1 型巨噬细胞吞噬肿瘤细胞，呈递肿瘤抗原，激活 T 细胞的免疫杀伤活性。但 M1 型巨噬细胞分泌的 TNF-α 也可导致肿瘤细胞中 ROS 积累，引起错配修复相关的酶失活，肿瘤突变不断累积，促进肿瘤发生发展。一旦肿瘤建立，TIME 中 IL-4 和 IL-10 等细胞因子诱导 TAM 向 M2 型分化。M2 型 TAM 从多个方面促进肿瘤进展。例如，M2 型释放 TNF-α、IL-1β、IL-6、CCL2、CXCL8 和 CXCL10 等因子激活 NF-κB 信号通路，促进肿瘤细胞的增殖；M2 型来源的 TNF-α 和 TGF-β 诱导肿瘤细胞 EMT 转化，增强肿瘤细胞的转移能力；肿瘤组织的低氧环境可激活 TAM 中 HIF-1α，HIF-1α 作为转录因子激活 VEGF 和 PDGF，后者促进肿瘤血管生成，新生血管在给予肿瘤细胞营养支持的同时也为肿瘤细胞转移创造条件。

四、遗传与表观遗传对 TIME 的影响

癌症被称为遗传性疾病，因为在生存压力下携带基因突变的肿瘤细胞存在遗传选择，肿瘤进展是一个由原癌基因激活和抑癌基因失活共同驱动的遗传和表观遗传过程。肿瘤细胞的遗传或表观遗传改变会刺激其周围微环境发生显著的分子、细胞和物理变化，这意味着 TIME 始终处于动态变化之中，并随着肿瘤的发展变得更加复杂。

（一）基因突变对 TIME 的影响

从单碱基替换到染色体易位的基因突变是肿瘤病变和发展的原动力。随着时间推移，基因突变的积累通常将正常细胞逐步转化为发育异常的细胞，最终发展为肿瘤细胞。这些致病性肿瘤突变可通过不同的方式影响 TIME 的组成。

首先，驱动突变或乘客突变产生的抗原肽由 MHC Ⅰ分子呈递给 $CD8^+$ T 细胞并将其激活为 CTL，CTL 由 CXCL9、CXCL10 等趋化因子驱动快速浸润至肿瘤组织。这种突变产生了新抗原。例如，dMMR 产生的突变引起微卫星不稳定性（MSI）结直肠癌的发生。研究者在这种肿瘤中检

测到 $CD8^+T$ 细胞、B 细胞和巨噬细胞浸润增加，同时 Th1 相关基因的表达上调。

其次，有些驱动突变或乘客突变可不依赖于其新抗原对 T 细胞的刺激作用，而通过激活肿瘤细胞内相关信号通路，直接促进免疫细胞的浸润。例如，一项肺腺癌模型研究表明，MYC 通路和 RAS 通路的突变可驱动肿瘤细胞表达 CCL9 和 IL-23，CCL9 和 IL-23 可阻止肿瘤组织中 NK 细胞和 T 细胞的浸润，协同建立免疫抑制性微环境。此外，在黑色素瘤、结直肠癌和肝细胞癌中，驱动突变导致的 Wnt/β-catenin 通路激活限制了 CTL 和 DC 的积聚。

最后，肿瘤细胞的突变一旦在肿瘤组织内发挥作用，可改变免疫细胞功能。例如，原癌基因 RAS 上调肿瘤细胞表面 PD-L1 的表达水平，PD-L1 通过与活化的 T 细胞表面 PD-1 结合抑制 T 细胞的效应活性。

以上三种突变机制可显著影响免疫细胞的组成、性质和功能，进而影响 TIME。

肿瘤细胞中大多数分子的改变与抑癌基因如 PTEN、TP53、BRCA 和结肠腺瘤性息肉基因（adenomatous polyposis coli）的表达丧失有关，最终导致肿瘤细胞的存活和增殖。

除了抑癌基因，突变诱导的癌基因如表皮生长因子受体（epidermal growth factor receptor，EGFR）的表达或活性的改变可诱发多种癌症，包括肺腺癌、肛门鳞状细胞癌、胶质母细胞瘤和头颈部上皮瘤等。

（二）表观遗传对 TIME 的影响

表观遗传是指 DNA 序列不发生变化，但基因表达发生可遗传的变化，最终导致表型改变。表观遗传调控包括 DNA 甲基化、组蛋白翻译后修饰（post-translational modifications，PTM）、非编码 RNA 介导的调控。

TIME 中许多肿瘤相关免疫细胞存在表观遗传修饰现象，包括 DC、MDSC、TAM、T 细胞和 NK 细胞等，这些表观遗传调控使免疫细胞根据周围环境因素改变其表型和功能，进而影响 TIME。

DC 通常可以准确地将肿瘤细胞的肿瘤抗原呈递给未致敏 T 细胞（naive T cell）并将其激活，但表观遗传的改变会影响肿瘤浸润性 DC 的极化和活性，进而削弱其抗原呈递和激活 T 细胞的能力。表观遗传的改变也参与调控 DC 的发育。例如，HDAC 抑制剂阻断单核细胞向 DC 分化，产生免疫原性较低的表型。此外，DC 可迅速整合组织微环境信号并对这些信号做出相应反应，以经受环境压力导致的转录程序的巨大变化，该过程依赖于 DC 染色质结构的表观遗传变化。

组蛋白修饰的表观遗传途径调节 MDSC 的免疫功能。例如，HDAC11 调节 MDSC 的扩增和功能；p66a 参与 IL-6 介导的 MDSC 分化。一些 HDAC 抑制剂可降低肿瘤中 MDSC 的含量，如 CG-745 通过减少 MDSC 促进小鼠 CT26 结肠癌 TME 内的抗肿瘤免疫。此外，EZH2（enhancer of zeste homolog 2）介导的表观遗传修饰，可通过不同机制招募 MDSC 到 TIME。

表观遗传修饰参与 TAM 调节和功能极化。EZH2 可调节巨噬细胞的分化和极化，参与 TIME 重塑；H3K27 去甲基化酶 JMJD3 是 M2 极化的关键调节因子，可诱导 H3K27me2/3 去甲基化和包括 Arg1 在内的 M2 标记基因的转录激活。组蛋白脱乙酰酶 HDAC4 促进 M2 极化，而 HDAC9 和 HDAC3 则抑制 M2 极化。TAM 的表观修饰促进了肿瘤生长和进展。

表观遗传机制参与 $CD4^+T$ 细胞亚群关键基因的调节。Ⅰ类 HDAC 抑制剂通过减少 Foxp3 的表达和乙酰化增强抗肿瘤免疫；Ⅱ类 HDAC 抑制剂可增强 Treg 细胞的免疫抑制功能，抑制抗肿瘤免疫。EZH2 通过其组蛋白甲基转移酶活性影响 Th1、Th2 和 Treg 细胞，EZH2 的消融损害 Tfh 细胞分化和 Tfh 转录编程的激活。高表达 EZH2 和 H3K27me3（the tri-methylation of lysine 27 on histone H3 protein）的 Treg 细胞促进肿瘤免疫耐受，而干扰 Treg 细胞中 EZH2 的活性可诱发其促炎功能，促进 TME 重塑，增强 $CD8^+$ 和 $CD4^+$ 效应 T 细胞的募集和活性，从而消除肿瘤。

表观遗传调控也影响 $CD8^+T$ 细胞的功能。一方面，表观遗传调节控制初始 $CD8^+T$ 细胞的分化和肿瘤浸润，如 DNMT1 介导的 DNA 甲基化和 EZH2 介导的增强子 H3K27me3 与 TME 中 T 细胞浸润受损相关。另一方面，组蛋白乙酰化调节效应分子（如 PFN 和 GZMB）的差异表达促进快速和稳健地记忆 $CD8^+$ T 细胞反应，以抵御抗原再次攻击。此外，HDAC3 在 $CD8^+$ T 细胞激活后的早期抑制其细胞毒性，是 $CD8^+$ T 细胞功能分化和细胞毒性潜能的表观遗传调节因子。

表观遗传调节 NK 细胞的免疫监视和杀伤功能。例如，EZH2 抑制剂可同时调节 NK 细胞和肿瘤细胞上重要的NK 激活性受体和配体，增强NK 细胞杀伤功能。肿瘤细胞的NKG2D配体[UL16结合蛋白 1（UL16-binding protein 1，ULBP1）和 ULBP3] 发生 DNA 甲基化，导致异柠檬酸脱氢酶 1（isocitrate dehydrogenase 1，IDH1）和 IDH2 突变的神经胶质瘤细胞逃避 NK 细胞的免疫监视。

五、系统免疫与 TIME

肿瘤免疫包括系统免疫和 TME 中的抗肿瘤免疫。肿瘤早期抗肿瘤免疫主要发生在 TME 中，随着肿瘤不断发展，肿瘤免疫受到全身多组织调控。TME 中的抗肿瘤免疫反应和外周免疫密切相关，几乎涉及到了所有的免疫细胞及其亚群，因此，对肿瘤免疫的探索除研究 TIME 外，全身免疫系统也是必不可少的方面。

（一）肿瘤负荷引起的扰动

许多癌症患者和小鼠癌症模型会呈现造血功能的广泛破坏。这种破坏最显著的特征为患者外周血中未成熟的中性粒细胞和单核细胞大量扩增，然后进入 TME 并导致局部免疫抑制。

造血干细胞和祖细胞增殖分化为单核细胞和粒细胞，产生未成熟的免疫抑制性中性粒细胞，包括 PMN-MDSC、M-MDSC 和巨噬细胞，它们大量扩增后在肿瘤内积聚。同时，血液中的中性粒细胞也增多，且中性粒细胞与淋巴细胞比值升高，这与间皮瘤、胰腺癌、结直肠癌、非小细胞肺癌和肝细胞癌等多种癌症的不良预后相关。这种扰动主要由粒细胞集落刺激因子（G-CSF）、GM-CSF、IL-17、氧甾酮、CCL2、TNF、肿瘤来源外泌体、IL-8、IL-1β 等因子的变化导致。

除了异常造血产生大量单核细胞和中性粒细胞外，在肿瘤患者的外周血中还出现了 DC 的扰动。这对抗肿瘤免疫反应具有重要意义，因为 DC 是协调 $CD8^+$ T 和 $CD4^+$ T 细胞启动、分化和增殖的关键。与健康人相比，癌症患者外周血中 DC 细胞数量更少。肿瘤来源的 G-CSF 导致树突状前体细胞中干扰素调节因子 8（IRF8）减少，从而抑制树状突细胞的分化，最终导致 1 型树突状细胞（cDC1）减少。此外，肿瘤来源的 VEGF 也可抑制 DC 的成熟，IL-6 则促进 DC 的凋亡。

乳腺癌患者外周血中多克隆记忆性 $CD4^+$ T 和 $CD8^+$ T 细胞产生 IL-2 和 IFN-γ 的能力降低，外周血 $CD4^+$ T 细胞对 IL-6 刺激的反应性也降低。外周血 T 细胞的扰动还包括抑制性 Treg 细胞的扩增及其向肿瘤的浸润。癌症患者血液中的 Treg 细胞与肿瘤内 Treg 细胞具有相同的表型和 TCR 谱，这表明肿瘤内抑制性 Treg 细胞来源于胸腺 Treg 细胞，而并非肿瘤细胞通过诱导 $CD4^+$ T 细胞分化而来。

另一种在肿瘤进展中起抑制性作用的淋巴细胞是调节性 B 细胞，其特征是产生免疫抑制性细胞因子 IL-10。在胃癌和肺癌患者的外周血中有调节性 B 细胞的扩增，而 B 细胞的总量保持不变。

（二）传统疗法引起的免疫系统变化

癌症的传统治疗策略，包括放疗、化疗和手术，会扰乱全身免疫的平衡状态，并进一步影响抗肿瘤免疫。

1. 放疗和化疗 放疗和化疗对系统免疫的影响很大程度上取决于肿瘤所处的 TME。在非小细胞肺癌中，标准的长时间低剂量放疗会导致髓系细胞扩增、抗原呈递细胞（APC）功能降低和 T 细胞反应受损。化疗可以增强全身抗肿瘤免疫，同时抑制肿瘤细胞分裂。对三阴性乳腺癌的术前辅助化疗诱导了新的 T 细胞克隆被招募至 TME，但并未引起 TME 中原有 T 细胞克隆的扩增。不同的乳腺癌亚型对化疗的免疫反应不尽相同，这种差异主要反映在外周血 $CD8^+$ T 细胞的功能上。雌激素受体阳性（ER^+）乳腺癌患者化疗后循环 $PD\text{-}1^+CD8^+$ T 细胞杀伤功能完全丧失，而接受化疗的 TNBC 患者外周 PD-1^{+}CD8^{+}T 细胞活性增强，数量增多。

2. 肿瘤切除 原发性肿瘤是系统免疫重塑的主要驱动因素。在乳腺癌和结肠癌小鼠模型中切除原发性瘤灶可以使小鼠的系统免疫恢复正常，使其免疫细胞的数量与功能与健康小鼠的相当。但系统性创伤愈合诱导髓系免疫细胞重塑。肿瘤切除可触发愈合过程，导致血液中 IL-6、G-CSF 和 CCL2 水平升高，并最终使髓系免疫细胞亚群进入免疫抑制状态。因此，手术对系统免疫会产生双重影响——一方面，术后早期创口愈合触发的免疫抑制促进了肿瘤细胞的生长，而另一方面，原发性肿瘤负担的减少可以恢复系统免疫的能力，从而产生强烈的适应性抗肿瘤免疫反应。

（三）ICB 疗法中的系统免疫反应

癌症免疫疗法包括免疫检查点抑制剂（ICB）、CAR-T、双特异性 T 细胞衔接器（bispecific T cell engaging，BiTE）疗法和疫苗等。而越来越多的研究集中在 ICB 疗法的系统属性上。ICB 可有效激活 TME 内衰竭的 CTL。系统免疫在 ICB 疗法中发挥不可替代的作用。

完整的外周免疫功能是 ICB 产生疗效所必需的。

全身化疗会破坏外周免疫完整性，导致全身淋巴细胞衰竭和长期免疫记忆丧失，从而抑制 PD-1 抑制剂的治疗效果。相比之下，局部化疗可以避免损伤外周免疫，与 PD-1 抑制剂协同诱导 DC 浸润肿瘤和抗原特异性效应 T 细胞克隆扩增。

抑制 PD-1/PD-L1 不仅可以阻断肿瘤内部的免疫抑制反应，同样影响到外周免疫细胞的抗肿瘤效应。首先，ICB 治疗敏感性仅存在于 PD-1/PD-L1 表达完整的个体中，较少依赖于肿瘤细胞 PD-L1 的表达。除了肿瘤细胞，大多数表达 PD-L1 的细胞是抗原呈递细胞，包括巨噬细胞和 DC。此外，DC 是 PD-L1 阻断效果的关键调节细胞，在小鼠肿瘤模型中，靶向清除 DC 中 PD-L1 的表达，能够显著降低 PD-L1 抑制剂的治疗效果。

抗肿瘤免疫反应需要 TME 内的功能性效应 T 细胞介导肿瘤细胞杀伤。然而，随着肿瘤内 T 细胞耗竭，导致肿瘤细胞无法被有效杀伤。而有效的 ICB 治疗可以驱动外周免疫反应，使得外周淋巴器官中激活的 T 细胞浸润至肿瘤组织内部，如 PD-1/PD-L1 阻断剂会促使新的 T 细胞克隆驱动至 TME 中，而这些克隆在 ICB 治疗之前并不存在。此外，CTLA-4 抗体也能显著增加黑色素瘤患者外周 T 细胞的反应性。

（四）癌症中的继发性免疫挑战

肿瘤患者的系统免疫状态会发生显著改变，从而对其他抗原刺激产生的免疫反应有功能性影响。由于肿瘤治疗措施的干扰，当患者面对诸如疫苗或感染等刺激时，很难去鉴别患者的系统免疫是否存在缺陷。癌症患者在接种流感疫苗后能够产生与健康人群相当的抗体。但在 2020 年 SARS-CoV-2 大流行期间，感染该病毒的癌症患者出现严重症状的比例比正常人群更高，并具有更高的死亡率，即使没有接受癌症治疗的感染患者也面临更高的死亡和严重疾病风险。这表明，肿瘤患者的免疫系统表型和组成发生实质性变化，可能导致了 TME 以外的继发性免疫反应发生改变。

与正常小鼠相比，患有 AT3 乳腺肿瘤的小鼠在感染李斯特菌后脾脏的抗菌反应减弱，表现为感染 2 天后 DC 细胞表面 CD86、CD80 和 CD83 等 T 细胞活化和生存所必需的协同刺激信号分子表达降低，导致 CD8^{+}T 细胞增殖和分化减少，抗菌能力减弱。CD40 激动剂或手术切除肿瘤可逆转 DC 和 CD8^{+}T 细胞被抑制的抗菌免疫活性。因此，恢复外周免疫系统的完整功能对肿瘤患者的抗感染免疫至关重要。

（五）ICB 疗法的系统免疫生物标志物

过去 10 年中，ICB 疗法在多种恶性肿瘤中显示出良好的临床疗效，但受到各种免疫抑制性因素的极大限制。因此，在治疗前或治疗期间精准预测 ICB 疗法对患者的疗效并据此做出临床干预可有效提升 ICB 的治疗效果。

高通量多通路分析技术的出现使外周血应用于 ICB 疗法的精准预测成为现实。外周血取样容易、微创且可重复，因此，使用基于血液的免疫生物标志物可以弥补基于组织的免疫生物标志物的不足。

1. 外周血 T 细胞 $CD8^+$ T 细胞是抗肿瘤免疫中的核心效应淋巴细胞，是 ICB 疗法的主要靶细胞。外周血中循环 $CD8^+$ T 细胞的总数能反映整体免疫状态，但参与癌症免疫的 T 细胞亚群非常异质，而且其中许多 T 细胞亚群并非肿瘤特异性。因此，除测量外周血中 T 细胞总数外，还需要对 T 细胞亚群进行详细分析。

PD-1 高表达的循环 T 细胞在癌症患者中的检出率高于健康人。ICB 治疗后循环 $PD\text{-}1^+CD8^+$ T 细胞的扩增与癌症患者预后良好相关。

衰老的 T 细胞表现出终末分化表型，增殖活性低，TCR 多样性减少，但仍具有细胞毒性潜力。在接受 PD-1/PD-L1 抑制剂治疗的非小细胞肺癌患者中，外周衰老 T 细胞增加与不良预后相关。循环 $CD8^+$ T 细胞中衰老 T 细胞的临界值为 39.5%，这个数值可用来预测 PD-1/PD-L1 阻断的临床疗效。免疫衰老表型的循环 T 细胞是 ICB 疗法潜在的预测性生物标志物。

TCR 多样性是接受 ICB 疗法的癌症患者的无进展生存期（PFS）和总生存期（OS）的预后影响因素。$PD\text{-}1^+$ $CD8^+$ T 细胞具有较丰富的 TCR 多样性，识别肿瘤新抗原的能力较强。监测外周血中 TCR 的多样性有助于预测 ICB 疗法的临床疗效。但 ICB 治疗后外周血中 TCR 克隆的扩增不能完全反映肿瘤内 TCR 克隆的真实多样性，也不足以抑制肿瘤生长。ICB 疗法的抗肿瘤效应不仅需要外周血中 TCR 克隆的扩增，还需要足够丰富的 TCR 浸润至 TIME 中。因此，TCR 克隆在血液和肿瘤中的扩增是精准预测 ICB 疗效的两个重要因素。

2. 细胞因子和可溶性膜蛋白 细胞因子是免疫细胞或非免疫细胞释放至循环系统中的免疫信号蛋白，主要在局部组织的细胞水平发挥作用。细胞因子如 IL-6、IL-8 和可溶性膜蛋白如 sCTLA-4、sPD-1、sPD-L1，可以作为 ICB 疗法的预测或预后因子。这些细胞因子和可溶性检查点分子可以使用 ELISA 进行检测，有助于同时对多个外周血样本进行自动化、高灵敏度和高精度的分析。

IL-6 由免疫细胞和肿瘤细胞等多种类型的细胞分泌。它通过抑制肿瘤细胞凋亡和促进肿瘤血管生成来促进肿瘤进展。接受 IL-2 治疗的晚期黑色素瘤患者血清中 IL-6 水平越高，OS 越短。NSCLC 患者在接受抗 PD-1/PD-L1 治疗后 IL-6 水平降低，这与 PFS 的改善相关，也与 C 反应蛋白（CRP）水平变化相关。

IL-8 是 CXC 趋化因子家族的成员，由肿瘤细胞和肿瘤基质细胞分泌，对中性粒细胞趋化性非常重要。黑色素瘤和 NSCLC 患者在抗 PD-1 治疗早期，血清 IL-8 水平降低，这表示患者具有更长的 OS。

sCTLA-4 主要由 Treg 细胞分泌，其表达水平在多种癌症类型中升高。sCTLA-4 可作为预测对普利姆玛（ipilimumab）反应的生物标志物，ipilimumab 是 CTLA-4 单克隆抗体，可增强 T 细胞激活。

肿瘤细胞和成熟 DC 产生并释放 sPD-L1。黑色素瘤 ICB 治疗的不良预后中 sPD-1 或 sPD-L1 的表达水平较高，但 sPD-L1 作为预测性生物标志物的潜在用途仍有待确定。

3. 循环肿瘤细胞（circulating tumor cell，CTC）**和肿瘤细胞衍生因子** CTC 是脱离肿瘤组织并在血液中自由循环的肿瘤细胞。CTC 与整体肿瘤负荷、肿瘤侵袭性和转移密切相关，这表明 CTC 是各种癌症类型中一个独立的不良预后因素。因此，通常使用液体活检的方法进行 CTC 检测，以诊断癌症和监测治疗反应。

DNA 可以由凋亡或坏死的肿瘤细胞释放到循环系统中。这种肿瘤细胞来源的循环肿瘤 DNA（circulating tumor DNA，ctDNA）半衰期短，可作为实时生物标志物用于 ICB 治疗早期患者监测早期免疫反应以及预测患者预后。

TMB 是指每百万碱基检测出的体细胞变异总数（mutations per Mb unit，muts/Mb）。肿瘤突变负荷高（tumor mutational burden high，TMB-H）的患者，从ICB治疗中获益的可能性更大。对于TMB-H的肿瘤患者，其肿瘤细胞会表达大量的异常蛋白，这些异常蛋白被呈递到肿瘤细胞表面后，可被免疫细胞识别，并激活免疫细胞对肿瘤的杀伤作用。因此，TMB是一种泛癌种的免疫治疗生物标志物。

外泌体是由各种细胞释放的细胞外小泡，含有蛋白质和核酸等生物活性物质。PD-L1可以通过外泌体从肿瘤细胞传递到其他细胞。相比检测组织PD-L1的表达，循环系统中外泌体PD-L1的检测更易获取标本和实时展开，同时可避免病理取材带来的组织异质性问题；外泌体PD-L1也是导致肿瘤免疫逃逸的重要原因，可以作为ICB治疗前后病情评估的重要指标。

六、代谢与TIME

肿瘤细胞采用与普通细胞不同的代谢机制，以维持肿瘤细胞庞大的合成代谢需求。因此，导致TME呈酸性、低氧状态，且营养物质供应不足，进一步影响TME中免疫细胞的活性，形成免疫抑制性肿瘤微环境，促进肿瘤生长。

（一）TIME的代谢特征

TIME的代谢特征主要表现为营养不良、缺氧、高乳酸。

1. 营养不良

（1）肿瘤营养不良微环境的形成：肿瘤细胞快速增殖，消耗大量氧气、葡萄糖、谷氨酰胺、脂质、氨基酸等营养物质。其中，肿瘤细胞获取葡萄糖和谷氨酰胺以满足其不断增殖的能量需求，获取脂质构成其增殖所需要的细胞膜和细胞器，获取氨基酸进行蛋白质合成。肿瘤细胞对所有营养物质的高需求，导致TME中其他肿瘤间质细胞和免疫细胞所需要的营养物质不足。同时，在肿瘤生长过程中会产生许多代谢产物（如乳酸、丙酮酸、嘌呤、嘧啶和乙酰基等），其分子相互作用有助于肿瘤的发生发展，加重营养物质的消耗。

（2）营养不良型微环境对免疫细胞的影响：肿瘤细胞具有高度依赖糖酵解的特性。实体瘤消耗大量的葡萄糖和其他营养物质，导致细胞外葡萄糖、谷氨酰胺、氨基酸等物质水平较低，肿瘤间质细胞和免疫细胞增殖缺乏足够的营养。其中，TME中肿瘤介导的葡萄糖消耗使巨噬细胞多分化为M2表型，M2型巨噬细胞因优先使用氧化磷酸化方式提供能量，不参与肿瘤细胞的葡萄糖竞争，而能够大量增殖分化。TME中葡萄糖的缺乏会导致T细胞分泌细胞因子的能力减弱，损害T细胞抗肿瘤活性；低血糖可以抑制$CD8^+$ T细胞中的mTOR活性和糖酵解通路，抑制T细胞产生细胞因子的能力，从而损伤$CD8^+$ T细胞的细胞毒活性；谷氨酰胺供给不足可抑制T细胞增殖，并导致T细胞无法合成IL-2和IFN-γ。TME中的NK细胞呈现低糖酵解率和氧化磷酸化状态，不能有效分泌细胞因子如IFN-γ，增殖能力减弱，细胞毒性降低；谷氨酰胺的不足可导致NK细胞中c-Myc蛋白快速失活，进而NK细胞丧失抗肿瘤效应功能。

2. 缺氧

（1）肿瘤缺氧微环境的形成：氧是细胞代谢和调节细胞内生化反应所必需的物质。肿瘤细胞为实现持续快速增殖，需要消耗大量的氧气和能量。肿瘤体积增大，使周围空间受挤压，压迫周围的血管和淋巴管，阻碍血液灌流和淋巴液回流，并导致局部组织静水压升高，不利于氧气和营养物质的渗透。且肿瘤局部免疫细胞的大量浸润，加重了局部血管的供氧负担。炎症导致的血管通透性增加，使肿瘤局部晶体渗透压升高，更加不利于氧气和营养物质的渗透。因此，肿瘤刺激诱导形成的不成熟、畸形的血管，促进了肿瘤缺氧微环境的形成。

（2）缺氧对TME中免疫细胞的影响：肿瘤细胞对缺氧环境有较强的适应能力。在缺氧条件下，肿瘤细胞主动增加葡萄糖和谷氨酰胺的摄入量，提高糖酵解速率。HIF-1可激活丙酮酸脱氢酶激酶1（pyruvate dehydrogenase kinases 1，PDK1）的基因，抑制丙酮酸参与三羧酸循环（tricarboxylic acid cycle，TCA cycle），丙酮酸直接进行无氧氧化产生乳酸和少量三磷酸腺苷。富氧区的肿瘤细胞可以摄入乏氧区肿瘤细胞排出的乳酸，通过氧化磷酸化产生能量，以此形成代谢共生。与三羧酸循环相比，糖酵解可以更快地产生能量，产生核酸、脂质和蛋白质等中间产物用于细胞增殖。糖酵解的最终代谢产物乳酸可以刺激肿瘤的生长、侵袭和转移。

TME 缺氧可以上调部分细胞因子的表达，如 IL-6、TGF-β1、TNF-α、IL-4、IL-10 和 IL-13，这些细胞因子一方面可以促进肿瘤细胞 EMT 转化，增强肿瘤细胞的侵袭能力，另一方面塑造免疫抑制性肿瘤微环境。缺氧阻碍了 TAM 向 M1 型极化。IL-2 对维持 T 细胞的增殖和活性至关重要，但缺氧会显著减少 IL-2 的表达。

缺氧微环境可以帮助肿瘤细胞产生一系列的肿瘤相关细胞群，帮助肿瘤形成适瘤微环境和免疫逃逸。例如，巨噬细胞对氧气利用率的变化较为敏感，肿瘤内缺氧诱导的信号素 3A 通过触发 TAM 中 VEGFR1 磷酸化，吸引 TAM 浸润至缺氧区域。缺氧区域以 M2 型巨噬细胞为主，该区域所含丰富的乳酸使其分泌 IL-2 减少，而释放的抑制性细胞因子，如 IL-4、IL-10 和 IL-13 增加，形成免疫抑制的分子环境。缺氧环境下 TAM 还能分泌蛋白水解酶，如基质金属蛋白酶 1 和 7，帮助肿瘤细胞扩散。

肿瘤缺氧微环境导致免疫抑制性 Treg 细胞浸润增加，同时促进肿瘤细胞和炎性细胞分泌乳酸、ROS、IDO、PGE2、可溶性脂肪酸和 ADO 等分子，加速抗肿瘤活性的 $CD4^+$ T 细胞衰老，形成免疫抑制区域。

缺氧环境中肿瘤细胞分泌的 TGF-β 可使中性粒细胞向促肿瘤生长的 N2 型分化并释放 ROS 和 RNS，进而刺激肿瘤细胞在氧化应激下增殖，同时，N2 型中性粒细胞释放弹性蛋白酶和 MMPs，促进肿瘤细胞的侵袭转移。

缺氧诱使肿瘤细胞分泌 TGF-β、PDGF 和 FGF，这些细胞因子刺激成纤维细胞转化为 CAF。CAF 具有快速增殖和可收缩的特点，可分泌大量 ECM 和细胞因子，招募白细胞群。

3. 高乳酸

（1）肿瘤酸性微环境的形成：无论氧气供给是否充足，糖酵解都是肿瘤细胞必不可少的能量代谢途径。肿瘤细胞的糖酵解可产生大量乳酸，在 TME 中形成高酸度区域。肿瘤组织中的乳酸浓度比正常组织（1.8～2.0mmol/L）高 5～20 倍。当 TME pH 降至 6.0～6.6 时，有利于血管生成，肿瘤细胞易于侵袭 / 转移和放化疗耐受。

（2）酸性对 TME 中免疫细胞的影响：糖酵解的最终产物——乳酸在肿瘤生长和转移中起着重要作用。酸性环境利于肿瘤细胞分泌 MMP3 和 MMP9，降解 ECM，使肿瘤细胞更容易突破基底层转移到其他组织。

低 pH 可以改变巨噬细胞的表型和功能。低 pH 抑制巨噬细胞中促炎 M1 型标志物（如 iNOS、MCP-1、IL-6）的释放，促进 M2 标志物 [如甘露糖受体 C1 样蛋白 1（mannose receptor C type 1 like protein 1，MRC1）、ARG1、几丁质酶 -3 样蛋白（chitinase-3-like-1 protein，YKL-40）] 的表达，进而促进巨噬细胞 M2 型极化和肿瘤恶性进展。巨噬细胞摄取乳酸后，ARG1 表达水平上调并随乳酸水平升高而升高，引发巨噬细胞 M2 型极化和多胺合成，从而促进肿瘤进展。

TME 中的酸性环境使 CTL 的趋化性和呼吸活动受损。乳酸阻碍了 CTL 向 TME 募集。胞内乳酸在细胞膜单羧酸转运蛋白 1（monocarboxylate transporter 1，MCT1）的帮助下，被释放至胞外。TME 中，胞外乳酸通过 Na^+ 偶联单羧酸转运蛋白 2（sodium-coupled monocarboxylate transporter 2，SMCT2）被转运至胞内后，可抑制 $CD4^+$ T 细胞和 CTL 的磷酸果糖激酶或己糖激酶 1，妨碍 T 细胞通过糖酵解途径获得能量。此外，乳酸还通过阻止烟酰胺腺嘌呤二核苷酸（nicotinamide adenine dinucleotide，NAD^+）的再生抑制 $CD8^+$ T 细胞中 IFN-γ 和 IL-2 的表达及细胞增殖，降低 T 细胞活性，甚至诱导 T 细胞死亡。Treg 细胞是 $CD4^+$ T 细胞的一个具有抑制性功能的亚群，乳酸通过乳酸化作用增加了 TME 中 Treg 细胞的活性和浸润，加速肿瘤进展。

TME 中高乳酸环境会抑制 NK 细胞的抗肿瘤活性。当 TME pH 降低至 5.8～7.0 时，NK 细胞内溶细胞颗粒如 PFN 和 GZM 释放减少，IFN-γ 表达水平降低；当 pH 降至 2.5 时，IFN-γ 的合成被完全抑制，NK 细胞的细胞毒活性丧失；但当 TME pH 恢复至生理水平 7.2～7.5 时，NK 细胞重新获得正常功能。

低 pH 抑制了中性粒细胞 caspase-3 的激活，延迟细胞凋亡；酸性环境也可改变中性粒细胞多种胞内酶的活性，抑制 ROS 的产生。更重要的是，低 pH 促进中性粒细胞极化为 N2 表型，加快肿瘤细胞的生长和转移。

（二）糖代谢

1. 正常细胞糖代谢特征 糖类的主要生物学功能是在机体代谢中提供能源和碳源。葡萄糖的分解代谢主要包括无氧氧化、有氧氧化和磷酸戊糖途径。糖无氧氧化和有氧氧化的共同起始途径均为糖酵解。在不能利用氧或氧供应不足时，人体将丙酮酸在胞质中还原生成乳酸；氧供应充足时，葡萄糖在胞质中经糖酵解生成丙酮酸，丙酮酸进入线粒体参与三羧酸循环。1 分子葡萄糖经糖有氧氧化，产生 30 或 32 分子的 ATP。磷酸戊糖途径生成的还原型烟酰胺腺嘌呤二核苷酸磷酸（reduced nicotinamide adenine dinucleotide phosphate，NADPH）是许多合成代谢的供氢体，如从乙酰辅酶 A 合成脂肪酸、胆固醇或机体合成非必需氨基酸；NADPH 参与羟化反应，并可维持谷胱甘肽的还原状态。

2. 肿瘤组织糖代谢特征及对 TME 中免疫细胞的影响 肿瘤细胞的代谢特点支持了其快速增殖。在这些细胞中，即使存在氧，丙酮酸也不会被三羧酸循环使用，而是通过乳酸脱氢酶 A（lactate dehydrogenase A，LDHA）转化为乳酸，这种现象称为 Warburg 效应或有氧糖酵解。肿瘤细胞产生的大量乳酸通过 MCT 输出，增加 TME 的酸性。肿瘤细胞还将大量糖酵解中间体转移到磷酸戊糖途径（pentose phosphate pathway，PPP），以生成 NADPH 和戊糖，包括核糖 -5- 磷酸（用于核酸合成）。谷氨酰胺也是肿瘤细胞中的主要营养素，被用作生物合成途径的氮源，包括非必需氨基酸和核苷酸的合成（通过参与供氮反应），并补充三羧酸循环，该循环用于合成大量的脂肪。肿瘤细胞也表现出脂肪合成表型，显示脂肪酸的从头合成增加。肿瘤细胞高度活跃的糖代谢消耗了 TME 中的营养素和氧，竞争性地抑制了免疫细胞对营养物质的摄取。

具有强抗肿瘤活性的 M1 型巨噬细胞表现出糖酵解增强和三羧酸循环减弱的特征；而促肿瘤的 M2 型巨噬细胞以氧化磷酸化为主，不参与肿瘤细胞的葡萄糖竞争，其三羧酸循环水平正常，脂肪酸氧化水平增加。肿瘤细胞对葡萄糖的高消耗，导致 M2 型巨噬细胞浸润增加，且肿瘤细胞来源的乳酸通过 AKT/mTOR 信号通路介导了 M2 型巨噬细胞分泌大量的抑制性细胞因子。同时，mTOR 失活削弱了 TME 缺氧区的 TAM 糖酵解，导致血管结构异常，不具有正常血管的供氧和供血功能，进一步加重肿瘤缺氧微环境的形成，促进肿瘤细胞转移。

肿瘤细胞和 T 细胞对葡萄糖的摄入存在激烈的竞争。葡萄糖不足抑制了 T 细胞的糖酵解，显著降低了 T 细胞的反应性，阻止了 T 细胞的肿瘤浸润，并使其无法分泌抗肿瘤细胞因子和杀伤肿瘤细胞。

激活的 NK 细胞有氧糖酵解增加，mTOR 活性升高。抑制糖代谢和 mTOR 信号可导致 NK 细胞的细胞毒性降低。

（三）脂代谢

1. 正常细胞脂代谢特征 脂质根据其结构 / 生物特征分为多种亚型，包括磷脂、脂肪酸、甘油三酯、胆固醇等。脂质是脂肪和类脂的总称。脂肪是机体重要的能量物质，胆固醇、磷脂及糖脂是生物膜的重要组分，参与细胞识别及信号传递，还是多种生物活性物质的前体。储存在脂肪细胞内的甘油三酯在脂肪酶作用下，水解生成甘油和脂肪酸，供其他组织细胞氧化利用。脂肪酸是脂肪、胆固醇酯和磷脂的重要组成成分。在氧供应充足时，脂肪酸可经脂肪酸活化、转移至线粒体、β- 氧化生成乙酰辅酶 A 及乙酰辅酶 A 进入柠檬酸循环彻底氧化 4 个阶段，释放大量 ATP。

2. 肿瘤组织脂代谢特征及对 TME 中免疫细胞的影响 肿瘤细胞的脂肪生成和脂质摄取需求

旺盛。肿瘤细胞主要利用来自三羧酸循环的乙酰辅酶A从头合成脂质，也可从胞外摄取脂质。肿瘤组织中富含大量游离脂肪酸，肿瘤细胞通过脂肪酸β-氧化（fatty acid β-oxidation，FAO）产生能量。

TME中，TAM脂质代谢会发生改变，以适应外部环境变化。M2型巨噬细胞具有较高的脂肪酸氧化水平，通过CD36摄取甘油三酯，并增强FAO以供应细胞能量，促肿瘤生长；相反，M1型巨噬细胞中脂肪酸和甘油三酯的合成增强，促炎性细胞因子的释放增加，发挥抗肿瘤作用。单酰基甘油脂肪酶（monoglyceride lipase，MGLL）缺陷型TAM通过CB2/TLR4信号轴促进M2型极化，抑制$CD8^+$ T细胞的功能，加速肿瘤恶性进展。ABHD5（abhydrolase domain containing 5）缺陷的TAM分泌基质金属蛋白酶，促进肿瘤细胞转移。

记忆性T细胞比原始T细胞需要更多的能量。在氧化磷酸化启动的同时，记忆性T细胞还需要脂肪酸氧化以获得更多的ATP供自己使用，故记忆性T细胞表现出高强度的氧消耗和显著的脂肪酸氧化，以维持其发挥正常的抗肿瘤活性。

（四）氨基酸代谢

1. 正常细胞氨基酸代谢的特征 氨基酸可直接作为合成蛋白质的原料，如谷氨酰胺、PGE2、精氨酸、色氨酸等是肿瘤细胞增殖的必需营养物质。谷氨酰胺进入细胞后，被谷氨酰胺酶转化为谷氨酸，谷氨酸进一步转化为α-酮戊二酸，进入三羧酸循环，产生代谢中间体，可用于生产脂质、核酸和蛋白质。

2. 肿瘤组织氨基酸代谢特征及对TME中免疫细胞的影响 在营养缺乏的情况下，肿瘤细胞可以通过分解蛋白质分子获得谷氨酰胺。例如，原癌基因RAS过度激活可促进内吞作用，肿瘤细胞降解胞外蛋白生成包括谷氨酰胺在内的氨基酸，为肿瘤细胞提供营养。谷氨酰胺代谢为T细胞活化和增殖所必需，但由于肿瘤细胞的竞争性消耗导致TME中谷氨酰胺缺乏，T细胞的活性进而被抑制。

大部分肿瘤细胞缺乏生成精氨酸的关键酶——精氨酰琥珀酸合成酶1（argininosuccinate synthetase 1，ASS1），故肿瘤细胞不具有合成精氨酸的能力，需要从TME中大量摄取精氨酸以满足自身生长需要。肿瘤细胞对精氨酸的竞争性掠夺，导致TME中精氨酸缺乏，进而影响TIME中的免疫细胞。首先，精氨酸缺乏可抑制T细胞增殖。其次，M1巨噬细胞精氨酸代谢有助于iNOS产生NO，抑制氧化磷酸化，促进糖酵解。另外，TAM中ARG1将L-精氨酸转化为L-鸟氨酸，这种转化有利于M2型极化和多胺合成，加速肿瘤恶化。

色氨酸是生物进行蛋白合成和其他代谢活动的必需氨基酸，体内大部分色氨酸沿犬尿氨酸途径分解代谢为犬尿氨酸、犬尿酸、喹啉酸和辅酶NAD^+等。该途径的限速步骤由IDO1、IDO2和TDO2三种酶催化。肿瘤细胞中IDO1和TDO2的高水平表达可增强肿瘤细胞的侵袭能力，与癌症患者的不良预后相关。色氨酸被肿瘤细胞大量利用后致其在TME中浓度降低，色氨酸的耗竭可触发效应T细胞的凋亡。而犬尿氨酸等色氨酸代谢物不仅降低了$CD8^+$ T细胞的抗肿瘤免疫作用，还抑制了NK细胞的细胞毒性和增殖，促进肿瘤细胞免疫逃逸。

（五）其他代谢

除上述三大代谢外，TME中还存在其他代谢形式和代谢特征，如脂代谢中的胆固醇代谢、氨基酸代谢中的蛋氨酸代谢、核苷酸代谢等。

胆固醇是细胞膜的基本结构成分。肿瘤细胞中的胆固醇浓度远高于免疫细胞。免疫细胞中胆固醇浓度与免疫检查点如PD-1、TIM-3等表达水平呈正相关。胞内高水平胆固醇可破坏T细胞的脂质代谢网络，抑制T细胞抗肿瘤免疫。27-羟基胆固醇（27-hydroxycholesterol，27-HC）是胆固醇的酶氧化衍生物，在乳腺癌中水平升高，可促进肿瘤细胞的增殖和肿瘤生长。此外，TME中27-HC不仅可以募集中性粒细胞，还可耗尽CTL，增强肿瘤细胞转移能力。

蛋氨酸对 T 细胞的分化有重要作用。IL-7/STAT5 通路是记忆性 T 细胞发育的关键信号，肿瘤细胞竞争性消耗导致的蛋氨酸不足可导致表观遗传甲基供体 S- 腺苷 -L- 蛋氨酸水平的降低，STAT5 的表达随之下降，最终妨碍了肿瘤特异性 T 细胞的激活和分化。

核苷酸是 DNA 和 RNA 的基本结构组成单位。体内核苷酸主要来源于从头合成，肿瘤患者在重度营养不足和感染等应激状态下，需要额外补充外源核苷酸。免疫系统依赖嘌呤和嘧啶合成 DNA 和 RNA，促进细胞增殖和蛋白质合成，外源性核苷酸可促进免疫细胞生长、细胞因子分泌、免疫系统发育和功能修复。TME 中肿瘤细胞对核苷酸的高消耗，导致核苷酸匮乏，使 $CD8^+$ T 细胞、M2 型巨噬细胞、NK 细胞的抗肿瘤活性降低。

七、微生物组与 TIME

人类微生物组构成了一个复杂的多界群落，在多个身体部位与宿主共生并相互作用。宿主 - 微生物组相互作用影响多种生理过程和多种多因素疾病状况。在地球上现存的约 1012 种不同的微生物物种中，只有 11 种被国际癌症登记协会标记为人类致癌物或“致癌微生物”。这些微生物通过多种机制促进癌症的进展，包括诱导 B 细胞分化，扰乱细胞周期决定和免疫过度激活，T 细胞调节失调以及直接致癌作用。

（一）细菌对 TIME 的影响

肿瘤内微生物与癌症发展之间的联系已被确立，三种主要机制为：①增加宿主细胞基因突变，直接促进肿瘤的发生；②调节细胞癌基因或致癌途径；③通过调节宿主免疫系统来减少或增强肿瘤进展。人体共生细菌群落的生物失调可激活癌症相关炎症调节因子引起慢性促炎免疫反应，从而促进癌症生长。局部微生物还被证明通过抑制抗肿瘤免疫反应来调节局部免疫监视。

1. 结直肠癌 结直肠癌的发生发展与特定的细菌相关，包括脆弱类杆菌、核梭杆菌、解糖卟啉单胞菌、微小微单胞菌、中间普雷沃菌、嗜热空气弧菌，可作为结直肠癌早期诊断及预后的潜在生物标志物。肠道微生物通过三种机制促进炎症：①引起宿主细胞双链 DNA 损伤；②经 Wnt/β-catenin 途径激活宿主细胞的致癌信号；③提高模式识别受体的参与度，从而激活并上调 NF-κB 信号通路的功能。

免疫系统的微生物传感机制在调节肿瘤发展过程中也可发挥关键作用。已知 STAT3 信号转导是推动 Th17 细胞分化形成的重要机制，产肠毒素脆弱类杆菌（enterotoxigenic bacteroides fragilis，ETBF）和 PKS^+ 大肠埃希菌的共同定植有助于招募其他细菌以及免疫细胞到肿瘤部位，同时诱导结肠细胞 STAT3 的激活，最终通过刺激 Th17 细胞的免疫应答促进结肠癌的发生。肠道转录激活因子 6（activating transcription factor 6，ATF6）过表达后，在 MyD88/TRIF 的诱导下，紊乱肠道菌群也可通过刺激肠道细胞 STAT3 活化促进结直肠癌发生。这表明，在分化形成 Th17 细胞的过程中，STAT3 信号转导是推动发展的重要机制。此外，其他因素也可通过影响微生物的功能对结肠癌的发生发展起到重要作用。例如，没有 γδT 细胞的情况下，由 $CD4^+$ Th17 产生的 IL-17 足以诱导肿瘤的发生；大肠埃希菌产生的结肠素能使腺嘌呤残基上的 DNA 烷基化，并导致 DNA 双链断裂，促进结直肠癌的发生；突变型 p53 在远端肠道菌群作用下可从抑癌转变为致癌。

肠道微生物区系的耗竭或失调对抑制肿瘤发展有积极作用。例如，在使用广谱抗生素杀死小鼠体内的一些细菌后，肝脏和结肠肿瘤恶性表型的进展受到抑制；髓系细胞中的 IL-1 信号，通过抑制细菌对肿瘤的侵袭来减缓结直肠癌的进展。然而，微生物也有协调不同 T 细胞亚群向肿瘤聚集的能力。例如，益生菌或微生物疗法能够促进有利的 T 细胞向肿瘤渗透，提高患者的存活率。

2. 肝癌 肝脏肿瘤相关细菌大多来源于肠道。肝脏与微生物没有直接接触，但在生理结构上与肠道有较为紧密的联系，这意味着肠道渗漏、微生物移位到肝脏以及随之而来的免疫反应对肝细胞癌的发展具有重要的调控作用。虽然肠道微生物群和 TLR 不引起肝细胞癌，但能促进其发展；微生物代谢物或微生物群相关的分子模式（MAMP）也能促进肝细胞癌发展。与原发性肝细胞癌相比，结直肠癌衍生肝转移灶中梭杆菌属的相对丰度显著增加，但在抗 PD-1 治疗有效的肝细胞癌患者中，无反应的变形菌门（proteobacteria）、嗜黏蛋白 - 阿克曼氏菌（Akkermansia muciniphill-a，A.muciniphil-a，AKK）和瘤胃球菌属（ruminococcus）富集。

3. 胰腺癌 胰腺历来被认为是无菌的，但最近研究表明，人类胰腺癌样本含有细菌，其中，γ变形菌门是主要类群。这些瘤内细菌以一种 TLR 依赖的方式导致 T 细胞失能，加速了胰腺癌的进展。还有一些肿瘤内微生物群可以提高抗肿瘤免疫反应，如假黄色单胞菌、糖多孢菌和链霉菌。肿瘤内微生物群的丰富程度被认为可以预测胰腺癌患者的长期生存率，并且长期幸存者肿瘤微生物组的整体组成更加多样化，原因可能是更多样化的微生物群通过促进 $CD8^+$ T细胞的招募和激活，提高了抗肿瘤免疫反应，或是肿瘤内微生物群增强了抗原 MUC16 的免疫识别功能及免疫细胞的免疫浸润作用。

4. 肺癌 在健康的肺部，普雷沃氏菌属、链球菌、细孔菌属、奈瑟菌属、嗜血杆菌属和梭杆菌属是最丰富的细菌属。然而，肺部共生微生物群失调与肺癌有关。肺部菌群紊乱具有致癌作用，同时也能通过调节局部免疫环境影响肺癌的发展。在慢性阻塞性肺疾病（chronic obstructive pulmonary disease，COPD）和囊性纤维化等肺部疾病中，肺菌群处于失调状态，而在肺癌患者中，肠球菌属的水平降低，放线菌和双歧杆菌属的数量却呈上升趋势，表明肺癌可以反过来影响肠道微生物的组成。此外，肺癌恶性程度与特殊菌群具有相关性。例如，晚期肺癌患者体内的栖热菌属丰度显著增加，军团菌则与肺癌转移相关。与肺癌患者的非恶性肺组织相比，肿瘤组织的细菌群落多样性有所下降，肠道微生物群多样性与 ICB 治疗的反应性呈正相关。ICB 疗法在晚期肝癌一线药物索拉非尼耐药的肝细胞癌病例中显示了近 20% 的客观缓解率（objective remission rate，ORR），其对包括肺癌在内的多种肿瘤的疗效依赖微生物组的存在。另外，吸烟者的肿瘤细胞内的细菌类群在香烟烟雾化学物质降解过程中富集；一些特定的微生物成分，也能引起致癌通路的活化。

5. 其他 敲除泛素连接酶 RNF5 的小鼠具有较强的抗肿瘤免疫效应。RNF5 缺乏的小鼠中，微生物群可促进 Th1 细胞及 DC 的激活。抗生素治疗或与亲代小鼠共住，均会抑制缺失 RNF5 的动物模型的抗肿瘤能力。

表皮葡萄球菌产生 6-N- 羟基氨基嘌呤，具有抑制 DNA 聚合酶活性、阻止肿瘤增殖的作用。皮肤微生物依赖 TLR5 等几种固有免疫传感器促进肿瘤的发生，因此，抗生素能抑制某些皮肤肿瘤的形成。另外，黑色素瘤样本中梭杆菌属和真埃佩雷菌属富集，提示这两种细菌和黑色素瘤存在联系。

在已报道的肿瘤类型中，乳腺癌组织中微生物群的多样性和丰度最高。在Ⅱ / Ⅲ期乳腺癌患者中可见肠道类杆菌、梭状芽孢杆菌、细小梭状芽孢杆菌、普氏杆菌、布劳氏菌富集。肠道菌群与炎症小体相互作用并在乳腺癌的进展中发挥着重要作用。普氏菌和 TM7 细菌数量的增加，可使淋巴细胞大量分泌 IL-6 促进癌症的发生。分节丝状菌等肠道细菌能促进 Th17 细胞产生 IL-17、IL-22，发挥促肿瘤效应。

（二）非细菌类微生物对 TIME 的影响

1. 病毒对 TIME 的影响 病毒影响 TIME 主要通过：①直接促进癌症发生发展；②激活免疫反应抗肿瘤；③与细菌相互作用影响免疫活动。

许多肿瘤的发生与病毒有关。全球约 99% 的宫颈癌由人乳头瘤病毒（human papilloma virus，HPV）引起，EB 病毒（epstein-barr virus，EBV）与鼻咽癌和 B 细胞淋巴瘤高度相关，乙肝病毒（hepatitis B virus，HBV）和丙肝病毒（hepatitis C virus，HCV）导致肝细胞癌，卡波西肉瘤病毒（kaposi sarcoma virus，KSV）在卡波西肉瘤中具有直接致癌的作用，人类 T 细胞白血病病毒 1 型（human T-lymphotropic virus type 1，HTLV-1）导致 T 淋巴细胞白血病。另外，结直肠癌患者肠道中噬菌体群落多样性显著增加，主要由温和噬菌体组成。

致癌病毒能利用宿主细胞进行自我复制，改变细胞结构，操控信号通路，影响表观遗传并损害 DNA 修复。例如，JC（John Cunningham）病毒大 T 蛋白抗原通过与细胞周期控制蛋白 p53 和肿瘤抑制蛋白 pRb 等相互作用，激活胰岛素样生长因子 1 受体（insulin-like growth factor 1 receptor，IGF1R）的下游底物，促进肿瘤细胞增殖和存活。JC 病毒的活动导致不典型增生，触发警报并引起应激因子的释放，形成炎症微环境。炎症环境招募先天免疫细胞，激活适应性免疫反应。然而，病毒持续存在也可导致宿主免疫力下降，诱发慢性炎症，促进肿瘤发生发展。

病毒还能与细菌相互配合，增强感染和免疫活动。例如，脊髓灰质炎病毒与共生细菌的表面多糖结合，促进了病毒与细胞受体的结合，从而增强了病毒的稳定性和细胞黏附。共生细菌可增强脊髓灰质炎病毒对哺乳动物细胞的合并感染，从而改善病毒的基因重组。皮肤相关的表皮葡萄球菌激活内源性皮肤逆转录病毒成分的表达，引发共生特异性 T 细胞反应，发挥组织修复的作用。细菌也能破坏病毒感染，抑制免疫。例如，来自乳杆菌属和拟杆菌属共生细菌的可溶性因子能够通过调节肠上皮细胞表面糖基蛋白的表达来阻止轮状病毒在肠细胞上的附着，抑制轮状病毒的感染。共生细菌还能降低巨噬细胞对病毒免疫反应的阈值，从而降低流感病毒和淋巴细胞脉络丛脑膜炎病毒（lymphocytic choriomeningitis virus，LCMV）的易感性。

2. 真菌对 TIME 的影响 真菌影响宿主身体状态，真菌菌群紊乱能加重炎症反应，影响局部和全身免疫。

结直肠癌患者肠道存在真菌失调，子囊菌、担子菌、毛孢子菌属和马拉色菌的比例增加，酵母菌和肺孢子菌比例减少；早期和晚期结直肠癌的肠道真菌多样性组成也存在差异。

真菌也可定植于胰腺组织中并参与胰腺癌的发展。胰腺癌组织内的真菌从肠道迁移到胰腺，含量较正常组织增加约 3000 倍，其中马拉色菌通过与甘露糖结合凝集素（mannose binding lectin，MBL）结合后激活补体级联反应，促进肿瘤发生、肿瘤生长和肿瘤对吉西他滨的耐药性。

白念珠菌在多种肿瘤中对维持稳态平衡具有重要的意义。例如，白念珠菌通过亚硝化作用产生致癌产物，改变口腔局部微环境，从而导致口腔黏膜癌变；白念珠菌上调 B16 黑色素瘤细胞 VCAM-1 的表达，可促进肿瘤黏附和转移；白念珠菌黏附在肝癌的肝窦内皮细胞引起促炎反应，后者释放 TNF-α 和 IL-18 引起免疫反应；在胃癌患者体内，胃真菌丰度降低而白念珠菌富集，这提示我们白念珠菌可能通过减少胃内真菌的多样性和丰富度引起胃癌。

真菌菌群和细菌微生物群在体内的稳态失衡或疾病情况下也可相互干扰并影响其宿主。例如使用抗生素后的真菌暴发，以及真菌 - 细菌相互作用推动肿瘤对放疗的不同反应。

八、肿瘤细胞死亡类型与 TIME

（一）凋亡

凋亡是肿瘤细胞死亡的主要方式。肿瘤的发生发展伴随着肿瘤细胞的凋亡，免疫系统或肿瘤疗法也主要通过诱导肿瘤细胞凋亡杀死肿瘤细胞。凋亡的肿瘤细胞直接影响了 TIME。

凋亡过程中 caspase-3/7 在细胞膜仍然完整的情况下切割细胞膜 Pannexin-1（Panx1）通道的 C 端尾部，导致 Panx1 通道开放，信号分子释放到细胞外。凋亡细胞释放的“Find Me”信号分子有三磷酸核苷酸（ATP，UTP）、脂类 [鞘氨醇 -1- 磷酸（sphingosine-1-phosphate，S1P）和溶血卵磷脂（lysophosphatidylcholine，LysoPC）] 和 CX3CL1，巨噬细胞通过以下途径识别上述信号分子并向凋亡细胞的定向趋化：ATP 和 UTP 结合巨噬细胞 P2Y2 受体；S1P 结合巨噬细胞鞘氨醇 -1- 磷酸酯受体（sphingosine-1-phosphate receptor，S1PR）；LysoPC 结合巨噬细胞 G 蛋白偶联受体（G-protein coupled receptor，GPCR）G2A 家族（G2A）；CX3CL1 结合巨噬细胞 CX3CR1。S1P 与 S1PR1 的结合还能活化巨噬细胞的 HIF-1α- 促红细胞生成素（erythropoietin，EPO）-EPOR（EPO receptor）通路，进而诱导巨噬细胞表面 PPARγ（peroxisome proliferator-activated receptor γ）的表达，最终促进巨噬细胞对凋亡细胞的吞噬作用。

巨噬细胞特异性识别凋亡细胞上“Eat-Me”信号并开启胞葬作用。最典型的“Eat-Me”信号是暴露在质膜外层上的磷脂酰丝氨酸（phosphatidylserine，PS），其他信号包括 CRT、ICAM-1 糖基化模式的改变、氧化脂质和 C1q。巨噬细胞识别 PS 可通过以下几种方式：①通过其膜表面跨膜受体 MerTK 直接识别并结合 PS；②分泌生长停滞特异蛋白 6（growth arrest specific protein 6，GAS6）和蛋白 S（ProS）以作为桥梁分子，介导其膜表面的受体酪氨酸激酶家族（receptor tyrosine kinase，RTK）对 PS 的识别；③通过桥梁分子牛乳脂球表皮生长因子 8（mIL-k fat globule epidermal growth factor 8，MFG-E8）实现整合素（integrin）αvβ3/αvβ5 对 PS 的识别。

在吞噬凋亡肿瘤细胞的 TAM 中，MFG-E8 的表达水平上调，引起 STAT3 磷酸化，最终导致 TAM 发生 M2 型极化。在频繁发生凋亡的肿瘤中，TAM 可转变为星空形态。小鼠实验发现细胞凋亡能促进星空型 TAM 增殖和聚集。星空型 TAM 促肿瘤发展，优先表达促进 TAM 增殖、富集、转录及血管生成的相关基因，进而成为肿瘤中心的主要 TAM 表型。

除了改变 TAM 表型，凋亡肿瘤细胞还能促进免疫细胞死亡。凋亡细胞释放的炎性因子 TGF-β、IL-10、PGE 和 ROS 等能引起肿瘤细胞 FasL 表达上调以及 Fas 受体的表达水平降低。由于识别肿瘤细胞后 T 细胞的 Fas 表达水平上调，因此肿瘤细胞过度释放的 FasL 结合在活化的 T 细胞上，引起 T 细胞诱发性凋亡。然而，PD-1/PD-L1 能抑制 FasL 诱导的 T 细胞活化，从而减少 T 细胞凋亡。

（二）焦亡

与细胞凋亡相比，焦亡作为“dirty death”能引起较强的炎症反应。无论肿瘤细胞焦亡（cancer cell pyroptosis，CCP）或免疫细胞焦亡（immune cell pyroptosis，ICP）对抗肿瘤免疫都有双重作用。然而，人为诱导 CCP 引起的急性炎症能有效激活抗肿瘤免疫，抑制肿瘤生长，而肿瘤生长过程中自发性 ICP 引起的慢性炎症抑制抗肿瘤免疫，促进肿瘤生长。在 TIME 中，CCP 和 ICP 往往同时存在，临床预后取决于两者相互作用的综合效应。

1. ICP Gasdermin D（GSDMD）蛋白是 ICP 的关键执行分子。PAMP 与 PRR 结合激活免疫细胞形成炎症小体，炎症小体切割 caspase-1。活化的 caspase-1 切割 GSDMD 并释放 GSDMD N-端结构域，后者在细胞膜上聚集并打孔，导致细胞内外渗透压失衡，最终细胞肿胀破裂。同时，IL-1β 和 IL-18 前体也被 caspase-1 切割，生成成熟的 IL-1β 和 IL-18，并通过 GSDMD 形成的孔被释放至胞外。

ICP 对抗肿瘤免疫的双重影响首先表现为炎症小体的双重抗肿瘤效应。一方面，激活免疫细胞炎症小体能增强抗肿瘤免疫。例如，肿瘤细胞释放 ATP 激活 DC 的 NOD 样受体热蛋白结构域相关蛋白 3（NOD-like receptor thermal protein domain associated protein 3，NLRP3）炎症小体，启动 $CD8^+$ T 细胞杀伤肿瘤细胞；巨噬细胞的 TLR5 受体和 NLRC4/NAIP5 炎症小体可同时识别肿瘤细胞的鞭毛蛋白，启动固有免疫和适应性免疫清除肿瘤；炎症小体黑色素瘤缺乏因子 2（absent in melanoma 2，AIM2）通过限制 DNA 依赖的蛋白激酶的激活而减少 AKT 的磷酸化，降低肿瘤细胞增殖和肿瘤负荷。另一方面，炎症小体也能发挥促肿瘤作用。例如，caspase-1 通过裂解 PPARγ 抑制中链酰辅酶 A 脱氢酶（medium chain acyl-CoA dehydrogenase，MCAD）作用，进而促进 TAM 分化和肿瘤进展；导致 MDSC 焦亡的 caspase-1 活性能促进肿瘤癌变。

其次，ICP 来源的 IL-1β 和 IL-18 通过多种机制双向影响抗肿瘤免疫和肿瘤生长。IL-1β 通过如下机制促进肿瘤生长：①通过 IL-1β/NF-κB 途径吸引并激活 MDSC；②通过脂肪细胞介导 VEGF-A 的表达和血管生成；③辅助肿瘤细胞对化疗药物（如阿霉素、吉西他滨和 5- 氟尿嘧啶）产生耐药；④通过 COX-2-HIF-1a 通路促进肺肿瘤的发生；⑤在巨噬细胞中通过 S1PR1 信号通路促进淋巴管的生成和转移。而 IL-1β 增强抗肿瘤免疫作用表现为：①缺少 IL-1β 会导致 $CD8^+$ T 细胞的启动失败，增加炎症和肿瘤负担；②敲除髓系细胞中 IL-1β 加速了大肠癌进展。

IL-18 通过如下机制抑制肿瘤生长：①促进肠道肿瘤上皮屏障的修复，增强肿瘤排斥反应，降低结肠癌的发病率；②诱导 NK 细胞发挥杀伤作用抑制肿瘤细胞生长；③通过下调 IL-22 结合蛋白来上调血液中 IL-22 的水平，减少肠道严重炎症或肿瘤进展后期的损伤。而 IL-18 促进肿瘤生长的作用表现为：①促进 MDSC 的生成，构建有利于肿瘤生长的环境；②减少肿瘤细胞内 ROS 中间产物和 Fas 的表达，从而减少肿瘤细胞凋亡；③上调肿瘤细胞 PD-L1 的表达，抑制抗肿瘤免疫。

2. CCP 除 GSDMD 外，gasdermin 家族其他成员也具有诱导细胞焦亡的能力，且不依赖于炎症小体。化疗药物激活 caspase-3，后者切割 GSDME 引起 CCP；NK 细胞和 CTL 细胞释放的 GZMA 和 GZMB 分别切割 GSDMB 和 GSDME 引起 CCP；缺氧条件下 PD-L1 移位至细胞核，激活 GSDMC 表达，同时 TAM 来源的 TNF-α 激活 caspase-8，后者切割 GSDMC，导致肿瘤细胞焦亡。

CCP 的肿瘤抑制效应依赖于抗肿瘤免疫。人为递送 gasdermin N 端蛋白或诱导 gasdermin 蛋白切割引起的 CCP 可导致急性炎症，触发抗肿瘤免疫，从而限制肿瘤生长。GSDME 介导的 CCP 增加了 NK 细胞和 T 细胞的浸润和杀伤活性，促进了巨噬细胞的吞噬作用，显著抑制了肿瘤生长。NK 细胞和 T 细胞既能分泌 IFN-γ 上调肿瘤细胞中 GSDMB 的表达水平，还能释放 GZMA 切割 GSDMB，诱导 CCP。GSDMB 介导的 CCP 可增强 ICB 的抗肿瘤效应。BRAF 和 MEK 抑制剂的联合疗法可激活 caspase-3/GSDME 介导的 CCP。肿瘤细胞表面的 CRT 和释放的 HMGB1 激活 DC，诱导了 ICD。然而，在肿瘤内缺氧区域，PD-L1/caspase-8/GSDMC 介导的 CCP 会引起 TME 慢性炎症，抑制抗肿瘤免疫。

（三）程序性细胞坏死

程序性细胞坏死主要在凋亡相关蛋白 caspase-8 受抑制的情况下发生，表现为细胞水肿、胞膜破裂和释放 DAMP。机制为 TNF-α 结合并激活其受体 TNFR1，TNFR1 结合蛋白 TRADD 和肿瘤坏死因子受体相关因子 2（TNF receptor associated factor 2，TRAF2），引起受体相互作用蛋白激酶 1（receptor-interacting protein kinase 1，RIPK1）的磷酸化，后者进而招募并磷酸化 RIPK3，并与 caspase-8 前体一起形成坏死小体。坏死小体将 MLKL（mixed lineage kinase domain like pseudokinase）磷酸化，而磷酸化的 MLKL 在细胞膜上多聚化并打孔，引起细胞裂解、死亡。

程序性细胞坏死对肿瘤生长有双重作用。

一方面，程序性细胞坏死具有刺激抗肿瘤免疫效应的作用。程序性坏死细胞释放的 IL-1α 可激活 DC 细胞，增强抗肿瘤免疫效应；程序性坏死细胞可释放 DAMP，包括尿酸、HMGB1、S100 蛋白、IL-1α 和 ADO 等。这些 DAMP 结合 PRR 如 TLR、甲酰基肽受体（formyl peptide receptor，FPR）、C 型凝集素和晚期糖基化终产物受体（receptor of advanced glycation end products，RAGE）等，通过募集和激活免疫细胞增强抗肿瘤免疫；CAF 中 Z 型核酸结合蛋白 1（Z-form nucleic acid binding protein 1，ZBP1）感知双链 RNA，诱发 CAF 程序性细胞坏死，激活 ZBP1 可增强 ICB 的疗效。

另一方面，程序性细胞坏死可促进肿瘤进展。程序性坏死细胞可释放 ROS、CXCL1 和 SAP130。ROS 诱导正常细胞癌变并刺激肿瘤生长；CXCL1 和 SAP130 刺激慢性炎症反应，募集抑制性免疫细胞，塑造免疫抑制性 TME。程序性坏死细胞释放的 DAMP 亦可促进肿瘤进展，表现为：尿酸增加肿瘤细胞转移活性；HMGB1 与肝卵圆细胞表面受体 RAGE/TLR4 结合，促进肝癌的发生和转移，并增强肿瘤细胞对化疗的耐药性；S100A8/A9 与肿瘤细胞或免疫细胞表面 RAGE 结合，激活丝裂原活化蛋白激酶（mitogen-activated protein kinase，MAPK）信号通路和 NF-κB 通路，促进肿瘤细胞进展和迁移；腺苷与 A1、A3 受体结合促进肿瘤细胞增殖，与 A2a 受体结合抑制 NK 细胞的成熟和细胞毒活性，从而促进肿瘤细胞转移。

（四）铁死亡

铁死亡是一种铁依赖性的受调控的坏死形式，以铁依赖的脂质过氧化为特征。$CD8^+$ T 细胞释放的 IFN-γ 下调肿瘤细胞胱氨酸转运蛋白（solute carrier family 3 member，2SLC3A2）和 SLC7A11 的表达，促进肿瘤细胞的脂质过氧化诱导铁死亡。与 M1 型 TAM 相比，M2 型对铁死亡更为敏感，铁死亡诱导剂能杀死 M2 型 TAM 消除其免疫抑制作用。铁死亡释放 DAMP 在 TIME 发挥双重作用，如 $KRAS^{G12D}$ 突变和 8- 羟基鸟苷能协同外泌体中 PD-1 促进 TAM 的 M2 型极化；DAMP 增强 $CD8^+$T 细胞和 DC 细胞功能等。

第四节　肿瘤免疫微环境的时空分布

一、TIME 中免疫细胞的时空分布

（一）TIME 的动态变化

肿瘤免疫编辑假说指出，免疫系统和肿瘤相互作用，不断发生变化与选择，这一过程大致概括为 3 个阶段：免疫清除、免疫平衡、免疫逃逸。免疫清除阶段，癌变的细胞受到免疫系统监视，机体通过固有免疫和适应性免疫消除病变细胞；经过这一阶段后幸存下来的肿瘤细胞免疫原性很低，与免疫系统处于一个相对平衡的状态，于是进入了免疫平衡阶段，这一阶段可能会持续数十年或更久，在该阶段中免疫系统的清除压力一直存在，肿瘤细胞的突变也在持续发生；当突变积累到一定程度后，肿瘤对免疫系统的攻击产生了抵抗性，甚至可以反过来摧毁免疫系统，导致肿瘤细胞免疫逃逸。肿瘤免疫编辑的每个阶段，TME 中的各种细胞和成分之间不断相互作用，相互影响，共同决定了 TIME 的发展和性质。

1. 免疫清除阶段的 TIME　当机体部分细胞转化为肿瘤细胞后，固有免疫系统首先发挥识别和杀伤新生肿瘤细胞的作用。病变部位的巨噬细胞被激活，吞噬作用加强，MHC Ⅱ类分子上调，并且分泌多种细胞因子，如 IL-1 和 TNF-α，接着，招募更多的巨噬细胞和其他免疫细胞。中性粒细胞在趋化因子如 CXCR1/CXCR2 的吸引下穿越血管到达病变部位，发挥吞噬作用和细胞毒作用，使得巨噬细胞进一步募集和极化。同时 NK 细胞和 T 细胞也被激活，并且和巨噬细胞相互促进，产生大量的 PFN、GZM 及 IFN-γ 等细胞因子，发挥抗肿瘤作用。此外，肿瘤内 DC 捕获肿瘤抗原并进行加工，在表面表达抗原肽 -MHC Ⅰ分子复合物，并将其转运呈递给三级淋巴结构（TLS）中的 T 细胞，在 $CD4^+$T 细胞的辅助下使 $CD8^+$T 细胞活化，激活适应性免疫。

2. 免疫平衡阶段的 TIME　经过免疫清除阶段存活下来的肿瘤细胞免疫原性很低，与免疫系统处于动态平衡的状态。淋巴细胞分泌干扰素 IFN-γ、IL-12 等细胞因子，一旦有免疫原性强的肿瘤细胞产生就会被免疫系统识别并杀伤。记忆性 $CD8^+$T 细胞可以有效抑制肿瘤进展，延长免疫平衡期。而 Treg 细胞数量的增加会导致适应性免疫反应受损。DC 表达的肝激酶 B1（liver kinase B1，LKB1）能够有效抑制 Treg 细胞的增殖，控制 Treg 细胞浸润以维持 TIME 的免疫平衡。

免疫平衡阶段的患者处于一种荷瘤生存状态，肿瘤组织与免疫系统处于动态平衡中，肿瘤虽不会被免疫系统彻底清除，但处于控制之下，患者的生活不会受到很大影响。经历前两个阶段存活下来的肿瘤细胞对抗肿瘤免疫反应的抵抗性极高，极易免疫逃逸。

3. 免疫逃逸阶段的 TIME　在免疫逃逸阶段，肿瘤细胞通过多种机制逃避免疫系统的杀伤。

（1）肿瘤细胞逃避巨噬细胞的吞噬：肿瘤细胞可以通过表达多种抗吞噬信号蛋白逃避巨噬细胞的清除。信号调节蛋白 α（SIRPα）是巨噬细胞上的抑制受体，肿瘤细胞表面蛋白 CD47 可以与 SIRPα 结合抑制巨噬细胞的吞噬功能从而促进肿瘤免疫逃逸。许多肿瘤过度表达 CD24，而 TAM 表达高水平的抑制性受体 Siglec-10，CD24 与 Siglec-10 相互作用，使肿瘤细胞发挥强烈的抗吞噬作用。肿瘤复发后，肿瘤细胞中 MHC Ⅰ和 β2M 表达缺失，使其不会被巨噬细胞、CTL 等 TIL-s 杀死。此外，当肿瘤细胞诱导巨噬细胞发生 M2 型极化后，M2 型反而会促进肿瘤细胞的生长。

（2）肿瘤细胞逃避 NK 细胞的杀伤：与抗原呈递和 IFN-γ 信号转导相关的分子可以保护肿瘤细胞免受 NK 细胞的杀伤，而肿瘤细胞中这几种分子的缺失使其对 $CD8^+$T 细胞的杀伤产生抵抗

力，同时对NK细胞的杀伤更敏感。NK细胞表达的NKG2D可以识别MHC Ⅰ类分子，参与NK细胞对肿瘤细胞的杀伤。聚ADP核糖聚合酶1[poly（ADP-ribose）polymerase 1，PARP1]可以抑制NKG2D配体的表达，从而阻断NK细胞对肿瘤的杀伤。

（3）肿瘤细胞对DC的抑制：β-catenin在多种肿瘤类型中高表达。肝癌中，β-catenin信号通路被激活后，CCL5、CCL17、CCL20、CCL28、CXCL1、CXCL10等趋化因子的表达水平显著下降，其中，CCL5是DC募集的关键信号分子，因而β-catenin致使DC不能有效浸润至肿瘤组织中，引发免疫逃逸。

（4）肿瘤细胞逃避T细胞的杀伤：PD-1/PD-L1是经典的免疫逃逸信号通路。在活化的T细胞表面，PD-1表达水平升高，肿瘤细胞表面PD-L1与之结合，在T细胞内产生抑制性信号，导致T细胞衰竭。CTLA-4也是T细胞表达的免疫抑制信号受体，DC表面的CD80/CD86配体与之相互作用，进而抑制T细胞激活。除上述两种经典通路外，还存在其他抑制T细胞的机制。例如，TME中TGF-β抑制Th1细胞，进而抑制细胞免疫。黏附分子P-选择素糖蛋白配体-1（P-selectin glycoprotein ligand 1，PSGL-1）分子在效应T细胞中表达水平上升，抑制TCR和IL-2信号，它同时也可以上调PD-1的表达，导致T细胞衰竭。此外，$CD4^+$ T细胞分泌的IL-21可促进CTL的生成，$CD4^+$ T细胞功能异常导致机体无法正常生成CTL，且此种情况下ICB疗法无法挽救失活的$CD8^+$ T细胞。

（二）TIME的空间结构

1. 基于肿瘤区室的免疫细胞分布 TIME从多个方面促进肿瘤进展，包括启动、存活、生长、转移和免疫逃逸。根据起源组织的不同，TIME显示出独特的免疫库——淋巴细胞、粒细胞、单核巨噬细胞和DC各具有不同的比例和功能状态。虽然这些免疫群体中的一些细胞具有根除恶性细胞的潜力，但肿瘤中的许多因素都会钝化这种活性或将细胞重定向到促进肿瘤发生。除了相对比例外，免疫细胞的位置也与肿瘤进展有关。

免疫细胞的分布是指它们在肿瘤组织不同区室中的位置，免疫细胞所在的区室反映了它们与肿瘤细胞、免疫细胞和TME内其他各种组分的关系。

通常，肿瘤组织区室由三部分组成：①肿瘤核心（tumor core，TC），它容纳边界区域中的大多数肿瘤细胞；②肿瘤间质（tumor stromal，TS），其中基质成分位于TC周围；③侵入性边缘（invasive margin，IM），它代表TC和TS的过渡区。免疫细胞在这三个区域内的分布和功能状态都存在着差异，但一些由高度组织化的免疫细胞组成的模式化结构显示出瘤内、瘤间和肿瘤患者间相对一致性，这些模式化的结构包括三级淋巴器官和各种不同的生态位（ecological niche）。

2. 免疫细胞与TIME中其他细胞之间的距离 免疫细胞和肿瘤细胞之间的距离可能直接反映免疫细胞对肿瘤的杀伤能力或者肿瘤细胞对免疫细胞的编辑能力。同时，不同免疫细胞之间的距离反映了免疫细胞之间相互作用的强弱。但迄今为止，免疫细胞和基质细胞之间的距离还有待研究。空间关系对免疫细胞和基质之间相互作用的影响将成为未来的研究趋势。

3. 免疫靶标的空间结构 临床上，为了获得关于TIME的空间信息，检测某些免疫靶标比检测免疫细胞更为方便。

以免疫检查点为代表的各种免疫调节分子是较理想的免疫靶标。例如，靶向T细胞抑制检查点蛋白的PD-1/PD-L1和CTLA-4可以增强抗肿瘤免疫。这些免疫靶点的空间定位已经在各种癌症中被监测，包括乳腺癌、非小细胞肺癌、黑色素瘤、结肠癌和颅咽管瘤。鉴于TIME中细胞有序的空间结构和免疫靶标的细胞特异性表达，这些免疫靶点的空间分布也显示出特定的模式。以PD-1/PD-L1为例，PD-1主要在$CD8^+$ T细胞表面表达，其配体PD-L1在包括肿瘤细胞、B细胞和TAM等多种细胞上表达。尽管这些靶标的表达水平在不同空间位置的相同类型的细胞之间有所不同，但免疫靶标的整体空间分布与细胞类型高度相关。

由于大多数免疫调节剂依赖于配体 - 受体结合，因此两个靶标之间的距离对于免疫反应至关重要。以 PD-1/PD-L1 为例，在接受抗 PD-1 治疗的肿瘤患者中，PD-1/PD-L1 相互作用评分较高的患者具有更好的疗效。其他肿瘤信号通路的激活，如 IL-6/JAK/STAT 和 Wnt/β-catenin 等，也依赖免疫细胞与肿瘤细胞之间的有效距离。此外，细胞旁分泌和并列分泌信号分子也以这种方式起作用。

4. TIME 的空间结构和肿瘤进展

（1）肿瘤起始免疫微环境的构建：癌前组织在可观察到形态变化之前，其中的体细胞已经积累了一系列突变，这些突变可被免疫系统监测到，并启动免疫反应消除发生癌前转化的非正常细胞。多数情况下，这些细胞被免疫监视系统清除。然而，在慢性炎症所塑造的免疫抑制性微环境中，粒细胞来源的 IL-6 可激活单核细胞或异常细胞中的 JAK/STAT3 信号通路，减少 TIME 中免疫细胞浸润，最终异常细胞逃脱免疫清除并增殖形成原位癌（carcinoma in situ，CIS）。因此，肿瘤早期免疫抑制性 TIME 的构建参与了癌前组织细胞向 CIS 的过渡。

（2）TIME 在肿瘤扩张和侵袭中的空间结构：肿瘤扩张伴随着一系列生理过程，如肿瘤细胞增殖、血管生成和免疫细胞浸润等。在一些肿瘤患者中，免疫细胞呈弥漫性分布，而在另一些肿瘤患者中，它们倾向于聚集形成细胞邻区（cellular neighborhood，CN），在多数情况下，CN 浸润的免疫细胞是 NK 细胞，因此，CN 的形成可以增强抗肿瘤免疫。但是一些其他 CN 可能由免疫抑制细胞组成，反向衰减抗肿瘤免疫。

侵袭是肿瘤细胞转移所必需的步骤，一般发生在肿瘤边界上，并受 TIME 边界的调节。EMT 转化是肿瘤侵袭过程中最关键的事件之一。在头颈部肿瘤中，一部分细胞表现出 EMT 特征，在空间上靠近肿瘤前缘的 CAF 和免疫细胞。除 EMT 外，在胃、食管腺癌，肝细胞癌，黑色素瘤和结直肠癌的转移性病变中，IM 的免疫细胞丰度更高，抗肿瘤免疫作用也更强。这种现象可能是由边缘肿瘤细胞和免疫细胞之间生态位的激烈斗争驱动的。

（3）转移灶中 TIME 的空间结构：侵袭后，肿瘤细胞穿过基质，进入血管并定植于次生部位，即发生转移。目前，关于转移灶中 TIME 空间结构的研究主要集中在特定的空间模式上。

空间模式表示高度组织化的 TIME 成分形成的特定结构。转移中具有代表性的空间模式是由原发部位的外泌体或细胞因子诱导的生态位。在 CTC 定植之前，原位肿瘤的衍生成分促进免疫细胞募集进入生态位，免疫细胞随后修改生态位的局部微环境并形成反馈回路，最终促进预转移生态位的形成。预转移性生态位构建了一个由 MDSC、Treg 细胞、TAM 和肿瘤相关嗜中性粒细胞组成的免疫抑制微环境，消除有利于 CTC 定植的局部抗肿瘤免疫。CTC 定植后，转移前的生态位成为转移的生态位，它继承了转移前的生态位的空间结构和功能状态，包括新生血管、血管疏松和免疫抑制性 TIME（图 3-10）。

慢性炎症中粒细胞来源的 IL-6 激活单核细胞或异常细胞中的 JAK/STAT 信号通路，减少 TME 中免疫细胞浸润，使异常细胞增殖形成 CIS。肿瘤组织内，免疫细胞可能呈弥漫性分布，也可能聚集形成 CN。肿瘤边界易发生肿瘤细胞 EMT 转化和侵袭。MDSC、Treg 细胞和 TAM 等细胞会形成免疫抑制性生态位，为 CTC 定植做准备。CTC 定植后，上述生态位继续发挥作用，保留了原来的空间结构和功能状态，包括新生血管和免疫抑制性 TIME。

二、三级淋巴器官

三级淋巴器官（tertiary lymphoid organ，TLO），也称为异位淋巴结构（ectopic lymphoid-like structure，ELS）或 TLS。TLS 由 DC、T 细胞、B 细胞等构建而成。免疫细胞在 TLS 内的空间结构表现出特定的模式，内部是由 B 细胞和 DC 组成的生发中心，生发中心的外围是 B 细胞富集区域，最外层一般是 T 细胞富集区域。TLS 是位于免疫器官外的异位增生淋巴组织，可在自身免疫病、感染性疾病、移植器官、炎症性疾病和肿瘤等病理生理情况下发展。

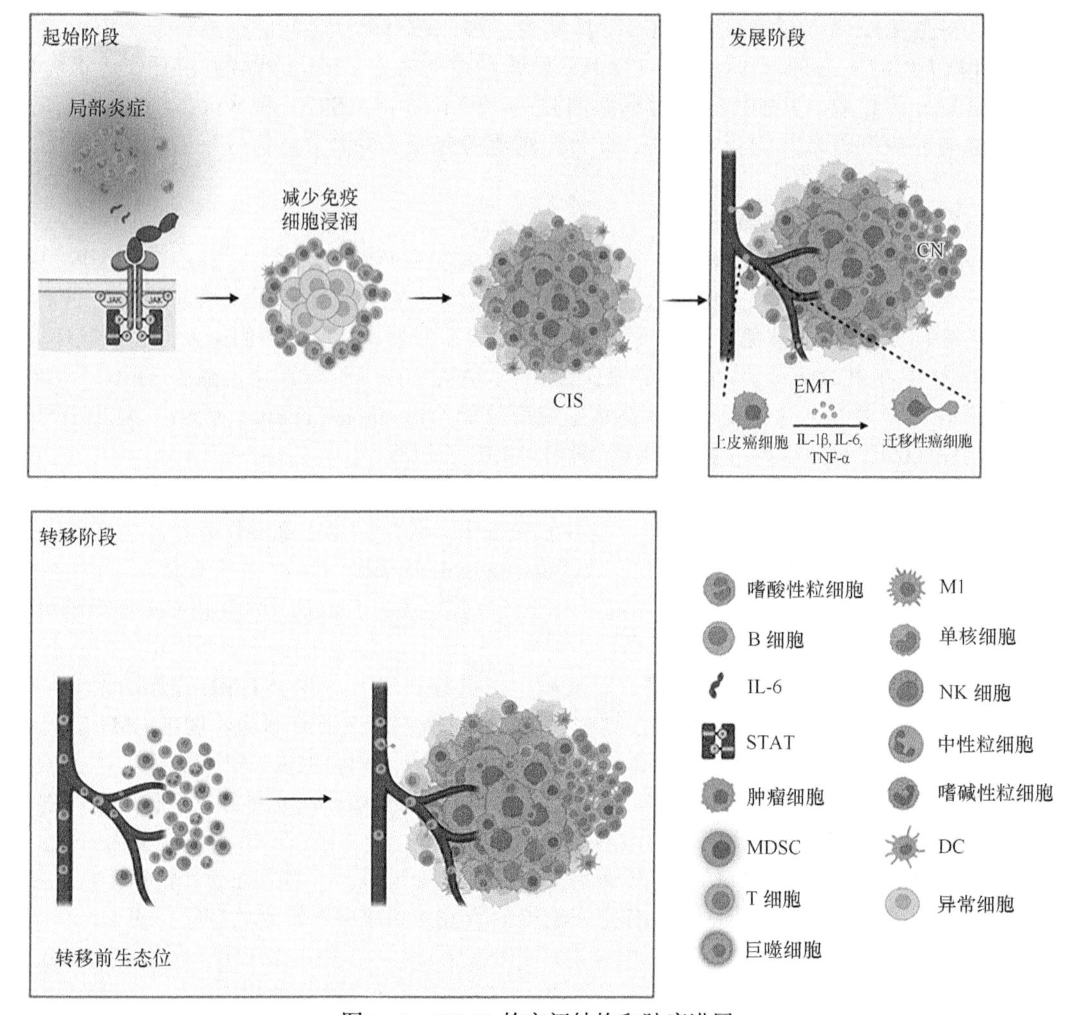

图 3-10　TIME 的空间结构和肿瘤进展

TLS 由具有增强局部免疫反应能力的基质细胞和脉管系统组成，这种结构有助于将血液中的淋巴细胞募集到肿瘤组织中，在 TLS 附近可检测到允许淋巴细胞进入 TLS 的高内皮微静脉（high endothelial venule，HEV）。HEV 表达的外周淋巴结定居素（peripheral lymph node addressin，PNAd）可识别并结合 T 细胞和 DC 表达的 CD62L，使淋巴细胞在 HEV 处贴壁并渗出，最终进入肿瘤组织。TLS 内的 DC、B 细胞、FDC 细胞等 APC 可在 TIME 中活化 TIL，启动抗肿瘤免疫反应，HEV 招募的原始 B 细胞被肿瘤抗原激活后形成生发中心，促进体细胞高频突变及免疫球蛋白类别转换等，从而发挥抗肿瘤体液免疫功能。

TIME 中淋巴细胞的浸润及淋巴结构的空间聚集是评估患者预后的关键。TIME 中 TLS 的数量、位置、发生频率、细胞成分等均表明 TLS 的发生与淋巴细胞浸润增加、预后较好呈正相关。T 细胞浸润，尤其是 $CD8^+$ T 细胞浸润，与大多数肿瘤的良好预后相关。除 T 细胞浸润外，Treg 细胞可通过分泌生长因子和血管生成因子促进肿瘤细胞的生长和扩散。因此，从淋巴细胞浸润到 TLS 形成的过程中，TIME 中的免疫反应朝着促肿瘤或抗肿瘤两种不同的方向发展（图 3-11）。

TLS 由 DC、T 细胞、B 细胞等以特定模式组织构建而成，内部是由 B 细胞和 DC 组成的生发中心，生发中心外围是 B 细胞富集区，最外层为 T 细胞富集区。TLS 周围存在的 HEV 利于免疫细胞浸润至肿瘤组织并在 TLS 中被激活，启动抗肿瘤免疫反应。

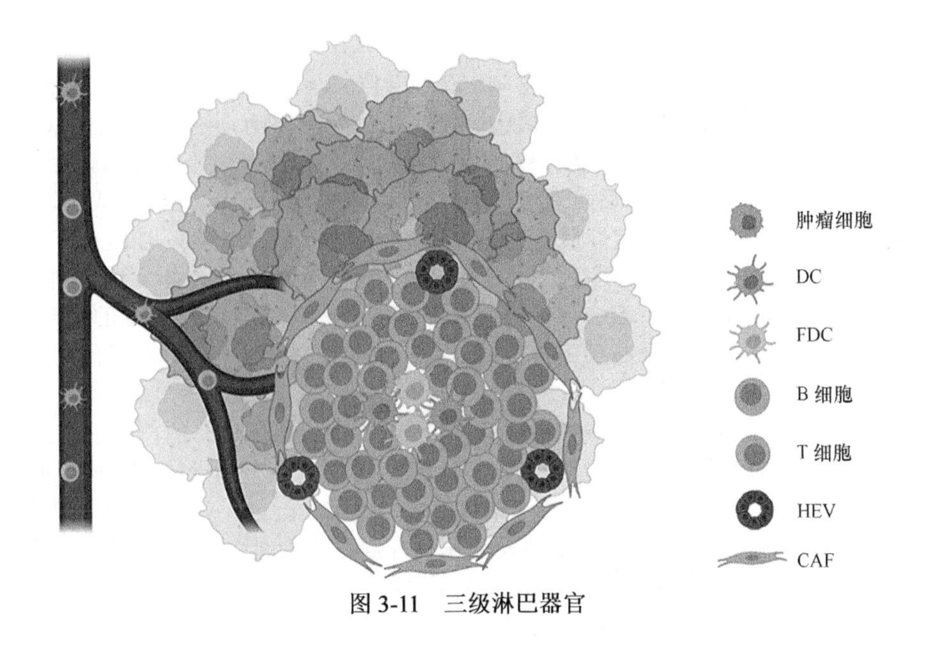

图 3-11　三级淋巴器官

第五节　肿瘤免疫微环境的重塑与调节

TIME 与肿瘤是密不可分的整体。TIME 是肿瘤细胞赖以生存的土壤，不仅为其提供营养支持，还能促进其免疫逃逸，甚至在肿瘤细胞调控下形成抑制性的 TIME，成为肿瘤免疫治疗的绊脚石。TIME 的重塑和调节是免疫治疗的核心内容，不仅如此，其他肿瘤疗法如放射治疗、化学治疗、靶向治疗等疗效的发挥也多与 TIME 的重塑有关。

一、TIME 重塑和调节的发展史

人们第一次认识到肿瘤细胞生长环境的重要性是在 1889 年，英国外科医生 Stephen Paget 分析 735 例乳腺癌患者的尸检记录，发现乳腺癌转移灶的分布与当时主流理论相违背——肿瘤的转移是肿瘤细胞栓子在血管中驻留形成的。Stephen Paget 证实癌症转移灶不是随机的，肿瘤细胞只有落在适宜的土壤（特定的器官）才能生长，即种子对土壤的依赖。这就是癌症著名的“种子与土壤”假说。

对 TIME 重塑的尝试最早始于 1890 年，美国外科医生 William Coley 发现肉瘤患者在感染化脓性链球菌后，肿瘤逐渐消失。于是，他产生了一个大胆的想法，即给晚期肉瘤患者瘤内注射链球菌，通过主动制造感染治疗肿瘤。经多次注射，患者的肿瘤成功消退。为了减少细菌感染对人体的危害，Coley 把细菌灭活，并将不同细菌混合进行治疗，这些细菌混合物被称为“Coley 毒素”。由于当时科学界尚未认知免疫系统，Coley 毒素的疗效也不稳定，所以，他的发现并没有引起足够重视。

1909 年德国科学家 Paul Ehrlich 提出了最初的肿瘤免疫监视假说，即宿主的防御可以阻止肿瘤细胞发展为肿瘤。由于当时实验工具和背景知识的不足，Paul Ehrlich 并没有证明这一假设。直到 1957 年，Frank Macfarlane Burnet 和 Lewis Thomas 通过异体移植模型发现肿瘤组织在同基因宿主体内产生排斥反应，而正常组织移植后被同基因宿主接受，该实验证实了肿瘤特异性抗原的存在。因此，他们正式提出“肿瘤免疫监视”的理论，即免疫系统可以识别和消除新生的肿瘤细胞。此后，对 T 细胞、NK 细胞、抗原呈递细胞以及免疫抑制性细胞功能的深入研究完善了肿瘤免疫监视理论。20 世纪 50～60 年代，科学家们发现 TIME 中的一些理化特性，如缺氧、间质高压及低 pH 等，降低了免疫细胞的存活能力、杀伤能力及细胞因子的释放能力，从而导致肿瘤免疫抑制微环境的形成。

1976 年美国科学家 Steven Rosenberg 发现白细胞介素 -2（IL-2）可以在体外刺激 T 细胞的增殖，基于 T 细胞对肿瘤的杀伤功能，他尝试从患者体内分离 T 细胞，并在体外使用 IL-2 扩增培养后输回患者体内。结果显示，不管是回输 T 细胞还是 IL-2，60 多例患者中仅有 1 例患者的肿瘤消除，但肿瘤细胞免疫疗法从此开启。随后，为了得到肿瘤特异性的 T 细胞，他们尝试从肿瘤组织中分离 T 细胞并在体外使用 IL-2 扩增培养后输回病人体内，这种方法于 1988 年发表在《新英格兰医学杂志》上，可以用来治疗转移性黑色素瘤患者，缓解率达 60%。1989 年，以色列科学家 Zelig Eshhar 通过改造 TCR 使 T 细胞可攻击任何类型的细胞，这是 CAR-T 免疫疗法的雏形。而后，第二代、第三代 CAR-T 采用了多个共刺激结构域增强 CAR-T 的肿瘤杀伤功能。目前，这种方法主要应用于淋巴瘤和白血病患者的治疗。

1993 年美国科学家 Ioannides 和 Whiteside 正式提出“肿瘤微环境”的概念，指出 TME 是由肿瘤细胞、肿瘤局部浸润的免疫细胞、间质细胞、ECM 及生长调节因子等共同构成的复杂环境，协助肿瘤细胞进行信号转导、增殖、侵袭与转移等恶性生物学行为。认识到 TME 中免疫细胞的重要性后，科学家开始探讨将免疫细胞作为靶点来治疗癌症的可能性，故以免疫细胞为研究对象的 TME 迅速成为免疫治疗中最前沿的科学，即关于“肿瘤免疫微环境”的研究登上历史舞台。

虽然存在免疫监测机制，但是肿瘤仍然可以在有免疫能力的宿主中发展。2002 年 Gavin P Dunn 和 Robert D Schreiber 等首次提出了肿瘤免疫编辑（tumor immunoediting）学说，系统阐述了肿瘤的发展需要经历 3 个免疫阶段。①消除（elimination）：即免疫监视，早期的肿瘤细胞很容易被 NK 细胞或 T 细胞识别和清除；②平衡（equilibrium）：肿瘤突变累积到一定程度后，能抵抗细胞毒性细胞的杀伤，此时肿瘤细胞与免疫细胞共存；③逃逸（escape）：突变的肿瘤细胞抗原下调或缺失，解除免疫细胞对肿瘤的生长限制，形成临床上可检测的肿瘤。肿瘤免疫编辑学说重点强调了肿瘤免疫逃逸与肿瘤进展的关系，研究 TIME 影响肿瘤免疫逃逸的机制成了当时的热点方向。其中最受人瞩目的研究是 James P Allison 和 Tasuku Honjo 发现了免疫负调节的靶点并创建了全新的癌症疗法。

James P Allison 发现 CTLA-4 抑制 T 细胞的活化。他开发出了一种可以与 CTLA-4 结合并阻断其功能的抗体，该抗体能让 T 细胞解除制动，释放免疫系统来攻击肿瘤细胞。与此同时，Tasuku Honjo 发现 PD-1 是另一种抑制 T 细胞活化的分子，其功能与 CTLA-4 相似，但作用机制不同。2011 年，一种阻断 CTLA-4 蛋白的单克隆抗体药物 IpIL-imumab 上市，可提高转移性黑色素瘤患者的生存率。2014 年，免疫检查点抑制剂帕博利珠单抗（pembrolizumab）和纳武利尤（nivolumab），被批准用于治疗黑色素瘤，随后阿替利珠单抗（atezolizumab）、度伐利尤单抗（durvalumab）以及阿维单抗（avelumab）等相继被 FDA 批准，它们已广泛用于肿瘤患者的常规治疗。2018 年诺贝尔生理学或医学奖授予 James P Allison 和 Tasuku Honjo，以表彰他们发现了抑制免疫负调节的癌症疗法。

二、TIME 重塑和调节的方式

（一）传统方式

肿瘤治疗的传统方式包括放射治疗和化学治疗，其杀伤肿瘤细胞的同时也可以重塑和调节 TIME，增强针对肿瘤的固有和适应性免疫反应，将冷肿瘤转变为热肿瘤。目前，传统疗法与免疫治疗的联合使用有效提高了肿瘤治疗的疗效。

1. 放射治疗 放射治疗可从以下几个方面调节 TIME。

（1）放射治疗促进趋化因子和促炎因子的释放，诱导免疫细胞的浸润。一方面，放射治疗可上调肿瘤细胞中 T 细胞趋化因子 CXCL16、CXCL9 和 CXCL10 的表达，CXCL16 能与 Th1 细胞上的 CXCR6 结合并激活 $CD8^+$ T 细胞，而 CXCL9 和 CXCL10 能与 T 细胞上的 CXCR3 结合，促进 T 细胞的浸润。另一方面，放射治疗引起肿瘤细胞 DNA 损伤，导致细胞质中小片段 DNA 和微核产生，激活胞质核酸感应器。其中，最重要的是激活 cGAMP-STING- Ⅰ型干扰素信号通路，cGAMP 是 cGAS 的产物，能激活 STING，从而通过 STING/TBK/IRF3/NF-κB 信号转导途径促进Ⅰ型干扰素的转录。Ⅰ型干扰素的作用如下：①通过阻滞肿瘤细胞的生长以及诱导细胞死亡因子的产生，促进肿瘤细胞的凋亡；②增加血管内皮细胞通透性，促进基底细胞凋亡，损害肿瘤血管形成，造成肿瘤组织缺氧和营养缺乏；③通过上调趋化因子介导 $CD8^+$ T 细胞的募集和效应功能；④上调肿瘤细胞 MHC Ⅰ的表达等。放射治疗直接或间接造成肿瘤血管损伤的同时也可以协助免疫细胞更好地渗透到肿瘤组织中。此外，放射治疗还可增加炎症细胞因子的产生，如 IL-1β、TGF-β、FGF 和 TNF，激活 NALP3 炎症小体，形成炎性 TIME。

（2）放射治疗促进肿瘤抗原呈递。肿瘤的发生多由基因突变驱动，并在不断的突变中进展。然而，肿瘤基因突变产生的异常蛋白，经过肿瘤细胞或者 APC 的加工、运输，最终呈递在细胞表面，被 T 细胞识别，激发抗肿瘤免疫应答，导致肿瘤细胞被免疫细胞清除，这些由肿瘤细胞基因突变产生并且能引发机体免疫应答的异常蛋白称为肿瘤新抗原。放射引起的 DNA 损伤既可以增加肿瘤表面 MHC Ⅰ的表达，又可以释放肿瘤已有的抗原，同时产生了肿瘤新抗原。另外，放射治疗启动了垂死细胞释放 DAMP，包括 CRT、HSP、ATP、HMGB1 等危险信号，DAMP 和 DC 细胞表面 PRR 结合，激活 DC 并诱导其成熟，从而促进肿瘤细胞的抗原呈递以及 APC 的交叉提呈，触发肿瘤细胞 ICD。

（3）放射治疗增强 T 细胞和 NK 细胞启动，诱发远隔效应。一方面，趋化因子诱导 T 细胞进入引流淋巴结，DAMP 增强 DC 交叉提呈抗原的能力，由 DC 激活的抗原特异性效应 T 细胞大量生成，并在趋化因子的作用下通过高渗透性的血管浸润肿瘤。另一方面，肿瘤细胞通过上调 NK 细胞激活性受体 NKG2D 配体的表达，激活 NK 细胞杀伤肿瘤。这些效应 T 细胞和 NK 细胞引起远隔抗肿瘤作用，不仅能消除放射区域内的肿瘤，还能缩小放射治疗区外的转移病灶。因此，局部放射治疗可以产生全身性、免疫介导的抗肿瘤作用以及潜在的抗转移作用。

（4）放射治疗也会增强免疫抑制性细胞的浸润。放射治疗会趋化 Treg 细胞以及 MDSC 进入 TIME，当全身低剂量照射时，Treg 细胞数量增加诱发肿瘤细胞放射抵抗，刺激肿瘤细胞快速再生，促进肿瘤复发。MDSC 在局部放疗 3 天后浸润到肿瘤间质中，抑制抗肿瘤免疫，但这种抑制作用在某些肿瘤中是暂时的。

2. 化学治疗 化学治疗的药物根据其来源及作用机制的不同，分为六大类。

（1）烷化剂：主要作用于人体细胞中的 DNA，与 DNA 的嘌呤碱基上的烷基化特异性位点形成共价键，从而影响 DNA 链的交联，诱导细胞凋亡。临床常用的烷化剂有环磷酰胺、马利兰、氮芥、环己亚硝脲等。

（2）抗代谢类药物：在结构上和人体正常的代谢物有差异，通过与正常的代谢物竞争性结合有关的受体或者酶，从而阻止机体进行正常代谢，常用的药物有氟尿嘧啶、阿糖胞苷、氨甲蝶呤等。

（3）抗生素类药物：是一类来源于微生物的抗肿瘤物质，多由放线菌所产生。通过直接嵌入 DNA 分子，改变 DNA 模板性质，阻滞转录，抑制 DNA 及 RNA 合成，属于周期非特异性药物，但对 S 期的细胞有更强的杀伤作用。主要有博来霉素、多柔比星、放线菌素 D 等。

（4）植物类药物：是指从植物中提取到的半成品，不但在干扰肿瘤细胞的微蛋白合成中发挥主要作用，而且还具有诱导细胞凋亡、抗血管形成的作用。常用的药物有长春新碱、长春花碱、紫杉醇。

（5）其他类的化学治疗药物：常用的有顺铂、卡铂，其作用的机制是引起 DNA 链间的交联，影响 DNA 模板的功能，从而最终抑制 DNA 的合成。

（6）激素类的化学治疗药物：常用的有泼尼松、甲地孕酮、安宫黄体酮等。

化学治疗可从以下几个方面调节 TIME。

（1）增加肿瘤的免疫原性：化疗药物可以提高肿瘤细胞的免疫原性，促进抗原的呈递和效应细胞的识别。包括：①诱导细胞表面抗原的表达和抗原呈递相关分子。例如，5- 氟尿嘧啶能增加结肠癌和乳腺癌肿瘤细胞中癌胚抗原（carcinoembryonic antigen，CEA）的表达；吉西他滨可以通过 DNA 去甲基化作用诱导 CTA 和 MHC Ⅰ的表达；马法兰和丝裂霉素能上调肿瘤细胞共刺激分子 B7 的表达，促进 T 细胞的活化。②促进表达具有免疫调节作用的蛋白。例如，抗生素类药物能够促使肿瘤细胞内质网的 CRT 转运至细胞表面，释放促进 DC 吞噬肿瘤的“Eat Me”信号；奥沙利铂、多柔比星可以促进凋亡的肿瘤细胞释放 ATP、HMGB1 及 HSP，有利于 DC 对肿瘤的识别和增强其抗原呈递的能力。

（2）增强 CTL 的杀伤作用：CTL 主要通过释放 PFN、GZM 杀伤肿瘤细胞及通过 Fas/FasL 介导肿瘤细胞的凋亡。紫杉醇、多柔比星及顺铂可以上调肿瘤细胞表面的甘露糖 -6- 磷酸受体（mannose-6-phosphate receptor，M6PR），M6PR 与 GZM 结合从而加强 GZM 的渗透作用，促进 GZM 介导的 CTL 杀伤。另外，蒽环类抗生素药物可以下调肿瘤细胞表面 PD-L1 的表达，减少对 T 细胞的抑制作用。

（3）清除免疫抑制性细胞：例如，吉西他滨可以降低 TME 中 MDSC 的数目；低剂量的 5- 氟尿嘧啶可以直接诱导 MDSC 凋亡；多西他赛可以抑制 MDSC 的 STAT3 磷酸化，促进 MDSC 向 M1 型巨噬细胞转化，并诱导其释放 IFN-γ，增强抗肿瘤免疫；低剂量的环磷酰胺可直接抑制 Treg 细胞的免疫抑制功能；紫杉醇可通过促进凋亡调节蛋白 Bcl-2 的表达诱导 Treg 细胞凋亡，促进 CTL 的增殖。

（二）靶向治疗

靶向治疗是在分子水平上特异性靶向肿瘤细胞的某个致癌位点进而杀死肿瘤细胞的疗法，该靶点可以是促进肿瘤生长和转移的蛋白分子，也可以是某个基因片段。目前，经典的靶向治疗位点有 EGFR、HER2、BRAF、VEGF 等。

1. EGFR 和 HER2 同属于 ERBB 家族，它们的信号传递不仅影响肿瘤细胞自身的发生发展（如不受控制的细胞增殖，受抑制的细胞凋亡等），同时也影响 TME 中的抗肿瘤免疫反应。针对 EGFR 和 HER2 的靶向药物一般分为两种：一种为靶向胞内酪氨酸激酶的抑制剂（tyrosine kinase inhibitor，TKI），另一种为阻断胞外受体 - 配体结合的单克隆抗体。目前美国 FDA 批准的靶向 HER2 的单克隆抗体包括曲妥珠单抗和帕妥珠单抗，靶向 HER2 的 TKI 有拉帕替尼和阿法替尼。EGFR 的靶向药以 EGFR-TKI 为主，包括吉非替尼和奥希替尼。

EGFR-TKI 对 TIME 的作用如下：① EGFR-TKI 可以减少 EGFR 突变型肺癌肺泡中巨噬细胞的数量；② EGFR-TKI 通过糖原合成酶激酶 -3β（glycogen synthase kinase-3β，GSK-3β）和泛素蛋白酶途径诱导 EGFR 突变的非小细胞肺癌细胞中 PD-L1 蛋白的降解，从而促进 T 细胞的活化；③在 Treg 细胞中，EGFR-TKI 通过抑制 EGFR/GSK-3β/Foxp3 轴，恢复 GSK-3β 活性，降解 Foxp3 的表达并减弱 Treg 细胞功能。

靶向 HER2 的单克隆抗体对 TIME 的作用如下：①曲妥珠单抗可以与微环境中的巨噬细胞和 NK 细胞表面的 Fc 受体结合，诱发 ADCC 效应杀伤肿瘤；还可以通过 CDC 形成的攻膜复合物（即攻膜复合物，MAC）裂解靶细胞。②曲妥珠单抗诱导的 ADCC 效应，导致 T 细胞 PD-1 上调和肿瘤细胞 PD-L1 表达上调，有利于 ICB 发挥作用。③ HER2 单抗可以诱导 ICD 及 MHC Ⅰ在肿瘤细胞中的表达，诱导 DC 成熟，增强抗原交叉呈递，增加 T 细胞浸润。④ HER2 单抗可以促进 TAM 分化形成促炎 M1 型巨噬细胞。

2. BRAF 基因激活突变的发现和靶向该蛋白疗法的发展代表了黑色素瘤治疗的重大突破。在超过一半的黑色素瘤中存在 *BRAF* 基因的激活点突变，其中，大多数突变为 *BRAF* V600E，该突变可激活 MAPK 信号通路，抑制细胞凋亡，增加肿瘤细胞的侵袭和转移。目前，美国 FDA 批准了靶向 MAPK 通路的 4 种药物和 2 种联合方案，包括 BRAF 抑制剂达拉菲尼和 MEK 抑制剂曲美替尼。靶向 MAPK 信号通路除了可以抑制黑色素瘤细胞的生长和转移外，还可逆转免疫抑制性 TIME。机制如下：① MEK 抑制剂可以降低黑色素瘤中免疫抑制因子 IL-6、IL-10 和 VEGF 的表达；

② BRAF 或 MEK 抑制剂可增强黑色素瘤分化抗原（melanoma differentiation antigen，MDA）表达，并可增强抗原特异性 T 细胞的浸润和功能；③ BRAF 抑制剂可以在转录水平上阻碍 IL-1α 和 IL-1β 表达，抑制 CAF，从而消除 CAF 对 T 细胞的抑制作用。

3. VEGF　是内皮细胞特异性的促分裂原，能够刺激血管生成。VEGF 家族由 5 种配体 [VEGF-A、-B、-C、-D，胎盘生长因子（placental growth factor，PGF）] 和 3 种受体酪氨酸激酶（VEGF-R1、-R2 和 -R3）组成。其中 VEGF-R2 是主要的受体酪氨酸激酶。肿瘤细胞分泌产生的 VEGF 可以依赖 VEGF-R2 活化 mTOR 刺激 VEGF 的分泌，从而放大促进血管生成的信号，形成自分泌的前馈环路。2014 年美国 FDA 已批准雷莫卢单抗（ramucirumab）用于胃癌患者，目前该药已在全球多个国家和地区上市使用。雷莫卢单抗靶向 VEGF-R2，能阻断 VEGF-R2 和 VEGF-A、-C、-D 的相互作用，防止新生血管形成，阻断肿瘤的血液供应，抑制肿瘤的生长和转移。靶向 VEGF 的单克隆抗体调节 TIME 的机制如下：①逆转 TOX 基因（thymocyte selection associated high mobilty group Box，TOX）导致的 T 细胞衰竭；②降低 TME 中 Treg 细胞的比例，削弱 Treg 细胞免疫抑制活性；③增加 TME 中巨噬细胞的浸润，并促进 M2 型巨噬细胞向 M1 型转化。

（三）免疫治疗

免疫治疗包括单克隆抗体疗法、免疫检查点抑制剂疗法、过继细胞输注、溶瘤病毒疗法、肿瘤疫苗及细胞因子疗法等。

（四）其他治疗方式

1. 联合治疗　免疫治疗是继手术、放射治疗、化学治疗及靶向治疗之后的一种新的抗肿瘤治疗方式，其中，ICB 的治疗效果最为突出。但大量临床数据显示，单一的 ICB 只对 20%～30% 的肿瘤患者有效，大部分患者会产生原发性或继发性耐药。而免疫治疗与放射治疗、化学治疗、靶向治疗以及不同免疫治疗之间的联合疗法有效克服了 ICB 的临床耐药，从多个方面将免疫抑制性 TIME 转变为免疫激活性 TIME，提高了免疫治疗的疗效。迄今为止，多个联合用药方案得到了美国 FDA 批准，包括帕博利珠（PD-1 单克隆抗体）联合曲妥珠（HER2 单克隆抗体）和化疗，作为 HER2 阳性转移性胃 / 食管 / 胃食管交界处腺癌的一线治疗；纳武利尤（PD-1 单克隆抗体）联合化疗，作为新辅助疗法，治疗可切除（肿瘤≥ 4cm 或淋巴结阳性）的非小细胞肺癌患者；达拉非尼（靶向 BRAF V600E）联合曲美替尼（靶向 MEK），用于治疗 6 岁及以上 BRAF V600E 突变的不可切除或转移性实体瘤患者。

2. 表观遗传抑制剂　表观遗传的异常调节是促进恶性肿瘤生成的主要因素，表观遗传机制不仅在癌症的发生和进展中起重要作用，而且还参与调节了免疫细胞的激活、分化和效应过程。表观遗传抑制剂包括 DNMT 抑制剂、HDAC 抑制剂、组蛋白去甲基化酶（histone demethylase，HDM）抑制剂等。表观遗传抑制剂对 TIME 的作用机制如下：①肿瘤细胞通常使抑癌基因甲基化而沉默其表达，DNMT 抑制剂逆转该过程，诱发直接抗肿瘤作用，如促进肿瘤细胞凋亡、细胞周期阻滞和分化；②逆转肿瘤相关抗原的转录抑制，增加抗原的表达和 MHC 呈递；③增加 APC 膜表面 CD40 和 CD86 共刺激分子的表达，促进 T 细胞的激活；④诱导肿瘤 ICD，增强肿瘤的免疫原性，交叉启动 T 细胞；⑤ HDAC 抑制剂通过下调 STAT 通路相关基因，抑制 ARG1 和 iNOS 的表达，将肿瘤相关的 MDSC 从免疫抑制性表型转化为促炎表型；⑥ HDAC 抑制剂通过上调肿瘤细胞的 NKG2D 配体，激活 NK 细胞对肿瘤的杀伤作用。

3. 细胞死亡方式　坏死细胞释放的内容物触发炎症反应，因而细胞坏死性死亡被称为“dirty death”。细胞坏死与细胞凋亡不同，它给免疫系统提供异常或威胁信号。细胞坏死主要包括焦亡、铁死亡、程序性细胞坏死等。坏死的细胞产生 DAMP 或 PAMP，激活炎性信号通路，释放炎症因子，募集炎症细胞，包括 DC、NK 细胞、T 细胞等，扩大炎症反应。目前临床上可触发这种炎症性死亡方式的诱导剂有蒽环类化学药物、奥沙利铂、环磷酰胺及放射治疗等。

表 3-1 TIME 重塑和调节的发展史

年份	人物	事迹
1889	Stephen Paget	提出“种子与土壤”假说
1890	William Coley	第一次使用瘤内注射细菌治疗肿瘤，是免疫治疗最早的尝试
1909	Paul Ehrlich	提出最初的“肿瘤免疫监视”假说
1957	Frank Macfarlane Burnet、Lewis Thomas	提出“肿瘤免疫监视”的理论
1950—1960		发现 TIME 的一些理化特性
1976—1988	Steven Rosenberg	发现 IL-2 可以体外刺激 T 细胞的增殖；提出过继性 T 细胞疗法治疗转移性黑色素瘤
1989	Zelig Eshhar	建立嵌合抗原受体 T 细胞（CAR-T）免疫疗法的雏形
1993	Ioannides C G、Theresa L Whiteside	提出“肿瘤微环境”（TME）的概念
2002	Gavin P Dunn Robert D Schreiber	提出了“肿瘤免疫编辑”学说
2011		第一种阻断 CTLA-4 蛋白的单克隆抗体药物普利姆玛（IplL-imumab）被 FDA 批准用于治疗晚期黑色素瘤患者
2014		第一种阻断 PD-1 的单克隆抗体帕博利珠（pembrolizumab）获得美国 FDA 批准，用于黑色素瘤治疗
2018	James P Allison Tasuku Honjo	因发现了抑制免疫负调节的癌症疗法，获得 2018 年诺贝尔生理学或医学奖

总　结

TIME 由间充质干细胞、免疫细胞、内皮细胞、微生物、细胞因子和趋化因子、损伤相关分子模式、补体组成，其性质直接决定肿瘤的发生、发展和预后。慢性炎症是导致肿瘤发生和肿瘤早期形成抑制性免疫微环境的关键因素。肿瘤自身因素，包括基因突变和表观遗传突变、代谢异常、外泌体和细胞因子等，通过与免疫细胞和基质 / 间质细胞相互作用，塑造了 TIME。此外，肿瘤组织内的微生物也是影响 TIME 性质的重要因素。肿瘤细胞或非肿瘤细胞的死亡方式和程度决定 TIME 中免疫细胞的抗肿瘤活性，急性坏死性细胞死亡可诱导炎症反应，“加热”TIME，增强细胞毒性淋巴细胞的杀伤活性，反之，慢性坏死或凋亡往往诱导抑制性 TIME，促进肿瘤进展。TIME 是动态变化的，空间分布不均的，其时空异质性是肿瘤内异质性的重要方面，是导致肿瘤疗法临床疗效迥异的重要因素。通过人为手段重塑 TIME，将冷肿瘤转变为热肿瘤，或将肿瘤中免疫细胞抑制性表型转变为免疫激活型，是当前肿瘤免疫疗法的主要思路。

课后习题

1. TIME 中负责杀伤肿瘤细胞的主要免疫细胞群有哪些？
2. TIME 形成的分子机制主要有哪些？
3. 遗传因素如何影响 TIME？
4. 什么是三级淋巴器官？
5. 重塑 TIME 的关键是什么？

（侯军委　揭祖亮　胡　海　李雪松　马　莹　郝继辉）

第四章　免疫细胞和肿瘤相互作用

第一节　肿瘤浸润淋巴细胞及其在肿瘤发生中的作用

肿瘤微环境（tumor microenvironment，TME）中的免疫细胞既属于适应性免疫系统，也属于先天免疫系统，几乎存在于所有实体肿瘤中。淋巴细胞通常是免疫浸润的最大组成部分，被称为“肿瘤浸润淋巴细胞”。肿瘤浸润淋巴细胞（tumor infiltrating lymphocyte，TIL）是肿瘤免疫微环境中的重要组成部分。关于TIL的功能一直存在争议，目前研究的重点集中于TIL对宿主的有益影响以及通过减少肿瘤微环境中的免疫抑制来优化其益处的治疗方法。有证据表明，当大量活化的TIL聚集于肿瘤微环境中时，对肿瘤患者的预后是有利的。

在过去的20年里，随着对TIL的认识增加，人们认为TIL在肿瘤发生和治疗中起到双重作用。Hanahan和Weinberg在认识到炎症浸润肿瘤在肿瘤进展和肿瘤从宿主免疫系统逃逸中所扮演的角色时，炎症浸润肿瘤已经成为了“癌症的标志”之一。随着新技术的发展和应用，TIL的表型、功能特征、定位以及它们与肿瘤细胞或肿瘤内的非恶性细胞的相互作用已成为研究热点。这些研究旨在探究TIL对肿瘤患者的预后效果和预测意义。肿瘤细胞与免疫系统之间有着复杂的关系，免疫微环境中免疫细胞的构成、数量的细微差别都会导致肿瘤细胞的凋亡或增殖。

TIL和肿瘤之间的动态关系已经在肿瘤小鼠模型以及人类肿瘤组织中得到了广泛的研究。TME的形成是肿瘤和宿主免疫系统之间长期不断相互作用的结果。肿瘤从一开始就保护自己不被免疫细胞杀伤，并逐渐发展出抑制免疫细胞功能的机制。随着肿瘤进展，积累在TME中的TIL逐渐功能失调，不能阻止肿瘤的发生。肿瘤诱导的免疫抑制机制包括各种细胞元素、可溶性因子和亚细胞成分，在不同肿瘤中免疫抑制机制各不相同。肿瘤衍生因子（包括细胞外囊泡或外泌体）在调节TME中细胞间相互作用方面发挥的关键作用已成为癌症研究的主要课题。研究结果表明，肿瘤细胞“创造”了自己的TME，并建立了自己的方式来避免免疫系统的攻击。对肿瘤而言，虽然导致TME中免疫抑制的分子途径可能是相同的，但各种抑制因素的组合不尽相同。

因此，即使是组织学来源相同的肿瘤，肿瘤和TIL之间的相互作用也具有独特性。此外，免疫调节途径的异质性可能存在于同一肿瘤内，这取决于区域或局部环境的刺激。而“肿瘤异质性”意味着肿瘤内的细胞以及分子和遗传特征存在相当大的差异。

在本章节中将对TIL在肿瘤进展或对肿瘤治疗的免疫调节机制进行总结。将重点讨论T细胞、B细胞和自然杀伤（natural killer，NK）细胞。

一、肿瘤免疫微环境的研究

基于细胞、分子和遗传等分子生物学技术的进步，对肿瘤内部TIL群体或单个浸润性免疫细胞的深入研究使我们对TIL在肿瘤中的空间分布、各种TIL亚群的数量及其功能了解更多。鉴于肿瘤的异质性和TME中的细胞和分子相互作用的复杂性，对TME的监测一直是一项困难的任务。而肿瘤进展或评估治疗反应的生物标志物并不容易识别，剖析免疫细胞和肿瘤细胞之间复杂的相互作用以确定此类生物标志物，需要将目前可用的多种方法整合为“系统生物学”方法。采用多组学技术的系统生物学代表了遗传学、表观遗传学、转录组学、蛋白质组学和代谢组学与免疫学的结合，以提供对肿瘤免疫的全面理解。采用多组学技术的系统生物学最有可能描述TME中细胞间相互作用的机制，并确定对治疗反应的生物标志物。今天，虽然各种多组学技术正慢慢被应用于免疫细胞与肿瘤相互作用的研究，但由生物信息学、计算科学和临床相关性支持的原位TIL

综合分析未广泛使用，这将是以后的研究重点和突破点。

原位 TIL 的研究已经从免疫表型的免疫组学分析或免疫调节细胞亚群分析，迅速发展到对 TME 的高度复杂、多参数的遗传学和免疫学分析。现在有多种研究策略可用于原位研究 TIL 和肿瘤细胞的相互作用。这些策略包括全基因组测序、基因特征注释、表观遗传学修饰以及肿瘤和免疫细胞的蛋白质表达变化。此外，在 TIL 中，我们可以根据免疫评分、T 细胞或 B 细胞受体，通过流式细胞仪或基于 CyTOF 的质谱法识别不同类型的免疫细胞，并进行多谱段免疫细胞化学分析。利用这些策略，人类肿瘤可以被分为富含免疫细胞（“热”）或免疫细胞耗尽（“冷”）的肿瘤。前者被认为是有免疫反应的，或者说是“热”的肿瘤类型，而后者是没有免疫反应的（“冷”）肿瘤类型。因此，免疫细胞对 TME 的浸润程度成为衡量肿瘤对免疫疗法反应的直接标准，浸润不良的肿瘤可能不适合免疫治疗。

肿瘤突变负荷可能是一种评估治疗反应的指标，突变负荷高的肿瘤富含新抗原，高免疫原性的特征使其在用免疫疗法治疗时可能更有反应。将肿瘤突变负荷与免疫微环境相关联以实现对治疗反应的预测算法正在研究中。

石蜡包埋或新鲜冷冻的肿瘤组织的全基因组测序和 RNA 测序（RNAseq）被广泛用于肿瘤的突变检测和单个肿瘤细胞的潜在驱动突变检测。癌症基因组图谱（the cancer genome atlas，TCGA）数据库为我们了解不同肿瘤中突变以及免疫细胞亚型和功能基因提供了宝贵的资源。第二代测序（next generation sequencing，NGS）与生物信息学的结合，为肿瘤细胞和 TIL 基因特征研究提供了新手段。NGS 数据可应用于评估抗原加工、与 MHC Ⅰ类分子结合和基因表达的新抗原预测、获得 HLA 单倍型的突变新抗原（MANA）图谱。进而通过 RNAseq 确认新抗原的表达和免疫特征。

肿瘤细胞以及免疫细胞的单细胞测序在新鲜人类肿瘤标本研究中取得了大量进展。肿瘤组织经酶解后，通过流式细胞仪分离出单个肿瘤细胞或单个免疫细胞，进行单细胞（single-cell，sc）RNAseq。通过单细胞测序解析了各类型肿瘤和免疫细胞的基因谱，并对肿瘤内各种细胞及免疫微环境中的免疫细胞数量及分型进行了深入研究。例如，利用算法可以根据 T 细胞不同亚群的基因表达谱，将 T 细胞分为幼稚型、调节型、细胞毒性或衰竭型并绘制热图计算不同亚型细胞在肿瘤内的丰度。通过这种方式可以描述 TIL 在肿瘤内的特征，甚至可以获得免疫功能紊乱相关基因的特征。例如，调节性 T 细胞（Treg）中 *Foxp3* 基因表达的升高、$CD8^+$ T 细胞的衰竭标记基因升高、在 TME 中介导免疫功能失调的基因（如 TGF-β、CTLA-4、PD-L1）的过度表达常是肿瘤进展的标志。尽管由于介导细胞功能的蛋白质存在转录后修饰，RNA 水平上进行的分析可能有潜在的偏差，但对肿瘤转录组的研究对于确定单个肿瘤的 TME（即个性化分析）在比较同类型的肿瘤研究中是很有用的。

对免疫抑制配体 PD-L1、CTLA-4 或 TGF-β 进行表型和功能分析，并与在肿瘤中免疫功能紊乱的特征基因、TME 中免疫调节配体的表达和 NGS 差异基因之间建立联系。将这些发现与临床终点联系起来，包括患者的治疗反应和预后。这种模型主要基于肿瘤和 TME 中发现的免疫细胞的基因分析，优于传统病理学检查。对肿瘤组织中 TIL 的分析，使人们认识到 TIL 是评估患者的预后和治疗反应的生物标志物。此外，TIL 及其在癌症过继免疫治疗中的抗肿瘤潜力正在被探索。

二、肿瘤免疫微环境中的免疫评分

越来越多的研究证明，致密的 T 细胞浸润与许多人类癌症的预后改善有良好的关联。冷冻切片或石蜡包埋肿瘤切片的免疫组化在建立免疫细胞渗入肿瘤的分级标准方面发挥了作用，现在被称为“免疫评分”。免疫评分使用系统生物学和一个客观的评分系统来衡量 TME 内免疫细胞的类型、密度和定位。2006 年，Galon 及其同事证明了这些 TIL 对预后的意义。在对结直肠癌以及后来对其他实体瘤的一系列研究中，Fridman 等对数百个肿瘤标本进行了免疫染色，结果显示强烈的局部免疫反应，包括 $CD3^+CD8^+$ T 细胞和记忆 $CD45RO^+$T 细胞，均有利于预后（图 4-1）。

在随后的独立研究中，浸润性 T 细胞的预后作用得到了证实，并因此将 TME 免疫细胞密度、定位、类型和功能进行常规评估作为标准病理检查的一部分。全球收集的数据有力地支持了免疫评分的预测价值，目前被广泛用于其对免疫疗法反应的预测，包括免疫检查点抑制剂（ICB）。

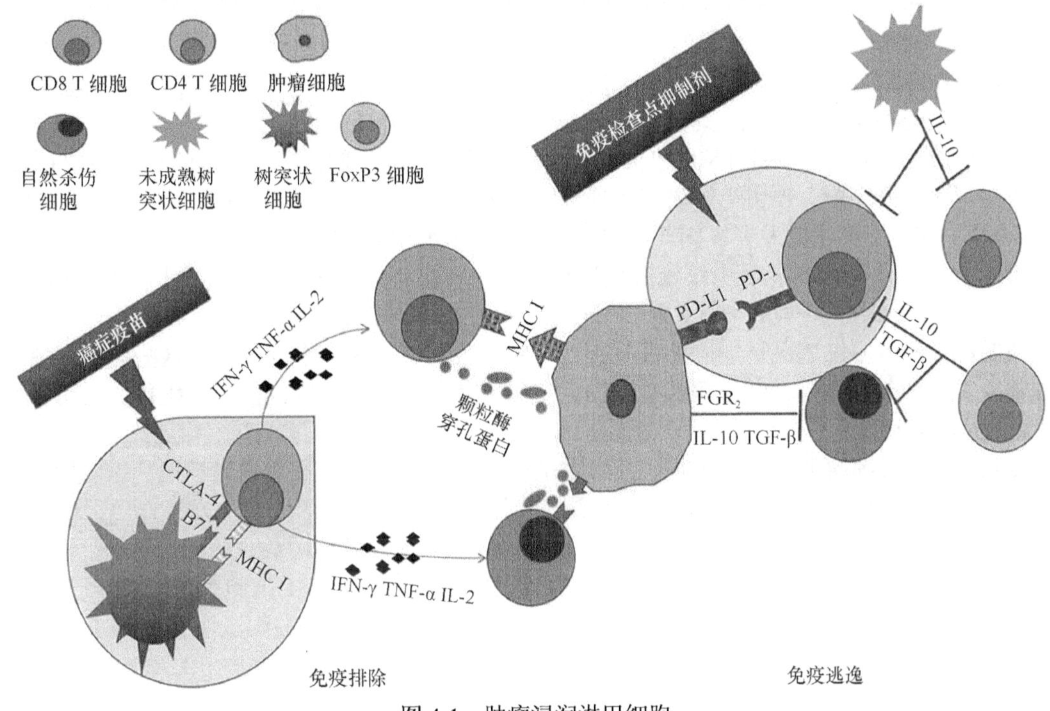

图 4-1　肿瘤浸润淋巴细胞

三、TIL 的抗肿瘤作用

T 淋巴细胞，尤其是 $CD8^+$ 细胞毒性 T 细胞（CTL），被认为是主要的抗肿瘤免疫效应细胞。被激活后会产生穿孔素、颗粒酶和细胞因子，诱导肿瘤细胞的死亡，但不杀伤非恶性细胞。

$CD4^+$ T 辅助细胞释放的细胞因子对 CTL 的扩增和功能是至关重要的。NK 细胞不受 MHC 限制，无须抗原致敏也可以通过释放穿孔素、颗粒酶和细胞因子的机制识别和消除肿瘤细胞。这些淋巴细胞是细胞抗肿瘤免疫的媒介。B 细胞在抗原特异性激活后分化为产生抗体（antibody，Ab）的浆细胞，介导体液抗肿瘤免疫。在抑制肿瘤进展方面，究竟是 T 细胞还是 B 细胞起着更重要的作用，这一点一直存在争议。

NK 细胞抗肿瘤免疫的贡献主要是基于用抗体治疗癌症期间的抗体依赖细胞介导的细胞毒作用。这些免疫细胞的协作互动对有效的抗肿瘤反应至关重要。在 TME 中形成的滤泡状结构的 B 细胞被认为是一种潜在的预后生物标志物，浸润的 NK 细胞参与抗肿瘤效应也已被证实。TIL 的这些抗肿瘤作用已经成为癌症治疗中的研究热点。

（一）$CD8^+$ T 细胞

肿瘤中 T 细胞的存在和效应功能仍然是抗肿瘤免疫的研究热点。分析各种肿瘤类型中免疫浸润细胞组成的多样性可以定义肿瘤“免疫特征”，可能等同于或优于传统的 TNM（tumor node metastasis）分期。除了 TIL 免疫评分外，$CD8^+$ T 细胞在肿瘤免疫浸润中的存在、丰度及定位以及对其抗肿瘤活性的功能评估都是至关重要的。检测 TIL 中肿瘤抗原特异性 T 细胞的标准化单细胞检测方法酶联免疫斑点试验（enzyme linked immunospot assay，ELISPOT）、细胞因子流式细胞仪和四聚体结合的出现，大大促进了人们对其作为癌症预后生物标志物的潜在价值的评估。然而，人们也观察到，肿瘤患者原位或外周循环中存在的肿瘤表位特异性 $CD8^+$ T 细胞往往会直接通过 Fas/FasL 或 Trail/TrailR 途径被优先清除，或通过释放携带死亡受体配体的肿瘤外泌体间接清除。通过流式细胞仪检测 Annexin V，证实了人类实体瘤中分离出来的 TIL 发生自发凋亡的倾向，结果表明，表达 Fas 的肿瘤表位反应性、活化的 $CD8^+$ T 细胞对肿瘤诱导的效应特别敏感。具体来说，$FasL^+$ 肿瘤细胞上清液或患者的血浆分离到的外泌体被证明与肿瘤的发展有关，外泌体中检查到 FasL 以及潜在的其他分子，如 PD-L1 或 TGF-β，可能促进 TIL 中抗肿瘤效应 T 细胞的凋亡，从而使肿瘤逃避宿主免疫系统。这些研究表明，肿瘤细胞上存在诱导死亡的配体或由肿瘤来源的外泌体携带的配体有助于消除 TME 中负责抗肿瘤作用的 TIL。因此，虽然 TME 中抗肿瘤 $CD8^+$ T 细胞有望消除肿瘤细胞，但由于肿瘤的免疫抑制效应，这些细胞变得功能失调或“衰竭”，TIL 在 TME 的耗尽有利于肿瘤的发展。因此，“免疫评分”在用作预后的生物标记时，应包含对肿瘤诱导的抑制效应的估计，如衰竭 T 细胞的数量和分布，衰竭 T 细胞过度表达各种抑制性表面受体，如 PD-L1、淋巴细胞激活基因 -3（LAG-3）、T 细胞免疫球蛋白和黏蛋白域 -3（TIM-3），分泌干扰素 γ 和低水平的效应细胞因子如肿瘤坏死因子（TNF）α。在 TME 中普遍存在这些受体刺激信号的配体，对抗肿瘤反应的抑制是极其重要的。这些受体是检查点抑制剂的治疗靶标，可用于恢复 T 细胞的抗肿瘤活性。

尽管许多人类肿瘤中存在活化的 $CD8^+$ T 细胞，但这些肿瘤未能发生自发消退。这可能是由于调节机制抑制了 TME 中的 T 细胞反应。这些机制可以在肿瘤细胞的水平上发挥作用。例如，肿瘤抗原的丧失或 MHC Ⅰ类分子的下调，使 $CD8^+$ T 细胞丧失对肿瘤的免疫效应。另外，T 细胞上调免疫检查点或抑制性分子以防止过度激活和组织损伤。例如，在 T 细胞受体（T cell receptor，TCR）与抗原接触后，T 细胞会上调 CTLA-4，这是一种抑制性受体，与刺激性受体 CD28 相对抗。肿瘤细胞通常表达 PD-L1，它是另一个抑制性受体 PD-1 的配体。T 细胞中 PD1/PD-L1 途径的激活降低了它们的增殖、生存和细胞因子的产生。肿瘤微环境中存在的抑制性细胞，如 Treg 细胞或髓系来源抑制细胞，这些调节细胞产生抑制性细胞因子（如 IL-10、TGF-β）或其他抑制性因子，抑制抗肿瘤免疫效应。

基于 ICB 在肿瘤免疫治疗中的应用，人们对免疫治疗后外围和 TME 中的 T 细胞激活或重建非常重视。对 ICB 有反应的实体瘤患者 $CD8^+$ T 细胞密度更大，其数量、表型与基因炎症特征和高肿瘤突变负荷有关。然而，$CD8^+$ TIL 对肿瘤相关抗原或新抗原的特异性仍然定义不清，这对于癌症免疫学家是一个重大挑战。与外周血相比，肿瘤中的 TCR 多样性表明肿瘤中发生了抗原驱动的 T 细胞增殖。在某些情况下，T 细胞的多样性似乎与肿瘤的突变负荷相关。新抗原特异性 $CD8^+$ T 细胞是介导免疫检查点抑制后肿瘤消退的主要效应细胞。

基于转录组分析数据发现存在于肿瘤中的 $CD8^+$ T 细胞亚群为组织常驻记忆 T 细胞（tissue-resident memory T cell，TRM），是一个具有效应和记忆 T 细胞功能的异质性 T 细胞群。TRM 能够浸润各种组织，并在其中驻留发挥长期的保护作用。在肿瘤中，TRM 的浸润被证明与患者对免疫疗法的效应增强有关，且与良好的预后有关。肿瘤中的 TRM 通过表达 PD-1、IFN-γ、穿孔素和颗粒酶进行独特的混合效应细胞 - 记忆细胞分化程序，并通过其干细胞特性进行记忆细胞分化。肿瘤特异性 TRM 优先驻留在肿瘤环境中，它们在那里对肿瘤相关抗原（tumor-associated antigen，TAA）做出反应而增殖，打击肿瘤细胞或消除原位的转化细胞。

（二）$CD4^+$ 辅助性 T 细胞

$CD4^+$ 辅助性 T 细胞亚群存在于实体瘤中，其数量并不低于 $CD8^+$ T 细胞。辅助性 T 细胞（Th）亚群包括 Th1、Th2、Th17 和 Treg 细胞。著名的“Th1/Th2”范式是指存在于功能不同的辅助性 T 细胞（Th）亚群之间的平衡。Th1 细胞产生细胞因子，特别是 IL-2 和 IFN-γ，它们在激活和增强 $CD8^+$ T 细胞和 NK 细胞的增殖和效应功能方面发挥作用。Th1 细胞还影响树突状细胞（dendritic cell，DC）的抗原呈递能力，从而形成CTL反应。相反，Th2细胞分泌的细胞因子对B细胞的成熟、增殖和分化很重要，从而促进体液免疫反应。在癌症和其他疾病中，Th1/Th2的比例会发生改变，在癌症患者的血液和肿瘤组织中，Th2细胞的数量常超过Th1细胞。目前还没有区分这两种Th亚群的表面标记，但细胞因子的产生和基因表达谱已被用来区分Th1和Th2。在对400例ER阴性乳腺癌的研究中，Th1谱系（IL-2、IL-12、IFN-γ）与Th2谱系（IL-13、TGF-β）成反比，Th1反应与远处转移的风险较低有关，Th2反应与较高的风险有关。两种途径的结合比单一途径能更好地预测无进展生存期。这强调了肿瘤部位的Th1与Th2反应对疾病结局的重要性，并表明肿瘤微环境中的免疫反应是一个重要的预后因素。

最近，以产生IL-17为特征的Th17细胞被单独划分出来，改变了Th1/Th2范式。Th17细胞在自身免疫中发挥着重要作用，但在癌症中的作用研究尚不足。一项对人类乳腺癌的研究发现Th17细胞是浸润的主要成分，并在其疾病阶段与受累淋巴结数量之间建立了负相关，这表明Th17参与了抗肿瘤反应。在一项对卵巢癌患者的研究中，Kryczek等证明，Th17细胞数量较多的患者总生存率明显提高。此外，Th17细胞的数量与肿瘤浸润性Foxp3^{+} Treg细胞的数量成反比。然而，在小鼠癌症模型中的实验表明，Th17也可能具有通过促进血管生成而参与肿瘤的功能。IL-17已被证明能在基质细胞、内皮细胞和肿瘤细胞中诱导血管内皮生长因子、血管紧张素、IL-8和前列腺素E2的表达。决定Th17^{+} TIL的促肿瘤与抗肿瘤功能的确切机制仍不清楚，需要进一步研究。然而，鉴于血管生成仍然是进展中肿瘤的主要特征，Th17浸润的存在和数量在癌症预后中起到重要影响。

（三）调节性T细胞（Treg细胞）

这个相对较小的CD4^{+}T细胞亚群（约5%）在TIL中占有很高的比例，Treg细胞在调节免疫反应中发挥着重要作用。肿瘤似乎会募集Treg细胞到肿瘤微环境中，它们在那里聚集，是多种肿瘤类型TIL的一个重要组成部分。在许多肿瘤中，Treg细胞的存在和效应能力与预后成反比。现有的关于Treg细胞在促进肿瘤进展与抗肿瘤中的作用存在矛盾的观点，主要是由于缺乏确切的Treg细胞表型特征。CD4^{+}CD25^{high}Foxp3^{+} Treg细胞可能调控癌症相关的炎症，而另一个Treg细胞亚群，诱导性Treg（induced Treg，iTreg）细胞，通过产生腺苷和TGF-β，由肿瘤驱动的常规CD4^{+}T细胞转化为高度抑制性、抗治疗的细胞。

这些iTreg细胞可能起到抑制原位的抗肿瘤免疫反应。iTreg细胞可以促进肿瘤生长、扩增，并在肿瘤组织中聚集，它们在TIL中的存在预示着不良预后。在卵巢癌、黑色素瘤、乳腺癌和胶质母细胞瘤中，TIL中Treg细胞的丰度与肿瘤等级和患者生存率降低相关。由于Treg细胞是异质性的，由许多功能不同的细胞亚群组成，而且目前没有通用的Treg细胞区分标志物，因此它们作为预后的生物标志物的价值是有限的。另一方面，Treg细胞对TME中的效应细胞抑制作用极强，可作为TME中免疫抑制水平的标志物。Treg细胞拥有与效应性T细胞不同的代谢特征。最近的研究表明，Treg细胞对葡萄糖的利用能力与它们的抑制功能差和长期不稳定有关。相反，Treg细胞会上调乳酸代谢，承受高乳酸条件，并在TME中促进增殖。Treg细胞利用糖酵解途径可以让它们在恶劣的TME中生存。与效应T细胞不同，Treg细胞可以在高乳酸的环境中生存并介导高水平的免疫抑制。评估存在于肿瘤微环境中的Treg细胞作为癌症预后的独立预测因素的作用显得尤为重要。

（四）B细胞

B细胞起源于骨髓，随后迁移到二级淋巴器官，如淋巴结，在那里它们与抗原相互作用，分化成浆细胞，并产生抗原特异性抗体。人类实体瘤中的TIL群体包括不同比例的浸润性B细胞。虽然目前癌症诊断、预后和生存的免疫相关因素主要限于T细胞反应，但较新的研究表明，B细胞可能对结果至关重要。最近的两项独立研究为B细胞在癌症中的预后作用提供了有益的见解。Schmidt 及其同事报告的数据验证了 B 细胞特征是乳腺癌和其他肿瘤中最有力的预后因素。这些研究者在数百例乳腺癌（breast cancer，BC）、非小细胞肺癌（non-small cell lung carcinoma，NSCLC）和结直肠癌（colorectal cancer，CRC）患者中发现免疫球蛋白 IGKC 是预后和化疗反应的免疫学生物标志物。在这项多机构研究中，IGKC 被鉴定为存在于肿瘤基质中的浆细胞的产物，并通过在 20 个不同中心的数千个石蜡包埋标本中独立进行的基于 RNA 和蛋白质的表达研究，验证了其作为预后生物标志物的作用。在 B 细胞中发现的 60 个基因中，IGKC 的表达是区分乳腺癌患者有无转移的最有力的指标，B 细胞的浸润与预后较好有关。尤其是 IGKC 预测了对乳腺癌新辅助治疗的反应，使其成为第一个对癌症治疗反应的免疫标志物。B 细胞特征作为预后和治疗反应的有效生物标志物的发现，为体液免疫在调控癌症方面的作用提供了强有力的支持。

为了支持 B 细胞特征的这一关键作用，Nielsen 等人（2012）研究证明在高级别浆液性卵巢癌的 TIL 中，$CD20^+$ B 细胞与活化的 $CD8^+$ T 细胞存在共定位表型特征，并表达抗原呈递的标记，包括 MHC Ⅰ类和Ⅱ类抗原、CD40、CD80 和 CD86。在 TIL 中同时存在 $CD20^+$ B 和 $CD8^+$ T 细胞，与单独存在的 $CD8^+$ T 细胞相比，患者的生存率更高。尽管这些 $CD20^+$ B 细胞具有非典型的 $CD27^-$ 记忆 B 细胞表型，但与 $CD8^+$ T 细胞一起，促进了卵巢癌的良好预后。

三级淋巴结构（tertiary lymphoid structures，TLS）在非淋巴组织中形成以应对局部炎症，并在实体瘤中被发现。由抗原特异性 B 细胞和 T 细胞以及树突状细胞组成，TLS 驱动抗肿瘤免疫反应，并对肿瘤的进展产生影响。TLS 在肿瘤患者免疫治疗中的作用被越来越多的研究重视，其在细胞组成和结构组成上类似于二级淋巴器官。肿瘤中 TLS 的形成和丰度与良好的预后直接相关。

新的证据表明，B 细胞特征在几种恶性肿瘤中作为预后和可能转移的生物标志物方面具有重要作用，特别是考虑到对这种淋巴细胞亚群的功能异质性的新见解，它似乎在调节 T 细胞反应中起着关键作用。B 细胞被发现表达 CD39 和 CD73，这是一种将外源 ATP 水解为腺苷的外源酶，激活的 $CD19^+$ B 细胞通过腺苷途径和腺苷受体信号调节 T 细胞的能力，据此可以将这些淋巴细胞归于可能与 Treg 细胞一样有效的调节元素类别中。

第二节　巨噬细胞与肿瘤相互作用

一、巨噬细胞分类

由 Élie Metchinkoff 在 19 世纪后期发现的巨噬细胞是一种单核吞噬细胞谱系的白细胞。巨噬细胞可以通过监测、吞噬和破坏包括死细胞、细胞碎片、病原体和癌细胞在内的所有有害物质来维持组织稳态和保护人体。巨噬细胞是先天免疫（包括抵御任何外来分子的第一道防线）和获得性免疫的一部分，可以协调炎症过程，如免疫细胞（即淋巴细胞）募集、细胞因子分泌、抗原呈递或补体系统激活。部分巨噬细胞起源于骨髓并作为单核细胞进入血液系统。炎症发生时，循环单核细胞会离开血流进入各种组织和器官并分化为巨噬细胞，成为组织特异性巨噬细胞。

最近的研究表明，大多数巨噬细胞在胚胎发育过程中来源于卵黄囊，称为组织驻留巨噬细胞，存在于微生物入侵或异物积累的组织和器官中。它们具有多种功能，不仅作为吞噬细胞对抗病原体，而且也是体内稳态的守护者，在需要时分泌对组织再生和募集额外巨噬细胞很重要的各种因子。

无论起源如何，巨噬细胞都可以在免疫防御和监视中表现出不同的功能。根据周围环境对巨噬细胞的刺激方式，巨噬细胞大致分为具有不同生理功能的两个群体：经典活化巨噬细胞（M1）和各种形式的交替活化巨噬细胞（M2）。M1 巨噬细胞具有高促炎特性。它们主要由 Th1 相关的细胞因子促进，而且通过细菌产物如脂多糖诱导的 M1 表型极化可以激活 Toll 样受体（Toll-like receptor，TLR）。在功能上，M1 巨噬细胞是侵袭性吞噬细胞，在感染期间参与清除入侵微生物。它们能够产生和分泌多种促炎性细胞因子和趋化因子，如 IL-12、TNF-α、IL-6、IL-23、IL-1β、CCL 2 或 CXCL8，从而促进 Th1 反应。此外，M1 巨噬细胞能够通过产生大量的活性氧和活性氮

（reactive oxygen species/reactive nitrogen species，ROS/RNS）杀死病原体及肿瘤细胞。M1 巨噬细胞介导 ROS 诱导的组织损伤，导致组织破坏并损害伤口愈合过程（图 4-2）。

为了维持平衡和保护机体免受组织损伤，由 M1 巨噬细胞引起的慢性炎症反应受到参与稳态过程的抗炎 M2 巨噬细胞的调节和抑制。一般来说，它们在诱导 Th2 反应、组织修复和重塑、伤口愈合、炎症抑制或寄生虫清除等方面发挥了重要作用。但 M2 巨噬细胞也参与肿瘤的形成和进展。

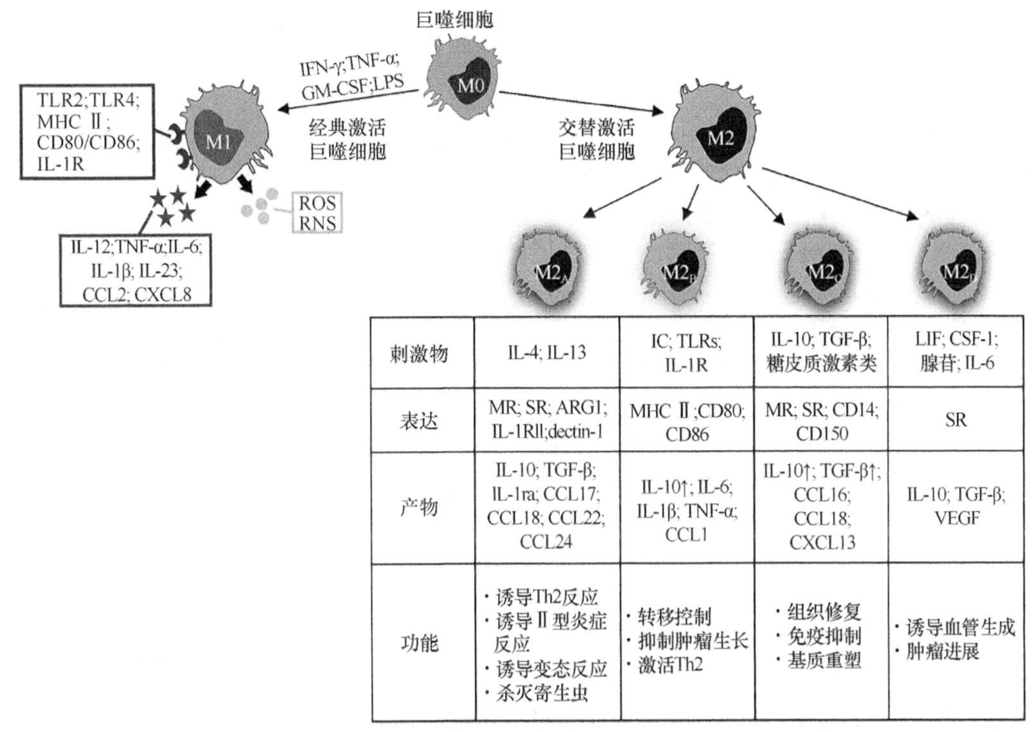

刺激物	IL-4; IL-13	IC; TLRs; IL-1R	IL-10; TGF-β; 糖皮质激素类	LIF; CSF-1; 腺苷; IL-6
表达	MR; SR; ARG1; IL-1RII;dectin-1	MHC Ⅱ;CD80; CD86	MR; SR; CD14; CD150	SR
产物	IL-10; TGF-β; IL-1ra; CCL17; CCL18; CCL22; CCL24	IL-10↑; IL-6; IL-1β; TNF-α; CCL1	IL-10↑; TGF-β↑; CCL16; CCL18; CXCL13	IL-10; TGF-β; VEGF
功能	·诱导Th2反应 ·诱导Ⅱ型炎症反应 ·诱导变态反应 ·杀灭寄生虫	·转移控制 ·抑制肿瘤生长 ·激活Th2	·组织修复 ·免疫抑制 ·基质重塑	·诱导血管生成 ·肿瘤进展

图 4-2　巨噬细胞分类

活化的巨噬细胞具有以下特征：①抗炎细胞因子分泌增加，如 IL-10 和 TGF-β；②精氨酸酶 -1（ARG1）的表达，支持纤维化和组织重塑功能；③清道夫受体的上调，而 MHC Ⅱ类分子的下调使它们无法有效地呈递抗原。此外，M2 巨噬细胞有 4 个不同的亚群——M2a、M2b、M2c 和 M2d，不同亚群在其功能上都有所不同，并且由不同的细胞因子诱导。

由 IL-4 和 IL-13 诱导的 M2a 巨噬细胞表达高水平的表面分子（CXCR1、CXCR2、dectin-1）、受体（CD206、IL-1R Ⅱ、CD163）和蛋白质（ARG1、Fizz1、Ym1/2）。它们产生 IL-10、TGF-β、IL-1ra、CCL17、CCL18、CCL22 和 CCL24。M2a 巨噬细胞主要刺激 Th2 反应、Ⅱ型炎症反应和过敏反应，参与杀灭和吞噬寄生虫。

M2b 亚群发挥免疫调节功能，调控肿瘤转移、抑制肿瘤生长并参与 Th2 激活。M2b 细胞是由免疫复合物（IC）和 TLR 或 IL-1R 配体共同暴露诱导的，其特点是同时产生抗炎和促炎性细胞因子，如 IL-10、IL-6、IL-1β、TNF-α 和趋化因子 CCL1。它们的表面表达 CD80、CD86 和 MHC Ⅱ分子。

M2c 巨噬细胞由 IL-10、TGF-β 或糖皮质激素诱导，并具有抗炎活性，参与免疫抑制、组织修复和基质重塑。它们释放大量的 IL-10 和 TGF-β 及趋化因子，如 CCL16、CCL18 或 CXCL13。在它们的表面有甘露糖受体、清道夫受体及 CD14 和 CD150 分子。

M2d 亚群由腺苷、白血病抑制因子（leukemia inhibitory factor，LIF）、巨噬细胞集落刺激因子（M-CSF 和 CSF-1）和 IL-6 诱导。这些细胞主要分泌抗炎细胞因子，如 IL-10 和 TGF-β，并在其表面表达清道夫受体（即 CD163）。重要的是，M2d 能够产生高水平的血管内皮生长因子（VEGF），从而促进血管生成，这使得它们有助于肿瘤进展。

存在于肿瘤微环境中的巨噬细胞被称为肿瘤相关巨噬细胞（TAM），它们的特征类似于 M2d 亚群。然而，TAM 的极化并不那么明确，因为它们是高度可塑性的细胞，能够在接收到来自周围微环境的特定信号后改变其极化。在癌症进展过程中，巨噬细胞可以调节它们的表型，在 TME 中，我们可以观察到 M1 和 M2 表型群体，它们可以交叉调节彼此的功能，尽管 TAM 显示出相当于 M2 表型与肿瘤促进功能。

二、TAM 的表征

肿瘤相关巨噬细胞是 TME 的主要浸润性白细胞，在实体瘤中尤其丰富，是免疫系统的关键细胞，决定癌细胞与微环境中存在的免疫成分的相互作用。目前 TAM 的起源尚存争议，多项研究表征巨噬细胞主要存在两个不同来源。

TME 中的巨噬细胞来源于循环的 $Ly6C^{+}CCR2^{+}$ 单核细胞，这些单核细胞来源于骨髓造血干细胞。这些炎性单核细胞通过 TME 中存在的因素从血液中募集到肿瘤部位，特别是趋化因子 CCL2，也称为单核细胞趋化蛋白 -1（MCP-1），同时也包含其他因素：CCL5、CSF-1、CCL20 或血管内皮生长因子等。除了循环单核细胞之外，TAM 的第二个来源是胚胎来源的、组织驻留的巨噬细胞。这两种来源的 TAM 已在一些脑肿瘤、胰腺导管腺癌、乳腺肿瘤的小鼠模型中得到证实。

TAM 既能对恶性细胞的生长和行为产生积极影响，也能产生消极影响；因此，根据生物环境的不同，TAM 对肿瘤环境具有双重作用。尤其是在肿瘤形成的早期，TAM 在转化为 M2 表型之前具有 M1 表型。许多研究表明，肿瘤部位 M1 TAM 的较高浸润与较好的生存预后相关。Macciò 等表明，M1 TAM 的比例和较高的 M1/M2 比率与卵巢癌患者的总生存期和无进展生存期相对应。Zhang 等也证实 M1/M2 TAM 比率增加的卵巢癌患者具有更好的预后。多项研究都证实更高的 M1/M2 比率和（或）更高密度的 M1 TAM 与更好的患者生存率相关，如神经母细胞瘤、肺癌、乳腺癌、胃癌或结直肠癌。

在适当刺激下，具有 M1 表型的 TAM 能够消除肿瘤细胞。通过产生大量的 IL-12 和 IL-23，产生 ROS 并具有识别恶性细胞的能力，并将其抗原呈递给免疫系统的效应细胞，从而对肿瘤细胞产生 Th1 型反应。M1 TAM 的重要特征是巨噬细胞介导的程序性细胞清除（programmed cell removal，PrCR），这对于肿瘤监测和消除至关重要。促炎性细胞因子（IFN-γ 和 CSF-2）激活巨噬细胞导致 TLR 信号转导，进而激活 Btk 信号通路，进一步激活和分泌内质网中的钙网蛋白（calreticulin，CRT）并促进其细胞表面暴露。CRT 暴露在巨噬细胞上或由巨噬细胞分泌，在介导邻近肿瘤细胞的识别和吞噬作用中起着至关重要的作用。为了抑制吞噬作用，肿瘤细胞会通过上调 CD47 表达抑制整个过程。因此，阻断肿瘤细胞上的 CD47 可以协同激活巨噬细胞中的 TLR 信号通路以增强 PrCR（图 4-3）。

一旦肿瘤形成，TAM 就会被转化成为肿瘤细胞的促进者。在良性生长到浸润性癌症的转变过程中，TME 发生的变化主要由 TME 中存在的细胞因子和生长因子的分布主导。促炎性细胞因子的分泌减少，有利于抑制性细胞因子的分泌，包括由肿瘤细胞以及 TAM 本身产生的 CSF-1、IL-10、IL-6 和 TGF-β。大量临床观察和实验数据表明，巨噬细胞有助于癌症发展和恶性进展。M2 TAM 的高密度与多种人类癌症的不良预后相关，如乳腺癌、肾癌、胃癌、肺癌、前列腺癌或黑色素瘤。此外，Zhang 等发表的 meta 分析报告显示，高密度的 TAM 对胃癌、乳腺癌、卵巢癌、膀胱癌、口腔癌或甲状腺癌患者的总体生存率产生负面影响。在肿瘤进展过程中，TAM 促进血管生成、淋巴管生成和基质重塑，增强肿瘤细胞迁移和侵袭，抑制抗癌免疫。

M2 TAM 是一种抗原呈递能力差的细胞，不能分泌 IL-12，但另一方面，它们会产生大量免疫抑制性 IL-10 和 TGF-β，进而阻断 T 细胞增殖，抑制细胞毒性 T 细胞（CTL），响应并激活 Treg 细胞。在转移部位，TAM 有助于肿瘤细胞的外渗、存活和后期生长。此外，TAM 能够促进肿瘤干细胞的功能，这是一种能够启动肿瘤进展、传播和复发的肿瘤细胞亚群。

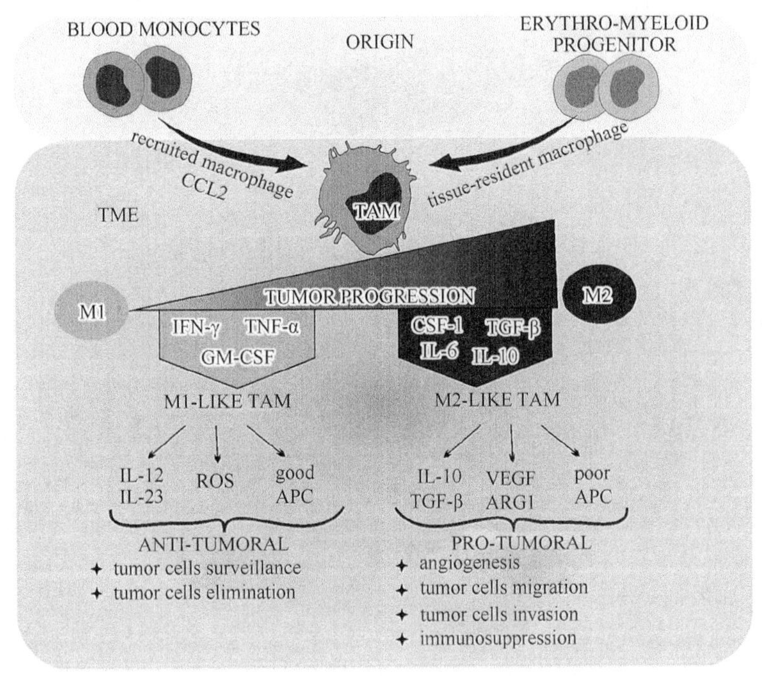

图 4-3 肿瘤相关巨噬细胞的起源及功能

BLOOD MONOCYTES. 血液单核细胞；ERYTHRO-MYELOID PROGENITOR. 红髓源性前体细胞；ORIGIN. 起源；TME. 肿瘤微环境；TAM. 肿瘤相关巨噬细胞；M2. M2 型巨噬细胞；TUMOR PROGRESSION. 肿瘤进展；M1. M1 型巨噬细胞；CSF-1. 集落刺激因子 1；TNF-α. 肿瘤坏死因子 α；IFN-γ. 干扰素 γ；TGF-β. 转化生长因子 β；IL-6. 白细胞介素 -6；GM-CSF. 粒细胞 - 巨噬细胞集落刺激因子；IL-10. 白细胞介素 -10；M1-LIKE TAM. 类 M1 型的肿瘤相关巨噬细胞；M2-LIKE TAM. 类 M2 型的肿瘤相关巨噬细胞；IL-12. 白细胞介素 -12；ROS. 活性氧；VEGF. 血管内皮生长因子；IL-23. 白细胞介素 -23；APC. 抗原呈递细胞；ARG1. 精氨酸酶 1；PRO-TUMORAL. 促肿瘤的；ANTI-TUMORAL. 抗肿瘤的；angiogenesis. 血管生成；tumor cells surveillance. 肿瘤细胞监视；tumor cells migration. 肿瘤细胞迁移；tumor cells elimination. 肿瘤细胞消除；tumor cells invasion. 肿瘤细胞侵袭；immunosuppression. 免疫抑制

三、TAM 在癌症发生、进展中的作用

（一）TAM 在慢性炎症中的作用

炎症过程是癌症的标志之一。慢性炎症以持续的组织损伤、损伤诱导的细胞增殖和组织修复为特征。导致癌症炎症的途径有两种：①内在途径，由导致炎症过程和肿瘤形成的基因变化驱动；②外在途径，由宿主细胞在慢性感染或持续炎症条件下产生的炎症因子驱动，这些因素会增加患癌风险。一般来说，TAM 是癌症和炎症过程之间的连接器，慢性炎症微环境中的巨噬细胞与其他白细胞共同促进肿瘤进展。

在肿瘤形成的早期阶段，TAM 极化为 M1 表型，产生高水平的 ROS 和 RNS。这些分子在持续释放时会引起组织损伤，导致 DNA 断裂，并导致增殖的上皮细胞和基质细胞发生突变。

此外，巨噬细胞释放的迁移抑制因子（migration inhibitory factor，MIF）和 TNF-α 会加剧 DNA 损伤。由 M1 TAM 分泌的 TNF-α 可以促进潜在肿瘤细胞中 ROS 的积累，从而损伤不同的原癌基因和抑癌基因，如 *p53*。此外，MIF 还是 *p53* 介导的生长抑制和细胞凋亡的负调控因子，可以导致致癌突变的增加，并维持正常细胞和恶性细胞的生长。IL-12、IL-23、TNF-α 和 IL-1β 在慢性炎症的启动中是必不可少的，它们通过激活癌细胞中的 NF-κB 信号通路，增强肿瘤细胞的转移潜能，促进其增殖并抑制细胞凋亡。最近的数据表明，在肝细胞癌和结肠癌中，IL-6 通过 STAT 3 信号通路促进慢性炎症并最终促进肿瘤形成（图 4-4）。

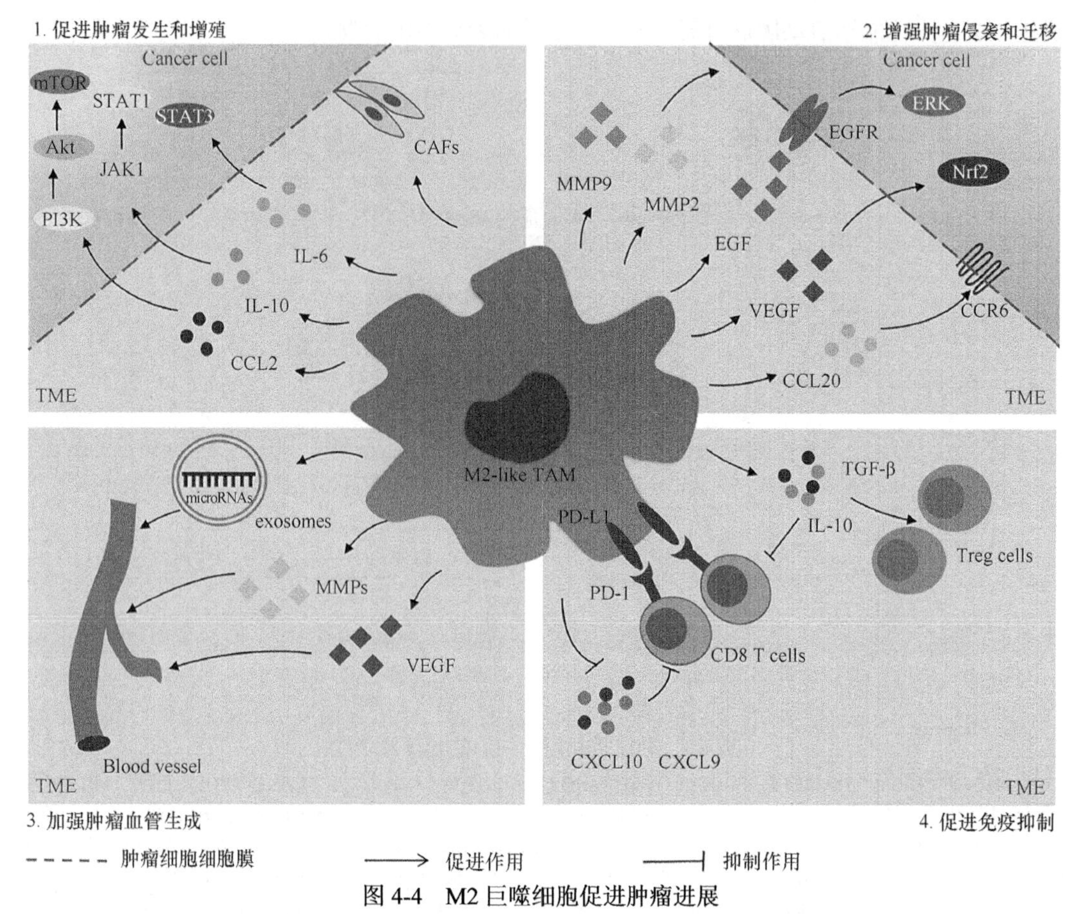

图 4-4 M2 巨噬细胞促进肿瘤进展

IL-6. 白细胞介素 -6；IL-10. 白细胞介素 -10；STAT3. 信号转导及转录激活因子 3；CAFs. 肿瘤相关成纤维细胞；PI3K. 磷脂酰肌醇 3 激酶；CCL2. 趋化因子配体 2；TME. 肿瘤微环境；mTOR. 哺乳动物雷帕霉素靶蛋白；STAT1. 信号转导及转录激活因子 1；microRNAs. 微小 RNA；exosomes. 外泌体；MMPs. 基质金属蛋白酶；VEGF. 血管内皮生长因子；Blood vessel. 血管；Cancer cell. 肿瘤细胞；EGFR. 表皮生长因子受体；MMP9. 基质金属蛋白酶 9；MMP2. 基质金属蛋白酶 2；EGF. 表皮生长因子；CCR6. 趋化因子受体 6；CCL20. 趋化因子配体 20

（二）TAM 参与肿瘤细胞转移

转移是实体瘤进展的复杂过程，可分为 5 个阶段：①基底膜浸润和细胞迁移；②渗入血管和淋巴管；③循环系统中存活；④从脉管系统外渗以达到新的生态位；⑤新的微环境中增殖。

TAM 几乎涉及转移的每一步，表达并分泌了促进转移过程的各种因子。第一阶段从上皮间质转化（epithelial-mesenchymal transition，EMT）的形态学事件开始，此时肿瘤细胞获得了逃离原发性肿瘤部位并侵入周围基质的能力。在 EMT 过程中，肿瘤细胞发生了分子和表型变化：由于黏附分子（E- 钙黏蛋白、层粘连蛋白）表达下调，它们失去了细胞 - 细胞连接和顶端 - 基底极性，并获得了间充质标志物的上调，如 N- 钙黏蛋白、波形蛋白、纤连蛋白、β- 连环蛋白、ZEB1、ZEB2、Slug 和 Snail。TAM 通过分泌 IL-6、IL-8 和 TNF-α 等细胞因子激活肿瘤细胞中的 JAK/STAT3 和 NF-κB 等信号通路，从而促进 EMT 的过程。TAM 在多种癌症中参与 EMT 过程的调节，包括胰腺癌、结直肠癌、肝细胞癌、乳腺癌、卵巢癌或头颈部鳞状细胞癌。

Zheng 等发现 TAM 能够通过产生含有 miRNA、lncRNA 和特定蛋白质的外泌体来增强胃癌细胞的转移潜能。这些 M2 TAM 产生的囊泡富含载脂蛋白 E（ApoE），可激活肿瘤细胞中的 PI3K/AKT 通路，诱导其 EMT 和细胞骨架重排。

巨噬细胞和肿瘤细胞之间的相互作用导致基质沉积和重塑。首先，M2 TAM 大量分泌重塑和破坏细胞外基质（ECM）蛋白所必需的酶，这在肿瘤细胞转移中至关重要，使它们能够逃离基膜的限制并迁移。这些酶包括蛋白酶，如基质金属蛋白酶（MMP2、MMP7 和 MMP9）、组织蛋白酶 B 和尿激酶型纤溶酶原激活剂（uPA），能够降解大多数 ECM 蛋白，包括纤连蛋白、胶原蛋白、弹性蛋白或层粘连蛋白。此外，TAM 分泌的其他重要因子包括 富含半胱氨酸的酸性分泌蛋白（SPARC），通过调节胶原蛋白密度、白细胞和血管浸润，增加肿瘤细胞外基质的沉积和相互作用；血小板衍生生长因子（platelet derived growth factor，PDGF）可上调 MMP2/MMP9 表达；TGF-β 促进肿瘤细胞表达MMP9，从而增强其侵袭性；去整合素和金属蛋白酶（ADAM）10和17蛋白酶，可激活在致癌中重要的信号通路，增强 VEGF-A 分泌，并增加表皮生长因子受体（EFGR）配体的生物利用度；VEGF-A 刺激血管生成，然后为肿瘤生长提供营养。

内渗是转移过程中的另一个关键步骤。TAM 促进肿瘤细胞穿透基底膜并侵入血液和淋巴管，通过它们到达不同的部位，黏附并生长。Wyckoff 等使用多光子显微镜的实验中表明，TAM 参与了乳腺肿瘤细胞的内渗。该实验中直接证明了肿瘤细胞周围总是伴随着巨噬细胞存在。巨噬细胞向 M2 表型地增殖、分化和极化，并刺激它们释放上皮生长因子（epithelium growth factor，EGF）。反过来，EGF 向肿瘤细胞发出信号并介导它们的增殖和向血管的趋化性迁移。此外，EGF 激发肿瘤细胞释放 CSF-1。一旦肿瘤细胞进入脉管系统，它们需要在循环系统中存活并抵抗脱离诱导的细胞死亡或失巢凋亡。TAM 分泌的 TNF-α 或 IL-6 激活肿瘤细胞中 NF-κB 和 STAT3 信号通路，促进它们在循环系统中的存活。其他研究表明，募集的巨噬细胞通过 α4 整合素与 VCAM-1 结合，激活了乳腺肿瘤细胞中的 PI3K/AKT 信号通路。

一旦肿瘤细胞循环到目标器官的毛细血管中，它们就会尝试附着并通过血管渗出，而 TAM 会协助这一过程。人们使用完整的成像系统可视化并分析了外渗的过程，证明了在这一过程中肿瘤细胞和巨噬细胞之间存在完整的接触。

在转移过程的最后一步，肿瘤细胞到达新组织并增殖，形成一个新的肿瘤部位。然而，在肿瘤细胞扩散之前，原发性肿瘤可以为未来的转移部位做好定植准备，并“启动”次要器官，形成所谓的转移前生态位。参与其形成的关键因素之一是 TAM。原发性肿瘤细胞产生各种因子，如 CCL2、CSF-1、PlGF、TIMP-1 或富含 miRNA 的外泌体，它们将巨噬细胞调动到血流中，然后诱导它们形成转移前生态位。

此外，原发癌组织中 TAM 分泌的 TNF-α、VEGF 和 TGF-β 被认为通过血流到靶器官起作用，刺激组织驻留的巨噬细胞产生 S100A8 和血清淀粉样蛋白 A3。这些因素能够将巨噬细胞和肿瘤细胞募集到次要部位，促进转移前生态位的形成。骨髓来源的和组织驻留的巨噬细胞都被称为转移相关巨噬细胞（MAM），它们的存在为循环肿瘤细胞归巢到 PMN 指引了方向。MAM 在肿瘤细胞到来之前准备好所需要的微环境，主要通过分泌 MMP、整合素或赖氨酰氧化酶（LOX）等酶来重塑 ECM，并通过 VEGF 的产生促进外渗。此外，巨噬细胞可以通过抑制 T 细胞和 DC 的免疫反应、减弱它们的杀伤肿瘤细胞和抗原呈递功能，促进新定植的肿瘤细胞的转移性生长。

（三）TAM 在血管生成中的作用

肿瘤的生长在很大程度上取决于血管新生。新生血管为快速生长的肿瘤细胞提供充足的营养和氧气并促进转移过程，对肿瘤发展至关重要。有大量证据证明 TAM 水平与人类癌症中的血管数量密切相关，包括黑色素瘤、乳腺癌、神经胶质瘤、胃癌、结肠癌和肺腺癌。在肿瘤的密集增殖和生长过程中，对氧气的需求远高于可用的氧气供应，进而导致肿瘤缺氧。缺氧诱导 TAM 中不同信号通路的激活，如主要的 HIF-1 通路、PI3K/AKT/mTOR 通路和 NF-κB 通路。然而，在癌症中，这些信号通路也可能以不依赖缺氧的方式被激活——通过生长因子、细胞因子、趋化因子或这些通路的特定蛋白质的突变，导致促血管生成因子的产生和释放。大量的 TAM 位于恶性肿瘤的缺氧区域，特别是在 HIF 表达高的坏死组织中，它们作为促血管生成因子的主要生产者发挥作用，特别是 VEGF，它是癌症中血管生成的关键介质。VEGF 通过与血管内皮细胞上表达的两种受体 VEGFR1、VEGFR2 结合，启动血管生成，但这一过程还需要其他信号分子即血管生成素 2（angiopoietin-2，Ang-2）和 Dll4（delta ligand-like 4）参与。VEGF 和其他生长因子的产生以及 TME 中的缺氧导致“血管生成开关”，在肿瘤内部和周围形成新血管，使其呈指数增长。肿瘤血管常有异常、扭曲、肿胀、不规则等，这些特征使肿瘤血流不充分，导致进一步缺氧和 VEGF 产生。

除了 VEGF，TAM 还分泌一系列在血管生成中起重要作用的因子，包括促进 VEGF 产生的细胞因子，即诱导 VEGF 从 TAM 细胞中释放的 IL-1β；TGF-β 通过自分泌效应引起 VEGF 表达；成纤维细胞生长因子（basic fibroblast growth factor，bFGF）促进 VEGF 表达。此外，bFGF 可作为单核细胞的化学引诱剂，减少内皮黏附分子表达。TAM 释放的 PDGF 有助于巨噬细胞的募集和迁移，并导致血管稳定。此外，TAM 分泌的 IL-8 可增加微血管密度，充当单核细胞和巨噬细胞的化学引诱物，增强它们向肿瘤部位的募集，并影响向 M2 表型的转化。TNF-α 通过上调 IL-8、VEGF、bFGF 和血管生成素，增加其受体的表达和上调 TAM 细胞中的表达来影响血管生成。TAM 释放的其他促血管生成因子包括胸苷磷酸化酶（TP）和 uPA。TP 刺激内皮细胞的迁移，uPA 导致细胞外基质降解并增加血管侵袭。M2 TAM 以及肿瘤细胞释放 PlGF，这是血管生成中的另一个关键分子，它有助于血管解体并作为 TAM 的化学引诱物，同时也在其异常极化中发挥作用。

TAM 包含功能不同的骨髓谱系，能够诱导血管生成和肿瘤生长。在体外，TAM 被 Ang-2 募集到肿瘤部位，在活化的内皮细胞和血管内表达上调，这表明 TAM 具有肿瘤归巢机制。TAM 已在不同的人类肿瘤中检测到，包括结肠癌、肾癌、胰腺癌、肺癌、乳腺癌或肝细胞癌，但在周围的健康组织含量极少。此外，内皮细胞产生的 Ang-2 促进 TAM 分泌 IL-10 和 VEGF，有助于血管生成（VEGF）和抑制 T 细胞增殖（IL-10），从而使肿瘤细胞能够逃脱免疫反应。

（四）抗肿瘤免疫反应抑制中的 TAM

TAM 在很大程度上有助于肿瘤的发展，因为它们与慢性炎症、肿瘤转移或血管生成有关。TAM 在肿瘤进展中的另一个重要作用是它们在 TME 中抑制抗肿瘤免疫反应的能力。

M2 TAM 是较差的抗原呈递者，它们分泌一系列趋化因子（即 CCL2、CCL5、CCL17、CCL18 和 CCL22）、细胞因子（即 IL-10、IL-4、TGF-β、HGF、VEGF 和前列腺素）和酶（即 ARG1、MMP、COX-2 和组织蛋白酶 K），对宿主免疫系统发挥免疫抑制作用并抑制许多免疫细胞的活化。在晚期癌症患者的 TAM 中，由于 NF-κB 激活受阻，M2 TAM 产生低水平的免疫刺激细胞因子，如 IL-12、IL-1 或 TNF-α。

据报道，从人和小鼠肿瘤中分离出来的 TAM 能够在体外直接抑制 T 细胞反应。 M2 TAM 能显著过量表达 IL-10，而 IL-10 能单独或与 IL-6 协同上调巨噬细胞中 B7-H4 的表达，而 B7-H4 是一种能抑制肿瘤相关抗原特异性 T 细胞免疫的分子。

此外，TME 中 TAM 分泌的 IL-10 可抑制 IL-12 的表达并抑制其他免疫细胞释放 IFN-γ。TAM 分泌的另一种免疫抑制细胞因子 TGF-β 可以抑制粒酶 A 和 B、IFN-γ 或 FAS 配体的基因表达，从而抑制 CTL 的功能和 NK 细胞的细胞溶解活性。此外，TGF-β 通过降低 DC 的成熟度和促进其凋亡，促进了适应性免疫反应的下调。TAM 释放的趋化因子也会导致免疫反应受损。CCL2 不仅充当巨噬细胞的化学引诱剂，而且还由 TAM 分泌并促进 Th2 极化免疫。TAM 分泌的 CCL17、CCL18 和 CCL22 募集没有细胞毒功能的 T 细胞亚群，通过招募幼稚、Th2 和 Treg 淋巴细胞，促进无效的免疫反应并导致 T 细胞失活。M2 TAM 产生大量将 L- 精氨酸转化为 L- 鸟氨酸和尿素的酶 ARG1。L- 精氨酸是激活 T 细胞反应所必需的；然而，TAM 通过表达 ARG1 会导致细胞外精氨酸降解，从而导致 T 细胞的代谢异常，通常会损害它们的增殖和功能。

M2 TAM 调节 T 细胞活性的另一种机制是它们对程序性细胞死亡蛋白 1（PD-1）的影响，PD-1 是一种在活化的 T 细胞上表达上调的免疫检查点。在正常情况下，其配体——程序性细胞死亡配体 1（PD-L1）——由抗原呈递细胞（APC）表达，PD-1/PD-L1 保证 T 细胞不会发动攻击。然而，肿瘤细胞经常过度表达 PD-L1，防止被 T 细胞杀死，从而逃避免疫系统。此外，最近的研究表明TAM也表达PD-1。TAM通过PD-1/PD-L1轴与细胞毒性T细胞的相互作用抑制T细胞增殖、细胞毒性和细胞因子的产生，并导致T细胞受体和（或）共刺激信号的抑制，进而阻断肿瘤特异性T细胞反应。此外，PD-1/PD-L1信号通路可以限制NK细胞、DC和TAM的功能。

四、TAM与癌症

如上所述，TAM是TME中免疫细胞的主要组成部分，它们作为免疫反应和肿瘤相关炎症的协调者具有主导作用。大量研究表明，TAM会干扰临床中常用的大多数抗肿瘤疗法，如化疗、放疗、抗血管生成疗法和基于抗体的免疫疗法。

TAM偶尔可以增强治疗效果，但更常见的是通过介导化学抗性，对标准化疗发挥双重作用。Mantovani等观察到TAM对化疗的积极影响，他们指出巨噬细胞通过诱导骨髓细胞分化为APC并激活免疫反应或诱导免疫原性细胞死亡（ICD），促进了基于多柔比星的治疗。也有报道称，在人类肉瘤和胰腺癌中，特定的药物（如放线菌素D或吉西他滨）能够刺激巨噬细胞的M1分化并具有增强其对肿瘤细胞的细胞毒性作用的潜能。

另一方面，TAM能够减弱化疗的效果。TAM有3种可能的作用机制阻碍了化疗的有效性：①增加免疫抑制性骨髓细胞的招募；②抑制适应性抗肿瘤免疫反应；③激活肿瘤细胞的抗凋亡程序。第一种机制已在乳腺癌模型中得到证实，化疗引起的组织损伤促进了肿瘤细胞分泌IL-34和CSF-1，并导致免疫抑制性骨髓细胞的招募，以试图修复受损的组织。第二种机制已在卵巢癌中报道，其中巨噬细胞通过分泌CCL2间接调节Treg细胞的T细胞反应。此外，在用紫杉醇或卡铂处理的小鼠乳腺癌中，TAM表现出IL-10的分泌增加，这降低了DC的IL-12分泌，抑制了$CD8^+$ T细胞的抗肿瘤活性。第三种机制是在用5-氟尿嘧啶（5-FU）治疗的结直肠癌中观察到的，它促进巨噬细胞分泌二胺放线菌素，阻止了肿瘤细胞的凋亡。

与化疗类似，在放疗（radiotherapy，RT）中，也有可能观察到TAM的影响。在用X射线辐射治疗的胶质母细胞瘤中，观察到M2巨噬细胞的数量增加。此外，有资料显示，经过辐射的巨噬细胞可能会维持结肠肿瘤细胞的侵袭能力。另外，一些研究表明，对胰腺癌进行低剂量放射治疗可使巨噬细胞向iNOS+/M1表型重编程。巨噬细胞在RT中的抗肿瘤作用可能是由于M2比M1更耐辐射。巨噬细胞的抗肿瘤作用是基于辐射以类似于ICD激活剂的方式杀死肿瘤细胞，导致危险信号的释放并引发有效的免疫反应。

由于TAM被认为是肿瘤中血管生成转换的重要媒介，可产生促进新血管网络生成的因子，所以它们可能具备干扰抗血管生成药物作用。对患有难治性肿瘤的小鼠进行抗血管内皮生长因子治疗发现，与敏感肿瘤相比，难治性肿瘤具有更多的TAM。同样，用vatalanib（阻断血管生成的蛋白激酶抑制剂）治疗小鼠胶质母细胞瘤时，TAM浸润增加，从而降低了疗效。然而，联合使用抗CSF-1R抗体后，治疗效果明显改善，因为该抗体阻碍了TAM的招募。在乳腺癌和胰腺癌的小鼠模型中，通过施用阻断抗体来中断TAM与Ang-2的相互作用会导致血管生成减少，但巨噬细胞的招募却增加了。

癌症免疫治疗的最新方法主要是针对T细胞表面的免疫检查点的抗体，被称为免疫检查点抑制剂（ICB）疗法。这些免疫检查点是一个蛋白质家族，它们与APC或肿瘤细胞上的特定配体相互作用，并抑制TCR介导的幼稚T细胞的激活。由于ICB疗法阻止了这种相互作用，它们已成为癌症免疫疗法的新星，并在某些类型的癌症（如黑色素瘤、肺癌或肾癌）中显示出巨大的临床反应。不幸的是，ICB疗法在某些肿瘤类型，如胰腺癌、结直肠癌或卵巢癌中的效果有限。TAM通过表达各种分子，如PD-L1/2、CD80、CD86或VISTA（V域免疫球蛋白抑制T细胞活化），作为检查点受体的额外配体，可能介导$CD8^+$T细胞的功能障碍，降低ICB疗法的疗效。此外，TAM可以用其Fc受体结合抗PD-1抗体，明显阻碍其与T细胞上的PD-1结合。另外，已经证明TAM可以促进利妥昔单抗的临床疗效，利妥昔单抗通过抗体依赖细胞介导的细胞毒作用机制靶向杀伤 B 细胞。这在使用抗 PD-L1 抗体靶向肿瘤细胞的疗法中可能具有潜在优势。

五、靶向 TAM 的治疗方法

如上所述，TAM 在抗肿瘤疗法中的作用非常重要，可能导致癌症对特定疗法产生耐药性。因此，通过靶向 TAM 的治疗方案成为研究热点，以便与现有疗法协同增效。一般来说，靶向 TAM 的策略可分为 3 类：①消除已经存在于 TME 中的 TAM；②抑制 TAM 的招募和浸润；③重编程 TAM 的原瘤极化并激活其抗肿瘤功能。

第一种策略侧重于耗尽 TAM，被认为是对抗 TAM 负面影响以及加强抗癌治疗的一种有希望的选择。一般来说，这种策略有两类方法：①靶向参与单核细胞 / 巨噬细胞增殖分化和存活的因子；②使用对巨噬细胞具有选择性细胞毒性的药物。第一类方法侧重于 CSF-1，因为它在单核细胞和巨噬细胞的生长中起着至关重要的作用。高水平的 CSF-1 或其受体（CSF-1R）与淋巴瘤、乳腺癌或肝细胞癌患者的预后不佳有关。因此，已经开发了几种 CSF1/CSF1R 的抑制剂，并在临床试验中作为单药治疗或与化疗 /ICB 治疗联合进行研究。例如，emactuzumab（人源化抗体）单独使用或与紫杉醇联合使用，已被证明可以明显减少晚期实体瘤患者 TME 中的 TAM 数量（具有良好的安全性）（一期试验）。另一个有趣的化合物是 PLX3397（Pexidartinib），它被证明可以有效地消耗 TAM，增强 TME 中的 $CD8^+$ T 细胞浸润，并改善乳腺癌和前列腺癌小鼠模型的治疗反应。PLX3397 与 ICB 或标准化疗联合应用，可使胰腺癌和周围神经鞘瘤的肿瘤消退，并提高对治疗的敏感性（一期和二期试验）。

该策略中的第二种方法涉及对单核细胞 / 巨噬细胞具有优先的细胞毒性活性的药物。通常使用的化合物属于无机双膦酸盐家族，分为两类：非氮或含氮。克洛膦酸钠是第一类药物，在临床前试验中，与纳米粒子（通常是脂质体）结合应用可耗尽 TAM，减少转移性肝癌的肿瘤生长。同样，使用唑来膦酸钠，第二类双膦酸盐药物，对表达 MMP9 的巨噬细胞具有选择性的细胞毒性，在各种临床前模型中显示了巨噬细胞的明显耗竭和血管生成的减少，并抑制了肿瘤的进展。此外，唑来膦酸钠在加强治疗肾癌和肺转移方面显示出一定的潜力，成功完成了一期临床试验。然而，另一种不属于双膦酸盐家族的化合物是 trabectedin（一种抗肿瘤药物），可成功用于靶向巨噬细胞。这种化合物的作用机制是基于通过 TRAIL 依赖性途径诱导单核细胞和巨噬细胞的凋亡。trabectedin 消耗 TAM 的有效性已经在前列腺癌、胰腺癌和黑色素瘤的临床前试验中得到证实。虽然消除 TAM 的策略是有效的，而且看起来很有前景，但这种方法应用到临床的主要阻碍是单核细胞 / 巨噬细胞的消耗并非只对单核细胞 / 巨噬细胞具有选择性。其他器官的常驻巨噬细胞的整体损失可能会扰乱组织的平衡，并削弱细菌的清除（图 4-5）。

第二种 TAM 靶向策略旨在通过切断巨噬细胞从循环中的招募来限制巨噬细胞在 TME 内的积累。这种方法是针对肿瘤衍生因子（tumor-derived factor，TDF）或其受体的单克隆抗体或小分子抑制剂设计的。TDF 是 TAM 补充的关键角色，因为它们在单核细胞和肿瘤细胞之间的交叉对话中充当着媒介。主要因素是 CSF-1、VEGF、CCL2 和 CXCL12——也被称为基质细胞衍生因子 1α（stromal cell-derived factor 1 alpha，SDF-1α）。临床前研究已经证明，针对 CCL2 或 CCR2 拮抗剂的抗体不仅下调了循环单核细胞的招募，还增强了 $CD8^+$ T 细胞和 NK 细胞的功能。

抗 CCL2 抗体 CNTO 888（Carlumab）的临床试验已在前列腺癌患者中成功进行（一期试验）。同样，CCR2 拮抗剂 PF-04136309 作为单药或与化疗（FOLFIRINOX）联合应用于胰腺癌或晚期实体瘤被证明是有效的，然而总体效果有限（一期和二期试验）。这一策略涉及 CXCL12/CXCR4 轴，它有助于招募 M2 巨噬细胞。这一途径是由缺氧和 HIF-1α 诱导的，因此，它在实体瘤中具有重要意义。在乳腺癌模型中对 CXCR4 拮抗剂 AMD3100 的研究表明，它能够减少肿瘤的进展和转移的形成。目前，AMD3100 和另一种 CXCR4 拮抗剂 Plerixafor 的应用效果正在头颈部鳞状细胞癌、急性髓系白血病（AML）和晚期实体瘤患者的临床试验中进行评估。抑制 TAM 招募的策略可以提高标准疗法（尤其是免疫疗法）的有效性，然而，必须考虑到可能发生的耐药性机制，涉及肿瘤相关中性粒细胞（TAN）对巨噬细胞消耗的快速补偿。

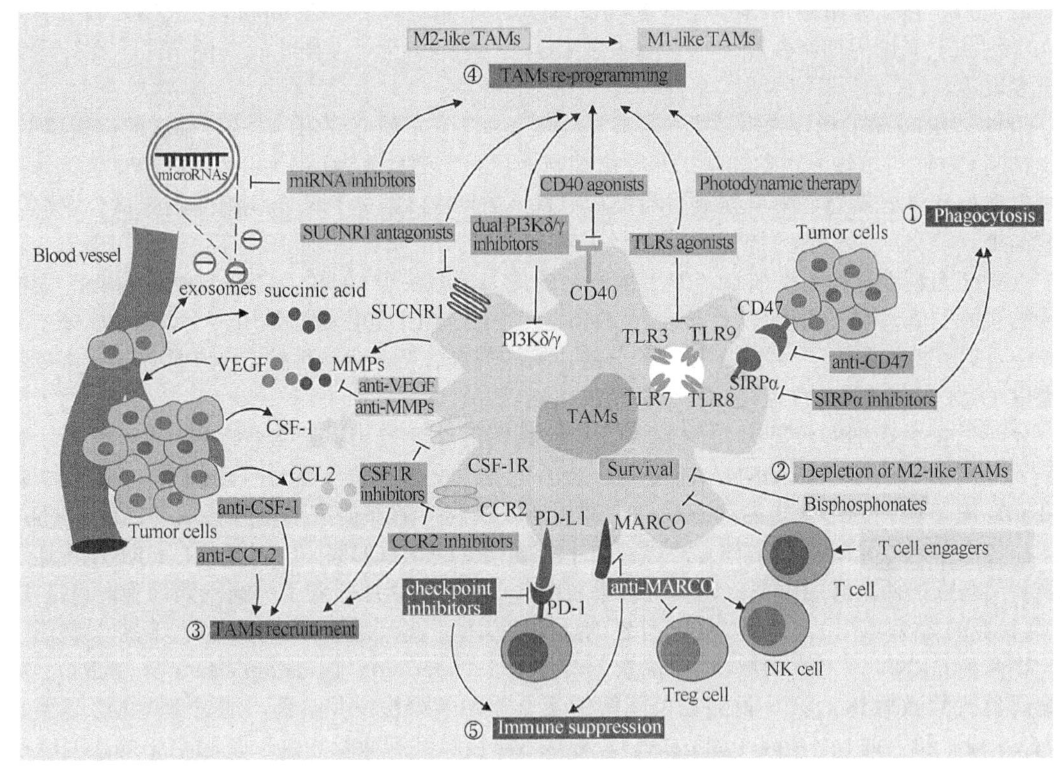

图 4-5　基于肿瘤巨噬细胞的抗癌策略

TAMs re-programming. 肿瘤相关巨噬细胞的重编程；Phagocytosis. 吞噬作用；TAMs recruitiment. 肿瘤相关巨噬细胞的招募；Depletion of M2-like TAMs. 类 M2 型肿瘤相关巨噬细胞的耗竭；Immune suppression. 免疫抑制；TAMs. 肿瘤相关巨噬细胞；Blood vessel. 血管；microRNAs. 微小 RNA（miRNAs）；VEGF. 血管内皮生长因子；anti-CSF-1. 抗 CSF-1；miRNA inhibitors. miRNA 抑制剂；SUCNR1 antagonists. 琥珀酸受体 1（SUCNR1）拮抗剂；MMPs. 基质金属蛋白酶；anti-VEGF. 抗 VEGF（血管内皮生长因子的抗体）；anti-MMPs. 抗 MMPs（基质金属蛋白酶的抗体）；CSF1R. CSF-1 受体；CCR2 inhibitors. CCR2 抑制剂；checkpoint inhibitors. 检查点抑制剂；PD-L1. 程序性死亡配体 1（programmed death ligand-1）；CD40 agonists. CD40 激动剂；PD-1. 程序性死亡蛋白 1（programmed death-1）；MARCO. 巨噬细胞表面受体；Survival. 存活；TLR3. 肿瘤坏死因子受体家族成员 3；TLRs agonists. TLRs 激动剂；M1-like TAMs. 类 M1 型的肿瘤相关巨噬细胞；Treg cell. 调节性 T 细胞；Photodynamic therapy. 光动力治疗；CD47. 一种免疫检查点分子；NK cell. 自然杀伤细胞；SIRPα inhibitors. SIRPα（信号调节蛋白 α）抑制剂；Bisphosphonates. 双膦酸盐；T cell engagers. T 细胞激活剂

最后一种靶向 TAM 的策略是对巨噬细胞进行药理重编程，诱导其向 M1 表型选择性极化。将原发性肿瘤 M2 TAM 转换为抗肿瘤 M1 TAM。有几种方法可以进行这种重编程，包括使用 TLR 激动剂、应用单克隆抗体和递送核酸（RNA、miRNA 或 siRNA）。

TLR 属于模式识别受体家族，在与它们的配体结合后刺激巨噬细胞并激活 M1 表型的极化。位于 APC 胞内的 TLR（TLR3、TLR7、TLR8 或 TLR9）比细胞外的 TLR（TLR1、TLR2、TLR4 或 TLR6）更有效地触发抗肿瘤免疫反应。

因此，多项研究侧重于评估细胞内 TLR 激动剂诱导 TAM 重编程的能力。在这方面已经取得了一些成功，Imiquimod（TLR7 激动剂）通过了三期临床试验，并被美国 FDA 批准用于治疗鳞状细胞癌和基底细胞癌。此外，Maeda 等最近表明，用 Poly I：C（TLR3 激动剂）刺激巨噬细胞比 Imiquimod 更有效。目前，正在进行的临床试验旨在评估 Poly I：C 单独或与 ICB 联合治疗黑色素瘤、肉瘤以及头颈部癌症（一期和二期试验）的效力。值得一提的是，在过去几年中，TLR7/8 的激动剂 Resiquimod（R848）也进行了多项研究，它是 Imiquimod 的类似物，它能够引发比 Imiquimod 更强的抗肿瘤反应，应用 TLR 激动剂可能是非常有临床应用前景的癌症治疗方法。

重新编程TAM的第二种方法侧重于使用单克隆抗体来恢复巨噬细胞的吞噬能力或释放其免疫刺激能力。吞噬作用是由信号调节蛋白α（signal regulatory protein alpha，SIRPα）调节的，它是巨噬细胞上表达的抑制性受体。它能识别CD47，这是一个“不要吃我”的信号，在肿瘤细胞上过度表达。

CD47-SIRPα轴的相互作用是抵抗吞噬的主要机制，许多研究证明，在各种临床前癌症模型中，药物抑制CD47可以恢复巨噬细胞杀死肿瘤细胞的能力。到目前为止，Hu5F9-G4单克隆抗体在骨髓性白血病和淋巴瘤患者中单独或与利妥昔单抗（抗CD20抗体）联合使用的临床试验取得了可喜的结果。

巨噬细胞刺激其他免疫细胞（如T细胞）的能力，取决于CD40。它是一种属于TNF受体超家族的表面受体，主要在APC上表达。CD40与它的配体CD40L相互作用，上调MHC分子的表达，促进促炎性细胞因子（如IL-12）的分泌。实验数据表明，激动性抗CD40抗体导致小鼠肿瘤模型中TAM恢复肿瘤免疫监视和有效的抗肿瘤活性。

分子生物学在细胞转染方面的技术进步使我们能够开发出重新编程TAM的新策略，该策略基于mRNA、miRNA或siRNA的传递。新的电荷改变可释放转运体（CART）与寡头（碳酸盐-balfa-氨基酸）相结合作为动态载体，能够通过控制降解和促进细胞膜释放功能性mRNA来保护和传递多离子mRNA。这种方法已被用于将编码CD80、CD86和OX40L的mRNA传递到淋巴瘤和结肠癌的两个肿瘤模型。该实验结果表明，CART成功地转染了肿瘤浸润细胞，包括TAM（在其种群的28%水平），并诱导了全身性的抗肿瘤免疫。另一项研究表明，在小鼠卵巢肿瘤模型中，将两种mRNA——第一种编码干扰素调节因子5（interferon regulatory factor 5，IRF5），第二种编码丝氨酸激酶IKKβ——封装在可降解的聚合物纳米颗粒中并给药，通过下调M2基因表达（如CCL12）和上调M1基因（如CCL5），导致M1巨噬细胞数量增加。基因水平的改变也是通过microRNA（miRNA）实现的。这些小的非编码RNA分子能够在转录后水平调节基因表达。小鼠肉瘤模型显示，通过脂质包裹的磷酸盐纳米颗粒传递miRNA-155成功地将TAM重编程为M1表型。另外，递送小干扰RNA（siRNA）的目的是沉默参与TAM免疫抑制功能的基因。在Song等的研究中，两个针对VEGF和PlGF的siRNA被装载到甘露糖基化的双pH响应纳米颗粒中。这两种生长因子在肿瘤细胞和TAM中过量表达，促进肿瘤细胞增殖和免疫抑制。所设计的纳米粒子被用于小鼠乳腺癌模型，导致靶向基因的沉默，抑制肿瘤的生长和转移。到目前为止，已有一期和二期临床试验评估了在晚期肿瘤患者中使用负载有编码人OX40L的mRNA-2416的脂质体与抗PD-L1疗法联合治疗的情况；然而，据我们所知，目前还没有基于RNA传递技术的新的临床试验。

第三节　NK细胞与肿瘤相互作用

自然杀伤（natural killer，NK）细胞是效应淋巴细胞，属于先天淋巴样细胞（ILC）家族。NK细胞占血液中淋巴细胞的5%～15%，在多种组织和器官中也可发现NK细胞的不同亚群。与细胞毒性T细胞（CTL）相比，NK细胞不需要预先致敏来发挥其细胞毒活性。此外，NK细胞对健康细胞的反应有限，这与它们识别和杀伤肿瘤细胞的能力相结合，使它们在防御多种恶性肿瘤中发挥关键作用。此外，NK细胞产生和分泌大量的细胞因子和趋化因子，可以协调先天和适应性免疫反应，有助于肿瘤监测。

一、NK细胞的多样性

NK细胞在20世纪70年代首次被描述为非胸腺来源的淋巴细胞，具有通过抗原依赖细胞介导的细胞毒性（ADCC）和通过与其他细胞接触依赖性机制杀伤靶细胞的能力。最初的研究通过排除其他淋巴细胞来确定NK细胞，但未能找到一个特定的NK细胞标志物。

近50年以来，人们对NK细胞生物学的理解有了很大的提高，但免疫学家们还没有找到

NK 细胞的特异性标志。目前，人类 NK 细胞可以通过缺乏其他白细胞的特定标志物的表达来进行表型鉴定，包括 T 细胞（如 CD3）、B 细胞（如 CD19）和骨髓细胞（如 CD14）的标志物以及神经细胞黏附分子（NCAM，也称为 CD56）和 Fcγ 受体 3（FcγRIII，也称为 CD16）的表达。根据 CD56 和 CD16 的表达，可以区分两个主要的 NK 细胞亚群。CD56brightCD16low/- 和 CD56dimCD16+ NK 细胞。

这些亚群共同构成了外周血中的大部分 NK 细胞，但由于缺乏特异性的 NK 细胞标记，使得识别其他不表达 CD56 的 NK 细胞亚群非常具有挑战性。例如，据报道，CD56neg（CD56 negative）NK 细胞表现出与 CD56dim 亚群类似的表型，在某些病理情况下，如感染人类免疫缺陷病毒或丙型肝炎病毒的患者、巨细胞病毒和爱泼斯坦 - 巴尔病毒合并感染的患者以及多发性骨髓瘤患者，CD56neg NK 细胞会扩增。此外，CD16 的表达可由于激活或冷冻保存而下调，并可能阻碍 CD56neg NK 细胞的鉴定，另外，CD56neg NK 细胞与其他 ILC 有相似的表型，因此对这些细胞的正确分类和鉴定可能是具有挑战性的。为此，已经提出了基于 NKp80 和（或）转录因子 eomesodermin（EOMES）的表达替代 NK 细胞识别策略。

除了 CD56 和 CD16，人类 NK 细胞还表达大量的表面分子，这些分子已被用于区别外周血和不同组织中的多个亚群。令人兴奋的是，这一领域正在不断演变，新的 NK 细胞亚群正在被揭示和加以区别。NK 细胞和其他细胞的免疫表型分析需要同时分析多个标志物，并且一直受到现有技术的限制。流式细胞仪技术的改进使人们能够了解 NK 细胞谱系的多样性。此外，质谱和单细胞 RNA 测序（scRNA-seq）等新兴技术让人们对 NK 细胞生物学以及健康和疾病中不同亚群的数量有了更深入的了解。例如，通过使用质谱细胞计数法，据估计人类体内可能有 6000～30 000 个表型 NK 细胞亚群。基于 scRNA-seq 的转录组分析也证实了这些淋巴细胞的异质性，并有助于揭示器官特异性特征。

有趣的是，表面标志物是否能有效地识别和分类 NK 细胞亚群仍是一个值得争论的问题。例如，先天性淋巴细胞（ILC）1 和 NK 细胞可以通过它们在稳定状态下的表型来定义，但当细胞被激活时，分析会变得更加复杂。此外，在肿瘤微环境（TME）的背景下，有人证实小鼠 NK 细胞可以在转化生长因子 β（transforming growth factor-β，TGF-β）的作用下转化为 ILC1 样细胞。

最近的数据也讨论了特定的表型与确定的效应功能相关这一事实。传统上认为，在 NK 细胞的两个主要亚群中，CD56bright 细胞发挥免疫调节作用，而 CD56dim 细胞专门用于靶向杀伤。然而，已有研究表明，在用 IL-15 或饲养层细胞为基础的扩增方案后 CD56bright NK 细胞可以发挥强大的细胞毒活性。鉴于这些发现，一些学者提出，NK 细胞也可根据其新陈代谢进行分类，新陈代谢与其成熟状态或功能状态密切相关。尽管如此，利用表型和（或）代谢特征来描述 NK 细胞，可以得出这样的结论：这一淋巴细胞亚群构成了一个复杂而多样的细胞群。

二、NK 细胞的效应功能

NK 细胞能够杀死恶性肿瘤细胞，同时避免对健康细胞的伤害，这证明了 NK 细胞在肿瘤监测中的重要性。这种能力是种系编码的激活受体和抑制受体之间平衡的结果，这将决定 NK 细胞是否被激活。NK 细胞经历了一个重编程过程，通过这个过程，它们获得了反应性和被 MHC Ⅰ类蛋白抑制的能力，在人类中称为人类白细胞抗原（HLA）Ⅰ类。

健康细胞中表达的 MHC Ⅰ类分子被 NK 细胞中表达的各种 MHC 特异性抑制性受体识别，包括多基因和多形态的杀伤细胞免疫球蛋白样受体（killer-cell immunoglobulin-like receptor，KIR）家族和异质受体 CD94/NKG2A。自我缺失假说解释了抑制性受体识别 MHC Ⅰ类分子如何阻止 NK 细胞激活，从而保护健康细胞。相反，恶性肿瘤细胞下调 MHC Ⅰ类分子的表达和（或）增加应激配体的表达，应激配体可与 NK 细胞上表达的众多激活受体结合，如 NKG2D、自然细胞毒性受体（包括 NKp30、NKp44 和 NKp46）、CD94/NKG2C、DNAM1 或 2B4 等。此外，NK 细胞可以通过 CD16 被激活，它可以与被吸附的靶细胞结合，然后诱导 ADCC。因此，当遇到具有上述特征的肿瘤细胞时，抑制性和激活性信号之间的平衡会向后者倾斜，NK 细胞就会被激活。

NK 细胞可以通过不同的机制直接和间接杀死肿瘤细胞。在靶细胞被识别后，NK 细胞通过释放含有穿孔素和颗粒酶等细胞毒性分子的颗粒发挥直接细胞毒性或 ADCC 作用。穿孔素分子作为单体被释放，在靶细胞膜上聚集并形成孔，从而允许颗粒酶内化，并诱导渗透失衡。值得注意的是，也有人提出颗粒酶 B 可以独立于穿孔素通过内吞作用进入靶细胞。颗粒酶一旦内化，可以诱导 caspase 激活、线粒体功能障碍和其他 caspase 依赖性机制，从而导致靶细胞凋亡。或者，NK 细胞可以通过诱导死亡受体依赖性的凋亡杀死靶细胞。这一机制依赖于 NK 细胞表达的肿瘤坏死因子（TNF）超家族的配体结合，包括 FasL（也称为 CD95L）、TRAIL（TNF 相关的凋亡诱导配体）和 TNF，与目标细胞中表达的各自的（死亡）受体结合。死亡受体一经接合，就会启动一个信号级联，与颗粒酶类似，导致 caspase 活化和随后的线粒体损伤，从而诱导靶细胞凋亡。有趣的是，在连续杀伤过程中，NK 细胞优先使用颗粒介导的机制（即直接细胞毒性和 ADCC）进行第一次接触，然后在后续的目标细胞接触中切换到死亡受体相关机制。此外，激活的 NK 细胞可以通过产生和分泌细胞因子、趋化因子和生长因子调节免疫反应，包括 TNF、IFN-γ、IL-5、IL-10、IL-13、CCL3（C-C Motif 趋化因子配体 3）、CCL4、CCL5、GM-CSF（粒细胞 - 巨噬细胞集落刺激因子）。通过这些分子，NK 细胞提供了一种额外的机制来控制肿瘤生长。例如，据报道 NK 细胞可以通过 CCL5 和 CXCL1 趋化因子将传统的 1 型树突状细胞（DC）招募到 TME 中。树突状细胞还可以将效应因子 $CD8^+$ T 细胞招募到 TME 中，并激活淋巴结中的 naïve $CD8^+$ T 细胞，从而充当 NK 细胞和适应性免疫反应之间的桥梁。总之，这些功能凸显了 NK 细胞的多功能性以及它们通过不同机制消除靶细胞的能力（图 4-6）。

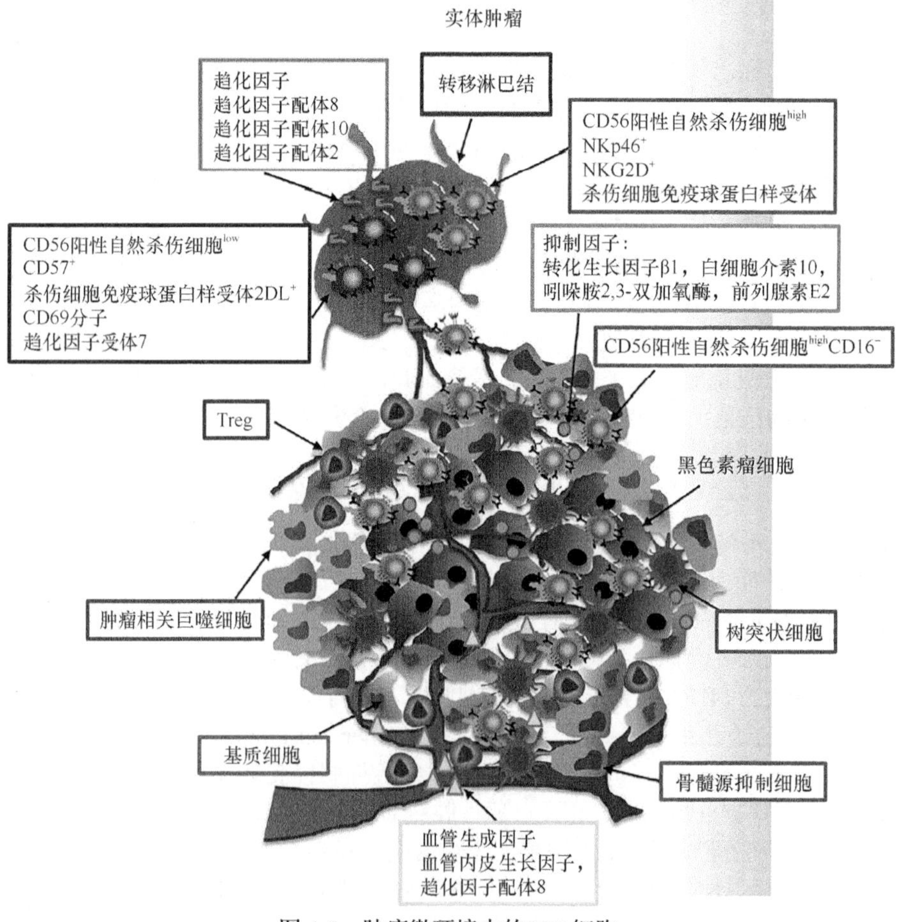

图 4-6　肿瘤微环境中的 NK 细胞

三、肿瘤对NK细胞介导的杀伤的抗性机制

肿瘤细胞已经发展出各种各样的机制来逃避NK细胞介导的杀伤。除了肿瘤细胞，在TME中还可以发现许多肿瘤相关细胞，如髓系来源抑制细胞、调节性T细胞或肿瘤相关的成纤维细胞和巨噬细胞。肿瘤和肿瘤相关细胞共同产生免疫抑制微环境，削弱NK细胞的效应功能。这些细胞产生营养耗尽的TME，诱导肿瘤浸润NK（tumor-infiltrating NK，TINK）细胞的代谢限制，从而限制其效应功能。

特别是在实体瘤中，由于血管紊乱，常出现缺氧。缺氧可减少细胞因子和趋化因子的分泌，降低NK细胞的细胞毒性，以及活化受体和细胞毒性分子的表达。细胞通过转录因子缺氧诱导因子1α（hypoxia-inducible factor 1 alpha，HIF-1α）从而增加其表达来适应缺氧。因此，TINK细胞表现出更高的HIF-1α表达和HIF-1α靶基因转录上调。同时，HIF-1α表达的增加可能会损害NK细胞的功能。最近的一份研究表明，在小鼠和人的TINK细胞中HIF-1α的表达与其抗肿瘤潜能呈负相关。因此，缺氧是NK细胞在TME中发挥功能的主要障碍之一。缺氧可通过下调恶性细胞上MHC Ⅰ类链相关蛋白A（MHC class Ⅰ chain-related protein A，MICA）和MICB的表达进一步促进肿瘤逃逸，MICA是活化受体NKG2D的配体。这些配体表达的减少是由缺氧诱导的金属蛋白酶ADAM10的上调介导的。可溶性NKG2D配体可诱导NKG2D的内化，从而降低该受体在NK细胞中的表达。因此，在前列腺癌或肝细胞癌（HCC）患者血清中发现的可溶性MICA水平升高与NK细胞表面NKG2D表达成反比。此外，可溶性MICB的血清水平与转移性前列腺癌患者的循环NK细胞的数量成反比。最近的一份报告分析了这种影响，发现用可溶性MICB培养的NK细胞降低了调节细胞增殖和生存的基因表达，增加了促凋亡基因和细胞周期抑制剂的基因表达。有趣的是，已经证明可溶性MIC中和抗体可以恢复NK细胞的平衡和对MIC^{+}肿瘤细胞的功能。总之，肿瘤细胞脱落的表面NKG2D配体可能在不同程度上损害NK细胞的抗肿瘤活性，因此，靶向可溶性NKG2D配体是一种旨在提高NK细胞活性的治疗方法。

在许多癌症患者的TME和血清中普遍发现TGF-β水平升高。研究表明，TGF-β可拮抗IL-12、IL-15和IL-18刺激NK细胞中转录因子T-bet（一种IFN-γ产生的正调节因子）的诱导作用。因此，TGF-β抑制NK细胞产生IFN-γ以响应IL-12和IL-18刺激。TGF-β也可以调节NK细胞表型。CXCR3、CXCR4和CX3CR1趋化因子受体的表达受到TGF-β的极大影响。一些作者报道了TGF-β下调NK细胞中NKp30和NKG2D受体的表达。有趣的是，当NK细胞与TGF-β过夜培养时，CD16的表达没有改变，而更长时间的培养（15天）诱导了这种受体的下调。在用TGF-β培养的NK细胞中，CD16表达的丢失也与CD103和CD9表达的增加同步，这是蜕膜NK细胞的特征。其他作者也报道了CD103和CD9在TGF-β作用下的上调。TGF-β除了对NK细胞功能和表型有影响外，还能抑制NK细胞的代谢活性。这种效应已被证明与转移性乳腺癌患者相关，在转移性乳腺癌患者中NK细胞表现出代谢和功能缺陷。值得注意的是，中和TGF-β可恢复患者NK细胞的代谢活性和IFN-γ的产生。有报道HCC患者血浆中TGF-β水平升高，将健康供体的NK细胞暴露于HCC患者的血浆中可诱导代谢和功能缺陷，当加入抗TGF-β抗体时，这些缺陷也会恢复。

在TME中，发现许多可溶性因子，如前列腺素E2和L-犬尿氨酸，它们通过减少激活受体的表达和细胞毒性作用，对NK细胞的功能也有抑制作用。这些来自肿瘤和肿瘤相关细胞的分子可以调节NK细胞的表型和功能，肿瘤细胞可以借此抵制功能受抑制的NK细胞。另外，某些肿瘤细胞也有能力抵抗NK细胞的吞噬活性。有多种突变可使肿瘤细胞抵抗NK细胞的细胞毒性，如干扰死亡受体或Caspase活性的基因突变。了解NK细胞的杀伤抵抗机制对于预测NK细胞在疾病进展过程中可能发挥的作用至关重要。同样，对TINK细胞及其所在的TME进行彻底的特征描述，对于识别NK细胞是否与不同类型癌症的结果相关也是必要的。

四、肿瘤进展中的NK细胞

在某些肿瘤中，Ⅰ类HLA低表达或无表达，这一特性使肿瘤细胞免受CTL介导的杀伤作用，但对NK细胞介导的细胞毒性不起作用。在癌症干细胞（cancer stem cell，CSC）或癌症启动细胞（cancer-initiating cell，CIC）中也发现Ⅰ类HLA表达减少，这是肿瘤中对化疗和放疗有耐药性的罕见亚群。值得注意的是，多项报告表明NK细胞可以识别和消除CSC和CIC。因此，NK细胞具有根除肿瘤和肿瘤起始细胞的潜力，这对于防止肿瘤进展和转移至关重要。然而，NK细胞在实体瘤中的浸润很差，而且由于TME的免疫抑制作用，那些到达TME的NK细胞表现出表型和效应功能的改变。

（一）TME中的NK细胞浸润

NK细胞在启动和促进抗肿瘤反应中起关键作用。这一过程的几个步骤，包括将NK细胞募集到TME，识别肿瘤细胞并激活，杀死靶细胞以及协调先天和适应性免疫。第一步至少部分取决于NK细胞对几种归巢受体的表达以及它们各自的可溶性趋化因子配体在TME中的存在。有人提出，肿瘤细胞可以调节TME中趋化因子的表达，以吸引细胞毒性较低的NK细胞。CXCL12、CXCL1、CXCL1和CXCL8的表达减少会阻碍CD56dim NK细胞的募集，而CXCL2、CXCL9、CXCL10、CCL5和CCL19的表达增加会促进CD56bright NK细胞的迁移。此外，TGF-β可以通过调节NK细胞中趋化因子受体的表达，阻碍NK细胞募集到TME。

如前所述，由于缺乏特异性标志，鉴定NK细胞具有挑战性。最初的研究使用CD57来识别NK细胞，尽管这是CD56dim NK细胞亚群的标志，也可以由CD8+ T细胞表达。一些作者使用CD56作为NK细胞的标志。然而，CD56也由ILC3和上皮内ILC1以及一些T细胞亚群表达。最近的研究表明，NKp46可以更准确地识别TME中的NK细胞，尽管这种受体在其他ILC也表达。因此，关于实体瘤中NK细胞浸润及其预后价值的认识可能因鉴定NK细胞的策略而异。尽管如此，使用CD57、CD56或NKp46标志NK细胞的多项研究已经证实了其在多种实体瘤中的存在。

（二）TINK细胞的表型

TME可以选择性地募集某些NK细胞亚群并调节它们的表型。因此，TINK细胞和循环NK细胞在其表型和转录程序上存在差异。有趣的是，这些表型变化包括免疫检查点的差异表达，如PD-1或TIM-3。据报道，与来自患者和健康供体的外周血NK细胞相比，卵巢癌患者腹腔液中$PD-1^+$ NK细胞的丰度更高。最近在来自非小细胞肺癌（non-small cell lung cancer，NSCLC）和头颈癌（head and neck cancer，HNC）患者的TINK细胞中报道了类似的结果。有趣的是，已经发现与健康供体相比，PD-1在患有某些癌症（如卡波西肉瘤和HNC）患者的循环NK细胞中的表达可能更高。另一项在HCC患者中进行的研究显示，在TME中存在组织常驻$CD49a^+$ NK细胞的积累，并且该亚群也比肿瘤内$CD49a^+$ NK细胞亚群表达更高水平的PD-1、TIGIT和CD96。TINK细胞中PD-1上调可能是肿瘤衍生的细胞因子或癌症患者血浆中发现的糖皮质激素水平升高，甚至是用于治疗的化疗剂的结果。据报道，TIM-3在肉瘤和乳腺癌切除的NK细胞和HCC肿瘤组织中表达较高。相比之下，其他研究报告在HNC和NSCLC患者的循环NK和TINK细胞中TIM-3的表达没有差异。考虑到以免疫检查点为靶点的抗肿瘤疗法的疗效，更好地了解这些受体在TINK细胞中的调控及其功能后果具有极其重要的意义。

（三）NK细胞的预后价值

与T细胞和B细胞相比，NK细胞只占肿瘤浸润淋巴细胞的一小部分。此外，那些迁移到TME的NK细胞的表型和功能发生改变。那么，NK细胞能否在肿瘤进展中产生相关影响？尽管在TME中淋巴细胞所占比例很小，但多项研究报告了TINK细胞在各种癌症中的存在，尽管它们在不同的恶性肿瘤中的存在是不同的。最近的一项meta分析评估了53项不同癌症研究中NK细胞的预后价值，包括HNC、乳腺癌、结直肠癌、胃癌、肺癌、肝癌、卵巢癌、子宫内膜癌、外阴癌、肾癌、癌肉瘤、黑色素瘤、胆囊周围腺癌、胆囊癌和胶质母瘤。作者得出结论：实体瘤中的NK细胞浸润与死亡风险的降低有关。其他作者也报告了类似的结论，他们认为TINK细胞的丰度与总生存率的提高有关，并且在其他恶性肿瘤中也能改善预后，包括肝细胞癌、非小细胞肺癌和肾细胞癌。值得注意的是，许多研究报告说NK细胞对总生存率没有影响。

这些矛盾的结果可能是由于用于识别NK细胞的方法不同（即基于CD57、CD56或NKp46标志的策略）。因此，为了获得更有力的结论，关键是要开发和应用精确的识别策略，以区分NK细胞和其他细胞，如ILC和T细胞的亚群。此外，区分NK细胞亚群将是有必要的，因为其中一些亚群在肿瘤进展中可能有相反的作用。例如，已经发现$CD11b^+CD27^+$ NK细胞亚群在肝细胞癌（hepatocellular carcinoma，HCC）和NSCLC患者的TME中聚集。该亚群显示出不成熟的表型和较差的细胞毒性能力，它在TME的存在与肿瘤的进展有关。在HCC患者的瘤内组织中也可以发现$CD49a^+$NK细胞亚群，该亚群的积累与不良的临床结果有关。除了TINK细胞，还应该考虑循环NK细胞在肿瘤进展中的作用。表达NKp30、NKp46、NKG2D和DNAM-1的外周血NK细胞比例下降与胃癌患者的肿瘤进展相关。$CCR7^+$CD56bright NK细胞的频率标志着黑色素瘤患者的疾病演变。令人兴奋的是，外周血NK细胞可以作为某些恶性肿瘤的预后指标。循环$PD-1^+$NK细胞的出现频率较高与HNC患者的生存率增加有关。有报道称，循环$NKp46^+$CD56dim$CD16^+$NK细胞的水平影响NSCLC患者的生存。另一份报告也发现，NK细胞数量高的NSCLC患者的总生存期和无进展生存期增加。

因此，NK细胞在肿瘤进展中起着关键作用，它们可以作为一些恶性肿瘤的预后因素。对不同的NK细胞亚群的表型和功能进行更深入的分析将有助于了解它们在不同癌症中的确切作用。

考虑到NK细胞的抗肿瘤活性，许多研究都集中在它们身上，并试图了解这些细胞是否与一些恶性肿瘤有关。随着我们对NK细胞生物学知识了解的迅速提高，这些研究中用于识别NK细胞的策略也得到了更新。此外，NK细胞是一个多样化的细胞群，不同的亚群在疾病期间可能发挥相反的功能。因此，对癌症患者的NK细胞亚群进行深入分析将有助于更好地了解它们的作用。同样重要的是，要根据NK细胞的具体情况对其进行研究。肿瘤细胞可以通过不同的机制对NK细胞介导的杀伤产生抵抗。了解NK细胞在某些癌症中是否由于TME的特定条件而变得功能失调，或由于肿瘤衍生的抑制性分子，如可溶性MIC配体或TGF-β的结果具有重要意义。识别这些机制将为癌症免疫治疗提供新的目标，并能改善许多患者的临床预后。

要完全了解NK细胞在肿瘤进展中的作用还需要进一步研究，关于NK细胞生物学和不同癌症特征的新发现将揭开这些细胞在疾病过程中的贡献。目前，现有数据表明，NK细胞是抗肿瘤反应的关键因素。它们有能力在癌症发展的第一阶段就做出反应。此外，由于它们识别和杀伤CSC的能力，NK细胞可能与控制转移密切相关。未来的研究将阐明NK细胞是否在肿瘤进展的其他阶段发挥相关作用。

第四节　树突状细胞和肿瘤

DC在协调先天性和适应性抗肿瘤免疫方面起着关键作用。激活的DC可以产生大量的各种促炎性细胞因子，启动T细胞反应，并对肿瘤细胞表现出直接的细胞毒性。它们还能有效地增强NK细胞和T细胞的抗肿瘤特性。基于这些能力，免疫原性DC促进了肿瘤的消除，并与患者的生存率提高有关。此外，它们可以从本质上促进癌症患者免疫治疗策略的临床疗效。然而，根据它们的内在属性和TME，DC可以通过产生免疫抑制性细胞因子和激活Treg细胞而变得功能失调并介导耐受。这种耐受性DC可以促进肿瘤的发展，并与患者的不良预后有关。在此，我们重点探讨肿瘤浸润性DC1、DC2、浆细胞DC和单核细胞源性DC在转化和临床中的表型、功能定位和临床相关性。此外，还总结了最新证明DC对免疫治疗策略疗效影响的研究结果。

DC是非常有力的专职APC，显示出协调免疫反应的非凡能力。它们可以有效地刺激先天性和适应性免疫，也可以介导免疫耐受，从而在感染性和自身免疫病中发挥关键的保护作用。在癌症中，被激活的DC能够产生各种促炎性细胞因子，并能直接杀死肿瘤细胞。此外，它们可以有效地提高NK细胞和T淋巴细胞的免疫调节和细胞毒性潜力，有助于肿瘤细胞的消除。基于这些能力，DC影响肿瘤的发展、进展和治疗反应。因此，DC被认为是免疫原性肿瘤自发排斥反应的关键，也是影响临床前模型中基于T细胞的免疫疗法疗效的关键。重要的是，肿瘤相关DC的丰度往往与癌症患者的良好临床预后相关，各种研究强调了基于DC的抗癌疗法（包括癌症疫苗）的良好效益。反之，DC也可能在与其他免疫细胞和肿瘤细胞相互作用后变得功能失调，并促成免疫抑制性微环境，从而促进肿瘤生长，并与不良生存率有关。因此，DC可以参与促进或清除肿瘤，有能力从免疫刺激作用转换为免疫抑制作用，这取决于它们的内在属性和环境因素。

以前的研究通过检测S-100、MHC Ⅱ类分子、CD80、CD83、CD86和DC-LAMP等标志分子，研究了肿瘤相关的人类DC的频率、分布、表型和临床相关性。然而，这些DC相关分子并不能区分不同的人类DC亚群。基于对新型DC亚群相关标志物或组合的识别和表征，最近的研究能够更详细地解读肿瘤浸润性DC 1型（cDC1）和2型（cDC2）、浆细胞DC（plasma cytoid dendritic cell，pDC）以及单核细胞源性DC（moDC）的特点和临床意义。

人类cDC1的特点是表达CD141（BDCA-3）、XCR1和CLEC9A，CD11c水平低，缺乏CD14和SIRPα。cDC1是血液DC的一个罕见亚群，具有呈递抗原和诱导有效CTL反应的非凡能力以及促进Th1细胞极化和NK细胞活化的能力。除了诱导和调节T细胞反应外，cDC1还能招募效应性和记忆性CTL进入肿瘤部位，并通过分泌CXCL9和CXCL10调节它们在肿瘤微环境（TME）中的位置。此外，通过传递适配信号和产生各种细胞因子，包括IL-12、IFN-β和IL-15，cDC1增强了CTL、NK和NKT细胞的激活，同时也促进了它们的生存。重要的是，T细胞和NK细胞分泌趋化因子，如CCL5和XCL1，并产生生长因子，如FMS样酪氨酸激酶3配体（FLT3L），这有利于cDC1迁移到肿瘤部位并支持其生存。

人类cDC2的识别依赖于CD1c、FcεRI、SIRP-α、CLEC10A以及骨髓抗原CD11b、CD11c、CD13和CD33的高表达。cDC2在向$CD4^+$T细胞呈递MHC Ⅱ类相关抗原以及促进新生$CD4^+$T细胞分化为Th1、Th2和Th17细胞方面特别有效。活化的cDC2可以分泌各种细胞因子和趋化因子，包括TNF-α、IL-1、IL-6、IL-8、IL-12、IL-18、IL-23、CCL3、CCL4和CXCL8。

人类pDC主要以CD123、CD303（BDCA-2）和CD304（BDCA-4）的表达为特征。众所周知，pDC在受到刺激时是IFN的最主要生产者，而且还被证明能分泌其他促炎性细胞因子和趋化因子，如TNF-α、IL-6、IL-12、CXCL8、CXCL10、CCL3和CCL4，以诱导NK细胞的激活以及T细胞的启动。pDC被招募到肿瘤组织中主要是通过肿瘤细胞衍生的化学吸引物，如CXCL12或CCL20，而CXCR3配体的表达，如CXCL9-11，能够维持其迁移。

随着MHC Ⅱ、CD11b和CD11c的表达，人类moDC与cDC亚型共享一些标志物，使其特征分析更具挑战性。然而，高水平的FcεRI、CD14、CD64、CD206和CD209经常被用来识别人类moDC。它们具有不同的功能，从直接吞噬肿瘤细胞以及招募和刺激T细胞到诱导Treg细胞和促进血管生成。广泛的细胞因子，包括TNF-α、IL-1β、IL-6、IL-10和IL-12，是由肿瘤产生的（图4-7）。

一、肿瘤浸润的人类经典树突状细胞（cDC）的表型和功能特征

各种研究都强调了cDC1在提高抗肿瘤免疫力方面的关键作用，这些研究表明，肿瘤相关的cDC1细胞密度与良好的患者临床预后以及对抗肿瘤疗法的反应之间存在关联。因此，在皮肤黑色素瘤、浸润性乳腺癌、头颈部鳞状细胞癌和肺腺癌患者中，高cDC1基因特征（包括CLEC9A、XCR1、BATF3和CLNK）与总生存率（OS）的提高相关。有趣的是，cDC1基因表征与皮肤黑色素瘤呈正相关。在小鼠模型中的分析显示，NK细胞是趋化因子CXCL1和CCL5的主要来源，而这些趋化因子是招募cDC1和随后控制肿瘤所必需的。这些结果得到了另一项研究的支持，该研究表明NK细胞调节cDC1的丰度并提供生存信号，如FLT3L。

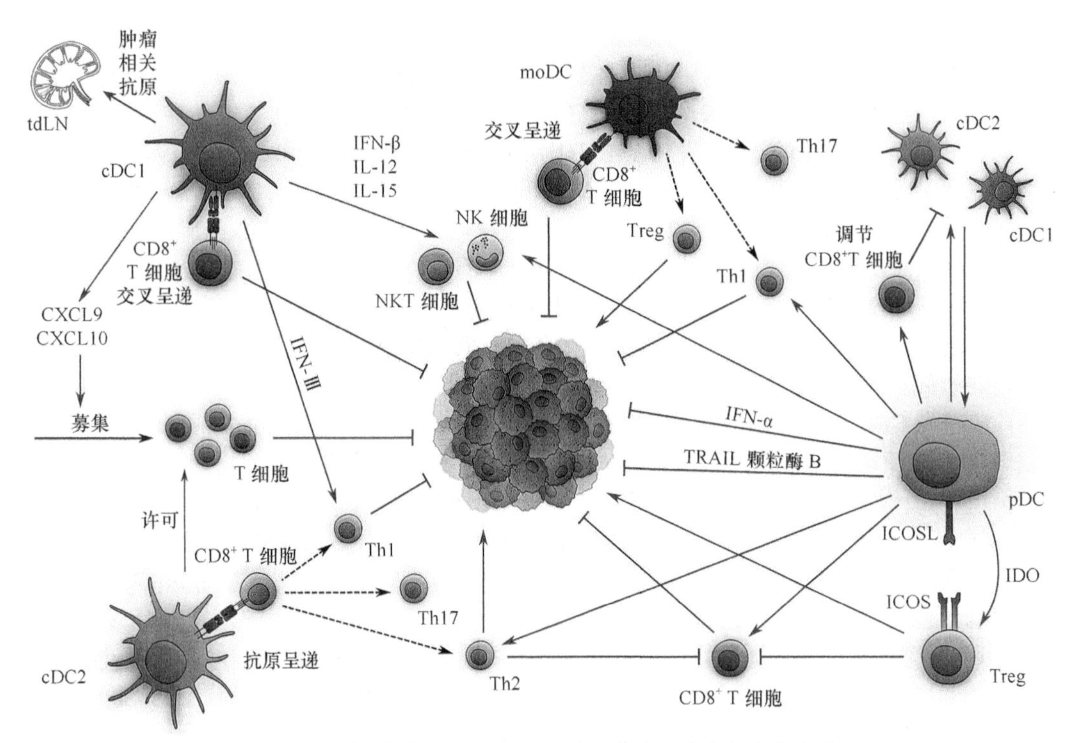

图 4-7　树突状细胞（DC）主要亚群对抗肿瘤免疫的影响

在黑色素瘤中，Sosa Cuevas 等表明，循环和肿瘤浸润的 CD40⁺ cDC1 水平升高预示着无进展生存期（PFS）和 OS 的改善。虽然肿瘤浸润的 cDC2 和 pDC 的细胞因子分泌受损，但 cDC1 的 TNF-α 和 IFN-λ1 的产生与健康供体相似。其他一些研究将黑色素瘤中 cDC1 的丰度与更好的临床结果和对免疫检查点抑制的反应联系起来。此外，最近的一项研究表明，cDC1 中的 NF-κB/IRF1 轴与良好的预后有关。研究表明，NF-κB 介导的 IRF1 的表达调控了 cDC1 的成熟，对小鼠免疫原性 YUMM1.7 肿瘤的控制至关重要。利用黑色素瘤小鼠模型，研究证明，肿瘤相关的 cDC1 在促进抗原向肿瘤引流淋巴结（tdLN）的运输和促进 CD8⁺T 细胞的扩增方面起着关键作用。此外，cDC1 是抗程序化细胞死亡 1 配体 1（PD-L1）治疗的抗肿瘤作用所必需的，这种作用在 FLT3L 全身给药后以 cDC1 依赖的方式得到加强。虽然 cDC1 的数量和激活状态随着肿瘤的发展而受到抑制，但在用 FLT3L 和抗 CD40 治疗后可以逆转，这导致增殖性 TCF1⁺CD8⁺ T 细胞的恢复和随后肿瘤控制的改善。

在乳腺癌相关研究中也发现类似的结果。cDC1 基因特征可以预测三阴性乳腺癌（triple-negative breast cancer，TNBC）和小叶乳腺癌（lobular breast cancer，LBC）患者无病生存期（disease-free survival，DFS）的改善。同样，Hubert 等证明，乳腺癌来源的 cDC1 分泌的Ⅲ型 IFN 促进了 Th1 驱动的免疫，从而有利于患者的治疗。相反，也有研究表明没有发现 cDC1 特征与乳腺癌患者的生存率之间的相关性。然而，按不同的免疫背景划分队列后发现，cDC1 与 IFN-γ 为主的肿瘤生存率提高有关，且与炎症或淋巴细胞耗尽的肿瘤的生存率降低有关，这表明乳腺癌患者中 cDC1 丰度的益处取决于免疫背景。在小鼠模型中，含黏液结构域分子（TIM）-3 抑制了 cDC1 对细胞外 DNA 的内吞作用，导致 cGAS/STING 途径的激活减少，随后 cDC1 分泌的 CXCL9 和Ⅰ型 IFN 减少。抗 TIM-3 抗体处理导致人类 cDC1 在体外对 DNA 的吸收和 CXCL9-11 的表达增加，这表明有一种新的机制可以改善肿瘤内 cDC1 的功能被抑制的情况。在转移性乳腺癌小鼠模型中，新辅助抗 PD-1 和抗 CD137 联合治疗依赖于 Batf3⁺ cDC1，因为耗尽该亚群的小鼠显示肿瘤特异性 CD8⁺ T 细胞和长期生存率降低有关。

在另一项研究中，肺部肿瘤相关的 cDC1 显示出吞噬受体 TIM-4 的缺失，该受体是有效加工

抗原和启动抗肿瘤 $CD8^+$ T 细胞反应所必需的。虽然单独的 cDC1 的基因特征与生存获益无关，但 cDC1 和 TIMd4 转录物的组合对早期肺腺癌患者的生存有预测作用。最近一项研究探讨了胰腺癌模型中的 cDC1 亚群，显示肿瘤来源的 IL-6 诱导 cDC1 的凋亡，并抑制其成熟和激活 $CD8^+$ T 细胞的能力。然而，用 CD40 激动剂和 FLT3L 双重治疗后，它们的丰度和成熟状态得到恢复，促进了 T 细胞的激活和肿瘤控制。Garris 等利用肺癌和结肠癌模型表明，抗 PD-1 治疗增加了 T 细胞的 IFN-γ 分泌，诱导 cDC1 产生 IL-12，随后 T 细胞激活，从而促进了肿瘤细胞的杀伤。有趣的是，在对抗 PD-1/PD-L1 治疗有抵抗力的肿瘤中，cDC1 的原位激活增加了瘤内 $CD8^+$ T 细胞的频率，并使其对抗 PD-L1 治疗有反应，这表明 cDC1 对克服免疫性冷肿瘤的 ICB 抵抗性至关重要。总之，cDC1 似乎在抗癌治疗前和抗癌治疗中对实体瘤产生有效的免疫反应方面起着关键的作用。

最近的研究强调了 cDC2 在介导抗肿瘤免疫中的重要性，它通过 $CD4^+$ Th 细胞间接调控 CTL 的激活，或作为 $CD8^+$ T 细胞的直接抗原呈递者。此外，cDC2 在与铂处理的肿瘤细胞相互作用时，被确定为 T 细胞驱动的抗肿瘤免疫反应的关键诱导者。在一项胶质母细胞瘤患者的队列研究中，与健康捐赠者相比，患者来源的循环 cDC2 的 HLA-DR 和 CD86 表达明显降低，IL-12 的产生也受到影响。Sosa Cuevas 等根据 cDC2 的表型和功能，观察到它们对黑色素瘤患者的生存有明显的影响。虽然肿瘤浸润性 cDC2 的比例增加与生存率下降有关，但显示 IL-12 表达增强的瘤内 cDC2 则与 PFS 延长有关。虽然 Barry 等发现在黑色素瘤患者的抗 PD-1 反应者组中，瘤内 $HLA\text{-}DR^+$ 细胞中的 cDC1 比例较高，但 cDC2 的比例没有明显差异。然而，在应答组中也有 cDC1 低的患者，其中一些人的 cDC2 水平更高。有趣的是，cDC1 低 /cDC2 高的应答者显示出较少的 $CD8^+$ T 细胞，但 $CD4^+$ T 细胞频率升高，表明 cDC2 丰度可能预测 $CD4^+$ T 细胞介导的 ICB 反应。Treg 细胞是 cDC2 耐受性表型的有力介导者。如 Binnewies 等所示，Treg 细胞的耗竭增加了 cDC2 向肿瘤引流淋巴结的迁移，并增强了其在黑色素瘤小鼠模型中诱导 $CD4^+$ T 细胞反应的能力。

虽然 Zilionis 等报告了 cDC2 相关标志物 CD207 与肺癌有利预后之间的正相关，但 Tabarckiewicz 等表明，$CD1c^+$cDC2 瘤内积累较多的患者生存时间较短。Michea 等报告了两种乳腺癌亚型的不同结果，高的 cDC2 评分预示着 LBC 有更好的生存率，而在 TNBC 中没有预后价值。

另一项研究报告称，具有高 cDC2 特征的乳腺癌患者的预后明显改善。当分析具有不同免疫背景的亚组时，这对 IFN-γ 为主和淋巴细胞耗尽的肿瘤是正确的，但对炎症性肿瘤则不然。总之，cDC2 具有有效驱动抗肿瘤免疫的潜力，但其功能和预测价值受到周围 TME 的影响。

二、肿瘤浸润性人类 pDC 的表型和功能特征

在各种恶性肿瘤的 TME 中检测到 pDC 的存在，包括黑色素瘤、头颈部肿瘤、乳腺癌、卵巢癌和结肠癌。越来越多的证据表明，与癌症相关的 pDC 可能具有相反的功能。

一方面，它们可以通过表达免疫抑制分子，如吲哚胺 2，3d 加氧酶或 PD-L1 以及通过加强肿瘤部位 Treg 细胞的招募和扩增来促进肿瘤的耐受。另一方面，pDC 可以通过细胞毒性分子如颗粒酶 B 和 TNF 相关凋亡诱导配体（TRAIL）直接介导抗肿瘤免疫，或通过促进 $CD8^+$ T 淋巴细胞的激活、Th1 极化和 NK 细胞的细胞毒性间接介导抗肿瘤免疫。在评估肿瘤相关 pDC 的预后作用时，各种研究发现 pDC 频率与癌症患者的生存率呈负相关。然而，这一概念受到了多项研究的挑战，这些研究强调 pDC 是抗肿瘤免疫的有力参与者和改善生存的预测因素。

在卵巢癌中，只有原发肿瘤中的 pDC 而不是腹水中的 pDC 与 PFS 降低有关。与腹水 pDC 相比，瘤内 pDC 在受到刺激时显示出 IFN-α、TNF-α 和 IL-6 的产生减少，而诱导 $CD4^+$ T 细胞产生大量的 IL-10。另外有研究证明，瘤内 pDC 可以诱导 $CD8^+$Treg 细胞表达 IL-10，随后阻碍 cDC 介导的抗原特异性 T 细胞的产生。Pang 等观察到有大量肿瘤浸润性 pDC 肝癌患者的生存率降低。

pDC 的招募是由缺氧诱导的细胞外腺苷通过腺苷 A1 受体介导的，这也增强了 pDC 生成 Treg 细胞和抑制 $CD8^+$T 细胞增殖和细胞毒性的能力。消耗 pDC 或腺苷 A1 受体拮抗剂可增强抗肿瘤免

疫力并减弱肿瘤生长。

在黑色素瘤中，Aspord 等表明，pDC 的密度越高，临床结果越差，这可以解释为 pDC 上调了 OX40L 和诱导性共刺激分子配体（ICOSL），促进了促炎性 Th2 免疫反应和 $CD8^+$ 和 $CD4^+$ T 细胞的调节性免疫特征。

在乳腺癌中，瘤内 pDC 显示出 IFN-α 分泌受损，并表达 ICOSL，从而促进了分泌 IL-10 的 Treg 细胞的扩增，这通常与肿瘤生长和不良临床预后有关。其他几项研究报告了乳腺癌浸润性 pDC 与肿瘤进展、疾病侵袭性和患者生存率之间的负相关关系，促使人们认为肿瘤相关的 pDC 丰度高表明临床结果更差。然而，其他研究将 pDC 与乳腺癌的生存率提高联系起来。比如，通过评估乳腺癌或胰腺癌患者的血液循环 pDC 水平，两个研究小组观察到 pDC 频率较高的患者生存期更长。此外，Tian 等证明，高 pDC 基因表达水平与乳腺癌患者的生存率提高有关。随后的分析显示，pDC 频率高的患者显示出较低的体细胞拷贝数变异，对抗 PD-1 治疗和化疗都显得更加敏感。同样，Oshi 等观察到在高 pDC 频率的 TNBC 患者中，调节炎症和免疫反应的基因组表达水平升高，如 IFN-γ 信号转导和细胞溶解活性。

相反，Michea 等的一项早期研究表明，与 pDC 相对应的高 *Z* 值仅与 LBC 的 DFS 明显相关，而与 TNBC 患者的 DFS 无关。

另一项研究确定了头颈部肿瘤中一个特殊的 pDC 亚群，它显示了 OX40 的高表达，并触发了抗肿瘤免疫，部分是通过与经典树突状细胞（cDC）和效应性 $CD8^+$ T 细胞的协同作用。与 $OX40^-$ pDC 相比，$OX40^+$ pDC 表现出更成熟和活化表型，伴随着刺激后表达 TRAIL、颗粒酶 B 和 IFN-α 的能力增加。$OX40^+$ pDC 的频率越高，预示着 PFS 越长。在口腔鳞状细胞癌中，浸润性 pDC 表现出 IFN-α、TNF-α 和 IL-6 的分泌减少，并与较差的 OS 相关。在随后的研究中，Han 及其同事表明，口腔鳞状细胞癌浸润的 pDC 频率增加与较差的临床结果有关，并且这些 DC 的条件培养基可以在体外促进肿瘤细胞的增殖。

新近报告提示，肿瘤浸润的 pDC 频率较高与结肠癌患者的肿瘤分期较低、PFS 和 OS 改善有关。重要的是，较低的 pDC 密度与较差的预后有明显的独立联系，表明与癌症相关的 pDC 可能代表了结肠癌患者的一个新的预后因素。

这些发现表明，TME 在塑造浸润性 pDC 的功能特性（耐受性与激活性）方面起着至关重要的作用，可能影响患者的临床结果。

肿瘤浸润性人类 moDC 通常在稳态下是不存在的。然而，在包括癌症在内的炎症反应期间，它们可以从单核细胞分化而来。这些 moDC 具有特定的表型和功能特征，它们在肿瘤微环境中的作用是多面的，既可以促进抗肿瘤免疫反应，也可能受到肿瘤微环境的影响而表现出免疫抑制特性。CCL2/CCR2 轴驱动循环单核细胞迁移到肿瘤中，在那里它们可以在各种因素的作用下分化成 moDC，从而可能驱动抗肿瘤免疫。尽管 moDC 的特征描述和与 cDC 的区分具有挑战性，但在一些研究中已经调查了 moDC 的作用。最近，黑色素瘤浸润的 moDC 被证明能像 cDC 一样有效地交叉呈递抗原，并增强 $CD8^+$ T 细胞的增殖。

DC 在连接先天性免疫和适应性免疫中起着关键作用，因此在启动和维持有效的抗肿瘤免疫反应中起着关键作用。它们产生促炎性细胞因子，促进 T 细胞启动和 NK 细胞激活，因此与改善各种癌症的临床结局有关。然而，它们非凡的可塑性使它们能够适应周围的微环境并调整其功能定位，这在肿瘤背景下可能成为一个劣势。因此，产生耐受性的 DC 可能驱动 Treg 细胞和 Th2 细胞的产生和激活，而 Treg 细胞和 Th2 细胞反过来又造成免疫抑制环境，并将 DC 与低存活率联系在一起。未来需要进一步研究来了解 TME 中哪些途径和机制抑制 DC 激活和（或）驱动功能障碍以及哪些 DC 内在程序参与其中。然而，由于多项研究表明，功能障碍的 DC 可以在外部刺激下恢复其能力，它们可以转化为有效的抗癌药物。例如，使用针对 DC 相关分子的抗体在体内靶向 DC 可以促进免疫刺激分子的传递，以激活功能障碍但肿瘤内丰富的 DC。肿瘤相关抗原、Flt3L 或 Toll 样受体配体的抗体治疗在小鼠模型中显示出令人鼓舞的结果，同时临床试验仍在进行中。或者，可以从血液中分离DC，在体外激活并装载抗原，然后再注入患者体内以诱导抗原特异性T细胞。由于DC在ICB等其他免疫疗法中也起着关键作用，有希望的组合疗法可能会出现，以最大限度地提高疗效，克服耐药性，并改善患者的长期生存。因此，更好地了解不同肿瘤类型在不同潜在环境下的DC表型和功能，对于设计新的治疗方法以及为最有希望的治疗方式选择患者至关重要。

课后习题

1.“冷”“热”肿瘤的定义是什么？
2. 列举肿瘤浸润淋巴细胞类别及作用方式。
3. 简述巨噬细胞的分类及在肿瘤中的作用方式。
4. 简述巨噬细胞对肿瘤的双重影响。
5. 简述如何区分不同巨噬细胞的表型。
6. 简述巨噬细胞在肿瘤发生、进展中的作用。
7. 简述基于巨噬细胞的免疫治疗种类及途径。
8. 列举NK细胞的主要亚群及标志物。
9. 简述NK细胞杀死肿瘤细胞的作用机制。
10. 简述肿瘤细胞如何逃逸NK细胞杀伤。
11. 简述肿瘤NK细胞的预后价值。
12. 简述肿瘤相关树突状细胞的分类及表型。
13. 简述肿瘤相关巨噬细胞的主要亚型及抗肿瘤作用。
14. 简述基于树突状细胞的免疫治疗途径及原理。

（李　华　曹广明　揭祖亮　张雪梅　李雪松　高昕博　马　莹　郝继辉）

第五章　肿瘤逃避免疫系统监视

癌症与宿主免疫系统之间存在动态过程，最初发现的肿瘤免疫监测概念被当前的肿瘤免疫编辑概念所取代。这一新概念包括消除、平衡和逃避3个阶段。以由肿瘤和宿主基质细胞组成的实体肿瘤为例，说明癌症免疫编辑功能的3个阶段，以及宿主免疫系统如何影响肿瘤，使其最终获得耐药表型。本章详细描述了消除、平衡和逃逸等方面，包括免疫监视的作用、癌症休眠、抗原呈递机制的破坏、肿瘤浸润免疫细胞、对凋亡的抵抗以及肿瘤间质、微泡、外泌体和炎症的功能。

第一节　简　　介

肿瘤免疫监测建立在一个假设之上，即癌细胞被识别为非自身正常细胞并诱导宿主反应。这个假设的基础在于，癌细胞不同于正常的人体细胞。肿瘤细胞表面抗原表达，可能是体液或细胞免疫反应的靶点。

最初，肿瘤抗原被分为仅存在于癌细胞上的肿瘤特异性抗原（TSA）和存在于非癌细胞上的肿瘤相关抗原（TAA）。然而，在随后的调查中发现，被认为是TSA的抗原也在正常的人类细胞中存在。实际上，肿瘤抗原的分类基于它们的分子结构和起源，包括如下几种：过表达/扩增抗原、突变抗原、癌-睾丸抗原、糖脂抗原、癌胎儿抗原（如生殖细胞肿瘤中的AFP）、结直肠癌中的CEA、病毒抗原（如宫颈癌中的HPV）。目前，根据癌症免疫组数据库统计，已有超过1000种人类肿瘤抗原。从概念上讲，TAA一般认为是在癌细胞上过表达或异常表达的自体抗原或胚胎抗原或经翻译后肿瘤特异性干扰修饰的自体抗原。因此，完整的免疫系统可以识别TAA，并在免疫监测的过程中预防癌症的发生。宿主反应涉及先天性免疫系统和适应性免疫系统。一般来说，先天性免疫系统主要负责早期发现和尝试清除癌细胞，适应性免疫系统则控制肿瘤发展。然而，癌细胞会逃避宿主的免疫系统，它们会脱落表面抗原，并下调与免疫细胞相互作用分子的表达、产生和释放因子，以及对宿主适应性免疫反应发挥修饰作用或诱导免疫细胞凋亡等。因此，宿主自身免疫系统初期尝试对肿瘤的杀伤可能不会导致肿瘤的消除。当宿主介导的抗肿瘤免疫较强时，肿瘤细胞可被清除；否则，癌细胞会发生免疫逃逸并迅速生长。

由于强调癌症与宿主免疫系统之间的动态过程，癌症免疫监测的概念已被当前的癌症免疫编辑的概念所取代，肿瘤的免疫逃避、免疫编辑包括3个阶段：消除、平衡和逃避。在消除过程中，新生的肿瘤细胞被先天性免疫系统和适应性免疫系统识别并清除。如果所有肿瘤细胞都被清除，那么癌症免疫编辑就完成了，并与癌症免疫监测的结果一致。如果一开始没有清除所有新发的肿瘤细胞，免疫压力会导致选择出免疫原性较低的克隆，这些克隆在平衡期对免疫系统产生耐药性，导致临床上仍然检测不到肿瘤。发展中的肿瘤会引发促炎和抑制免疫的微环境，导致宿主免疫功能受损，逃避免疫监视，使得肿瘤细胞持续地生长和转移。

第二节　宿主抗肿瘤免疫监测

癌症免疫监测的主要效应细胞有自然杀伤细胞（NK细胞）、自然杀伤T细胞（NKT细胞）、γδ T细胞、细胞毒性T细胞（CTL）。这些细胞在癌症免疫监测中的作用首次在免疫修饰小鼠中得到证实。同样，临床研究结果支持动物研究得出的结论。在许多癌症中发现了NK细胞和肿瘤浸润淋巴细胞（TIL）高度浸润在肿瘤组织中，并与卵巢癌、乳腺癌、肺癌、口腔癌、食管癌、胃癌、结直肠癌及恶性黑色素瘤患者更好的预后有关。此外，肿瘤特异性细胞和体液反应的存在也与癌症患者更好的预后有关。

清除过程在肿瘤细胞生长时启动，巨噬细胞和肿瘤部位的基质细胞通过释放炎症因子，招募并激活其他固有效应细胞，如 NK 细胞、NKT 细胞或 γδ T 细胞。它们通过穿孔素、Fas/FasL、TNF 相关的凋亡诱导配体（TRAIL）和 IFN-γ 一起识别和破坏肿瘤细胞。IFN-γ 具有细胞毒作用，可诱导癌细胞凋亡。坏死的肿瘤细胞会释放肿瘤抗原，从而产生适应性反应。NK 细胞促进树突状细胞（DC）的成熟并迁移到区域淋巴结。树突状细胞摄取被破坏的肿瘤细胞及其肿瘤抗原，经过分解和迁移到区域淋巴结后，将抗原呈递给初始 $CD4^+$ T 细胞。这一过程产生肿瘤特异性 $CD4^+$ 和 $CD8^+$ CTL 的克隆扩增。肿瘤特异性 CTL 浸润肿瘤部位并清除表达肿瘤抗原的癌细胞。当所有的癌细胞被摧毁时，消灭就完成了。但是结果可能并不总会令人满意。

濒临死亡的肿瘤细胞会释放出危险信号，如尿酸、热休克蛋白和细胞外基质衍生物，这些信号可能诱导促炎反应，激活先天性免疫系统。一般的炎症反应通常有助于肿瘤细胞的清除，但过度的免疫炎症反应可能会促进肿瘤的进展，其中包括刺激免疫抑制细胞因子的释放，如 IL-10 和 TGF-β 作为一个负反馈回路。此外，在受到宿主免疫压力下，癌细胞的遗传不稳定会导致较少的免疫原性细胞类型。总的来说，这种免疫反应的减弱和转化细胞免疫原性的降低可能导致癌症免疫编辑的下一步——平衡和逃逸。

第三节　癌症休眠与癌症免疫平衡

癌症休眠是一种临床现象，一般描述为完全治愈的患者发生了全身或局部复发，这种现象已经在多种肿瘤中观察到，包括乳腺癌、前列腺癌、肾癌、甲状腺癌和黑色素瘤。其中，乳腺癌在初次治愈后的 10～20 年出现复发率为 1.5%。研究还显示，36% 的乳腺癌患者在接受手术治疗后 7～22 年后，体内仍存在循环肿瘤细胞。

临床休眠可能与几个重叠的功能细胞群有关，这些细胞群被称为转移启动细胞（metastasis-initiating cell，MIC）、循环肿瘤细胞（circulating tumor cell，CTC）、播散性癌细胞（disseminated tumour cell，DTC）和癌症干细胞（cancer stem cell，CSC）。MIC 是一群早期或晚期播散性癌细胞，通常被认为处于静止或休眠状态。MIC 存在于转移状态下的 CTC 和 DTC 中。静息和休眠是相似的状态，休眠是一种相对稳定和被动的状态时，而静息是一种主动和短暂的细胞行为，受细胞环境中的新信号或经典信号的调节。在许多肿瘤中，CSC 被认为是静止细胞中相当大的一部分，具有较强的繁殖能力，能够抵抗一系列不利条件。它们的存在通常与肿瘤的缺氧、酸性和坏死区域有关。处于静止状态的 CSC 表达负责激活缺氧和休眠调控通路的相关基因。哺乳动物 mTOR 通路的激活对于静止 CSC 和休眠 DTC 的存活是必要的。

越来越多的证据似乎支持这一概念，即 DTC 静止 / 干细胞能够从早期原发性肿瘤中作为 CTC 传播。研究表明乳腺导管原位癌（ductal carcinoma *in situ* of the breast，DCIS）产生播散性细胞。CTC 经过上皮 - 间充质转化（epithelial-mesenchymal transition，EMT），进入血液，并能够在循环中存活，成为不良临床结果的标志物。在血液中，CTC 以细胞簇或循环肿瘤微栓子（circulating tumor microemboli，CTM）的形式循环，CTM 由癌细胞、血小板、上皮细胞、成纤维细胞和免疫细胞的混合物组成。后者含有的细胞种类更多，因此通常比集群具有更大的转移潜力。CTC 和 DTC 都是癌细胞，要么获得了干细胞特征，要么就是真正的 CSC。CTC、DTC 和 CSC 在生物学上的显著相似性支持了这一观点。因此，转移可能源于 CSC 样细胞或真正的 CSC。并非所有的 CTC 或 DTC 都能形成微转移和大转移，因为它们的转移潜力取决于转移前和转移状态时的相互作用。研究发现，在被诊断为乳腺癌的患者中，约 30% 的患者已经在骨髓中发生了微转移；然而，只有其中 50% 的患者在病程中出现临床骨转移。也有由癌前病变产生的“早期 DTC”，由于其基因改变不足和来自环境的抑制信号，不能启动靶器官的转移性生长。它们与正常 DTC 类似，进入抑制凋亡但保持休眠的状态。

19 世纪佩吉特的一项重要观察有助于当代对临床休眠的理解。根据该理论，转移性癌细胞的生存潜力不仅取决于细胞固有的特性，还取决于靶器官中是否存在友好的环境。弥散到远处器官的 CTC 能够穿过血管屏障。例如，细胞播散到骨髓的乳腺癌患者比细胞播散到其他器官的患者有更长的无病间隔时间。鳞癌细胞可分化到包括肺、肝、骨髓、脾和淋巴结在内的多个器官，然而，仅在肺和淋巴结内，它们发生了临床转移。此外，小鼠模型表明，除非将癌细胞移植到接受过辐射的受者体内，否则扩散到骨髓的癌细胞不会扩散。环境与 DTC 的行为提供了更多观察结果的支持，其中包括 MKK4、MKK6、KISS1 和其他一些负责 DTC 静默的基因，它们只在靶器官中激活，而在原发肿瘤中不激活。

在靶器官病灶形成的过程中，癌细胞位于转移前病巢中，由癌细胞和从基质中招募的局部细胞和免疫系统协同生成的。器官特异性病巢能够保护休眠的DTC免受环境压力和药物毒性的影响。转移前病巢受激活细胞的多种信号调控，包括生长因子、细胞因子、趋化因子和外泌体。这是一种促进癌细胞存活的缺氧环境。在转移灶内，休眠的 DTC 无法触发促血管生成活性，并且高表达血管生成抑制剂，如血管抑制素、内皮抑制素等。酸性条件增强细胞外基质（ECM）降解，抑制抗癌免疫反应。TAM 通过肿瘤来源的集落刺激因子 -1（CSF-1）、血管内皮生长因子（VEGF）、CCL2 和 CXCL12 广泛募集到转移病灶，并通过 PD-1/PD-L1 免疫检查点分子抑制宿主对癌细胞的防御。不成熟的树突状细胞和中性粒细胞是转移前微环境的组成部分，在调控抗肿瘤反应方面也发挥了重要作用。CAF 在促进 DTC 中的作用与 CSC 生态位相同。在转移前生态位中，获得性静止或休眠的 DTC/CSC 等待，直到来自局部环境的信号将生态位转变为成熟的转移性生态位。这些微环境的改变通常是炎症作用导致的，可能会将 DTC 从休眠中“唤醒”，激活血管生成途径，并启动转移性生长。促进转移性生长的其他成分也在调控从静止 / 休眠到转移性生长状态的切换。DTC 获得干性、自我更新和增殖特性依赖于 EMT。ECM 信号介导的休眠抑制剂有 I 型胶原、纤维连接蛋白、激活局部黏附激酶（FAK）/ 非受体酪氨酸激酶 Src/MEK 通路和极光激酶 -α。DTC 不仅对促进转移性生长组分发出的信号有反应，而且能够主动干扰它们。研究显示，乳腺癌 DTC 可刺激基质细胞释放骨膜素和细胞黏合素 C 等 ECM 成分，进而激活 Wnt/β-catenin、NANOG 和八聚体结合转录因子 -4 介导的 DTC 中的干细胞通路，导致 DTC 转移。

休眠有两种形式：肿瘤休眠和细胞休眠。肿瘤休眠是基于肿瘤增殖和凋亡之间的平衡，主要依赖于血管缺损。血管生成休眠是微小转移瘤休眠的原因之一。肿瘤可以缓慢增殖，但由于缺乏血管生成因子，加上血管生成抑制剂的作用，肿瘤呈无血管性。由于持续的凋亡，肿瘤具有稳定的体积。脱离血管生成休眠的状态会引发转移瘤的生长，此时肿瘤明显表现出更高的增殖潜力和血管密度。小型微转移性肿瘤休眠的另一个原因是增殖和凋亡之间的平衡依赖于宿主对肿瘤细胞的有效免疫监视。这被称为“免疫休眠”。肿瘤免疫休眠与肿瘤免疫平衡状态密切相关。小鼠研究表明，移植到 T 细胞、IFN-γ 和 IL-12 缺陷小鼠的肉瘤大小明显增加，但当再次移植到免疫能力强的野生型小鼠时，肉瘤消失。消耗先天性 NK 细胞或中和 NKG2D 和 TRAIL 通路均无效果。同样，经过过继免疫治疗的小鼠也能长期存活，但这种治疗并没有完全消除种植的前列腺癌，而是将其控制在较小肿瘤的阶段。在另一项小鼠研究中也观察到 $CD8^+$ T 细胞与皮肤肿瘤之间的平衡。这些发现表明自适应 T 效应因子 IFN-γ 和 IL-12 在控制肿瘤生长中起着重要作用。处于癌症免疫平衡状态的肿瘤随着死亡细胞比例的增加和宿主免疫效应因子的存在而缓慢增殖。临床观察支持肿瘤休眠假说。研究表明，晚期肺癌的缓解大多发生在免疫缺陷患者身上，而在免疫抑制个体中，无意中接受了免疫能力良好的供体器官移植的患者，未发现临床表现明显的微小肿瘤病灶。在对因车祸死亡的人群进行尸检时，在 39% 的 40～50 岁女性乳房和 46% 的 60～70 岁男性前列腺中发现了临床“沉默”的小肿瘤，但我们知道，在这个年龄的人群中，只有 1%～1.5% 的人有临床可识别的肿瘤。

第二种休眠形式被称为细胞休眠。从不同癌症患者骨髓中分离到的大部分休眠孤立细胞表现为 G_0/G_1 阻滞，细胞周期阻滞蛋白 p21 和 p27 过表达。已知的诱导细胞休眠状态的因素，包括缺氧、饥饿、ECM 成分、细胞应激、信号通路激活或表观遗传调节。癌细胞在缺氧或饥饿等代谢应激源的作用下容易休眠。脂质代谢紊乱、活性氧和氧化 DNA 损伤是 DTC 代谢休眠的诱因，而导致抑制的原因包括线粒体功能障碍和线粒体 β- 内酰胺酶状丝氨酸蛋白酶（LACTB）的活性。

转移微病灶与 ECM 的相互作用可能触发 DTC 休眠。ECM 依赖性休眠的诱导因子包括 KISS-1、尿激酶型纤溶酶原激活物受体（u-PAR）、TGF-β_2、E- 选择素、SDF-1/CXCR4、WNT5a、胰岛素生长因子 1（IGF1）/ 蛋白激酶 B（AKT）通路和 GTP 结合 RAS-like-3 家族分子（DIRAS3）。KISS-1 的表达抑制黑色素瘤细胞的运动和增殖。u-PAR 是癌细胞在骨髓中长期存活的关键分子，下调 u-PAR、β_1 整合素、FAK 和 EGFR 的表达可减少 ECM 休眠的增殖信号。延长 u-PAR 抑制可激活长期休眠，这一点可以从抑制鳞状细胞的 u-PAR 中看出。引发休眠的潜在机制是癌症细胞中 p38 和细胞外信号调节激酶 ERK 之间的 u-PAR 介导的不失衡，激活了内质网（ER）应激样反应。$p38^{high}/ERK^{low}$ 状态的不平衡促进休眠，而 $p38^{low}/ERK^{high}$ 状态的不平衡触发有丝分裂。此外，p38 依赖于 p53 的激活和 c-Jun 蛋白的抑制，以及 p38 PERK 通路的激活，诱导了癌细胞的缓解持续时间 DOR 以及静止 / 化疗耐药。纤维连接蛋白和 $\alpha_5\beta_1$ 整合素之间的相互作用也依赖于 u-PAR 的调控，因此它们可以调节 ECM 功能。在鳞状癌和乳腺癌中的 DTC，由于整合素和黏附信号转导的通路受损，与 ECM 相互作用紊乱也可能触发自噬。卵巢癌细胞在应激条件下同时存在自噬和休眠。

Notch 和 Wnt/β-catenin 信号通路对 CSC 的维持非常重要，同时控制着 DTC 的休眠和增殖之间的平衡。细胞因子 TGF-β_2 通过增强癌细胞的细胞黏附作用诱导休眠，这种情况在骨髓中更为常见。TGF-β 的功能取决于靶器官的类型、其他信号途径以及癌细胞激活替代细胞通路的能力。在肺中，TGF-β 家族的另一个成员，骨形态发生蛋白（BMP）4，可诱导乳腺癌细胞的休眠。E-选择素和 SDF-1/CXCR4 通路有助于乳腺癌细胞返回到骨髓中的转移前微环境。同样，Wnt5a/ 受体酪氨酸激酶 Ror2（Ror2）/E3 泛素蛋白连接酶（SIAH2）信号通路参与诱导前列腺癌细胞在骨髓内进入休眠状态。DTC 休眠的另一些公认诱导剂是 N- 钙黏蛋白、Notch、CD13、BMP7、SPARC、Sox2、TBK1、p53 和 PRRX1。在黑色素瘤细胞中发现了，可诱导休眠但防止细胞衰老和末端分化的转录因子 Hes1。

表观遗传上调 NR2F1 核受体增加 NANOG 表达和染色质抑制，促进乳腺癌和前列腺癌细胞休眠。进入休眠状态的细胞也会通过表观遗传修饰增加丝裂原和应激激活激酶 -1（MSK1）和转录因子 PCL1 的表达。DTC 表观遗传调控的另一个例子是休眠 miRNA，它们从不稳定的微环境转移到 DTC，促进了静止和休眠的形成，以及化疗耐药性的发展，并抑制了凋亡。最著名的是 miR-222/223、miR-34a、miR-190、miR-100-5p、miR-200 和 miR-125b。

DTC 的调控也可能通过 DTC 在原发肿瘤中自我调节机制来实现，这种机制通常会增加肿瘤的侵袭性，也可能通过内分泌因子对远处微转移肿瘤产生刺激作用来实现。后一种机制非常有趣，因为骨桥蛋白通过刺激肿瘤来激活骨髓源性细胞，并将其分泌到循环中，随后这些骨髓源性细胞迁移到休眠肿瘤并刺激 CAF，使休眠细胞激活并开始增殖。

第四节　肿瘤逃逸机制

一、抗原呈递机制、HLA-G 和共刺激分子的破坏

肿瘤相关抗原来源于癌细胞上过表达或异常表达的自体抗原或胚胎抗原，经翻译后发生了肿瘤特异性修饰、突变、染色体异常和病毒转化而产生的新抗原。大多数实体肿瘤表达自我抗原或修饰的自我抗原，由于中枢和外周的耐受，T 效应因子无法正确识别它们。外周耐受可以通过一个交叉启动过程来克服，在这个过程中，DC 为了有效刺激 T 效应因子，需要 Toll 样受体（TLR）遇到与“危险信号”即病原体相关分子模式（pathogen-associated molecular pattern，PAMP）相关的抗原。通常，“危险信号”来自微生物；然而，在癌症中坏死细胞可以传递损伤相关分子模式

（damage-associated molecular pattern，DAMP）信号，包括钙网蛋白和高迁移率族蛋白 B1（high mobility group box-1 protein，HMGB1）。头颈部鳞状癌中 TLR9 受体在浆细胞样树突状细胞上低表达。在结肠癌患者中，TLR4 功能缺失导致患者无进展生存期缩短。即使没有被“危险信号”激活的 DC 在 MHC 分子的环境中提呈了肿瘤抗原，但由于交叉耐药机制，这一过程会导致 T 细胞失能和凋亡。

对癌症患者的观察发现，患者体内存在可溶性的人类白细胞抗原（sHLA）。各种癌症中 sHLA 浓度的数据是不一致的，这取决于肿瘤类型和 HLA 异型。sHLA 水平分别在胰腺癌、黑色素瘤和胃癌中升高。sHLA 可能降低 CTL 和 NK 细胞的活性。T 细胞效应因子的肿瘤识别机制也会受到抗原呈递机制的干扰，包括由于基因突变、杂合性丧失和转录调控紊乱导致的 HLA Ⅰ类抗原的丢失或下调。这些机制在食管癌、前列腺癌和肺癌中得到证实。肿瘤不仅能自发地释放 TAA 和 HLA，而且在过继 $CD8^+$T 治疗的反应中也能释放 TAA。最初，靶向 HLA-A2 阳性黑色素瘤的 MART-1/Melan-A 过继 T 细胞治疗表现出有效性，但随后发现在转移和复发肿瘤中失去了 MART-1 和 HLA-A2 分子的表达而导致无效。在黑色素瘤和结肠癌中还观察到 β_2 微球蛋白的突变。肿瘤的特征还包括抗原肽转运蛋白体 TAP、低分子质量多肽 LMP2 和 LMP7 免疫蛋白酶体亚基的获得性缺陷。在黑色素瘤和肾癌中，HLA Ⅰ类的表达减少是由 TAP-1 和 TAP-2 的甲基化引起的。干扰素能够上调 HLA 的表达，但 IFN-γ 信号缺陷，如 Janus 激酶（JAK-1 和 JAK-2）的突变可能降低它们的表达。在头颈部鳞状癌中，HLA Ⅰ类的下调和抗原处理成员功能的缺陷与低 $CD8^+$ T 细胞浸润、区域淋巴结的转移和不良预后相关。

有了这些机制，激活的 NK 细胞能够识别并杀死 HLA 阴性的肿瘤细胞。然而，为了避免 CTL 和 NK 细胞依赖性的攻击，肿瘤细胞在其表面表达一种免疫调节的非经典 HLA Ⅰ类 HLA-G。去甲基化或组蛋白乙酰化等表观遗传变化可能是导致癌细胞 HLA-G 异位表达的原因。不幸的是，似乎是宿主对肿瘤的免疫监视导致了 HLA-G 的启动，因为 IFN 产生的免疫效应剂上调了 HLA-G 的表达。此外，肿瘤浸润免疫细胞也获得 HLA-G 阳性表型，在肿瘤内部形成了强烈的免疫抑制环境。效应细胞通过在癌症细胞和调节细胞上与 HLA-G 接触，以及树突状细胞对含有 HLA-G 的膜片段的胞吞作用，从被抑制变为耐受状态。几种 HLA-G 受体作为杀伤抑制受体（KIR）已经被确认，包括 KIR2DL4/p49、免疫球蛋白样转录物 2（immunoglobulin-like transcript 2，ILT-2）和 ILT-4，它们被发现在 NK 细胞、T 细胞、B 细胞、巨噬细胞和树突状细胞上表达。因此，HLA-G 不仅能够抑制 NK 细胞毒性，还可以调节树突状细胞的活性，进而抑制增殖 T 细胞反应。通过抑制 ILT-2 受体，HLA-G 干扰 T 细胞激活，减少 CD3ζ 磷酸化和 IL-2 分泌。除了表达膜结合的 HLA-G 外，肿瘤还能分泌其水溶性形式 sHLA-G，其具有很强的全身免疫调节特性。sHLA-G 诱导活化 $CD8^+$T 细胞 Fas 依赖性凋亡，并且降低 $CD4^+$ Th 细胞活性。膜结合型和水溶型 HLA-G 都能诱导 Th2 细胞因子的产生，包括 IL-10，以这种方式形成了自我促进的调控循环。HLA-G 也可能存在于从肿瘤播散到循环的外泌体中。在已形成的肿瘤中，有几个因素可以触发和支持 HLA-G 的表达，包括缺氧（通过 HIF-1α 的作用）、慢性炎症（通过活化 B 细胞的 NF-κB 和免疫抑制性的 IL-10 的作用）。NF-κB 转录因子的激活物也会刺激癌细胞的 sHLA-G 脱落。HLA-G 分子的存在已经在许多癌症中得到证实，尤其是与炎症相关的癌症。sHLA-G 浓度与肿瘤大小相关。除了 HLA-G 之外，其他一些非经典的 HLA 分子如 HLA-E 和 HLA-F 在包括肺癌在内的肿瘤中也有描述，它们的表达提示预后不良。HLA-E 通过 CD94/NKG2A 和 KIR 向淋巴细胞施加额外的抑制信号，而 HLA-G 对该分子具有稳定作用。

NKG2D 受体在 NK 细胞和部分 T 细胞表面表达，包括活化的 $CD8^+$ T 细胞和部分 $CD4^+$ T 细胞、γ/δ T 细胞和 NKT 细胞。人类 NKG2D 配体包括 MHC Ⅰ类相关链（MICA 和 MICB）和 UL16 结合蛋白（ULBP 家族成员）。在癌症转化过程中，NKG2D 的配体在炎症、应激刺激和 DNA 损伤的组织中被诱导。肿瘤能够通过多种机制干扰 NKG2D 受体对表面配体的识别。首先，NKG2D 配体的持续过表达导致 NKG2D 表达下调。此外，通过 TGF-β 的产生，癌症可以直接下调 NKG2D

的表达。从癌细胞释放的可溶性 MIC 分子可通过下调激活的 NKG2D 受体、自然细胞毒性受体 NKp44 和趋化因子受体 CCR7/CXCR1，进一步干扰 CTL 和 NK 细胞的细胞毒性。NKG2D 缺陷小鼠模型的研究结果表明，与野生型小鼠相比，前列腺肿瘤中 NKG2D 配体高表达的情况更具有侵袭性。人类结直肠肿瘤中存在 NKG2D 配体的表达，但在不同的肿瘤类型之间存在差异，而且在晚期肿瘤中逐渐减少。高 NKG2D 配体的表达与更好的生存和 NK 细胞浸润相关。

启动 T 细胞反应所需的阳性或阴性信号的共刺激分子属于经典的 B7 家族（如 CD80、CD86）或 B7 同源物家族，包括 B7-H2、B7-H3、B7-H4 和其他一些成员。肿瘤细胞表面缺乏经典的共刺激分子 CD80 和 CD86 会导致 $CD4^+$T 细胞无法识别 HLA- Ⅱ类抗原。最近，B7-H4 同源物在癌症患者的肿瘤和免疫细胞上表达引起了更多的关注，该同源物传递了 T 细胞激活的阴性信号。B7-H4 分子阻滞细胞周期抑制 $CD4^+$ 和 $CD8^+$T 细胞的活化、增殖和克隆扩展，以及刺激 IL-2 和 IFN-γ 细胞因子的分泌。迄今为止，B7-H4 已被证实在多种实体肿瘤中表达，包括结肠癌、前列腺癌、肺癌、胃癌、卵巢癌、胰腺癌、子宫癌和黑色素瘤。据报道，Treg 细胞可以诱导树突状细胞和 TAM 表面的 B7-H4 分子，它可以作为 T 细胞激活和细胞毒性的抑制剂。此外，B7-H4 介导了对中性粒细胞生长的抑制作用。在卵巢癌小鼠模型中，B7-H4 除了调节免疫系统功能外，还通过增强癌细胞的增殖、迁移和侵袭性以及抑制凋亡影响肿瘤的形成。在卵巢癌中，B7-H4 的高表达水平与肿瘤分期、病理类型和患者不良预后相关。同样，在乳腺癌中，B7-H4 过表达与阴性受体状态和 HER2/neu 阳性有关。膀胱癌中 B7-H4 促进 EMT 和 NF-κB 信号通路激活。另一组作为免疫反应下调因子即免疫检查点蛋白的共刺激蛋白是 CTLA-4 和 PD-1。两者均能抑制免疫活性并抑制过度的免疫反应，因此具有促进肿瘤的作用。CTLA-4 通过与 CD80 或 CD86 分子结合调节 T 细胞启动和激活。PD-1 模式可提高抗原引物效应 T 细胞的活性，并与其中一种配体 PD-L1 或 PD-L2 相互作用。PD-1 通过抑制 T 细胞受体下游信号通路抑制 T 细胞活性。它还能促进 Treg 细胞的增殖和增强其抑制活性，同时抑制 B 细胞和 NK 细胞的活性。

在肿瘤环境中 PD-L1 的过表达可能与致癌信号通路的活性有关。肿瘤能够利用 PD-1/PD-L1 途径逃避宿主的免疫监视。PD-L1 配体在许多癌症中表达，包括肾癌、胃癌、膀胱癌、乳腺癌和肺癌，并与不良预后相关。恶性肿瘤中 PD-L1 的表达水平高于良性 / 交界性肿瘤。在晚期卵巢癌中，尽管 TIL 大量存在，但它们频繁表达的 PD-1 分子似乎是不具备功能的。在侵袭性肾癌中也观察到 PD-L1 的一种可溶性形式。PD-1/PD-L1 通路的封锁导致肿瘤中 $CD8^+CD4^-CD45RO^+$ 效应记忆 T 细胞、B 细胞和 MDSC 的频率增加。

二、肿瘤浸润淋巴细胞和免疫逃逸

肿瘤浸润淋巴细胞（TIL）是免疫细胞的一种异质群体，在肿瘤环境中存在免疫调节条件时，它们大多展示出免疫抑制或免疫调节表型并部分丧失抗肿瘤效应活性。TIL 的组成和激活状态取决于肿瘤环境中源自癌症和免疫细胞的趋化因子和细胞因子的表达。

TIL 中的效应 $CD8^+$T 细胞被认为是卵巢癌的有效预后指标；然而，有观点认为 $CD8^+$T 细胞 / Treg 细胞的比值可能是更好的预后指标。在许多肿瘤中已经发现了 $CD8^+$T 细胞的效应器能够识别肿瘤相关抗原。在黑色素瘤患者的外周血和区域淋巴结中存在拮抗 MelanA/MART-1 肿瘤抗原的 $CD8^+$T 细胞效应器，其中大多数属于幼稚 $CD28^+CD45RA^{high}$ T 细胞群，其余部分属于记忆 T 细胞群，这部分在肿瘤内含量尤其丰富。类似现象在结肠癌中也有发现。但是，与乳腺癌患者外周血中的 $CD8^+$T 细胞反应不一致的是，从同一患者骨髓中分离的 T 细胞反应并不相同。不管有无效应表型，T 细胞在体内可能对某些肿瘤抗原无反应，这也许与周围抑制性环境与抗原异质性有关。此外，TIL 在肿瘤不同的位置中可能有不同的调节机制。在卵巢癌中，上皮内 $CD8^+$T 细胞数目增加预示预后较好，然而基质细胞中的 $CD8^+$T 细胞数目并没有类似的结论。许多调节性细胞因子存在于包括卵巢癌在内的多种肿瘤及患者腹水中，如 IL-10、TGF-β、TNF-α 和 VEGF，这些因子对

TIL 的效应器功能有抑制作用。在肿瘤内部，TIL 效应功能受损，具体表现为 CD3ζ 链下调，活化抗原（CD25、CD69 和 HLA-DR）表达量减少及刺激性细胞因子（IL-2、IL-4 和 IFN-γ）分泌不足。TIL 效应器抑制的机制还包括诱导 pDC、B7-H4^{+} 巨噬细胞、TAM 和 MDSC 耐受。肿瘤细胞表达的半乳糖凝集素是抑制 TIL 效应器功能的另一机制。半乳糖凝集素是与 β- 半乳糖苷具有相同识别结构域的蛋白质，参与细胞增殖、黏附、迁移、凋亡和血管新生。在人类黑色素瘤中，半乳糖凝集素 3（GAL-3）的表达与 TIL 的凋亡有明显相关性，尽管这一现象并未发生在所有肿瘤中。GAL-1 在肿瘤细胞及间质细胞中的表达与肿瘤的恶性程度及预后不良有关。

GAL-1 在癌细胞周围的细胞间质和穿瘤血管内皮细胞中的表达保护了肿瘤免受宿主免疫反应的影响。头颈部鳞状细胞癌中 GAL-1 的表达与效应 T 细胞因子浸润呈负相关，而黑色素瘤中抑制 GAL-1 活性可抑制肿瘤生长，同时 T 细胞浸润更丰富。吲哚胺 2，3- 双加氧酶（IDO）是另一个有负效应功能的免疫调节分子，它在多种肿瘤中均有表达。IDO 在结直肠癌、卵巢癌和子宫内膜癌中高表达并影响了 CD3^{+}T 细胞、CD8^{+}T 细胞、CD57^{+} NK 细胞在肿瘤中的浸润。在大多数实体瘤中，IDO 的高表达与 Treg 细胞浸润、区域淋巴结和远处转移、无进展和总生存期时间短有关，这种关联在晚期肿瘤患者中更明显。然而，在不同条件下和某些特定类型肿瘤中，效应 TIL 的浸润程度可能比别的肿瘤更丰富。趋化因子 CCL2、CCL5、CXCL9、CCL22、活化细胞因子 IL-2、IFN-γ 高表达，VEGF 低表达的肿瘤组织中 T 细胞数明显增加。效应 TIL 的无反应状态不是永久性的，因为在肿瘤抑制环境中检测的细胞在体外条件下能够显示激活靶标（HLA-DR）和共刺激分子（CD28、CD80 和 CD86）的表达，并对卵巢癌细胞有一定的细胞毒性。肿瘤患者中不仅 TIL 功能受损，外周血淋巴细胞（PBLC）同样功能受损。研究显示卵巢癌患者 PBLC 中 STAT3、CD3-ζ 及 JAK3 信号通路抑制明显。

CD4^{+}CD25^{+}Foxp3^{+} Treg 细胞是促进肿瘤逃逸的重要细胞之一，提示肿瘤患者预后不良。有研究反复指出，肿瘤患者外周血、淋巴结和脾脏中 Treg 细胞数量的增加。与上述现象一致，胃癌和食管癌患者中循环外周血中的自然 Treg 细胞数量增加。肿瘤浸润的 Treg 细胞存在于肿瘤内部，与早期疾病相比，其在晚期肿瘤中更丰富，在某些肿瘤中它是一个预后较差的指标。Treg 细胞在肺癌、胰腺癌、乳腺癌、肝癌、卵巢癌、胃肠道癌、头颈部癌等多种实体瘤中均有富集。这些实体瘤中的肿瘤细胞死亡可以使 T 细胞转为激活状态（图 5-1）。Treg 细胞包括自然循环中的 Treg 细胞及局部诱导的 Treg 细胞。肿瘤源性 TGF-β 与 Treg 细胞在胃癌组织中的浸润程度有关，它是 Treg 细胞将原始 CD4^{+}CD25^{+}T 细胞在局部发挥聚集作用的诱导因子。在乳腺癌、胃癌和黑色素瘤等多种肿瘤中，癌细胞、巨噬细胞和树突状细胞分泌的 CCL22 或 CCL17 诱导 CCR4 的产生能够促进 Treg 细胞向肿瘤部位的募集。这种募集方式可能影响 Treg 细胞的激活状态。促进 Treg 细胞的最重要因素是癌细胞和髓系树突状细胞所表达的 IDO。IDO 的表达与卵巢癌预后不良有关。TGF-β 分泌增加的肿瘤中 Treg 细胞浸润增加，CD8^{+}T 细胞和 CD4^{+}CD25^{+}T 细胞效应器活性受损表现为 IL-2、IFN-γ 和 TNF-α 分泌减少。肿瘤内未成熟的树突状细胞是 TGF-β 的主要来源。在 T 细胞内，TGF-β 激活 Smad-2 和 Smad-3 信号通路及 STAT3 和 STAT5 信号通路，促使 T 细胞向 Treg 细胞转化。Treg 细胞数量增加的另一调节机制是 T 细胞上 CTLA-4 和糖皮质类固醇诱导的肿瘤坏死因子受体（GITR）与树突状细胞上相应配体的相互作用，以及 T 细胞上 PD-1 与树突状细胞和 TAM 上表达的 B7-H1 的相互作用。Treg 细胞的免疫调节作用能有效抑制 CD8^{+}T 细胞、NK 细胞、NKT 细胞和抗原特异性 CD4^{+}CD25^{-}T 细胞等细胞毒性效应细胞对肿瘤的防御作用，并能抑制树突状细胞的成熟。体外培养的人体细胞研究表明，Treg 细胞可通过膜结合的 TGF-β 阻断 NK 细胞上的 NKG2D 受体，从而阻断 NK 细胞的活性和 IFN-γ 的分泌。而循环 NK 细胞数量少和 NK 细胞中 NKG2D 表达下调是结肠癌患者预后不良的因素。此外，CCR4^{+}Treg 细胞利用 GAL-1 抑制转移性乳腺癌患者中的 NK 细胞。Treg 细胞还可上调树突状细胞上 B7-H3 和 B7-H4 等免疫抑制分子的表达，参与树突状细胞介导的 T 细胞效应器功能的抑制。小鼠实验表明 Treg 细胞能抑制树突状细胞上共刺激分子 CD80、CD86、CD40 的表达及促炎性分子 IL-12 和 TNF-α 的分泌。Treg 细胞介导的抑制树突状细胞抗原提呈功能依赖于 TGF-β 及 IL-10 的分泌。Treg 细胞与 MDSC 协同促进肿瘤生长，然而，它们可能有不同的作用。Treg 细胞在肿瘤增殖和转移的早期，当宿主抗肿瘤防御仍然有效时，可以起到保护肿瘤的作用；而 MDSC 促进肿瘤的进展，引起全身免疫抑制。GITR 因能够逆转 Treg 细胞对小鼠的免疫抑制而被发现。已经确认 GITR 在人 Treg 细胞上同样表达，在 $CD4^{+}$T 细胞和 $CD8^{+}$T 细胞中低表达，其作用是通过与 GITR 配体（GITR-L）结合产生的。研究表明胃肠道肿瘤细胞系中 GITR-L 有表达。GITR/GITR-L 信号通路能够下调 CD40、CD54 和上皮细胞黏附分子（EPCAM）的表达，同时能够诱导肿瘤细胞分泌 TGF-β。GITR-L 在癌细胞中的表达降低了 NK 细胞的抗肿瘤活性。不同于对肿瘤宿主免疫产生不利影响，Treg 细胞在某些情况下发挥着积极的作用。由肠道细菌识别、触发和刺激的 Treg 细胞可通过降低炎症反应降低胃肠道肿瘤的风险。在家族性卵巢癌中，临床研究发现 Treg 细胞含量越高患者预后越好，家族性卵巢癌患者中 BRCA 突变携带者预后较好，尽管这类肿瘤通常更具侵袭性。

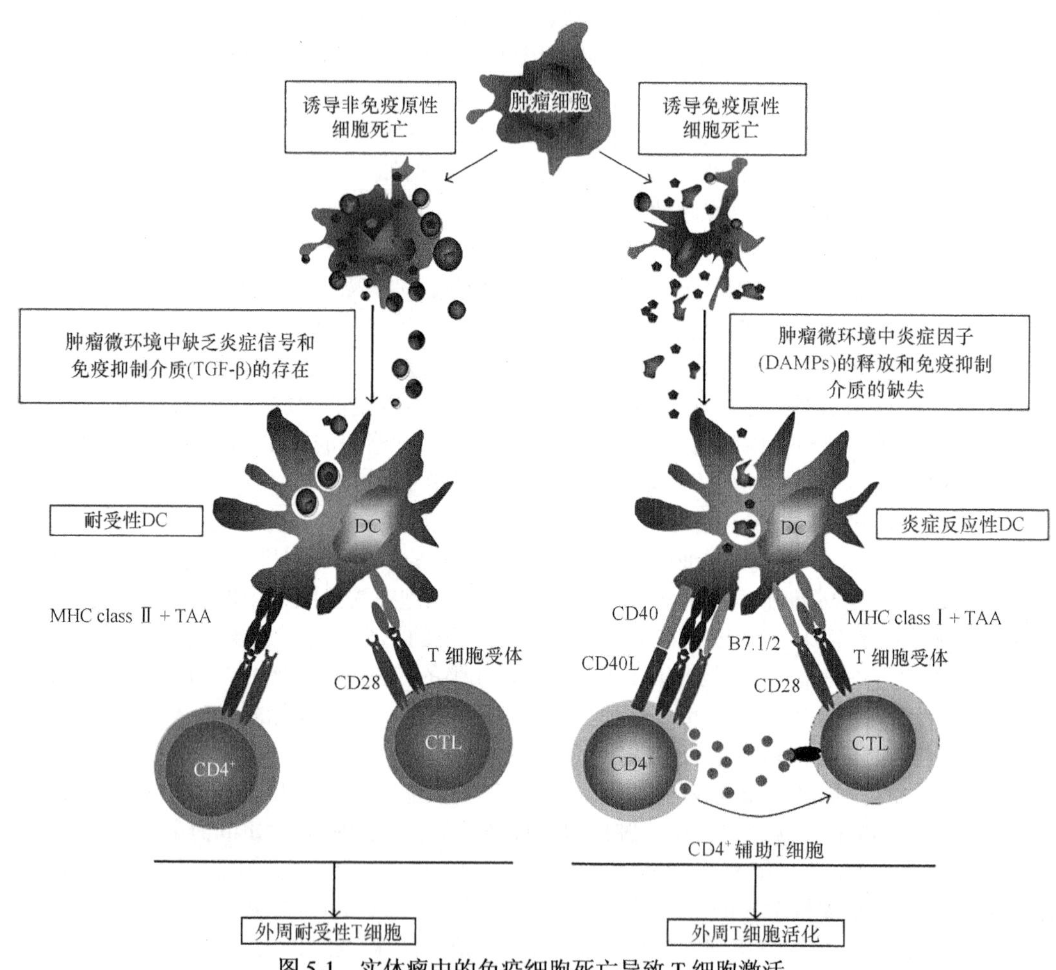

图 5-1　实体瘤中的免疫细胞死亡导致 T 细胞激活

1 型调节性 T 细胞（Tr1）代表另一组在未成熟树突状细胞刺激下能产生调节性 IL-10 的细胞。Tr1 细胞特异性分泌的细胞因子包括 IL-10、TGF-β 和微量 IFN-γ。在不同类型肿瘤的研究中，Tr1 在人类病理和不良结局中发挥的作用得到了证实。结果表明，环氧合酶（COX）2 诱导的 Tr1 细胞可抑制 DC 的成熟，促进头颈部鳞状细胞癌的生长。此外，小鼠模型显示，IL-10 基因敲除或 Tr1 缺失小鼠的抗肿瘤免疫能力有所提高。与 Tr1 细胞分泌的细胞因子相似的 Treg 细胞群形成 Th3 细胞。除 TGF-β 和 IL-10 外，它们还能产生 IL-4。TR1/Th3 细胞浸润对 B16 黑色素瘤进展的重要性在小鼠研究中得到了证明，其中黑色素瘤细胞接种到小鼠体内导致 TR1/Th3 细胞扩增，抑

制来自 $CD8^+T$ 和 NK 细胞的细胞毒性反应。

Th17 $CD4^+T$ 细胞是存在于肿瘤内的另一种参与免疫调节机制的淋巴细胞群体，在 IL-23 的刺激下能产生 IL-17。在小鼠模型中，Th17 细胞可促进宫颈癌细胞在裸鼠体内的生长。在黑色素瘤、乳腺、结肠和肝细胞癌等实体肿瘤中，发现 Th17 细胞数量增加并且与其中一些肿瘤预后不良有关。同样，胃癌患者外周血 Th17 细胞数量增加。在大多数晚期病例中，肿瘤相关淋巴结中可见丰富的 Th17 细胞。在卵巢 TIL 周围发现有大量的 Th17 细胞，同时 IL-17 在上皮性卵巢癌（EOC）患者血清和腹水中均能被检测出。肿瘤细胞、肿瘤相关成纤维细胞、TAM、T 细胞和 APC 产生促炎性细胞因子（IL-1β、IL-6、IL-23、TNF-α），促进 Th17 细胞在肿瘤微环境中的增殖。小鼠卵巢癌模型中 Th17 细胞的上调依赖于癌细胞分泌 TNF-α。与这一观察一致，抗 TNF 治疗降低了 EOC 患者血清的 IL-17 细胞水平。肿瘤以及 CAF 来源的 CCL2 对 Th17 细胞有趋化吸引作用，正常 T 细胞能够表达和分泌 RANTES-CCL5。TAM 可通过产生促炎性细胞因子参与 Th17 的扩增。Th17 细胞促进肿瘤生长的作用可能基于其血管生成能力。然而，关于 Th17 细胞和 IL-17 的作用还没有明确结论，既可能促进肿瘤发展也可能抑制肿瘤发展。结果表明，分泌 IFN-γ 和 IL-17 的 Th17 细胞能够上调 CXCL9 和 CXCL10 趋化因子，从而对毒性 NK 细胞和 T 细胞产生趋化吸引作用。在卵巢癌和前列腺癌中观察到 Th17 细胞能够抑制肿瘤进展，而在乳腺癌和转移性黑色素瘤用单克隆抗体治疗的患者中 Th17 细胞数量增加。

自然杀伤 T 细胞同时表达 T 细胞受体和 NK 细胞特有的受体。NKT 细胞 3 个亚群的受体分别是 T 细胞受体（TCR）、存在 Vβ 链（NKT Ⅰ细胞）NK 细胞受体、缺失型（NKT Ⅱ细胞）NK 细胞受体，发现 NKT Ⅰ细胞能够抑制肿瘤发展，而 NKT Ⅱ细胞能够促进肿瘤生长。实体癌组织中 NKT Ⅰ细胞数量减少，对 α- 半乳糖神经酰胺刺激的反应性降低，同时它们的增殖活性和产生 IFN-γ 的能力皆降低。头颈部鳞状细胞癌中 NKT Ⅰ细胞数量下降是预后不佳的独立预测因素，而结直肠癌中 $V\alpha24^+$NKT Ⅰ细胞浸润与患者的无进展生存期以及总生存期有关。在肾细胞癌和纤维肉瘤的小鼠模型中证实 NKT Ⅱ细胞有促进肿瘤发展的作用；然而，研究表明在不同的肿瘤中 NKT Ⅱ细胞显示的抑制程度可能有所不同。肿瘤内的 NKT 细胞参与了多个调控网络。其中一种可能通过直接的细胞 - 细胞相互作用或通过中间的无功能 pDC 来抵消 NKT Ⅰ和 NKT Ⅱ细胞的作用。在小鼠模型的另一个网络中，Treg 细胞能够减少 NKT Ⅰ细胞的数量、增殖反应和细胞因子的分泌。活化的 NKT Ⅰ细胞能够分泌 IFN-γ 和 IL-2，与 APC 分泌的 IL-12 一起激活 NK 细胞。他们通过上调共刺激分子表达、MHC Ⅱ类表达和 IL-12 分泌诱导 DC 细胞成熟。另外，黑色素瘤和肾癌外周血中的髓样 DC 在 TGF-β 和 IL-10 介导下诱导 NKT Ⅰ细胞可逆性功能障碍。抑制 NKT Ⅱ细胞活性的机制是 IL-13 促进 M2 型巨噬细胞增殖，通过分泌 TGF-β 刺激 IL-13 受体阳性的 $GR\text{-}1^+CD11b^+$MDSC 细胞抑制 $CD8^+T$ 效应器功能。

B 细胞是一种异质性的细胞群，根据最近的研究，它具有促肿瘤的调节活性。它们可以抑制免疫反应，因为 B 细胞的减少或失活降低了 Treg 细胞和 MDSC 的数量。由 B 细胞产生的免疫球蛋白引发免疫复合物的产生，该复合物可以启动 FcR 和补体依赖性的慢性炎症进而促进肿瘤发生。肿瘤浸润的 B 细胞产生淋巴毒素 α/β，通过激活 STAT3 信号通路促进前列腺癌细胞生长。此外，免疫球蛋白可以作为免疫抑制性 TGF-β 的载体。在晚期肿瘤患者中，B 细胞可通过 IL-10 刺激 M2 型巨噬细胞极化并诱导无反应性 T 细胞产生。它们同样可以影响 Th1 与 Th2 细胞的平衡。B 细胞缺陷小鼠对包括结肠癌和某些类型的黑色素瘤在内的同系肿瘤具有抗性，而部分 B 细胞耗竭与结直肠癌小鼠模型发生肿瘤生长抑制有关。然而，B 细胞的确切作用取决于所研究的 B 细胞亚群、肿瘤类型和特定的免疫情况，如同系小鼠黑色素瘤模型中 B 细胞耗竭能够促进肿瘤生长和转移。目前已经发现了一些具有免疫调节性的 B 细胞亚群，称为 Breg 细胞。对出现肺转移乳腺癌的研究表明，Breg 细胞可能在其中发挥重要作用。该疾病中 Breg 细胞的特征与具有 CD25、CD81 和 B7-H1 高表达的未成熟 B2 细胞相似。它们的抑制活性不是基于 IL-10 分泌，而是基于 TGF-β 所诱导的 Treg 细胞产生。Breg 样细胞可以由乳腺癌、卵巢癌和结肠癌细胞的条件培养基体外处理 B

细胞所产生。

三、肿瘤相关髓系细胞的免疫调节功能

肿瘤相关髓系细胞（TAMC）构成了普通髓系细胞的异质性群体，包括至少 4 种细胞亚群：MDSC、TAM、肿瘤相关中性粒细胞（TAN）和表达内皮激酶 -2（Tie-2）的血管生成单核巨噬细胞 TEM。

小鼠中以 $CD11b^+/Gr\text{-}1^+$（单核细胞 $Ly6C^+$ 或粒细胞 $Ly6G^+$）为特征的骨髓源性抑制细胞是一种多功能骨髓源性细胞群，参与宿主对肿瘤的免疫应答的免疫抑制，其功能与慢性炎症和肿瘤进展的机制有关。在人类中，MDSC 表现为 $CD14^-CD11b^+$ 细胞或 $CD33^+$ 细胞，缺乏成熟骨髓或淋巴标志物的表达。然而，在人类中，MDSC 的精确表型取决于肿瘤类型。与小鼠相似，人 MDSC 也属于单核细胞系或粒细胞系。单核细胞（M）-MDSC 能够分化为巨噬细胞和成熟的树突状细胞，并通过一氧化氮（NO）、抑制性细胞因子和精氨酸酶 1（ARG1）活性发挥调控作用。粒细胞（G）-MDSC 通过细胞间直接接触和活性氧中间体（ROI）/ 活性氮（RNS）抑制免疫反应。MDSC 细胞在脾脏和淋巴结中几乎不可见。然而，当肿瘤存在时，它们会扩张并开始大量分布在脾脏、淋巴结、肿瘤部位和恶性腹水中。受体 CCR2、补体的 C5a 成分和促炎 S100 蛋白促进 MDSC 进入肿瘤中。这种独特的细胞群具有以抗原特异性和非特异性方式抑制由 $CD8^+T$ 细胞、NK 细胞和 NKT 细胞介导的宿主抗肿瘤反应，以及阻止树突状细胞的成熟。MDSC 的多效作用是通过 ARG1 和 ROI/RNS 的产生介导的，抑制 $CD8^+T$ 细胞，诱导 $CD4^+CD25^+Foxp3^+$ Treg 细胞，并通过分泌 IL-10 和阻断巨噬细胞分泌的 IL-12 产生促进 Th2 细胞环境。肿瘤细胞通过分泌 GM-CSF、M-CSF、IL-6、VEGF 和前列腺素 E2（PGE2）参与 MDSC 的分化。细胞因子 IL-1β、IL-6 和 PGE2 增加 MDSC 的积累和抑制活性。在肿瘤部位，MDSC 的主要活性通过调控 NO 和 ARG1 产生发挥非特异性免疫抑制效应。NO 通过干扰细胞内 JAK3 和 STAT5 通路，诱导 T 细胞凋亡，下调 MHC Ⅱ类分子的表达来抑制 T 细胞功能。ARG1 活性消耗精氨酸，阻断 CD3ζ 链的翻译。在外周淋巴器官中，MDSC 在细胞直接接触过程中通过产生 ROI/RNS 抑制 T 细胞（图 5-2）。MDSC 对 $CD8^+T$ 细胞的作用可能是基于过氧亚硝酸盐活性引起的 TCR 结合活性的修饰。在胰腺癌、头颈癌、乳腺癌、间皮瘤和黑色素瘤等多种癌症中，过氧亚硝酸盐浓度高与免疫抑制之间存在相关性。MDSC 抑制的 $CD8^+T$ 细胞不能分泌 IFN-γ 和 IL-2，也不能杀死靶细胞。研究还发现 MDSC 通过消耗 T 细胞激活所必需的半胱氨酸来抑制 T 细胞。此外，它们能够下调 T 细胞上 CD62L 选择素的表达，从而减少其向区域淋巴结的迁移。髓系来源抑制细胞也能够诱导肿瘤突变，从而增加肿瘤转移的潜力。通过产生 IL-10，MDSC 也可以将 TAM 的功能转变为原细胞 M2 型活性。它们通过表达金属蛋白酶和增加 VEGF 的生物利用度来促进新血管的形成。循环中的 MDSC 在低氧肿瘤环境中可分化为 $Gr1\text{-}F4/80^+$ 巨噬细胞。在胃癌中 MDSC 的扩增和功能激活受到 NF-κB 的调控。STAT 系统也调节 MDSC 的功能。STAT1 负责 MDSC 的干扰素依赖性激活，而 STAT5 参与 MDSC 的存活。

巨噬细胞是负责肿瘤排斥和促进的主要免疫细胞群之一，但它们的功能是由它们被激活的方式决定的。有两组巨噬细胞：一组来源于胚胎卵黄囊组织，另一组来源于骨髓单核细胞招募浸润性巨噬细胞。在肿瘤微环境中，它们被转化为 TAM。IFN-γ、GM-CSF、TNF-α、脂多糖（LPS）或其他 Toll 样受体配体的存在将其活性转变为 M1 型，而 IL-4、IL-10、IL-13 或 TGF-β 的刺激导致 M2 型。小鼠乳腺癌模型中的肿瘤中 MDSC 有助于 TAM 的 M2 转换，类似于肿瘤相关的成纤维细胞。研究证明，分泌 IL-4 和 IL-13 的 $CD4^+T$ 细胞通过刺激 M2 型 TAM 增强乳腺癌的转移。B 细胞通过刺激髓样细胞上的 Fcγ 受体参与 TAM 向 M2 型的转换。另外，激素、生长因子和细菌产物等可促进巨噬细胞向 M2 型的分化。然而，M1 和 M2 表型的分化似乎在某种程度上是人为的，代表了分化的极端状态，大多是 M1/M2 表型的混合，平衡略微向 M1 或 M2 型倾斜。肿瘤环境中存在的不同信号可能是异质激活的来源，这些导致巨噬细胞中不同的基因激活模式。肿瘤中已经

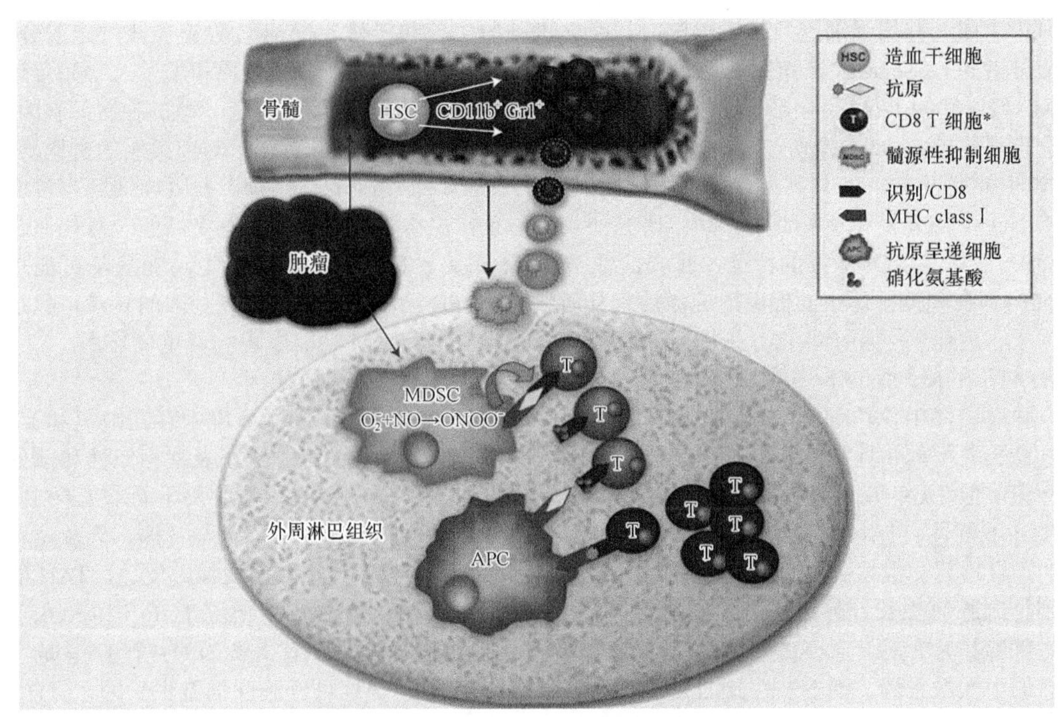

图 5-2 MDSC 产生 ROI/RNS 抑制 T 细胞

发现了 M1 和 M2 型混合的巨噬细胞。M1 型巨噬细胞可通过产生 Th1 细胞因子和刺激 $CD8^+$T 细胞有效破坏肿瘤细胞。相反，M2 型巨噬细胞主要产生 IL-6、IL-10、TGF-β 和 VEGF，而 APC 能力较差。M2 型巨噬细胞调节炎症进入慢性期，刺激组织愈合、重塑和血管生成。这个细胞亚群构成了绝大多数的 TAM，在肿瘤进展中的作用仍然不清。小鼠研究证实了 M2 型 TAM 在肿瘤进展中的重要性。在 SHIP1 缺陷小鼠，自发产生 M2 型的巨噬细胞，肿瘤生长增加。与此相反，在 p50 NF-κB 缺陷小鼠中，M2 型分化受阻，表现出对可移植肿瘤的抵抗。这些结果表明大多数恶性肿瘤都被大量地 TAM 浸润。肿瘤对巨噬细胞的招募受 Th2 细胞、趋化因子、尿激酶纤溶酶原激活物（uPa）、微生物防御素和缺氧的调节。有些趋化因子在许多肿瘤中都是通用的，而有些是由特定类型的肿瘤专门分泌的，如前列腺癌和胃癌中的 uPa 和防御素。CSF-1 和 TGF-β 是主要的细胞因子，被认为在巨噬细胞进入肿瘤中发挥重要作用。两者均在实体瘤表面呈组成性表达，与 TAM 浸润强度和患者预后不良相关。研究发现，趋化因子 CCL2 和 CCL5 主要在实体瘤中表达。它们的过表达与肿瘤内 TAM 的含量及不良生存率相关。它们也被证明可以调节外周血单个核细胞进入肿瘤中。肿瘤来源的 M-CSF 吸引单核细胞分化为巨噬细胞。M-CSF 水平高与卵巢癌、乳腺癌和子宫内膜癌预后差相关。慢性炎症被认为是致癌的重要组成部分，由肿瘤源性炎症因子（TNF-α）和坏死肿瘤组织分泌的炎症趋化因子（CCL2、CXCL1、CXCL8、CXCL12）、IL-6 和 TNF-α 产生的自我增强环路触发 TAM 调节。TAM 分泌的 IL-6 在肿瘤和基质细胞的刺激中都起着重要作用。它激活了肿瘤细胞中的 STAT3 通路，使其更具增殖能力和抗凋亡能力。TAM 的数量与肿瘤的进展有关。高级别卵巢癌富集丰富的 $CD68^+$TAM 和 $CD163^+$TAM 群体，$CD68^+$ 巨噬细胞与 Treg 细胞之间具有相关性。TAM 也是卵巢癌患者腹水中最丰富的单个核细胞群，它们通过分泌 IL-10 和 TGF-β 抑制效应 T 细胞。实体肿瘤内的缺氧环境是巨噬细胞的另一个诱因。无氧条件增加了内皮素 -2 和 VEGF 的表达，以及趋化因子 CXCL12 和受体 CXCR4 的表达，它们刺激巨噬细胞向肿瘤缺氧区域募集。TAM 对缺氧环境的适应依赖于 HIF-1α 的作用，HIF-1α 不仅有助于 TAM 在厌氧环境中发挥作用，而且有助于 TAM 的促血管生成和促转移活性。临床研究证实，在缺氧条件下，卵巢癌浸润性和腹膜转移活性增强。肿瘤相关巨噬细胞分泌 Th2 细胞因子，增强瘤内血管生成，并增强细胞外基质重塑，从而促进肿瘤生长和转移。TAM 还分泌一些特定的分子，如信号素 4D（Sema4D）和生长抑制特异性 6（Gas6），促进癌症新血管生成和增殖。不完全偏向于 M2 型活性的 TAM 会分泌 Th1 细胞因子，如 TNF-α。虽然 TNF-α 被认为是一种抗肿瘤细胞因子，但它也可能导致 DNA 损伤，诱导血管生成因子，并作为癌细胞的生长因子。对卵巢癌的研究表明，TAM 也能通过 B7-H4 共刺激分子的表达抑制宿主效应 T 细胞因子。肿瘤相关巨噬细胞也可通过分泌 NO 和 ROI 发挥免疫调节作用。研究证实，与正常组织相比，肿瘤具有更高的一氧化氮合酶（NOS）表达和 ROI 产生的特征，且其活性与 TAM 相关。TAM 显示的 M1 型功能缺陷可能是由于 NF-κB 在晚期肿瘤中的促炎反应激活紊乱所致。NF-κB 因子负责调控许多基因的转录，包括细胞因子、趋化因子和抗凋亡分子的转录。STAT 信号分子在 TAM 功能中也起着重要作用。STAT3 和 STAT6 在 M2 型 TAM 中被激活，而在 M1 型 TAM 中 STAT1 分别被激活。

肿瘤相关中性粒细胞（TAN）是一群 $CD11b^+Ly6G^+$ 细胞，由于肿瘤环境中存在缺氧和 IL-1，其寿命比典型的中性粒细胞更长，能够介导慢性炎症和血管生成。尽管存在表型相似性和部分重叠标记，但 TAN 和骨髓细胞分离的 MDSC 是不同的细胞群。TAN 的招募取决于 CXCL8（IL-8）和 TGF-β 活性。TAN 的存在肾癌、乳腺癌、结肠癌和肺癌中得到了证实，并与肾癌、乳腺癌和肺癌的不良预后一致相关。TAN 通过促进血管生成、增殖和转移而促进肿瘤生长，反之，TAN 的减少则抑制肿瘤生长。肿瘤环境中似乎存在两个 TAN 亚群：N1 型 TAN 可通过 TGF-β 和 ROI 功能产生肿瘤排斥反应，而 N2 型 TAN 为 TGF-β 阴性，促进肿瘤发生。有人认为 N1 型 TAN 是完全激活的中性粒细胞，而 N2 型 TAN 是未成熟的中性粒细胞。TAN 可分泌肝细胞生长因子（HGF）和抑癌素，增强癌细胞的侵袭性并上调 CXCR4 的表达。中性粒细胞被激活后，分泌蛋白质和染色质组成的纤维，称为中性粒细胞胞外陷阱（NET），用于诱捕和杀死微生物以及激活树突状细胞和 T 细胞。在早期复发的 TAN 浸润性尤因肉瘤中观察到 NET 的存在。NET 的肿瘤促进作用可能是激活耐药树突状细胞或降解细胞外基质以增加转移。外周血中性粒细胞也可参与肿瘤生长促进，因为中性粒细胞分泌的 IL-8 和其表面 CD11b/CD18 的上调促进了内皮上黑色素瘤细胞的阻滞和肿瘤细胞的外渗。此外，体外研究表明，卵巢癌细胞可通过细胞间直接接触参与外周血中性粒细胞的炎症反应。卵巢癌细胞对卵巢癌患者中性粒细胞的激活依赖于卵巢癌细胞的 HspA1A 与中性粒细胞表面表达的 TLR2 和 TLR4 的相互作用。

Tie-2 表达的单核巨噬细胞属于 $CD11b^+/Gr1^{low}/Tie\text{-}2^+$ 细胞群，表达血管生成素内皮激酶 -2（Tie-2）受体促进血管生成。它们来源于外周血中 $Tie\text{-}2^+$ 单核细胞，这些细胞被缺氧触发的趋化因子 CXCL12 和 Ang-2 募集到肿瘤中。此外，CXCR4 参与了这种募集，因为 CXCR4 的阻断与乳腺肿瘤中 TEM 浸润的显著减少有关。Ang-2 的参与不仅限于 TEM 的趋化吸引，还通过 TEM 增加 IL-10 分泌、刺激 Treg 细胞和抑制 M1 型 TAM 功能促进肿瘤。TEM 与 M2 型 TAM 相关，促进 ARG1、清除受体表达，抑制 IL-1β、COX2、IL-12、TNF-α 和 iNOS 表达。它们也表达促血管生成分子，如 VEGF 和 MMPs。TEM 在肿瘤血管生成中起着至关重要的作用。它们主要见于肿瘤血管附近的缺氧区。小鼠研究发现敲除乳腺肿瘤和胶质瘤内 $Tie\text{-}2^+$ 巨噬细胞可导致肿瘤血管和肿块减少，而一起注射肿瘤细胞和 TEM 促进肿瘤血管生成。

四、树突状细胞的肿瘤生长增强作用

树突状细胞作为专业的抗原呈递细胞，在多种类型的肿瘤中，包括骨髓和浆细胞肿瘤中，都发挥着关键作用。骨髓来源的以 $CD11c^+$ $CD33^+CD45RACD123^-$ 为特征，而浆细胞样来源的以 $CD11c^-$ $CD4^+CD45RA^+CD123^+$ 表型为特征。浆细胞来源的以 TLR7 和 TLR9 表达，以及病毒刺激后的 IFN 分泌为特征。相反，骨髓来源的细胞具有广谱的 TLR 表达，除了 TLR7 和 TLR9 之外，并且在病毒攻击时不能分泌 IFN。根据环境因素和激活信号，树突状细胞能够激发 Th2 细胞或 Th1 细胞响应。在肿瘤环境中，树突状细胞具有可调节特性。在卵巢癌、前列腺癌、乳腺癌和肾癌中，成熟的树突状细胞在肿瘤中较为罕见。除此之外，它们也位于肿瘤周围组织。而生长期的肿瘤通常包含具有未成熟表型（$CD4^-CD8^-$）的树突状细胞。与成熟的树突状细胞相反，这些细胞并不能有效地刺激细胞毒性反应。此外，在经过化疗预处理的小鼠中，树突状细胞能够通过招募 $CD8^+$ 的 CTL 到肿瘤区域，从而增强针对肿瘤的 T 细胞毒性反应。肿瘤环境中的某些因子会导致树突状细胞的成熟及分化缺陷。肿瘤中缺乏免疫刺激性的 IL-12 和 IFN-γ 会阻碍树突状细胞的成熟。肿瘤环境中还包含许多调节树突状细胞功能的细胞因子和免疫调节因子，其中包括 VEGF、IL-10、IL-6、TGF-β 和 PGE2 等细胞因子，IDO 和 ROI 等免疫调节因子，还有肿瘤抗原和代谢物。VEGF 对树突状细胞功能的影响在小鼠研究中得到证实，使用 VEGF 中和抗体可以刺激树突状细胞的分化并增加了成熟树突状细胞的数量，而在 VEGF 存在下，树突状细胞会被干扰抗原呈递的能力。小鼠研究中发现，肿瘤和肿瘤引流淋巴结中存在功能不成熟的 $CD11c^+$ 的树突状细胞，表达低水平的 CD86 和 CD40 分子。在荷瘤小鼠中去除这些树突状细胞显著延缓了肿瘤进展。对人胃癌和非小细胞肺癌的研究证实，树突状细胞的分化受到 VEGF 的负面影响。小鼠研究表明，在 VEGF 刺激后，未成熟的树突状细胞获得了促血管生成的表型，迁移到肿瘤的血管周围区域，并帮助血管生成。IL-10 负责下调树突状细胞的共刺激分子，从而与 VEGF 协同作用使树突状细胞的抗原呈递功能减弱。同时还阻止了树突状细胞的分化。IL-10 的来源是肿瘤本身和肿瘤微环境。类似的效果还存在于 TGF-β 对树突状细胞的作用。肾癌细胞系显示 IL-6 和 GM-CSF 可以抑制树突状细胞的分化。在骨髓瘤中也观察到 IL-6 的阻断作用。树突状细胞在肿瘤内迁移潜力的下降可能是由肿瘤产生的 CXCL8（IL-8）介导的，如肝细胞癌、胰腺癌和结肠癌，它们通过树突状细胞上的 CXCR12 受体起作用。树突状细胞上 IDO 的表达促进了 T 细胞凋亡与失活。在黑色素瘤、乳腺癌、结肠癌、肺癌和胰腺癌中，IDO 阳性树突状细胞的存在与预后不良呈正相关。树突状细胞 IDO 的表达可能与肿瘤环境中存在的 PGE2 相关。IDO^+ 树突状细胞能够诱导 $CD4^+CD25^+Foxp3^+T$ 细胞。未成熟 DC 还可激活 $CD4^+CD25^+Foxp3^+T$ 细胞，通过 TGF-β 和 IL-10 介导，从而促进肿瘤生长。通过 CTLA-4 介导的树突状细胞和效应 T 细胞之间的相互作用可能会以 IDO 依赖性方式损害抗肿瘤免疫。由于 CCR4/CXCL22 相互作用，树突状细胞还可以调节 T 细胞向肿瘤部位和淋巴结的运输。T 细胞同时也可调节树突状细胞，主要是通过下调 DC 上的共刺激分子、抑制其成熟以及通过分泌 TGF-β 和 IL-10 损害抗原呈递功能。据报道，T 细胞在树突状细胞表面诱导免疫抑制分子 B7-H3 和 B7-H4 的表达。通过调节 NF-κB 和 JNK 通路对树突状细胞的功能抑制产生了深远的影响。分子 CD200 是一种膜蛋白，属于共刺激分子，通过与 CD200 受体结合发挥抑制作用。CD200 和 CD200R 都存在于骨髓树突状细胞的表面。结果表明，在树突状细胞上刺激 CD200R 会产生由 Th2 细胞因子介导的肿瘤促进生长反应并增加 T 细胞活性，而阻断 CD200/CD200R 会抑制肿瘤生长。此外，肿瘤本身（如卵巢癌）能够表达 CD200 分子，从而影响树突状细胞的功能。从卵巢肿瘤中分离出的髓样树突状细胞也表现出 PD-L1、B7-H1 的表达。肿瘤中 $PD\text{-}1^+B7\text{-}H1^+$ 树突状细胞的积累与 $CD4^+Th$ 细胞、$CD3^+CD8^+T$ 细胞毒性 / 调节细胞活性的抑制、T 细胞浸润减少有关。在卵巢癌中，浆细胞样树突状细胞在肿瘤环境中浸润，它们被 CXCL12 吸引。腹水中的树突状细胞具有不成熟的表型。浆细胞样树突状细胞可以导致免疫调节性 IL-10 因子的产生。与腹水性树突状细胞相比，肿瘤相关树突状细胞具有不同的表型，并表达具有更高水平的 CD86 和 CD40 的不成熟表型，能够在肿瘤定位中激活。肿瘤相关树突状细胞的功能受肿瘤衍生的 TNF-α 和 TGF-β 调节。暴露于肿瘤衍生调节分子的树突状细胞间通过诱导 STAT3 信号通路抑制分化。此外，肿瘤中 STAT3 的激活会阻止炎症因子的分泌并使得树突状细胞不成熟分化。

五、炎症和癌症逃逸

15% 左右的癌症合并有慢性炎症，因为炎症介质如 TNF-α 可以通过刺激一氧化氮合成酶（NOS）和活性氧（ROS）种类来诱导肿瘤生长，两者都能导致正常细胞的 DNA 损伤。在肿瘤生长期间，免疫细胞浸润引起的慢性炎症会导致癌症进展。氧化应激似乎通过刺激产生 COX2、iNOS、细胞因子、趋化因子和转录因子等发挥关键作用。活性氧中间产物参与调节细胞的凋亡、血管生成、增殖和转移等。此外，基质细胞也可能导致慢性炎症，并启动或促进肿瘤生长。衰老的成纤维细胞获得衰老相关分泌表型（senescence-associated secretory phenotype，SASP），其特征是激活和产生促炎性细胞因子如 IL-6、IL-1β，趋化因子如 IL-8、MCP-1、GRO-1/α，MMP 以及黏附分子和整合素等。在卵巢恶性肿瘤标本中检测到老化的基质成纤维细胞。

慢性炎症和氧化应激也会促进热休克蛋白（HSP）的生成，从而阻止细胞凋亡，提高肿瘤细胞存活率。HSP90 在多种肿瘤中过表达，并与转移潜能和不良生存率相关。同样，在结肠癌、肺癌、乳腺癌和胰腺癌的转移病灶中也发现了 HSP70 的存在，并与癌细胞抗凋亡能力呈正相关。Toll 样受体（TLR）的多态性，尤其是编码 TLR6 和 TLR10 的基因中的多态性，增加了一些癌症的风险。巨噬细胞和癌细胞上 TLR 受体的激活通过多种机制，如刺激促生长细胞因子或保护细胞凋亡来促进肿瘤生长。在卵巢癌中，生长缓慢的干细胞样群在手术或化疗后启动 TLR4 通路激活使得肿瘤再生，TLR4 途径调节这些细胞的促炎表型，这些细胞具有高 NF-κB、IL-6、IL-8、MCP-1 和 GRO-1/α 活性。同样，TLR9 的表达与卵巢肿瘤的高转移潜能有关。

肿瘤坏死因子 α（TNF-α）是由 Toll 样受体（TLR）激活产生的一种促炎性细胞因子。通过刺激 NF-κB 依赖通路，调节抗凋亡分子、肿瘤增殖、新生血管生成等通路，从而促进肿瘤存活。TNF-α 过度产生与癌症发生的相关性很高，包括在乳腺和胃部肿瘤中。卵巢癌患者血清、癌组织和腹水中的 TNF-α 浓度很高。癌症患者还表现为 TNF-R2 受体过表达，这与肿瘤分期和患者预后紧密相关。肿瘤细胞上表达的 TNF-α 协调旁分泌 TNF 网络，并与 IL-6 和 CXCL12 一起调节肿瘤生长。肿瘤衍生的 IL-6 和肿瘤相关巨噬细胞 TAMs 衍生的 TNF-α 之间的相互作用增加了前列腺癌转移到骨骼和区域淋巴结的发生率。此外，前列腺肿瘤的特征是 TNF-α、TNFR1 和 TNFR2 水平升高，这与预后不良相关。

IL-6 是一种促炎性细胞因子，它通过激活细胞内 STAT3 通路调节细胞增殖，诱导上皮 - 间充质转变和细胞迁移表型的出现，并上调对细胞凋亡和化疗耐药的抵抗力。IL-6 基因启动子区域的高复制可能提高某些肿瘤的风险。卵巢癌的体外研究表明，p53 过表达可以调节 IL-6 分泌。IL-6 由肿瘤细胞自身或 M2 型巨噬细胞产生，并与 IL-1、TNF-α、VEGF 和趋化因子共同构建了促进肿瘤生长的合作网络。IL-6 可抑制肿瘤浸润性 T 细胞和 M2 型巨噬细胞活性。体外研究表明，IL-6 可促进结肠癌的生长，并在体内得到了证实，即 IL-6 血清水平与肿瘤的大小相关。IL-6 表达增加与结肠癌患者的疾病晚期和生存率降低相关。这些作用通过 IL-6 介导的肿瘤细胞增殖和抑制凋亡，通过 gp130 激活肿瘤细胞，随后通过 JAK 和 STAT3 信号转导。晚期卵巢癌患者的血清和腹水中 IL-6 水平显著升高。在这些患者中，IL-6 参与新生血管生成、腹膜转移扩散和腹水生成。在一些前列腺癌细胞系中，IL-6 通过激活 PI3K 信号抑制凋亡并提高生存率。

尽管 TGF-β 在早期肿瘤中具有抗肿瘤活性，但它也可能促进晚期肿瘤逃逸，并在后期导致肿瘤相关炎症。TGF-β 受体、Smad 信号转导途径基因和 TGF-α 诱导基因 -H3 的突变分别与 p53 表达降低、卵巢癌风险和紫杉醇耐药相关。相反，TGF-β 基因的表达可能降低个体患肺癌的风险。TGF-β 的来源可能是肿瘤细胞和 M2 型巨噬细胞。肺癌过表达 TGF-β，可阻止癌细胞通过这种细胞因子对生长进行负性自分泌调节。因此，高 TGF-β 浓度会在肿瘤内部产生抑制环境。在晚期肿瘤中，TGF-β 参与 Th17 细胞分化、抑制树突状细胞成熟和刺激 VEGF 生成，生成 $CD4^+CD25^+Foxp3^+$ 等效应 T 细胞，并降低 NKT、$CD8^+$ T 和 NK 细胞的活性，促进血管生成、转移和上皮 - 间质转化。在乳腺癌中，化疗诱导的 TGF-β 信号转导通过依赖性 IL-8 的机制促使肿瘤干细胞生长，导致肿瘤复发，而 TGF-α 途径抑制剂可以阻止耐药肿瘤干细胞的形成。TGF-β 信号转导可诱导癌细胞中的 mTOR 复合物 2，并调节上皮 - 间质转变。

IL-10 与 TGF-β 类似，具有促肿瘤增殖的特性。IL-10 被证明由肿瘤细胞以及免疫调节性 Tr1/Th3、$CD4^+CD25^+Foxp3^+$ Treg 细胞、TAM 和 MDSC 直接分泌。在已确诊的肿瘤中，IL-10 通过刺激M2型巨噬细胞和Th2细胞从而激活肿瘤和外周血中的免疫抑制表型。肿瘤细胞中IL-10对STAT3通路的激活上调了Bcl-2和HLA-G的表达，从而保护癌细胞免受凋亡的影响。卵巢癌患者与良性卵巢疾病相比，恶性腹水和血清中的IL-10浓度明显升高。此外，发现IL-10的表达与肿瘤侵袭性、转移的存在和无进展生存期缩短相关。TAM中IL-10的高水平与非小细胞肺癌的分期、肿瘤大小、淋巴结转移情况、淋巴血管浸润和肿瘤细胞分化不良显著相关。在黑色素瘤患者中，IL-10 mRNA表达从侵袭前、原位癌到转移性肿瘤逐渐增加，并与垂直生长期和转移能力相关。

环氧合酶-前列腺素E2炎症途径对肿瘤的发展很重要，研究表明选择性COX2抑制剂在结直肠癌中具有抗肿瘤作用。COX2的过表达在散发性和BRCA1/2阳性卵巢癌中普遍存在，与癌症的发展有关。肿瘤细胞和TAM中COX2-PGE2的上调源于缺氧和HIF-1α表达，并影响多种调节和信号通路，包括Ras/MAPK、PI3K/AKT和NF-κB介导的通路。COX2过表达刺激VEGF和新生血管生成，其水平升高预示着某些癌症的生存率降低。COX抑制剂与紫杉醇联合应用降低了VEGF的表达，并降低了移植性卵巢癌的血管密度。卵巢癌中COX2的过表达也与铂类化疗耐药相关。COX2、微粒体前列腺素E合成酶-1（mPGES-1）和前列腺素受体EP1不仅在肿瘤上皮细胞中呈阳性，而且在肿瘤间质中也呈阳性，表明CAF参与COX/PGE2信号转导。肺癌也会过表达COX2并产生前列腺素和白三烯。COX2的过表达似乎是促进肺癌生长的关键因素，因为COX2抑制剂降低了肺癌小鼠模型中的肿瘤生长。COX2能够通过PGE2介导的ARG-1表达来调节MDSC的活性，也能够通过PGE-2增强效应T细胞的扩增。PGE2抑制树突状细胞的成熟和向区域淋巴结的迁移，上调IL-4和IL-10细胞因子，最终增加肿瘤的迁移和转移潜能。鳞癌、腺癌和小细胞肺癌能够产生前列腺素E_2并表达多种前列腺素受体。PGE2作为肺癌生长的刺激因子可促进血管生成和增殖，同时抑制效应T细胞和NK细胞。过氧化物酶体增殖物激活受体-γ（PPARγ）是COX依赖性炎症反应的抑制剂，小鼠的研究结果显示，PGE2水平降低，MVD减少，肿瘤细胞凋亡增强，小鼠存活率提高。

促炎性细胞因子IL-23也记录了癌症和炎症之间的关系。在卵巢癌中，检测到包括IL-23在内的促炎性细胞因子高水平表达。此外，IL-23作为一个促炎性细胞因子，其在连接癌症发展与炎症反应中的作用已被广泛研究。在肿瘤产生的IL-23刺激下，Th17细胞释放IL-17和其他炎症介质，如IL-1、IL-8、TNF-α和PGE2等，这些炎症介质产生的癌症的炎症环境。在许多恶性肿瘤中观察到IL-23和IL-17的表达增加，并与血管生成、MMP表达和细胞毒性抗肿瘤免疫反应降低相关。

IL-18是一种促炎性细胞因子，可激活CTL细胞和NK细胞，诱导IFN-γ，从而发挥抗肿瘤作用。然而，也发现IL-18可促进肿瘤生长。IL-18在黑色素瘤、鳞状皮肤癌、乳腺癌和胃癌中表达，并与乳腺癌和胃癌的远处转移有关。体外研究表明，用IL-18可增强低转移性肺癌细胞侵袭能力，通过下调E-钙黏蛋白，从而增加转移潜能。在小鼠黑色素瘤模型中，IL-18是通过上调血管细胞黏附分子1（VCAM-1）增强侵袭能力的。此外，在胃癌中还发现了IL-18的促血管生成特性，发现IL-18依赖于血小板反应蛋白-1的刺激。此外，IL-18可诱导黑色素瘤细胞上的Fas配体表达，并使其不易受到免疫破坏。

IL-8又称CXCL8，是巨噬细胞、中性粒细胞、内皮细胞和肿瘤细胞分泌的一种趋化因子，通过与肿瘤细胞和内皮细胞上的CXCR1和CXCR2受体结合来发挥其生物学效应。缺氧和氧化应激可以激活包括RAS在内的多种信号分子，进而强烈诱导包括IL-8在内的促炎性细胞因子的表达。一些IL-8基因表达与发生肠型胃癌的总体风险呈正相关。在卵巢癌患者的腹水和血清中发现IL-8增加，在肿瘤细胞上观察到IL-8过表达，两者都与肿瘤进展、肿瘤血管形成和患者生存期缩短有关。IL-8抑制TRAIL诱导的癌细胞凋亡，并招募免疫细胞进入腹膜，从而促进肿瘤扩散和腹水形成。研究表明，卵巢癌化疗耐药的特征是IL-8表达增加。体内研究表明，IL-8水平较高的胰腺癌患者的肿瘤生长更快。胃癌的体外研究表明，IL-8增加了癌细胞中NF-κB和AKT信号，以及细胞间黏附分子ICAM-1和VCAM-1的表达，从而增加了肿瘤的迁移、黏附和侵袭能力。同样，IL-8转染的结肠癌细胞系在体外表现出迁移和增殖增加，而在体内异种移植的IL-8高表达的结肠瘤显示出更快的生长和更高的微血管密度。CXCR2 受体的过表达可以抑制肿瘤细胞凋亡，上调肿瘤细胞上的 VEGF 表达，是预后不良的一个指标。

Hedgehog 信号通路在人类发育中起着重要作用。缺氧和炎症上调了 Hh 配体的表达和 Hh 信号强度。经典激活方式需要 Hh 配体之一，包括 Sonic SHH、Indian IHH 或 Desert DHH，与膜结合受体补丁（PTCH）结合。经典激活方式需要 Hh 配体之一与膜结合受体 PTCH 结合，解除对 SMO 的抑制，SMO 的激活可影响胶质瘤相关癌基因同源物（GLI）转录因子，从而上调靶基因。在胚胎发育期间，Hh 信号转导在正常及缺氧条件下均能促进细胞增殖、血管生成、EMT 和干细胞再生，因此，在某些实体瘤中，抑制 Hh 信号转导可减少癌细胞的增殖。在黑色素瘤细胞中观察到 Hh-GLI 介导的肿瘤增殖。Hh-GLI 调节的靶基因包括细胞周期蛋白、IGF-BP6 和骨桥蛋白。此外，在脑、胃癌和胰腺癌中 Hh-GLI 途径上调 Bcl-2 抗凋亡分子的表达，并在乳腺癌中调节 p53 的稳定性。在卵巢癌和子宫内膜癌中，Hh 信号下调细胞周期蛋白调节 p21 和 p27 的表达，并与肿瘤进展相关。Hh-GLI 途径还通过上调 VEGF 参与血管生成，增强多种肿瘤的侵袭性和迁移性，包括皮肤癌、乳腺癌、卵巢癌、胰腺癌、前列腺癌和黑色素瘤。它还抑制 E- 钙黏蛋白的表达，增强 MMP，激活基质成纤维细胞，从而诱导 EMT。Hh 信号转导的最重要功能之一是促进肿瘤干细胞的增殖和自我更新，是肿瘤再生的“蓄水池”。在包括乳腺癌、脑癌、卵巢癌和结肠癌在内的多种肿瘤中观察到了 Hh 信号通路对肿瘤干细胞生存能力的刺激作用。

六、肿瘤细胞的抗凋亡与“反击”

细胞凋亡是细胞在接受某些刺激之后进入程序性细胞死亡的过程，这是一种在生理和病理条件下都可以发生的具有高度选择性的过程（图 5-3）。肿瘤细胞抗凋亡或由其引起的治疗效果不佳是肿瘤进展过程中肿瘤细胞逃逸的机制之一。原因可能是肿瘤细胞内凋亡通路的失调，包括促凋

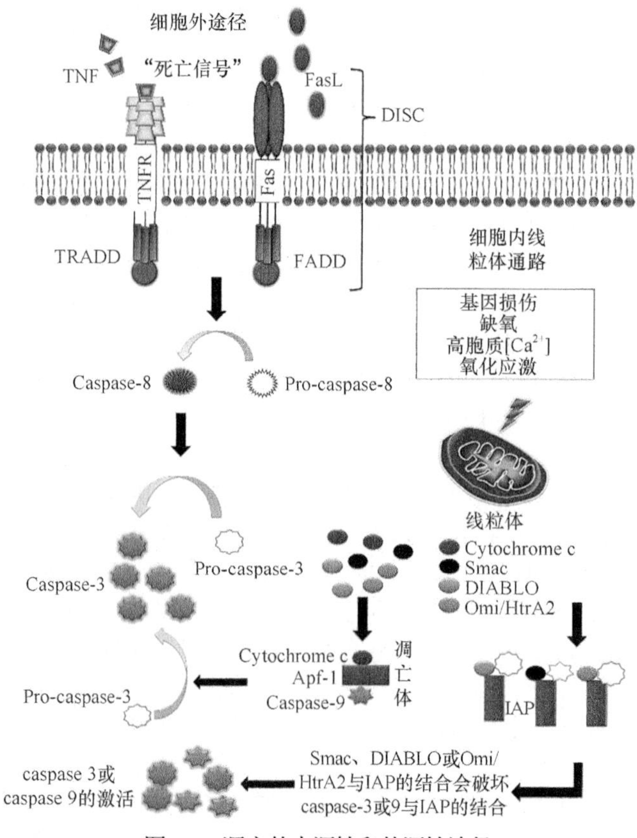

图 5-3 凋亡的内源性和外源性途径

亡和抗凋亡信号通路中断、胱天蛋白酶活性受损和死亡受体功能缺陷（图 5-4）。有研究表明调节细胞凋亡的基因多态性可能与患癌风险相关。目前已经确认 TNF-α 基因及 FAS 启动子区的多态性与多种癌症的发生相关。然而，DR4 和 CASP8 基因多态性可能分别对膀胱癌和乳腺癌具有保护作用。抑制肿瘤细胞的凋亡过程可以影响肿瘤细胞的增殖能力和耐药性，进而促进肿瘤发生发展。此外，肿瘤细胞对 T 细胞依赖的细胞毒性和细胞凋亡具有抵抗性，此外，肿瘤细胞通过增强其抵抗 T 细胞依赖的细胞毒性和凋亡的能力，能有效逃避宿主免疫系统的攻击。

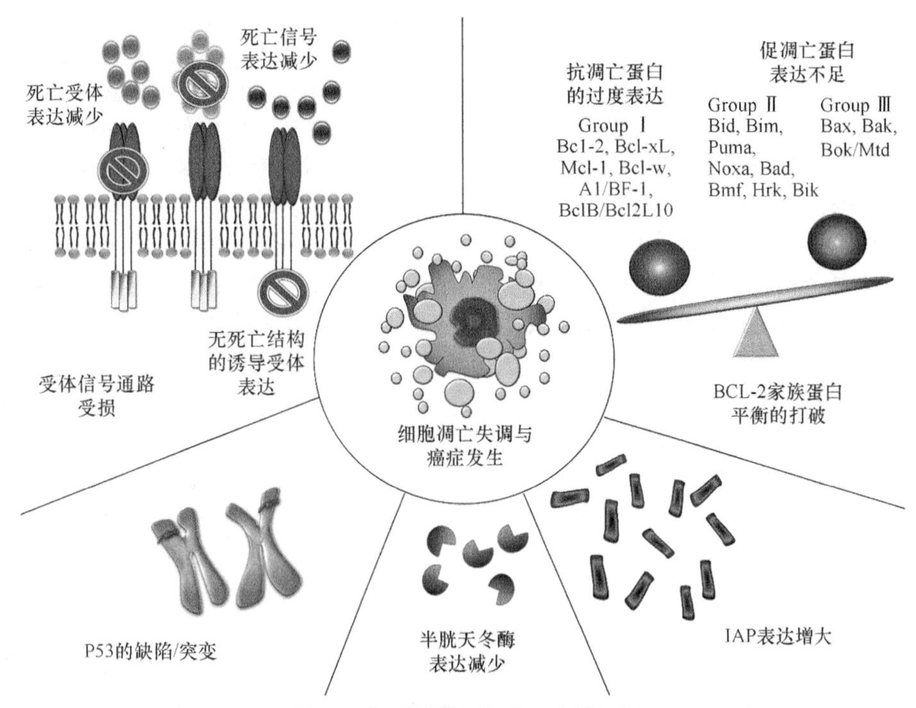

图 5-4　细胞逃避凋亡并癌变的机制

Bcl-2 家族蛋白或细胞凋亡蛋白抑制剂是在实体肿瘤中被广泛研究的凋亡调节蛋白。Bcl-2 蛋白家族可以参与细胞凋亡的内在途径，并以线粒体肽的方式发挥作用。在实体肿瘤中，可以观察到促凋亡蛋白的突变和抗凋亡蛋白的过表达。在强制表达 Bcl-2 蛋白的转基因小鼠中可以观察到小鼠的患癌风险增加；然而，这一风险仍然相当低（约 10%），并且肿瘤往往发生在高龄小鼠中。因此，Bcl-2 的过表达与肿瘤发生有关，其在调控细胞死亡机制中的作用反映了肿瘤发展过程的复杂性。一些研究发现 Bcl-2 可以通过延长细胞的寿命，使它们积累过量的致癌突变，进而促进肿瘤生成。研究人员观察到，过表达 Bcl-2 和 c-Myc 基因表达产物可以加速双转基因小鼠中乳腺癌的发生，这似乎证实了上述观点。有研究发现 Bcl-2 蛋白在乳腺癌和前列腺癌高表达，并抑制了由 TRAIL 介导的凋亡过程。此外，Bcl-2 在小细胞肺癌中显著高表达，在鳞状细胞肺癌也具有一定程度的高表达。Bcl-2 家族的一些其他成员也可能参与肿瘤的发生。例如，Bcl-w 蛋白在结直肠癌和胃腺癌中均表现为高表达，并且可以通过阻断 JNK 激活途径进而抑制细胞凋亡过程。以微卫星不稳定性为特征的结直肠癌存在 Bax 基因突变，这一突变导致了促凋亡 Bax 蛋白功能的受损。一些过表达 Bcl-xL 蛋白的稳定肿瘤细胞系也被发现具有细胞凋亡抗性和耐药性。

凋亡蛋白抑制剂（IAP）是胱天蛋白酶的内源性抑制剂。在包括食管鳞状细胞癌在内的多种肿瘤中，均可以观察到包含 IAP 编码序列的染色体区域扩增。IAP 家族成员被报道在多种癌症中表达上调，包括胰腺癌和胶质瘤，IAP 家族成员过表达可以导致肿瘤细胞具有化疗耐药性。survivin，一个被广泛研究的 IAP 家族成员，在非小细胞肺癌中高表达。在神经母细胞瘤中，survivin 的高表达与更强的侵袭性以及更差的疾病预后有关。

p53 抑制蛋白是另一个被广泛研究的凋亡调节蛋白，常被称为“基因组卫士”。p53 蛋白在多种肿瘤中表达下调，它可以调节一些参与凋亡抗性和提高黑色素瘤增殖活性的靶基因。部分研究还表明，沉默肿瘤细胞中的 p53 突变体可以加速肿瘤细胞凋亡进而抑制肿瘤细胞生长。肺癌中经常发生 p53 突变，这一突变导致了 Bcl-2 高表达及 Bax 低表达。

胱天蛋白酶活性降低是肿瘤细胞凋亡抵抗的另一种机制。胱天蛋白酶组成了参与炎症因子加工和凋亡的胞质酶系统。caspase-8 基因的突变，包括终止密码子的修饰、第 96 位密码子的错义突变和第 62 位亮氨酸的缺失，分别在头颈部癌、神经母细胞瘤和外阴鳞状癌中被观察到。上述过程可以阻止胱天蛋白酶级联反应的激活。同样，有研究表明 caspase-9 基因突变体的沉默与神经母细胞瘤和小细胞肺癌的发展有关。此外，有研究发现 caspase-1 mRNA 在胃癌和转移性黑色素瘤缺失，并与这两种肿瘤的不良预后相关。胱天蛋白酶活性的下调及其浓度的降低在多种肿瘤包括结直肠癌、卵巢癌、乳腺癌和宫颈癌中均被观察到，并且与患者的不良预后有关。caspase-8 缺失在小细胞肺癌和神经母细胞瘤中被发现。相反，在胰腺癌和肺癌中可以观察到 caspase-3 在肿瘤细胞内的高表达，并与肿瘤的低度恶性及患者的良好预后相关。然而，一些研究表明细胞凋亡过程中失调的机制似乎要复杂得多，并不能得到简单的结论。例如，有研究表明 caspase-3 和 caspase-7 的表达与乳腺癌的临床病理特征无关，而在进展性黑色素瘤及其转移瘤中均可以观察到活性 caspase-6 的浓度增加。因此，尽管在各种肿瘤中细胞凋亡相关通路的失调是显而易见的，但这种失调是肿瘤的原发事件还是继发事件仍然不确定。

死亡受体 Fas（CD95）、TRAIL-R1 和 TRAIL-R2 是 TNF 受体超家族的成员，其特征是分子结构存在细胞内死亡结构域（DD），与其配体 FasL 和 TRAIL 结合后在外源性凋亡通路中发挥重要作用。研究表明，肿瘤能够在几个步骤中抑制死亡受体的信号转导。可能的机制包括受体功能的下调或损伤，以及死亡信号水平的降低。Fas 的缺失归因于 *Ras* 和 *TP53* 基因的突变。一些与肿瘤相关的突变也可能使 Fas 和 TRAIL 受体功能失调。在骨髓瘤和黑色素瘤中发现了 *Fas* 基因的错义突变和缺失。在许多类型的肿瘤中，如非小细胞肺癌中均检测到了 TRAIL-R1 和 TRAIL-R2 受体的缺失和突变。此外，Fas、TRAIL-R1 和 TRAIL-R2 细胞质信号结构域的缺失也在多种肿瘤包括骨髓瘤、胃癌和乳腺癌中被发现。此外，在非小细胞肺癌中发现了下游 Fas 信号分子如 FADD 和 caspase-10 的失活突变。在神经母细胞瘤中观察到了 Fas 低表达，而在宫颈癌癌前病变中观察到了 FasL 及 TRAIL 的低表达。高水平的抗凋亡调节因子 FLICE 抑制蛋白（c-FLIP）被证明与黑色素瘤细胞中由 TRAIL 介导的凋亡有关。在小鼠和人类的一些肿瘤中也发现 c-FLIP 的过表达，并与不良预后相关。

在免疫反应过程中，T 细胞激活是一种自限性现象，因为被激活的 T 细胞会上调 Fas 死亡受体并触发活化诱导的细胞死亡（AICD）。一些肿瘤如黑色素瘤、肺癌、胰腺癌、胃癌、结肠癌和乳腺癌，可能会通过在 FasL 依赖途径中过表达 FasL 和消除 T 细胞效应因子，加速 AICD 过程并使肿瘤细胞逃避免疫系统的识别和清除。这些肿瘤细胞表面表达的 FasL 要么是组成性的，要么是由化疗所诱导的。有研究分别在食管癌和转移性胃癌中观察到了肿瘤浸润淋巴细胞数量的显著减少及 Fas 阳性肿瘤浸润淋巴细胞的凋亡。在头颈部肿瘤和卵巢癌中也观察到了类似现象。FasL 高表达及肿瘤浸润淋巴细胞凋亡在转移性结肠癌和乳腺癌淋巴结转移瘤中更为明显。高 FasL/Fas 比值是卵巢癌和肝癌患者的一个不良预后标志。在结肠癌细胞中，FasL 表达的下调可以显著抑制同基因小鼠的肿瘤生长，并刺激由 T 细胞介导的抗肿瘤反应，这表明 FasL 对肿瘤细胞的免疫逃逸具有重要意义。此外，由肿瘤金属蛋白酶切割膜 FasL 产生的可溶性 sFasL，以及由黑色素瘤产生和释放的含有 FasL 的微泡，可以杀死效应免疫细胞并引起全身免疫抑制。在转移性黑色素瘤和头颈部癌症患者的血液中发现 CD3 和 Fas 阳性的凋亡 T 细胞显著升高。此外，$CD8^+$T 细胞比 $CD4^+$T 细胞更容易发生凋亡，这表明 $CD8^+$T 细胞对细胞凋亡更敏感。产生上述现象的机制被称为 FasL“反击”。它是针对肿瘤浸润淋巴细胞和周边 T 细胞的，在肿瘤细胞被识别时，T 细胞可以表达大量的 FasL，进而诱导 T 细胞“自杀”和“自相残杀”。此外，人类转移性黑色素瘤细胞还能够通过一种被称为“肿瘤同类相食”的机制摄取和吞噬T细胞。然而，FasL也可以通过激活中性粒细胞在体内介导的促炎反应和抗肿瘤作用进而加速机体对肿瘤细胞的排斥反应。此外，通过RT-PCR和功能分析筛选黑色素瘤细胞系，并没有发现功能性FasL的表达。根据上述相互矛盾的结果，我们可以假设局部FasL的表达水平可能决定了事件的发生过程，高FasL表达水平可以引发中性粒细胞浸润，而低FasL表达水平能够消除抗肿瘤T反应。中性粒细胞的激活可能依赖于FasL的形式（只有膜结合的FasL是激活剂）和（或）由FasL刺激下巨噬细胞和树突状细胞产生的IL-1β、其他促炎蛋白和催化剂。FasL/Fas信号通路的扩展可能由基因所决定，因为不同肿瘤所表现出的Fas突变频率不尽相同，并且在大量肿瘤中所发现的p53突变可以下调Fas的表达。FasL/Fas信号通路的作用也可能取决于局部环境，通过一些免疫调节分子的作用，可能为肿瘤逃逸创造适当的条件。肿瘤细胞上FasL的上调是由促炎性细胞因子TGF-β、IL-10、前列腺素和活性氧引起的。

其他分子，包括RANTES及在SiSo细胞上表达的受体结合癌抗原（RCAS1），可以通过诱导抗肿瘤激活T细胞的细胞周期阻滞和细胞凋亡进而增强由FasL介导的“反击”效应。肿瘤细胞也能够利用无功能或无可溶性死亡结构域的跨膜诱饵受体或可溶性诱饵受体，从而避免由T细胞介导的细胞凋亡。诱饵受体，如可溶性sFas或各种TRAIL（-R3，-R4）已经在肿瘤中被研究过。sFas在多种肿瘤中的血清表达水平升高，并与黑色素瘤患者的不良预后相关。T细胞也可以通过穿孔素/颗粒酶途径清除靶细胞。有研究表明，黑色素瘤、宫颈癌和乳腺癌肿瘤细胞对穿孔素/颗粒酶依赖的细胞毒性T细胞的杀伤具有抵抗性，这是由于在这些肿瘤细胞的表面上存在可以抑制丝氨酸蛋白酶抑制剂PI-9/SPI-6的颗粒酶B。另一种有助于肿瘤细胞“对抗”细胞毒性T细胞的免疫机制涉及PD-1与其配体PD-L1（也被称为B7-H1）之间的相互作用。多种肿瘤包括卵巢癌、结肠癌、肺癌和乳腺癌，表明PD-L1的表达类似于非小细胞肺癌中的肿瘤浸润性髓系细胞。T细胞上的PD-1与肿瘤细胞上的配体相结合，可以通过诱导FasL和IL-10进而抑制T细胞的激活。此外，阻断PD-L1可以减少肿瘤中的T细胞凋亡。PD-L1在卵巢癌上皮细胞上的过表达可能是上皮细胞内CD8阳性T细胞耗竭和失活的一个重要机制。与B7-H1阴性的肿瘤相比，PD-L1高表达的肺癌表现为更少的肿瘤浸润淋巴细胞。PD-1/PD-L1相互作用的确切机制可能是基于激活蛋白1（AP1）亚基c-Fos在肿瘤浸润淋巴细胞的表达上调。c-Fos的免疫抑制作用是通过将c-Fos连接到PD-1编码基因上的AP-1结合位点，从而诱导PD-1的表达来实现的。敲除该结合位点的突变消除了PD-1的诱导，并增强了T细胞免疫效应。受凋亡影响的肿瘤细胞会产生凋亡小体，它们产生于直径为几微米的随机斑点状细胞膜囊泡，并且结构不同于传统的微囊泡和外泌体。这些凋亡小体包含破碎的细胞核和细胞器，能够将癌基因转移到靶细胞中，并抑制细胞毒性抗肿瘤$CD8^+$T细胞。

七、肿瘤间质在免疫逃逸中的作用

实体肿瘤不仅包括肿瘤细胞，还包括由成纤维细胞、细胞外基质、内皮细胞和肿瘤浸润性免疫细胞组成的肿瘤间质，其中最重要的细胞群体是肿瘤相关成纤维细胞（CAF）。这些细胞逐渐受到研究人员的关注，因为它们能够启动并促进肿瘤的生长进程（图5-5）。CAF群体聚集了不同的成纤维细胞亚群；然而，它们的具体生物学功能以及不同亚群之间的差异仍有待研究。另一个有趣的问题是CAF的起源。目前的研究表明，大多数CAF是由局部成纤维细胞修饰而产生的，但是在不同的肿瘤类型中也发现了CAF的一些其他来源。例如，有些起源于间充质干细胞，有些则是上皮-间充质转化的结果（图5-6）。多项研究表明，仅有癌细胞而没有周围组织细胞的参与是不足以形成侵袭性肿瘤的，这表明CAF对肿瘤的发展具有重要意义。癌症中成纤维细胞和上皮-间充质转化之间的相互作用与组织修复过程有关，然而，这一相互作用在癌症发生过程中受到干扰。CAF能够产生具有促进肿瘤活性的生长因子，如表皮生长因子（EGF）、FGF、TGF-β、血小板源性生长因子（PDGF）以及IGF。CAF也表现为趋化因子CCL5、CXCL12和CXCL14的表达，这些趋化因子与肿瘤细胞转移、血管形成、巨噬细胞浸润有关。先前的研究表明，CAF 是 VEGF-A 的一种替代来源，能够补偿肿瘤来源的 VEGF-A 的缺乏。CAF 以旁分泌的方式与上皮 - 间充质转化过程的组分和整合素一起发挥作用。由 CAF 衍生的 TGF-β 可以调节邻近上皮细胞的生长及其致癌能力，并能够通过上调 NF-κB 转录因子促进其对凋亡的抵抗。肿瘤间质中 TGF-β 的升高激活了上皮细胞中 CXCR4 的表达，使其对生长抑制信号无反应。CXCR4 高表达在前列腺癌中与患者的不良预后有关。前列腺癌肿瘤间质表达的 IGF1 可以通过上调 MAPK、AKT 和细胞周期蛋白 D1 进而刺激上皮细胞的增殖。在小鼠模型中，由 CAF 引起的 IGF1 过表达可以促进上皮细胞的恶性转化，增加转移潜能，而这一作用可以通过阻断 IGF1 受体或 MAPK 通路来消除。IGF1 的激活可以干扰由 TGF-β 介导的细胞间 Smad 通路，并阻断上皮肿瘤细胞的凋亡。此外，内皮细胞与 CAF 之间的协同作用可能会影响前列腺癌的肿瘤发生。有研究观察到患者间质成纤维细胞的遗传不稳定性有助于上皮细胞的恶性转化。同样地，对小鼠乳腺癌模型的研究表明，将肿瘤细胞与对 TGF-β 无反应的成纤维细胞一起植入实验动物模型中，可以促进植入肿瘤的生长和转移。成纤维细胞的存在并不是体外刺激肿瘤生长不可缺少的条件，因为由于趋化因子 CXCL12 和 CXCL14 的存在，成纤维细胞培养基的上清液也是肿瘤进展的激活物。在乳腺癌中，有研究发现许多调节成纤维细胞功能基因的表达水平改变。胰腺癌是人类最致命的恶性肿瘤之一，其特点是强烈的间质反应。胰腺癌中的 CAF 可以产生胞外基质蛋白、生长因子和促炎性细胞因子。

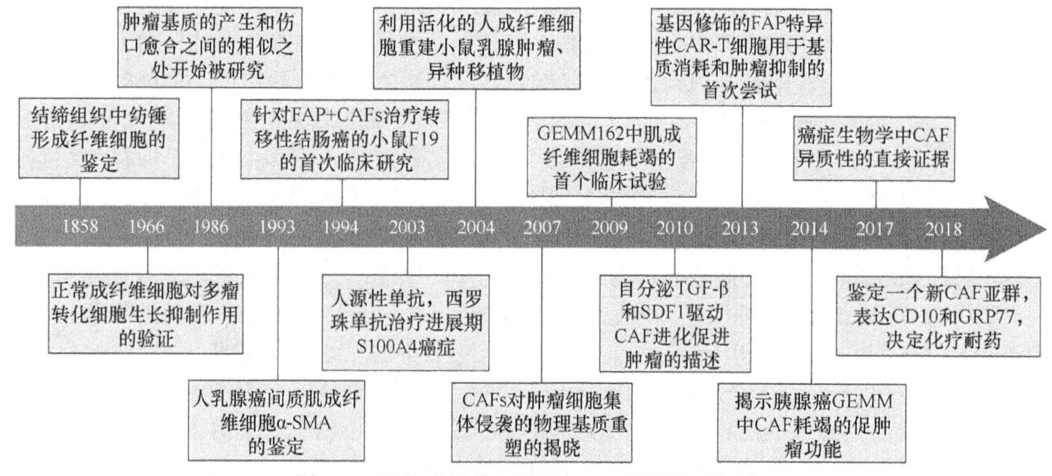

图 5-5 正常成纤维细胞及 CAF 发现的时间线

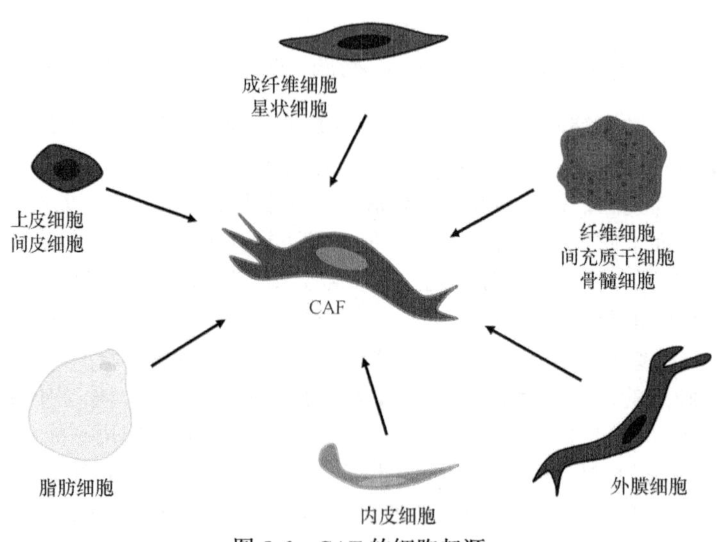

图 5-6 CAF 的细胞起源

在一些生理过程中，如胚胎发育和伤口修复，上皮细胞需要暂时摆脱支配组织结构的规则，并采用间充质表型，使它们能够迁移，这被称为上皮 - 间充质转化（EMT），在癌症发展和进展过程中的病理条件下也会发生。EMT 是一个活跃的过程，在这个过程中上皮细胞会失去细胞间连接并获得迁移能力。细胞黏附分子、上皮 E- 钙黏蛋白是 EMT 过程的关键负调控因子，负责黏附连接和保持上皮细胞的完整性。E- 钙黏蛋白的抑制是由转录因子 SNAIL、TWIST、ZEB 和 SLUG 所调控的。E- 钙黏蛋白的功能丧失在人类癌症中十分常见，这种功能丧失可以导致 EMT 的发生，细胞黏附力降低和细胞转移能力增加。E- 钙黏蛋白的功能失调可能是由于编码其基因的突变，但大多数原因是启动子甲基化和转录抑制。EMT 的起始信号是由肿瘤和基质来源的 TGF-β 与激活的 RAS 通路所介导的。在 TNF-α 与 TGF-β 共刺激的条件下，EMT 进程显著加速。随着 E- 钙黏蛋白功能的改变，纤维连接蛋白、玻连蛋白和腱生蛋白的整合素 $\alpha_v\beta_6$ 受体的表达发生了改变。炎症和组织修复的机制都是这种变化的刺激因素。$\alpha_v\beta_6$ 整合素的上调增强了结肠癌上皮细胞迁移到细胞外基质以及转移到肝脏的能力，并可以反过来刺激 TGF-β 的分泌，从而提供自我维持的循环。发生 EMT 后，单个癌细胞在没有任何细胞间接触的情况下迁移，它们的生存依赖于自分泌的 VEGF/Flt1 相互作用。有研究观察到了 Snail 转录因子在非小细胞肺癌和黑色素瘤中高表达，并且与更短的生存期及转移易感性相关。小鼠研究表明，Snail 表达可以影响 MDSC 的功能，敲除 Snail 可以减少髓源性抑制细胞的数量并降低精氨酸酶的活性。

八、细胞微泡和外泌体——介导肿瘤逃逸

微泡是由多种细胞（包括癌症细胞）形成的小型膜包裹结构，在生理和病理条件下都存在于体液中，如血液、尿液或腹水。肿瘤衍生的微泡（又称为瘤体或外体）是由肿瘤细胞产生的。与外泌体不同，微泡是一种独特的结构群体。微泡起源于细胞膜向外萌芽和分裂，其形状和尺寸可能不规则，为 200nm～1μm。微泡脱落不仅仅是一个被动过程，因为它发生在细胞表面的特定位置，需要磷脂酰丝氨酸的参与，同时需要能量输入、RNA 合成和蛋白质翻译。然而，与正常细胞相比，肿瘤细胞中的微泡可以整个从细胞表面脱落，特别是从侵入的细胞边缘脱落。微泡的功能和含量取决于其来源的细胞类型。肿瘤细胞来源微泡含有细胞因子、miRNA、mRNA、FasL、趋化因子受体、组织因子、EGFR、HER2、MMP 或其他分子。在 ARF6 调控的内体循环中，细胞蛋白选择性地整合到微泡中，这种激活与肿瘤获得侵袭潜能有关。细胞之间的相互作用是通过与靶细胞的微泡融合或内吞作用而发生的。微泡被释放到体液或细胞外环境中，在那里它们对 ECM 降解和侵袭、血管生成、转移和肿瘤的免疫逃逸起调节作用。已经在小鼠模型中得到证实，从高转移性黑色素瘤细胞脱落的微泡能够将低转移性黑色素瘤细胞系的表型转变为具有高转移能力的侵袭性表型。同样，在侵袭性胶质瘤上发现的致癌受体 EGFRvⅢ也可被转移到非侵袭性肿瘤的细胞中。此外，体内外试验均证实微泡的数量与肿瘤的侵袭性有关。同样，早期卵巢癌的特点是腹水中的微泡数量低于晚期卵巢癌。含有 mRNA、miRNA 或基因组 DNA 片段的微泡可能影响靶细胞的转录组并增强肿瘤侵袭力。肿瘤衍生微泡可以刺激内皮细胞和基质成纤维细胞进而促进新生血管生成和侵袭。癌细胞株能够产生含有 VEGF、MMP 和 miRNA 的微泡，这些微泡刺激内皮细胞的运动、侵袭和小管形成。刺激后，内皮细胞产生自己的微泡，其中含有 MMP、VEGF 和鞘磷脂，它们以自分泌的方式进一步促进内皮细胞向基质的侵袭，这些过程受到缺氧条件的刺激。前列腺癌和肺癌细胞株释放的微泡被证明具有化学吸引和激活基质成纤维细胞的作用，并且通过基质金属蛋白酶增强了基质成纤维细胞的运动能力和对抗凋亡的能力。反过来，受刺激的成纤维细胞能够脱落微泡，促进肿瘤的侵袭和迁移。人黑色素瘤和结肠癌细胞产生的微泡与单核细胞融合抑制其分化，并将其转换为免疫抑制活性。与肿瘤囊泡接触后，单核细胞获得 $CD14^+HLA^-DR$ 表型，表明缺乏共刺激分子上调，并开始分泌 TGF-β。含 Fas 的癌源微泡诱导 T 细胞凋亡并抑制其杀伤能力。肿瘤细胞可以通过阻止细胞内 caspase-3 的积累来逃避效应免疫细胞介导的凋亡，而微

泡的产生被证明可以增加 caspase-2 和肿瘤细胞的凋亡。体内和体外肿瘤衍生微泡中 MMP 与其他蛋白酶的存在分别与卵巢癌和乳腺癌侵袭能力的获得相关，囊泡内蛋白酶活性在缺氧环境下增强，可能在肿瘤转移能力的上调中起作用。肿瘤中含有组织因子（TF）微泡的存在与血栓栓塞风险增加之间的关系表明，它们在癌症患者高凝状态中起作用。最后，微囊可以参与肿瘤的化疗耐药性，因为用阿霉素和顺铂治疗的肿瘤显示含有积累的高浓度药物的微囊脱落。

外泌体起源于细胞内多泡体（MVB）膜的反向出芽，并在与细胞膜融合后释放到细胞外液或循环，它们形成圆形或椭圆形结构，直径为 30～100nm。外泌体的释放受钙离子载体、佛波醇酯和肌醇 3- 激酶抑制剂的直接调控以及 p53 间接调控。外泌体可能含有许多蛋白质、mRNA、miRNA、脂类和其他活性分子，并以自分泌和旁分泌的方式局部影响细胞，还可以调节远处细胞的功能。外泌体可能影响各种细胞反应，尤其参与炎症过程的调节。外泌体表面存在的信号分子将其导向靶细胞，并提供其内吞或吞噬作用。外泌体的内吞是一个能量消耗过程，可能以依赖于网格蛋白的方式和额外的内吞机制发生，它需要外泌体中的蛋白质和靶细胞的蛋白质参与。外泌体由多种癌症产生，包括黑色素瘤、乳腺癌、前列腺癌和结直肠癌，并含有依赖于癌症类型的特定蛋白质，在血液循环、体液和恶性腹水中已证实存在外泌体。在小鼠癌症模型上进行的研究表明，可移植乳腺肿瘤能够通过释放外泌体加快生长，从而减少 NK 细胞的数量和细胞毒活性。来源于人类乳腺癌和黑色素瘤的外泌体在体外对 NK 细胞的作用是相同的。表达 FasL 和 TRAIL 的外泌体也被证明可以诱导肿瘤特异性激活 T 细胞效应器的凋亡。用来自乳腺癌的外泌体诱导阻止小鼠 DC 的成熟并刺激促癌细胞因子反应，如 IL-6 的增加和 STAT3 通路的激活。含有 PGE2 和 TGF-β 的肿瘤外泌体也促进 MDSC 的功能而降低 T 细胞毒性。体内研究表明，癌症患者血清中存在外泌体，这与 Treg 细胞数量增加有关，可能含有抑制性细胞因子 IL-10 和 TGF-β 的外泌体参与了这些患者的 Treg 细胞扩增，体外研究也观察到类似现象。因此，外泌体可能被视为免疫应答的调节剂以及肿瘤局部和全身耐受的诱导剂。然而，一些研究表明，DC 衍生的外泌体可以刺激抗肿瘤 T 细胞反应并激活 NK 细胞，肿瘤源性和树突状细胞源性外泌体的不同组成可能是造成这种差异的原因。

第五节 结 论

癌症不仅能够逃避宿主免疫监视，而且能够调节宿主免疫系统，以改善肿瘤生长和转移的条件。为了实现这一点，肿瘤使用了复杂多样的机制组合。因此，大部分治疗方法仅仅基于增强肿瘤抗原或患者免疫反应，尽管在许多情况下有效，但仍缺乏令人满意的精确性。基于肿瘤生长的异质性或多种生物和化学药物的组合治疗方式虽然带给了我们令人鼓舞的结果，但是要获得更满意的结果，还需要对肿瘤生物学有更深入的了解。

课后习题

1. 在肿瘤细胞逃避免疫监视时，有哪些免疫细胞参与了抑制机体的肿瘤免疫？
2. 肿瘤免疫逃避出现免疫编辑的过程包括哪三部分？
3. 有哪些方法可以提高肿瘤浸润淋巴细胞的抗肿瘤免疫作用？

（孙梦熊 王崇任 姜亚飞 杨孟恺 王棕逸 韩 倞 揭祖亮 张雪梅 卢 奕
马 莹 郝继辉）

第六章　肿瘤免疫学的方法学

第一节　概　　述

肿瘤免疫学是研究免疫系统与肿瘤细胞之间相互作用的免疫学分支，在肿瘤免疫学的研究和临床转化过程中，肿瘤免疫学相关的方法具有十分重要的地位。肿瘤免疫学的方法学研究即通过各种不同的方法来研究肿瘤所具有的抗原性、机体免疫功能异常与肿瘤发生、发展的相互关系，机体免疫系统对不同肿瘤细胞的识别和杀伤机制、肿瘤的免疫逃逸机制，以期达到对肿瘤具有良好免疫诊断和免疫防治的效果。

肿瘤免疫学的方法学发展离不开现代技术的进步，更离不开许多研究人员的付出和贡献。从肿瘤免疫学的概念提出开始，肿瘤免疫学的方法和技术一直在不断地使用和迭代，每个肿瘤免疫学新概念的提出和验证都伴随着一种或多种新方法的使用。可以说方法学对肿瘤免疫学的发展起了极其关键的作用。本章主要介绍肿瘤抗原的发现和鉴定方法、肿瘤免疫的相关热点研究方法和肿瘤免疫治疗方法的实验新进展等。

肿瘤免疫治疗与肿瘤免疫学的方法学息息相关。肿瘤免疫治疗是一种旨在利用免疫细胞和免疫分子对抗人类肿瘤的治疗方法，这一领域正经历着不断地发展和演进。回顾肿瘤免疫学的发展历程，自19世纪末以来，肿瘤免疫学的方法学就是围绕着如何进行有效的肿瘤免疫治疗而形成的。随着最近免疫检查点抑制剂和嵌合抗原受体T细胞等肿瘤免疫治疗方法的成功，如今肿瘤免疫学的方法学领域已然成为肿瘤免疫方法研究领域的热门，并且仍在蓬勃发展，持续推动着肿瘤免疫疗法的发展。

尽管肿瘤免疫方法学领域不断涌现新技术和新方法。但显而易见的是，目前仍存在许多亟待开发的方法和新技术，以解决基础和临床研究领域对于进一步研究肿瘤特性的需求。

第二节　肿瘤抗原的鉴定方法

一、肿瘤抗原的鉴定方法发展历程

早在1995年，肿瘤抗原（tumor antigen，TA）的鉴定已经变得可行。最初的尝试是在紫外线诱导的小鼠肿瘤中进行的。这是一个烦琐的过程，包括使用反相高效液相色谱（reversed phase high performance liquid chromatography，RP-HPLC）和十二烷基硫酸钠-聚丙烯酰胺凝胶电泳（sodium dodecyl sulfate-polyacrylamide electrophoresis，SDS-PAGE）免疫印迹法，从核提取物中分离紫外线诱导的肿瘤抗原，然后使用T细胞杂交瘤纯化。然而，这项技术仅能鉴定单一的突变抗原，无法高分辨率地探究肿瘤抗原的类型、变化及其意义。

而在20多年后的今天，令人兴奋的新技术层出不穷，使探究完整的肿瘤基因组成为可能。二代测序（next-generation sequencing，NGS）技术的出现和其他创新技术使研究者可以分析肿瘤突变体，以及在单个患者的基因组中识别新抗原（抗基因组）成为可能。随着首次获得突变体和新抗原的能力的出现，研究人员和临床医生开发个性化的肿瘤免疫疗法也成为可能。

我们可以从整个肿瘤基因组的测序中获得许多因旧技术限制而未了解到的知识。目前已有相关研究和文献对不同类型的肿瘤个体中存在的突变数量进行了分类。这些研究和文献显示，黑色素瘤、肺癌和膀胱癌，作为一个群体，在7000多个已测序的肿瘤样本中具有最多的突变。值得注意的是，即使在单一肿瘤类型中，突变的数量也存在着显著差异。例如，一些黑色素瘤患者的肿瘤中含有约1000个突变，而另一些患者的肿瘤中只有约10个突变。这种类型的研究目前已经被多次验证和扩展，现在几乎确定所有的肿瘤表达蛋白都有可检测到的突变。

肿瘤突变集是指肿瘤中存在的突变的集合。这可以通过对肿瘤的DNA进行测序，将其与来自同一个体的正常淋巴细胞中获得的参考基因组进行比较。筛选出的突变数据被称为非同义单核苷酸变异（single nucleotide variant，SNV）。完整的肿瘤突变数据包括肿瘤细胞中编码基因和非编码基因的突变。值得注意的是，基因中表达的突变体对免疫学家更有意义。这些可以通过外显子组测序或高深度DNA测序来确定。虽然表达的突变体被认为是肿瘤免疫原性的驱动力，但目前尚不清楚是否每个单独表达的突变都具有免疫原性。免疫原性突变基因组是一类可以被免疫系统识别的突变基因的子集。这是一个理论上的定义，因为目前还没有确切的方法来明确界定和量化免疫原性基因组。

从表达的突变体中鉴定新抗原的方法是多样的，并没有一致性。在早期研究中，许多研究小组常使用预测算法来识别对主要组织相容性复合体（major histocompatibility complex，MHC）分子具有更高亲和力的新抗原，这将候选新抗原的范围缩小到那些更有可能被T细胞识别的新抗原。具体来说，这些预测法是通过识别新抗原上的新MHC锚定残基或评估MHC肽相互作用的构象稳定性来筛选新抗原。同样，一些文献报道了，通过测量MHC多聚体组合编码中的抗原特异性T细胞反应，来识别免疫原性新抗原。利用流式细胞术同时筛选多个反应性T细胞群，MHC多聚体方法显著减少了识别候选新抗原所需的生物材料。在MHC预测方法的基础上，一些研究小组通过质谱（mass spectrum，MS）分析，模拟可以与MHC分子结合的结构，成功地进一步缩小了新抗原候选基因集。虽然此方法可以确定潜在的免疫原性突变，但还需要通过进一步的测试，验证T细胞是否可以对预测的新抗原产生及时反应。

用于定义T细胞反应性的方法有很多，并且正在不断发展中。这些方法包括使用基因文库分析来筛选抗原呈递细胞（APC），以此提出候选的新抗原，以及对APC进行直接的功能检测。功能检测内容主要为新抗原对$CD8^+$ T细胞和对$CD4^+$ T细胞的反应性。鉴定肿瘤新抗原的方法，一直是一个活跃的研究领域，并且将继续如此。随着对那些能最有效地产生肿瘤免疫监测的新抗原的理解日益深入，用于筛选候选新抗原的方法将会变得更加统一和精简。

需要注意的是，确定一个假定表达的肿瘤SNV是否被T细胞识别的最后步骤，高度依赖于宿主的因素，如T细胞重编程，即T细胞对肿瘤抗原具有积极的耐受，可能会影响新抗原引起的免疫反应。最近的一项研究发现，与自体T细胞相比，当使用来自正常人类白细胞抗原（HLA）匹配的供体的应答T细胞时，黑色素瘤新抗原肽引起的T细胞反应更为广泛。这项研究表明肿瘤患者在肿瘤发展的早期，可能会产生抗新抗原T细胞的反应，但一旦肿瘤进展，这些新抗原特异性T细胞将变得无反应或从保留库中删除。因此，目前使用来自肿瘤患者的自体T细胞，定义自体T细胞对新抗原的反应性的方法，实际上可能低估了任何一个肿瘤细胞中新抗原的数量。为了避免这个问题，可以从肿瘤组织中分离后，在体外扩增对肿瘤新抗原反应敏感的抗原反应性T细胞。

二、肿瘤抗原检测的新技术

肿瘤抗原检测的新技术见表6-1。

以往用于发现肿瘤抗原的方法是使用患者自身的肿瘤浸润淋巴细胞（TIL）或血清（包含针对肿瘤衍生抗原的特异性抗体）和患者肿瘤细胞进行体外共培养，使其识别患者自身的肿瘤细胞并对其做出反应（图6-1）。然后，使用肿瘤来源的cDNA转染表达合适的MHC靶细胞。再对转染的靶细胞进行筛选，从而确定其刺激是否来自患者的细胞毒性T细胞（CTL）。最后对阳性细胞进行DNA测序，以判断其是否为具有抗原特性的cDNA片段。一旦确定了候选cDNA，研究者可以合成具有适当 MHC 结合特性的肽，并测试其在体外刺激 CTL 的能力（图 6-1）。例如，第一个肿瘤抗原——MAGE-1，就是使用这种方法发现的。但是，这种方法存在瓶颈，因为获得的大部分信息并未完全转化为抗原的表征，这是由于直接从患者体内提取并培养肿瘤细胞较为困难，或是由于患者血清中缺乏足够滴度的肿瘤抗原（tumor antigen，TA）特异性抗体。随着分子生物学和克隆技术的发展，此方法已逐渐被更强大的新一代血清学技术所取代，如 SEREX 和蛋白质组学（表 6-1）。

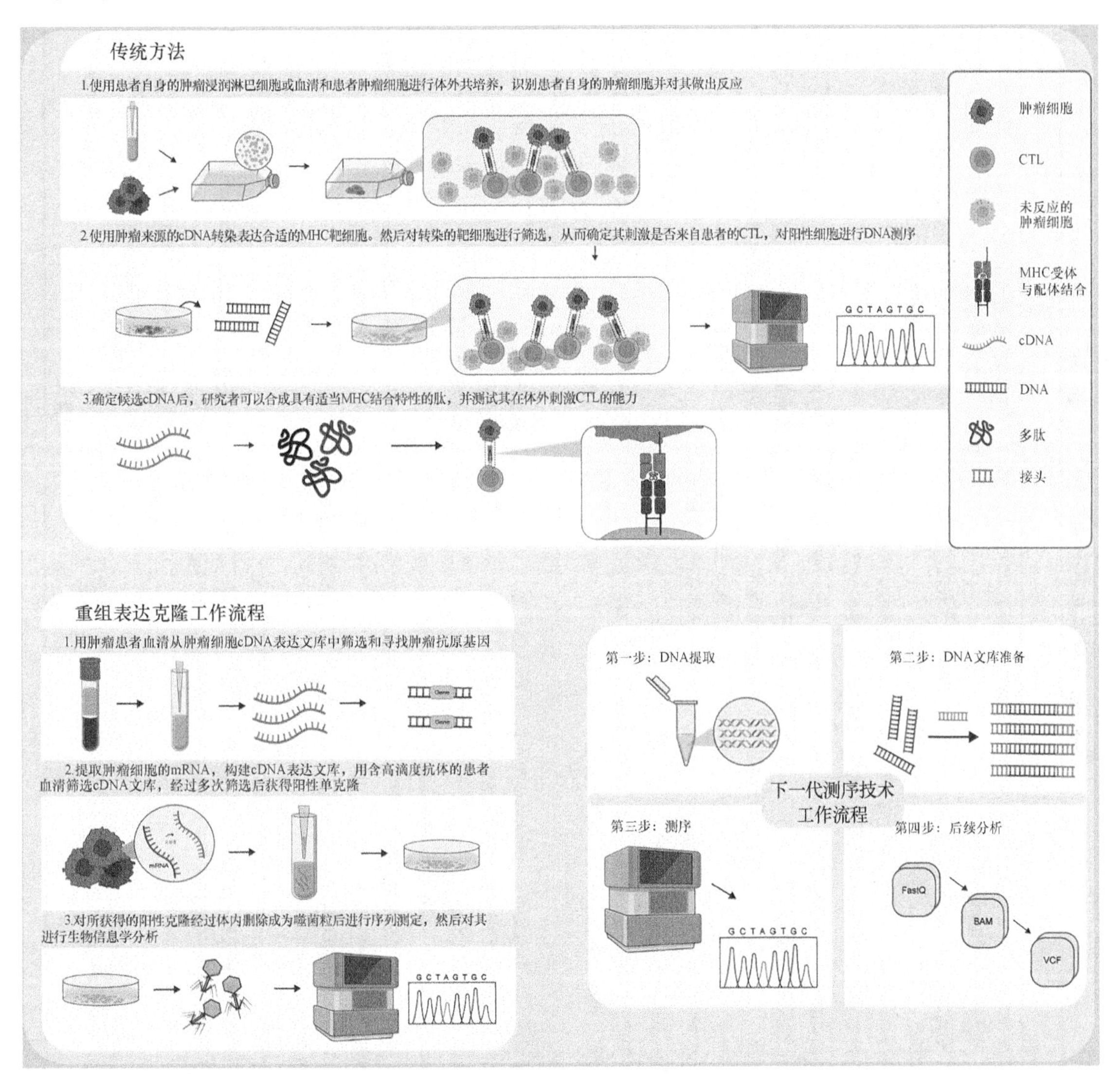

图 6-1 肿瘤抗原提取的常见方法

本图介绍了肿瘤抗原提取常见方法的主要流程。传统肿瘤抗原提取方法的流程：①使用患者自身的肿瘤浸润淋巴细胞或血清和患者肿瘤细胞进行体外共培养，识别患者自身的肿瘤细胞；②使用肿瘤来源的 cDNA 转染表达 MHC 靶细胞，对阳性细胞进行 DNA 测序；③确定候选 cDNA，合成具有适当 MHC 结合特性的肽，测试其在体外刺激 CTL 的能力。重组表达克隆技术提取肿瘤抗原的流程：①用肿瘤患者血清从肿瘤细胞 cDNA 表达文库中筛选和寻找肿瘤抗原基因；②提取肿瘤细胞或组织的 mRNA，构建 cDNA 表达文库，用含高滴度抗体的患者血清筛选 cDNA 文库，经过多次筛选后获得阳性单克隆；③对所获得的阳性克隆经过体内删除成为噬菌粒后进行序列测定；④后续分析。二代测序技术提取肿瘤抗原的流程：①从患者肿瘤组织中提取 DNA；② DNA 添加衔接物修饰，通过与衔接物互补的引物来扩增，富集 DNA 文库；③上机测序；④后续分析

表 6-1 肿瘤抗原检测的新技术

肿瘤抗原检测的新技术	方法	优点	缺点
重组表达克隆（SEREX）	1. 用肿瘤患者血清从肿瘤细胞互补 DNA（complementary DNA，cDNA）表达文库中筛选和寻找肿瘤抗原基因 2. 提取肿瘤细胞或组织的 mRNA，构建 cDNA 表达文库，用含高滴度抗体的患者血清筛选 cDNA 文库，经过多次筛选后获得阳性单克隆 3. 对所获得的阳性克隆经过体内删除成为噬菌体后进行序列测定，然后对其进行生物信息学分析，再进一步展开对这些基因的结构和功能的研究	1. 一次筛选可以鉴定出多个抗原 2. cDNA 文库可以来源于多种组织 3. 分析不局限于肿瘤细胞表面抗原，也包括由肿瘤基因编码的大多数蛋白	1. 耗时 2. 技术要求高 3. 需要使用具有翻译后不同位点修饰能力的原核表达系统
蛋白质组学技术（proteomics）	从肿瘤及其正常对应物中分离出的总蛋白，通过二维（2D）凝胶电泳进行分离（第一个维度基于等电点，第二个维度基于分子量），鉴定差异表达的血清反应性位点，并从考马斯染色的凝胶中分离出来，以进行质谱鉴定。一旦确定其特异性单克隆抗体，可在多个肿瘤患者的肿瘤组织中使用酶联免疫吸附试验（enzyme linked immunosorbent assay，ELISA）或蛋白质印迹法（Western blotting，WB）来测试其表达模式	1. 定量准确 2. 数据重现性好 3. 灵敏度高，对样品要求量低 4. 检测蛋白质数量多	在样品量大的情况下需要在每次上机时加内参样品，成本较高
用于鉴定差异表达转录本的寡核苷酸微阵列	从对照和测试的样品中提取 RNA，并且用染料标记后杂交到微阵列芯片上，之后通过芯片扫描仪读取上调或是下调的基因	可选择需要的病理切片，提高分辨率和数据治疗	1. 检测灵敏度较低 2. 重复性差 3. 分析范围较狭窄
二代测序（NGS）	全基因组测序（whole genome sequencing，WGS） 基于酶切的简化基因组测序（restriction-site associated DNA sequence，RAD-seq） 转录组测序技术（RNA-seq） 染色质免疫共沉淀测序（chromatin immunoprecipitation sequence，ChIP-seq）	1. 速度快 2. 通量高 3. 具有无须克隆即可通过扩增片段获得 DNA 序列的可能性	其起始和最终核苷酸序列需是已知的核酸片段
差异分析法（DA）	从 cDNA 合成开始，方法是用任意引物或 Poly-A 引物生成 mRNA 分子。使用用于逆转录的引物和短随机引物（约 10bp）对所得 cDNA 进行聚合酶链反应（polymerase chain reaction，PCR）扩增，再使用聚丙烯酰胺凝胶电泳分离 PCR 产物以进行可视化研究	具有快速、敏感、重复性好、假阳性率低、不需同位素等优点	1. 酶切连接步骤太多，会造成损失很多 cDNA，所以可能漏掉关键基因 2. 得到的不是 cDNA 全长而是其酶切片段
表达序列标签（EST）及基因表达系列分析	基因表达系列分析（serial analysis of gene expression，SAGE），是一种快速分析基因表达信息的技术，它通过快速和详细分析成千上万 EST 来寻找出表达丰度不同的 SAGE 标签序列，从而接近完整地获得基因组表达信息	1. 快捷、有效 2. 能够接近完整地获得基因组表达信息 3. 能够直接读出任何一种类型细胞或组织的基因表达信息	1. 由于 SAGE 是一个依赖 DNA 测序的基因计量方法，对基因表达的测定更加量化 2. 由于需要进行大量的测序反应，成本较高
鉴定差异表达抗原的蛋白质组学平台	蛋白质或者是多肽的定量液相色谱联用质谱法和差异分析被广泛使用	1. 快捷、有效 2. 通量大	成本较传统方法高

1. 通过 SEREX 对抗原进行血清学鉴定　SEREX 技术通常被称为是继承了自体分型的革新技术，最初由 Sahin 等引入。简而言之，这项技术是从肿瘤标本中分离出信使 RNA（messenger RNA，mRNA），然后使用噬菌体系统在大肠埃希菌中构建 cDNA 表达文库，然后用来自患者的 IgG 抗体的自体血清筛选这些表达文库，并对阳性克隆进行测序以获得抗原基因信息。这项技术推出以来，已经确定了多种 TA，并最终建立了一个数据库，其中包含通过该平台发现的抗原基因和肽的信息。这个数据库后来被合并到肿瘤免疫组数据库中。多年来，SEREX 经历了技术提升，其中包括引入了抑制消减杂交（suppression subtractive hybridization，SSH）方法，该杂交方法已被广泛用于消除正常细胞和肿瘤细胞之间表达重叠的基因，从而丰富了肿瘤细胞中差异表达的 mRNA。

另外有相关研究表明，用同种异体前列腺肿瘤患者血清进行正常睾丸 cDNA 文库的改良 SEREX 筛选，可用于鉴定多种肿瘤衍生抗原，包括被命名为 T21 的新型前列腺肿瘤相关抗原。T21 与存放在公开数据库中的其他蛋白质的相似性有限，但与被称为中心体蛋白 290（centrosomal protein 290，CEP290）的蛋白质（其突变与 Joubert 综合征有关）极其相似。有研究表明，T21 在蛋白质水平上与 CEP290 具有 97% 的相似性。而基因水平的进一步分析显示了两者间罕见的剪接事件（主要发生在肿瘤中），其中 CEP290 的非编码序列可通过可变剪切成为 T21 中的编码序列。这使 T21 成为 TA 剪接变体类别新的补充。

虽然 SEREX 一直是许多免疫学家的首选技术，但也存在一些缺点，首先，这个方法非常耗时，并且技术要求很高。同时，还存在一个潜在的局限性，即其需要使用具有翻译后不同位点修饰能力的原核表达系统。

2. 蛋白质组学技术　为抗原发现提供了另一种方法，这种方法使发现和鉴定抗原的过程整体速度加快，表达的抗原蛋白几乎不会被实验过程干扰。其具体方法是将从肿瘤及其正常对应物中分离出的总蛋白，通过二维（2D）凝胶电泳进行分离（第一个维度基于等电点，第二个维度基于分子量），鉴定差异表达的血清反应性位点，再从考马斯染色的凝胶中分离出来，进行质谱鉴定。一旦确定其特异性单克隆抗体，可在多个肿瘤患者的肿瘤组织中使用酶联免疫吸附试验或蛋白质印迹法来测试其表达模式。另外，可以使用功能测定法，如酶联免疫吸附斑点（ELISPOT），细胞因子 ELISA 或细胞内细胞因子染色（intracellular cytokine staining，ICS）在体外研究这些候选物的细胞免疫原性。相关研究已经报道了使用这种方法在肾细胞癌和肝细胞癌中发现和鉴定的几种肿瘤抗原。

3. 使用非免疫学的方法发现抗原　肿瘤生物标志物的发现和靶标鉴定，正处于从常规方法到具有高通量基因组、蛋白质组学、转录组学和基于免疫组学的方法等更有效的多组学方法的过渡阶段。随着人类基因组的成功测序，免疫学家和肿瘤生物学家开始更详细地了解肿瘤发生和免疫反应的分子机制。

（1）用于鉴定差异表达转录本的寡核苷酸微阵列：基因芯片平台已广泛运用在全球肿瘤基因表达研究中，使科学家能够同时研究成千上万基因发生的变化。已有大量相关论文和书籍论述了此平台的详细原理。简而言之，该方法涉及从对照和测试的样品中提取 RNA，并且用染料标记后杂交到微阵列芯片上，然后通过芯片扫描仪读取上调或是下调的基因。这些数据可以从肿瘤活检样本中生成，也可以通过显微样本获得。如激光捕获显微样本，以切割分离出精细化的细胞亚群。总之，这种方法可以从肿瘤切片中选择相关病理区域，提高分辨率和数据质量。

目前，研究人员已使用这种平台鉴定并验证了几个肿瘤抗原。例如，驱动蛋白 20A（kinesin family member 20A，KIF20A）就是其中的一个肿瘤抗原，其在胰腺癌、膀胱癌和非小细胞肺癌中过表达，但在癌旁的正常胰腺、膀胱或是肺脏中弱表达。在一项大规模的荟萃分析中，研究人员探索了来自不同肿瘤类型和正常组织的多个高通量数据集，这些数据集显示在大量肿瘤患者体内均检测到具有体液免疫应答的候选肿瘤相关性抗原（tumor-associated antigen，TAA），如胰岛素样生长因子 2（insulin-like growth factor 2，IGF2）、角蛋白 23（keratin 23，KRT23）、含 IQ 基元 GTP 酶激活蛋白 3（IQ motif containing GTPase-activating protein 3，IQGAP3）等。然而，这些抗原引起细胞免疫的潜力尚待进一步探索。新近发表的大量文献证明，通过在 cDNA 基因芯片平台中整合分析基因表达，可以阐明大量新的免疫和临床靶标。

（2）二代测序：RNA 测序和基因组深度测序。最近测序技术的进展已将基因表达谱从基于杂交的技术转向基于转录本阅读的技术（transcript read count）。此技术的优点是能够识别以前未知或未定义的新型剪接变体和转录本。这种高度可复制且无偏差的转录分析方法，称为 RNA 测序（RNA-seq）。此方法可以帮助肿瘤免疫学家鉴定靶标和表达，如前列腺癌中的融合基因的表达。另一个让人感兴趣的领域是肿瘤基因组深度测序，这种方法可用以确定在肿瘤发生发展过程中肿瘤 DNA 内的基因突变和其他遗传损伤是如何发生的。与研究基因表达模式不同，基因表达模式是高度动态并受许多外部因素影响，而基因改变是静态的，并且在考虑肿瘤患者的预后方面时，研究基因改变具有更多的预测能力。迄今为止，研究者已经在多种肿瘤中鉴定出若干遗传损伤，如大量研究已提出急性髓细胞性白血病（acute myeloid leukemia，AML）患者的 FMS 相关受体酪氨酸激酶 3（FMS related receptor tyrosine kinase 3，FLT3）基因和核磷素 1（nucleophosmin 1，NPM1）基因的体细胞突变，以及乳腺癌中的 ATP 结合盒转运蛋白 11 基因（ATP binding cassette subfamily B member 11，ABCB11）、溶质载体家族 26 成员 4 重组蛋白基因（solute carrier family 24 member 4，SLC24A4）、分选连接蛋白 4 基因（sorting nexin 4，SNX4）和乳腺癌易感基因相关蛋白 2 基因（partner and localizer of BRCA2，PALB2）突变等。

（3）差异分析法或 cDNA 差异分析法：差异分析相关方法 DA 或称 RDA 是一种基于 PCR 的基因表达分析技术，已广泛用于鉴定肿瘤和正常组织中基因表达的改变。DA 反应从 cDNA 合成开始，方法是用任意引物或 Poly-A 引物生成 mRNA 分子。使用用于逆转录的引物和短随机引物对（约 10bp）所得 cDNA 进行 PCR 扩增，再使用聚丙烯酰胺凝胶电泳分离 PCR 产物以进行可视化研究。研究者最初使用该技术在横纹肌肉瘤细胞系中鉴定了称为 HAGE 的新型癌 - 睾丸抗原（cancer-testis antigen，CTA）。HAGE 属于高度保守的 ATP 依赖性 RNA 解旋酶的死盒（dead box）家族，在多种肿瘤细胞发育和增殖过程中起重要作用。研究者使用新开发的抗 HAGE 抗体，在小鼠肿瘤模型和正常或肿瘤患者组织微阵列中，优化并验证了其表达的免疫组化特异性染色。同时，研究者发现这一抗体在大多数肿瘤患者中高表达。随后在转基因小鼠模型中发现 HAGE 具有免疫原性，并且鉴定出了 MHC Ⅰ类 / Ⅱ类 HAGE 衍生的肽。这些多肽可以构成未来许多肿瘤疫苗的基础。特异性的 HAGE 基因敲除实验表明，其作用是促进肿瘤细胞中 N-RAS 蛋白表达。由于只有肿瘤细胞高水平表达 HAGE，使得靶向 HAGE 的肿瘤疗法可应用于发现 Ras 基因突变的肿瘤患者，现在对此类肿瘤患者进行精准治疗成为可能。

（4）表达序列标签及基因表达系列分析：EST 是从感兴趣的组织中构建 cDNA 文库并对其进行克隆或者单通道测序所生成的。EST 具有独特的 300～800 碱基对长序列 ID，并基于美国国家生物技术信息中心（National Center For Biotechnology Information，NCBI）上 dbEST 数据库，进行了全面整理和比对。对 EST 进行分类的两个主要项目是人类肿瘤基因组计划（Human Cancer Genome Project，HCGP）和肿瘤基因组解剖计划（the Cancer Genome Anatomy Project，CGAP）。目前已有很多相关研究发表，如从人类正常乳腺和乳腺肿瘤组织中，研究者共鉴定出 228 个不同的乳腺相关单基因簇。对这些基因簇的进一步研究表明，这些基因的转录本一部分在正常乳腺中特异性高表达，而另一部分在一些乳腺肿瘤组织中特异性高表达。最近几年，SAGE 已经逐渐流行并取代 EST。SAGE 是 EST 的一种改进版本，它是一种快速分析基因表达信息的技术，可以快速和详细地分析成千上万 EST，从而找出表达丰度不同的 SAGE 标签序列，使得研究者几乎获取了完整的基因组表达信息。目前，已有研究人员将 SAGE 用于研究研究乳腺癌的进展、卵巢癌中基因的差异表达以及鉴定前列腺癌中特异性高表达的前列腺干细胞抗原。

（5）鉴定差异表达抗原的蛋白质组学平台：传统的蛋白质组学研究在很大程度上依赖于凝胶的技术，如使用 2D 电泳结合质谱分析技术，用以鉴定差异表达的抗原。近年来，蛋白质或者多肽的定量液相色谱联用质谱法和差异分析被广泛使用。例如，蛋白质芯片已被用于鉴定结直肠肿瘤患者中差异表达的蛋白质，其中五种免疫反应蛋白（PIM1、MAPKAPK3、STK4、SRC 和 FGFR4）已通过免疫印迹和免疫组织化学等分析方法被进一步证实。尽管这些技术是差异表达抗原鉴定的主要手段，但组合使用定量实时 PCR 和蛋白质印迹法进行鉴定仍然很重要。除上述方法，还需要使用组织微阵列完成进一步的临床验证，从而确定这些抗原在临床样品中的生物学重要性。

（6）肿瘤新抗原鉴定的标准化：新抗原预测库中固有的变量证明了该领域的创新，但最终阻碍了标准化，因此，也阻碍了基于新抗原治疗的临床潜力。作为回应，研究者呼吁就新抗原预测算法和协议的报告达成共识。例如，涉及 T 细胞协议的标准化（关于 T 细胞检测的最小信息），已发展成为一个“关于新抗原检测的最小信息”的共识。从概念上讲，该共识的框架应该包括关于测序、基因组畸变命名法、预测算法和验证技术的信息。

第三节 肿瘤免疫细胞的研究方法学

为了设计免疫治疗策略来改善临床结果，同时也为了检测生物标志物预测预后的能力，我们有必要进一步深入了解肿瘤免疫在肿瘤微环境中的变化。而进一步了解肿瘤免疫在肿瘤微环境中的作用，必然离不开各种各样的方法。为了实现这一目标，目前，研究者已采用了几种成熟的方法，来分析肿瘤微环境（TME）或外周血的免疫环境，以此来揭示肿瘤免疫机制和生物标志物，从而提高免疫诊断和治疗的精准度，下面将简单介绍这些方法。

一、肿瘤相关髓系单核细胞的相关研究方法

对健康组织和肿瘤组织中的髓系细胞进行的免疫细胞谱分析，通常是通过多参数流式细胞术或肿瘤组织切片中的免疫组织化学法（immunohistochemistry，IHC）进行检测的。然而，使用基因组学或蛋白质组学等分子方法，对肿瘤组织的基因和可溶性分子进行表达分析研究，对于理解髓系细胞在不同组织中发挥的多样性和动态作用也是至关重要的。目前，先进的多重荧光免疫组织化学（multiplex fluorescent immunohistochemistry，mfIHC）方法的出现，为发现 TME 的细胞联系提供了有力的工具，并提供了与流式细胞术相似的高通量信息。总之，这些多层面的方法不管是单独使用，还是综合使用，都提供了关于 TME 中髓系细胞的可靠和详细的信息。接下来，我们将对这些技术简略介绍。

1. 多参数流式细胞术 流式细胞术（flow cytometry，FCM），是利用流式细胞仪对于处在快速直线流动状态中的细胞或生物颗粒同时进行多参数、快速定量分选和分析的高新技术。这一技术可以在进行细胞特征分析的同时，把指定特征的细胞分离出来，从而对特定细胞做进一步培养、克隆或是进行某些其他试验。

流式细胞术可以根据大小和粒度对单个细胞进行定量分析，并用荧光结合抗体去结合蛋白抗原进行进一步鉴定。这种基于流式细胞术的分析，对于定义不同肿瘤背景下的髓系细胞亚群，以及识别与患者预后相关的细胞类型是非常有价值的。此外，随着流式细胞术相关技术的不断进步，使得利用越来越多的抗体来区分免疫亚群成为可能。此技术不仅可以评估髓系细胞在组织（脾脏、胸腺、引流淋巴结、骨髓、循环血液或 TME）内的存在和丰富程度，而且可以评估髓系细胞的功能、分化和成熟状态。相关研究表明，在当下的技术条件下以及在样本量允许的情况下，可以用 18～50 个或更多抗体一次性分析数百万个细胞。此外，流式细胞术更是研究异质细胞群的最新技术之一，因其具有定量和定性的特点。与此同时，新的细胞仪正在不断地与相关的抗体偶联物一同开发，从而不断打破每个细胞定量分析参数的数量边界。

例如，光谱细胞术就是基于此而新发展出的技术，每一个荧光分子的发射光谱，都通过一组探测器或一组通道在规定的波长范围内捕获。每个分子的荧光光谱，都可以被识别和记录为一个光谱特征，但这种方法目前受到了可用的荧光团数量的限制。这种能够清晰记录独特光谱能力的

技术，将有助于增加标志物的数量，同时具有比目前单一反应分析的最新技术多出几倍数量的优势。飞行时间质谱流式细胞术（mass cytometry by time of flight，CyTOF）是传统流式细胞术的另一个新发展，即使用内置质谱仪分析与蛋白质抗体结合的不同金属的质量来标记不同的分子。其具有可识别的金属粒子独特性的特点，使每个细胞中更多的胞膜或胞内的功能蛋白（即结合抗体）被研究。

2. 成像技术 关于肿瘤微环境研究的成像技术历史悠久。从 19 世纪开始，显微镜检查和特殊组织学染色就开始出现，其中最著名的是苏木精和伊红染色，病理学家很早就认识到这些方法的生物学价值。近年来 TME 成像技术已取得了巨大进展，而其中髓系细胞亚群的成像技术是 TME 成像技术的重要组成部分。1942 年出现了以染色体为基础的标准的免疫组织化学法（IHC），使得组织标本中实现单一结合抗体的可视化，以相对较低的成本和广泛的可及性而受到欢迎。然而，尽管功能强大，但单一抗体不具有独自识别多个髓系细胞亚群的能力，通常需要几种抗体，甚至需要更多的抗体来描述细胞表型或状态。近年来，高度多重成像平台，可以在单个肿瘤样本中应用 8～50 种甚至更多的抗体进行定量检测，这迅速加快了研究人员对肿瘤免疫环境，尤其是免疫细胞丰度和定位的了解。多重成像至少有 15 种不同的类别，所有这些不同的类别都依赖于不同的化学性质。其中一类是标准 IHC 的适应性，即在每个免疫检测和成像步骤后，去除乙醇溶性显色剂，然后在福尔马林固定的组织标本上可重复添加额外的一抗的数量。

另外，目前有许多基于荧光的多重成像平台，包括基于信号放大和低聚核苷酸条码技术的抗体检测平台和抗体的质谱检测平台等。虽然多重成像平台具有高度独特和多样化的特点，但大多数平台都提供原位单细胞蛋白质组学。这些强大的方法可以提供关于肿瘤免疫环境的丰度和组成的数据，同时也可以保持肿瘤组织的结构。因此，通过此方法，肿瘤细胞和免疫细胞之间的空间关系被深刻地描绘了出来，而迄今为止的任何其他方法并不具备这种功能。由于新的方法不仅具有发现独特的免疫细胞亚型的优点，还有助于发现其中复杂的空间关系，这对肿瘤患者的诊断和预后具有重要意义，因此使得多重免疫组化平台生成的数据呈指数级增长。总而言之，成像方式提供了对肿瘤免疫环境前所未有的新视角，这将会迅速提高我们对肿瘤的理解和治疗能力。

3. 基因表达分析 此方法对我们理解整个生命形式的生物现象一直都有帮助。这种分析不仅有助于特异性识别不同的细胞形式，而且有助于理解细胞行为的分子基础。在这一点上，无论是从整体水平还是基于特定白细胞群体的背景下，都可以非常详细地分析肿瘤细胞中的基因表达。这些分析进一步加深了我们对肿瘤炎症分子机制的理解。现在有一些方法，可以用来分析基因数量或基因长度的变化，这些方法的实用性高度依赖于下游数据分析。例如，基于数据库可以确定巨噬细胞状态（如 M1 或 M2 状态巨噬细胞），信号通路可以通过基因集富集分析进行研究，或使用基因本体论推断细胞功能。基因表达分析还可以提供关于不同肿瘤类型中髓系细胞富集和人群变化的信息，这些治疗方法可能对治疗方法的频率或功能产生间接影响。这种基因表达分析有助于深入了解肿瘤炎症的机制，从而协助精准医学和肿瘤相关生物标志物筛选。

4. 炎症的可溶性介质分析 细胞的主要效应功能之一是释放可溶性介质，促进细胞间的通信和（或）影响细胞行为。可溶性介质包括多种分子，如蛋白质和微小核糖核酸（micro RNA，miRNA）。这些分子有时会装载入细胞外囊泡，所以它们代表一个多样和复杂的生物通信网络。酶联免疫吸附试验（ELISA）和基于磁珠分选的试验方法允许在患者的小样本中常规检测多重抗原或分析物。这种分析有助于检测炎症性疾病，以及评估炎症的性质及质量，用以识别潜在驱动炎症性疾病的细胞因子。这些技术存在一定的局限性，如这些技术依赖于预定义抗原 / 分析物（有预先设定的偏倚）。因此，使用质谱分析炎症介质或蛋白质组的无偏高通量策略，可在探索性研究中获取整体细胞状态的功能信息。这些分泌蛋白分析技术允许对调节肿瘤相关环境的因素进行深入分析，并为预测肿瘤的发生和发展、治疗应答率、治疗新靶点和患者分层的生物标志物提供了相关信息。

二、肿瘤相关T细胞的相关研究方法

1. 肿瘤相关 $CD4^+$ T 细胞的定量和定性分析　$CD4^+$ T 细胞是肿瘤浸润淋巴细胞的重要组成部分。不同的 $CD4^+$ T 细胞亚群在肿瘤免疫中发挥不同的效应功能。这些不同效应功能的分化，由抗肿瘤到促肿瘤产生的细胞因子所诱导。通过分析测定血液中肿瘤特异性 $CD4^+$ T 细胞的频率和功能取向，并且同时对不同的 $CD4^+$ T 细胞亚群进行可视化分析，来确定这些亚群的存在及这些亚群在肿瘤中的部位，从而得到肿瘤相关 $CD4^+$ T 细胞在肿瘤疾病中研究的价值。

肿瘤抗原特异性 $CD4^+$ T 细胞主要由肿瘤抗原负载的抗原呈递细胞组成，并在肿瘤引流淋巴结中致敏。然后它们离开淋巴结在血液中再循环，并最终在肿瘤微环境中存在的趋化因子的影响下，回到肿瘤部位。在这种情况下，存在于肿瘤和淋巴结中的抗原呈递细胞和细胞因子，在确定肿瘤抗原特异性 $CD4^+$ T 细胞分化为不同的亚群过程中起着重要作用。另外，归入肿瘤的抗原特异性 $CD4^+$ T 细胞，可能会释放抗肿瘤或促肿瘤细胞因子，从而决定疾病的预后。现在，已有许多研究评估了肿瘤免疫与肿瘤预后之间的关系，同时揭示了肿瘤淋巴细胞的预后预测作用。根据这些研究，肿瘤淋巴细胞密度、功能和分布等特点都可决定其抗肿瘤活性与促肿瘤活性。但是 $CD4^+$ T 细胞产生细胞因子的模式和不同亚群在肿瘤免疫中的贡献作用，仍然存有争议。目前，已经确定 Th1 细胞因子发挥抗肿瘤活性，Th2 细胞因子主要促进肿瘤进展，而 Th17 细胞因子根据不同情况发挥着不同功能，可能同时发挥抗肿瘤或促肿瘤活性。

因此，检测循环中肿瘤抗原特异性 $CD4^+$ T 细胞的功能取向，以及肿瘤不同部位 Th 细胞亚群的比例和定位方法，有助于确定 $CD4^+$ Th 细胞亚群在肿瘤免疫中的作用。目前，已有研究发表过一种体外培养方法，该方法可以计算循环中肿瘤抗原特异性 $CD4^+$ T 细胞的功能取向，以及用于肿瘤中 Th1 细胞和 Th2 细胞计数和定位的免疫组织化学分析方法。该方法的简要步骤如下。

首先分离肝素化血液中的外周血单个核细胞（peripheral blood mononuclear cell，PBMC），再从 PBMC 中分离出 $CD4^+$ T 细胞，接着进行抗原肽合成，之后进行用于检测和计数肿瘤抗原特异性 $CD4^+$ T 细胞的离体再刺激试验，此离体再刺激试验分为多个，其中 A 型为短期培养的 $CD4^+$ T 细胞，用以识别反应性供体；B 型为短期培养的抗原特异性 $CD4^+$ T 细胞，用来频数估计，接着计算抗原肽特异性 $CD4^+$ T 细胞的频数；C 型为短期培养的扩展 $CD4^+$ T 细胞，用来验证抗原特异性。再通过免疫组织化学技术来检测 GATA 结合蛋白 3（GATA binding protein 3，GATA-3）即 Th2 细胞的转录因子和 T 盒家族新型转录因子（T-box expressed in T cell，T-BET）即 Th1 细胞转录因子的表达，从而对 GATA-3 和 T-BET 阳性细胞进行定量分析。

2. 抗原特异性 T 细胞来源的诱导多能干细胞体外产生抗原特异性 T 细胞　源自 T 细胞的诱导多能干细胞（T-lymphocyte induced pluripotent stem cell，T-IPS 细胞）保留了与原始 T 细胞克隆相同的 T 细胞受体（T cell receptor，TCR）α 和 β 基因重排的能力。来自 T-IPS 细胞重新分化的 CD8 单阳性的 α 和 β T 细胞表现出了抗原特异性的细胞毒性，改善的增殖反应和端粒的延伸，都表明抗原特异性 T 细胞可在体外恢复活力。

据相关文献记载，为了生成抗原特异性 CTL，有研究者优化了一种方法，该方法通过使用仙台病毒载体将抗性 $CD8^+$ T 细胞克隆重编程为 T-IPS 细胞。其次，又优化了逐步分化方法，用于诱导造血祖细胞、T 细胞祖细胞和功能成熟的 CD8 单阳性 CTL。这些方案为抗原特异性 T 细胞免疫疗法的研究，以及正常和病理性胸腺生成的研究，提供了有用的体外工具和模型。其简要方法为：首先将 T 细胞重编程为多能干细胞，然后再诱导造血干/祖细胞，接着诱导抗原特异性 $CD8^+$T 细胞，再通过流式细胞术生成抗原特异性表征的 $CD8^+$T 细胞。

3. T 细胞作为抗肿瘤疫苗的抗原载体　通过体内肿瘤相关抗原来加强树突状细胞（DC）的生理加工和呈递效率，可能会提高基于 DC 的肿瘤疫苗的免疫原性潜力和临床效果。目前，已有一些有关血液恶性肿瘤的报道，一些患者输注供体淋巴细胞表达的单纯疱疹病毒胸苷激酶（herpes simplex virus thymidine kinase，HSV-TK）自杀基因，以治疗恶性血液病复发。在异基因造血干细胞移植后，逐渐出现了专门针对 HSV-TK 基因产物抗原的 T 细胞介导的免疫反应。免疫系统在控制肿瘤生长中的积极作用已在临床前模型中得到广泛研究。绝大多数肿瘤疫苗依赖于 HLA- Ⅰ特异性 C 肽。然而，这种疗法存在一些缺点。例如，能够结合用作免疫原的肽的合适的 HLA- Ⅰ类分子非常不稳定，需要该肽在注射部位能够成功地结合抗原呈递细胞，或者在离体的情况下诱导两者结合。HLA- 肽复合物的低稳定性，也限制了大多数研究的有效性和大规模适用性。

研究者根据在血液系统恶性肿瘤和异基因骨髓移植后复发的患者中进行的临床试验结果，探索了另一种方法用于肿瘤疫苗的研究。首先从外周血和淋巴细胞标本中分离 PBMC，接着对淋巴细胞进行传代和选择，具体在分离细胞后的第 2、3 天分别进行细胞的第一、二次传代，并在第 4、7 天进行细胞的第一、二次选择，之后孵育 4 天得到目标 T 细胞，冻存。

三、树突状细胞与肿瘤免疫疫苗

树突状细胞（DC）具有独特的抗原呈递和免疫调节能力。在肿瘤中 DC 有望通过激活自然杀伤细胞（natural killer cell，NK cell）和肿瘤抗原特异性 T 细胞来引发或放大针对肿瘤细胞的免疫反应。而 WT1 蛋白是一种肿瘤相关抗原，在大多数不同的肿瘤类型中表达。有研究描述了 mRNA 电穿孔负载 WT1 的临床级自体单核细胞衍生 DC 疫苗的产生，冷冻保存和解冻。

这项技术的方法为先培育人类单核细胞来源的 DC，接着进行成熟 DC 的 mRNA 的电穿孔，然后将电穿孔后的成熟 DC 冷冻保存，之后可以再进行解冻电穿孔后成熟 DC 并制备疫苗。

第四节　肿瘤生物标志物的相关方法学

一、免疫治疗生物标志物分析技术的研究进展

免疫检查点抑制剂（ICB），如抗程序性细胞死亡蛋白 1（programmed death-1，PD-1）、抗程序性细胞死亡蛋白配体 1（programmed death-ligand 1，PD-L1）和抗细胞毒性 T 细胞相关抗原 4（CTLA-4）单克隆抗体，以及细胞和基因治疗，如嵌合抗原受体 T 细胞（CAR-T cell），均是成功的免疫治疗药物，并产生了显著的临床效益，包括持久的临床反应和显著提高的生存时间。尽管免疫治疗取得了重要进展，并在一系列肿瘤适应证和治疗方案中得到了广泛应用，但这些药物的益处仅限于少数肿瘤患者。因此，当前迫切需要确定新的生物标志物，以选择可能从免疫治疗中获益的肿瘤患者。这些具有预测性的生物标志物可用以确定哪些患者适合接受免疫治疗。

历史上，精准医学一直专注于单组学方法来识别导致不受控制的肿瘤生长相关的致癌“驱动”突变，并将生物标志物直接与抑制特定致癌途径的靶向治疗相匹配。例如，通过 IHC 评估肿瘤的激素受体表达或对乳腺癌中的人表皮生长因子受体 2（HER2）扩增，通过基因组测序来检测基因改变，通过基因特异性 PCR 或 NGS 靶向基因来检测肺癌体细胞突变。

目前在肿瘤治疗中，某些肿瘤对免疫治疗如 ICB 治疗反应敏感，而其他肿瘤则反应较差。受益于 ICB 治疗的肿瘤患者被定义为免疫反应性肿瘤即热肿瘤，而那些对 ICB 治疗无反应的肿瘤患者被定义为免疫治疗无反应性肿瘤即冷肿瘤（图 6-2）。目前，一些生物标志物已被提出可以辅助热肿瘤和冷肿瘤的分类，包括 PD-L1 表达、肿瘤突变负荷（tumor mutational burden，TMB）；粪便微生物群图谱也被认为会影响肿瘤免疫反应强度。另外，$CD8^+$ T 细胞浸润程度作为 T 细胞存在的量化指标，可用于抗肿瘤免疫检测。使用 IHC 检测 PD-L1 的表达已被证明具有临床效用，但它没有明确的阳性和阴性预测值。

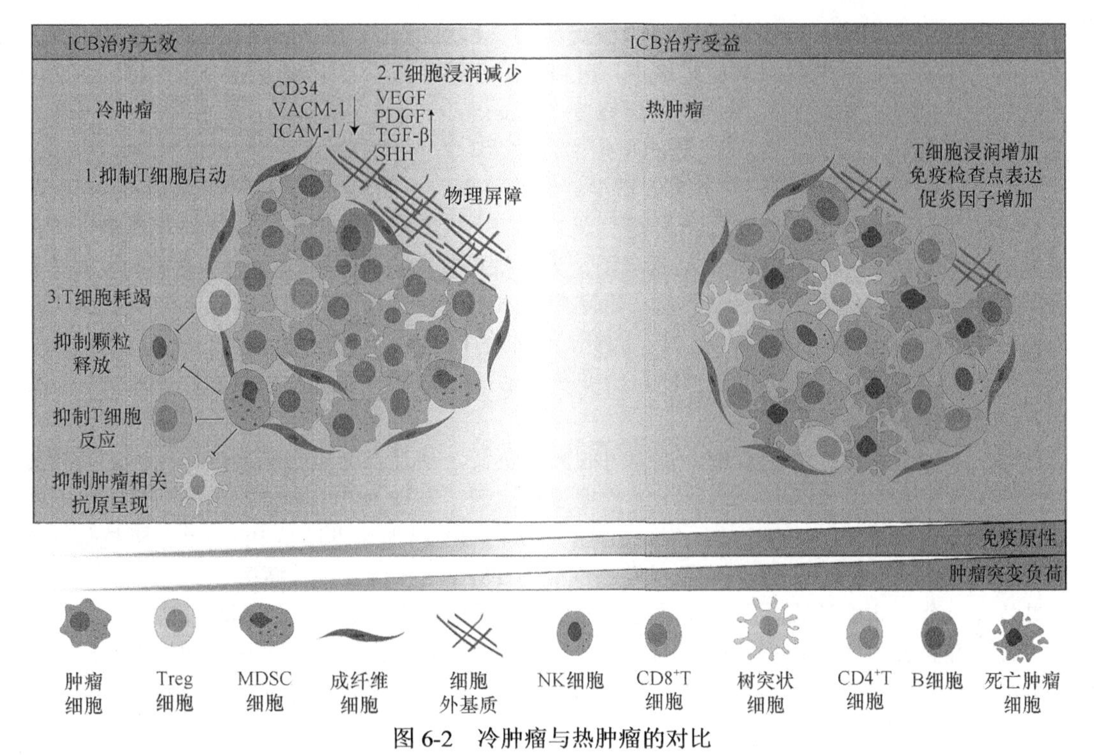

图 6-2　冷肿瘤与热肿瘤的对比

根据肿瘤患者是否受益于 ICB 治疗，可将肿瘤分为两类。左侧为 ICB 治疗无效的冷肿瘤，其免疫微环境表现为免疫抑制状态，免疫抑制的机制主要有 3 个方面：①肿瘤细胞抑制 T 细胞启动；②细胞外基质形成的物理屏障及相关细胞因子减少 T 细胞浸润；③ Treg 细胞和 MDSC 细胞通过多种方式促进 T 细胞衰竭。右侧的热肿瘤与之相反，T 细胞浸润增加，免疫检查点表达增加，促炎因子增加。此外，热肿瘤比冷肿瘤表现出更强的免疫原性和肿瘤突变负荷。MDSC 细胞 . 骨髓源性抑制细胞；ICB. 免疫检查点抑制剂

免疫治疗的作用机制是通过激活患者自身的免疫系统来诱导抗肿瘤免疫。免疫系统由多种细胞类型组成，可分为两大类，一种是淋巴细胞：B 细胞、T 细胞、自然杀伤细胞；另一种是髓系细胞：巨噬细胞、树突状细胞和单核细胞。免疫治疗生物标志物技术的改进，提高了生物标志物的检测通量，并且使相关免疫细胞表型的敏感方法成为可能。最近的研究进一步将 T 细胞亚型分为表达 PD-1、TIM-3 和 CD39 的终末分化状态和以转录因子 TOX 和 TCF7 为特征的耗竭状态（exhausted）。大量免疫细胞之间存在复杂的相互作用，用以启动和维持有效的免疫反应。对其他免疫细胞的进一步评估，包括 B 细胞、$CD4^+$ T 细胞、树突状细胞和免疫抑制细胞，如髓系束源抑制细胞（MDSC）和巨噬细胞，可能进一步预知免疫治疗的反应性。综上，精确的免疫图谱指导临床免疫治疗，需要评估宿主遗传、生活方式行为、肿瘤特征和复杂的肿瘤相关免疫微环境。

宿主与肿瘤基因型、免疫表型和肿瘤免疫逃逸机制之间的关系是复杂的。因此，精准免疫治疗需要一个“免疫图谱”，即宿主 - 肿瘤 - 免疫相互作用的全面多组学描述。为了绘制免疫图谱，大量的生物信息学方法已经被提出。也有许多研究者利用生物信息学计算分析，来预测肿瘤患者亚群及免疫治疗方案。此方法可用于揭示免疫治疗效果的多因子生物标志物，但仍需要大范围的全面数据和新的计算方法，即综合肿瘤细胞分子突变及表达特征。整合 TME、免疫环境和相关临床数据，可利用目前最新的深度学习和机器学习等计算机科学新技术，进行可靠的生物标志物的开发和定义。

二、肿瘤突变负荷作为免疫检查点抑制剂反应的预测生物标志物

肿瘤突变负荷（TMB），即肿瘤基因组每个测序区域的体细胞突变总数，有望作为 ICB 治疗反应的预测生物标志物。抗 PD-L1 单克隆抗体治疗的最佳反应已在突变负荷最高的肿瘤如黑色素

瘤、头颈部鳞状细胞癌、胃癌和膀胱癌中被观察到。目前相关研究显示，在低 TMB 的肿瘤，如前列腺癌、结直肠癌、胰腺癌和卵巢癌中，PD-L1 治疗的临床获益有限。进一步支持高突变负担和 ICB 反应之间的关联证据是观察到错配修复（mismatch repair，MMR）缺陷肿瘤，其基因组包含大量的体细胞突变，并对 PD-1 抗体的免疫治疗敏感。

目前，随着 NGS 技术和新的生物信息学算法的可靠性不断增加，识别肿瘤组织的基因重排、插入和缺失能力不断进步，以及预测最能引起 $CD8^+$T 和 $CD4^+$ T 细胞免疫原性的相关潜在肿瘤抗原新算法也变得愈发可靠。TMB 的临床应用，为新抗原疫苗的开发和细胞治疗靶点的发现提供了一种重要的新方法。然而，受到全外显子组测序成本、测序结果及分析耗时长和时效性较差等限制，使得 TMB 的临床应用具有局限性。因此，目前的研究热点是开发可以检测重点基因突变的基因芯片，主要是通过分析重点基因的总突变负荷估计 TMB，并将 TMB 与 ICB 的临床获益联系起来，使得肿瘤治疗效果得到提升。

目前，一些研究已经可以将整个基因组的突变负荷，从几百个重点基因的小基因芯片中推断出来。相关研究者将其结果与全外显子组数据进行比较，发现两者具有较高的一致性，并且能够成功预测肿瘤患者对 PD-1 治疗的反应。最近，美国 FDA 已加速批准抗 PD-1 单克隆抗体（派姆单抗），用于治疗广泛种类的不可切除或转移性高的 TMB 成人或儿童肿瘤患者。

另外，一个由病理学质量组织和肿瘤研究组织领导的联盟正在努力协调和标准化重点基因的基因芯片，并且评估 TMB 的临床应用前景。一个复合预测生物标志物系统，如综合基因和蛋白表达特征、新抗原、微卫星不稳定性（MSI）状态和免疫状态，可能能够更准确地预测患者是否可以从免疫治疗中获益。

三、基因表达特征作为预测肿瘤免疫治疗的生物标志物

从当前免疫抑制剂（ICB）治疗受益患者的特点是“热”肿瘤，因为其含有丰富的 $CD8^+$ T 细胞浸润，而那些不能从 ICB 治疗中获益的肿瘤呈现“冷”或“非炎症”特征，是因为在免疫微环境中几乎没有 $CD8^+$ T 细胞浸润。“热”肿瘤的 TME 具有活化的 T 细胞标志物、趋化因子、活性抗原呈递和 I 型干扰素（IFN）转录谱的特征，表明先前存在适应性免疫反应；相反，非炎症的 TMEs 反映了被抑制的适应性免疫反应的表达谱。无论肿瘤呈现“热”还是“冷”特征，免疫微环境均对免疫细胞的功能存在调节作用。预测是否有反应所需要的是炎症与非炎症肿瘤的免疫微环境——这可以全面解释驱动肿瘤免疫的所有因素。

浸润性 T 细胞、巨噬细胞等和 TME 之间复杂而动态的相互作用，使基因表达的相关生物标志物对临床实践中患者化疗反应性和耐药性的稳健预测具有挑战性。目前，单一的分析生物标志物，如 PD-L1 的表达或总 TMB 作为肿瘤对免疫治疗的反应标志物，仍具有局限性。所以整体基因表达特征（gene expression signature，GES）可能是关于肿瘤内免疫反应的定性和定量数据最丰富的来源。

GES 是一组在诊断、预测治疗反应方面具有特异性的联合基因表达模式。传统的 GES 分析方法是多次使用逆转录聚合酶链反应（reverse transcription polymerase chain reaction，RT-PCR），它可以监测单个基因的表达。而后出现了基因芯片技术和 RNA 测序，它们通过对数千个转录本进行多重分析，一次获取较全的样本转录组变化模式。这些高通量技术虽然相对易于进行，但目前对低质量的 RNA 样本仍然无法应用，例如临床蜡块样本。目前，来自 NanoString 技术公司（西雅图，WA）的 counter 平台是一个可选的新型自动化测序系统，其只需要少量（$<$ 25ng）的样本衍生 RNA 就能产生一组丰富的基因表达信息。这个技术的核心点是：荧光标记的分子条形码直接与特定的核酸序列杂交，每个颜色编码的光学条形码会连接到对应的目标特异性杂交探针上。此荧光标记的分子条形码允许单个样本中多达 800 个目标基因同时进行扩增测量。

2017 年，NanoString 与美国默沙东（Merck& co.）共同开发了一款免疫微环境基因表达谱

标志物——肿瘤发炎指数（tumor inflammation signature，TIS）。研究人员从KEYNOTE-001中接受K药治疗的19名黑色素瘤患者的蜡块样本中提取RNA，应用Nano string生物技术的数字化多重核酸定量系统，对680个与肿瘤免疫反应高度相关的基因进行定量分析。在深入分析后，研究人员发现，在对免疫阻断靶向药临床效果良好的反应者组别中，除了常见的PD-L1表达，干扰素、趋化因子及抗原表达相关的基因水平远远高于非反应组别的患者。基于KEYNOTE-012和KEYNOTE-028两个泛癌队列的RNA数据（n=2169个癌种），采用线性回归得到最终18个与ICB临床反应高度相关的基因，其中包括了IFN-γ信号通路、T细胞与NK细胞丰度等相关基因。这一结果在多个癌种中得到验证，包括黑色素瘤、头颈癌、胃癌、非小细胞肺癌等，展现出强大的临床效益。

一项Ⅲ期临床研究的最新生物标志物分析表明，在晚期鳞状非小细胞肺癌患者中，通过评估患者基线样本中的TIS评分，可有效区分PD-1抑制剂联合化疗的获益人群。该项研究中，共有355例患者被纳入疗效分析组（替雷利珠单抗+化疗与单独化疗），对根据基线采集肿瘤组织或血液样本进行生物标志物评估，包括PD-L1表达、组织样本突变负荷、血液样本突变负荷和基因表达谱（gene expression profile，GEP）。研究者使用分层COX比例风险模型评估上述生物标志物，对比在替雷利珠单抗联合化疗和单独化疗两个治疗组与无进展生存期（PFS）的关系。研究结果显示，相比于单独化疗，替雷利珠单抗联合化疗可以显著改善初治晚期鳞状非小细胞肺癌的临床预后，且PFS获益与PD-L1表达水平、组织肿瘤突变负荷（tissue tumor mutation burden，TTMB）状态和血液肿瘤突变负荷（blood tumor mutation burden，BTMB）状态均无关。在TIS标志物分析组的患者中，PFS与TIS评分存在显著差异（P=0.001），在替雷利珠单抗联合化疗组中，TIS评分高与PFS显著延长相关，在单独化疗组中则没有相关性。

基于TIS，NanoString公司开发了泛癌IO360基因芯片。这是一个拥有770个基因检测能力的面板，设计用于分析肿瘤活检和表征与肿瘤、免疫反应、免疫微环境相关的基因表达模式。该面板包含了关键的驱动基因，以及有助于肿瘤生长和侵袭性、血管生成、上皮细胞到间充质转化、细胞外基质重塑和转移的基因。它测量和整合了跨肿瘤生物学和宿主免疫系统的多个转录本，为确定治疗方法提供了大量的数据。毫无疑问，随着该公司开发预测性生物标志物及其检查点抑制剂项目的推进，后续将在其他多种平台上开发更多的GES面板。

四、肿瘤显影方法预测肿瘤生物标志物

肿瘤显影是用来描述肿瘤结构、免疫细胞浸润及确定细胞在组织微环境中的分布和空间关系的技术。肿瘤显影平台的选择包含许多因素，其中最重要的是被调查组织标本的数量和质量。除了组织样本本身的限制外，还包括其他因素，如检测试剂的标志物表达丰度、灵敏度和特异性，以及在单个细胞或亚细胞分辨率下产生和分割阳性信号所需的硬件和软件。免疫标记和多光谱成像技术的最新进展，使得石蜡包埋的组织切片可以同时检测多个标志物，并且可以准确识别细胞及其空间信息。目前，有几个平台正在开发，力争不断增加可视化的细胞标志物。与大多数成像技术一样，自动化分割提取单个细胞的特征目前仍然是一个挑战；虽然有一些公司致力于实现自动化高通量的技术，但图像的人工管理和质量控制仍然是需要人工筛选的，这也为工作流程的必要组成部分。这些都是在文献中发表的应用范围较为局限的新兴技术，因此仅进行简要描述，重点突出关键的技术差异和潜在的优点、缺点。

1. 多重IHC 具有易于使用、相对便宜的优势，以及同时具有可视化、分析和量化实体肿瘤中原位免疫细胞表型的能力，使其成为免疫肿瘤学的主要应用技术。在过去的10年里，依赖Vectra自动化的IHC系统正在逐步取代经典IHC技术，经典的IHC系统只可以检测一个或两个目标，但依赖Vectra自动化的IHC系统，可以使复杂组织如TME中多个生物标志物同时被检测。第一代Vectra系统（Vectra3）可以成像多达7个蛋白质标志物，并在蜡块样本组织切片中以1mm

像素分辨率的多个视场，获得每个细胞和每个细胞室的多参数数据。下一代 Vectra 系统将该平台提升到九色检测，其分辨率与 Vectra3 相当。通过这两种系统，研究者可以构建生物标记面板来检测增殖（Ki-67），凋亡（DAPI），特异性肿瘤蛋白，免疫细胞群如 $CD8^+$ T 细胞、调节性 T 细胞 Treg 细胞、B 细胞、NK 细胞、单核细胞、树突状细胞等，免疫抑制标志物如 PDL-1、吲哚胺 2，3-双加氧酶（indoleamine 2，3-dioxygenase，IDO）等，以及指示细胞功能的标志物如颗粒酶 B 等。通常，在生物标记面板上还有一个通道，其可对细胞角蛋白或波形蛋白进行染色，用于区分上皮细胞和间充质细胞的分化。不可避免的是，用于解决系统生物学和肿瘤免疫生物学问题所需的标志物数量远远超过了 Vectra 系统技术限制的数量，因此研究者仍迫切需要更高维的成像平台。

2. 高维成像 组织的多参数成像，必须应对由荧光发射光谱的重叠所造成的限制。近年来，随着细胞悬液分析技术的进步，相关公司已经开发了多种技术来规避这一限制，从而使单个组织切片上的细胞和亚细胞分辨率的高维成像成为可能。Akoya 公司已经开发的一种多因子检测技术 CODEX，能够在单个组织切片上成像 40 个以上的细胞标志物。该技术依赖于抗体偶联到独特的寡核苷酸条形码，而后通过互补的荧光团标记，检测寡核苷酸。其具体工作流程是：首先用整个抗体面板对组织切片进行染色，其次对组织切片进行循环成像，而后每次添加三个寡核苷酸来检测结合的抗体，寡核苷酸与抗体上的互补条形码结合，再使用常规荧光显微镜对组织进行成像；然后轻轻清洗去除寡核苷酸，接下来重复 3 个循环，直到所有标记都被显示和成像。整个实验过程中，组织的完整性都得到了保持。这为接下来对一些感兴趣区进行重复分析创造了条件。一旦获得了所有目的图像，软件将自动把所有图像组装成最终的复合图像集。此技术目前还处于早期阶段，但与传统的多重 IHC 方法相比，其使得较大通量的组织成像成为可能，但是该方法也存在一定的局限性，如可标记的细胞数量有限。

基于质谱的成像技术包括成像质量细胞术（imaging mass cytometry，IMC）和多路离子束成像（multiplexed ion beam imaging，MIBI）。这两种技术均直接使用同位素纯稀土金属标记抗体，完全不用荧光团标记抗体，然后使用激光或离子束逐像素切割组织，而后通过质谱分析进行量化。由于质谱不存在与荧光标记抗体类似的相同通道干扰问题，其可以同时成像 40 个以上的标志物。虽然这两种技术都基于相似的概念，但在操作规程中存在重要的区别。与 IMC 相反，MIBI 是非破坏性的，因为其在光栅过程中只有一层非常薄的组织被消融。此外，由于离子束照射组织的方式不同，MIBI 比 IMC 具有更好的分辨率。

此技术最近应用在乳腺癌的相关研究中，该研究表明乳腺肿瘤免疫微环境包括肿瘤细胞和免疫细胞浸润的数量和组成，肿瘤和免疫细胞的空间关系以及抑制分子如 PD-1、PD-L1 和 IDO 的空间表达，这些不同的因素均与患者的生存时间有关。这些早期发现，均证明了高维成像技术在免疫肿瘤学中具有更广泛的应用。

迄今为止，上述讨论的成像技术已经实现了对组织切片中细胞和亚细胞的分辨，类似于传统的 IHC。此外，研究者还开发了其他方法，可以成像更细微的区域，并且可以提供更大的通量。例如，数字信号处理（digital signal processing，DSP）就是这样一种技术，它将细胞形态和表型与基因表达谱相结合，并进行相关研究。DSP 成像仪可以在单个组织样本包括单个组织切片或组织微阵列中检测多达 96 个蛋白质或转录本。DSP 依赖于条形码技术，其中包括依赖光敏偶联抗体或光切割寡核苷酸标签。该技术首先对蜡块样本组织切片使用荧光标记的抗体进行染色，使研究者能够根据组织图像、组织形态、单个细胞或网格或轮廓来选择感兴趣区进行成像。在与使用标记抗体或 RNA 混合孵育后，将选定的组织区域（小至 5μm）暴露在紫外线下，通过紫外线将标签与抗体或核酸解偶联。这些寡核苷酸可以在不干扰组织表面的情况下被回收，从而允许其被重复使用。将回收的寡核苷酸沉积在微量滴定板中进行定量，可用于估计实验误差。

DSP 作为一种生物标志物发现工具，目前已经用于发现黑色素瘤中与 ICB 反应有关的预测性生物标志物。通过使用 DSP 技术，研究者确定了黑色素瘤组织中的巨噬细胞、淋巴细胞和黑色素细胞的分布，同时也确定了 15 个与无进展生存期相关的生物标志物。这些生物标志物与之前两项未使用 DSP 的研究一致：第一项研究调查了黑色素瘤患者中使用伊匹单抗和尼鲁单抗辅助或新辅助治疗后，与治疗反应有关的预测生物标志物。第二项研究评估了黑色素瘤患者在新辅助治疗中单独使用尼鲁单抗或尼鲁单抗联合治疗的结果，并进行相关预测生物标志物的检测。这三项研究均发现了 B2M、CD3、CD4、CD8A、PD-1 和 PD-L1 在使用免疫治疗后的黑色素瘤患者无复发生存中的共同作用，并指出了免疫细胞和肿瘤细胞中其他几个潜在的预测生物标志物，这些生物标志物都值得被进一步研究。

另一种具有更大的高通量的成像技术是空间转录组学。这种方法是将组织安装在载玻片上，这些载玻片上预先涂有独特的寡核苷酸条形码，并以网格状模式排列。在文库准备过程中，来自组织中的 RNA 被标记在条形码上，这些条形码对每个网格点都是唯一的，并编码位置信息。当对文库进行测序时，可以通过计算，而后创建一个合成图像，该图像编码网格上每个点的转录本丰度，如果需要，它可以叠加在组织的光学图像上。

最后，对于临床研究有一个需注意的要点：由于 CODEX、MIBI 和空间转录组学都需要将组织安装在具有特异性的载玻片上。因此，需要获得原始的蜡块样本，而不是安装在常规载玻片上的预切切片。

五、微创生物标志物

肿瘤组织生物标志物的分析，已为精准医学带来了一些重要的见解和进展。由于肿瘤活检具有侵袭性，使得肿瘤组织可作为免疫治疗生物标志物发现的来源。但此技术仍然存在一些局限性，主要体现在此技术不能连续多个时间点评估肿瘤组织；此外，活检中可用的肿瘤组织的数量往往是有限的，小的肿瘤组织活检不能为两个平台提供足够的数量，更不用说满足多重平台的要求了。另外，检测可能还需要不同的肿瘤组织，因为克隆差异经常发生在转移部位内和（或）转移部位之间，而单个病变的活检可能不能说明肿瘤的时间与空间异质性。因此，微创生物标志物就被提出，这也成为一种生物标志物的新选择。

微创生物标志物，如检测血液和粪便样本，有几个优势，包括降低风险和成本，评估纵向样本的能力（在肿瘤治疗期间的若干个时间点）及多组学的检测能力。

液体活检技术正在将血液作为肿瘤生物标志物信息的来源，这一技术可以在细胞、基因组和转录组水平上进行分析。血液的微创肿瘤标志物检测一般是利用外周血单个核细胞（PBMC）、血清和（或）血浆作为评估宿主遗传学和代谢组学的来源，并辅助收集患者其他疾病状态的信息。下文将介绍液体活检技术。

1. 基于循环肿瘤 DNA（ctDNA）的液体活检 诊断技术的进步使微创液体活检成为肿瘤学精准医学领域的又一个令人兴奋的进展。2016 年，美国 FDA 批准了第一个用于检测肺癌患者 EGFR 基因突变的液体活检检测方法。对于 ICB 治疗，BTMB 是一个积极的研究领域，通过此研究，可以推进精准免疫治疗方面相关的临床应用。肿瘤学术语“液体活检”是指分析肿瘤细胞、基因组和转录组水平信息的能力，通常指从容易获取的样本，如血液、尿液和唾液中测量循环肿瘤细胞（circulating tumor cell，CTC）、ctDNA 和外泌体。液体活检生物标志物技术在肿瘤的诊断和治疗方面具有令人兴奋的潜力，包括早期筛查和诊断、患者选择，以及监测药物治疗的反应和耐药性。这里重点研究血液中 ctDNA 的生物标志物技术及其与肿瘤免疫治疗的关系。

肿瘤患者中体细胞基因改变，如突变和扩增，均是肿瘤特异性的表现。由于肿瘤细胞存在脱落和死亡，因此可以在一些肿瘤患者的血液中检测到肿瘤细胞的 DNA。游离 DNA（circulating-free cell DNA，cfDNA），包括肿瘤来源的 ctDNA，是指当细胞死亡或分泌时，被释放到血液和其他体液中的相应 DNA。ctDNA 的总体丰度一般较低，据报道不到总 cfDNA 的 10%。肿瘤疾病的不同状态会导致患者血液中不同的 ctDNA 水平，肿瘤负荷、组织学和肿瘤患者治疗史等因素都会影响 ctDNA 水平。因此，我们需要敏感的方法来检测 ctDNA 的含量，从而研究其与肿瘤特征的相关性。随着测序方法和血浆收集方法技术的进步，使得检测结果的灵敏度有了大幅提高。以往已经有在癌组织中直接评估特定肿瘤突变的技术，如EGFR或KRA突变，并已应用于临床，但在预测免疫治疗和治疗选择方面的效用有限。

然而，对这些与疾病特异性有关的生物标志物的ctDNA的纵向评估，可以作为抗肿瘤活性的替代标志物，并由此评估临床益处与肿瘤患者耐药性和肿瘤进展的关系。正如上文所说，TMB作为ICB治疗的预测生物标志物正在评估中，目前有些研究者已基于此创建了BTMB分析方法。Gandara等使用两项非小细胞肺癌临床研究的样本数据证明，BTMB和TMB呈正相关。另一项回顾性研究分析显示，BTMB对ICB治疗肺癌患者有阳性预测价值。

虽然结果令人鼓舞，但血液和组织中的TMB检测方法仍然存在一定的局限性。因此，ctDNA检测方法需要在临床验证以及临床应用方面得到进一步发展。随着检测方法的持续进步，将BTMB与其他组学生物标志物结合可能显示出更好的临床预测效果。

2. 基于ctDNA的多组学组学联合分析 采用机器学习的方法，将ctDNA联合其他组学一起分析，正在作为一种先进的多参数液体活检方式，并取得了一些初步的令人鼓舞的成果。一些研究者正利用cfDNA的DNA测序，结合DNA长度和丰度的分析来获得表观遗传信息，并通过机器学习方法，推断基因激活和转录因子活性。Vallania等最近研究通过使用机器学习的方法，评估cfDNA中ctDNA的占比、预测基因激活状态和转录因子活性，并以此筛选判断肿瘤来源的相关生物标志物。该研究对30例接受ICB治疗的肿瘤患者的基线和治疗时的血浆样本进行评估后发现，患者的基线水平和治疗时免疫相关转录因子结合位点与肿瘤反应相关。

此外，与基线水平相比，ICB治疗后收集的血浆样本中单核细胞的细胞比例水平较高，cfDNA水平较低，这与临床获益显著相关。其他研究cfDNA的方法包括CancerSEEK血液检测，它是一种把cfDNA和蛋白抗原检测合并，而后进行预后诊断的方法。使用cfDNA预测免疫治疗的另一种方法是使用表观基因组学和评估全基因组DNA羟甲基化。Gu等分析了19例接受ICB治疗的肿瘤患者的纵向血浆样本的羟甲基胞嘧啶DNA特征。在有反应患者和无反应患者中，研究者观察到参与肿瘤发生的基因5′ UTR和启动子区域存在显著差异的羟甲基化水平。这些报告进一步支持微创纵向试验可用以指导肿瘤患者的临床管理和免疫治疗。

六、粪便生物标志物分析

1. 肠道微生物群分析 微生物群是指聚集在人体上和人体内的微生物——细菌、病毒和真菌。肠道微生物群的组成，因其与各种疾病过程的相关性而受到科学家们的关注。近年来我们对肠道微生物的细菌成分的认识逐步深入，特别是在过去10年，由于使用NGS技术，阐明复杂变量的生态共生物种和病原体之后。肠道微生物群被认为在健康中发挥着以下广泛的作用：促进对致病菌定植和感染的抵抗，培养和调节免疫系统，维持肠道上皮屏障的完整性，调节宿主代谢，并可能改变中枢神经系统的功能。肠道微生物群组成和免疫状态之间的联系，促进了既往对于肿瘤中肠道微生物种群失调的研究，特别是在免疫治疗方面相关肠道微生物失调的研究。

微生物多样性的丧失即生态失调在肿瘤患者中很常见，也与肿瘤患者预后不良相关。在动物肿瘤模型和人类肿瘤队列研究中已有报道证明，肿瘤患者中肠道细菌属，如拟杆菌、梭状芽孢杆菌和粪杆菌存在失调在调节相关菌群后能对肿瘤患者的预后起到积极影响，并且其具体机制是相关细菌通过对T细胞的增殖、树突状细胞的激活或抗炎细胞因子的分泌来调节抗肿瘤免疫。此外，在ICB治疗开始前，患者粪便样本中嗜黏液阿克曼菌的相对丰度与PD-1阻断的临床反应相关。将对ICB有反应的肿瘤患者的粪便微生物群移植到无菌或抗生素治疗的肿瘤模型小鼠后，研究者发现这种菌群移植可增强小鼠对于PD-1阻断剂治疗的抗肿瘤效应。

最近有研究者对使用PD-1阻断治疗的黑色素瘤患者的粪便微生物组进行了研究，并与对PD-1阻断治疗有反应和无反应的患者之间的肠道微生物组进行比较。他们发现对PD-1治疗有反应的患者的粪便微生物，较治疗前粪便微生物组的组成，具有明显的细菌特征种群的变化。具体来说，较高的α多样性即具有更多不同种类的微生物和细菌杆菌属（梭菌芽孢杆菌目和瘤胃球菌科）的相对丰度与更好的治疗反应和延长无进展生存期（PFS）相关。相反，较低的α多样性和较低的细菌杆菌属丰度，与治疗反应较低和较短的PFS相关。这些数据表明，肠道微生物组特征可能作为PD-1治疗反应的预测生物标志物。

目前已存在的几种肠道微生物组分析方法，首选的应用取决于所需的分类解析分辨率（需要的分辨率在门、科、属、种或菌株的水平上）、需要细菌物种的功能多样性注释，以及每个样本的成本。标记基因测序（如细菌和古细菌的16S rRNA）是在属水平上，进行微生物群落组成低分辨率分析的首选方法。粪便微生物群的组成是根据独特类型的细菌的总数即α多样性和微生物的数量即β多样性进行衡量的。细菌菌种之间的差异性，需要研究者对基因组序列读取数据集进行分析，并在一个操作分类单元（operational taxonomic unit，OTU）的分辨率下进行差异分析得到结果。微生物组变化之间的差异，如研究干预组、预处理与治疗后、正常与疾病状态之间的差异，可以根据α多样性、β多样性以及特定菌种OTU的相对丰度的变化来评估。

标记基因测序（如16S测序）是一种廉价的RT-PCR检测方法，适用于可能被宿主DNA污染或低生物量的样本。研究者为了获得更详细的基因组信息和分类学分辨率，可以选择使用全宏基因组测序（whole metagenomics sequencing，WMS）来评估一个样本中的总DNA。根据测序深度（每个样本的测序读取的数量），研究者有可能将样本中存在的微生物水平精确到种属的级别，同时可以对不同微生物群落的功能进行注释。使用此方法所测得数据的深度远远超出16S标记基因测序所得的数据。

对WMS数据变化的解释可能涉及饮食、抗生素和益生菌使用、药物使用、生活方式以及其他生活中存在影响的因素，这些因素均可能暂时改变肠道微生物组的组成。应特别注意粪便样本的快速收集和低温保存的操作环节，这些注意事项可以防止由于取样或分析前处理导致的微生物种群变化的误差。标记基因测序和WMS可以在保存的粪便样本中进行。这些样本可以在特制的肠道微生物保存液中长期稳定室温或冷冻存储几个月。

2. 细菌代谢组学　肠道内共生细菌已被证明会影响肠道抗炎或促炎反应的产生，其机制与共生细菌的代谢有关。相关研究表明，通过大分子发酵释放的代谢副产物会影响Treg细胞和Th17细胞之间的平衡，也可以介导中性粒细胞和巨噬细胞招募到感染组织，在宿主对细胞外病原体的防御中发挥关键作用。也有研究表明，一旦感染被清除，肠内共生细菌的代谢产物，可以将免疫反应从一种能够攻击致病性入侵者的促炎状态，转变为抑炎状态，以防止组织损伤。与此状态改变有关的分子机制在很大程度上仍未确定。

最近的研究表明，丁酸和丙酸，两种多糖发酵过程中所产生的短链脂肪酸（short chain fatty acid，SCFA），可以促进T细胞在胸腺外成熟。由于SCFA的主要胞内作用机制之一是抑制组蛋白脱乙酰酶（histone deacetylase，HDAC），而HDAC是一组主要用来调节染色体状态及基因表达的酶，故共生微生物产生的SCFA，可能会有深远的下游作用，并塑造肠道微生物群与免疫系统之间的紧密联系。细菌代谢组学领域及其在免疫治疗中的作用目前还处于起步阶段，但通过质谱等技术识别和量化SCFA的方法正在迅速发展。

3. 代谢物组学　肿瘤微环境（TME）是一个强烈的免疫抑制环境，免疫细胞在试图发挥抗肿瘤效应功能时必须忍受这个恶劣的环境。免疫细胞的趋化迁移和浸润，是一种对代谢要求很高的过程，一旦免疫细胞成功地停留在肿瘤床上，葡萄糖和氨基酸将成为免疫细胞有效激活和增殖的关键底物。在TME中，肿瘤细胞对这些资源的竞争更有利，因为它们具有快速增殖能力和可以进行有氧糖酵解途径的能力，该代谢途径可抑制免疫细胞的效应功能。这种营养剥夺与血液灌注不足导致的缺氧相结合，将会导致一系列缺氧效应，进一步为形成免疫抑制环境奠定基调。已有研究表明，改善TME的代谢和缺氧环境，从而激活免疫细胞来有效杀死肿瘤细胞，是一个理想的肿瘤治疗途径。在过去的10年里，一些相关研究提供了关于代谢和免疫细胞功能的见解。T细胞在不同的发育阶段，通过不同的代谢途径，会导致其分化和功能的差异；因此，代谢物可能作为评估免疫功能状况和免疫治疗效果的重要生物标志物。

离开胸腺的幼稚 T 细胞，主要通过氧化磷酸化（oxidative phosphorylation，OXPHO）驱动其代谢，一旦 T 细胞通过 TCR 和共刺激受体连接其他细胞及细胞因子的刺激而被激活，有氧糖酵解代谢就被激活。有氧糖酵解是细胞在有氧条件下，将葡萄糖转化为乳酸的过程。虽然每个葡萄糖分子产生 ATP 方面效率不如 OXPHO，但它可以产生对细胞生长和增殖重要的代谢中间体。然而，在 TME 中，随着乳酸水平的升高，肿瘤细胞会抑制 T 细胞和 NK 细胞的功能，损害其转录因子的激活和 IFN-γ 的产生，并降低其细胞增殖潜能。因为乳酸是肿瘤代谢的有效底物，肿瘤相关巨噬细胞（TAM）摄取乳酸可以刺激胞内精氨酸酶 -1（arginase-1，Arg-1）的产生，从而降低 TCR CD3ε 链的表达，并通过缺氧诱导因子 1α（HIF-1α）损害 T 细胞反应，因为 HIF-1α 是 Th17 细胞和 T 细胞分化的代谢检查点。肿瘤驻留的 TAM、髓系来源抑制细胞（MDSC）和耐受性抗原表位，均通过表达降解必需氨基酸的酶如 IDO，进一步抑制 T 细胞的扩张和抗肿瘤活性。IDO 是一种参与色氨酸代谢的酶。最终结果是影响多胺生物合成和减少 T 细胞有氧糖酵解，并且进一步将平衡转向肿瘤细胞利用葡萄糖、释放更多的乳酸和 T 细胞功能受损。

当肿瘤浸润淋巴细胞（TIL）在 TME 中适应时，它们失去了对 TCR 刺激的反应能力，分泌细胞因子，以及对肿瘤抗原的反应性增殖均下降。这些 TIL 有效地进入疲惫或低反应状态。在这种功能失调的状态下，T 细胞无法维持生物能量需求，来维持其效应功能和控制肿瘤生长。此外，长期高含量的乳酸和缺氧可以上调 PD-1、CTLA-4、TIGIT 和 LAG-3 的表达，这些共抑制分子可以抑制 T 细胞对肿瘤抗原的反应。

总的来说，这些发现支持了肿瘤治疗方法的发展，并指向了一个关于免疫治疗的新方向：促进免疫细胞维持一个更有利的代谢环境，并结合免疫疗法阻断抑制性 T 细胞受体，以增强其肿瘤细胞杀伤活性。目前，研究 IDO 抑制剂与抗 PD-1 抗体联合使用的临床试验正在进行中，检测 TME 中不稳定代谢物的方法正在发展，以上内容均加深了代谢在指导抗肿瘤免疫反应中作用的理解。

第五节　肿瘤免疫学新技术

肿瘤免疫学的新技术见表 6-2。

表 6-2　肿瘤免疫学的新技术汇总

肿瘤免疫学新技术	简介	优点	缺点
高通量流式技术（飞行时间质谱流式细胞术，CyTOF）	CyTOF 使用同位素纯稀土金属进行抗体标记，然后通过时间质谱进行测量，从而能够在最小的干扰下测量单个细胞中的 40 多个生物标志物。鉴于多重检测和每次实验捕获数百万个细胞的能力，CyTOF 提供了一种可靠的方法来分析与人类发育和疾病相关的罕见过渡的细胞状态	1. 通道数量极多 2. 邻近通道间无干扰，无须计算补偿 3. 使用稀土元素作为标签，背景干扰小，信噪比极高 4. 超高的灵敏度 5. 数据化处理方式多样	1. 采集速度较传统慢 2. 样本纯度要求高 3. 数据结构复杂
单细胞测序	在单个细胞水平上，对基因组、转录组及表观基因组水平进行测序分析的技术	1. 简单便捷 2. 细胞通量高 3. 建库周期短 4. 捕获率高	1. 非转录本全长信息 2. 对样本要求高
循环蛋白质组学	对生物样本中的蛋白质进行鉴定和定量分析的技术	能提供高灵敏度和稳定动态范围的蛋白质组	1. 对样本要求较高 2. 灵敏度稍差

续表

肿瘤免疫学新技术	简介	优点	缺点
血清或血浆蛋白的定量多重免疫分析法	Luminex 技术 Soman 技术 邻位延伸分析技术（proximity extension assay，PEA）	样本容易获得	1. 由于试剂、目标蛋白的丰度水平和被分析样品的复杂性，可能会出现特异性和交叉反应性问题 2. 容易受外在因素影响，导致检测结果阴性
血清或血浆中的无偏倚蛋白质组学（质谱分析）	靶向蛋白质组学技术 非靶向蛋白质组学技术	1. 不存在选择偏倚 2. 克服了免疫分析的一些通量低而引起的局限性	后续分析复杂
基于计算机分析方法的应用	运用计算程序构架模型模拟肿瘤和免疫系统之间的相互作用	1. 避免了烦琐的分子生物学实验过程 2. 能够快速得到结果	结果需要后期实验验证

一、高通量流式技术（质谱流式技术）

免疫系统的功能主要取决于，多种不同细胞类型之间复杂的相互作用。因此，单细胞分析长期以来一直是免疫学的首选方法。因此，流式细胞术几十年来一直是免疫学基础研究的支柱。然而，一同可测量参数的数量受到可用荧光团的宽度及其发射光谱重叠的限制，使得此项技术的发展受到了一定的限制。

近年来，由于研发出了新的荧光团，使得访问更大部分的光谱成为可能。同时由于新仪器增加了激光器和过滤器数量，联合使用新的荧光团，在一个实验中可以测量参数的数量已经增加到30个左右。该领域的其他进展包括开发光谱仪器、自动解卷积重叠的光谱，从而促进复杂流式抗体面板设计的发展。为了规避与荧光相关的问题，CyTOF使用同位素纯稀土金属进行抗体标记，然后通过时间质谱进行测量，从而能够在最小的干扰下测量单个细胞中的40多个生物标志物。鉴于多重检测和每次实验捕获数百万个细胞的能力，CyTOF提供了一种可靠的方法来分析与人类发育和疾病相关的罕见过渡的细胞状态。

最早开发和最广泛使用的应用是分析血液或组织中的免疫细胞频率（即免疫表型分析）。利用这种方法在血液或组织样本中发现数百万个免疫细胞，并从中捕获了丰富的谱系标记（如CD3、CD57）和功能分子。一般来说，实验设计包括从预先确定的队列中，通常是外周血或骨髓中收集组织标本的免疫细胞，然后用CyTOF进行分析，以检查不同实验组中多种免疫细胞类型的相对丰度和活性。由于仅使用小部分CyTOF标志物即可轻松识别主要免疫亚群，研究人员可以同时评估其他表面和（或）细胞内因子，这些因子可告知免疫细胞功能，如耗竭标志物，如PD-1、淋巴细胞活化基因3（lymphocyte activation gene-3，LAG-3）或细胞内细胞因子水平如IFN-γ、IL-15。

CyTOF技术的免疫表型分析能力，使其非常适合在临床试验和免疫治疗中应用。这些应用中，我们尚不了解基于嵌合抗原受体的细胞疗法或检查点阻断生物制剂的复杂作用和反应。我们需要更好地绘制患者免疫细胞状态和功能变化的图表，以改进免疫治疗靶点和（或）设计联合疗法。为此，在CyTOF上运行临床试验中的大型患者队列，并使用样本和活细胞条形码以及抗体冻干来控制实验变量，如抗体染色和防止双重污染。为了确保测量的一致性，金属磁珠与样品的运行数据被用在单次或多次运行程序中，并对CyTOF采集的不一致性进行标准化。最后，来自相邻（+1质量）和氧化（+16质量）金属同位素的CyTOF数据中的信号，不成比例地溢出，会影响低丰度标志物（如T细胞衰竭蛋白）并降低测量的准确性。

虽然免疫表型实验主要用于检测外周血和骨髓样本，但在其他细胞系统和组织中也有类似的应用，如中枢神经系统和肌肉。此外，分析复杂系统中多种相互作用的免疫细胞类型，可以量化不同细胞群和（或）标志物之间的结合情况，并揭示在批量检测中被掩盖的特征。总的来说，这些研究突出了 CyTOF 在捕获免疫细胞频率和功能方面的广泛用途。我们特别报道了这项技术在其他复杂和免疫浸润组织（如淋巴器官或肠道）中的应用，以便更好地了解循环和组织驻留免疫细胞之间的差异，以及它们在这些隔室之间移动时细胞状态的变化。

由于每个样本捕获约 50 种高维细胞状态特征，细胞数量在 1 万～1000 万之间，而且每次实验中收集的样本数量较多，需要每次条形码运行 20～50 个样本。由此产生的庞大且复杂的 CyTOF 数据集需要经过精心设计的计算流程分析。通常，已知细胞类型频率的量化以及新细胞状态的发现都是此类研究的重点。为了达到这一效果，细胞聚类等计算方法可以在免疫表型和更广泛的细胞谱研究中识别被测细胞群所持有的保守状态。当前的聚类工具允许研究人员识别保守的细胞状态并发现稀有的细胞群（即细胞状态较少），然后通过功能分析和实验进行验证。当将其扩展到临床环境中时，细胞聚类可以使用独立临床特征（如治疗反应或疾病阶段）的回归分析进行配对，以识别和鉴定相关的细胞群和标志物。

CyTOF 分析面板可以设计为“广泛”，即覆盖所有主要细胞类型，也可以专注于“深度”，关注感兴趣的特定亚群的细胞类型，如免疫表型。即使现代技术使生物标志物数量不断增加，但面板设计仍然需要相当谨慎，因为可用槽的数量限制了不同细胞子集的精度。

与传统的流式细胞术相比，高通量流式细胞术的一个显著优势是，测量通道之间的干扰非常小，有助于模块化面板的设计。这种设置若使用基于荧光的流式细胞术，会使整个实验变得非常困难，因为面板设计需要仔细考虑荧光团之间的重叠，以及单个细胞之间共表达的生物标志物的关系。因此，拥有一个共同的流式抗体面板对于整合研究数据是必要的，但这在传统技术上是困难的，因为传统的流式细胞术面板的重叠有限。同时，在进行面板设计时还需要考虑的另一个重要因素，即药物治疗是否干扰抗体结合，如尼鲁单抗可以竞争性地与用于测量 PD-1 的流式抗体结合。

二、单细胞测序

使用 RNA-seq 的单细胞转录组学是一种与细胞术互补的替代分析方式。最初的方法是基于通过流式分选或微流控基因芯片对单个细胞进行物理分离。虽然这些方法更敏感，并且可以检测更多的基因，但这些方法仅限于分析成百上千数量的细胞，通量较低。

某些确定性原因如细胞周期效应或随机因素，使得共享同一微环境的相邻细胞，可以在不同水平上表达同一个转录本。这种随机性导致了所谓的转录噪声，即在表达水平上的一种随机的、突发性的波动，这种波动在决定细胞的命运中起着关键作用，所以准确地了解每个细胞的表达模式就显得尤为重要。因此需要采用新的测序技术实现单细胞水平基因表达分析，在这种情形下单细胞测序技术应运而生。

所有单细胞测序方法无一例外都是基于 DNA 进行的，目前还不能直接对单个细胞中的 RNA 进行测序，这意味着 RNA 必须首先转化为 cDNA，然后需要通过 PCR 扩增或线性扩增（体外转录，*in vitro* transcription，IVT）。这包含着两个挑战：一方面，在转化过程中，RNA 的损失必须保持在最低程度。另一方面，扩增后要提供足够量的 DNA 进行测序，而且扩增过程不能引入太多改变细胞原始转录状态的定量偏差。真核细胞包含许多不同的 RNA 种类，包括 mRNA、lncRNA、circRNA、miRNA、tRNA 等，但通常只有部分 RNA 与研究有关。大多数单细胞测序（single cell RNA-seq，scRNA-seq）方法都先专门捕获多聚腺苷酸 RNA，如使用 mRNA 和某些 lncRNA 的寡聚（dT）引物抓取 RNA。每个研究人员都面临着一个特定的生物学问题，这决定选择什么样的方法能最好地解决这个问题。全长 scRNA-seq 可以对转录本进行整体测序，从而使基因表达定量、转录亚型、单核苷酸多态性（SNP）检测成为可能。基于标记的方法可以对转录本的 5′ 端或 3′ 端进行测序，但不能以检测可变剪接亚型为代价对转录本丰度做检测。令人兴奋的是，此技术可以与分子标记技术联合，使得对基因表达定量检测更准确，并且具有更高的检测通量，还可以结合分子标签（unique molecular identifier，UMI）做绝对定量分析。

1990年，Norman Iscove的课题组，使用PCR技术实现了对cDNA分子的指数级扩增，首次证实对单细胞进行转录组分析是可行的。1992年Eberwine等首次开发了一种复杂的方法，分析了来自单个细胞中几种单基因的表达，该方法首先进行体内逆转录（reverse transcription，RT），然后通过IVT扩增。后来出现了更简单的基于PCR的方法，此方法的出现使得检测到的细胞和基因表达数量显著增加。最终，非靶向单细胞mRNA或cDNA扩增技术被开发出来，这使得研究人员能够使用芯片进行转录组范围的研究。在此基础上，Tang等对这些技术进行了调整，使其与高通量测序技术兼容，从而首次完成对单个细胞中的mRNA完全无偏倚的转录组范围的研究。

早期单细胞研究旨在对少量珍贵细胞开展深入研究，随着郭国骥等证明不需要预先分选细胞就可以识别出不同的细胞类型后，该领域发生了转变。随后有研究者对500多个细胞进行了48个基因的RT-qPCR检测，证明了同时检测更多数量细胞的可行性。这激发了Linn公司开发出通过多重无偏RNA-seq，可以平行分析多种细胞的技术，其长期目标是最终编目所有的神经细胞类型。

自2009年汤富酬第一篇文章报道后，单细胞转录组测序技术领域在过去的几年里，开发了许多更灵敏、更准确的单细胞转录组测序技术，使得更快速、更低成本地提供信息成为可能。CEL-seq测序技术于2012年发表在*Cell Reports*上，该技术由以色列理工学院的研究人员开发，用IVT代替PCR达到扩增的目的。2014年《科学》杂志发布的大规模并行RNA单细胞测序（massively parallel single-cell RNA sequencing，MARS-seq）与CEL-seq很类似。SMART-seq是一项具有里程碑意义的技术，在2012年由美国和瑞典的科学家共同开发。SMART-seq和SMART-seq2是基于SMART技术对目标RNA进行扩增、测序，而且已经有了较为成熟的商品化试剂盒，是目前应用较多的技术。

随着单细胞转录组测序应用的不断深入和细化，常常需要对复杂器官开展单细胞测序，仅仅对几个细胞进行测序已不再满足科研需求，现在需要一次性对几千甚至几万个细胞进行测序，分析这些细胞间的基因表达差异。因此需要开发大规模低成本的单细胞测序方法，哈佛大学两个团队将微流体技术与单细胞RNA-seq结合，分别开发出Drop-seq和In-drop两种技术，并在2015年发表在同一期的《细胞》杂志上。这两种技术都利用微流体装置生成液滴，液滴沿着一根极细槽道流动时将带有条形码的微珠和细胞一起包裹进液滴，在液滴中实现反转录和扩增建库，同时每个条形码附着到每个细胞的转录本，而后进行相关分析。此项技术可以一次测序所有的基因并追踪每个基因的来源细胞。它们的出现，让快速、低成本地分析数千个单细胞的基因表达成为现实。

除了细胞通量方面的优势，基于滴体的细胞条形码更是提供了一个强大的平台，可以用于不同类型的分析，包括蛋白质检测（通过使用寡标记抗体），TCR和B细胞抗原受体（B cell receptor，BCR）序列测序，以及可访问染色质测序技术（ATAC-seq）。

值得注意的是，在流式细胞术和单细胞测序之间的选择，涉及参数的数量和可分析的细胞数量之间的权衡。通过流式细胞术，每个样本可以在一次实验中分析数百万个细胞（唯一的实际限制是样本的数量），但参数的数量被限制在40个以上。相反，单细胞测序有可能测量单个细胞中的数千个参数，但每个样本中可以分析的细胞数量受到最多数万个的限制。

三、循环蛋白质组学

蛋白质是调节生物过程的主要效应分子，并且在细胞中有一些分泌蛋白可以进入循环，以响应细胞激活、损伤、应激或死亡，这些蛋白质包括血管生成、凝血和运输生长因子、激素和细胞因子。血液蛋白在临床实验室检测中通常被用作评估肝、肾和心功能健康状况的指标。循环肿瘤标志物如前列腺特异性抗原（prostate-specific antigen，PSA）、糖类抗原19-9（carbohydrate antigen 19-9，CA19-9）和癌胚抗原（carcinoembryonic antigen，CEA）被用于监测肿瘤负荷，一些标志物已被验证为疾病反应的临床生物标志物，包括用于多发性骨髓瘤的 M 蛋白和用于卵巢癌的 CA125。细胞因子在调节免疫系统、肿瘤细胞和免疫细胞中发挥着关键作用，而来自 TME 的细胞则调节细胞因子的产生。这些蛋白是显示免疫状态和与免疫治疗反应有关的生物标志物。细胞因子是一种小的蛋白质，通常作用于局部，它们有许多不同的名称，包括淋巴因子、单因子、趋化因子、白细胞介素（interleukin，IL）、干扰素（IFN）和集落刺激因子。细胞因子可引起免疫反应的激活或抑制，当过度激活时可能导致细胞因子释放综合征，最严重时会导致患者死亡。

蛋白质组学是对生物样本中的蛋白质进行鉴定和定量分析的技术。由于血液不能反映肿瘤状态，所以基于血液的肿瘤蛋白质组学一直受到阻碍，然而与基因组学的方法相比，它能提供高灵敏度和稳定动态范围的蛋白质组信息。蛋白质由 20 个氨基酸组成，遗传物质由 4 个核苷酸组成。由于各种翻译后修饰具有很高的复杂性，同时缺乏扩增能力，因此检测的灵敏度比遗传物质更具挑战性。血清或血浆的蛋白质组学分析通常包括基于珠子的多重 Luminex 平台免疫分析、基于适配体的分析以及无偏倚质谱分析。蛋白质阵列也被广泛用于血清中检测自身和肿瘤反应性抗体。这些技术的进步有望将这种可获得的生物标志物作为健康和疾病的关键指示器。

四、血清或血浆蛋白的定量多重免疫分析法

用于蛋白质定量评估的多重平台类似于 ELISA 免疫分析，其原理是将分析物夹在捕获抗体和检测抗体之间。Luminex 技术通常被学术研究中心和技术公司使用，这种技术利用一种磁性或聚苯乙烯珠技术，可以使用荧光团标记的抗体和珠子检测单个样本中的数十或数百个蛋白质。这些多重免疫分析法可以提供有价值的数据，但也有一些局限性。他们利用高亲和力试剂，用于检测复杂基质中一定浓度范围内的蛋白质。由于试剂、目标蛋白的丰度水平和被分析样品的复杂性，可能会出现特异性和交叉反应性的问题。此外，广泛的修饰可以影响蛋白质检测，包括蛋白质 - 蛋白质结合和翻译后修饰，所以从肿瘤分泌到血液中的因子可能处于较低水平，因此可能无法检测。此外，虽然这些检测方法的检测范围可能是有限的，但是有许多数值是可以根据外推法计算。新的方法包括使用 Sommer（基于慢速率修饰适配体）捕获系统的 Soma-scan 技术，提高了蛋白质结合的敏感性，增加了多重复合的能力，能够捕获数千个目标蛋白。单分子阵列（single molecule array，SIMOA）技术提高了检测灵敏度，通过使目标蛋白放大 1000 倍，从而捕获单分子。扩展分析（PEA）技术具有提高灵敏度的能力，可以检测成千上万的目标蛋白，通过使用抗体对标记 DNA 分子进行同质分析，可以实现高通量实时 PCR。

五、血清或血浆中的无偏倚蛋白质组学

质谱（MS）是一种无偏倚的蛋白质组学定量方法，可以弥补免疫分析的一些限制。MS 也可用于血液中的代谢组学，但该应用将在后续粪便样本的生物标志物分析中进行讨论。MS 主要通过蛋白酶消化分析血清或血浆中的蛋白质，通常用胰蛋白酶消化，这个过程可以发生在富集或分离步骤之后，以去除样品中的高丰度蛋白质。消化后的肽段经过高效液相色谱浓缩分离、电离和质谱评价，这个过程提供了在序列水平上关于样本中存在的蛋白质的定量信息，也可能是提供翻译后修饰的信息。靶向蛋白质组学，如多反应监测（multiple reaction monitoring，MRM）、使用无标记分析的超反应监测（hyper reaction monitoring，HRM）和基于机器学习和深度学习的方法，正在不断提高质谱的灵敏性。基于机器学习和深度学习工具的改进提升了蛋白质鉴定的重复性，以及使得自动生成数据并形成数据独立采集（data independent acquisition，DIA）的光谱库成为可能。其他新的 MS 蛋白质组学方法也在不断涌现，包括自动多粒子平台、蛋白质图谱。据报道，利用这些方法可减少样品处理时间，识别低丰度蛋白质和发现蛋白质 - 蛋白质相互作用关系。翻译后修饰是关于蛋白质组信息的另一个维度，如糖基化修饰是通过添加短糖链实现的。糖基化在

调节蛋白质折叠、信号转导和许多细胞功能中发挥着重要作用。蛋白质糖基化的异常模式与免疫功能、炎症、自身免疫和肿瘤有关。MS 技术的机器学习和人工智能算法的进步，提高了评估蛋白质聚糖模式的能力。目前，一些临床试验正在评估该方法作为卵巢癌诊断测试的效用。目前这些技术和分析数据的计算方法一直在不断发展和革新。关于精准免疫治疗及发现生物标志物的应用将进一步探索。

六、基于计算机分析方法的应用

肿瘤免疫学方法里面一个重要部分是基于系统生物学对生化网络的动力学进行建模。在肿瘤 - 免疫系统相互作用中以非线性方式发生的许多复杂过程易于数学建模，这有助于对观察到的行为提出解释，并在实验中进行可验证的预测。模拟肿瘤和免疫系统之间相互作用的最常用的方法是微分方程和基于规则的模型。我们提供了一些模拟模型及方法来描述肿瘤 - 免疫系统的相互作用和 T 细胞在开发癌症免疫治疗中的作用。

（一）计算机模拟在理解肿瘤 - 免疫系统相互作用基础上的应用

一种有效的抗肿瘤免疫反应主要是由细胞毒性 T 细胞和 NK 细胞介导的。许多数学模型已经被开发用来描述细胞毒性淋巴细胞和生长中的肿瘤之间的相互作用。这些模型启用了基于对肿瘤环境中发生的一些现象的数值估计、解释和预测来识别具有生物学意义的参数。

Kumbhari 等开发了一个常微分方程（ordinary differential equation，ODE）通用模型，模拟细胞毒性 T 细胞和生长细胞之间的相互作用，解释了细胞毒性 T 细胞对肿瘤组织的可能影响，以及肿瘤的“休眠”状态与细胞毒性 T 细胞活跃度的关系。Kumbhari 等后来又提出了一个新版本的模型。该模型进一步模拟了肿瘤生长的复杂动态行为的细微差别。这种行为遵循了一种周期性回归的生长模式。另外，由 Matzavinos 等开发的一个基于偏微分方程（partial differential equation，PDE）的数学模型，描述了在细胞毒性 T 细胞存在下实体肿瘤生长的时空动力学模式。他们重点分析了免疫原性肿瘤中肿瘤细胞、免疫细胞、肿瘤免疫细胞复合物和趋化因子的时空动态，并提出细胞毒性 T 细胞可能在肿瘤休眠的控制中发挥重要作用。该模型可用于评估初次治疗和免疫原性肿瘤复发之间的时间间隔。此方程基于微分方程，描述了肿瘤 - 免疫系统相互作用的动力学，重点研究了 NK 细胞和 $CD8^+$ T 细胞在肿瘤监测中的作用。最近的实验结果强烈支持 Treg 细胞参与了肿瘤的生长。虽然 $CD4^+CD25^+$ Treg 细胞的扩增加速了肿瘤的进展，但使用单克隆抗体消除 $CD4^+CD25^+$ Treg 细胞会导致肿瘤排斥反应。

如果肿瘤的生长速度较低，免疫原性相对较高，并且对 T 细胞的破坏更敏感，则肿瘤诱导了一种调节性 T 细胞和效应性 T 细胞共同的增殖状态，在这种模型下，通过减轻 Treg 细胞的效力，联合细胞因子诱导的杀伤免疫治疗和免疫抑制化疗可以提高生存率。

Webb 等开发了一个模型来描述 Fas/FasL 系统在肿瘤 - 免疫系统相互作用中的重要性。该模型表明，肿瘤细胞组成性表达 Fas 配体的是免疫逃避的潜在机制之一，因为它能够在携带 Fas 受体的 T 细胞中相互作用，并诱导 T 细胞凋亡。该模型还预测了基质金属蛋白酶（matrix metalloproteinase，MMP）能将 Fas 配体酶裂解为可溶性 Fas 配体，可以作为 Fas 配体诱导的细胞死亡的抑制剂。

这个模型对肿瘤治疗具有重要意义：基于该模型，相关研究发现肿瘤中 MMP 水平升高与肿瘤侵袭和血管生成有关，它提示广谱 MMP 抑制剂可作为潜在的治疗药物。Webb 等提出的模型无法阐明肿瘤是如何从适应性和先天性免疫系统中逃逸的。而后，Mahasa 等提出了一个更微妙的模型，其中包括 NK 细胞、激活 $CD8^+$ 细胞毒性 T 细胞、显示肿瘤细胞进化和生存状态的微分方程免疫。该模型发现肿瘤患者可以通过引入 NK 细胞进行免疫治疗，从而减轻肿瘤细胞的免疫逃逸。

（二）模拟模型在免疫治疗中的应用

使用定制 T 细胞（如 TCR、CAR-T 细胞、TIL）的过继免疫治疗已被证明对某些类型的肿瘤有效。然而，仍有许多问题没有得到解答，包括给药的肿瘤特异性 T 细胞的最佳数量是多少，或者什么方案是最有效的，以及如何提高免疫治疗的疗效。数学建模提供了一个用于回答这些问题的分析框架。Kronik 等构建了一个数学模型来帮助设计更有效的胶质母细胞瘤过继免疫治疗。该模型表明，胶质母细胞瘤可以通过输注高剂量的异种反应性 T 细胞，使得患者的症状得到有效控制。随后，Kronik 等开发了不同肿瘤免疫动力学模型，并为临床研究提供了关于肿瘤生长、大小和疗效之间的关联，包括最低 T 细胞剂量和 T 细胞功能等信息。Kronik 等认为，他们的数学模型能够为每个患者估计 T 细胞输注的最佳水平和时间，从而从理论上减少肿瘤负荷，甚至消除肿瘤。

目前，已经有许多数学模型研究了细胞因子对改善肿瘤过继细胞治疗效果的影响。Wilson 和 Levy 开发的两个数学模型表明，白细胞介素 -2（IL-2）和转化生长因子 -β（TGF-β）分别可以增强肿瘤免疫治疗的效果。Kim 等开发的模型显示，免疫治疗和伊马替尼联合治疗可以最佳地维持抗白血病 T 细胞反应。基于这些研究，模拟模型已被证明能够根据肿瘤的动态信息和治疗反应确定更好的给药方案。

第六节 总 结

在过去的 10 年里，肿瘤免疫治疗，包括 2011 年美国 FDA 首次批准 ICB 和 2017 年以后逐渐兴起的细胞和基因治疗，已经对肿瘤的治疗产生了深远的影响。肿瘤免疫学的方法学具有很高的复杂性，主要包含对淋巴细胞的免疫细胞如 B 细胞组成的许多细胞、T 细胞和 NK 细胞，髓系细胞如巨噬细胞、树突状细胞和单核细胞以及肿瘤细胞本身包括肿瘤基因组和肠道微生物组因素的一系列针对性的研究方法。目前肿瘤免疫的相关研究正在进入一个新纪元，其主要表现在：一方面，肿瘤标志物，特别是微创肿瘤标志物的开发需要许多特异性的新研究方法，并且对免疫治疗反应的预测也需要包括基因组学在内的多种高通量组学的分析结果；另一方面，随着人类对生命规律的认识不断深入和精准医学的不断发展，准确理解肿瘤的时间和空间异质性及肿瘤相关免疫环境非常关键且具有挑战性。因此，研究者及临床医师均愈发明显地关注肿瘤免疫的相关方法学和新技术的应用。

本章总结了许多目前常用的肿瘤免疫的相关方法学，包括肿瘤抗原的鉴定方法，肿瘤微环境相关研究方法，肿瘤诊断和治疗预后预测的相关标志物鉴定，治疗以及多组学研究包括基因组学、转录组学、表观基因组学、蛋白质组学、细菌组学和代谢组学的方法，希望对学习者有所启发。

课后习题

1. 肿瘤抗原的鉴定方法有哪些，可以分成哪些类别？
2. 什么是流式细胞术，它的原理是什么？
3. 什么是空间转录组学，原理是什么？
4. 肿瘤免疫微环境中相关细胞的研究方法有哪些？
5. 肿瘤免疫学的新技术有哪些，结合实例介绍一下这些技术。
6. 简述肿瘤免疫相关方法学的发展历程和前景。

（黄浩杰 揭祖亮 卢 奕 马 莹 郝继辉）

第七章　肿瘤免疫疗法

第一节　概　　述

一、肿瘤免疫治疗的背景

（一）免疫系统的基本知识

免疫系统通常分为先天免疫和后天免疫两个方面。后天免疫，又称适应性免疫或获得性免疫。它们共同发挥免疫监督作用，区分自我和非自我。自我和非自我之间的内在区别体现在细胞的DNA组成和糖蛋白结构方面。即使是最微小的抗原（非自身抗原）也可以通过免疫反应被检测和攻击。这种划分是一种简化，因为这两类免疫的作用往往重叠并密切相关。

先天免疫从出生起就存在，当非自身物质存在时，引起细胞因子释放，激活非特异性免疫反应。其反应迅速，与抗原无关，属于人体的第一道免疫防线；其由皮肤、黏膜等物理屏障，温度、pH等生理屏障，以及更复杂的非特异性的部分组成。其中，非特异性因素的细胞成分包括中性粒细胞、肥大细胞、树突状细胞和巨噬细胞。先天免疫以细胞因子为核心，并介导多种免疫反应，发挥免疫功能。先天性免疫系统可引起广泛的免疫反应，消除抗原。如果这种反应不够充分，后天免疫系统就会产生更特异性的反应。

与先天免疫不同，后天免疫具备特异性和时间依赖性的特点，可适应不同的刺激，并通过接触非自身物质产生不同的抗体。后天免疫包括B细胞产生抗体、抗原呈递细胞激活辅助性T细胞及辅助性T细胞刺激细胞毒性T细胞等过程。细胞毒性T细胞靶向非自体细胞上的标志物以清除非自体物质。

适应性免疫反应的最后一步是形成免疫记忆。这个过程分4个步骤进行，第一步是特异性反应，指不同抗原引发的对特定抗原的特异性反应；第二步是转运，指被激活的免疫细胞迁移到体内特定靶点的过程；第三步是适应性，即允许通过抗原扩散产生额外的免疫反应；第四步是抗原的获取，就癌症而言，当肿瘤特异性T细胞被刺激开始裂解肿瘤细胞时，细胞碎片和抗原被抗原呈递细胞拾取，免疫系统被激活。适应性免疫与先天免疫的中心特征是免疫记忆的发展。这种记忆使免疫系统能够识别之前接触过的抗原，并在再次接触时产生更迅速、更有力的免疫反应。

这些不同类型的免疫反应共同抵御非自体物质，如进入我们身体的细菌。因为癌症是由自我细胞和组织构成的，我们人体可以通过癌细胞的不同生化组成、抗原结构和生物学行为将癌细胞与正常自身细胞区分开来。那么，癌细胞是如何避开免疫系统，不受抑制地生长，直至危害健康的呢？

（二）癌症免疫编辑：免疫监视、平衡和逃脱

基因控制正常体细胞的生长、成熟和死亡。每个细胞每天大约会发生2万个DNA损伤事件，这些事件会被DNA修复途径定期修复。在不需要细胞和（或）成为威胁的情况下，细胞凋亡或程序性细胞死亡发生，以防止这些细胞的增殖。癌细胞的特征是突变或异常细胞不受控制地增殖，扩散到全身并侵入健康组织。癌症的发展和进展有8个阶段，持续增殖、逃避生长抑制剂、细胞凋亡抑制、异常分裂、血管生成、转移、重编程代谢以及免疫逃逸。关于规避免疫破坏的研究已经进行了几十年。

1909年，Paul Erlich提出假说，认为肿瘤可能是由免疫系统控制。1957年，Thomas和Burnet

首次提出了癌症免疫监测理论，认为淋巴细胞作为守卫，负责识别和消除发生突变的细胞。从 20 世纪 70 年代中期到 80 年代，研究癌症免疫监测的运动再次出现。自然杀伤细胞（natural killer cell，NK cell）的发现在当时引起了人们的兴奋，但科学家们无法对 NK 细胞做出准确的定义和理解。如今，人们熟知，因为癌细胞与正常自身细胞的生化差异，癌细胞可以被免疫系统识别，在免疫编辑时期，免疫细胞对肿瘤细胞进行破坏，癌细胞通过各种机制逃避免疫系统的消灭。免疫编辑是当前的术语，因为它包含了除免疫监测外的所有癌症阶段和免疫系统相互作用。

免疫编辑假设由 3 个阶段组成。第一个阶段是消除阶段，指的是正在进行主动免疫监测的时期。通常不被固有的遗传 DNA 修复机制修复的细胞变成恶性或潜在的恶性细胞，最初可以被免疫系统通过免疫监视识别和杀死。先天免疫之后肿瘤抗原被抗原呈递细胞如树突状细胞摄取处理，然后发送信号给肿瘤特异性 $CD4^+$ 和 $CD8^+$ T 细胞允许破坏癌细胞。免疫监测被广泛认为是不可检测的早期肿瘤发展阶段。

消除之后是第二个阶段，即平衡阶段。在此阶段中，消除过程中未被免疫系统破坏的肿瘤细胞虽然未被破坏，但无法继续发展。肿瘤细胞继续与免疫系统共存。这被认为是三个阶段中最长的阶段，理论上可能持续数年。

免疫编辑的第三个阶段是逃避或回避。在逃避阶段，由于免疫系统无法控制和消除，癌细胞可能会生长和转移。通常在逃避阶段，免疫系统变得不堪重负，不能再遏制恶性细胞的生长。

很多机制使得恶性细胞可以逃避免疫系统的清除，包括肿瘤细胞本身对免疫系统的抑制，或通过基因获得对免疫系统的抑制。其中一种机制是在癌细胞表面表达免疫检查点分子的能力，就像在正常细胞上发现的那样，从而抑制免疫检查点处的 T 细胞，逃避免疫系统的攻击。这种逃避免疫攻击的能力再次被认为是癌症发病机制的标志之一。那么免疫疗法是如何治疗癌症的呢？

（三）肿瘤免疫治疗的基础

肿瘤免疫治疗主要是指利用人体免疫机制，通过一些主动或被动方法，增强患者免疫功能，从而达到杀伤肿瘤细胞的目的。肿瘤免疫治疗的一个目标是平衡免疫系统反应水平，可以消除癌细胞，同时不产生不可抑制的自身免疫炎症反应，从而打破免疫治疗的局限性。先天免疫细胞释放细胞因子，这些被释放的细胞因子招募免疫细胞开始非特异性免疫反应。适应性免疫系统在对癌细胞的免疫反应中起着更重要的作用，因为它有特异靶向非自身抗原的能力。

因此，各种免疫治疗方法得到发展，包括疫苗接种、单克隆抗体和检查点抑制剂等，每一种免疫疗法都力求增强免疫功能。根据其分类的不同，作用机制不同，免疫疗法一般分为主动免疫疗法和被动免疫疗法。主动免疫疗法是直接刺激免疫反应、产生免疫记忆和持久的反应，溶瘤疫苗是主动免疫疗法的一个例子。被动免疫疗法，包括单克隆抗体，产生特异性但往往是短暂的反应，因此需要定期给药。最后，免疫治疗的临床反应可能会延迟。这是因为免疫反应的发生需要时间，T 细胞摧毁肿瘤也需要时间。由于免疫记忆的特性，免疫治疗的好处包括在治疗停止后仍有持续的免疫作用，这可能导致持续的抗肿瘤作用和延长总生存期。有证据表明，最初对免疫治疗有反应的肿瘤随着时间的推移可能会产生耐药性。因此正在进行对抗免疫疗法耐药性的试验。

二、肿瘤免疫治疗发展的时间轴和类型

肿瘤免疫治疗的开端：2013 年，《科学》（*Science*）杂志宣布，治疗癌症的免疫疗法实现“年度突破”。然而，用于治疗癌症和其他疾病的免疫疗法比 2013 年的宣言早了一个多世纪。在 1796 年，Edward Jenner 成功研制出第一种天花疫苗，为免疫学的发展奠定了基础。1891 年，在一位 18 岁的肉瘤患者手术治疗无效，癌症继续转移，经历痛苦折磨去世后，被认为是“免疫疗法之父”的 William Coley 医生开始寻找比手术更有效的治疗肉瘤的方法。Coley 博士对医院病例进行回顾分析，发现几个由热原链球菌引起丹毒的肉瘤患者，他们的肉瘤或进入自发的长期缓解期，或疾病消失。1891 年晚些时候，Coley 博士开始向患者的肿瘤注射“Coley 混合毒素”，这是一种活性

的和灭活的化脓性链球菌和黏质沙雷菌的混合物。它能够引起各类恶性肿瘤患者中持续发展或完全缓解的反应，包括肉瘤、淋巴瘤和睾丸癌等患者。有意用致病菌感染患者的治疗方法引起了肿瘤学家的关注，但尽管有这些反应，人们对这些“毒素”的作用机制知之甚少。因此，直到几十年后，包括手术、放疗和化疗在内的其他治疗方式一直是癌症治疗的主流（图 7-1）。

（一）毒素和肿瘤坏死因子

从 20 世纪 30～40 年代开始，直到 20 世纪 60 年代早期，细菌再次被用于通过引起肿瘤细胞坏死来治疗肿瘤，并断断续续地取得了成功。在 20 世纪 70 年代，应用肿瘤坏死因子（TNF）治疗癌症也被确定为一种癌症免疫疗法，被认为是癌症治疗的一项重大进展。不幸的是，全身灌注 TNF 会引起严重的毒性反应，包括发热、僵硬和肺水肿，因此它的使用受到严重限制，已经不再受欢迎，取而代之的是其他可用的疗法。

（二）疫苗

溶瘤疫苗 20 世纪 20 年代首次投入使用，但在 20 世纪 30 年代卡介苗接种引发死亡事件后，这种治疗方法一直搁置，直到 1976 年，Alvaro Morales 博士提供证据，证明卡介苗可以有效而安全地用于治疗浅表性膀胱癌。1990 年，美国 FDA 批准卡介苗用于治疗浅表性膀胱癌，但临床上有效的溶瘤疫苗仍未出现。FDA 批准了第一个癌症疫苗 Sipuleucel-T，用于治疗去势抵抗性前列腺癌，以延长患者的总生存期。癌症疫苗的局限性在于，对于如何触发免疫系统中的细胞毒 T 细胞反应，以及如何规避或降低肿瘤微环境的抵抗，从而实现更好的抗癌免疫应答还存在许多不清楚的地方。临床相关的肿瘤死亡通常在病情发展较早阶段就已经发生。

（三）白细胞介素 -2

白细胞介素 -2（IL-2）在 1976 年首次被发现。高剂量的 IL-2 通过促进 T 细胞增殖进行治疗，使已确诊的转移性癌症患者，获得较好的临床疗效。IL-2 作为一种免疫疗法最终在 1991 年被美国 FDA 批准用于转移性肾癌的治疗，随后于 1998 年被批准用于转移性黑色素瘤的治疗。但由于 IL-2 治疗表现出明显的治疗毒性，随着肿瘤治疗领域的最新研究进展，IL-2 疗法已经不再受欢迎。

（四）抗体疗法

20 世纪 70 年代标志着实验室单克隆抗体的发展和生产。直到 1997 年，一系列单克隆抗体研究促使 FDA 批准了一种临床相关的单克隆抗体——利妥昔单抗，用于治疗非霍奇金淋巴瘤。利妥昔单抗通过结合未成熟 B 细胞表面的 CD20 发挥作用，并标记这些未成熟的 B 细胞，使它们易于被 NK 细胞清除。从那时起，又有十几种单克隆抗体被批准用于治疗多种癌症，如霍奇金淋巴瘤、结直肠癌、肺癌和乳腺癌等。

（五）免疫检查点抑制剂

20 世纪 80 年代，一组法国研究人员在一种细胞上发现了一种称为细胞毒性 T 细胞相关抗原 4（CTLA-4）的单一蛋白质，这一发现为癌症免疫治疗和免疫检查点抑制剂的发展带来了革命性的进展。James Allison 博士发现 CTLA-4 通过阻止 T 细胞产生完整的免疫反应，起到了抑制免疫系统的作用。他假设，通过阻断 CTLA-4 分子，免疫系统的刹车将被解除，T 细胞能够攻击并杀死癌细胞。1996 年，Dr.Allison 在老鼠模型上验证了这一假设，并发表了相关数据。2010 年，由百时美施贵宝（Bristol Myers Squibb）提供的证据表明，接受 CTLA-4 检查点抑制剂的转移性黑色素瘤患者存活时间达 10 个月，而未接受该药物的患者仅存活 6 个月。2011 年，CTLA-4 检查点抑制剂 Ipilimumab 获得美国 FDA 批准，用于治疗转移性黑色素瘤。

20 世纪 90 年代，Drew Pardoll 博士获得资金支持，开始对程序性细胞死亡 -1（PD-1）及其配体 PD-L1（PD-L1）进行研究。PD-1 最初在日本被发现，被认为是免疫系统和 T 细胞的另一种抑制因子。此后，PD-1 和 PD-L1 疗法被美国 FDA 批准用于黑色素瘤和肺癌的治疗。目前，PD-L1 治疗已被批准用于 PD-L1 高表达（＞ 50%）肺癌患者的一线治疗。某一检查点抑制剂与其他检查点抑制剂或其他治疗方式（如放疗）联合使用的相关研究正在积极进行中。

（六）溶瘤病毒治疗

病毒可用于治疗癌症治疗的理论从 20 世纪初就开始流传于世。最初的迹象来自一些经历过自然发生的病毒性疾病后肿瘤消退的患者。随后在 1912 年，人们有针对性地使用狂犬病毒治疗宫颈癌。溶瘤病毒指的是一类基因改造或自然发生的病毒，可选择性地在癌细胞内部复制并杀死癌细胞，而不破坏健康或正常组织。虽然有 3000 多种病毒，但并非所有病毒都适用于癌症治疗。要选择某种病毒，它必须是非致病性的，必须选择性地杀伤癌症，并且能够通过基因改造导致癌细胞死亡。在溶瘤病毒治疗领域，1991 年是一个重要的里程碑，因为那时 Martuza 等成功证明单纯疱疹病毒 -1（herpes simplex virus，HSV-1）能够被设计成具有选择性复制的能力并靶向脑肿瘤细胞杀伤。此后，2005 年中国首次批准了头颈部癌症的治疗，随后美国 FDA 批准了美国首个溶瘤病毒疗法。T-VEC 于 2015 年被美国 FDA 批准用于治疗黑色素瘤，随后于 2016 年在欧洲和澳大利亚获得批准。然而溶瘤病毒疗法的使用因毒性和疗效受到限制，因为循环抗体可能降低整个治疗的有效性。目前，在美国和全球有多个溶瘤病毒试验正在进行，以建立更有效的溶瘤病毒疗法，推动这种类型的癌症治疗更广泛地应用和发展。

（七）嵌合抗原受体 T 细胞疗法

在 21 世纪初，人们开始研究 T 细胞以开发新的疗法，其中包括嵌合抗原受体 T（CAR-T）细胞的开发。一些 B 细胞淋巴瘤患者接受基因工程 T 细胞治疗后有较好的临床反应；在接受基因工程 T 细胞治疗的慢性淋巴细胞白血病的患者中，甚至出现了更显著的结果和持久的反应。2013 年是癌症免疫治疗史上的一个重要里程碑，因为 CAR-T 细胞治疗的临床试验取得了显著的结果。临床数据显示，CAR-T 细胞治疗对于 B 细胞急性淋巴细胞白血病（acute lymphoblastic leukemia，ALL）患者、ALL 患儿和侵袭性非霍奇金淋巴瘤患者的有效率约为 90%。这些数据是 2017 年美国 FDA 批准组织抗原水平（CAR-T 细胞疗法）运用于临床的基础。这是 FDA 批准的第一个 CAR-T 细胞疗法，被批准用于治疗 25 岁及以下的前 B 细胞急性淋巴细胞白血病患者。

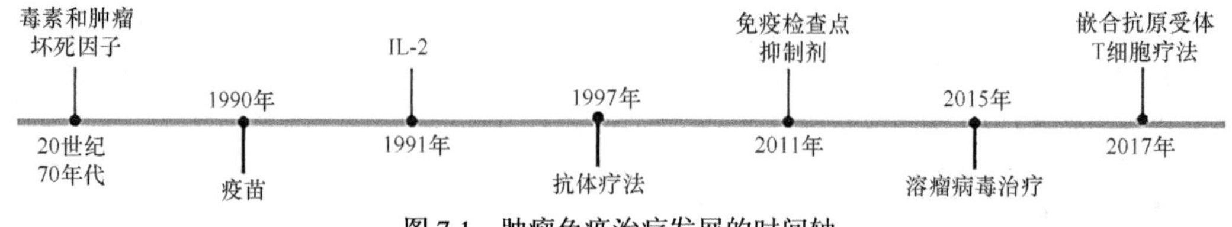

图 7-1　肿瘤免疫治疗发展的时间轴

三、免疫治疗的作用机制

免疫疗法正在成为继手术、化疗和放疗之后癌症治疗的第四大支柱，其目的是激活肿瘤特异性细胞毒性 T 淋巴细胞（CTL）反应，从而根除所有肿瘤，无论肿瘤是否扩散。CTL 反应通常是多克隆的，包含不同抗原特异性的 T 细胞。因此，免疫治疗可以有效地对抗肿瘤的遗传异质性和弥散性，尤其是在靶向化疗失败的情况下。近年来，关于肿瘤免疫治疗的好消息不断，治疗的方法包括单克隆抗体、免疫检查点抑制剂、治疗性抗体、肿瘤疫苗、过继性细胞免疫治疗、小分子抑制剂、CIK 和 DC 等。

（一）ICB 的作用机制

通常情况下，要想有效杀死癌细胞，需要依次完成机体免疫反应的三个关键步骤：①免疫系统中的抗原呈递细胞辨别肿瘤抗原并呈递给 T 细胞；② T 细胞在识别肿瘤抗原后被激活并开始增殖；③活化的 T 细胞进入肿瘤微环境中，识别和杀伤肿瘤。上述环节中，T 细胞识别肿瘤抗原后被激活，是机体抗肿瘤作用的关键机制。在细胞表面表达的免疫检查点可诱导免疫耐受并抑制 T 细胞增殖和活力，避免机体对肿瘤细胞的攻击。免疫检查点抑制剂（ICB）的作用机制是通过抑制免疫检查点，减轻肿瘤细胞对 T 细胞活化的抑制，促进 T 细胞活化和增殖，从而杀死肿瘤细胞。目前广泛使用的 ICB 主要包括 CTLA-4 抑制剂、PD-1 抑制剂和 PD-L1 抑制剂，它们的作用机制如下。

1. CTLA-4 的作用机制 CTLA-4（又称 CD152）属于免疫球蛋白超家族的 I 型跨膜糖蛋白，它是一种免疫检查点受体，在调节性 T 细胞和活化 T 细胞上表达，主要在淋巴组织中 T 细胞活化的早期阶段发挥免疫抑制作用。CTLA-4 与 T 细胞表面表达的共刺激信号分子 CD28 竞争相同的配体，两者的功能和结构相似，它们可通过 MYPPPY 基序与抗原呈递细胞上表达的 B7 家族的两个成员即 CD80 和 CD86 结合。目前，人源化单克隆抗体易普利姆玛是针对 CTLA-4 开发的免疫检查点抑制剂，可阻断 CTLA-4/B7 信号通路，促进效应 T 细胞增殖活化，增强抗肿瘤免疫反应，杀死肿瘤细胞。

2. PD-1 和 PD-L1 的作用机制 PD-1（又称 CD279）是一种 I 型膜蛋白受体，具有典型的胞外结构域，负责细胞间相互作用与细胞间信号转导。PD-1 有两种内源性配体：PD-L1 和 PD-L2。在肿瘤微环境中，PD-1 与配体 PD-L1/PD-L2 结合后发生磷酸化，进而募集蛋白酪氨酸磷酸酶 2 并导致 T 细胞受体信号通路上多个关键分子去磷酸化，从而抑制 T 细胞的增殖和活性，促进肿瘤细胞的生长。最早应用于临床的抗 PD-1 抗体包括 Nivolumab（由美国 Bristol Myers Squibb 公司开发）和 Pembrolizumab（由美国 Merck 公司开发）。

（二）治疗性抗体的作用机制

随着血清学技术的发展，血清学技术可以用于评估癌细胞，单克隆抗体（monoclonal antibody，mAb）的开发发生了一场革命。mAb 有多种用途，而且在抗肿瘤治疗领域取得了巨大进展，该疗法始于 1997 年利妥昔单抗的开发和批准。治疗性抗肿瘤单克隆抗体选择性靶向癌症中的细胞表面抗原，这些抗原可以代表在癌症中过表达或选择性表达的蛋白质，或以与正常细胞不同的方式发生突变或翻译后修饰。

1. 非共轭单克隆抗体的不同作用机制 通常情况下，直接抗体结合，如与病原体相互作用，会立即引起空间结构破坏，抑制病原体进入细胞。这一特性经常被用于寻求和开发治疗性抗体，用以封锁特定信号分子的功能。单克隆抗体与特定受体的结合也可以通过不同的机制内在化，这是一种保守的调节机制。在抗癌治疗中，这种阻断相互作用和促使受体内在化的能力为抑制致癌细胞信号提供了一种有效的手段。

除了这一功能，大多数抗体都具有保守的 Fc 结构域，可以直接与不同类型的免疫细胞上的 Fcγ 受体（Fc gamma receptor，FCGR）发生联系。这使得单克隆抗体能够直接触发不同的免疫反应，这些反应是由激活和抑制 FCGR 的结合率差异介导的，而这些结合率因抗体同型而异。FCGR 激活的主要功能是吞噬与抗体结合的病原体或细胞。这一过程允许免疫细胞清除靶细胞，被称为抗体依赖细胞介导的吞噬作用（antibody-dependent cell-mediated phagocytosis，ADCP）。FCGR 的参与和信号活动还可以刺激不同类型的免疫细胞如树突状细胞、巨噬细胞或中性粒细胞，通过抗原呈递、细胞因子产生和趋化进一步改善适应性免疫应答。此外，结合抗体的 Fc 部分也可以刺激其他先天免疫细胞，如自然杀伤（NK）细胞，直接溶解充分调理的目标，被称为抗体依赖细胞介导的细胞毒作用（ADCC）。FCGR 的激活是复杂的，受特定细胞表面不同激活和抑制 FCGR 的表达控制，以及其他信号分子的影响，如吞噬作用中的 CD47-SIRPα，这些信号分子进一步控制了 Fc-FCGR 参与的细胞信号，直接调节细胞活动如吞噬或脱颗粒，并通过改变细胞活化状态和细胞因子 / 趋化因子分泌来间接影响免疫。

最后，单克隆抗体的 Fc 部分也有激活血清蛋白如补体家族的能力。当 Fc 结构域与可溶性 C1q 结合时，可促进 C1q 六聚体的组装。一旦这些复合物组装完整，就会刺激蛋白水解级联，导致补体的激活，从而产生一系列的过敏性毒素，可以调理细胞，也可以刺激或抑制各种表达 C3a 受体和 C5a 受体的免疫细胞活性。此外，这可能导致攻膜复合物（MAC）的组装，从而直接破坏细胞目标。与 FCGR 信号一样，补体的激活受到细胞表面一系列补体受体的高度调控，使得该过程可以动态控制。总之，FCGR 和补体的结合虽然复杂，但可以直接破坏细胞，并调节局部和全身免疫反应，这证明了单克隆抗体作为适应性免疫的一个关键分支的效力，同时也展示了作为抗肿瘤治疗策略的潜力。

2. 共轭单克隆抗体的作用机制 单克隆抗体在癌症治疗中迅速崭露头角的一项应用是结合到不同的细胞毒性有效载荷上，称为抗体 - 药物结合物（antibody-drug conjugate，ADC）。在这种策略中，细胞毒性药物通过不同类型的化学连接剂偶联到单克隆抗体的重链或轻链结构域。单克隆抗体的内化能力可以使更特异性的细胞毒作用于肿瘤细胞，同时减少全身毒性。这种方法还可以利用细胞毒性分子的替代品，如先天免疫刺激分子和 Toll 样受体激动剂等激活抗肿瘤免疫。关于药物传送到肿瘤的方式，预期的作用机制是提高药物与肿瘤的结合。然而，这一策略的有效性会受到许多因素的影响，包括连接子的类型、共轭载荷的类型、载荷与单克隆抗体的比例、抗原靶点的分布、单克隆抗体的结合和内化能力、ADC 的稳定性以及生物分布特征。

（三）肿瘤疫苗的作用机制

随着抗肿瘤疫苗研究的不断进步和发展，抗肿瘤疫苗耐受性好、毒性低、靶向性高的优势逐渐显现出来。许多临床实例已经表明，肿瘤疫苗对多种癌症患者都有很好的治疗效果，展示出肿瘤免疫治疗新的研究前景。

1. 通过增加肿瘤免疫原性攻击肿瘤细胞 基因疫苗是根据免疫反应的特点设计的。一般来说，癌细胞表面会展示出特定的抗原，这些抗原可以被免疫系统识别、破坏和消除。当肿瘤细胞缺乏抗原表位或抗原非常弱时，肿瘤会逃脱免疫系统的识别，免疫细胞无法发挥清除肿瘤细胞的作用。因此，可以从增加肿瘤免疫原性的角度来设计一种抗肿瘤方法，如接种基因疫苗。这种方法涉及将基因片段插入真核表达载体中，形成基因疫苗质粒，然后将基因疫苗质粒肌内注射到癌症患者体内，该基因编码一种可以被免疫系统攻击的抗原，激发患者的免疫系统来攻击肿瘤细胞。

2. 通过激活 T 细胞抗肿瘤 肿瘤细胞逃避免疫系统的一种机制是缺乏共刺激分子和一定的黏附性大分子，导致免疫系统无法发挥强大的抗肿瘤作用。因此，研究者们开发了多肽和蛋白质疫苗，也被称为肿瘤抗原肽。肿瘤抗原肽通过抗原呈递细胞（APC）的 MHC Ⅰ呈递途径到达 T 细胞表面，这种疫苗基于特定的抗原肽，直接表达肿瘤相关基因。这些来自肿瘤相关抗原（TAA）的抗原肽可成功激活 CD8 和 CD4 相关的特异性 T 细胞免疫反应，治疗效果强且毒性小，抗原肽疫苗可诱导机体产生对肿瘤细胞的 CTL 反应。尽管抗原特异性 T 细胞可以引发适应性免疫反应，但在肿瘤进展过程中，免疫选择会导致肿瘤细胞出现变体，这些变体会丧失 MHC Ⅰ和抗原特性，并降低原肿瘤的免疫敏感性。此外，肿瘤衍生的可溶性因子也有助于逃避免疫攻击，允许肿瘤进展和转移。因此，肿瘤有能力逃避免疫反应并导致不完全免疫反应，针对以上原理开发了树突状细胞（DC）疫苗。DC 疫苗被称为“人体细胞”、组织或细胞疫苗。制备 DC 疫苗的原理很简单。患者的树突状细胞、前体细胞在体外分离培养，然后装载肿瘤抗原，再转移回患者体内。然后，DC 刺激特异性的抗肿瘤 T 细胞，发挥抗肿瘤作用。经过近 10 年的研究和努力，2000 年，基于 DC 的免疫治疗首次用于原发性颅内肿瘤患者。2010 年，美国 FDA 批准 Sipuleucel-T 作为第一种用于治疗前列腺癌的 DC 疫苗。Sipuleucel-T 由外周血单个核细胞（PBMC）组成，其中包括 APC，由 PA2024 体外激活，该激活涉及一种重组蛋白，主要包括前列腺特异性抗原和前列腺酸性磷酸酶。

3. 诱导内源性抗原特异性细胞毒性 T 细胞反应来抗肿瘤 CTL 识别 TAA，在抗肿瘤免疫反应中表现出明显的抗肿瘤作用。肿瘤细胞之所以能够在体内持续恶性增殖，原因是它能够逃避免疫系统的识别，从而阻止体内产生特异性杀伤肿瘤的 CTL。CTL 是细胞介导的抗肿瘤免疫的主要效应因子。在体外管理自体肿瘤特异性 T 细胞和单克隆抗体对 T 细胞抑制信号的阻断作用，已经在黑色素瘤和肺癌患者中有客观的临床益处。研究表明，CTL 可以说明肿瘤疫苗是获得肿瘤特异性细胞毒性 $CD8^+T$ 细胞的一种有效途径，它们可以介导肿瘤的保护性免疫反应。一些能与 T 细胞表面受体结合的小肽能显著刺激 CTL 的产生，而发挥抗肿瘤作用。肿瘤疫苗通过接种于体内，由典型的 MHC Ⅰ限制的 $CD8^+T$ 细胞介导，诱导内源性抗原特异性 CTL 的反应，发挥抗肿瘤的作用。

4. 通过分泌细胞因子参与抗肿瘤 目前，细胞因子治疗是一种常用的肿瘤免疫疗法。将某些细胞因子基因、辅助刺激分子基因和 MHC Ⅰ基因等导入肿瘤细胞后所制成的免疫原性增强的疫苗，可以激发宿主分泌一系列具有免疫应答作用的因子，如 IL-2、干扰素、粒细胞集落刺激因子（granulocyte colony-stimulating factor，G-CSF）及粒细胞 - 巨噬细胞集落刺激因子（granulocyte-macrophage colony-stimulating factor，GM-CSF），从而增强宿主的免疫反应。将癌症患者的肿瘤细胞提取出来后在体外进行培养，并将自体或异体的多个或单个基因与之进行融合，这个复合体会分泌一些刺激免疫系统产生免疫应答的因子，这些细胞因子创造出一个使肿瘤细胞无法逃避的环境，进而激发机体对肿瘤细胞的免疫应答。

四、过继细胞免疫治疗的作用机制

过继细胞输注（ACT）是另一种形式的免疫疗法，目前是一个迅速发展的临床研究领域，这一疗法涉及提取患者或供体的 T 细胞，在实验室中培养和（或）修饰它们，最后将它们重新注入患者。与阻断 T 细胞抑制受体的免疫检查点抑制剂（ICB）相反，ACT 依赖于 T 细胞的离体扩增，这可以绕过某些抑制性免疫调节因子。此外，某些形式的 ACT 需要对 T 细胞进行基因修饰或重新设计，以提高 T 细胞的特异性。大多数形式的 ACT 与淋巴细胞耗竭性化疗相结合，有助于改善 T 细胞的增殖和持久性。因此，不同形式的 ACT 具有强大的潜力，可以通过增加 T 细胞的数量、特异性和反应性来改善 ICB 的许多局限性。目前，ACT 模式主要有 3 种：肿瘤浸润淋巴细胞（TIL），基因工程 T 细胞受体（TCR）和嵌合抗原受体 T 细胞（CAR-T 细胞）。

（一）肿瘤浸润淋巴细胞

TIL 是指从血液离开并进入肿瘤的淋巴细胞。TIL 构成了一个多克隆细胞的异质性群体，在肿瘤细胞中展现出广泛的抗原识别能力。在肿瘤控制过程中，$CD8^+T$ 细胞和 $CD4^+T$ 细胞群通过多种机制起着关键作用。活化的 $CD8^+T$ 细胞产生促炎性细胞因子并引起肿瘤细胞破坏，而 $CD4^+T$ 细胞可以促进浆细胞产生抗体，同时也协助激活 $CD8^+T$ 细胞反应。

（二）基因工程 TCR

基因工程 TCR 的 T 细胞技术是 TIL 治疗原理的自然延伸。这项技术涉及针对特定抗原靶标的基因工程 T 细胞扩增。由于 TIL 本身具有获得性肿瘤识别功能，这增加了对幼稚淋巴细胞进行基因修饰以识别肿瘤抗原的可能性。在 1980 年，Dembic 等发现 TCR 的 α 和 β 链是决定 T 细胞抗原特异性的关键成分。这些 TCR α 和 β 异二聚体结合形成 TCR-CD3 信号转导复合物，可识别依赖于人类白细胞抗原（HLA）给其呈递的特异性靶标抗原。在 1990 年后，研究人员能够成功地将基因编码 MART-1 特异性 TCR 导入人类外周血淋巴细胞中，这种 TCR 可以在大多数黑色素瘤中发挥作用。

（三）嵌合抗原受体（CAR）-T 细胞

与 TCR 类似，CAR-T 细胞是经过基因修饰的淋巴细胞，对肿瘤抗原识别具有特异性。与 TCR 相反，CAR-T 细胞可识别独立于 HLA 呈递的细胞外抗原。CAR-T 细胞由激活细胞增殖的 T 细胞活化结构域和带有靶标特异性的单链可变区片段组成。虽然最初几代 CAR-T 细胞不能维持 T 细胞反应，但后续几代 CAR-T 细胞包括一个或多个共刺激结构域（通常为 CD28 或 4-1BB），以增强其增殖能力。

五、小分子抑制剂的作用机制

在肿瘤微环境中，存在多种免疫抑制分子，因此调节这些分子的功能成为一种重要的肿瘤免疫治疗策略。吲哚胺 -（2，3）- 双加氧酶（indoleamine 2，3-dioxygenase，IDO）是与肿瘤免疫机制密切相关的免疫检查点之一，IDO 在肿瘤细胞中表达，可以诱导 T 细胞对肿瘤抗原产生免疫耐受，从而导致肿瘤免疫逃逸。此外，抗原呈递细胞如树突状细胞和巨噬细胞，也可以表达 IDO，通过抑制 T 细胞的增殖来诱导 T 细胞对肿瘤抗原的免疫耐受。因此，IDO 抑制剂被认为是一个潜在的免疫治疗靶点，可以调节肿瘤微环境中色氨酸的含量，减轻 T 细胞增殖受抑制的程度。多项一期和二期临床研究已经证实，IDO 抑制剂可以增强 PD-1/PD-L1 抑制剂的疗效，因此，IDO 抑制剂在肿瘤治疗中具有广阔的应用前景。

第二节　肿瘤免疫治疗分类

肿瘤免疫治疗（cancer immunotherapy）是一种肿瘤生物治疗方法，利用人体的免疫机制，通过主动或被动的方法来增强患者免疫功能，达到杀伤肿瘤细胞的目的。第一种主动型肿瘤免疫治疗通过向机体直接输入效应 T 细胞，从而直接杀伤肿瘤组织，如过继转移 T 细胞疗法（ACT）、过继回输 TIL、CAR-T 细胞和 TCR-T 细胞等治疗方法。第二种是被动型肿瘤免疫治疗通过激活机体的免疫系统，间接发挥肿瘤杀伤作用，如肿瘤疫苗、溶瘤病毒和细胞因子等。

一、主动免疫治疗

主动免疫治疗（active immunotherapy）是指向体内输入具有免疫原性的物质，诱导机体产生特异性免疫应答而治疗疾病的方法。肿瘤疫苗通过肿瘤细胞或肿瘤抗原物质激活患者的整个免疫系统，诱导先天免疫及适应性免疫，以增强机体的抗癌免疫应答反应，抑制癌症的生长、复发与转移。在肿瘤形成与发展的过程中，由于基因组不稳定会导致大量的突变，这是导致制备肿瘤疫苗难度增加的因素之一。

肿瘤疫苗是一种对患者进行免疫接种，从而激发其机体产生对肿瘤的特异性免疫应答的治疗方式。因为这种方法可使免疫系统产生免疫记忆，因此抗肿瘤作用比较持久。肿瘤疫苗有如下特点：①肿瘤疫苗的免疫治疗基础，使机体的免疫系统具有监视和杀伤肿瘤细胞的能力。其治疗机制不同于传统的放化疗及手术治疗。②相较于化疗和放疗，肿瘤免疫治疗具有特异性高、副作用小的特点。③理论上来说，每一位肿瘤患者都可从免疫治疗中获得益处，特别是早期患者，由于他们机体免疫系统尚未受到肿瘤的严重影响，对免疫治疗的应答较好，疗效也更为显著。

肿瘤疫苗的种类很多，根据肿瘤疫苗的来源、作用对象及构建载体等因素分为不同的类型，下面对一些常用类型进行详细介绍。

（一）DNA 疫苗

DNA 疫苗又称基因疫苗（gene vaccine），抗肿瘤 DNA 疫苗是利用基因工程技术将编码肿瘤特异性抗原（tumor specific antigen，TSA）或肿瘤相关抗原（tumor associated antigen，TAA）的

基因与表达载体（如重组病毒或质粒 DNA）结合，再将疫苗直接注入机体，利用载体本身和机体内的基因表达系统产生所需的抗原，从而诱导宿主产生对该抗原蛋白的特异性细胞免疫应答，以达到预防和治疗肿瘤的目的（图 7-2）。

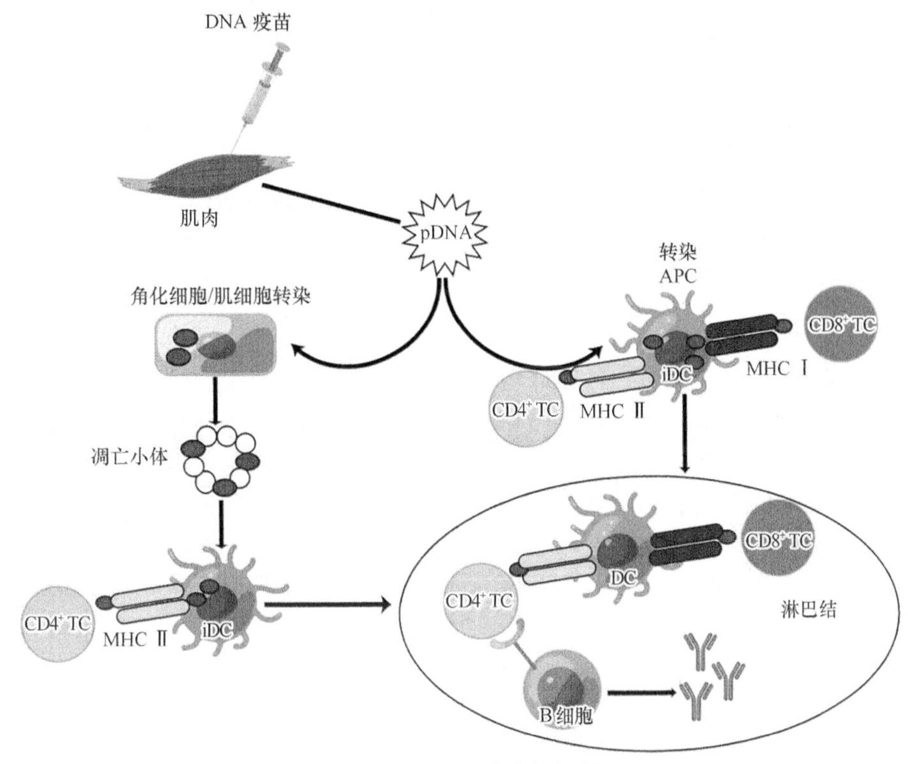

图 7-2　DNA 疫苗作用机制

抗肿瘤 DNA 疫苗的特点：①抗癌防癌疗效高。激活的肿瘤特异性免疫细胞产生的抗体可以到达外科手术难以到达的区域，当免疫系统被有效激活后，甚至可以抵抗微型和已扩散转移的癌细胞，作用范围广泛。免疫疗法不仅能如传统的化疗和放疗一样攻击正在分裂的肿瘤细胞，而且可以有效地进攻缓慢分裂或休眠中的癌干细胞。此外，微量的 DNA 疫苗即可在体内存在较长时间，并不断表达外源蛋白、刺激机体产生强而持久的免疫应答。记忆细胞还能提供长期的监控环境乃至彻底根除肿瘤进而抑制癌症的复发。因此，抗肿瘤 DNA 疫苗对于预防和治疗肿瘤具有持久和较高的疗效。②危害性和副作用小。免疫疗法以高特异性的方式抗击肿瘤细胞，从而降低其对周边健康组织的损害，减少了放疗和化疗相关的严重不良反应。在迄今为止的临床试验中，注射接种抗肿瘤 DNA 疫苗的患者仅报告了轻微不适，如皮炎、皮疹或皮肤瘙痒，未发现自身免疫等严重不良反应。此外，抗肿瘤 DNA 疫苗还有制备和生产简便，价格低廉，易于大量生产、贮藏和运输等优点。但这一方法也存在许多问题，如筛选目的基因、克服肿瘤免疫逃避机制、确定最大耐受剂量、解决免疫耐受性、调控抗原在机体内表达等问题，这些都是在抗肿瘤 DNA 疫苗发展过程中需要解决的难题。

（二）RNA 疫苗

肿瘤 RNA 疫苗是一种将肿瘤抗原的 RNA 导入体内，以产生免疫应答来达到抗癌效果的治疗方法。一般来说，RNA 疫苗使用蛋白质的翻译模板信使 RNA（messenger ribonucleic acid，mRNA）制备而成。

目前主要有两种类型的 RNA 作为疫苗研究对象：非复制型 mRNA 和病毒衍生的自扩增 mRNA。

非复制型 mRNA 是指已经在体外合成的一段完整的基因序列，其通过载体进入体内后能够诱导一定的免疫反应。而病毒衍生的自扩增 mRNA 通常选用甲病毒属的基因组，保留其自我复制机制所需的基因结构，并将原有的结构蛋白区替换为目的基因序列，这类 mRNA 疫苗在体内能自主复制，仅需极少量便能诱导较强的免疫反应。mRNA 受到许多研究者的关注，因为其表现出优于亚单位疫苗和减毒载体疫苗的特点，即能较好地诱导体液和细胞免疫应答。

mRNA 疫苗可进入细胞内，由 mRNA 翻译成抗原，触发 CTL 介导的特异性免疫应答。一种常见的策略是在体外人工合成肿瘤抗原，具有纯度高、特异性强等特点，并且可个性化制备，但目前成本依然较昂贵。

RNA 疫苗具有以下特点：①较高的安全性。mRNA 存在于细胞质中，不会发生随机整合至基因组的风险，因此从疫苗应用的角度来看具有较高的安全性。②不稳定性。由于 mRNA 通常不稳定且易被酶降解，导致其在疫苗研发及应用中的局限性，因此需要对 mRNA 的结构进行优化以增强其稳定性。

（三）合成长肽疫苗

合成长肽（synthetic long peptide，SLP）疫苗是根据病原体抗原基因中已知或预测的某段抗原表位的氨基酸序列，通过化学合成技术制备的疫苗。若能发现肿瘤细胞中的特异性抗原，并以此氨基酸序列开发癌症疫苗，就可以激活相关免疫细胞杀伤具有相同抗原肿瘤细胞的作用。

SLP 疫苗具有以下优点：①临床安全性高，多肽疫苗通过合成制备，不涉及毒力回升或灭活不全的问题。这使得多肽疫苗不仅安全可靠，也能提高晚期患者的临床受益。②成分简单，质量易于控制，不需培养病原体，可大量生产。③在同一载体上可连接多种人工合成的氨基酸序列，制备多价合成肽疫苗。

SLP 疫苗也存在一些缺点：①抗原表位有局限性，仅能诱导免疫应答杀伤与表达选定抗原的肿瘤细胞；②某些肽段的构象必须与完整病毒上的抗原决定簇构象一致才能发挥作用；③多肽疫苗免疫原分子量和结构复杂性的降低，致使免疫原性也显著降低；④多肽合成和纯化技术存在一定的局限性。

（四）DC 疫苗

树突状细胞（DC），因其在成熟时伸出许多树突样或伪足样突起而得名。DC 是目前已知专职抗原呈递细胞中功能最强的一种。它们可以摄取共刺激分子并呈递抗原表达，还可迁移至淋巴器官激活 T 细胞，启动免疫反应。在肿瘤发展过程中，DC 除了能诱导抗肿瘤免疫反应，还可以诱导免疫耐受，激活获得性免疫系统，促使机体维持正常的免疫状态。

DC 疫苗通常是以诱导和增强 DC 的强免疫特性为出发点，重新激活人体免疫应答，治疗受损害的免疫系统并提高身体的抗病毒能力。DC 疫苗的制备是通过在体外培养患者自体的单核细胞诱导生成 DC，然后，这些 DC 负载相应的肿瘤抗原，制成负载肿瘤抗原的 DC，再将这些 DC 注入体内，刺激体内的肿瘤杀伤性淋巴细胞增殖，发挥长期肿瘤监视作用和肿瘤杀伤作用，从而达到消灭肿瘤的目的。

DC 疫苗有以下特点：①预防和治疗癌症转移和复发是其最显著的特点。因传统的 DC 肿瘤疫苗携带的抗原肽链过短，短抗原肽链有着免疫原性弱、易被机体耐受、易被降解等缺点，故其作用仍有局限。为了弥补这些缺点，科学家创造性发明了一种新的方式，把短肽延长，用于延长的肽链是一种人源多肽，也被称作“佐剂”（adjuvant）。通过佐剂激活的 DC 细胞具有更强的免疫原性和耐受性，更有利于在机体内发挥肿瘤细胞监视功能。② DC 细胞肿瘤疫苗适用范围广泛。经过临床积累的数据显示，接种 DC 疫苗，可以修复在以往采用药物治疗后受损害的免疫系统，提高身体抗病毒能力；还可以帮助人体识别和消灭外来侵入的病毒、细菌等。③ DC 疫苗不良反应较少。DC 疫苗采用注射针剂，剂量少，通常不足以引起身体强烈反应。因此，DC 细胞疫苗具有效果显著、安全性高、适用性广、副作用轻等优点。

（五）非抗原特异性的原位疫苗

癌症疫苗的研究表明，获得理想的抗肿瘤免疫反应需要3个重要的因素：具有免疫原性的抗原、有效的抗原提呈过程及克服免疫抑制的微环境的挑战。因此，局部免疫治疗可能是一种有效的抗肿瘤免疫方法。

局部免疫疗法又称原位疫苗，通过在肿瘤局部注射药物，充分利用肿瘤本身的抗原库，释放大量的抗原物质，促进肿瘤局部的DC吞噬及提呈这些抗原，进而激活T细胞对全身的肿瘤组织进行杀伤。与全身给药相比，直接在肿瘤局部注射药物，可以提高药物的局部浓度，提高药物的生物利用率，同时减少药物脱靶造成的不良反应。

局部的原位免疫本身就是一种治疗策略，目的是激活机体的免疫系统，产生抗肿瘤免疫应答。诱发免疫反应的关键是抗原释放、抗原提呈、激活免疫效应细胞与打破免疫耐受等因素。因此，在选择肿瘤局部注射药物时需要充分考虑上述关键因素，制订合适的局部免疫治疗方案。

非抗原特异性的原位疫苗的特点：①制备简便。与需要在体外制备的新抗原疫苗和DC疫苗相比，原位疫苗制备更为简便。新抗原疫苗作为近年来的新起之秀，包括肽疫苗、核酸疫苗等，其制备过程包含多个步骤，寻找有效的新抗原就需要肿瘤组织采样、高通量测序、生物学信息分析、HLA限制性亲和力预测、所得抗原的免疫原性验证等多个步骤，之后再以GMP标准合成表达有效表位的疫苗，全程耗时较久、价格昂贵，且所得抗原高度个体化、缺乏普适性，表位数目也极为有限。相比之下，原位疫苗简单便捷，只需直接将各种生物和化学试剂直接注射到肿瘤中，将其变为“抗原工厂”即可，无须筛选抗原，这种便捷性又促进了多种治疗方法的联合应用。②安全性高。原位疫苗的给药方式决定了其极具优势的剂量-效应关系，即低剂量高效率，这是其他肿瘤治疗方法难以比拟的。③免疫疗效独特。整体来看，原位疫苗包括免疫启动、免疫效应肿瘤细胞死亡导致抗原释放、免疫再启动以及免疫再效应，因而具备循环性、普适性和动态性等免疫疗效的优势。④通用的治疗策略。原位疫苗能使肿瘤细胞死亡并释放大量抗原，形成了“抗原工厂”。多种表位抗原的释放很好地解决了肿瘤异质性和患者HLA限制性的问题。原位疫苗同时激活Ⅰ型和Ⅱ型免疫反应，在高度特异性杀伤肿瘤的同时保持对人群以及不同瘤种的普适性，为建立通用原位免疫治疗策略提供了机会。⑤动态突破的免疫耐受。肿瘤往往遵循克隆突变、适应和生长的进化规则。肿瘤细胞不但数量庞大，而且具有遗传异质性，现有的许多治疗手段往往施加强烈的环境选择压力，反而加速难治性肿瘤的发生发展，这在现阶段临床治疗上非常棘手。原位疫苗的动态效应可以帮助克服免疫耐受，对于应对肿瘤的异质性具有显著的作用。

二、被动免疫治疗

被动免疫治疗也称肿瘤过继免疫治疗（tumor adoptive immunotherapy），是指通过向机体内注入外源性的免疫物质（如单克隆抗体）引起免疫反应、抑制信号通路或将药物输送至病灶，发挥抗肿瘤作用的肿瘤免疫治疗手段。

（一）溶瘤病毒

溶瘤病毒（oncolytic virus）是一类天然或基因工程改造的病毒，可以通过自我复制并特异性感染和破坏肿瘤细胞，而不会对正常组织产生破坏。20世纪初，人们发现这些病毒的存在可能与某些血液系统癌症（如急性白血病、霍奇金淋巴瘤、伯基特淋巴瘤等）以及水痘病毒感染患者存在一定的相关性。在使用此种病毒后，仅需1～2个月，患者的病情就能得到改善。这启发了使用溶瘤病毒进行治疗的方法：在适当的条件下，某些溶瘤病毒可以破坏癌细胞，促进肿瘤细胞的分解和死亡，而对患者的伤害微乎其微。

虽然最初溶瘤病毒被认为是一种肿瘤溶解剂，但其治疗机制不仅包括直接或间接溶解肿瘤细胞，还可以同时诱导先天性和适应性免疫反应。溶瘤病毒的溶瘤能力受多种因素影响，包括病毒类型、宿主细胞的特异性、靶向细胞受体的有效性，以及病毒复制的能力、癌细胞对细胞死亡的敏感性以及宿主抗病毒反应的强度。目前，弹状病毒如马拉巴病毒和水疱性口炎病毒被认为是最具溶解能力的溶瘤病毒。

溶瘤病毒诱导细胞死亡的作用机制主要有以下 4 点。

1. 免疫原性细胞死亡　尽管病毒感染介导的细胞死亡的具体机制取决于病毒的类型，但所有细胞都表现出与细胞凋亡和坏死相关的特征，通过释放肿瘤相关抗原（TAA）、损伤相关分子模式（damage associated molecular pattern，DAMP）和病原体相关模式分子（pathogen associated molecular pattern，PAMP）进入肿瘤微环境中。这些危险信号和抗原可以激活树突状细胞和巨噬细胞等抗原呈递细胞，从而激活患者的免疫反应。这种通过暴露于“危险信号”以刺激人体免疫系统产生免疫反应的特殊细胞死亡模式称为免疫原性细胞死亡（immunogenic cell death，ICD），这一过程的特征是释放 DAMP 或增加 DAMP，包括三磷酸腺苷（adenosine triphosphate，ATP）、钙网蛋白（calreticulin，CRT）、高迁移率族蛋白 B1（high mobility group box 1，HMGB1）、热休克蛋白（heat shock protein，HSP）、Ⅰ型干扰素和膜联蛋白 1（annexin 1，ANXA1）等。

在溶瘤病毒介导的 ICD 发生后，大量 DAMP 如 ATP、尿酸和 HMGB1 被释放到细胞外空间，而 CRT 被转运到肿瘤中。在细胞表面，CRT 是一种高度保守的内质网钙结合蛋白。细胞外的 ATP 是免疫细胞的化学引诱物，在 DC 的激活中起重要作用。而 HMGB1 和钙网蛋白可以作为 Toll 样受体 4 的配体，促进 DC 活化。钙网蛋白还能中和肿瘤细胞表面的 CD47 受体，促进巨噬细胞和 DC 吞噬肿瘤细胞，从而激活抗肿瘤免疫反应。

2. 诱导固有免疫　肿瘤细胞裂解导致 TAA 和 DAMP 的大量释放，进而募集更多的免疫细胞，如 DC 浸润于肿瘤微环境。在肿瘤微环境中，早期募集的未成熟 DC 主要是 $CD8\alpha^+$ DC 和 $CD103^+$ DC，因为它们的分化主要依赖于干扰素调节因子 8（interferon regulatory factor 8，IRF8）和碱性亮氨酸拉链 ATF 样蛋白 3 等转录因子，所以这两类 DC 统称为 $BATF3^+$ DC。$BATF3^+$ DC 不仅在病毒清除方面至关重要，在激活抗肿瘤免疫反应中也发挥着至关重要的作用。研究表明，肿瘤微环境中的炎症状态有助于分泌趋化因子 CCL4，进而促进 $BATF3^+$ DC 的浸润。此外，在 B16F10 黑色素瘤模型中，$BATF3^+$ DC 对于通过瘤内注射的 ANKARA 痘病毒疫苗（modified vaccinia ankara，MVA）激活宿主抗肿瘤免疫反应至关重要。

当模板分子（如病毒衍生的 PAMP 或宿主衍生的 DAMP）与类型识别受体（如 DC 表面或细胞质中的 TLR）结合时，这些模板分子会促进 DC 成熟，随后促进它们分泌白细胞介素，并诱导 DC 迁移到引流淋巴结，从而刺激 T 细胞活化。当 cGAS-STING 复合物识别细胞质中的 DNA 病毒时，会触发Ⅰ型干扰素和趋化因子 CXCL9 和 CXCL10 的释放，从而促进淋巴细胞，尤其是 T 细胞的浸润，RIG1 通路在 RNA 中也具有类似的功能。DC 被激活后，其表面主要组织相容性复合体 MHC Ⅰ、MHC Ⅱ和共刺激分子（如 CD40、CD80、CD83 和 CD86 等）的表达明显增加，为先天性疾病的发展奠定了基础。此外，模式识别受体对 PAMP 和其他模板分子的识别促进了 DC 释放促炎性细胞因子（如 IL-1β、IL-6、IL-12 和 TNF 等）和趋化因子。但需要注意的是，溶瘤病毒可以抑制大多数时候的免疫激活，因此溶瘤病毒倾向于通过在肿瘤细胞中裂解和复制的方式来改变免疫系统的功能，从而实现更有效的先天性免疫反应并鼓励向适应性抗肿瘤免疫的转变。

3. 激活适应性免疫应答　DC 是专业的抗原呈递细胞，其表面具有丰富的免疫识别受体，可激发原代 T 细胞增殖，在调节免疫系统功能方面发挥着重要作用。DC 可以分别向 $CD8^+$T 细胞和 $CD4^+$T 细胞呈递加工过的 MHC Ⅰ / 抗原肽复合物和 MHC Ⅱ / 抗原肽复合物，从而促进抗原特异性效应 T 细胞的启动和激活。活化的 T 细胞在引流淋巴结中发生广泛的克隆扩增，并在 CXCL9 和 CXCL10 等趋化因子的影响下迁移到肿瘤微环境中。肿瘤细胞表达 MHC Ⅰ类分子，可以呈递肿瘤特异性抗原，因此可以被杀伤性 $CD8^+$T 细胞特异性攻击。尽管最初的 T 细胞反应可能是病毒特异性的，但病毒诱导的 ICD 可以将 DC 交叉呈递给肿瘤抗原，并利用病毒介导的炎症环境来促进 T 细胞浸润和肿瘤细胞活化。

MHC Ⅰ类分子本身及呈递基因的基因突变或表达缺失是肿瘤逃避免疫反应的重要机制。免疫原性肽是由抗原蛋白的蛋白酶体降解产生的，它们在抗原肽与 MHC Ⅰ类分子结合形成 MHC Ⅰ/抗原肽复合物之前就在细胞质中，而 MHC Ⅰ类分子的合成发生在细胞质中。因此，为了形成这种复合物，抗原肽需要依赖抗原加工相关的转运蛋白（如血清肿瘤异常蛋白），将它们从细胞质转运到内质网（endoplasmic reticulum，ER），在那里与新合成的 MHC Ⅰ类分子结合并组装。然而，一些病毒可以通过靶向这一转运步骤来抑制抗原加工，影响病毒抗原的呈递和 T 细胞对病毒的识别。机制研究表明，某些病毒编码的感染细胞蛋白如 ICP47 可以竞争性地抑制抗原肽与肿瘤异常蛋白的结合，从而阻止抗原肽转移到 ER，进而影响 MHC Ⅰ类分子的结合和组装。因此，许多治疗性溶瘤病毒对 ICP47 基因进行了修饰，以消除病毒对肿瘤抗原加工和呈递的负面影响。

4. 破坏肿瘤的血管系统 除了介导免疫细胞裂解肿瘤细胞外，一些溶瘤病毒如水痘病毒和水疱性口炎病毒也可以通过激活内皮细胞来抑制肿瘤细胞诱导的血管生成。这直接干扰了营养和氧气的输送，并引发肿瘤微环境中的炎症，包括中性粒细胞募集，从而引发局部微血栓的形成。此外，溶瘤病毒还可以通过感染和破坏由血管内皮生长因子 A（vascular endothelial growth factor-A，VEGF-A）介导的肿瘤相关内皮细胞，导致未感染的肿瘤细胞大量死亡。VEGF-A 通过 ERK1/2-STAT3 信号通路诱导转录抑制因子 PR 结构域蛋白 1（PR domain containing protein 1，PRDM1）表达，而 PRDM1 抑制Ⅰ型干扰素信号转导，使内皮细胞更容易受到病毒感染。临床前和临床数据表明，虽然溶瘤病毒介导的肿瘤细胞裂解足以诱导免疫抑制患者的肿瘤消退，但最有效的溶瘤病毒疗法必须证明具有有效的溶瘤作用，同时保持持久的抗肿瘤免疫反应。

（二）肿瘤细胞治疗

细胞疗法是指使用来源于人（自体/同种异体）细胞或人细胞系的细胞进行体外操作，包括但不限于分离、纯化、培养、扩增、重编程、分化、活化、基因改造、建立细胞库（系）、冷冻保存和细胞恢复等，然后将这些处理过的细胞植入患者体内，以达到治疗特定疾病的目的。细胞疗法涵盖范围很广，一些转基因细胞疗法也属于基因疗法。因此在生物医学领域，细胞疗法和基因疗法通常统称为细胞和基因疗法。

细胞疗法的开端是造血干细胞移植，最早尝试于 1939 年就已经进行了第一次骨髓移植。美国 Fred Hutchinson 癌症研究中心的 Edward Donnall Thomas 博士首次成功地进行了异基因造血干细胞移植，其研究结果于 1957 年发表于新英格兰医学杂志，他因此获得了 1990 年的诺贝尔生理学或医学奖。20 世纪 80 年代以来，免疫细胞疗法也进入了历史阶段。1982 年，美国国家癌症研究所（National Cancer Institute，NCI）外科医生 Steven Rosenberg 博士团队首次报道，高剂量的 IL-2 可以将淋巴细胞在体外培养成具有强大肿瘤杀伤作用的细胞，称为淋巴因子激活杀伤。随后，该团队将培养后的自体淋巴因子激活杀伤（lymphokine activated killer，LAK）细胞重新注入有黑色素瘤和其他肿瘤的患者体内。虽然 LAK 细胞疗法因疗效不佳而很快被其他细胞疗法取代，但这一进展也正式开启了免疫细胞疗法的新纪元，各种细胞疗法自此蓬勃发展。

细胞治疗有多种分类方式，按照细胞类型分类，可分为免疫细胞治疗、干细胞治疗及免疫细胞之外的其他体细胞治疗；按照细胞来源分类，可分为自体细胞治疗、异体细胞治疗；按照技术类型分类，可分为非基因改造的细胞疗法与基因改造的细胞疗法。

在肿瘤免疫细胞疗法中，可使用的细胞类型数量众多，包括 T 细胞疗法、肿瘤浸润淋巴细胞疗法、肿瘤抗原特异性细胞毒性淋巴细胞疗法、γδT 细胞疗法等。目前研究最多，在临床上应用最广的是仍属 T 细胞疗法。

（三）细胞因子

细胞因子是一类高活性、多功能的小分子蛋白，分子质量＜30kDa，可以在细胞间传递信息，具有免疫调节和效应功能。细胞因子可在不同时间或空间以不同方式参与肿瘤的进化和发展，在肿瘤的发生发展中发挥重要作用，是生物学研究的重要对象之一。根据其受体的结构、功能和构象，可分为不同的亚类，包括白细胞介素（IL）、集落刺激因子（CSF）、干扰素（IFN）、肿瘤坏死因子（TNF）、生长因子（GF）和趋化因子。顾名思义，IL 在白细胞介导的先天性和适应性免疫反应的激活和调节中起重要作用，并且通常在局部少量产生。现在已经鉴定出至少 40 种 IL，其中许多可以分为不同的家族或超家族。Ⅰ、Ⅱ和Ⅲ型干扰素在病毒防御线中发挥强烈抗病毒活性，另外，Ⅰ、Ⅱ和Ⅲ型 IFN 还具有调控免疫系统功能和抗肿瘤作用。TNF 超家族包含 19 种结构相似的蛋白质，具有不同的促炎或抗炎活性，这个家族之所以命名为 TNF，是因为最早被发现的成员 TNF 在某些条件下可以诱导肿瘤局部坏死。趋化因子包含至少 47 种结构相似的小细胞因子，通常以刺激细胞迁移的能力而闻名，它们与细胞外基质（extra cellular matrix，ECM）的相互作用，在控制定向细胞迁移中起关键作用。此外，还有结构和功能非常多样化的生长因子，它们的表达通常由细胞因子诱导，反之亦然，其中，一些生长因子如转化生长因子 -β（transforming growth factor-β，TGF-β）家族的成员，还是有效的免疫抑制分子和细胞抑制分子。

作为生物制药行业第一个跨越式发展阶段的主力军，重组细胞因子药物的研发起步较早，也是美国 FDA 批准用于肿瘤的第一批免疫治疗药物，如干扰素、白细胞介素已被批准用于治疗淋巴瘤、转移性黑色素瘤和肾癌等，其治疗效果得到证实。然而，由于细胞因子产生的多效性和同一性，功能的多效性和重叠性，以及作用的拮抗和协同，因此细胞因子调控涉及了丰富的成分、复杂的相互关系和综合的影响。靶向细胞因子治疗可能出现各种副作用和高毒性，而且许多不良反应导致部分患者的药物耐受性降低，这限制了细胞因子治疗的临床应用。

细胞因子与特定受体相结合诱导受体二聚化或膜重组。受体聚集激活不同的激酶，使受体细胞结构中的丝氨酸和酪氨酸残基磷酸化，并激活不同的转录因子进行核转位和基因表达的调控。例如，许多干扰素和白细胞介素选择性地与受体中的 Janus 激酶结合，后者开始磷酸化受体，然后招募一个或多个信号转导及转录激活因子（STAT）。相比之下，肿瘤坏死因子（TNF）特定复合物和激酶的募集与同源受体的结合导致下游转录因子，包括 AP-1 和核因子 κB（NF-κB）的激活。一些属于复杂的超家族的细胞因子，具有重叠功能，共享受体和受体拮抗剂的特点。例如，IL-6、IL-11、IL-27、睫状神经营养因子、抑制白血病因子、心肌营养素 1、制瘤素 M 和心肌营养素样细胞因子 1，它们至少有一个共享 gp130 亚基的受体，这些受体具有不同但重叠的功能。

细胞因子是多种细胞类型和细胞活动的有效分泌调节剂，尤其是在免疫系统中，在稳态和疾病期间促进细胞通信。细胞因子最常在特定的刺激时期内释放，并且由于它们在循环中的半衰期有限，所以它们的作用程度是短暂的。它们通常以旁分泌和（或）自分泌的方式起作用，经过严格控制的瞬时产生。细胞因子靶细胞的细胞膜上表达高亲和力受体，一旦细胞因子结合后，受体触发细胞内信号转导，从而影响基因转录。细胞因子的作用会改变增殖和分化，并诱导或改变特定的细胞功能。靶细胞表达适应不同细胞因子的受体，因此整合了源自暴露于不同细胞因子的信息，包括浓度和时间。因此，细胞因子之间的协同或拮抗是一个共同特征，具有高度的复杂性。

细胞因子在肿瘤免疫微环境中的作用复杂多样，形成了一张复杂的大网。在未来的发展中，想要在基于细胞因子的免疫治疗方面有所突破，就必须要考虑将细胞因子的作用限制在作用部位，以避免全身性促炎作用，可以通过联合免疫治疗及细胞因子工程改造而实现。

（四）免疫检查点抑制剂

免疫检查点（immune checkpoint，IC）是指广泛存在于免疫系统中的抑制通路蛋白，这些通路蛋白通常来源于活化的淋巴细胞及肿瘤细胞表面，能够调节自我耐受、防止自身免疫和保护组织免受免疫攻击，同时也能够抑制 T 细胞的增殖与活化，从而使肿瘤细胞逃避免疫监视。免疫检查点抑制剂（ICB）是一类针对抑制 T 细胞活化的调节性免疫检查点分子的单克隆抗体，ICB 通过阻断共抑制信号通路，增强 T 细胞介导的抗肿瘤免疫，促进免疫介导的肿瘤细胞清除。

ICB通过阻断免疫检查点诱导抗肿瘤免疫反应，在临床试验中获得广泛的成功，已被美国FDA批准用于治疗黑色素瘤、非小细胞肺癌、结直肠癌和肝细胞癌等恶性肿瘤。正常情况下，免疫检查点能够负向调控机体的免疫反应，下调T细胞反应，诱导自身抗原免疫耐受，保护身体免受破坏性免疫反应，如自身免疫病。这一作用主要通过细胞毒性T细胞相关抗原4（CTLA-4）、程序性细胞死亡蛋白1（programmed death-1，PD-1）/程序性细胞死亡配体1（programmed death ligand-1，PD-L1）途径发挥作用。CTLA-4途径诱导、活化T细胞的细胞周期停滞和凋亡，PD-1/PD-L1途径抑制T细胞的激活、增殖和细胞因子的产生。然而，肿瘤可以通过激活免疫检查点和抑制T细胞反应介导肿瘤的免疫逃逸。因此，干扰这些免疫检查点通路可以诱导抗肿瘤免疫反应，从而消减癌症的发生发展。

CTLA-4是免疫球蛋白超家族的一种Ⅰ型跨膜糖蛋白，在细胞表面以共价同源二聚体的形式表达。CTLA-4在诱导外周免疫耐受和维持免疫稳态方面起着关键作用，但在抗肿瘤免疫中被认为是一种负调节因子。CTLA-4通常存在于$CD4^+$和$CD8^+$T细胞的胞质中，可以被诱导至细胞表面与CD80和CD86结合，并且比CD28具有更高的亲和力。CTLA-4竞争性结合CD28的配体抑制CTL的活性和增强调节性T细胞（Treg）的免疫抑制活性，从而促进肿瘤细胞的逃逸。通过阻断CTLA-4，能够诱导CD80/CD86与CD28结合，可广泛增强依赖于辅助性T细胞的免疫反应。

PD-1属于CD28家族，有两个配体：PD-L1和程序性细胞死亡配体2（programmed death ligand-2，PD-L2），具有不同的表达模式。PD-L2在肿瘤免疫中的作用尚有争议。因此，目前的研究主要集中在PD-L1。PD-L1可由肿瘤细胞、上皮细胞、树突状细胞、巨噬细胞、成纤维细胞及耗竭的T细胞表达。在肿瘤微环境中，受到干扰素-γ或致癌因素的刺激，导致机体表达高水平PD-L1。当PD-L1与PD-1连接时，抑制PI3K-AKT和RAS/RAF/MEK/ERK信号通路的激活，从而对效应性T细胞起到一种类似刹车作用，抑制效应性T细胞的增殖和分化。ICB通过解除PD-1或PD-L1免疫检查点对T细胞活化和增殖的抑制作用，减少肿瘤内Treg细胞的数量和（或）抑制活性来增强抗肿瘤免疫反应，恢复T细胞对肿瘤的杀伤功能，从而抑制肿瘤的发生发展。

三、总　　结

传统的肿瘤治疗方法可能因组织间发生微小转移和肿瘤干细胞的干性存在导致肿瘤复发和转移，而免疫疗法则通过增强肿瘤细胞的免疫原性和提高其对免疫细胞杀伤的敏感性，激发并增强机体的抗肿瘤免疫效应，从而实现对肿瘤的监控与抑制。抗肿瘤免疫治疗的核心是肿瘤抗原的暴露与肿瘤生长微环境（TME）的逆转。因分化方向的不同，TME中活化的小部分免疫细胞发挥抑瘤作用，但大多数则发挥促瘤作用。建立抑瘤的免疫微环境是促进肿瘤免疫治疗成功的必经之路，其关键是如何逆转TME中的促肿瘤分子信号。因此，有效的肿瘤免疫治疗手段需要针对这两大核心问题展开。

第三节　免疫治疗在肿瘤综合治疗中的应用

一、免疫治疗与化疗的协同作用

最近几年来，免疫疗法越来越流行，特别是在肿瘤方面的应用。然而免疫治疗在肿瘤治疗中仍然有很大的挑战。免疫疗法联合化疗可以从很多方面获益，化疗可以直接杀伤肿瘤细胞、改变肿瘤细胞的免疫原性、调节肿瘤抗原的呈递作用和改变肿瘤微环境等机制，以提高免疫治疗的抗肿瘤作用。免疫治疗与化疗的联合能逆转晚期的免疫抑制、提高肿瘤抗原的交叉提呈作用、促进杀伤性T细胞增殖并让T细胞更易杀伤肿瘤细胞，免疫治疗可以减少化疗导致的细胞毒作用以及降低后期免疫耐药性的发生率。但是免疫治疗联合化疗仍然具有很多挑战，所以我们应该更进一步了解化疗与免疫之间的机制，这样就可以帮助临床医师合理选择联合免疫治疗和化疗的方案。

另外，对于免疫治疗联合化疗我们也更应该关注它所导致的不良反应。

（一）化疗增强抗肿瘤免疫应答

一般情况下化疗可以快速杀死免疫系统中的免疫细胞，特别是 T 细胞，最终会导致循环中的免疫细胞数量下降，进而导致免疫系统对肿瘤的杀伤作用下降。从另一方面看，化疗可以增强 CTL 的杀伤作用，使肿瘤更易被杀伤。免疫原性是指能够刺激机体产生特异性抗体或致敏淋巴细胞的能力，化学治疗能够通过很多机制来提高肿瘤细胞的免疫原性，促进免疫治疗对肿瘤细胞的杀伤作用。蒽环类化疗药物可以让细胞内的钙网蛋白转运到细胞表面，通过树突状细胞抗原呈递激活 T 细胞介导的免疫反应，从而增强抗肿瘤作用。化疗除了改变肿瘤抗原的表达量，还可以改变其质，进而改变免疫原性。可通过调节肿瘤抗原表达的质或量，来改变肿瘤细胞的免疫原性。化疗药物能够直接杀死肿瘤细胞，也能诱发自噬对肿瘤细胞的作用，从而促进肿瘤细胞的应激和死亡。化疗导致肿瘤细胞应激快要死亡的肿瘤细胞，可以作为治疗性免疫疫苗，从而促进免疫对残余肿瘤细胞的杀伤作用（图 7-3）。

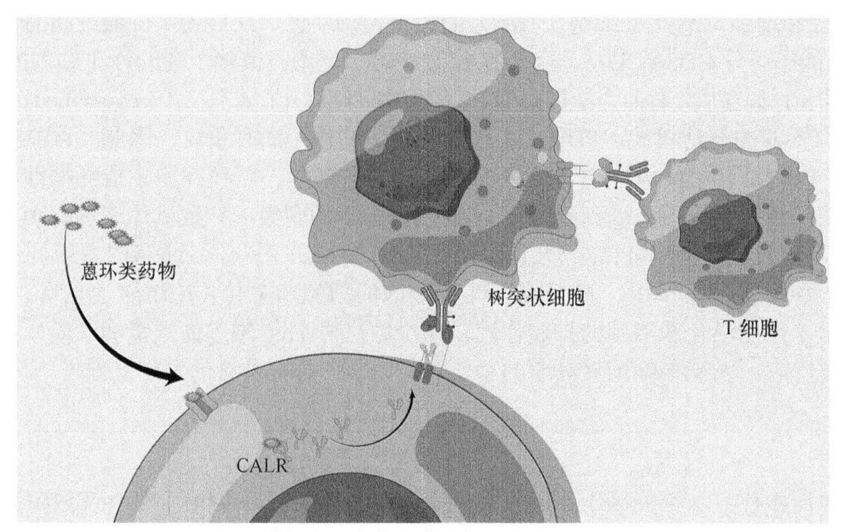

图 7-3　蒽环类药物作用与免疫

（二）免疫治疗对化疗的增强作用

免疫治疗不仅能增强机体免疫系统对肿瘤的杀伤作用，还可以通过增强化疗对肿瘤的杀伤作用。免疫治疗可以提高肿瘤患者对化疗的敏感性，免疫治疗也可以在保证化疗顺利进行的同时增强机体的免疫能力进而降低化学治疗导致的毒作用。树突状细胞（DC）是现在已知的抗原呈递细胞中能力最强的一种细胞，将肿瘤抗原作用于 DC 后，再将这些 DC 回输进患者体内就可用于免疫治疗。这种方法现在已用于治疗 B 细胞淋巴瘤、黑色素瘤、前列腺癌、多发性骨髓瘤等患者。通过体外诱导干细胞分化为 DC，用肿瘤抗原激活的 DC 作用于细胞因子诱导的杀伤（cytokine-induced killer，CIK）细胞，最终增强 CIK 细胞对肿瘤的杀伤作用。

（三）免疫联合化疗存在的问题及展望

肿瘤的联合治疗是一种更好的选择，特别是免疫联合化疗，对晚期肿瘤的治疗效果要更好。但免疫联合化疗对肿瘤治疗的很多机制仍不清楚，需要科研人员进一步探索，免疫联合化疗对精准疗法来说，还有很多需要解决的问题，应该深入探索肿瘤标志物，筛选免疫联合化疗的最佳人群，对每一个个体的用药进行最佳配伍，确定最佳的用药顺序，从而降低各种药物对患者的不良反应、发挥最佳疗效。

二、免疫治疗与靶向治疗的相互作用

免疫治疗是一把双刃剑，既能够增强机体的免疫能力，又能够降低机体的免疫能力，它通过免疫反应治疗人体中与免疫有一定联系的疾病，一般适用于驱动基因阴性的患者；免疫治疗可以激活免疫细胞的活性，促进肿瘤周围和循环中免疫细胞对肿瘤的杀伤作用，而免疫检查点抑制剂主要作用于肿瘤周边的微环境。靶向治疗是针对已知特异的肿瘤相关的突变基因片段和蛋白质分子，用相应的靶向药物进行治疗，从而达到治疗的目的。但该治疗只作用于对体内有特异突变的患者，现阶段已知的突变基因有 *EGFR* 基因、*ALK* 基因、*ROS-1* 基因等，已经有针对这些突变相关靶向药物用于临床，这些药物可作用于相应的突变位点，阻断基因突变产生的异常通路，达到治疗肿瘤的目的。当靶向治疗与免疫治疗联合使用后，会增强免疫治疗的抗肿瘤活性，这是癌症-免疫循环中某一个环节的作用。

（一）抗肿瘤免疫反应的过程

通过树突状细胞产生的有效的抗肿瘤免疫一般要经过几个阶段：①树突状细胞必须对肿瘤抗原进行捕获，通过 MHC Ⅰ和 MHC Ⅱ通路，并且在该通路中必须显示相应的抗原决定簇，最终该复合体中的抗原决定簇可以刺激 $CD4^+T$ 细胞和 $CD8^+T$ 细胞。②激活的 $CD4^+T$ 细胞和 $CD8^+T$ 细胞要转化为效应 T 细胞，而这个过程需要多个跨膜蛋白传递的共刺激信号和树突状细胞上肽-MHC 复合物处理的 TCR 共同刺激产生，其中跨膜蛋白有 B7 和肿瘤坏死因子受体（tumor necrosis factor receptor，TNFR）家族和一些相应的受体细胞因子。③ T 细胞应该避开免疫检查点负性调控信号，如果负性调控信号起作用，就会致使 T 细胞耗尽或者功能降低。负性共刺激分子包括 CTLA-4 和 PD-1。④树突状细胞诱导的抗肿瘤免疫反应应该避开肿瘤微环境中的各种免疫抑制网络。

（二）靶向治疗的免疫调节机制

随着癌症治疗的进展，在大量的研究中发现免疫反应和靶向治疗通路之间有一定的联系。靶向治疗药物可以促进树突状细胞的抗原呈递作用，从而促进靶向肿瘤的 $CD8^+T$ 细胞、$CD4^+T$ 细胞的扩增和激活。曲妥珠单抗和西妥昔单抗可以作用于酪氨酸激酶受体 HER2 和 EGFR，促进靶向肿瘤的 $CD8^+T$ 细胞、CD^+4T 细胞的活性。从以上可以看出靶向治疗和免疫治疗有一定的协同作用。靶向药物还可以降低肿瘤对 MHC Ⅰ类分子表达的抑制，增强机体的免疫反应。

（三）免疫治疗与靶向治疗联合应用策略

虽然靶向治疗与免疫治疗联合应用有很大的益处，但是对于精准医疗时代的到来，对每一个患者的治疗方案都应该进行合理搭配，提高联合治疗的疗效并减少其毒副作用。在治疗方案上应该关注最佳联合用药、给药剂量、给药时间、给药顺序。在毒副作用方面，免疫治疗如伊匹单抗和 PD-1 可能导致患者出现垂体炎症，但是联合应用 CTLA-4 和 4-1BB 受体激动剂抗体可以减少炎症和毒性（图 7-4）。

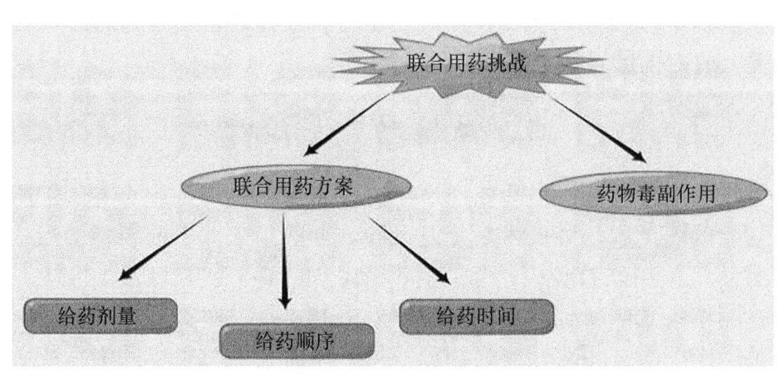

图 7-4　联合用药挑战

三、免疫治疗与放疗的联合增效

近些年来，对肿瘤实行联合治疗已经变成一种趋势。免疫治疗是近些年较理想的新兴治疗方法，主要作用于机体免疫系统，达到杀灭肿瘤细胞的目的。放疗是使用高能粒子或波（如 X 射线、γ 射线、电子束或质子）破坏或损坏癌细胞。研究表明，恶性肿瘤细胞与和其同源的正常细胞的放射敏感性基本一致。而肿瘤细胞一般比人体正常组织增长迅速，增长迅速的细胞较增长缓慢的细胞对放射治疗更加敏感。对肿瘤实行免疫与放疗联合治疗可以提高疗效，降低毒副作用。

（一）放疗的抗肿瘤免疫效应机制

近些年研究发现，合理地进行放疗可以促进免疫反应对肿瘤的作用，从而使肿瘤缩小，此外，放疗还可以作用于肿瘤的远处转移。这种现象与以往所认知的放疗对免疫的抑制作用是不同的。在 1953 年提出的“旁观者效应”就显示放疗可以对肿瘤间质起到一定的作用。1992 年 Singh 等发现肿瘤间质在肿瘤的发生发展过程中具有重要作用，肿瘤间质可以阻碍抗原呈递作用、保护肿瘤细胞不被杀灭，从而阻碍免疫对肿瘤的杀伤作用。Zhang 等发现局部大剂量放疗可促进树突状细胞对抗原的呈递作用。肿瘤抗原在间质细胞表面的表达增加了免疫反应中 T 细胞对间质细胞的清除率。因此，放疗不仅改善了肿瘤微环境，而且增强了全身抗肿瘤作用。放疗可以对肿瘤细胞起到直接杀伤作用，还可以改变肿瘤周边的微环境，从而提高免疫系统对肿瘤的杀伤作用。放疗还可以诱导肿瘤细胞死亡，形成肿瘤原位疫苗，激活机体 T 细胞的细胞杀伤作用，促进免疫细胞对肿瘤的杀伤作用。

（二）免疫治疗联合放疗的增效作用机制

在肿瘤进展过程中，肿瘤与宿主免疫系统的过程包括免疫系统识别和免疫消除→免疫平衡→肿瘤细胞和免疫系统共存→免疫逃逸。免疫逃逸是通过抑制配体、上调细胞因子、减低 MHC Ⅰ类分子表达以及增加髓系来源的抑制细胞数量来实现。最终肿瘤的免疫逃逸会导致免疫系统难以检测到肿瘤，从而导致肿瘤不易被杀灭。但近些年来，放疗对这些问题可以给予一个更好的回答，因为放疗可以使肿瘤对先天性免疫系统和获得性免疫系统都可见。这个过程为：①放疗可以增强抗原呈递细胞的呈递能力，进一步促进 T 细胞的激活；② MHC Ⅰ在肿瘤细胞表面表达下降，最后导致 CTL 对癌细胞的识别能力变差，然而放疗能够使肿瘤细胞表面的 MHC Ⅰ表达上调，增强免疫系统对肿瘤细胞的杀伤作用；③放疗可以诱导肿瘤细胞 DNA 损伤，从而产生新的抗原，诱导免疫反应。

（三）免疫治疗联合放疗的挑战和展望

近些年来，肿瘤免疫治疗已经成为备受关注的一种肿瘤治疗手段。免疫治疗联合放疗是一个具有重大意义的新的研究方向。免疫治疗一般可以激活或者抑制特异性和关键的免疫细胞活性，这些特异性和关键的免疫细胞可以直接定向攻击机体的肿瘤细胞，这种治疗对周围正常组织影响较小，可以提高抗肿瘤治疗的疗效和安全性。在免疫和放疗联合治疗过程中，需要关注放疗的使用范围、放射频率、放射剂量以及免疫治疗的使用时机。

四、新辅助免疫治疗

辅助治疗一般在手术后进行，辅助免疫治疗的目的是激活 T 细胞介导的细胞免疫应答，使其杀死术后残余未切除的癌细胞，降低术后复发风险。近些年来，术前新辅助治疗显示出更好的效果。最近的研究显示，采用联合免疫检查点抑制剂，如 PD-1 和 CTLA-4 抗体，比单一免疫疗法效果更好。病理检测结果表明新辅助免疫治疗疗效更好，复发率更低。目前研究显示，免疫和化疗的联合使用在临床中一般有相对较好的治疗效果。然而关于免疫单药治疗或者免疫联合用药的新辅助治疗的定义、诊断和疗效还没有统一的标准，因此不能准确地评价新辅助免疫治疗的疗效。现阶段通过大量的研究表示未来新辅助治疗中应用ICB的策略应该包含：①积极探索与ICB疗效相关的特异性生物标志物，以实现精准医疗；②增加临床试验的样本规模，进一步对ICB与其他治疗方案进行合理配伍，实现个体化治疗。

五、现实与展望

事实上，肿瘤的生物学及免疫学都极其复杂，因此当从免疫角度去审视并尝试解决肿瘤问题的时候，仍会面临诸多疑难和困惑，其原因在于目前对肿瘤免疫机制的了解还不够透彻，今后的研究还需要揭示新的细胞、分子及调控机制，更重要的是要将这些研究成果整合成生理情况下细胞、分子之间的网络作用模式，实现这一目标仍将是个漫长并充满挑战的过程。就目前肿瘤免疫治疗的临床应用方面，主要有以下几个方面的问题亟待解决。

1. 需要建立个体化治疗策略，肿瘤最明显的特征之一就是个体差异极大，因此制订治疗策略时需要考虑诸多问题，如肿瘤分期、肿瘤抗原的特点及患者年龄、性别、生活习惯甚至基因多态性等，从而实现个体化精准治疗。

2. 需要建立合理的免疫治疗评价标准，患者对常规疗法和免疫疗法的反应方式并不完全相同，因此免疫治疗需要建立相对独立的一套评价体系反映治疗效果。

3. 克服免疫耐受，突变的细胞发展成肿瘤的过程也就是其逃避或打败宿主免疫系统的过程，因此在利用活化免疫系统来治疗肿瘤的同时需要降低患者体内的免疫抑制环境，尤其是肿瘤组织内部的抑制性微环境。

4. 降低治疗成本，经济因素一直是肿瘤治疗中的一个重要问题，免疫治疗药物和技术的费用往往十分昂贵，如果不能降低成本，免疫治疗就不能用来服务广大患者。

最后也必须认识到，单一的疗法，包括免疫治疗，多数情况下并不能有效治疗肿瘤，综合治疗是今后必然的发展方向。因此，如何充分利用免疫治疗并发展免疫治疗策略在综合治疗中具有同等重要的意义。多种免疫治疗方法的有机结合，以及与其他三大治疗手段的联合，会体现出其优越性。随着对肿瘤免疫逃避机制和肿瘤微环境的进一步深入认识，肿瘤的免疫治疗将成为一个进展更加迅速的新兴研究领域，成为肿瘤治疗的一项重要综合措施。

课后习题

1. 简述形成免疫记忆的过程。
2. 简述癌症的发展和进展过程。
3. 免疫编辑假设的三个阶段分别是什么？
4. 免疫治疗发展到现在，它都有哪几种类型？
5. 正常情况下，要想有效杀死癌细胞，需要经过什么步骤？
6. 主动免疫治疗包括哪几类疫苗？
7. SLP疫苗的优缺点是什么？
8. 溶瘤病毒诱导细胞死亡的作用机制是什么？
9. 通过树突状细胞产生的有效的抗肿瘤免疫一般要经过几个阶段？分别是什么？
10. 在肿瘤进展过程中，肿瘤与宿主免疫系统相互作用的过程包括什么？

（付国斌　侯军委　卢　奕　马　莹　郝继辉）

第八章　免疫检查点和免疫共刺激分子

第一节　概　　述

一、免疫检查点和免疫共刺激分子的发展

人体免疫系统是一个精细的内稳态管理体系，它受到双重信号控制：一种是共同刺激信号，影响淋巴细胞的激活；另一种是参与抑制作用的淋巴细胞的共同抑制。只有实现这两种信号的平衡，才能保证人体的组织细胞不受自身免疫系统的破坏，同时还能有效杀死侵入体内的细菌和癌细胞。以上两个系统被称为共同信号系统或免疫检查点。第一个免疫检查点为细胞毒性 T 细胞相关抗原 4（CTLA-4），是 20 世纪 90 年代的一项重大科学发现。其单克隆抗体是首个免疫检查点抑制剂，是美国 FDA 在 2011 年批准的，可用于治疗不可切除转移性黑色素瘤。自此免疫检测点及其抑制剂的研究开始迅速发展，经过 10 余年的研究，新的免疫检查点以及一些针对它的单克隆抗体和小分子抑制剂也陆续被发现。这些免疫检查点包括程序性细胞死亡受体 1（PD-1）、CTLA-4、LMTK3、LAG-3/CD223、TIM-3、T 细胞免疫受体与 Ig 和 ITIM 结构域蛋白（T cell immunoreceptor with Ig and ITIM domain protein，TIGHT/VSTM3/WUCAM）、吲哚胺双加氧酶（indoleamine-2，3-dioxygenase，IDO）等。

免疫系统通过与受体 - 配体之间的交互作用来感知内外环境改变。受体通常在效应淋巴细胞的表面表达，而配体则可在免疫细胞表面表达，如抗原呈递细胞。受体与配体之间的交互作用决定了 T 细胞是否会被活化或被抑制。共刺激的信号是“油门”，而共抑制的信号则是“刹车”。以首次发现的 CD28 为例，它的配体为 B7-1、B7-2，CD28 与其配体结合，可使 T 细胞活化，使其产生大量 IL-2。此外，还发现了诱导性共刺激分子（ICOS）、OX-40（TNFRSF4）、LIGHT 受体（LIGHTR）和 CD40L 等。

抑制性免疫检查点包括 CTLA-4、PD-1、T 细胞免疫球蛋白黏蛋白 3（T cell immunoglobulin domain and mucin domain-3，TIM-3）、LAG-3、CD223、TIGIT、B7-H3、B7-H4，以及唾液酸结合免疫球蛋白样凝集素 -15（sialic acid binds immunoglobulin-like lectin 15，Siglec-15），这些免疫检查点抑制剂是调控 T 细胞动态平衡的“刹车”。配体的刺激也是免疫检查点抑制剂发挥功能的重要原因：CTLA-4 的配体为 B7-1、B7-2；PD-1 的配体为 PD-L1、PD-L2；TIM-3 具有多种配体，包括半乳糖凝集素 -9（galactosin-9，GAL-9）、癌胚抗原相关细胞黏附分子 1（carcinoembryonic antigen，CEACAM1）、高迁移率族蛋白 B1（high mobility group protein B1，HMGB1）、磷脂酰丝氨酸（phosphatidylserine，PS）等；LAG-3 的配体为纤维蛋白原样蛋白 1（fibrinogen-like protein 1，FGL1）；TIGIT 的配体为 CD96、CD226。在生理条件下，抑制信号能够监控免疫细胞的过度激活，从而阻止了自身的免疫应答。在恶性肿瘤中，由于肿瘤微环境受到了免疫抑制，导致机体无法彻底清除肿瘤。所以，目前肿瘤免疫疗法的重点就是激活共刺激信号，或者是干扰共抑制信号。

此外，人体中也存在着 IDO1、腺苷酶、调节性 T 细胞及与肿瘤有关的巨噬细胞等共同抑制信号的分子和细胞。IDO1 是一种含有血红素的酶，它的主要功能是促进色氨酸有氧代谢，促进色氨酸向犬尿酸原的转化。色氨酸是 T 细胞生长和成熟的重要物质，色氨酸的缺乏会引起 T 细胞的凋亡和功能丧失，从而引起免疫逃逸。犬尿氨酸（kynurenine，Kyn）是一种免疫抑制信号物质，在肿瘤微环境中的作用是通过与 T 细胞的芳烃受体（aryl hydrocarbon receptor，AHR）结合而达到抑制 T 细胞的作用。Siglec-15 是陈列平研究小组在 2019 年发现的一种新的抑制免疫调节因子。

Siglec-15 在许多肿瘤细胞中广泛表达，但其具体的受体尚未明确。研究小组认为，Siglec-15 和 PD-L1 之间存在着相互抑制的关系，因此可以将 Siglec-15 靶点抑制剂作为靶向药物。Siglec-15 是一种新型的辅助疗法。目前，Siglec-15 在许多小鼠肿瘤模型中有效，Siglec-15 人源化单克隆抗体（NC318）也已经开始了第一阶段的临床研究。

二、免疫检查点药物应用发展史

1968 年，因杰格德·赫尔斯特伦、卡尔·海尔斯特罗姆和他的同事们发现，从肿瘤患者的血液中分离出的淋巴细胞能够对来自同一患者的癌细胞产生反应。因此，研究者们猜测，某种抵抗因素可以阻止人体免疫淋巴细胞的破坏。我们现在对肿瘤的免疫反应有了更多的理解，免疫反应的活化与衰退受到许多因素的影响，1995 年 Goodnow 的研究团队指出：有许多检查点可以减少体细胞获得性免疫引起的自身抗体失控，从而减少细胞循环中的肿瘤形成。Pardoll 后来将“免疫检查点”这个术语用于肿瘤的治疗。而后 Korman、Peggs 和 Allison 创建了一个术语“免疫检查点抑制”，以描述针对肿瘤的免疫衰减通路。Goodnow 提出的第一个免疫检查点的概念非常宽泛，包含了缺乏和未丧失的机制；但是，经过一段时间后，“检查点抑制”这个词已经被用于特定的抑制型 T 细胞上的抑制受体。

CTLA-4 是 Leach、Krummel 和 Allison 在 1996 年发现的第一种调节性 T 细胞，CTLA-4 抗体能在移植的同种肿瘤中诱发免疫排斥。在 1975 年的一份报告中，Allison 和他的研究团队将研究重点集中于提高肿瘤抗原的免疫应答上。2011 年，首次成功应用于临床的肿瘤免疫检查点抑制剂（ICB）是抗 CTLA-4 抗体 Ipilimumab。在之后的 10 年里，许多 ICB 类药物批准应用于临床，其中包括 PD-1/PD-L1 检查点药物。ICB 是当前临床上常用的一种治疗药物，也是一种可广泛提高肿瘤患者生存时间的一线免疫治疗药物。

自 Ipilimumab 在 2011 年获得美国 FDA 的批准后，目前已有 7 种治疗单克隆抗体（mAb）获批成为癌症的治疗方法。PD-1/PD-L1 在多种肿瘤中具有重要的免疫反应作用，PD-1/PD-L1 阻断剂可单独使用，亦可与 CTLA-4 阻断剂、化学或靶向疗法结合使用，已经成为临床多种癌症（转移性黑色素瘤，肺、肾、肝、头颈部癌等）常用的一线药物。

同时，ICB 仍在进行着新辅助疗法相关的临床研究。在接受外科手术后，使用 Ipilimumab（q3w×4，之后每月 10mg/kg）的患者其无复发生存期提高了 10.5%，并在中位随访 5.3 年之后，Ipilimumab 比安慰剂组显示出了更好的治疗效果。但是，鉴于其良好的益处和较少的副作用，Ipilimumab 也已成为 Nivolumab/Pembrolizumab 辅助疗法之一。

2005 年，研究者第一次将 CTLA-4 与 PD-1 联合用于小鼠的肿瘤试验。结果显示，在不同的肿瘤模型中，联合应用两种抗体均能达到较好的免疫抑制效果。

2009 年，第一个肿瘤患者接受了联合用药的递增剂量试验。在首批接受该治疗的患者中，进行了一项三期试验：研究者将 Ipilimumab 和 Nivolumab 联合用药 与 Nivolumab 和 Ipilimumab 单药进行了比较，在 5 年的随访中，联合疗法的长期生存率达到 52%，而 Nivolumab 组为 44%，单用 Ipilimumab 组仅为 26%。目前，Ipilimumab 和 Nivolumab 联合疗法已批准在 6 种不同的适应证中使用。

除了 CTLA-4、PD-1 之外，LAG-3 也受到了广泛的重视。LAG-3 是 CD4 同系物，是 $CD4^+$ T 细胞激活的一个负调节因子。FGL1 是能够在肝脏和肿瘤细胞中表达的一类蛋白质，目前已被认为是 LAG-3 的负调节配体。单纯的 LAG-3 阻断对淋巴细胞脉络丛脑膜炎病毒（lymphocytic choriomeningitis virus，LCMV）反应性 T 细胞的修复作用微乎其微，但 LAG-3 阻断能提高 PD-1/PD-L1 的效果。另外一种 Nectin 家族包括活化的 CD226 和其主要负调节的 TIGIT。

脊髓灰质炎病毒受体（PVR）相关的含有蛋白质的 Ig 结构域（poliovirus receptor-related Ig domain containing protein，PVRIG）、CD96 等其他负调控受体也会对这一途径产生作用。Nectin

家族中的配体包含 CD155（又名 necl-5 或 PVR）和 CD112（也被称作 nectin-2）。其他的负调控受体和配体有：NKG2A/HLA-E、TIM-3/PS、ILT2/HLA-G、PSGL1/VISTA 等。

T 细胞激活的受体已被广泛用于免疫疗法，如 CD137 激动剂抗体、OX40（又称 TNRRSF4）、GITR（亦称 TNFRSF18）、CD27、ICOS（一种表达在活化 T 细胞上的同型二聚体蛋白）。但激素类药物并没有明显的临床作用。缺乏有效治疗作用的主要因素：激活剂活性不足，激活所需的剂量及方案探索不足，靶受体下调，可能导致 T 细胞的凋亡过度活化。

ICB 是除外科手术、放疗、化疗和靶向疗法之外的第五大肿瘤疗法。当前，肿瘤科医生对肿瘤免疫学的了解是基于 ICB 的发现与发展。传统药物、ICB 等多种疗法将成为肿瘤治疗的一个主要方向，而随着新的靶标被发现，肿瘤的治疗方法将变得越来越丰富！

三、免疫检查点作用机制

免疫检查点抑制疗法可以阻断 T 细胞活化的抑制信号，从而达到对抗肿瘤调节作用的目的。这个调控机制经常保持免疫应答，并保护宿主免遭自身免疫攻击。通过阻滞免疫检查点，可以使 T 细胞产生负向的共刺激，从而使 T 细胞产生对肿瘤抗原的识别。目前来说，最成功的 T 细胞共刺激机制和检查点阻断机制的代表为 CTLA-4 和 PD-1/PD-L1。

（一）CTLA-4 介导负性共刺激的作用机制

CTLA-4 基因的表达及功能与 T 细胞的活化密切相关。CTLA-4 在与 T 细胞受体（TCR）结合时立即升高，在活化 2～3 天时达到高峰。CTLA-4 B7 配体为 B7-1（CD80）、B7-2（CD86），其与共刺激分子 CD28 竞争性结合，从而对 TCR 信号产生抑制作用，CTLA-4 对 TCR 的亲和力较高（图 8-1）。由于 B7-1、B7-2 两者均由 CD28 来提供正共刺激讯号，利用 CTLA-4 对两者进行竞争性抑制，才能有效削弱 T 细胞的活性。CTLA-4 和 CD28 与 B7-1 之间存在着快速的结合反应，其结合强度的差异使 CTLA-4 能够迅速地进行抑制。

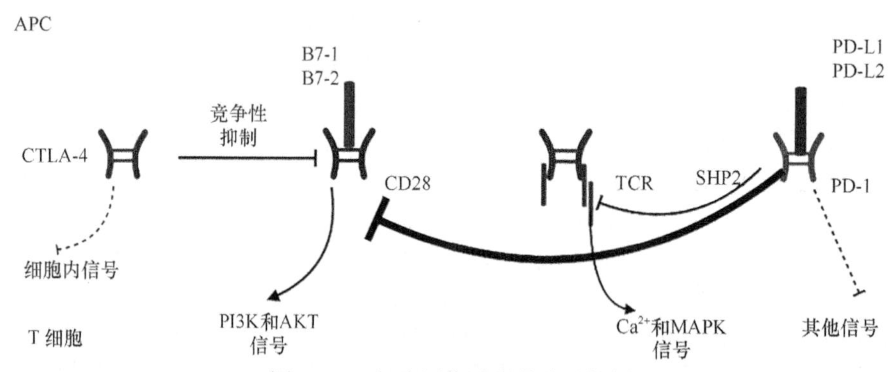

图 8-1　T 细胞活化减弱的分子机制

CTLA-4 和 PD-1 与各自配体结合诱导的分子相互作用和下游信号通路示意图

CTLA-4 的表达在 T 细胞活化后被调节，包含在细胞内小泡中的 CTLA-4 也能很快地转移至免疫突触。CTLA-4 表达的免疫突触与 TCR 信号的强度有密切关系。CTLA-4 一旦被转移至免疫突触，B7 配基与 CTLA-4 的结合将会稳定，从而积累并显著高于 CD28。CTLA-4 能抑制 CD28 的积极协同作用，抑制 CD28 的下游信号，主要是 PI3K 和 AKT 所介导。这是一种强有力 TCR 信号的调控和 T 细胞活力的调控。CTLA-4 的负性协同刺激与 B7 配体的表达和 CD28 的共同刺激有关，CTLA-4 的主要作用是调控 T 细胞的激活部位（如二级淋巴器官）的活动。

CTLA-4 除能抑制周边组织 T 细胞的活性之外，还会抑制其活性，这是由于 B7 配体可能会在抗原呈递细胞（APC）中有不同程度的表达，或在激活 T 细胞中表达。CTLA-4 在 T 细胞活化过程中起着关键的调控作用，所以负性协同刺激是其耐受能力的关键。相关研究表明，CTLA-4 的双等位基因的丢失使老鼠在3～4周出现了大规模的淋巴细胞增生。

CTLA-4不仅能够抑制T细胞的活性，还能通过多种胞外作用调控T细胞的活化。添加能够生成CTLA-4的T细胞就可以有效地阻止CTLA-4基因丢失引起的淋巴组织的增殖。Treg细胞对CTLA-4的体外抑制有很大影响。Treg细胞特异性的CTLA-4缺失，可以诱发T细胞的异常活化，从而导致自身的免疫。这说明来源于Treg细胞的CTLA-4能够保持免疫耐受，但Treg细胞表达的CTLA-4不太可能保持T细胞介导的耐受性。CTLA-4在其作用机制上，可能是由于抑制B7配体B7-1、B7-2参与CD28介导的邻近效应T细胞，从而使T细胞的活性受到抑制。CTLA-4对作用性细胞也有一定的作用。CTLA-4通过作用T细胞的表达，能够与B7配体进行反向竞争。另外，CTLA-4也能抑制B7配位反式内吞，从而抑制B7配体的全部可用性。这些细胞外作用在肿瘤细胞免疫中对T细胞耐受性有重要影响。

（二）PD-1介导的减弱T细胞活性的作用机制

PD-1的主要生物作用是维持体外对T细胞的耐受性，使T细胞在预期生理学模式下响应。因为PD-1/PD-L1调控体系是由免疫应答所引起，因此会产生一种负面的回馈循环，从而削弱T细胞的反应，减少对机体的伤害。PD-1与PD-L1、PD-L2的交互作用，对T细胞的激活起着调控作用。T、B细胞激活后PD-1的表达其主要功能是对周围T细胞的激活起到一定抑制作用，并且其配体在非淋巴组织中广泛表达。对炎症因子（IFNY）的反应可诱导PD-L1表达，且PD-L2的表达水平也不高。因此，PD-1调节T细胞的活动，可以诱发对T细胞溶解和T细胞功能的影响（如CD8细胞毒性T细胞和1类CD4 T细胞）。PD-1与PD-L1、PD-L2结合后，其作用机制主要是由Src同源2结构域蛋白酪氨酸磷酸酶（src homologous domain 2 protein tyrosine phosphatase，SHP2）来传导，从而抑制T细胞的活化。SHP2的积累直接被相邻的信号单元脱磷酸化而削弱。但研究显示，CD28是PD-1引起T细胞信号减弱的重要目标。实验采用非细胞膜重组模型，对T细胞活化时的作用进行了分析，结果表明，PD-1诱导SHP2的加入，使CD28的脱磷酸化高于TCR。这说明CTLA-4和PD-1至少在某种程度上是由CD28介导的共同刺激（Sign2）的分子机制发挥了作用。CD28信号的调节可能是由CTLA-4和PD-1介导的调节功能的聚合点。有意思的是，近来的一些研究显示，SHP2并不是抵抗PD-1疗法或导致T细胞衰竭的重要因素。这表明PD-1的下游信号途径可能具有功能上的冗余。这个冗余很有可能是由诸如SHP1之类的多余磷酸酶所介导，但是它也可以由另一种机制来调节。

虽然PD-1常常作为一种耗竭的指标，但是还不够准确，只是一个重要的指标。PD-1是T细胞活化的标志物，而T细胞是其亚组。PD-1、LAG-3、TIM-3共同表达是消耗T细胞的主要指标。但是，最根本的区别在于，根据表型所界定的耗竭T细胞在功能上仍保持活跃，但只是功能活动有所降低。例如，凋亡$CD8^+$ T细胞依然可以帮助抑制肿瘤的免疫反应，但是对每一种细胞的作用都不大。T细胞的衰竭是抑制T细胞在长期抗原刺激下的活动和保护T细胞下降的一个重要机制。与此相吻合，PD-1的持续信号传递会导致T细胞的功能衰竭。PD-1与配基结合后，可抑制糖酶的降解，但同时也促进了脂肪的氧化和分解，使其转化为能源。CTLA-4与配基结合后，其糖酶活性会降低，而不受脂类代谢的影响。有意思的是，这个代谢转换与T细胞形成的作用T相关，而T细胞在一定程度上受到了线粒体的调控。这一改变是由于PD-1结合引起的基因表达和表观遗传调节的改变。实际上，在病毒体系中，长期的抗原刺激会使T细胞发生明显的基因调节和稳定的表观遗传重组。总之，这种转录、表观遗传和代谢性改变决定了T细胞的消耗。最新研究显示，此后基因改变能够防止检查点的抑制，从而使其脱离耗尽状态，进而削弱肿瘤对疗法的响应。

PD-1/PD-L1信号轴的新功能得到了新的确认。例如，在巨噬细胞中表达PD-L1，可以使T细胞从肿瘤的微环境中被清除。这说明PD-1信号途径不仅可以调控T细胞的活化和溶解，还可以调控T细胞的运输和转移。另外，PD-1还具有一定的抗肿瘤作用。“非经典”的作用机制在多大程度上影响疗效还有待于进一步的研究。

（三）CTLA-4 阻断诱导的肿瘤排斥的作用机制

CTLA-4 的阻滞作用可能与多种机制有关。其作用机制可能是直接阻断 CTLA-4 与 B7-1 共刺激配体，进而消除 CD28 介导的正性共刺激。通过对 CTLA-4 复合物：Ipilimumab 进行警惕结构分析，发现 Ipilimumab 的结合表位与 B7 相互作用区域重叠，这说明 Ipilimumab 的作用机制是通过从空间上抑制 B7 的相互作用。由于肿瘤细胞不能表达 B7 配体，所以这一效应主要出现在肿瘤引流淋巴结，而后肿瘤抗原可以被 APC 交叉递送至初始的 T 细胞。在肿瘤微环境中，APC 也可以通过交叉递送来表达，从而激活了 T 细胞。在这两种情况下，必须先杀死肿瘤细胞，才能释放出肿瘤细胞抗原（如新的抗原，即与肿瘤有关的抗原），再经 APC 处理和传递。

CTLA-4 阻断能促进 CD28 的共刺激，促进 T 细胞的活性。目前，APC 对肿瘤微环境中的肿瘤抗原进行了处理，并将其与 T 细胞进行了交互表达。一种值得关注的可能性是，在三级淋巴组织（TLS）中，TLS 的出现往往会增加生存率。TLS 对肿瘤免疫的影响比较复杂，且与外界环境密切相关，但 TLS 中 Treg 细胞对 T 细胞的抗性有一定的抑制作用。理解抗肿瘤 T 细胞在什么时候、在什么地方被激活，然后被调节（从而对检查点阻滞治疗非常敏感），这仍是一个非常重要的问题。

最新研究显示，CTLA-4 并不能广泛地作用于 T 细胞。CTLA-4 的阻断可使肿瘤微环境中的 CD8 T 细胞特异性扩增，而不是二级淋巴组织。与此相符合，抗 CTLA-4 会导致特定肿瘤浸润 T 细胞群的扩张，包括消耗表型 CD8 T 亚群和 PD-1+ICOS+TBET+Th1 样 CD4 效应 T 细胞群。因为 ICOS 与 PD-1 共同表达（滤泡性 Th 细胞），这个群体与传统 Th1 细胞有一定的差异。在临床观察证实了上述结果，即在各种肿瘤中，Ipilimumab 对 ICOS+CD4 的作用 T 细胞进行了扩增。

在 CTLA-4 抑制作用下，Treg 细胞被认为是一种有效的抗 CTLA-4 疗法的机制。由于在 C57BL/6 被 Fc-γ-RIV 基因敲除的宿主体内，Treg 细胞清除对其具有一定的抗肿瘤效果。有意思的是，在不同的情况下，Treg 细胞的清除看起来是有区别的。抗 CTLA-4 清除性克隆疗法可以降低肿瘤中 Treg 细胞的数量，而不能降低肿瘤中 Treg 细胞的数量。这可能与 Treg 细胞在 CTLA-4 表达的提高及在不同环境中表达 Fc 受体的细胞群（如肿瘤相关的巨噬细胞）中的丰富程度和活力的差异有关。

（四）PD-1 阻断诱导的肿瘤排斥的作用机制

PD-1 的阻断作用可以使 CD8 T 细胞恢复，使 CD8 T 细胞的功能和数量增加，从而诱发免疫应答。通过阻断 PD-1 信号轴，可以阻止 PD-1 介导的相邻 TCR 信号的减弱，使其恢复活力。所以，虽然 PD-L1 在肿瘤微环境中的持续表达，但凋亡 T 细胞仍然可以恢复，并能产生有效的免疫反应。有临床证据支持这种模式：

由于 PD-1 与 PD-L1、PD-L2 结合，从而导致内源性 T 细胞发生反应，因此，阻断 PD-1 信号轴是最有效的途径。但是，部分 PD-L1 阴性的肿瘤对 PD-1 有反应，提示 PD-1 阻滞引起的肿瘤排异不一定要有一个事先存在的免疫应答，该免疫应答是由 T 淋巴细胞的存在引起的。

近期研究发现，PD-1 阻断后，CXCR5+PD-1+CD8 T 细胞亚群随即增殖、扩展，而对 PD-1 外周血进行纵向分析，结果与 PD-1+CD8 T 细胞的扩增动态基本吻合。目前，T- 细胞抗原的特异性对检查点的抑制作用尚不明确。近来，Nivolumab 用于 NSCLC 的新辅助治疗实验证明，抗 PD-1 治疗可以增强新的抗原特异性 T 细胞的反应。只有特定 T 细胞 [根据抗原特异性和（或）表型界定]，才能起到调节检查点阻断疗法的作用。与此相同，耗竭 T 细胞具有其特殊的表观遗传特征，而此后基因重组能抑制 T 细胞的复原。这些资料显示，当 T 细胞消耗到一定程度时，PD-1 的阻滞还不足以使 T 细胞的功能恢复。研究表明，CD8 T 细胞表现出较高的表型和功能异质性。在概念上，了解 T 细胞的功能异质性对特殊的检查点阻滞治疗的机制和效果具有重要意义。虽然有很多关于 PD-1 的积极的研究，但是关于 PD-1 的确切的分子和细胞过程，仍然不能很好理解。然而，最新的研究显示出了细微的差别，它们对于有效的治疗和新的战略设计有很大的不同。例如，当

PD-1 被阻断时，CD8 T 细胞的扩增是主要原因，CD4 T 细胞同样也是需要反应的。虽然 CD4 在形成记忆和生成抗体等诸多过程中扮演着重要角色，这一点并不让人感到意外，但是这也凸显出它的复杂程度。尤其是，它强调了细胞处理和治疗作用所需要的不同。

我们可以推断，CD4 辅助 T 细胞不仅可以促进 T 细胞的记忆，还可以通过使 $CD8^+$ T 细胞和抗体进入外周组织中，从而提高自身的抗肿瘤能力。在细胞水平上，新的研究结果为 PD-1 的阻滞机制提供了新的视角。此外，抑制 PD-1 信号通路还可抑制与其相关的代谢重组，从而对 T 细胞的重新活化具有一定的作用。通过对特定的肿瘤抗原侵袭淋巴细胞进行基因集中分析，结果表明，抗 PD-1 疗法能够调控机体的新陈代谢。CTLA-4 的阻滞则是引起与细胞增殖及细胞周期有关的基因变化。PD-1 的阻滞除了可以阻止 T 细胞的激活外，还可以通过其他的机制来促进其疗效。例如，在肿瘤细胞中发现 PD-1 能加速黑色素瘤的形成。除了对 PD-1 进行直接阻断之外，对 PD-L1 的靶向抗体也是足够的。PD-L1 是主要的基因表达，因此，对 PD-L1 的阻滞作用是主要的。PD-L1 是由 Th1 细胞因子（如 IFN-γ）诱发，而 Th2 细胞因子诱发 PD-L2。这一差别调节可能是 PD-L1 的抑制效应的部分原因，因为对 Th1 细胞的作用更有利。

与抗 PD-1 抗体相比，PD-L1 的抑制作用在一定程度上也来自 ADCC。基础生物学的另外一种复杂性在于，B7-1 与 PD-L1 之间除了上述的典型结合之外，还存在着协同作用，从而抑制 T 细胞的活动。这些资料显示，抗 PD-1 与抗 PD-L1 的治疗并非完全等同。最近的研究结果显示，PD-L1 阻断引起的肿瘤排斥反应需要在宿主中表达 PD-L1。同时也有研究结果显示，PD-L1 可以有效地抑制 $CD8^+$ T 细胞的杀伤。

四、药物耐药发生机制

常规的抗肿瘤疗法包括手术切除、化疗、放疗和分子靶向治疗，有效治疗早期肿瘤，而对晚期疾病仍无能为力。令人鼓舞的是，癌症免疫疗法可以通过激活宿主的免疫系统来预防癌症复发并延长终末期患者的生存时间。到目前为止，许多基于免疫的疗法已被批准用于癌症治疗，如免疫检查点阻滞疗法，过继细胞输注（ACT）和癌症疫苗。通过对 ICB 耐药机制的深入研究，并结合其耐药机制，将其分类为原发性耐药、适应性耐药和获得性耐药三大类。原发性耐药是指肿瘤对免疫疗法不起作用，其机制可能包含自适应的免疫耐药性，产生的原因也可能与适应性耐药有关。获得性耐药是一开始对某些药物有效，但是随着一段时期的发展，肿瘤会产生耐药性。适应性耐药是一种可以被免疫系统识别的肿瘤，在其发展过程中能够适应自身的免疫攻击。耐药性的出现使治疗效果受到一定程度的制约。因此需要对肿瘤免疫疗法的耐药性机制进行深入研究，以提高患者的生存率。

（一）ICB 的原发性耐药和适应性耐药

肿瘤免疫反应最直接的因素是缺乏肿瘤抗原，使 T 细胞不能识别抗原。另外，如果癌细胞不缺少肿瘤抗原，但是由于抗原递交时的递送机制发生了变化，导致主要组织相容性复合体（MHC）、β_2 微球蛋白（beta-2 microglobulin，B2M）发生变化，从而使抗原不能被传递。引起肿瘤原发性、适应性耐药的内在原因，主要是某些特定的基因或信号途径被阻断，从而阻碍了肿瘤微环境（TME）的侵袭。目前，有关耐药性的信号途径主要是通过 PI3K/AKT 途径、Wnt/β catenin 途径、JAK/STAT/IFN-γ 途径。

1. 肿瘤抗原性的丧失　肿瘤抗原主要包括肿瘤相关抗原、肿瘤特异性抗原、癌胚抗原 3 种。肿瘤可以通过降低特定的肿瘤抗原或与之相关的抗原来躲避 T 细胞的特异免疫识别。该过程依靠 TCR 特异地识别和结合 MHC 分子。由于不同的肿瘤细胞具有不同的免疫原性，因此，具有高免疫原性的肿瘤细胞能够产生高效的抗肿瘤免疫反应，而具有较低免疫能力的肿瘤细胞能够通过免疫系统的监控来进行选择性增殖。在人体对肿瘤进行免疫筛选后，其免疫能力逐渐减弱。肿瘤低负荷突变、肿瘤相关抗原低表达、细胞表面蛋白质结构类似等是引起抗原丢失的重要因素。

2. 肿瘤新抗原的缺失 肿瘤新抗原是一种新的、不正常的蛋白质，它是通过酶解形成的。新的肿瘤抗原能促进T细胞向成熟激活的T细胞转化，能特异性地识别新的肿瘤抗原。而免疫原性较差的肿瘤则对PD-1/PD-L1的阻滞作用不明显。三阴乳腺癌在免疫疗法中的原发性耐药性是由于缺少新抗原。早在2017年，Lin等就发现三阴性乳腺癌高表达LINKA，而LINKA的高水平表达与非三阴乳腺癌的预后有关。

3. PTEN的丢失与PI3K/AKT途径 磷酸酯酶与张力蛋白同源的磷酸酶（phosphatase and tensin homologue deleted on chromosome ten，PTEN）是PI3K信号中PI3K的负调控因子，PTEN的损失与VEGF水平、T细胞浸润、PD-1抑制剂的耐药性相关。PTEN的缺失在一些抵抗PD-1的患者中被发现，这表明PTEN的缺失在治疗的耐药性中扮演着重要角色。另外，PI3K是一种由PTEN负调控的信号，是一种常见的癌症异常激酶。PI3K抑制剂对肿瘤细胞的抑制作用，主要是针对PI3Kγ和PI3Kδ。例如，在PI3Kγ或PI3Kδ缺失的宿主中，生长的野生性肿瘤会使其生长速度慢于T细胞依赖性。

4. Wnt/β-catenin信号通路 Wnt蛋白在肿瘤细胞中的高水平表达可能会使这种信号途径发生异常，进而导致肿瘤的进一步发展和复发。另外，高水平的β-catenin可能是导致黑色素瘤抗免疫疗法的一个重要原因。研究发现，在黑色素瘤细胞中，Wnt/β-catenin的信号转导可能会通过对表达BATF3的树突状细胞（DC）进行干预，从而抑制其对肿瘤的作用。此外，DC中β-catenin的活化可以抑制$CD8^+$ T细胞间的相互作用，这表明阻断β-catenin/mTOR/IL-10的信号转导通路是一种有效的途径。另外，DC β-catenin的缺乏能抑制T细胞的反应，并能延迟肿瘤的生长。更多的证据表明，Wnt蛋白的增加与T细胞的炎症反应降低有关。

5. IFN信号路径 干扰素-γ信号途径对肿瘤的免疫治疗产生了积极的和消极的影响。TME中IFN-γ的表达可活化JAK信号转导及转录活化因子，进而诱发PD-L1的表达。肿瘤细胞对干扰素信号途径的抑制，不仅是ICB的原发性耐药性，也是一种抗肿瘤免疫应答的机制。蛋白酪氨酸磷酸酶非受体2型（protein tyrosine phosphatase non-receptor type 2，PTPN2）能抑制IFN-γ受体的信号敏感性，其作用机制是编码一种蛋白；RNA特异性腺苷脱氨酶1（RNA specific adenosine deaminase 1，ADAR1）可以通过阻断IFN的信号途径，从而提高机体的免疫能力。Gao等结果显示在CTLA-4的治疗中，IFN-γ信号途径的丢失与其对CTLA-4的耐药性相关。此外，长期存在于肿瘤细胞中的IFN-γ受体信号也可能是ICB治疗药物的抗性因素。

6. 肿瘤微环境与免疫治疗耐药性 Treg细胞是一类T细胞亚群，其主要作用是抑制肿瘤的免疫应答，从而加速肿瘤的发生。Sawant等发现Treg细胞能生成IL-10和IL-35，这两种物质之间的交互作用可以加速$CD8^+$ T细胞的侵袭，抑制其对肿瘤的免疫反应。近年来，Wang等发现CD36能使Treg细胞在TME中适应TME，从而提高Treg细胞在TME中的生存和聚集。髓系来源抑制细胞（MDSC）在TME中的出现也与肿瘤免疫疗法的效果有关。早在2016年，Eil等就已经发现，高钾离子可以抑制T细胞的作用，其中一个原因在于，高钾离子会影响细胞对养分的吸收。Yamamoto等发现大部分胰腺癌细胞的MHC Ⅰ类分子被自噬小体降解，抑制自噬能使MHC Ⅰ类分子的表面表达得到恢复，从而促进其抗原呈递。此外，已有研究表明，通过对液泡蛋白分选34（Vps34）的定向抑制，可以使"冷"肿瘤变成"热"肿瘤，提高PD-1/PD-L1的阻滞效果。

7. 肠道微生物与肿瘤免疫 肠道微生态系统与人体的免疫功能有很大的联系，因此，肠道微生物的功能紊乱会影响到肿瘤免疫疗法的效果。据维蒂佐等证实，抗CTLA-4治疗后T细胞反应与多形拟杆菌及脆弱拟杆菌相关，因此，肿瘤免疫治疗的效果也是由肿瘤患者的肠道微生物构成决定的。因此，加强对肠道微生物的研究，阐明其作用机制，以指导临床应用。

（二）肿瘤免疫治疗的获得性耐药机制

Schachter等的研究显示，1/4～1/3的转移性黑色素瘤在使用PD-1或CTLA-4后，立即产生了对免疫疗法的临床效果，但在经过长期的治疗后，仍会出现反复。其中，*B2M*基因的变异和HLA的杂合性缺失、替代性免疫检查点上调、T细胞耗竭、免疫逃逸等是导致耐药性的重要原因。

1. *B2M* 基因突变与 HLA 杂合性的缺失　*B2M* 涉及 MHC Ⅰ抗原呈递至 $CD8^+$ T 细胞，识别抗原、T 细胞浸润及对其细胞的杀灭。*B2M* 基因的缺失会导致 MHC Ⅰ的正常折叠和转运，导致其对 ICB 的耐药性。Sade-Feldman 等对 17 例接受 ICB 治疗的转移性黑色素瘤的病理切片进行了分析，结果显示，9.4% 的 B2M 患者存在着杂合子的缺失及基因点的变异，这表明 B2M 的丢失是一种普遍的耐药性机制。

2. 替代性免疫检查点的上调　免疫检查点疗法后，其他免疫检查点途径因补偿作用而增加，从而导致获得性耐药性。TIM-3 是一种阴性的免疫检查点。已有研究表明，TIM-3 在抗 PD-1 治疗后的 T 细胞中高水平表达，表明抗 PD-1 抗体的耐药性主要是通过选择性活化 TIM-3 来诱导免疫逃脱。除了 TIM-3 以外，其他的免疫检查点还包括 LAG-3、T 细胞免疫球蛋白、TIGIT、T 细胞活化的 V 结构域 Ig 抑制因子（V-domain Ig inhibitors of T cell activation，VISTA）等。CTLA-4 和 PD-1 单抗均能引起大鼠肿瘤 $CD8^+$ T 细胞 LAG-3 表达的增加。联合阻断 CTLA-4、LAG-3、PD-1、PD-L1 的治疗效果优于单纯靶向 CTLA-4 和 PD-1。近年来，大量的研究表明，VISTA 的高水平表达可能是导致胰腺癌对已有 ICB 缺乏敏感性的重要因素。TIGIT 蛋白能在 T 细胞上与 CD226 竞争，并能与 CD112、CD155 等配基结合，从而抑制效应 T 细胞（effector T cell，Teff 细胞）的活化。CD155 在肿瘤细胞表面的高表达，能通过 TIGIT 与 NK 细胞及 T 细胞表面的 TIGIT 结合，从而达到抑制 T 细胞对癌细胞的杀伤效果。PD-1 和 TIGIT 联合阻断能延长荷瘤小鼠的生存时间。Zhang 等表明 TIGIT 阻断可以提高抗 PD-1 单抗的荷瘤小鼠的效果，说明 TIGIT 的表达水平升高是导致免疫疗法耐药的一个重要原因。

3. T 细胞耗竭　耗竭 T 细胞的表观遗传特性与效应 T 细胞、记忆 T 细胞有明显的差别，但阻断 PD-1 仅能引起 T 细胞的表观遗传特性的轻微改变。2017 年，Ghoneim 等确认了 Decitabine 抑制 DNA 甲基化的化学疗法可以逆转 T 细胞衰竭，表明今后基因重组编码与免疫检查点的结合将有助于改善肿瘤免疫疗法的效果。已有研究表明，4A 亚家族中的 NR4A1 在调控 T 细胞凋亡过程中起着重要作用。最近，人们在肿瘤中发现了一种完全新的 T 细胞来源。此项研究证实了肿瘤中有 $CD8^+$ T细胞，这些T细胞可以分化成CTL。因此，研究者们猜测，T细胞没有足够的抗肿瘤能力，并不是因为过多的 T 细胞缺乏高表达抑制性的检查点，而是因为缺乏干细胞类的 $CD8^+$ T 细胞。

4. 肿瘤抗原表达下降与逃逸突变　抗肿瘤 T 细胞对表达相同抗原的癌细胞具有特异性，从而使细胞对其产生耐药性。有研究显示，抗肿瘤 T 细胞是由免疫检查点疗法制造的，它主要是针对癌细胞的变异而来的。基因缺失、突变或表观遗传变化会造成新抗原的缺失，进而引起免疫检查点疗法的耐药性。

第二节　免疫检查点抑制剂和免疫共刺激分子激动剂药物分类

免疫细胞通过相应的抗体和免疫细胞表面受体相结合，去激活或抑制免疫细胞，这些激活或抑制自身的受体就是免疫检查点。在正常情况下，免疫检查点会维持自身免疫并对病原体感染做出反应以保护组织免受伤害。在肿瘤微环境中，肿瘤细胞会释放出相应的抗体来抑制免疫细胞，让肿瘤细胞发生免疫逃逸。在肿瘤的发生、发展过程中，免疫检查点成为免疫耐受的主要原因之一。免疫检查点是一类免疫抑制性的分子，可以调节免疫反应的强度和广度，从而避免正常组织的损伤和破坏。免疫检查点疗法就是通过共抑制或共刺激信号等一系列途径以调节 T 细胞活性来杀伤肿瘤细胞的治疗方法。

一、免疫检查点抑制性受体的抑制剂

免疫检查点抑制性通路是肿瘤细胞逃避免疫杀伤的重要机制，其可抑制 T 细胞活性。而通过靶向 T 细胞活化的负调控因子移除 T 细胞的“刹车器”，阻断免疫检查点，间接活化 T 细胞，可以增强免疫反应，提高机体抗肿瘤能力。因此，阻断免疫检查点是增强 T 细胞活性的方法之

一，目前研究最为透彻的免疫检查点有PD-1和PD-L1。2018年诺贝尔生理学或医学奖授予了美国免疫学家James P.Allison与日本免疫学家Tasuku Honjo，以表彰他们基于免疫检查点CTLA-4及PD-1的功能阻断性抗体通过抑制负向免疫调节进行肿瘤治疗的原创性发现。除了CTLA-4和PD-1，其他T细胞抑制受体，如LAG-3/CD223、TIM-3、TIGIT、VISTA、BTLA，目前都是癌症免疫疗法的活性靶点。

（一）CTLA-4

细胞毒性T细胞抗原4（CTLA-4）又名CD152，是由CTLA-4基因编码的一种跨膜蛋白，表达于活化的$CD4^+$和$CD8^+$T细胞。CTLA-4和CD28均为免疫球蛋白超家族成员，具有高度同源性，两者与相同的配体B7-2（CD86）和B7-1（CD80）结合。

与CD28功能相反，CTLA-4与其配体B7分子结合后产生抑制性信号以抑制T细胞的激活，因此被视为免疫系统一个至关重要的“刹车”。CTLA-4是使肿瘤细胞免受T细胞攻击的一个重要机制。因此，阻断CTLA-4的免疫效应可刺激免疫细胞活化，大量增殖，从而诱导或增强抗肿瘤免疫反应。

目前全球CTLA-4抑制剂有Ipilimumab和Tremelimumab，这两种抑制剂都属于人源单克隆抗体（IgG1），并已在黑色素瘤、肾癌、前列腺癌、肺癌等的临床研究上广泛开展。Ipilimumab三期临床研究结果表明，其可使黑色素瘤患者的生存期延长，2011年美国FDA批准其上市，作为一线药物用于治疗晚期黑色素瘤，这也是首个获批的免疫治疗药物。Tremelimumab也是一种人源化CTLA-4单抗，是一种IgG2抗体，目前正在多种肿瘤的临床试验中进行，并于2015年被美国FDA批准作为单药疗法治疗恶性间皮瘤。

（二）PD-1/PD-L1

PD-1是表达在T细胞表面的另一种重要的免疫抑制跨膜蛋白，为CD28超家族成员。PD-1有两个配体，PD-L1（又叫CD274或B7-H1）和PD-L2（又叫CD273或B7-DC）。PD-L1比PD-L2表达更为广谱，主要在造血和非造血细胞（包括上皮细胞、血管上皮细胞、基质细胞等）中表达。在肿瘤的微环境中，肿瘤细胞能够表达PD-L1或者PD-L2。这两个配体与PD-1的结合会降低TCR通路下游的激活信号、T细胞的激活和细胞因子的生成。因此PD-1通路的抑制会加速和增强自身免疫。

2010年世界上第一个PD-1抗体的临床试验展开，是由BMS公司研发的Nivolumab（Opdivo，临床试验代号为BMS-936558、MDX-1106或ONO-4538），是一种人源IgG4单克隆抗体，可通过与PD-1结合阻断其与配体的相互作用，解除免疫抑制效应，产生肿瘤免疫应答。

2014年9月Pembrolizumab（Keytruda，MK-3475，Merck）由美国FDA批准，针对PD-1受体来治疗转移性黑色素瘤。Pembrolizumab已于2015年3月通过英国早期药物计划（EAMS）向英国的晚期黑色素瘤患者开放，如今正在美国用于肺癌、淋巴瘤和间皮瘤的临床试验并取得了成功。2015年10月Pembrolizumab被美国FDA批准用于其他治疗后疾病仍进展的晚期（转移性）非小细胞肺癌（NSCLC）患者。

2018年12月，国产抗肿瘤创新药——信迪利单抗（Sintilimab）注射液注册申请获得国家药品监督管理局批准，用于治疗经过二线化疗的复发或难治性经典型霍奇金淋巴瘤。信迪利单抗注射液为重组全人源免疫球蛋白G4（IgG4）型抗PD-1单克隆抗体，通过结合PD-1并阻断PD-1与PD-L1和PD-L2的结合，解除免疫抑制效应，激活T细胞功能，增强T细胞对肿瘤的免疫监视能力和杀伤能力，产生肿瘤免疫应答。

2019年12月，PD-1抗体药物替雷利珠单抗（Tislelizumab）注射液在国内获批上市。替雷利珠单抗是一款人源化IgG4抗PD-1单克隆抗体，已先后获批用于至少经过二线系统化疗的复发或难治性经典型霍奇金淋巴瘤和局部晚期或转移性尿路上皮癌患者的治疗。其联合化疗用于治疗一线晚期鳞状非小细胞肺癌（NSCLC）的新适应证上市申请已被 NMPA 受理。该药物在抗体 Fc 片段进行了独特的结构改造，减少了与巨噬细胞表面 FcγR 的结合作用，从而消除了抗体依赖细胞介导的吞噬作用（ADCP），避免了因效应 T 细胞数量减少而影响抗肿瘤疗效。其特有的抗原结合表位，在 PD-1 上的结合面与肿瘤的 PD-L1 大范围重叠，能够更大限度地阻断 PD-1 与 PD-L1 的结合，且亲和力较高。

（三）LAG-3

除了位于其细胞质尾部的经典 ITIM 和免疫受体酪氨酸基开关基序外，LAG-3 和 CD4 是同源蛋白，但能以更高的亲和力与 MHC Ⅱ类分子结合。LAG-3 主要表达在活化的 T 细胞、B 细胞、自然杀伤细胞和浆细胞样树突状细胞（pDC），并具有负调控 T 细胞的功能。除了与 MHC Ⅱ类分子结合外，LAG-3 还被证明与半乳糖凝集素 3、LSECtin、α-synuclein 以及最近的纤维蛋白原样蛋白 1 相互作用。

LAG-3 可被某些金属蛋白酶加工为可溶的 LAG-3（sLAG-3），并与 Treg 细胞介导的免疫抑制功能相关。通过分解素和金属蛋白酶结构域的蛋白质 ADAM10 和 ADAM17，LAG-3 脱落已被证明是抗 PD-1 抗体发挥抗肿瘤免疫功能的要求之一。内源性活性的 LAG-3 促进肿瘤细胞免疫逃逸，其抑制作用可与 PD-1 协同。研究表明 LAG-3 选择性地上调 Treg 细胞表面的 CD4，因此 LAG-3 抗体在体内可降低 Treg 细胞活性，并进一步解除 Treg 细胞对 T 细胞的抑制功能。另外，在缺少 $CD4^+$ T 细胞的情况下，LAG-3 抗体能够增加 $CD8^+$ T 细胞的功能。T 细胞失能或者耗竭时会表达多种免疫检查点分子，在慢性感染模型及自身抗原识别模型中 LAG-3 和 PD-1 通常都有共表达现象，且协调抑制 LAG-3 及 PD-1 能够增强免疫应答。

（四）TIM-3

TIM-3，也被称为甲型肝炎病毒细胞受体 2（hepatitis A virus cellular receptor 2，HAVCR2），最初被认为是一种主要由分化的 $CD4^+$ Th1 细胞表达的跨膜蛋白，它在 Th1 细胞介导的自身免疫中起负调控作用。

TIM-3 是 TIM 家族的一个受体蛋白，在 T 细胞、Treg 细胞、先天免疫细胞（树突状细胞、自然杀伤细胞、单核细胞）表面表达。TIM-3 有多种配体，如磷脂酰丝氨酸（phosphatidylserine）、半乳糖凝集素 9（galectin-9）、高迁移率族蛋白 B1（HMGB1）和癌胚抗原相关细胞附着分子 1（carcinoembryonic antigen-related cell adhesion molecule 1，CEACAM1）。从机制上讲，TIM-3 的免疫抑制作用是通过 Src 激酶或白细胞介素诱导的 T 细胞激酶在与其中一个配体（包括半乳糖凝集素 9、HMGB1、CEACAM1 和磷脂酰丝氨酸 112）接触时磷酸化其保守的酪氨酸残基介导的。TIM-3 与半乳糖凝集素 9 或 CEACAM1 结合可分别引发 $CD8^+$ T 细胞凋亡或功能衰竭。有趣的是，越来越多的临床前研究揭示了 TIM-3 抑制与抗 PD-1 抗体同时应用时的治疗潜力。和其他免疫检查点分子不同的是，TIM-3 并非能在所有 T 细胞激活后得以上调，而是仅在 $CD4^+$ Th1 细胞和 $CD8^+$ 细胞毒性 T 细胞中上调，参与协同抑制作用。在由其配体半乳糖凝集素 -9 激活后，TIM-3 会抑制效应 T 细胞的活性，并引起外周耐受。因此 T 细胞在肿瘤中的损耗中 TIM-3 起着关键作用。同时有研究表明 TIM-3 在用抗 PD-1 治疗产生耐药性的动物的 T 细胞中高表达。在独立实验中，当抗 TIM-3 抗体与抗 PD-1 药物联用时可抑制抗 PD-1 治疗耐药性的产生。

（五）TIGIT

TIGIT（也被称为 WUCAM，Vstm3 或 VSIG9），属于 2009 年确定的脊髓灰质炎病毒受体（PVR）-nectin 家族，是另一种主要在 T 细胞（以及 NK 细胞）上表达的抑制性受体，在其细胞质区域内有典型的 ITIM 基序和免疫球蛋白尾部酪氨酸样磷酸化基序。含 Ig 及 ITIM 结构域的 T 细胞和 NK 细胞共有的抑制性受体，是 I 型跨膜蛋白，包括 IgV 胞外段以及免疫球蛋白酪氨酸尾巴样磷酸化片段。TIGIT 和 CD226（DNAM-1）竞争性结合配体 CD155（nectin-like 5，NECL5）和 CD113（PVRL3）。体外阻断 TIGIT 后能增强 NK 细胞和 T 细胞的活化及脱颗粒水平，并且也能增加细胞因子如 IFN-γ 的分泌；不同小鼠肿瘤模型中，TIGIT 在 NK 细胞和 T 细胞上表达显著上调。在其细胞质区域内有典型的 ITIM 基序和免疫球蛋白尾部酪氨酸样磷酸化基序。在功能上，TIGIT 已被证明与共刺激分子 CD226（DNAM-1）竞争，这是一种 PVR-nectin 家族的免疫球蛋白样糖蛋白，与 CD155（也被称为 PVR）和 nectin（也被称为 CD112）结合。由于 TIGIT 在抑制 T 细胞功能方面的直接和间接作用，选择性抑制 TIGIT 已成为一种合乎逻辑的癌症免疫治疗策略。针对 TIGIT 设计的多种药物目前正在进行早期临床试验。

（六）BTLA

目前，只有 BTLA 在细胞质尾区具有典型的 ITTIM 和 ITSM 基序，两者都介导 Src 同源性 2（SH2）结构域磷酸酶 1/2 的募集。与 PD-1 中的作用类似，这些结构域抑制 TCR 信号传递所需的下游激活信号。这一途径是过度激活的 T 细胞防止潜在致命的自身免疫发生的关键机制之一。在目前不可靶向的免疫检查点中，BTLA 与 PD-1 和 CTLA-4 的相似性最高。

（七）VISTA

VISTA，又称 Dies1、血小板受体 Gi24、PD-1 同源蛋白（PD-1H），属于免疫球蛋白家族，胞外结构域和 PD-L1 同源。人源的 VISTA 主要表达在 $CD4^+$ T 细胞、$CD8^+$ T 细胞、$CD11b^+$ 亚群的单核细胞、淋巴细胞、骨髓细胞、树突状细胞亚群和中性粒细胞中。目前 VISTA 的细胞表面受体尚不清楚。但对于抗原呈递细胞和 T 细胞有抑制作用。

二、免疫检查点活化性受体的激活剂

免疫检查点通路由刺激性通路和抑制性通路组成。一方面，刺激性通路可以显著促进 Th 细胞或 $CD8^+$ 杀伤性 T 细胞的激活和增殖。另一方面，抑制性通路保持对免疫反应的自我耐受。通过刺激和阻断这些信号通路来增强免疫活性是免疫检查点的疗法之一。$CD8^+$ T 细胞的最佳应答需要 T 细胞受体的激活，以及通过刺激检查点通路连接产生的共刺激，包括诱导性共刺激分子（inducible costimulator，ICOS）、CD40、4-1BB、GITR 和 OX40。在癌症中，程序性细胞死亡受体 -1（PD-1）、程序性细胞死亡配体 -1（PD-L1）和细胞毒性 T 细胞相关抗原 4（CTLA-4）是著名的抑制检查点途径，它们可以阻碍具有特定抗肿瘤特性的免疫反应，减弱 T 细胞激活和细胞因子的产生。阻断 CTLA-4 或 PD-1 激活的拮抗单克隆抗体被用于多种恶性肿瘤的治疗，它们可以通过介导 T 细胞增加，从而增强抗肿瘤免疫。协同刺激信号通路在 T 细胞激活、分化、效应功能和存活中起着至关重要的作用。刺激性检查点通路激动剂同样可在转移性患者中诱导强烈的免疫应答。因此，一种很有希望的治疗策略是激活 T 细胞反应，包括激活共刺激受体，也称为激动剂。

大多数共刺激受体是肿瘤坏死因子受体超家族（tumor necrosis factor receptor superfamily，TNFRSF）或免疫球蛋白超家族（immunoglobulin superfamily，IgSF）的成员。TNFRSF 中的重要共刺激受体包括糖皮质激素诱导的 TNF 受体家族相关蛋白（GITR）、OX40 和 4-1BB。IgSF 中的重要共刺激受体包括 CD28 和诱导 T 细胞共刺激（ICOS）（图 8-2）。

（一）GITR

GITR 在最初被描述为糖皮质激素诱导因子，随后 Sakaguchi 等确定 GITR 为调节性 T（Treg）细胞的选择性标志物。GITR 主要存在于调节性 T 细胞和 TCR 激活后的 CD8 和 CD4 淋巴细胞，以及先天性免疫系统如 NK 细胞、巨噬细胞中表达。GITR 在自然杀伤（NK）细胞和从非小细胞肺癌（NSCLC）、肾细胞癌或黑色素瘤患者中获得的 TIL 中也有表达，以及在瘤内 Treg 细胞中也有表达，但在效应 T 细胞中表达水平较低，与 OX40 相似，GITR 配体（GITRL）主要存在于树突状细胞和血管内皮细胞中。GITR 刺激能激活效应 T 细胞，通过上调 IL-2Rα 和产生 IL-2 和 IFN-γ，同时抑制调节性 T 细胞功能。促进 GITR 激动作用的药物可通过刺激效应 T 细胞的激活和增殖，减少循环和瘤内 Treg 细胞的数量，从而诱导抗肿瘤反应。这种免疫调节作用已在一些涉及抗 GITR 单克隆抗体的临床试验中得到证实。

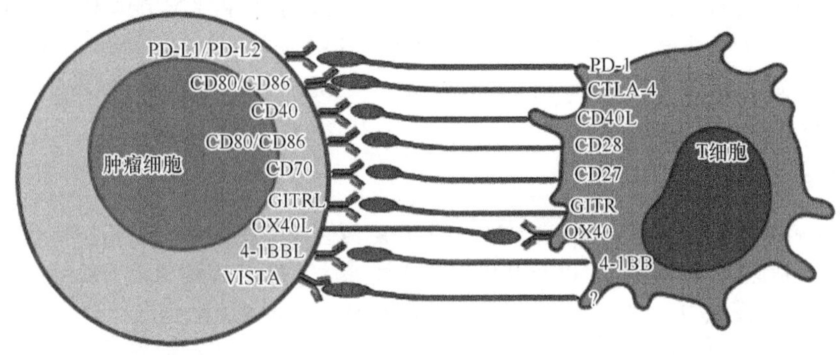

图 8-2　肿瘤细胞的免疫检查点

（二）OX40

OX40 是表达于细胞毒性 T 细胞和 Treg 细胞的活化受体，是 TNF 超家族成员之一，主要免疫刺激因素的作用是增殖 $CD8^+$ 杀伤性 T 细胞和 $CD4^+$ 辅助性 T 细胞。OX40 受体主要是在 $CD8^+$ T 细胞、NK 细胞、NKT 细胞或是中性粒细胞中表达，而 OX40 配体通过树突状细胞、B 细胞、巨噬细胞及炎症部位表达。

OX40 在效应 T 细胞和记忆 T 细胞的存活中有重要作用，这种共刺激受体在 TCR 参与后由 $CD4^+$ 和 $CD8^+$ T 细胞短暂表达，也由一系列原发肿瘤的瘤内 Treg 细胞组成表达，包括非小细胞肺癌、结直肠癌、子宫内膜癌、肝癌、胃癌和头颈癌。与 GITR 激动作用相反，在 GITR 激动作用中，Treg 细胞数量的减少反映了生存潜力的降低或细胞定向分化能力的丧失。OX40 的激活并不从本质上损害或改变 Treg 细胞功能主要是使其获得促炎特征，包括上调 IFN-γ、TNF-α 和颗粒酶 B 的表达。OX40 激活抗体与环磷酰胺结合（类似于 GITR 激活抗体）可以通过肿瘤内 Treg 细胞的耗尽大幅提高反应率，导致小鼠模型中 $CD8^+$ 效应 T 细胞的大量涌入。尽管体外和体内的临床前数据很有前景，但迄今为止 OX40 激活抗体作为单一疗法的成功案例有限。

（三）4-1BB

4-1BB 又被称为 CD137，肿瘤坏死因子受体超家族成员 9。CD137 是诱导性共刺激细胞表面糖蛋白，属于肿瘤坏死因子受体蛋白家族。主要表达在各类免疫细胞表面，包括活化的 T 细胞（$CD4^+$ 和 $CD8^+$）、NK 细胞、巨噬细胞、B 细胞等。T 细胞可以透过血液来表达 CD137，也能够用来展现抗原的特异性，包含肿瘤抗原，因此 CD137 可以作为活化 T 细胞的替代指标。4-1BB 在启动的 $CD4^+$、$CD8^+$ T 细胞和 NK 细胞及其他 APC 上表达。除了增强 T 细胞增殖外，4-1BB 的激活还通过促进线粒体功能和生物生成触发代谢重编程，从而产生更适合免疫治疗的 TME。$CD8^+$ TIL 在多种肿瘤类型中有较高水平的 4-1BB 表达，包括肝细胞癌（hepatocellular carcinoma，HCC）和卵巢癌。4-1BB 激动作用的治疗基础因目前在第二代 CAR 构建中使用 4-1BB 作为共刺激受体而得到加强，目前临床上在某些晚期血液系统恶性肿瘤患者中使用。然而，4-1BB 激动剂 utomilumab 和 urelumab 的发展分别受到有限的疗效和肝毒性的影响。

（四）ICOS

ICOS 是一种表达在活化 T 细胞上的同型二聚体蛋白，而在休眠的初始 T 细胞上仅以低水平表达。ICOS 与其配体（ICOS-L）与 B7 相关蛋白 -1（B7 related protein 1，B7RP-1）特异性结合，配体通常在树突状细胞和巨噬细胞上表达。ICOS 与各种免疫过程有关，即适应性 T 细胞反应和 T 细胞分化。尽管 ICOS 在 Foxp3$^+$Treg 细胞上也有组成性表达，但在 TCR 参与或 CD28 共刺激信号转导时，可诱导 CD4$^+$ 和 CD8$^+$T 细胞上表达这种共刺激受体。这种表达模式反映了 ICOS 激活的矛盾本质。与其他靶向共刺激受体的激动性抗体相似，FcγR 参与的类型可以使天平转向真正地激动 T 细胞与 ADCC 的激活。例如，伏派利单抗（Vopratelimab）和 KY1044 都是抗 ICOS IgG1 单克隆抗体，通过 ADCC 诱导 FcγR 介导的 ICOS$^+$TIL（其中许多是 Treg 细胞）的耗尽，从而增加瘤内效应 T 细胞到 Treg 细胞的比率。在临床研究中，结肠癌患者表现出 ICOS 的下降，且 ICOS 的表达与黑色素瘤患者更高的存活率相关。

（五）CD27-CD70

CD27 是 TNFR 家族的分子成员。CD27 与 TNFR 其他成员相比，一个独特特征是，它在大多数 T 细胞（主要是原始 T 细胞）上以较高水平组成性表达，也在 B 细胞及 NK 细胞上表达等。在 CD27 的组成性表达模式中，CD70 作为其唯一已知的配体，其表达受到严格调控。

在生理条件下，CD70 实际上只在活化的 T 细胞、APC 和 NK 细胞上有短期表达。因为 CD27-CD70 通路在各种免疫环境下的共刺激和抑制机制不同，利用 CD27 作为癌症免疫治疗靶点是复杂的。CD27 通过 CD70 的连接利用 TNF 受体相关因子 2（tumor necrosis factor receptor-associated factor 2，TRAF2）和 TRAF5 到 CD27 的胞内结构域，激活 c-Jun 和 NF-κB 通路，增加 B 细胞和 T 细胞的存活，并增强效应功能。值得注意的是，在小鼠淋巴瘤模型中，CD70 在肿瘤或 APC 上的本型表达增强了抗肿瘤免疫，进而促进 NK 细胞介导的排斥反应。

临床前研究发现，CD27 激活型抗体能够有效激活小鼠对淋巴瘤、B16 黑色素瘤的抗肿瘤免疫效应。

（六）CD40

CD40 主要表达在 B 细胞、胸腺上皮细胞、活化的单核巨噬细胞、树突状细胞、造血细胞、上皮细胞、内皮细胞及一些肿瘤细胞。CD40 配体（CD40L）主要表达在 CD4$^+$T 细胞表面，包括 Th0 细胞、Th1 细胞及 Th2 细胞亚群。CD40 的主要功能是诱导巨噬细胞活性继而增加细胞因子释放，当相应配体 CD40L 或 CD154 表达时能激起活性 Th 细胞。

尽管 CD40 抗体与其他抗肿瘤治疗联用有潜在疗效，但也有明显毒性，包括细胞因子释放综合征、血栓栓塞事件和肿瘤血管生成，这可能与 CD40 在血小板和内皮细胞中表达有关。

第三节　免疫检查点抑制剂代表性药物在肿瘤综合治疗中的应用

一、PD-1 药物的应用

（一）派姆单抗 / 帕博利珠单抗（Pembrolizumab）

2014 年 9 月，默克（Merck）公司的派姆单抗获批，又称 K 药。这是美国 FDA 批准的第一个 PD-1 抗体药物，首个适应证为晚期或不可切除的恶性黑色素瘤。2015 年 10 月，Pembrolizumab 获美国 FDA 快速审批，用于治疗 PD-L1 阳性且在其他治疗后疾病进展的转移性非小细胞肺癌。2017 年 5 月，Pembrolizumab 批准用于难治性晚期尿路上皮癌的常规治疗，该决议基于一项大型双盲的国际Ⅲ期临床试验 KEYNOTE-045，Pembrolizumab 组患者的总生存期为 10.3 个月，化疗组为 7.4 个月；与化疗相比，Pembrolizumab 的客观缓解率（ORR）也更高（21.1% vs. 11.4%）。一项由宾夕法尼亚大学开展的临床Ⅰb 期试验，评价了 Pembrolizumab 在Ⅲ / Ⅳ期高危黑色素瘤患者中实施新辅助 + 辅助治疗的价值。27 例患者中，8 例实现了显著病理学缓解，其中 5 例属于完全缓解（CR），3 例为显著缓解且肿瘤中癌细胞残余不足 10%，19 例患者 1 年无复发。再次证明了免疫新辅助治疗在黑色素瘤中的作用。

2018 年 7 月 25 日，Pembrolizumab 在中国获批，截至目前国内获批适应证有：二线治疗晚期黑色素瘤；一线治疗晚期 NSCLC（PD-L1，TPS ≥ 1%）；联合化疗一线治疗晚期非鳞状 NSCLC；联合化疗一线治疗晚期鳞状 NSCLC。2019 年 5 月的美国临床肿瘤学年会正式公布了 Pembrolizumab 踏入临床的首个试验 KEYNOTE-001，即对 550 例肺癌患者的长期治疗效果。一线治疗患者的 5 年生存率为 23.2%，总生存期（OS）为 22.3 个月；二线治疗患者 5 年生存率为 15.5%。Pembrolizumab 的疗效与 PD-L1 表达水平密切相关，以 PD-L1 表达 50% 为界，一线治疗的 OS 分别为 35.4 个月、19.5 个月，5 年生存率为 29.6% vs. 15.7%；在二线治疗中也有明显的 OS 和 5 年生存率差异。与随访 3 年的结果相比，Pembrolizumab 治疗并未导致明显的迟发治疗不良事件。为了追求最佳疗效，Pembrolizumab+ 化疗的方案仍是临床实践中的首选（表 8-1）。

表 8-1 帕博利珠单抗

获批瘤种	用药方案
黑色素瘤	帕博利珠单抗适用于经一线治疗失败的不可切除或转移性黑色素瘤的治疗
非小细胞肺癌（NSCLC）	帕博利珠单抗适用于由国家药品监督管理局批准的检测评估为 PD-L1 肿瘤比例分数（TPS）≥ 1% 的表皮生长因子受体（EGFR）基因突变阴性和间变性淋巴瘤激酶（ALK）阴性的局部晚期或转移性非小细胞肺癌一线单药治疗
	帕博利珠单抗联合培美曲塞和铂类化疗适用于 EGFR 基因突变阴性和间变性淋巴瘤激酶（ALK）阴性的转移性非鳞状细胞 NSCLC 的一线治疗
	帕博利珠单抗联合卡铂和紫杉醇适用于转移性鳞状细胞 NSCLC 患者的一线治疗
食管癌	帕博利珠单抗单药用于通过充分验证的检测评估肿瘤表达 PD-L1[综合阳性评分（CPS）≥ 10] 的、既往一线全身治疗失败的、局部晚期或转移性食管鳞状细胞癌（ESCC）患者的治疗
头颈部鳞状细胞癌	帕博利珠单抗单药用于通过充分验证的检测评估肿瘤表达 PD-L1（CPS ≥ 20）的转移性或不可切除的复发性头颈部鳞状细胞癌（HNSCC）患者的一线治疗
结直肠癌	帕博利珠单抗单药用于 KRAS、NRAS 和 BRAF 基因均为野生型，不可切除或转移性高微卫星不稳定性（MSI-H）或错配修复基因缺陷型结直肠癌（CRC）患者的一线治疗

（二）纳武单抗 / 纳武利尤单抗（Nivolumab）

2014 年 12 月，纳武单抗通过美国 FDA 审批，由百时美施贵宝研发，又称 O 药，与 Pembrolizumab 都用于治疗不可切除或转移性黑色素瘤。意大利研究团队收集了 2015～2016 年多个肿瘤中心收治的患者资料，共有 530 例接受 Nivolumab 二线治疗的非鳞状细胞肺癌患者被纳入研究。数据分析显示 KRAS 突变阳性的患者在客观缓解率（20% vs. 17%），无进展生存期（4 个月 vs. 3 个月），总生存期（11 个月 vs. 10 个月）等指标上均稍好于野生型患者。整体而言，Nivolumab 对存在 KRAS 突变的非鳞状细胞肺癌患者治疗是安全有效的。

2017 年美国癌症研究协会年会上公布了 CheckMate-003 研究的 5 年随访数据，接受 PD-1 抗体 Nivotumab 医治的晚期 NSCLC 患者五年生存率为 16%。2018 年 4 月，由吴一龙教授领衔的 Nivolumab 中国 NSCLC 临床研究 CheckMate-078 的结果在美国癌症研究协会年会上发布，与传统治疗方案相比，Nivolumab 治疗的总生存期显著延长，有效性和安全性与 CheckMate-057 结果一致。2018 年 6 月，Nivolumab 获得我国国家药品监督管理局（National Medical Products Administration，NMPA）批准，成为我国首个获批的 PD-1 抑制剂类药物，获批适应证为二线治疗的晚期 NSCLC（不包括敏感基因突变患者），之后又在二线治疗 PD-L1 表达阳性的晚期头颈鳞癌中获批。

2018 年 7 月，Nivolumab 联合伊匹木单抗（Ipilimumab，CTLA-4 抗体）被美国 FDA 批准用于治疗 MSI-H/dMMR 转移性结直肠癌，该批准依据 CheckMate-142 研究，46%（38/82）的患者发生应答，43%（35/82）的患者肿瘤缩小（部分反应），3.7%（3/82）肿瘤完全消失（完全反应）。Nivolumab 联合 Ipilimumab 治疗黑色素瘤等多个癌种的临床研究都在开展中。2018 年 8 月，

Nivolumab 获得美国 FDA 批准用于小细胞肺癌的三线治疗，在此之前的传统医治方案只包含放疗和化疗（表 8-2）。

表 8-2 纳武利尤单抗

获批瘤种	用药方案
非小细胞肺癌	纳武利尤单抗单药适用于治疗 EGFR 基因突变阴性和间变性淋巴瘤激酶（ALK）阴性、既往接受过含铂方案化疗后疾病进展或不可耐受的局部晚期或转移性 NSCLC 成人患者
头颈部鳞状细胞癌	纳武利尤单抗单药适用于治疗接受含铂类方案治疗期间或之后出现疾病进展且肿瘤 PD-L1 表达阳性（定义为表达 PD-L1 的肿瘤细胞≥ 1%）的复发性或转移性头颈部鳞状细胞癌（SCCHN）患者。该适应证是基于 CheckMate-141 临床研究中 PD-L1 阳性头颈部鳞状细胞癌受试者的分析结果给予的附条件批准。该适应证的完全批准取决于后续开展的临床试验能够证实中国患者的临床获益
胃或胃食管连接部腺癌	纳武利尤单抗可用于治疗既往接受过两种或两种以上全身性治疗方案的晚期或复发性胃或胃食管连接部腺癌患者
胃癌、胃食管连接部癌或食管腺癌	纳武利尤单抗联合含氟尿嘧啶和铂类药物化疗适用于一线治疗晚期或转移性胃癌、胃食管连接部癌或食管腺癌患者
恶性胸膜间皮瘤	纳武利尤单抗联合伊匹木单抗用于不可手术切除的、初治的非上皮样恶性胸膜间皮瘤成人患者。该适应证是基于 CheckMate-743 临床研究中非上皮样恶性胸膜间皮瘤受试者的分析结果给予的附条件批准。该适应证的完全批准取决于后续开展的临床试验能够证实中国患者的临床获益

（三）特瑞普利单抗（Toripalimab）

2018 年 12 月，由君实生物公司出品的特瑞普利单抗获得 NMPA 批准，成为我国首个自主研发上市的 PD-1 抑制剂。2019 年 8 月，北京大学肿瘤医院郭军教授团队开展的 Toripalimab 联合阿昔替尼治疗晚期黏膜型黑色素瘤的研究（NCT03086174）结果在线发表于《临床肿瘤学杂志》。此方案用于未接受过化疗的晚期黏膜黑色素瘤患者，能获得 48.3% 的客观缓解率及 86.2% 的疾病控制率（disease control rate，DCR，完全缓解 + 部分缓解 + 病变稳定），中位 PFS 达 7.5 个月。以往一线治疗的客观缓解率约为 20%，可见 Toripalimab 联合阿昔替尼治疗晚期黏膜黑色素瘤是一种颇具前景的选择方案（表 8-3）。

表 8-3 特瑞普利单抗

获批瘤种	用药方案
黑色素瘤	特瑞普利单抗适用于既往接受全身系统治疗失败的不可切除或转移性黑色素瘤的治疗。本适应证在中国是基于单臂临床试验的客观缓解率结果给予的附条件批准。本适应证的完全批准取决于正在开展中的确证性临床试验能够证实中国患者的长期临床获益
尿路上皮癌	特瑞普利单抗适用于含铂化疗失败包括新辅助或辅助化 12 个月内进展的局部晚期或转移性尿路上皮癌的治疗。本适应证在中国是基于单臂临床试验的客观缓解率结果给予的附条件批准。本适应证的完全批准取决于正在开展中的确证性临床试验能够证实中国患者的长期临床获益
鼻咽癌	特瑞普利单抗适用于既往接受过二线及以上系统治疗失败的复发 / 转移性鼻咽癌患者的治疗
鼻咽癌	特瑞普利单抗联合顺铂和吉西他滨用于局部复发或转移性鼻咽癌患者的一线治疗
食管鳞癌	特瑞普利单抗联合紫杉醇和顺铂适用于不可切除局部晚期 / 复发或转移性食管鳞癌的一线治疗

（四）信迪利单抗（Sintilimab）

2018 年 12 月，中国信达生物制药公司研发的 Sintilimab 上市，这也是 NMPA 获批的第二款国产 PD-1 类药物。2019 年第一期《柳叶刀 · 血液学》的封面文章公布了 ORIENT-1 的研究结果，在 96 位经典型霍奇金淋巴瘤患者中，最长治疗周期为 24 个月，80.2%（77/96）的患者获得客观缓解；97.8%（94/96）的患者疾病得到控制；其中，34.4%（33/96）完全缓解，46.9%（45/96）部分缓解，16.7%（16/96）疾病稳定。同年，信达生物公司在ASCO上公布了NCT02937116研究成果，该研究评估了Sintilimab联合Capecitabine、Oxaliplatin在一线治疗胃癌或胃食管交界癌中的疗效和安全性。截至2019年1月，入组的20例患者的客观缓解率为85.0%；疾病控制率为100.0%，该药物显示了可接受的安全性。对比Sintilimab和另外4款PD-1抗体对霍奇金淋巴瘤的治疗效果可以看出，3项主要临床终点指标中，Sintilimab的完全缓解率、客观缓解率、疾病控制率均为最高，Sintilimab和卡瑞利珠单抗这两款国药比传统O药和K药治疗效果更为突出。目前此药已列入国家医保目录（表8-4）。

表8-4 信迪利单抗

获批瘤种	用药方案
经典型霍奇金淋巴瘤	信迪利单抗适用于至少经过二线系统化疗的复发或难治性经典型霍奇金淋巴瘤的治疗。本适应证是基于一项单臂临床试验的客观缓解率和缓解持续时间结果给予的有条件批准。本适应证的完全批准取决于正在开展中的确证性随机对照试验能够证实信迪利单抗治疗相对于标准治疗的显著临床获益
非小细胞肺癌	信迪利单抗联合培美曲塞和铂类化疗，用于未经系统治疗的EGFR基因突变阴性和间变性淋巴瘤激酶（ALK）阴性的晚期或复发性非鳞状细胞非小细胞肺癌的治疗
非小细胞肺癌	信迪利单抗联合吉西他滨和铂类化疗，用于不可手术切除的晚期或复发性鳞状细胞非小细胞肺癌的一线治疗
肝细胞癌	信迪利单抗联合贝伐珠单抗（达攸同），用于既往未接受过系统治疗的不可切除或转移性肝细胞癌的一线治疗

（五）卡瑞利珠单抗（Camrelizumab）

Camrelizumab由中国恒瑞医药公司自主研发，研发代号为SHR-1210，在2018年召开的第21届全国临床肿瘤学大会上，恒瑞医药公布了一组由北京大学肿瘤医院和江苏省肿瘤医院共同开展的Camrelizumab治疗复发性难治的经典霍奇金淋巴瘤（classical Hodgkin lymphoma，cHL）疗效的临床数据。研究共计纳入75例18岁以上的复发或难治性cHL患者，给予Camrelizumab治疗。截至2018年3月，客观缓解率（ORR）为84.8%，完全缓解率（complete response rate，CRR）为30.3%，其间可观察到患者靶病灶肿瘤负荷明显减少，研究者评价的ORR和CRR分别为80.3%和36.4%。2019年5月，NMPA批准Camrelizumab上市，获批用于经典型霍奇金淋巴瘤（R/R-cHL）患者的三线治疗。在中国，PD-1抗体对晚期胃癌和胃食管连接癌（GEJ）患者的临床治疗效果尚未见相关研究。中国医学科学院肿瘤医院徐兵河等开展了Camrelizumab治疗食管和胃癌的I期临床研究。研究人员招募了30例患者，这些患者对既往治疗无响应，或者不耐受，接受Camrelizumab治疗后，7例患者（23.3%）表现出客观响应，其中1例完全响应，PD-L1阳性和PD-L1阴性患者的客观缓解率分别为23.1%（3/13）和26.7%（4/15）（表8-5）。

表8-5 卡瑞利珠单抗

获批瘤种	用药方案
经典型霍奇金淋巴瘤	卡瑞利珠单抗用于至少经过二线系统化疗的复发或难治性经典型霍奇金淋巴瘤患者的治疗。本适应证是基于一项单臂临床试验的客观缓解率和缓解持续时间结果给予的附条件批准。本适应证的完全批准取决于正在计划开展中的确证性随机对照试验能够证实卡瑞利珠单抗治疗相对于标准治疗的显著临床获益
肝细胞癌	卡瑞利珠单抗用于既往接受过索拉非尼治疗和（或）含奥沙利铂系统化疗的晚期肝细胞癌患者的治疗。本适应证是基于一项II期临床试验的客观缓解率和总生存期结果给予的附条件批准。本适应证的完全批准取决于正在计划开展中的确证性随机对照试验能够证实卡瑞利珠单抗治疗相对于标准治疗的显著临床获益
非小细胞肺癌	卡瑞利珠单抗联合培美曲塞和卡铂适用于EGFR基因突变阴性和间变性淋巴瘤激酶（ALK）阴性的、不可手术切除的局部晚期或转移性非鳞状细胞NSCLC的一线治疗
食管鳞癌	卡瑞利珠单抗用于既往接受过一线化疗后疾病进展或不可耐受的局部晚期或转移性食管鳞癌患者的治疗

续表

获批瘤种	用药方案
鼻咽癌	卡瑞利珠单抗用于既往接受过二线及以上化疗后疾病进展或不可耐受的晚期鼻咽癌患者的治疗；卡瑞利珠单抗联合顺铂和吉西他滨用于局部复发或转移性鼻咽癌患者的一线治疗
食管鳞癌	卡瑞利珠单抗联合紫杉醇和顺铂用于不可切除局部晚期/复发或转移性食管鳞癌患者的一线治疗
非小细胞肺癌	卡瑞利珠单抗联合紫杉醇和卡铂用于局部晚期或转移性鳞状 NSCLC 患者的一线治疗

（六）替雷利珠单抗（Tislelizumab）

替雷利珠单抗是百济神州自主研发的人源化 IgG4 抗 PD-1 抗体药物。2019 年 12 月上市获批用于经典型霍奇金淋巴瘤及尿路上皮癌的治疗，2021 年 1 月获 NMPA 批准用于晚期鳞状 NSCLC 的一线治疗。替雷利珠单抗是目前唯一对 Fc 片段进行了特殊基因工程改造的 PD-1 单抗，可避免耐药的发生（表 8-6）。

表 8-6 替雷利珠单抗

获批瘤种	用药方案
经典型霍奇金淋巴瘤	替雷利珠单抗适用于至少经过二线系统化疗的复发或难治性经典型霍奇金淋巴瘤的治疗。本适应证是基于一项单臂临床试验的客观缓解率和缓解持续时间结果给予的附条件批准。本适应证的完全批准取决于正在开展中的确证性随机对照试验能够证实本品治疗相对于标准治疗的显著临床获益
尿路上皮癌	替雷利珠单抗适用于 PD-L1 高表达的含铂化疗失败包括新辅助或辅助化疗 12 个月内进展的局部晚期或转移性尿路上皮癌的治疗。本适应证是基于一项单臂临床试验的客观缓解率和缓解持续时间结果给予的附条件批准。本适应证的完全批准取决于正在开展中的确证性随机对照试验能够证实本品治疗相对于标准治疗的显著临床获益
非小细胞肺癌	替雷利珠单抗联合紫杉醇和卡铂或注射用紫杉醇（白蛋白结合型）和卡铂用于不可手术切除的局部晚期或转移性鳞状 NSCLC 的一线治疗 替雷利珠单抗联合培美曲塞和铂类化疗用于 EGFR 基因突变阴性和 ALK 阴性、不可手术切除的局部晚期或转移性非鳞状 NSCLC 的一线治疗 替雷利珠单抗单药适用于治疗 EGFR 基因突变阴性和 ALK 阴性、既往接受过含铂方案化疗后疾病进展或不可耐受的局部晚期或转移性非鳞状 NSCLC 成人患者，以及 EGFR 和 ALK 阴性或未知的，既往接受过含铂方案化疗后疾病进展或不可耐受的局部晚期或转移性鳞状 NSCLC 成人患者
肝细胞癌	替雷利珠单抗适用于至少经过一种全身治疗的肝细胞癌（HCC）的治疗。本适应证是基于一项Ⅱ期临床试验的客观缓解率和总生存期结果给予的附条件批准。本适应证的完全批准取决于正在开展中的确证性随机对照试验能够证实该药治疗相对于标准治疗的显著临床获益
高微卫星不稳定性实体瘤	替雷利珠单抗适用于不可切除或转移性微卫星高度不稳定性（MSI-H）或错配修复缺陷（dMMR）的成人晚期实体瘤患者，既往经过氟尿嘧啶类、奥沙利铂和伊立替康治疗后出现疾病进展的晚期结直肠癌患者，既往治疗后出现疾病进展且无满意替代治疗方案的其他晚期实体瘤患者；本适应证基于替代终点获得附条件批准上市，暂未获得临床终点数据，有效性和安全性尚待上市后进一步确证
食管鳞状细胞癌	替雷利珠单抗适用于既往接受过一线标准化疗后进展或不可耐受的局部晚期或转移性食管鳞状细胞癌的治疗

（七）派安普利单抗（Penpulimab）

2021 年 8 月 5 日，PD-1 单抗药物派安普利单抗（代号：AK105）获国家药监局批准上市，用于治疗至少经过二线系统化疗复发或难治性经典型霍奇金淋巴瘤（r/r cHL）患者。这是国内上市的第 5 款国产 PD-1 单抗。基于一项多中心、单臂、开放标签的关键性临床试验，入组的患者为接受过至少二线系统化疗失败的复发或难治型经典型霍奇金淋巴瘤患者，使用派安普利单抗 200mg 静脉输注，每 2 周给药 1 次，直至疾病进展或出现不可接受的毒性。研究的主要终点是由独立影像评估委员会参照 Lugano 2014 淋巴瘤疗效评价标准评价的客观缓解率。研究结果显示，中位随访时间为 15.8 个月，经 IRRC 评估的 ORR 为 89.4%，47.1% 的患者达到完全缓解；74.9% 的患者持续缓解时间为 12 个月；12 个月无进展生存率为 72.1%（表 8-7）。

表 8-7　派安普利单抗

获批瘤种	用药方案
经典型霍奇金淋巴瘤	派安普利单抗适用于至少经过二线系统化疗的复发或难治性经典型霍奇金淋巴瘤成人患者。本适应证是基于一项单臂临床试验的客观缓解率和缓解持续时间的附条件批准。本适应证的完全批准取决于正在计划开展中的确证性随机对照试验能够证实派安普利单抗治疗相对于标准治疗的显著临床获益

（八）赛帕利单抗（zimberelimab）

赛帕利单抗是由誉衡生物委托药明生物研发的一款全人源抗 PD-1 单克隆抗体。2021 年 8 月，赛帕利单抗首次获得 NMPA 上市，用于治疗二线以上复发或难治性经典型霍奇金淋巴瘤，这也是誉衡生物首款获批上市的产品（表 8-8）。

表 8-8　赛帕利单抗

获批瘤种	用药方案
经典型霍奇金淋巴瘤	赛帕利单抗适用于至少经过二线系统化疗的复发或难治性经典型霍奇金淋巴瘤成人患者。本适应证是基于一项单臂临床试验的客观缓解率和缓解持续时间的附条件批准。本适应证的完全批准取决于正在计划开展中的确证性随机对照试验能够证实赛帕利单抗治疗相对于标准治疗的显著临床获益

（九）斯鲁利单抗（Serplulimab）

2022 年 3 月，NMPA 附条件批准了由上海复宏汉霖生物研发的 PD-1 抑制剂斯鲁利单抗（H 药，Serplulimab，HLX10），用于单药治疗经标准治疗失败后、不可切除或转移性高微卫星不稳定性（MSI-H）实体瘤患者。2022 年 4 月，复星医药发布的公告称，自主研发的斯鲁利单抗注射液联合卡铂和依托泊苷，一线治疗广泛期小细胞肺癌的适应证，已经获得 NMPA 药品注册申请受理。2022 年最新版 CSCO 指南中，斯鲁利单抗被推荐（Ⅲ级推荐）。在Ⅲ期 ASTRUM-005 的研究中，斯鲁利单抗组中位总生存期为 15.38 个月，安慰剂组为 11.10 个月，斯鲁利单抗使小细胞肺癌患者的死亡风险降低 38%，斯鲁利单抗组的 2 年总生存率为 43.2%，安慰剂组为 8.0%。亚组分析，亚洲人群中，斯鲁利单抗能使小细胞肺癌患者的死亡风险降低 41%（表 8-9）。

表 8-9　斯鲁利单抗

获批瘤种	用药方案
结直肠癌	既往经过氟尿嘧啶类、奥沙利铂和伊立替康治疗后出现疾病进展的晚期结直肠癌患者
胃癌	既往至少二线治疗后出现疾病进展且无满意替代治疗方案的晚期胃癌患者
其他实体瘤	既往至少一线治疗后出现疾病进展且无满意替代治疗方案的其他晚期实体瘤患者

二、PD-L1 药物的应用

（一）阿特珠单抗（Atezolizumab）

阿特珠单抗是由罗氏 - 基因泰克（Genentech）公司出品，常被称为 T 药，是第一个获批上市的 PD-L1 单抗，于 2016 年经由美国 FDA 批准用于治疗转移性 / 复发性尿路上皮癌和转移性非小细胞肺癌。2017 年 4 月，通过对 119 名晚期膀胱癌患者的Ⅱ期 IMvigor210 的研究显示，初始治疗总缓解率（23.5%）和最长缓解时间（16 个月以上）都取得良好结果，该研究推动 FDA 加速批准阿特珠单抗用于晚期膀胱癌。2018 年 12 月，一项Ⅲ期 IMpowerl50 研究的结果进一步推动 FDA 批准阿特珠单抗成为转移性非小细胞肺癌的一线治疗药物。来自伦敦玛丽女王大学的 PeterSchmid 教授领导团队，开展了阿特珠单抗联合化疗药物治疗乳腺癌的Ⅲ期临床研究，结果显示联合用药优于单药治疗。2019 年 3 月，Ⅲ期 IMpassion130 的研究数据显示，阿特珠单抗联合化疗的结果要优于单独使用化疗，该研究推动 FDA 批准阿特珠单抗联合白蛋白 - 紫杉醇用于 PD-L1 表达阳性且为转移性三阴性乳腺癌患者的一线治疗（表 8-10）。

表 8-10 阿特珠单抗

适应证	NCCN 指南类别
局部晚期或转移性尿路上皮癌，在含铂化疗期间或化疗后或在接受含铂新辅助或辅助治疗 12 个月内发生疾病进展	2A
无论 PD-L1 表达与否，都不适合以铂类为基础的化疗的局部晚期或转移性尿路上皮癌患者	2A
转移性非小细胞肺癌（NSCLC）患者在含铂化疗期间或之后出现疾病进展，并在适当的美国 FDA 批准的靶向治疗中取得进展	1
联合贝伐单抗，紫杉醇和卡铂初始治疗的无 EGFR 或 ALK 突变的转移性非鳞状 NSCLC 患者	1
卡铂和依托泊苷联合治疗成人广泛期小细胞肺癌	1
联合紫杉醇治疗肿瘤表达 PD-L1 的转移性三阴性乳腺癌患者的局部晚期不能切除的成人	2A

（二）阿维鲁单抗（Avelumab）

依据 JAVELIN Merkel200 的Ⅱ期临床试验，FDA 于 2017 年 3 月 24 日批准德国默克公司（Merck KGaA）联合辉瑞制药公司（Pfizer）研发的阿维鲁单抗注射液上市，该药属于 PD-L1 单抗，用于治疗转移性梅克尔细胞癌（12 岁以上）。2017 年 5 月，美国 FDA 加速批准阿维鲁单抗用于治疗局部晚期或转移性移行细胞癌。2019 年 5 月，基于关键性Ⅱ期 JAVELIN Renal101 试验的结果，即阿维鲁单抗联合阿西替尼的治疗与靶向药物索坦相比，晚期肾细胞癌患者的疾病进展或死亡风险降低了 31%。据此，美国 FDA 批准阿维鲁单抗联合抗血管生成药物阿西替尼（Axitinib）用于晚期肾细胞癌患者的一线治疗（表 8-11）。

表 8-11 阿维鲁单抗

适应证	NCCN 指南类别
成人和儿童的转移性梅克尔细胞癌＞ 12 岁，包括那些没有接受过化疗的	2A
局部晚期或转移性尿路上皮癌患者，其疾病在含铂化疗期间或之后，或在新辅助或辅助含铂化疗 12 个月内进展	2A
阿维鲁单抗联合阿西替尼一线治疗晚期肾细胞癌（RCC）患者，替代药物首选派姆单抗（Pembrolizumab）	2A

（三）德瓦鲁单抗 / 度伐利尤单抗（Durvalumab）

阿斯利康公司（AstraZeneca）研发的 PD-L1 单抗德瓦鲁单抗 / 度伐利尤单抗是一种全人源化 IgG1 型单克隆抗体。在一项有 191 例患者参与的临床研究中，度伐利尤单抗治疗的客观缓解率和完全缓解率分别为 17.8%、3.7%，3/4 级的治疗相关不良反应出现率为 6.8%。度伐利尤单抗分别于 2017 年 5 月和 2018 年 2 月获美国 FDA 批准用于治疗局部晚期或转移性尿路上皮癌和局部晚期 NSCLC 的患者。美国 Moffitt 癌症中心 Antonia 等报告，度伐利尤单抗对复治Ⅲ B/ Ⅳ期 NSCLC 患者均有安全性可控的抗瘤活性，且在肿瘤 PD-L1 较高表达的患者中治疗效果更优。度伐利尤单抗于 2019 年 12 月在中国获批上市，用于不可手术的局部晚期 NSCLC 同步放化疗后的巩固治疗（表 8-12）。

表 8-12　度伐利尤单抗

适应证	NCCN 指南类别
含铂化疗期间或之后疾病进展的局部晚期或转移性尿路上皮癌患者，或在接受含铂的化疗新辅助或佐剂后 12 个月内疾病进展，可首选替代药物派姆珠单抗	2A
Ⅲ期非小细胞肺癌（NSCLC）患者，用于手术不能切除的肿瘤，化疗后肿瘤没有进展	1

（四）舒格利单抗（Sugemalimab）

舒格利单抗是由基石药业（CStone Pharmaceuticals）开发的一种全人类、全长、抗 PD-L1 的 IgG4 单克隆抗体，被用来治疗晚期实体瘤和淋巴瘤。舒格利单抗于 2021 年 12 月在中国被批准用于表皮生长因子受体（EGFR）基因突变和间变性淋巴瘤激酶（anaplastic lymphoma kinase，ALK）阴性的转移性 NSCLC 的一线治疗，舒格利单抗联合培美曲塞和卡铂可用于治疗非鳞状细胞 NSCLC，联合紫杉醇和卡铂可以用于治疗鳞状细胞非小细胞肺癌。在中国，舒格利单抗已被权威指南《2022 版 CSCO 非小细胞肺癌诊疗指南》纳入，推荐用于联合化疗一线治疗Ⅳ期无驱动基因非鳞状 / 鳞状细胞非小细胞肺癌患者以及作为巩固治疗用于同步或序贯放化疗后Ⅲ期 NSCLC 患者。

（五）恩沃利单抗（Envafolimab）

恩沃利单抗是一种重组人源化 PD-L1 单域抗体 Fc 融合蛋白皮下注射（subcutaneous injection，SC），在中国用于治疗各种实体瘤和慢性乙型肝炎，在美国用于治疗软组织肉瘤和胆管癌。单域抗体比全单克隆抗体更易溶于组织，渗透速度更快，促进了皮下药物管理。依据关键的Ⅱ期临床试验结果，皮下注射恩沃利单抗已获批在中国用于治疗先前治疗过的高微卫星不稳定性（MSI-H）或错配修复缺陷（deficient mismatch repair，dMMR）晚期实体瘤的成人患者。

三、其他药物的研究应用

（一）下一代免疫检查点抑制剂靶点

免疫检查点抑制剂是目前肿瘤免疫治疗领域的热门，仍有大批药物处于临床试验阶段，其中不乏 LAG-3、TIM-3 和 TIGIT 等下一代靶点抗体药物，在未来有望改变目前免疫治疗靶点的单调格局。

（二）LAG-3 药物的应用

1. 瑞拉利单抗（Relatlimab）　活化 T 细胞表面高表达的 LAG-3 与肿瘤自身表达的 LAG-3 配体相结合来抑制 T 细胞功能从而实现免疫逃逸。全球首款 LAG-3 抗体瑞拉利单抗于 2022 年在美国获批，与纳武利尤单抗联合用于治疗黑色素瘤，这是 CTLA-4、PD-1/PD-L1 药物获批以来首款新型免疫检查点靶标药物。

2. TIM-3/TIGIT 靶点　TIM-3 抗体暂无上市药物，其中 MBG-453 和 TSR-022 进展最快，均处于Ⅲ期临床试验阶段，分别用于治疗白血病和非小细胞肺癌。与 TIM-3 状况类似，TIGIT 靶点也暂无上市药物，但已有 4 款进展到Ⅲ期临床试验阶段。

第四节　免疫检查点抑制剂的不良反应发生及分级管理

一、免疫检查点抑制剂（ICB）相关不良反应的发生原因

ICB 作为肿瘤免疫治疗的方式之一，深刻改变了肿瘤治疗理念，将治疗靶点从肿瘤转向自身免疫系统。在杀伤肿瘤细胞的同时，ICB 会非特异性地激活免疫系统，导致免疫耐受失衡，损伤正常的组织器官，发生免疫相关不良反应（immune-related adverse effect，irAE）。

（一）常见 ICB 相关不良反应

ICB 相关不良反应的发生率和患病率尚在充分阐明之中；现有资料多以伊匹木单抗、帕博利珠单抗和纳武利尤单抗等试验为基础。有关新型药物的综合 irAE 数据还在收集和分析中。由于 irAE 的性质和报告的不一致性，报告比率可能低估了这些事件的实际发生率。与单药 ICB 治疗相关的 irAE 任何级别的报告发生率在不同药物和试验中有很大的差异，为 15%～90%。单药治疗组中需要暂停使用免疫抑制剂或停止治疗的重度 irAE 估计为 0.5%～13%。汇总试验数据的分析发现，43% 的患者中止联合治疗（纳武利尤单抗 / 伊匹木单抗），不良反应和胃肠道（GI）事件是最常报告的停药原因。ICB 免疫疗法与尚处于高容量中心鉴定和研究过程中的罕见 irAE 有关。

一般来说，ICB 最常见的相关 irAE 是皮肤病（发病率为 44%～68%），其次是胃肠道反应（发病率为 5%～50%）、肝功能异常（发病率为 5%～10%）和内分泌紊乱（发病率为 6%）。下面将研究报道的 irAE 对重要器官和系统的影响进行归纳（图 8-3）。

1. 皮肤毒性 皮肤 irAE 最常见。一般皮肤 irAE 在治疗初期发作，CTLA-4 抑制剂治疗引起皮肤 irAE 中位发生时间为 25 天，PD-1 抑制剂单药治疗导致皮肤 irAE 的中位发生时间为 35 天。ICB 类药物皮肤毒性具有剂量依赖性，0.3mg/kg 时未见 3 级以上 irAE，增加至 10mg/kg 时，3 级以上 irAE 的发生率增加至 25%。

2. 胃肠道毒性 在 irAE 中，胃肠道 irAE 最严重，是导致疗程中断的主要原因。超过 30% 的患者在接受 ICB 类药物治疗时会发生胃肠道 irAE。CTLA-4 抑制剂引起的胃肠道 irAE 发生率更高，联合治疗时毒性效果可能被叠加。

3. ICB 肝毒性 irAE 中肝炎并不多见，发病率为 5%～10%，3 级以上肝炎占比不足 2%。但与单药（CTLA-4 抑制剂或 PD-1/PD-L1 抑制剂）治疗相比，两药联合治疗引起的 3 级以上肝炎显著增多。联合治疗时 3 级以上肝炎的发生率为 59%，通常在用药后 6～14 周发作，中位发生时间是首次输液后 52 天。ICB 相关性肝炎临床表现丰富，患者有乏力感、头痛和黄疸等症状，但初期不易察觉，一般通过免疫治疗后的血液学检查发现。

4. ICB 内分泌系统毒性 ①甲状腺疾病：多项临床数据表明，ICB 相关甲状腺疾病均为 T 细胞攻击甲状腺所致，一般可在常规检查中发现，此时患者症状尚不明显。②垂体炎：相对于 PD-1 抑制剂单药治疗，垂体炎在接受 CTLA-4 抑制剂治疗的患者中更为多见，尤其是中年男性，临床表现为垂体功能减退等。③肾上腺疾病：ICB 引起的肾上腺皮质功能障碍发生率不足 1%，3 级以上肾上腺 irAE 发生率为 0.2%，联合用药时肾上腺皮质功能紊乱发生率高于单药治疗。在 ICB 相关性肾上腺疾病中，肾上腺危象最为凶险。④ 1 型糖尿病：ICB 治疗引起 1 型糖尿病较为罕见，但随着 ICB 类药物的广泛使用，ICB 相关性糖尿病的发生率逐年增加。1 型糖尿病一般发作在首次用药的 5～790 天，中位发生时间为 116 天。

5. ICB 相关性肺炎 在临床数据中，ICB 相关性肺炎在 ICB 引起的不良反应中占比较低，但严重威胁患者生命安全。回顾性研究表明，CTLA-4 抑制剂较 PD-1/PD-L1 抑制剂治疗引起的肺炎少，发生率低于 1%。尽管 ICB 相关性肺炎发生机制尚不明晰，但学者们一致认为其与吸烟史、肺部基础疾病、药物服用史等因素有关。ICB 相关性肺炎的发生时间不同，基本集中在 2.5 个月，相对其他 irAE 而言，ICB 相关性肺炎发生时间较晚。

6. ICB 肾毒性 在 irAE 中，肾脏的 irAE 相对少见。单药治疗导致的肾脏相关疾病发生率约 1%。PD-1/PD-L1 抑制剂治疗过程中，0.4%～0.9% 的恶性肿瘤患者出现肾炎，13%～22% 的患者出现急性肾功能恶化。而单用 CTLA-4 抑制剂时，肾脏系统的 irAE 报道较少，表现与 PD-1/PD-L1 抑制剂治疗引起的 irAE 相似，主要为肾炎、肾衰竭和狼疮性肾炎。

7. 罕见的 irAE ①神经毒性：神经系统的 irAE 比较少见，单药治疗神经系统的 irAE 发生率为 0.3%～0.8%，联合治疗神经系统的 irAE 发生率为 0.7%，其临床表现较多，一般发作于首次用药后 7～84 天。②心脏毒性：心脏 irAE 发生率仅为 0.09%，但却是威胁肿瘤患者生命安全的第二大因素。③其他毒性影响：免疫治疗过程中患者还会受其他罕见 irAE 侵袭，如眼部疾病、胰腺功能紊乱、脉管炎、皮肌炎和贫血等。

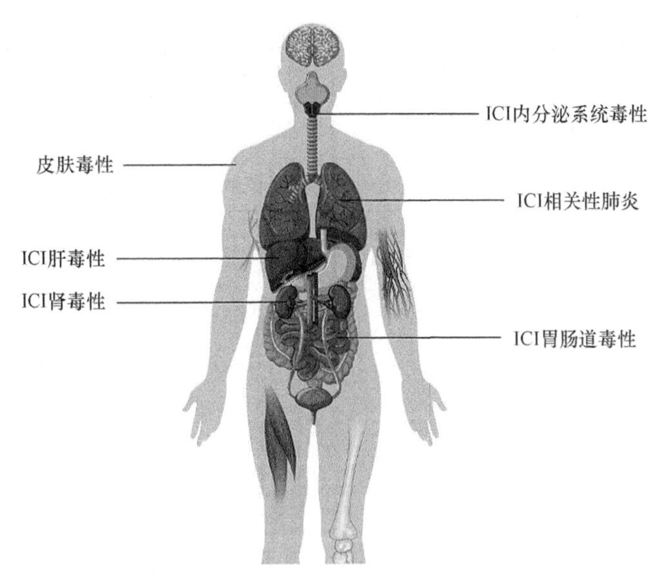

图 8-3　常见 ICB 相关不良反应

（二）ICB 相关不良反应病理生理

尽管尚未阐明 irAE 的病理生理学，但根据相关文献发现患者组织中产生大量 T 细胞浸润，考虑 irAE 的出现可能与 T 细胞有关。免疫检查点抑制剂介导 T 细胞（特别是 Tc1）过度激活，Tc1 不仅作用于肿瘤细胞，还作用于正常组织。肿瘤细胞和正常细胞在 Tc1 诱导下，释放肿瘤抗原和自身抗原，这些抗原被宿主抗原呈递细胞"处理"后，诱导产生新的特异性免疫应答，破坏机体的免疫耐受。其次，免疫检查点抑制剂的使用导致 Th1 细胞 /Th2 细胞比值逆转，有利于具有抗肿瘤活性的 Th1 细胞过度活化，Th1 细胞的活化与促炎性细胞因子释放有关（IFN-g 和 TNF-α），导致正常组织损伤。最后，抗 CTLA-4 增加了 T 细胞的多样性。换言之，抗 CTLA-4 可以增加更多 T 细胞受体来识别 T 细胞上的不同表位，T 细胞的多样化导致中枢免疫耐受降低。但至今未见文献明确阐述 irAE 产生的机制，仍需具体的临床数据及深入的研究。

二、ICB 相关不良反应的分级标准

irAE 可以早在开始治疗后的几天或几周内就发生，也可以在治疗后几个月或终止治疗后发生，涉及所有组织和器官。最新数据表明，在停止治疗 2 年后，irAE 仍可发生。根据常见不良事件评价标准（CTCAE）对免疫相关不良事件进行分级。

常见不良事件评价标准 4.0 版（Common Terminology Criteria for Adverse Events Version 4.0，CTCAE v4.0）是 2008 年 7 月至 2009 年 5 月由美国国立卫生研究院（National Institute of Health，NIH）和美国 NCI 对 CTCAE v3.0 进行修订并发布的。

CTCAE v4.0 采用 5 级评分系统对不良反应的严重程度进行评价，并从 1～5 级对每一种不良反应的严重程度进行了特定的临床描述（表 8-13）：

1 级不良反应是指较轻微的不良反应，通常无症状，且不需要对机体进行干预治疗，也不需要进行介入或药物治疗。

2 级不良反应是指中等程度的不良反应，通常有临床症状，且需要在当地进行药物或其他方面的干预治疗，这类反应可能影响机体的功能，但是不损害日常生活与活动。

3 级不良反应是指较为严重的不良反应，可能造成不良后果，通常症状复杂，需要进行外科手术或住院治疗等积极的干预。

4 级不良反应是指可能对生命构成潜在威胁的不良反应，这类反应往往可致残，甚至导致器官损害或功能丧失。

5 级不良反应是指患者死亡。

表 8-13 CTCAE 标准（4.0 版）常见的药物不良反应分级

	1 级	2 级	3 级	4 级
		血液系统		
血红蛋白（g/L）	100～ULN	80～100	＜80，需要输血	威胁生命，需要紧急干预
白细胞（$\times10^9$/L）	3.0～3.9	2.0～2.9	1.0～1.9	＜1.0
中性粒细胞（$\times10^9$/L）	1.5～1.9	1.0～1.4	0.5～0.9	＜0.5
血小板（$\times10^9$/L）	75～99	50～74	25～49	＜25
		消化系统		
胆红素	＞1.5×ULN	＞3.0×ULN	＞10.0×ULN	＞10.0×ULN
转氨酶	＞3.0×ULN	＞5.0×ULN	＞20.0×ULN	＞20.0×ULN
碱性磷酸酶	＞2.5×ULN	＞5.0×ULN	＞20.0×ULN	＞20.0×ULN
口腔黏膜炎	无症状或轻度症状，不需要干预	中度疼痛，不影响经口进食，需要调整饮食	严重疼痛，影响经口进食	威胁生命，需要紧急干预
呕吐	每天 1～2 次（间隔 5 分钟）	每天 3～5 次（间隔 5 分钟）	每天≥6 次（间隔 5 分钟），需要管饲，肠外营养或住院	威胁生命，需要紧急干预
腹泻	大便次数增加，每日增加次数＜4 次；瘘口排出量轻度增加	每天增加 4～6 次；瘘口排出量中度增加	每天增加≥7 次；瘘口排出量，需要住院	威胁生命，需要紧急干预
便秘	偶尔或间断，偶尔使用大便软化剂，泻药，饮食调整或灌肠	症状持续，规律使用泻药或灌肠	顽固便秘，需要手法除去	威胁生命，需要紧急干预
		泌尿系统		
急性肾损伤	肌酐升高，（1.5～2.0）×ULN	肌酐升高，（2.0～3.0）×ULN	肌酐升高，＞3.0×ULN，需要住院	威胁生命，需要透析
肌酐	（1.0～1.5）×ULN	（1.5～3.0）×ULN	（3.0～6.0）×ULN	＞6.0×ULN
蛋白尿	+，＜1g/24h	++～+++，（1.0～3.4）g/24h	++～+++，（1.0～3.4）g/24h	++++，≥3.5g/24h
血尿	无症状，不需要干预	有症状，需要导尿管或膀胱冲洗	肉眼血尿，需要输血，静脉药物或住院治疗	威胁生命，需要紧急干预
		循环系统		
室上性/室性心动过速	无症状，不需要干预	有症状，不需要紧急医疗干预	需要医疗干预	威胁生命，需要紧急干预（血流动力学不稳定）
心力衰竭	实验室或影像学检查异常，无症状	轻中度活动时有症状	休息时有症状，需要干预	威胁生命，需要紧急干预

续表

	1 级	2 级	3 级	4 级
心包炎	无症状，ECG 或查体发现	有症状（如胸痛）	具有生理后果（如心包缩窄）	威胁生命，需要紧急干预
		呼吸系统		
呼吸困难	中度活动后气短	轻度活动后气短	休息时气短	威胁生命，需要紧急干预
肺炎	无症状，不需要干预	有症状，需要医学干预	严重症状，需要吸氧	威胁生命的呼吸功能受损，需要紧急干预（插管等）
		神经系统		
神志	警觉性下降	镇静状态，对刺激反应慢	不易唤醒	威胁生命
周围神经	无症状，腱反射减退或感觉异常	中度症状	严重症状	威胁生命
		其他		
皮疹	覆盖 < 10% 体表面积，有或无症状	覆盖 10%～30% 体表面积，带来心理社会影响	覆盖 > 30% 体表面积；伴有局部感染需要口服抗生素	覆盖任何体表面积，广泛感染需要静脉使用抗生素，威胁生命
手足综合征	轻微皮肤改变（红斑，水肿等），无疼痛	皮肤改变（剥脱，水疱，出血）伴有疼痛	严重皮肤改变伴有疼痛	—
脱发	脱发 < 50%	脱发 ≥ 50%	—	—
发热	38.0～39.0℃	39.0～40.0℃	> 40.0℃，少于 24 小时	> 40.0℃，超过 24 小时
过敏	一过性发热或皮疹，药物热 < 38℃，不需要干预	需要干预或中止输液，对治疗反应迅速（抗组胺药，非甾体抗炎药），预防用药 ≤ 24 小时	持续，最初改善后症状复发，需要住院治疗后遗症（肾损伤，肺浸润等）	威胁生命，需要紧急干预
感染	—	口服抗生素	静脉抗生素	威胁生命，需要紧急干预
疼痛	轻度	中度	严重	—
甲亢 / 甲减	无症状，不需要干预	有症状，需要甲状腺抑制 / 替代治疗	严重症状，需要住院	威胁生命，需要紧急干预

注：ULN. 正常上限。

三、ICB 相关不良反应处理原则

ICB 相关毒性的管理主要包括毒性的识别、分级、免疫抑制和 ICB 给药的个体化调整。早期识别症状和及时干预是管理免疫治疗相关毒性的关键目标。重度 irAE 通常需要暂停免疫治疗，在某些重度 irAE 背景下，永久停用与毒性相关的药物。图 8-4 展示了 irAE 管理中主要的核心点。

（一）一般原则

1. 鼓励与疾病特异性亚专业机构密切咨询。复杂病例或多系统 irAE 的管理可能需要转诊至三级医疗中心。

2. 选定的 irAE（包括甲状腺功能减退和其他内分泌 irAE）可通过激素补充治疗，无须皮质类固醇治疗。

3. 在免疫治疗过程中，允许使用灭活或相关灭活制剂的疫苗，但在缺乏明确指征时，不建议在 ICB 治疗期间使用。

4. 在整个免疫治疗期间，应密切监测患者，因为 irAE 可能在任何时候发生，包括在治疗开始时、在治疗期间甚至在治疗结束后。建议在停止免疫治疗后继续监测 1 年。

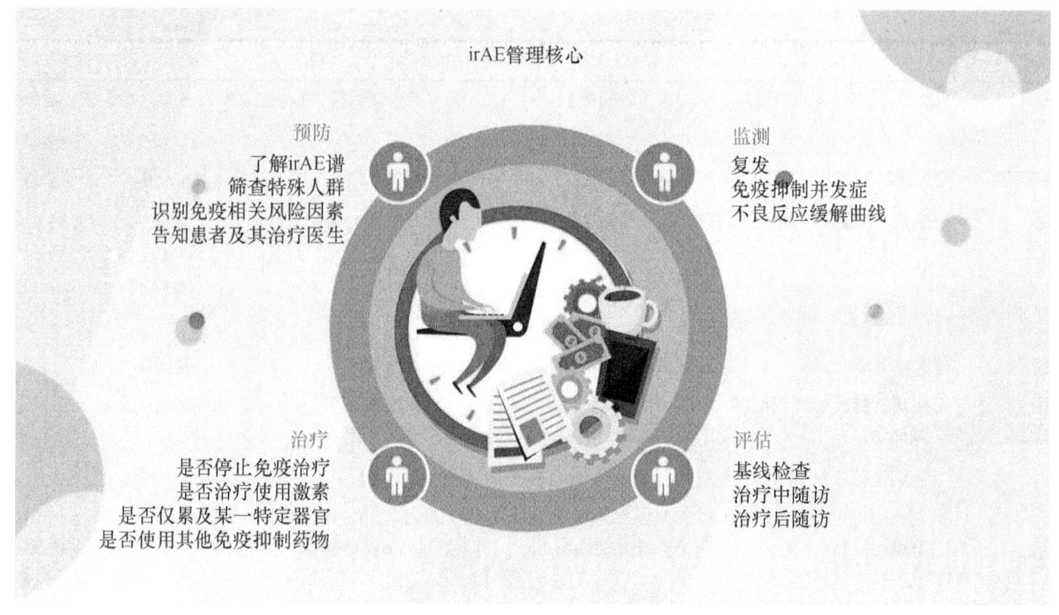

图 8-4　免疫相关不良反应管理核心

（二）毒性管理

1. 在给予 ICB 相关毒性的药物时，审查患者所使用药物的潜在相互作用（如 QT 间期延长）。

2. 轻度至中度 irAE

（1）提供对症支持治疗。

（2）如果不清楚是否发生 irAE 或直至 irAE 消退至 1 级 / 治疗前的基线水平，则建议延迟免疫治疗。

（3）如果 irAE 没有改善，可能需要使用皮质类固醇。若需要激素替代治疗，则可能持续至 ICB 治疗完成后，通常是终身的。

3. 重度 irAE

（1）停止免疫治疗。

（2）立即开始皮质类固醇治疗，应考虑静脉应用甲泼尼龙，直至有证据表明 irAE 改善。

（3）类固醇难治性 irAE 可能需要其他免疫抑制剂治疗。

（4）可能需要住院治疗和额外的支持治疗。

4. ICB 治疗期间的支持性护理可能包括以下内容

（1）血糖监测。

（2）预防胃炎的质子泵抑制剂（proton pump inhibitor，PPI）或 H_2 受体阻滞剂。

（3）预防机会性感染的抗菌和抗真菌治疗。

（4）补充维生素 D 和钙预防骨质疏松症。

（三）irAE 分级处理原则

对于不良反应的处理要遵循不良反应分级处理管理标准来执行。皮质类固醇是高级别 irAE 的主要治疗药物，对于重度或类固醇难治性的不良反应，可加用其他免疫抑制剂辅助治疗（表 8-14）。

（四）类固醇激素处理免疫相关不良反应原则

1. 一般原则

（1）皮质类固醇是大多数 irAE 的主要治疗药物。

表 8-14 irAE 分级管理原则

分级	住院级别	糖皮质激素	其他免疫抑制剂	ICB 治疗
G1	无须住院	不推荐	不推荐	继续使用
G2	无须住院	局部或全身使用糖皮质激素，0.5～1mg/（kg·d）	不推荐	暂停使用
G3	住院治疗	全身糖皮质激素治疗，口服泼尼松或静脉使用1～2mg/（kg·d）甲泼尼龙，一旦症状改善≤G1，开始4～6周的激素维持治疗	对糖皮质激素治疗3～5天后症状未能缓解的患者，可考虑在专科医师指导下使用	停用，基于患者的风险/获益比讨论是否恢复ICB治疗
G4	住院治疗，考虑收入重症监护病房（ICU）	全身糖皮质激素治疗，静脉使用1～2mg/（kg·d）甲泼尼龙，连续3天，若症状缓解，逐渐减量至1mg/（kg·d）维持，6周左右减量至停药	对于糖皮质激素治疗3～5天，症状未能改善的患者，可考虑在专科医师指导下使用	永久停用

注：针对具体的不良反应的管理方法，可以参考 NCCN 指南、CSCO 指南等。

（2）皮质类固醇的早期干预是免疫相关毒性一般管理的关键目标。

（3）短期使用皮质类固醇治疗 irAE 不会降低抗肿瘤疗效。在没有特定适应证（如既往输液反应或合并化疗）的情况下，考虑到预防性使用皮质类固醇可能会降低免疫治疗的疗效，不建议使用皮质类固醇进行常规处理。

（4）重度或皮质类固醇难治性 irAE 可能需要给予额外的免疫抑制剂。

（5）对于在 48～72 小时对类固醇无应答的重度 irAE 患者，可能需要在咨询相关医学专家后开始额外的免疫抑制剂治疗。

（6）应进行密切监测和随访，以评估出现 ICB 相关毒性时对皮质类固醇和其他免疫抑制剂的反应。

2. 给药剂量调整

（1）类固醇给药：按级别列出的类固醇剂量的具体建议给药。如果需要免疫疗法再启动，参照按器官部位指导的免疫治疗再启动原则。对于神经系统、心脏或 3～4 级 irAE，应给予较高剂量的类固醇 [如甲泼尼龙或泼尼松 1～2mg/（kg · d）]。与长期使用低效类固醇相比，短期使用高效（如 2 类或 3 类）外用皮质类固醇治疗免疫相关皮炎更可靠。

（2）类固醇减量：可能需要更长时间的类固醇逐渐减量（＞ 4 周，有时为 6～8 周或更长时间）以预防 irAE 事件复发，特别是肺炎和肝炎。

以下情况需要进行预防性用药：

1）对于接受泼尼松等效剂量≥ 20mg/d 治疗 4 周或以上的患者，予以预防肺孢子虫肺炎的措施。对更长时间使用泼尼松≥ 20mg/d 的患者，还需考虑使用抗真菌药物来预防真菌性肺炎（如氟康唑），每日 1 次，持续 6～8 周或更长时间。

2）考虑预防带状疱疹再激活。皮疹时推荐局部短期使用强效糖皮质激素，而不是长期使用弱效糖皮质激素。

3）对于在皮质类固醇治疗期间胃炎风险较高（如使用 NSAID、抗凝药物）的患者，可考虑使用 PPI 或 H_2 受体阻滞剂治疗。当患者使用高剂量类固醇时，考虑给予全剂量 PPI。

4）如果患者需要长期使用类固醇，则有发生骨质疏松症的风险，应补充维生素 D 和钙剂，建议转诊至物理治疗和负重锻炼。

（五）ICB 治疗暂停后的再启动

在发生重大 irAE 后考虑重新开始免疫治疗时应谨慎。恢复免疫治疗应在以下情况下进行密切随访，以监测复发症状。

1. 如果再启动且毒性复发，则永久性终止免疫治疗。

2. 再启动前评估患者的肿瘤状态。如果 ICB 治疗达到客观缓解（完全或部分缓解），由于毒性复发风险，不建议恢复免疫治疗。与患者讨论重新开始免疫治疗的风险 / 获益。

3. 一种免疫治疗引起重度 irAE 的情况下，通常需要永久停用这种免疫治疗，而在中度 irAE 情况下，则可能需要永久停用这类免疫疗法。例如，如果患者在接受含伊匹木单抗的治疗方案后出现 3 级或 4 级毒性，在早期毒性消退后期可考虑采用 PD-1 或 PD-L1 单药治疗。

4. 除一些例外情况，在 2 级 irAE 可考虑消退至≤ 1 级后恢复免疫治疗。

5. 因 irAE 暂停免疫治疗后，在恢复免疫治疗前，建议咨询相应专家会诊。

四、ICB 相关不良反应的预防

（一）注重开始治疗前的宣传教育

1. ICB 治疗开始前

（1）评估患者对疾病的理解和治疗建议。

（2）向患者宣教关于 ICB 的作用机制和使用依据。

（3）记录影响任何器官系统（如肺、心脏、神经系统、肌肉骨骼）的任何基础疾病。

（4）重要的是要采集任何自身免疫病的病史。

（5）记录所有药物，包括非处方药和草药补充剂。

（6）应建议育龄期患者在治疗期间和末次给药后至少 5 个月内采取有效的避孕措施免疫治疗。免疫疗法对人类生殖功能的影响尚不清楚。对于所有尚未完成计划生育的患者，考虑生育力保存和生殖内分泌转诊。

（7）在免疫治疗期间和末次给药后至少 5 个月内禁止哺乳。

（8）为患者提供并指导其携带研究卡，研究卡中概述了其正在接受的免疫疗法类型、潜在 irAE 和肿瘤学医疗保健团队的联系电话。

（9）评估患者监测和报告潜在 irAE 的能力。可能需要护理人员的参与。评估患者在治疗期间是否有家庭护理支持服务需求。

（10）教育患者关于 ICB 治疗的潜在毒性特征，包括出现的症状和时间。

2. 如果出现以下情况，指导患者通知肿瘤学医疗保健团队

（1）出现任何新的症状或体征，包括重度疲乏、头痛、皮疹、咳嗽、呼吸短促、胸痛、腹胀、肠道模式改变、体重减轻、视力变化或眼痛、重度肌无力、重度肌肉或关节痛和情绪变化。irAE 可在治疗完成后发生，患者应在免疫治疗结束后继续监测症状至少 2 年。

（2）患者由其他卫生保健专业人员评价或入院。

（3）在接受任何免疫接种或疫苗接种之前及处方任何新药。在免疫治疗过程中允许使用灭活或灭活制剂的疫苗。由于缺乏活疫苗使用的明确性，因此其不建议在 ICB 治疗期间使用。

3. 监测治疗反应 如果早期发现和治疗，大多数 irAE 可以得到有效管理。

（1）使用 ICB 治疗需要患者 / 家属与治疗中心之间的密切沟通。患者可能认为无关的症状（如腹泻或恶心）通常是 ICB 毒性的体征。

（2）教育患者告知所有卫生保健专业人员（尤其是初级保健提供者）正在接受 / 已接受免疫治疗。

（3）进行定期监测，以发现任何潜在 irAE 并评估疗效。

（4）应在每次 ICB 治疗前和治疗后定期进行生化全套等实验室检查）以评估肾脏、肝脏、甲状腺和胰腺等器官功能。

（5）评估体重的显著变化，因为它们可能提示体液平衡紊乱。

（6）起效时间与标准癌症治疗不同；与其他类型癌症治疗相比，免疫治疗可能需要更长时间才能看到应答。

（二）筛查特殊人群

特殊人群筛查见表 8-15。

表 8-15　特殊人群筛查

特殊人群	Ⅰ级推荐	Ⅱ级推荐	Ⅲ级推荐
自身免疫病患者			某些情况下可考虑使用 ICB
慢性病毒性肝炎患者（HBV、HCV）	使用 ICB		
接受造血干细胞或器官移植的患者			某些情况下可考虑使用 ICB
妊娠期患者	不推荐使用 ICB		
驱动基因突变阳性的非小细胞肺癌患者			某些情况下可考虑使用 ICB
PS 评分≥ 2 的患者		谨慎使用 ICB	
老年患者	可使用 ICB，但慎重选择 ICB 联合治疗		
艾滋病病毒（HIV）携带者		某些情况下可考虑使用 ICB	
免疫接种的患者	使用 PD-1 和 PD-L1 抑制剂		

1. 既存自身免疫病患者或器官移植受者的免疫检查点免疫阻断原则

（1）有 HIV 或病毒性肝炎病史的患者可能是免疫治疗的候选者。

（2）既存自身免疫病的患者或器官移植受者可能是免疫检查点免疫阻断的候选者。

（3）自身免疫性神经系统疾病或危及生命的自身免疫病患者，尤其是免疫抑制药物无法控制或需要高剂量免疫抑制的患者，不太可能是癌症免疫治疗的合适候选者。

（4）既往接受过异基因造血干细胞移植（HSCT）的患者可能是免疫治疗的候选者。

2. 既存自身免疫病患者的注意事项

（1）与基于抗 PD-1/PD-L1 的方法相比，基于抗 CTLA-4 的治疗加重基线自身免疫病的发生率更高。

（2）建议对既存自身免疫病的免疫抑制进行优化，包括由相关的亚专科医师进行密切随访。开始癌症免疫治疗前允许泼尼松剂量＜ 10mg/d 当量的免疫抑制方案目标。

3. 器官移植受者的注意事项　移植器官丢失可能是癌症免疫治疗的结果，应与患者和器官移植团队讨论。如果发生移植排斥反应（如肾脏），有替代治疗选择的实体器官移植患者可能是免疫治疗的候选者，特别是如果既往无移植排斥证据且患者正在接受维持免疫抑制治疗。

4. 既往接受过同种异体造血干细胞移植的患者的注意事项

（1）移植相关并发症的风险增加，包括潜在致死性移植物抗宿主病。

（2）在开始免疫治疗前，应与患者和同种异体造血干细胞移植医生进行仔细讨论。

（三）完善基线检查

启动免疫检查点抑制剂治疗前的基线检查见表 8-16。

表 8-16　启动免疫检查点抑制剂治疗前的基线检查

检查项目	Ⅰ级推荐	Ⅱ级推荐	Ⅲ级推荐
一般情况	体格检查（包括神经系统检查），全面详细询问患者的既往史、感染性疾病病史、吸烟史、家族史、妊娠状况、既往接受抗肿瘤治疗的情况和用药情况	特定肿瘤类型的基因突变状态（如非小细胞肺癌）	

续表

检查项目	Ⅰ级推荐	Ⅱ级推荐	Ⅲ级推荐
影像学检查	胸、腹和盆腔CT检查	特定部位的CT检查	脑磁共振、全身骨扫描
一般血液学检查	血常规，生化（包括血糖、血脂），尿常规，感染性疾病筛查：HBsAg、HBsAb、HCVAb、HIV抗体等	巨细胞病毒抗体，T细胞斑点检测，如果血糖升高，行糖化血红蛋白检测，既往有肺部疾病，如慢性阻塞性肺疾病、间质性肺病的患者，建议检测C反应蛋白、炎症因子	HBV-DNA、HCV-RNA检测
皮肤、黏膜	皮肤、黏膜检查，记录病变的类型和程度，尤其针对有自身免疫性皮肤病病史的患者		
胰腺	不需要行基线检查	若有症状，监测血、尿淀粉酶，并行胰腺影像学检查	
甲状腺	甲状腺功能检测：促甲状腺激素、游离甲状腺激素 T_3 和 T_4 等	如果促甲状腺激素高，检查抗甲状腺过氧化物酶抗体；如果促甲状腺激素降低，查促甲状腺激素受体抗体	
肾上腺、垂体	肾上腺：早晨8时血浆皮质醇、促肾上腺皮质激素等；垂体：甲状腺功能检测	其他：黄体生成素、卵泡刺激素和睾酮等	
肺	静息或活动时血氧饱和度；常规胸部影像学检查	既往有肺部疾病如慢性阻塞性肺疾病、间质性肺病、结节病或肺纤维化等的患者，行肺功能检查和6分钟步行试验	
心血管	心肌酶谱、心电图、心脏彩超（射血分数）	心肌梗死标志物（如肌钙蛋白Ⅰ或T等）、脑钠肽或氨基末端B型脑钠肽前体	24小时动态心电图检查
类风湿/骨骼肌		对既往有相关疾病的患者，酌情行关节检查/功能评估	根据临床情况，考虑C反应蛋白、红细胞沉降率或肌酸磷酸酶

第五节　治疗相关疗效预测生物标志物探索

一、肿瘤细胞相关生物标志物

（一）PD-L1

PD-L1是一种表达在肿瘤细胞及抗原呈递细胞上的蛋白。肿瘤发生时，通过激活PD-1/PD-L1途径，使肿瘤细胞逃避免疫系统杀伤，是目前应用最广、证据最多的免疫治疗正性疗效预测生物标志物。自2019年起，美国国家综合癌症网络（National Comprehensive Cancer Network，NCCN）NSCLC指南就将PD-L1检测由2A类上升至1类推荐，与表皮生长因子受体（EGFR）等驱动基因检测具有同等地位。PD-L1可在多种肿瘤细胞表面表达，理论上来说，其表达水平越高，PD-1/PD-L1通路的免疫抑制作用越活跃，使用ICB的效果越好。

KEYNOTE-001是一项旨在评估Pembrolizumab治疗晚期NSCLC患者安全性和抗肿瘤作用的Ⅰ期临床试验。研究发现，PD-L1高表达的NSCLC患者从Pembrolizumab中获益最大，PD-L1表达＞50%的患者客观缓解率（ORR）、中位无进展生存期（PFS）和总生存期（OS）显著优于PD-L1表达＜50%的群体。在Nivolumab联合Ipilimumab治疗晚期NSCLC的CheckMate-012研究中同样证实，PD-L1表达≥1%的患者免疫治疗有效率更高，PD-L1表达≥50%的患者有效率＞90%。

尽管 PD-L1 是美国 FDA 批准的首个用于 ICB 治疗的预测性生物标志物，但在实际临床应用中仍面临一些挑战。首先，检测肿瘤组织 PD-L1 表达的常用方法是免疫组织化学（immunohistochemistry，IHC）染色法，受限于测试平台的不同以及对 IHC 诊断结果判读缺少统一的标准影响了 PD-L1 检测结果的一致性。被美国 FDA 批准用于治疗 NSCLC 的每种 ICB 都有自己独特的抗体来评估 PD-L1 表达情况，如 Nivolumab 使用的 28-8 抗体，Pembrolizumab 使用的 22C3 抗体，Durvalumab 使用的 SP263 抗体均只评估细胞膜上 PD-L1 表达水平，而 Atezolizumab 使用的 SP142 抗体不仅可以检测肿瘤细胞上的 PD-L1 表达，还可检测肿瘤组织中浸润的免疫细胞的 PD-L1 表达。其次在临床上，用于 PD-L1 检测的样本主要来源于手术切除或组织穿刺所获取的样本。晚期肿瘤患者常伴有多发远处转移，在原发肿瘤组织难以获得时，来自转移部位的组织样本，如淋巴结、骨、肝、肾上腺等组织样本也可用于 PD-L1 检测。但研究结果证明，PD-L1 在肿瘤内的表达具有异质性，尤其是肺部原发病灶与发生转移的脑组织中，PD-L1 的表达水平有明显差异，仅靠检测局部组织的 PD-L1 表达难以代表整个肿瘤免疫微环境。

PD-L1 在疾病不同时期表达不同，且 PD-L1 表达水平在治疗过程中呈现动态变化。由于治疗过程中通常难以获取同一患者治疗前后的肿瘤组织样本，因此治疗过程中的 PD-L1 表达变化也给临床免疫治疗用药带来一定困扰。最后，PD-L1 的表达与治疗疗效并不完全相关，具体表现为 PD-L1 阳性患者对 ICB 治疗低反应甚至无反应，部分 PD-L1 阴性患者仍可从免疫治疗中获益。

（二）肿瘤突变负荷

肿瘤突变负荷（TMB）是指蛋白编码区的非同义突变分布的密度，用蛋白编码区的非同义突变位点总数除以蛋白编码区的总长度，单位为突变数（mut）/mb，即肿瘤组织中每兆碱基中被检测出的基因突变总数，包括碱基替换、插入和缺失。使用二代测序技术（next-generation sequencing，NGS）或全外显子组测序（whole exome sequencing，WES）技术可以检测恶性肿瘤中 TMB 水平，其中 WES 是公认的 TMB 检测金标准。

2018 年 Rizvi 等在肺癌患者中观察到高 TMB 与更佳的免疫治疗结局存在相关性，这是因为大量体细胞的突变导致肿瘤细胞表面表达更多的新抗原，使肿瘤免疫原性增加，更易被免疫系统识别，最终导致肿瘤对 ICB 更加敏感。因此，从理论上来说，肿瘤组织 TMB 表达水平越高，就越容易从免疫治疗中获益，这是 TMB 有望成为免疫疗效预测生物标志物的基础。

作为首个证实 TMB 可作为免疫治疗疗效预测标志物的前瞻性临床研究，CheckMate-227 证明在 TMB 高表达（≥ 10mut/Mb）的 NSCLC 患者中可获得更好的 PFS（HR=0.58，95%CI：0.41～0.81），且 PD-L1 表达＜ 1% 但 TMB 高的肿瘤患者仍可从免疫治疗中获益（HR=0.48，95%CI：0.27～0.85）。研究表明，无论 PD-L1 表达水平如何，Nivolumab 与 Ipilimumab 联合用药与含铂双药相比可延长患者 PFS。CheckMate-026 研究表明，高 TMB 患者应用 Nivolumab 治疗较单纯化疗组 PFS 有更长的临床获益（9.7 个月 vs. 5.8 个月）。KEYNOTE-001 研究结果显示，79% 的高 TMB 患者具有持久临床获益。但 CheckMate-227 长期随访的 OS 数据表明，高 TMB 患者相较于低 TMB 患者未体现出统计学意义上的获益（HR=0.77，95%CI：0.56～1.06；HR=0.78，95%CI：0.61～1.00）。除了组织中的 TMB，血液 TMB（blood TMB，bTMB）也被证实具有预测免疫治疗效果的价值。Gandara 等研究表明，在 bTMB ≥ 16mut/Mb 的晚期肿瘤患者中，接受 Atezolizumab 免疫治疗的 PFS 明显优于多西他赛化疗。MYSTIC 研究结果显示，在 bTMB ≥ 20 mut/Mb 的晚期肺癌患者中，Durvalumab 联合 Tremelimumab 治疗比化疗具有更长的 OS（21.9 个月 vs. 10.0 个月；HR=0.49，95%CI：0.32～0.74）和更高的 PFS 率（38.6% vs. 2.3%）。

虽然高水平的 TMB 往往预示着更好的免疫治疗效果，但在临床实践中，其应用仍存在一定的局限性。首先，TMB 表达水平的测定需要获得大量肿瘤组织，在许多晚期癌症患者中，难以获得足够的肿瘤组织进行检测。其次，TMB 检测目前尚缺乏统一标准，不同的算法会影响 TMB 的检测值。总的来说，虽然高 TMB 患者治疗应答较好，且免疫治疗应答患者的 TMB 平均值也高于非应答患者，但对于低表达TMB的患者，仍不能完全排除免疫治疗获益的可能。最后，TMB的检测成本较高，检测周期较长，因此TMB作为免疫治疗标志物仍需进一步探讨。

（三）DNA损伤应答（DNA damage response，DDR）通路

人类基因组通过碱基切除修复（base excision repair，BER）、核苷酸切除修复（nucleotide excision repair，NER）、错配修复（MMR）、双链断裂修复和跨损伤合成（translesion synthesis，TLS）等多个DNA修复途径对DNA损伤或复制错误产生应答，以保证人类基因组遗传稳定性，这一过程称为DDR。如果DNA在损伤后不能修复，将产生大量的DNA突变，导致TMB增加，肿瘤细胞产生较多新抗原，继而获得免疫原性。因此，DDR与TMB在一定程度上存在相互联系，所以通过检测DDR可能是预测PD-1/PD-L1单抗疗效的手段。

携带DDR相关基因有害突变的肺癌患者（如BRCA2、POLE、POLDI、MSH2、RADSIC及PRKDC等）对Pembrolizumab反应较好。研究显示，接受免疫治疗的NSCLC中，DDR突变患者具有更好的ORR以及更长的PFS和OS。表明DDR突变预示更好的免疫治疗疗效。但DDR相关基因种类繁多，作用机制复杂，在肺癌中使用DDR作为免疫治疗的预测标志物尚处于初步探索阶段。

（四）错配修复蛋白和微卫星不稳定性

错配修复（MMR）分为错配修复缺陷（deficient mismatch repair，dMMR）和错配修复完整（proficient mismatch repair，pMMR），其主要功能是纠正DNA复制过程中出现的错误，确保复制过程的保真性，但在基因突变或DNA甲基化时可导致MMR功能异常，出现微卫星重复序列核酸数量增多或减少而不能更正，该现象称为微卫星不稳定性（MSI），约15%的结直肠癌通过该途径发生。研究发现，不仅NSCLC可表现为MSI，结直肠癌、子宫内膜癌、胃癌、肝细胞癌、壶腹癌、甲状腺癌、皮肤癌、卵巢癌和宫颈癌等多个癌种也可表现为MSI。

有研究表明，存在MSI-H/dMMR的肿瘤细胞会导致DNA修复机制错误从而使DNA突变。其次，dMMR可导致TMB大量表达从而产生更多突变和新抗原，这些新抗原会激活更多的效应T细胞使得更容易从免疫治疗中获益。

通过对MSI的检测，如有MSI-H或dMMR，则可更有针对性地对其进行免疫阻断治疗。CheckMate-142研究提示，MSI/dMMR的转移性结直肠癌患者可从Nivolumab治疗中获益。在一项研究中，Le等对86名MSI阳性的实体瘤患者行PD-1抗体治疗，这些患者来自12种实体肿瘤，通过对这些患者的随访发现，86例患者的ORR达53%，其中21%完全缓解（CR），77%的患者疾病得到控制。2017年5月，美国FDA批准将Pembrolizumab用于确定有MSI-H或dMMR的晚期或转移性实体瘤患者，这是FDA首次对不依据肿瘤癌种，而是参考生物标志物进行治疗的抗肿瘤方法进行了批准，具有里程碑式意义。

（五）驱动基因突变

驱动基因突变在晚期NSCLC人群中对免疫治疗的预测作用包括正向预测和负向预测。在NSCLC中，EGFR及间变性淋巴瘤激酶（ALK）阳性患者使用分子靶向治疗可获得相对于化疗的明显获益，2020年的NSCLC指南中已明确指出，PD-1表达≥1%且驱动基因突变的患者应首选靶向治疗。EGFR突变和ALK融合对于免疫治疗的应答较差，鼠类肉瘤病毒癌基因（kirsten rat sarcoma viral oncogene，KRAS）突变和鼠类肉瘤滤过性毒菌致癌同源体B1（BRAF）V600E突变NSCLC免疫治疗可能获得较好疗效。研究发现，大多数EGFR突变或ALK阳性的NSCLC患者在接受ICB治疗后，肿瘤组织既缺乏PD-L1表达，也缺乏高水平的$CD8^{+}$T细胞浸润。相反，在常吸烟的肺腺癌患者中表达的KRAS基因突变可能是从免疫治疗中获益的正向生物标志物，或许高表达的PD-L1、更多的免疫细胞浸润是这些患者得以获益的原因。

研究表明，EGFR/ALK 激活后可能通过多条途径上调 PD-L1 表达。但实际上，在 EGFR 突变/ALK 融合的患者中，酪氨酸激酶抑制剂联合 PD-1/PD-L1 抑制剂并没有产生协同的肿瘤细胞杀伤效应。2018 年发表在 *Lancet* 的 ATLANTIC 研究同时对比了携带驱动基因突变（EGFR/ALK）及野生型 NSCLC 接受免疫治疗的疗效，总体而言野生型患者接受 Durvalumab 的疗效更佳，但值得注意的是在 PD-L1 高表达的人群中，携带驱动基因突变的人群同样能从免疫治疗中获益，所以仍有待于进一步的研究证实。由吴一龙教授团队开展的一项回顾性研究揭示了晚期 EGFR 突变型 NSCLC 原发耐药的免疫机制，同时提出 EGFR 突变型 NSCLC 应用免疫治疗的潜在优势人群：对 EGFR-TKI 原发耐药并且 PD-L1 和 CD8 双阳性的患者，可能对 ICB 治疗敏感。虽然 ICB 在多种实体瘤中疗效显著，但目前对于驱动基因突变阳性患者能否从免疫治疗中获益尚无统一结论，未来一段时间内靶向治疗在驱动基因突变阳性的肿瘤患者中还会占有一席之地。

二、肿瘤微环境相关标志物

（一）肿瘤浸润免疫细胞

肿瘤浸润淋巴细胞（TIL）是指存在于肿瘤实质和肿瘤间质内的以 T 细胞为主的一类异质性淋巴细胞群体，这些细胞具有识别和攻击肿瘤细胞的能力，体外刺激扩增时主要由 $CD8^+$ 和少量的 $CD4^+$ 淋巴细胞组成。体内高水平 TIL 预示着机体启动了抗肿瘤免疫反应，往往代表着较好的预后。

已有多项研究支持 TIL 作为免疫治疗的生物标志物，尤其是对于 TIL 联合 PD-L1 阳性患者，更容易从 ICB 中获益。既往研究显示，TIL 可作为早期胃癌淋巴结转移的预测因子。一项基于澳大利亚黑色素瘤研究所数据库的研究发现，有明显 TIL 浸润的患者预后良好，且 TIL 分级是生存和前哨淋巴结状态的独立预测因子。在乳腺癌中，CAZIUC 等也发现 TIL 是早期和局部晚期患者淋巴结状态有效的预测因素。法国的一项回顾性研究探讨了 TIL 与晚期 NSCLC 患者 ICB 治疗及化疗预后的相关性。在该研究中，高 TIL 与 ICB 的疗效相关，提示 TIL 可作为筛选适合 ICB 治疗的 NSCLC 患者生物标志物。

除此之外，在 KEYNOTE-001 研究中，37 例使用 Pembrolizumab 治疗获得临床获益的患者较无明显获益患者在基线肿瘤组织活检时发现有更多 $CD8^+$ TIL 浸润。以上研究表明 TIL 不仅可以作为生物标志物，还可能是一种潜在的肿瘤治疗方法，对免疫治疗意义重大。

（二）免疫状态评分

当前关于肿瘤的研究已迈进精准检测与免疫治疗时代，肿瘤的发生发展是涉及多基因、多阶段的序贯过程，且与肿瘤微环境内免疫细胞、基质细胞与相关分泌的细胞因子、炎性因子等作用密切相关。据报道，即使相同 TNM 的患者，经手术达到 R0 切除，没有任何远处转移，其术后的生存周期却可以明显不同，提示 TNM 分期虽在一定程度上反映患者的预后，但未考虑到患者整体免疫状况，忽视了肿瘤组织微环境特征，因此不能全面地预测患者预后。

Galon 等基于免疫结构首先提出了“免疫评分”（immunoscore，IS）这一概念来弥补传统 TNM 分期在预后方面的不足。该研究通过将结肠癌患者的肿瘤组织进行石蜡包埋固定，对切片进行 $CD3^+$、$CD8^+$ 组织化学染色，然后对肿瘤中心和肿瘤浸润边缘的 $CD3^+$ 和 $CD8^+$ 细胞密度进行检测量化，最后转化为密度百分数，根据细胞密度不同分为低、中、高 3 个评分。随后，越来越多的研究使用不同的淋巴细胞进行组合来探讨其在不同肿瘤中的适用性，但是目前 IS 的应用主要集中在结直肠癌以及肝癌中，未能取得很好的普适性，仍需在更深入、更大规模的研究中探讨 IS 的预测能力，以确定其临床应用价值。

三、液体活检相关生物标志物

（一）循环肿瘤细胞

循环肿瘤细胞（circulating tumor cell，CTC）是指与原发肿瘤分离，进入循环系统或骨髓并在其中漂流或聚集的肿瘤细胞，其分子特征和表型与癌种、肿瘤进展程度、免疫微环境及癌症治疗手段有关。散布在骨髓中的CTC通常被称为散播性肿瘤细胞（disseminating tumor cell，DTC）。大部分肿瘤患者或根治性治疗后有复发风险的患者血液循环中都存在CTC，且高CTC评分往往意味着预后更差与转移能力更强。2014年一项研究表明，在1944例转移性乳腺癌中有991例患者（51%）检测出CTC（每7.5ml血液中分离出5个），且其存在与乳腺癌PFS和OS的降低相关。同样，在一项包含胃肠道癌临床研究中，CTC的高检出率也意味着患者的疾病进展加剧，与化疗效果不佳有关。

Janning等纳入11例接受免疫治疗的NSCLC患者，分别于治疗前、治疗开始3～5周后及疾病发生进展时检测外周血CTC-PD-L1的表达状况，结果显示所有对免疫治疗产生应答的患者，其PD-L1阳性的CTC数目降低或者维持不变，而所有发生疾病进展的患者PD-L1阳性的CTC数目均上升且所有CTC上均能检测到PD-L1的表达。因此PD-L1阳性的CTC数目动态上升能够成为预测NSCLC患者对免疫治疗产生抵抗的有效标志物。Nicolazzo等观察到了类似的结果，其发现免疫治疗6个月后所有外周血中能检测到CTC-PD-L1表达的患者均发生了疾病进展，而未检测到CTC-PD-L1表达的患者均对免疫治疗产生应答。以上研究结果共同提示在免疫治疗过程中，CTC-PD-L1表达的动态变化能够成为评估治疗反应的有效标志物。因此，CTC正成为癌症治疗领域中极具前途的一种新型生物标志物，对肿瘤患者的预后监测、治疗实时观测、治疗后随访评估以及提高生存率具有重要的诊断意义。

（二）循环肿瘤DNA

循环肿瘤DNA（circulating tumor DNA，ctDNA）是肿瘤细胞DNA经脱落或凋亡后释放而进入循环系统的游离DNA，与肿瘤组织的DNA具有高度一致性，基于ctDNA的无创活检在NSCLC的分子诊断、疗效监测等方面具有重要价值。

多项研究证实，免疫治疗过程中ctDNA水平降低与患者疾病缓解及生存提高相关，且从治疗开始至观察到ctDNA变化的时间要早于影像学变化的时间（24.5天 vs. 72.5天），提示通过检测外周血ctDNA的变化可以较影像学更早地识别肿瘤对免疫治疗的反应。但并非所有患者都可以在基线评估时检测到ctDNA。有文献报道，出现中枢神经系统疾病进展的恶性黑色素瘤患者在基线和随后的评估中均不能检测到ctDNA，这或许与血脑屏障有关。

在一项潜在生物标志物的纵向研究中，对具有BRAF、NRAS或KIT突变且用抗体治疗患者的ctDNA进行分析。抗PD-1抑制剂显示出类似的结果，表明第8周患者的ctDNA谱可能是治疗结果敏感且可靠的标志物。一项小型前瞻性试验评估了用抗PD-1抗体Nivolurmab或Pembrolizumab治疗多种类型的肿瘤（非小细胞肺癌和微卫星不稳定性结直肠癌）患者，在基线和第8周时评估了ctDNA，并使用免疫相关的标准评估反应。在第8周，ctDNA水平的变化与肿瘤大小之间存在显著相关性（R=0.86，P=0.002）。需要注意的是，脑转移患者的ctDNA谱并不准确。虽然这些实验结果看起来不错，但迄今为止仅是小样本量试验，未来需要进行前瞻性大规模分析来评估检测各类肿瘤患者ctDNA的生存趋势，从而为临床提供更好的实用性。

（三）外泌体

外泌体是从各种细胞释放的细胞外小泡，含有蛋白质和核酸等生物活性物质，由肿瘤细胞分泌的外泌体称为肿瘤细胞来源外泌体（tumor cell-derived exosome，TEX）。在NSCLC中，TEX通过对肿瘤微环境的调节控制多种病理生理过程。

已有研究表明，血浆外泌体PD-L1不仅影响患者预后，还与免疫治疗反应密切相关。现有研究表明，PD-L1除可表达于胞膜表面，还可以外泌体形式分泌于胞外，称为外泌体型PD-L1（exosomal PD-L1，ePD-L1）。NSCLC中已经证实，基线外周血ePD-L1水平低的患者多表现为免疫治疗完全应答或部分应答。接受免疫治疗后，免疫获益患者外泌体PD-L1 mRNA水平降低，而疾病稳定组降低不显著，疾病进展组则出现升高。Zeng等发现循环外泌体中linc01125可以作为诊断NSCLC的生物标志物，其高表达水平预示着总生存率不佳。

除此之外，外泌体的分布十分广泛，除血液外，脑脊液、唾液和腹水等所有体液中均可检测到外泌体，且在脂质双层膜结构的保护下，血浆外泌体RNA在4℃（24～168小时）、室温（12～48小时）和反复冻融条件下均无显著降解，具有理化性质稳定和易保存的特点。外泌体胞外分泌受到温度、pH等多种因素的影响，且检测费用昂贵、缺乏标准化检测流程，这些均是制约其成为免疫疗效预测生物标志物的关键。

（四）细胞因子

细胞因子是细胞间传递信号的物质，在肿瘤相关性炎症方面发挥重要作用。PD-1/PD-L1表达被阻断后，T细胞、NK细胞、巨噬细胞以及肿瘤浸润树突状细胞等免疫细胞被激活，炎症因子的分泌增加，而IFN-γ和IL-2等炎症因子能够促进PD-L1的表达。这提示ICB启动后免疫细胞被激活，炎症因子可作为一种生物标志物，用于预测肿瘤对免疫治疗的反应。白细胞介素-8（IL-8）可通过结合趋化因子受体CXCR1/CXCR2发挥调节炎症反应、刺激血管生成及促进肿瘤细胞增殖的作用。目前，已有多项治疗晚期NSCLC患者的在研药物靶向IL-8/IL-8R。研究显示，血清IL-8水平在ICB治疗前后的变化可预测和监测晚期NSCLC患者的治疗效果，高水平的1L-8与更差的预后相关。此外，血清IL-8水平早期下降不仅与NSCLC患者的OS延长相关，动态监测血清IL-8水平还可反映假性进展的发生。动态监测3例NSCLC患者的影像学及血清IL-8变化发现，假性进展患者影像评估显示肿瘤增大时，血清IL-8水平较低并低于基线；在随后影像评估总体肿瘤质量降低时，血清IL-8水平显著降低；而后直至肿瘤进展时，IL-8较基线大幅增高。此外，Keegan等通过动态监测NSCLC患者IL-6水平变化发现，IL-6下降与更长的中位PFS（11个月 vs. 4个月，P=0.04）及ORR呈正相关。提示血清IL-8、IL-6水平可预测免疫治疗疗效，IL-8水平可作为诊断追踪假性进展的标志物。

除此之外，一项研究入组了17例NSCLC和21例黑色素瘤、接受Nivolumab治疗的患者，发现INF-γ与PFS、OS、疾病控制率（DCR）相关，INF-γ中、高水平组PFS显著高于低表达组（5.1个月 vs. 2.0个月，P=0.012），两组的OS虽然没有统计学差异，但中、高水平组要长于低水平组（10.2个月 vs. 4.9个月，P=0.068）。另有研究表明，使用Nivolumab或Pembrolizumab的NSCLC患者，治疗1周内血清IL-6、CRP升高组有效率显著高于未升高组，而TNF-α升高组患者，未表现出显著的有效率。

（五）外周血细胞

外周血标志物检测在接受免疫治疗的患者中，可作为非侵入性来源的潜在标志物。由于其易获得性和治疗期间纵向监测的潜力，免疫治疗效果相关外周血标志物受到高度重视。其可能独立于肿瘤内和肿瘤间的异质性，同时可反映多个部位肿瘤细胞、肿瘤微环境和免疫系统的情况。

外周血中淋巴细胞的变化在一定程度上可以反映机体的免疫状态并具有一定的疗效预测作用，高中性粒细胞和低淋巴细胞浸润的肿瘤微环境可以促进血管生成、抑制细胞凋亡，从而促进肿瘤发生，导致预后较差。有研究发现，NSCLC患者治疗前基线嗜酸性粒细胞及淋巴细胞计数高、中性粒细胞计数低与免疫治疗更好的OS相关。由此衍生出的系统性炎性指标中性粒细胞淋巴细胞比值（neutrophil-to-lymphocyte ratio，NLR）在NSCLC中也有所探讨。在接受ICB治疗的晚期转移性肺癌患者中，高水平的NLR预示着更差的预后。虽然血常规在临床中较其他标志物更容易获取，但也易受到多种因素干扰，因此，基于血常规的预测标志物更推荐联合其他指标共同判断预后。

四、宿主相关生物标志物

（一）一般特征

有报道称，年龄和性别等临床基线特征有可能成为ICB筛选获益人群的潜在标志物。随着年龄的增长，伴随着免疫系统的衰老以及重塑，虽然年轻人和老年人之间存在由免疫衰老驱动的整体免疫功能差异，年龄相关性免疫功能障碍可能影响ICB对老年患者的疗效，但是这种免疫差异和免疫治疗反应的潜在关系仍存在争议。

除了年龄会导致不同免疫治疗效果，性别差异也能造成疗效间的差异。男性和女性对外来抗原和自身抗原的免疫反应不同，先天性免疫反应和适应性免疫反应也不同。尽管在免疫系统反应中存在公认的性别相关二型性，但人们对于患者性别对ICB抗肿瘤治疗的有效性的影响却知之甚少，关于性别作为ICB治疗效果预测的报道同样存在争议。

（二）肠道菌群

肠道微生物群（gut microbiota，GM）由数以万亿计的微生物组成，包括1000余种不同的已知细菌、真菌、古细菌、寄生虫和病毒，其基因超过300万个。健康成年人共有的GM种类，构成"核心微生物群"，但人类GM在机体内部和个体之间也表现出显著差异，这取决于饮食习惯、种族、宿主遗传、年龄和既往药物使用情况等。GM可调节多种生理功能，如代谢、炎症、肿瘤和免疫。GM与肿瘤之间复杂而紧密的关系已被大量研究报道，GM作为肿瘤潜在生物标志物的作用及其对癌症治疗的安全性、耐受性和疗效的影响也越来越得到重视。随着研究的不断深入，目前认为肠道微生物群可通过固有免疫及获得性免疫影响抗肿瘤免疫应答，并可能通过其改善机体的免疫反应。

Jin等通过16S rRNA基因测序分析NSCLC患者免疫治疗前后的粪便发现，相较于低多样性患者，肠道菌群多样性较高的患者有更长的PFS。进一步对应答组和非应答组的粪便菌群多样性分析揭示，应答组的另枝菌属、长双歧杆菌和普雷沃菌属等菌群增多，而非应答组的瘤胃球菌则较多，提示某些有利的肠道微生物群可通过改善淋巴或肿瘤微环境中活性T细胞的抗原提呈来增强抗肿瘤免疫应答。相反，瘤胃球菌的高丰度和低多样性表明抗肿瘤免疫反应受损，因为这种细菌浸润在肿瘤内的淋巴和微环境中，会削弱宿主正常的抗原提呈能力。另有研究表明，接受免疫治疗前使用抗生素的NSCLC患者的应答率及总生存率降低，提示这些抗生素可能杀灭肠道中一些可增强肿瘤微环境中免疫细胞浸润的有益菌。

特定的菌群可能抑制也可能促进ICB反应，这也许与检测的方法或该菌群的分布有关，但是总体来说，肠道菌群的多样性增高可以增强人类ICB反应。影响肠道菌群的因素都有可能影响ICB反应，如抗生素治疗可下调抗肿瘤反应程度，一些外来病原体的感染，可通过调节免疫检查点（如PD-1）的表达，诱导T细胞衰竭，同时ICB可能通过重新激活由抗原引起的免疫应答，而导致针对这种抗原的炎症反应，从而影响ICB免疫治疗的效果。但是，目前尚不清楚哪种肠道微生物菌群的组成有利于促进肿瘤免疫应答。为了改善癌症患者预后，还需要进行相关药代动力学和菌群移植等试验来进一步了解这些潜在标志物的抗肿瘤机制。

课后习题

1. 免疫检查点包括哪几种类型？
2. 五大肿瘤疗法是什么？
3. 列举免疫检查点外周耐受的机制。
4. 目前，有关耐药性的信号途径是什么？
5. 什么是免疫检查点？

6. CTLA-4 抑制剂的作用机制有哪些？
7. PD-1/PD-L1 单抗的作用机制有哪些？
8. 目前免疫检查点活化性受体的激活剂都有哪些？
9. 常见 ICB 相关不良反应有哪些？
10. CTCAE 标准（4.0 版）常见药物不良反应分几级，具体内容是什么？
11. 常见 ICB 相关不良反应的处理原则有哪些？
12. 在常见 ICB 相关不良反应的处理中，应重点关注哪些问题？
13. 常见 ICB 相关不良反应的预防指什么？
14. 哪些重点人群需要特别做好预防常见 ICB 相关不良反应？
15. 目前临床常用的预测免疫检查点抑制剂疗效的标志物有哪些？各有什么利弊？
16. 常见的液体活检生物标志物有哪些？

（付国斌 胡 海 张雪梅 金凡捷 沈广璁 马 莹 郝继辉）

第九章　治疗性抗体

第一节　治疗性抗体的发展历史

过去30年间，抗体无论作为研究工具还是治疗药物都发挥着重要作用。尤其在临床应用方面，单克隆抗体药物彻底改变了诸多疾病的治疗方式，并且未来的发展仍极具潜力。

抗体发现可以追踪到19世纪80年代末。当时，G. Nutall和H. Buchner发现，对受感染的动物所有血细胞进行过滤后，所获的血清具有抗菌作用。Emil van Behring和Kitasato Shibasaburo继而将这种血清注射给其他动物，发现注射后的动物也获得了对同一疾病的免疫力。因此，人们将这种血清中具有抗菌作用的物质称为“杀菌素”（bactericidin），这代表了人们对抗体的最早认识。

20世纪中叶，Gerald Edelman用β-巯基乙醇处理免疫球蛋白，发现了分子量大小不同的两条多肽链，从而提出抗体由重链与轻链组成的理论。1962年，Gerald Edelman与Rodney Robert共同提出了抗体呈“Y”形结构模型，即两条相同的重链和两条相同的轻链通过二硫键连接而成“Y”形分子。1969年，两人完成了对抗体氨基酸的测序工作，并在此基础上提出了更精确的抗体模型，该模型包含了可变区、恒定区、铰链区等结构域。抗体分子模型的提出极大地促进了抗体的科学研究和应用。

1975年，Cesar Milstein与Georges Kohler首次成功构建了杂交瘤细胞。他们以绵羊红细胞为抗原，以小鼠为宿主，获得了可产生特异性抗体的脾内浆细胞，随后应用细胞融合技术将浆细胞与骨髓瘤细胞融合，获得的杂交瘤细胞不仅可分泌特异性抗体，还具有无限增殖的潜能。第一种可持续性生产的单克隆抗体由此诞生。这种方式生产的单克隆抗体特异性高、性质均一，便于大规模生产。1986年，第一个被美国FDA批准的单抗类药物是由强生公司生产的Orthoclone OKT3，用于治疗肾脏移植后的宿主排斥反应。但人体对鼠源抗体的排斥作用，导致抗体自身较弱的血管穿透力以及过高的清除率，使该种抗体并未取得良好的治疗效果，甚至少数患者因严重的过敏反应而死亡。20世纪90年代，人们围绕如何减少抗体的免疫原性展开了一系列研究，并建立了如嵌合抗体、人源化抗体等新型抗体结构。在此期间，陆续出现了多款颇具代表性的单克隆抗体，如Genentech公司开发的Rituximab、Trastuzumab，分别于1997、1998年经美国FDA批准上市。随着基因工程技术的突破，人们可以通过转基因的手段破坏小鼠自身抗体表达系统，并引入人类的抗体生产系统，从而得到全人源化的抗体。Panitumumab Abgenix公司开发的XenoMous，是一种经过基因工程改造的小鼠，它能够直接合成具有人类蛋白质序列的抗体，并且Abgenix借助这一技术于2000年开发了全人源化的抗体Panitumumab。此后，一系列更具创造性的改造方案进一步拓展了抗体的应用价值，如小分子抗体、抗体药物连接、纳米抗体等全新抗体的开发逐渐成为临床、科研的重要方向。

目前，抗体已在临床被广泛使用，尤其是应用于治疗方面的需求。肿瘤则是治疗性抗体应用最为广泛的领域之一。本章将从基本结构、效应机制、临床应用及发展前景等多方面对治疗性抗体进行介绍（表9-1）。

表9-1　治疗性抗体发展史

年份	人物	事迹
1890～1891	Emil von Behring Kiatasato Shibasaburo	发现免疫血清可治疗白喉、破伤风，且注射免疫血清可以帮助未患病的动物抵抗病原体，进而提出血清免疫理论
1900	Paul Erlich	提出抗体形成的侧链理论

续表

年份	人物	事迹
1938	John Marrack	提出抗原抗体结合假说
1939	Arne Tiselius Elvin Kabat	发现第一种抗体——IgG
1942	Jules Freund Katherine McDermott	发现佐剂可促进抗体生成
1944	Jan Waldenstrom Kai Pedersen Henry Kunkel	发现 IgM
1948	Astrid Fagreaus	发现抗体由浆细胞产生
1955	Niels Jerne	提出抗体生成过程中的选择理论
1956	Leonard Korngold Rose Lipari	发现轻链的 κ 链和 λ 链，同时鉴定本 - 周蛋白的成分
1957	Frank MacFarlane Burnet David W.Talmage	建立克隆选择理论
1952/1962	Gerald Edelman Rodeny Porter	发现抗体的重链和轻链，并描述了抗体的可变区、恒定区
1975	Georges Kohler Cesar Milstein	首次成功构建杂交瘤细胞
1986		Orthoclone OKT3 成为首个被美国 FDA 批准的单抗类药物，用于防止肾脏移植后的宿主排斥
1997		Rituximab 被批准用于治疗淋巴瘤
1998		Trastuzumab 被美国 FDA 批准用于治疗乳腺癌
2000		Abgenix 生产了全人源性抗体 Panitumumab
2009		Cetuximab 被美国 FDA 批准用于野生型 KRAS 结直肠癌的治疗
2013		第一种抗体药物偶联物 T-DM1 被美国 FDA 批准用于晚期乳腺癌治疗
2014		第一种免疫检查点治疗抗体——抗 CTLA-4 抗体 Ipilimumab（CTLA-4 单抗）被美国 FDA 批准用于晚期黑色素瘤治疗
2015		Pembrolizumab（PD-1 单克隆抗体）被美国 FDA 批准上市

第二节　抗体的基本结构和功能

（一）抗体的基本结构

1. 重链与轻链　抗体是由 4 条肽链组成的对称分子，其中两条分子量较大（50～75kDa）的相同肽链称为重链（heavy chain，H），另外两条分子量较小（约 25kDa）的相同肽链称为轻链（light chain，L）（图 9-1）。对称轴单侧的一条轻链与一条重链通过二硫键相连，两条重链也通过二硫键相连。轻链和重链由一系列约含 110 个氨基酸残基的同源结构单元组成，这些结构单元折叠为球形，构成免疫球蛋白的结构域。

重链决定了抗体的分类，哺乳动物的抗体重链共有 5 种，分别为 α、δ、ε、γ 和 μ，对应 IgA、IgD、IgE、IgG 和 IgM 五类抗体。轻链则决定了抗体的分型，哺乳动物的抗体轻链仅有 λ 和 κ 两种类型，因此抗体可分为两型。人类的抗体分子约 60% 具有 κ 链，40% 具有 λ 链，这一比例可用于诊断 B 细胞淋巴瘤。这是因为源于同一 B 细胞的肿瘤细胞产生具有同型轻链的抗体，而 B 细胞淋巴瘤会分泌大量相同轻链类型的抗体，从而打破了正常的 κ ∶ λ 轻链比例。

2. 可变区　抗体的N端存在一段序列高度变化的区域，称为可变区（variable region，V区），其介导了抗体对抗原的特异性识别。轻链的可变区和重链的可变区共同组成了抗体的可变区。轻链的可变区约占其长度的1/2，重链的可变区约占其长度的1/4（γ、α及δ型重链）或1/5（μ及ε型重链）。一般来说，轻链和重链的可变区均存在3个高变区（hypervariable region，HVR）和4个骨架区（framework region，FR）。每个HVR由10个高度可变的氨基酸排列组成，轻链的3个HVR与重链的3个HVR共同形成了稳定的抗原接触面，行使结合抗原表位的功能，故HVR又被称为互补决定区（complementarity determining region，CDR）。每个HVR都位于两个FR之间。形成“FR1-CDR1-FR2-CDR2-FR3-CDR3-FR4”的排列方式。FR的氨基酸组成和排列的变化则相对较少，其主要功能是帮助HVR形成及稳定空间结构。

3. 恒定区　抗体C端的氨基酸的组成、序列及修饰均相对恒定，被称为恒定区（constant region，C区），其调控抗体与其他免疫系统成分间的相互作用。轻链的恒定区和重链的恒定区共同组成了抗体的恒定区。轻链的恒定区（CL）由1个免疫球蛋白结构域组成，约占轻链长度的1/2。γ、α及δ型重链的恒定区由3个免疫球蛋白结构域串联而成，约占其长度的3/4，μ及ε型重链的恒定区则由4个免疫球蛋白结构域串联而成，约占其长度的4/5。重链恒定区的各个免疫球蛋白结构域均可各自行使独特的功能，如CH1与抗体自身的遗传标记相关，CH2与补体激活、攻膜复合物的形成相关，CH3与免疫细胞上的FcR（Fc受体，指的是结合免疫球蛋白Fc片段的表面分子，可识别抗原决定簇）相互作用而介导了调理作用、抗体依赖细胞介导的细胞毒作用（ADCC）等相关过程。此外，CH羧基末端的氨基酸序列决定了该抗体是分泌型抗体还是膜结合型抗体。分泌型抗体拥有亲水性的羧基末端；膜结合型抗体的羧基末端则包含疏水性的α-螺旋跨膜区域和带正电的胞内段。胞内段带正电的氨基酸残基可以与磷脂膜带负电的磷脂头部基团结合，帮助抗体锚定在细胞膜上（图9-2）。

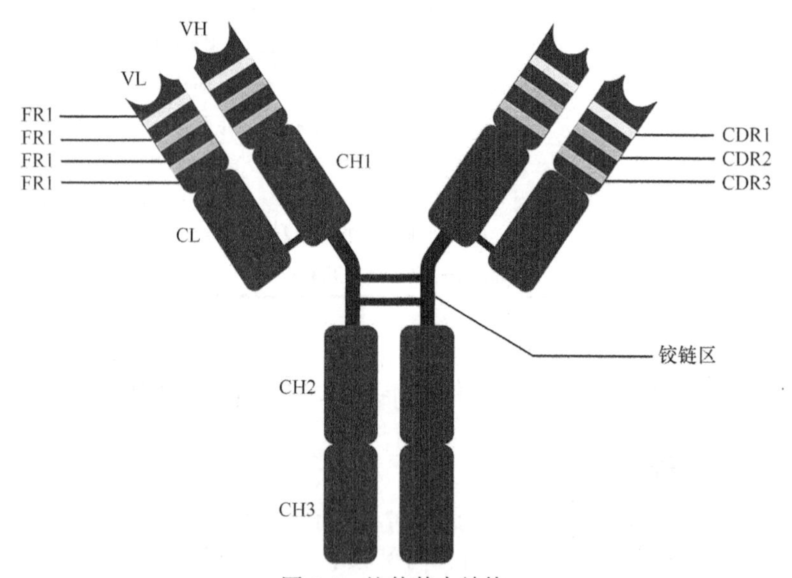

图9-1　抗体基本结构

4. 铰链区　IgG、IgA和IgD类抗体的CH1和CH2之间有一段由10～60个氨基酸残基构成的富含脯氨酸的区域，称为铰链区。抗体的两条重链通过铰链区的一个或数个二硫键相连。铰链区具有弹性、易伸展和扭曲性，不易折叠或形成螺旋结构。由于这种结构特点，抗体在结合抗原时，铰链区可通过形变使抗体的两个抗原结合位点与两个抗原充分接触。因此，铰链区对于抗体的抗原结合能力至关重要。

抗体的铰链区对蛋白酶极其敏感，易被蛋白酶切断。以IgG为例，木瓜蛋白酶可在IgG铰链区二硫键近N端切割免疫球蛋白肽链，产生3个片段：①两个相同的抗原结合片段（fragment of antigen binding，Fab），包含完整的轻链及重链的可变区和 CH1 片段，因此保留了抗原识别能力；②一个在低温和低离子强度下有可结晶片段（Fc 片段），包含重链的 CH2、CH3（IgM、IgE 的 Fc 片段还具有 CH4），Fc 片段可与细胞表面的 Fc 受体结合，发挥免疫调控功能。

胃蛋白酶在 IgG 铰链区二硫键近 C 端切割免疫球蛋白肽链，可产生多个部分：①一个铰链区及二硫键完整的 F（ab′）$_2$，它具有两个抗原识别位点；②多个无生物学活性的重链多肽碎片，通常被称为 pFc’ 段（图 9-2）。

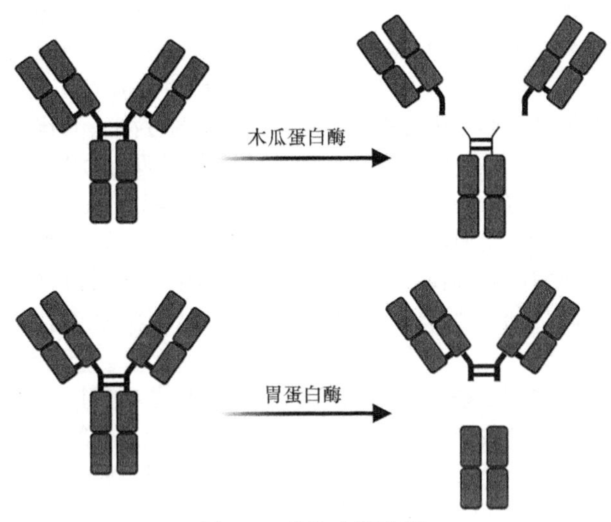

图 9-2　抗体水解片段

5. 特殊结构　部分抗体还具有一些辅助其行使其他功能的特殊结构（图 9-3）。

（1）J 链（joining chain）：由浆细胞生成，含有两个 β 折叠结构域，分子量约为 15kDa。J 链的主要功能是作为黏合剂连接不同的 IgA 单体或 IgM 单体，使之组成多聚体，其中 IgA 被连接为二聚体，IgM 则被连接为五聚体。此外，J 链还是 IgA 和 IgM 分泌到黏膜所必需的结构成分。

（2）分泌片（secretory piece，SP）：在 IgA 分泌至黏膜时由上皮细胞合成分泌片，其功能是介导 IgA 向黏膜表面转运。在此过程中，分泌片包裹由 J 链连接的两个 IgA 单元，使之形成“C 端相对，N 端向外”的构型，从而让抗原结合位点充分暴露。另外，分泌片还可保护 IgA 免于消化系统中胃酸和蛋白酶的降解破坏，使 IgA 更好地发挥黏膜免疫作用。

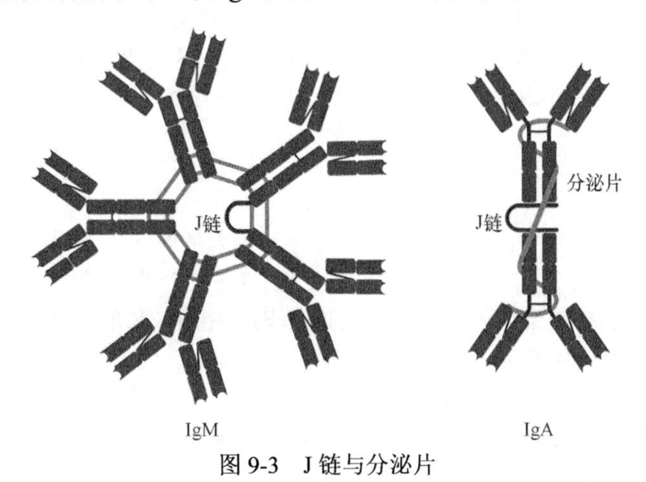

图 9-3　J 链与分泌片

（二）抗体的功能

1. 识别抗原　抗体对抗原的结合具有高特异性、高亲和力及多样性的特点，这些特点由免疫球蛋白表达和表达转变的机制所决定。B 细胞的发育经历祖 B 细胞、前 B 细胞、未成熟 B 细胞、初始 B 细胞以及成熟 B 细胞多个阶段，B 细胞从最初不表达免疫球蛋白，到仅表达 μ 链、膜型 IgM 和 IgD 以及最终表达分泌型抗体。在该过程中，免疫球蛋白基因发生的 V/D/J 重排及 S-S 重组使整个机体的抗体库具有可识别表位的多样性，同时也使 B 细胞单克隆分泌的抗体对抗原具有特异性识别和结合能力。

（1）V/D/J 重排：抗体对抗原的特异性识别能力依赖于抗体的 V 区，编码重链 V 区的基因包含可变区（variable region，V 区）、多样区（diversity region，D 区）和连接区（joining region，J 区）三组基因片段，编码轻链 V 区的基因包含 V、J 两组基因片段。B 细胞发育过程中，重链的 V、D、J 基因和轻链的 V、J 基因发生重新组合，即免疫球蛋白的 V/D/J 重排。在 V/D/J 重排过程中，RAG1/RAG2 可以识别并结合 V/D/J 基因片段两侧的重组信号序列（recombination signal sequence，RSS），形成弯曲的发卡结构，最终在 RSS 与 V/D/J 片段之间切断 DNA。末端脱氧核苷酸转移酶（terminal deoxynucleotidyl transferase，TdT）与非同源性末端连接（non-homologous end joining，NHEJ）可重新连接被 RAG 切开的 DNA，完成基因重排。换言之，B 细胞的 V/D/J 重排，是从数量庞大的 V/D/J 三个基因库中，各抽取出一份组成最终的免疫球蛋白 V 区。V 区基因进行转录、翻译，形成多种具有不同 V 区的免疫球蛋白以适应抗原，从而使免疫球蛋白的结合同时具有高特异性、高亲和力和多样性。

（2）S-S 重组：是通过剪切、拼接 S 序列的外显子实现的。其中 S 序列是位于 CH 基因编码序列 5′ 端的一段 DNA 序列。DNA 在两个选定的 S 区被一系列活化的酶切断，使剩下的 CH 基因可以与重排后的 V/D/J 区直接连接，组成新的免疫球蛋白类型。S-S 重组可引起免疫球蛋白恒定区的序列发生变化，而可变区保持不变，其意义在于使 B 细胞在维持其分泌的抗体识别同一抗原表位的同时，子细胞可产生不同类型及亚型的抗体。

2. 活化补体 抗原抗体复合物是补体系统激活经典途径的主要激活因子。补体 C1q 结合于抗原抗体复合物，形成 C1 复合体，进一步启动后续的补体反应。

3. 结合 Fc 受体 抗体的 Fc 片段可以与多种免疫细胞上的 Fc 受体结合，从而介导相应的免疫反应。Fc 受体包含膜外负责与 Fc 片段结合的 α 链和传递相关信号的 γ 链。各种免疫细胞上的不同种类的 Fc 受体可与不同的抗体类型结合，形成多种 Fc-FcR 配对，从而引起多种的免疫反应，最常见的有以下几种。①调理作用：IgG1/IgG3 与巨噬细胞、中性粒细胞等的 Fc 受体结合，可促进这两者对病原体的吞噬作用。② ADCC：IgG 与 NK 细胞表面 Fc 受体（一般是 CD16、FcγRⅢ等）结合，可激活 NK 细胞释放颗粒酶、穿孔素、TNF-α 等细胞毒性物质直接杀伤病原体。③Ⅰ型超敏反应：机体首次接触致敏原时，B 细胞产生的 IgE 可与肥大细胞、嗜碱性粒细胞的 FcεRⅠ受体结合。当机体再次暴露于同一致敏原时，致敏原可被肥大细胞、嗜碱性粒细胞上结合的 IgE 捕获，继而激活肥大细胞、嗜碱性粒细胞，使它们释放组胺、白三烯、前列腺素等因子，引起强烈的超敏反应（图 9-4）。

（三）抗体的半衰期

循环抗体的半衰期指血液中的抗体浓度降至一半所需要的时间。不同类型的抗体具有不同的半衰期。IgA 的半衰期为 5～6 天，IgD 的半衰期约为 3 天。IgE 是半衰期最短的抗体，半衰期约为 2 天，但结合在肥大细胞、嗜碱性粒细胞的 Fc 受体上的 IgE 则有相对较长的半衰期，这是 IgE 引起超敏反应的基础。IgG 拥有所有抗体类型中最长的半衰期，大部分 IgG 的半衰期为 21～28 天。IgG 相对长的半衰期得益于新生儿 Fc 受体（neonatal Fc receptor，FcRn）的作用。FcRn 存在于胎盘中，负责将母体 IgG 向胎儿体内转运。此外，FcRn 还存在于内皮细胞、巨噬细胞表面。当 IgG 被内皮细胞、巨噬细胞吞噬后，可以通过与吞噬泡上的 FcRn 结合，避免被运输至溶酶体，并被转运回细胞表面，最终再次释放到血液循环中。IgG3 由于缺乏与 FcRn 结合的能力，因此其半衰期仅为 7 天。由于 IgG Fc 片段可以有效延长抗体半衰期，因此治疗性抗体的 Fc 片段常来源于 IgG。

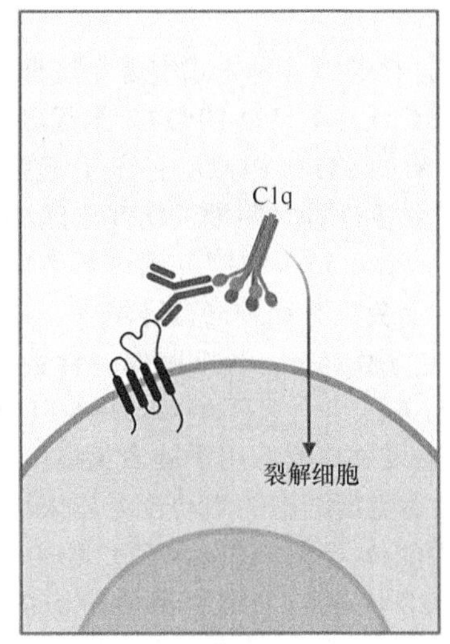

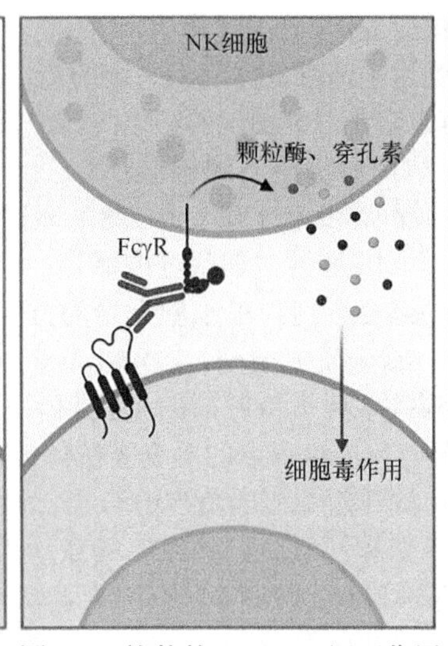

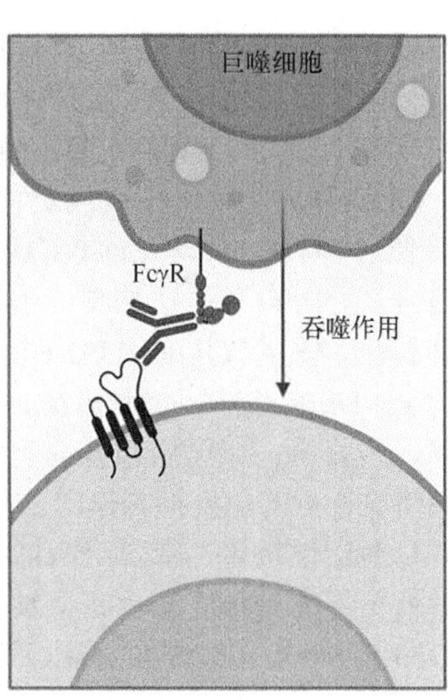

图 9-4　抗体的 ADCC、调理作用

第三节　治疗性抗体的效应机制

（一）中和作用

大部分微生物通过其表面的分子与宿主细胞膜结合来侵入机体；微生物毒素也常是通过与宿主特定的膜分子结合来发挥毒性。例如，破伤风毒素经运动终板吸收后，可沿纤维间隙至脊髓前角细胞，通过与神经组织中的神经节苷脂结合，阻止抑制性神经递质的释放，从而引起肌肉难以抑制的收缩，进而出现强直性痉挛。治疗性抗体的中和作用主要体现在对微生物和微生物毒素的结合作用。抗体通过与微生物和微生物毒素与宿主成分相互作用的关键分子结合，封闭它们与宿主细胞的作用位点，从而达到治疗作用。

（二）受体阻断

肿瘤细胞通过膜受体的异常表达及受体介导的异常信号转导来调控、维持恶性生物学行为。治疗性抗体可以阻断细胞表面受体，从而抑制该受体的信号转导。因此，可通过治疗性抗体阻断肿瘤发生发展所依赖的信号通路，从而进行肿瘤的治疗。例如，为进行持续增殖，肿瘤细胞的生长因子受体多处于过表达的状态，因此，这些受体也成为治疗性抗体的热门靶点。针对人表皮生长因子受体 2（HER2）的抗体，如 Trastuzumab、帕妥珠单抗能有效阻止 HER2 活化，在 HER2 高表达的乳腺癌中具有较好的疗效。

（三）激活和辅助免疫系统

大多数情况下，抗体发挥作用还依赖于对其他免疫系统成分的调控作用。

1. 抗体依赖细胞介导的细胞毒作用　抗体的 Fc 片段可以结合巨噬细胞、NK 细胞、中性粒细胞的 FcγR Ⅲ a，发挥 ADCC 作用。NK 细胞参与的 ADCC 效应在抗肿瘤免疫中发挥着重要的作用。临床前研究和临床研究表明 ADCC 参与了某些单克隆抗体的抗肿瘤作用：在 FcγR Ⅲ a 缺陷的小鼠中，Rituximab、Trastuzumab 的治疗效果不如 FcγR Ⅲ a 完整的小鼠。因此，可以通过修饰治疗性抗体的 Fc 片段，增强其与 FcγR Ⅲ a 的亲和力，提高疗效。例如，对 CH2 进行岩藻糖基化修饰可增强 Fc 片段与 FcγRs 的相互作用，极大地增强了 ADCC 活性。

2. 补体依赖的细胞毒性（CDC）　IgG 可以通过经典途径激活补体系统，生成攻膜复合物，杀伤肿瘤细胞。在 C1q 缺失的小鼠肿瘤模型中，Rituximab 几乎没有抗肿瘤作用；在小鼠 B 细胞淋巴瘤模型中，补体的耗竭会减弱 Rituximab 的治疗作用。

3. 阻断免疫检查点 肿瘤细胞为了逃避机体免疫系统的监控，会通过各种方式实现免疫抑制。其中最具代表性的是利用免疫检查点阻止淋巴细胞的活化，其中以 CTLA-4、PD-1/PD-L1 为代表。

CTLA-4 是 CD28 家族成员，结构与传递 T 细胞激活第二信号的 CD28 相似。它在 T 细胞活化后表达。CTLA-4 与 CD80/CD86 的亲和力远强于 CD28，通过竞争性抑制阻断 CD28 传递的激活信号，同时自身传递抑制性信号，以避免 T 细胞过度激活。而 PD-1 是 T 细胞耗竭过程中主要的抑制性受体，与其配体 PD-L1 的结合会抑制 T 细胞介导的抗肿瘤免疫。在肿瘤微环境中，高水平的 PD-L1 能够抑制抗肿瘤免疫。临床研究表明，PD-L1 高表达与膀胱癌、肾细胞癌、食管癌、胃癌、胰腺癌、卵巢癌和肝细胞癌等多种类型肿瘤的不良预后相关。基于 CTLA-4、PD-1/PD-L1 等免疫检查点的免疫抑制作用，靶向免疫检查点的单克隆抗体被研发并广泛应用于肿瘤免疫治疗。

4. 激活性抗体 除了阻断抑制抗肿瘤免疫的免疫检查点，激活免疫细胞的激动性受体来增强抗肿瘤免疫的治疗方法也正在被探索和开发。一些经典的激动性配体 - 受体对包含 CD28-B7-1/2（CD80/CD86）、ICOS-ICOSLG 等。通过与 B7-1/2 的结合，CD28 传递与 T 细胞激活所需的关键共刺激信号。ICOS 是另一重要的共刺激分子，与 T 细胞的增殖、生存有关。激活性抗体目前尚无进入大规模临床试验的药物，原因可能是激活性抗体的开发难度远大于抑制性抗体，且毒副作用更加难以控制。生理情况下，抗体的作用更多在于“阻断”而非“激活”，若要使抗体具有“激活”作用，须对其结构进行改造。如部分降解抗体，使抗体的单个 Fab 臂可以与多个受体动态结合，“聚拢”受体形成多聚体，激活信号通路；又如通过改变抗体结构来帮助稳定受体的低聚物状态；或者改造抗体的 Fc 片段，使其作为 APC 与 T 细胞稳定连接的支架，激活受体以及下游信号通路。这些复杂的设计增大了激活性抗体的应用难度。现在仍有广泛的研究投入在激活性抗体上，针对 CD27、CD40、OX40、GITR、ICOS、CD28 等多种激动性受体的激活性抗体也在开发之中。

第四节　治疗性抗体的优化策略

（一）治疗性抗体面临的困难及应对方法

治疗性抗体是目前广为应用且仍在迅速发展的药物，已有超过 100 种基于抗体的疗法用于临床。但治疗性抗体的应用仍然面临着诸多问题，如：①结构复杂，制备困难，价格昂贵；②组织摄取率低，易被分解代谢；③特异性一般，难以有效控制毒副作用等。针对这些问题，研究者也提出了多种解决方法：①优化抗体的给药方式及靶向能力，增强抗体对人体天然屏障的渗透作用；②提高抗体 Fab 片段与相应抗原结合的特异性、亲和力，降低其毒副作用；③改造抗体的 Fc 片段，增强其介导的调理作用、ADCC、CDC 等效应；④减缓抗体的代谢，延长抗体的半衰期；⑤制备具有激活能力的抗体；⑥抗体与治疗性药物偶联，赋予药物靶向能力。

（二）增强抗体对特定组织、器官的靶向能力

如何将抗体选择性输送到期望的组织器官，是治疗性抗体研究的重点方向之一。目前，眼内靶向性抗体的疗效已经取得了优异的成果：通过玻璃体内注射，眼内抗体已经在多种眼科免疫性疾病中得以应用。而如何通过特异性地向脑内、胃肠道、肺部等组织器官给予抗体以治疗相关疾病，已经成为现在和未来的重要研究趋势。

1. 向脑内选择性运输抗体 目前已经出现了一批用于治疗脑内神经性疾病的治疗性抗体，如奥雷利珠单抗（Ocrelizumab）在治疗包括多发性硬化在内的神经性疾病中效果显著。但总体来说，治疗脑内疾病的抗体仍面临着相当大的挑战，其中最主要的是转运效率低，抗体注射后脑内浓度仅为血液浓度的 0.01%～0.35%。人脑的天然屏障——血脑屏障（blood-brain barrier，BBB）是造

成这种低效率的最主要原因。若盲目提高抗体剂量以追求脑内有效的治疗浓度，将导致严重的毒副作用。因此如何透过血脑屏障、增强抗体对人脑的靶向能力，是治疗性抗体发展中不得不解决的重要问题。

在诸多提高运输效率的方案中，利用受体介导的胞吞作用（receptor mediated endocytosis，RMT）来增加血脑屏障的穿透性应用最为广泛。RMT 是细胞通过一侧受体、囊泡捕获大分子物质后，协助这些大分子以囊泡的形式穿过细胞并在另一侧释放的过程。RMT 常发生在上皮细胞或毛细血管壁。转铁蛋白受体、胰岛素样生长因子受体、低密度脂蛋白受体与相应抗体结合后可以激活 RMT，因此常以此作为靶点，协助抗体穿过血脑屏障。最近研发的一种用于治疗亨特综合征的治疗性抗体，它通过将转铁蛋白受体抗体的重链与 iduronate-2-sulfatase（IDS，一种亨特综合征患者缺乏的酶）连接，可显著增强其透过血脑屏障的能力。在动物实验中，接受治疗的小鼠表现出外周组织、脑组织中同步的糖胺聚糖累积减少。在临床试验中，也得到了同样的结果。单独使用 IDS 则无法降低脑内糖胺聚糖的累积。

尽管在脑内靶向性抗体的应用领域已取得突破，但其在脑内浓度的绝对值仍然十分低，不足血液浓度的 2%，并且仍然会受血脑屏障外同种受体蛋白、溶酶体降解的影响。其他增强靶向能力的方法包括使用嗜神经病毒、超声共聚焦以及鞘内给药等。

2. 经口给予抗体 口服给予治疗性抗体有许多优点，包括提高患者生活质量、减轻医护支出，尤其是可以更好地治疗胃肠道局部疾病。经口给药主要的难点：①消化道分泌物及微生物使抗体降解、变性；②胃肠道的黏膜、上皮屏障阻碍抗体通过，且胃肠道蠕动使抗体停留时间较短，药物吸收更加困难；③需要设计更加复杂的药物结构使抗体在特定的部位释放、吸收。

研究人员提出了多种解决策略来克服这些难点。最常用的是利用抗体工程改造抗体，如聚乙二醇修饰（PEGylation）可将活化的 PEG 通过化学方法以共价键偶联到蛋白质或多肽分子上。聚乙二醇毒性小、无抗原性，且具有良好的稳定性、广泛的溶解范围及生物相容性。因此 PEG 修饰既能起到保护作用，同时还能增加抗体溶解性和渗透性。此外，肠衣可以控制抗体在 pH 为 6～8 的肠道中释放，减少胃对药物的降解。MIT 在近年创造了一种口服的“胃肠液体自动注射器”，可以注射最多 4mg 的生物活性药物（包括抗体），使药物在给药后 30 分钟达到最大血药浓度。

3. 吸入式抗体 最大的优势是可以在呼吸系统内达到较高的抗体浓度，以此减少药物的全身毒性。但吸入式抗体同样面临很多困难，稳定性不足是其最大的障碍。造成稳定性差的因素包括雾化过程中剪切应力引起的变性、肺部蛋白酶的降解等，若同时使用抗体稳定剂又会增强免疫原性。除此之外，部分患者肺功能不佳也会影响吸入式抗体的疗效，如阻塞、限制性呼吸困难会使药物难以入肺。吸入式抗体还需要保证吸入颗粒的大小，＞ 10μm 的颗粒容易沉积于上呼吸道，＜ 1μm 的颗粒容易在吸入后快速被呼出而无法发挥作用，需要将吸入颗粒控制在 1～5μm 才有较好的治疗效果。

与经口抗体类似，吸入式抗体也可通过聚乙二醇修饰来增加稳定性。其他增加稳定性的方法包括将纳米材料与抗体结合、改进雾化器以减少剪切应力等。此外还可通过新生儿 Fc 受体（FcRn）介导的 RMT，以非上皮细胞为中介，来增加吸入式抗体的疗效。尽管使用吸入式抗体的临床试验已经开始，但目前大多数仍未显示出显著的疗效。

（三）抗体的人源化

目前所使用治疗性抗体大多数为多克隆或单克隆抗体。多克隆抗体是动物的免疫细胞在多种抗原表位的刺激下产生的含有多种混合抗体的免疫血清，造价相对便宜但结合特异性低，交叉反应大；单克隆抗体是通过将发生免疫反应后的小鼠脾淋巴细胞与骨髓瘤细胞融合产生的，根据特定抗原进行筛选得到能生产目标抗体的杂交瘤细胞，这样的杂交瘤细胞产生的抗体即为单克隆抗体，识别唯一的抗原表位。单克隆抗体价格相对昂贵但特异性高，交叉反应小。

目前应用广泛的治疗性抗体大多来源于动物，不能忽略其可能引起的超敏反应。因此，降低抗体的免疫原性对治疗性抗体的应用有重要作用。

1. 人 - 鼠嵌合抗体（chimeric antibody） 是通过 DNA 重组技术，以人源性抗体为主体，将小鼠抗体的可变区替换为人抗体的可变区，形成基因工程抗体，这种抗体有 75% 的部分属于人源性。目前包括 Cetuximab、Rituximab 在内等多种抗体均有人 - 鼠嵌合抗体的商品。

2. 人源化抗体（humanized antibody） 与人 - 鼠嵌合抗体相比，人源化抗体仅保留可变区的 CDR 为鼠源性，在嵌合抗体的基础上以人源 FR 替换了鼠源 FR，人源化程度达到 85%～90%，引起超敏反应的可能性更小。但相对地，人源化抗体的抗原结合能力往往弱于人 - 鼠嵌合抗体，因此常需其他修饰来增加亲和力以及特异性。

3. 全人源化抗体（fully humanized antibody） 是通过将完全敲除轻、重链基因的小鼠与整合了人免疫球蛋白基因的小鼠杂交，并筛选后代中的纯合子。这种纯合子对特定抗原产生免疫应答，产生只含有人抗体成分的全人源化抗体。

（四）小分子抗体

小分子抗体以轻链、重链可变区片段为主体，仅保留部分或完全不保留 Fc 片段。相较于完整的抗体，小分子抗体最大的特点是具有更强的渗透性，更容易通过血管壁和肿瘤，尤其是对实体肿瘤具有更强的渗透能力。

目前常见的小分子抗体包括 Fab 片段、单链可变区片段（single chain Fv，ScFv）、最小识别单位（minimal recognition unit，MRU）和双价小分子抗体等。Fab 片段在前面的内容已有介绍；ScFv 片段由重链和轻链的可变区经 10～25 个氨基酸的短肽连接而成。ScFv 片段保持了抗体对抗原的特异性，同时具有易形变的结构，有利于结合抗原；双价小分子抗体是将两个同型的 ScFv 片段通过 4 个氨基酸的短肽共价连接而成，具有更好的抗原亲和力。MRU 是仅含单个 CDR 的小分子片段，亲和力很低，应用十分有限。此外，还有 ScFv 与 Fc 片段融合、微抗体等多种小分子抗体类型。

虽然小分子抗体有较强的渗透能力，但大部分缺乏 Fc 片段，很容易被降解，因此半衰期明显短于完整抗体。目前小分子抗体主要用于起效快、清除快的工作，如肿瘤定位成像、导向药物载体等（图 9-5）。

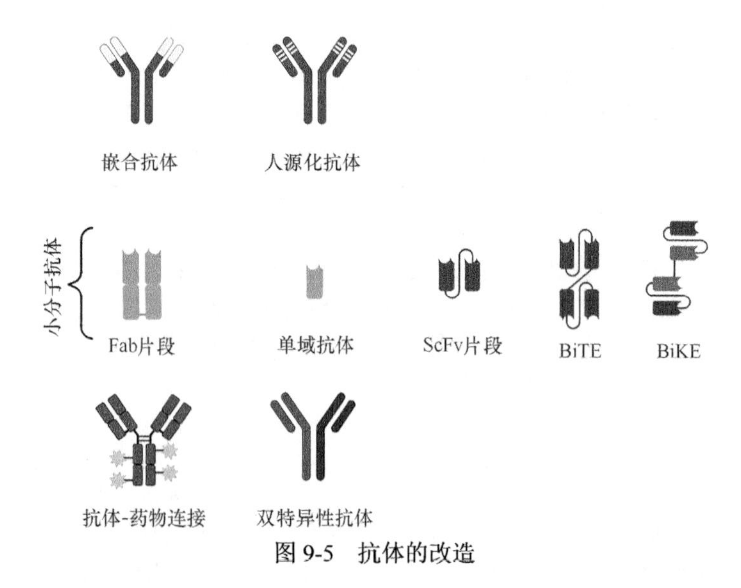

图 9-5 抗体的改造

（五）双特异性抗体

双特异性抗体（bispecific antibody，BsAb）是一种同时靶向细胞表面两个位点的新型抗体。

双特异性抗体的概念首先由 Nisonoff 提出，即单个抗体分子可以同时结合两个抗原表位。Nisonoff 同时也完成了双特异性抗体雏形的设计，通过使用胃蛋白酶将 IgG 分子切割为 F（ab′）$_2$ 片段后，连接形成具有混合特异性的抗体片段。在杂交瘤生产单克隆抗体技术出现后，有研究者将产生两种不同抗体的杂交瘤细胞融合，从而产生来自两个不同单克隆抗体 F（ab′）$_2$ 片段的四聚体，但这种方法容易产生多种多样的重链和轻链组合模式，从而导致所需要的双特异性抗体产量低、效率低。DNA 重组技术为上述缺陷提供了便利的解决方法，通过 DNA 重组，不仅可以稳定产生需要的双特异性抗体，同时更容易控制抗体大小、亲和力、特异位点、半衰期、溶解度和生物分布等特征。1996 年，Genentech 公司开发了新的双特异性抗体生产方法——“Knobs-into-holes”法。具体方法是将其中一个抗体重链的 CH3 区 366 位体积较小的苏氨酸突变为体积较大的酪氨酸，形成突出的“Knobs”型结构；同时将另一个抗体重链 CH3 区 407 位较大的酪氨酸残基突变成较小的苏氨酸，形成凹陷的“holes”型结构。依此利用“Knobs-into-holes”结构的空间位阻效应实现两种不同抗体重链间的正确装配。之后，罗氏公司又在“Knobs-into-holes”法的基础上通过链交换技术，在一个抗体中保持 Fab 不变，而在另一个抗体的 Fab 结构域中互换 CL、CH1，这可以有效减少轻链、重链错配的问题。此后，随着技术的不断发展，更多新的生产方法使双特异性抗体的生产更加稳定，同时也产生了很多新型结构的双特异性抗体，如双可变域抗体（dual-variable-domain Ig，DVD-Ig，双特异性四价 IgG 样分子，将一个抗体的 4 个可变区与另一个抗体重链 / 轻链的 N 端连接）；IgG-ScFv（双特异性四价抗体，将来自一种抗体的 ScFv 连接至另一种抗体轻链或重链的恒定区 C 端）；Two-in-one 双特异性抗体（dual action Fab 抗体，DAF 抗体，通过改造使抗体的每一个抗原结合臂都有两种抗原结合位点，虽然同一个抗体臂不能同时结合两种抗原，但扩展了识别范围）；BiTE（通过肽段连接，将 CD3 单链抗体与不同抗肿瘤细胞表面抗原的单链抗体连接而获得）等。大多数双特异性抗体旨在增加免疫细胞与肿瘤间的相互作用，并诱导免疫细胞活化、增殖、分泌细胞因子，从而导致肿瘤细胞死亡。

双特异性抗体的主要优势为桥接细胞，可同时作用于两种受体发挥作用，也可以联合毒性药物或作为 CAR-T 的识别位点来发挥作用等。

1. 桥接不同的细胞 双特异性抗体可以同时结合肿瘤细胞标志物和效应细胞受体，并作为连接臂拉近二者距离，增强相互作用。如 BsAb 的一端可结合细胞毒性 T 细胞的 CD3，另一端可结合肿瘤细胞表面标志物（如 EGFR、HER2、CA-125 等），从而促进 T 细胞对肿瘤细胞的杀伤作用。首个双特异性抗体 Catumaxomab 便是应用这种机制，同时结合 T 细胞 CD3 以及腺癌的 EpCAM，用于治疗恶性腹腔转移瘤引起的顽固性腹水。此外，桥接 NK 细胞、树突状细胞、巨噬细胞的双特异性抗体也在研发之中。

2. 同时作用于两种受体 在前面阐述治疗性抗体效应机制的内容中，提到了抗体对肿瘤细胞的受体阻断可以干扰细胞代谢、增殖和分化等一系列过程。但肿瘤细胞往往不仅有一种受体过表达，因此只阻断某种受体可能无法达到预期的治疗效果。BsAb 则可以同时阻断两种受体，能够更好地抑制癌变相关信号通路。

3. 联合毒性药物或作为 CAR-T 的识别位点 相比于传统抗体，双特异性抗体需要同时结合两种不同的抗原，具有更好的结合特异性。因此，用双特异性抗体作为毒性药物的运输载体，或作为 CAR-T 的识别位点，可以有效降低这些方法对正常组织的毒副作用。如应用抗 CD19、CD22 的抗体与白喉毒素融合，或应用抗 CD19、CD20 的 CAR-T 来治疗 B 细胞恶性肿瘤。

（六）抗体药物偶联物（antibody-drug conjugate，ADC）

早在 20 世纪初，德国医学家 Paul Ehrlich 便提出了一种称为“Magic Bullet”的设想，旨在创造一种可以将所需化合物精准投放至目标组织、细胞中的“武器”。因此，Paul 成为最先提出抗体 - 药物连接概念雏形的科学家。对于肿瘤来说，多种化疗药物仍然是目前治疗方案中重要的组成部分。但因为正常组织细胞与肿瘤存在相似性，这些药物可能不同程度地损伤正常组织，造成诸多不良反应，如肝肾损伤、骨髓抑制等。若能将抗体与药物连接，将大幅度提高局部药物浓度并降低毒副作用。

ADC 主要由抗体、细胞毒性药物和化学连接分子组成。理想的 ADC 药物在血液循环中具有良好的稳定性，可以准确地到达治疗靶点，并最终在靶标附近释放细胞毒性药物。

在设计抗体时，应优先考虑靶抗原的选择，合适的靶抗原首先应仅在或主要在肿瘤细胞中表达，正常组织中罕见或低表达。理想情况下，靶抗原是细胞表面或细胞外抗原，以便 ADC 识别；其次，靶抗原应该是非分泌性抗原，因为循环中分泌性抗原会导致肿瘤部位外的 ADC 结合，导致肿瘤靶向性降低和毒副作用升高；最后，抗体在与相应的靶抗原结合后被内化，使 ADC- 抗原复合物进入癌细胞，然后通过适当的方式释放毒性物质。抗体本身应具备对靶抗原的高亲和力、有效被内化和免疫原性低而保持较长的血浆半衰期的特点。IgG1 是最常用的 ADC 亚型，且可以通过与 Fc 受体的高亲和力诱导强大的效应功能，如 ADCC、CDC 和调理作用。

在连接部分的设计方面，理想的连接子应防止毒性药物的过早释放，保证活性药物在所需靶位点的释放，且不诱导 ADC 聚集。大多数 ADC 药物都使用了两种类型的连接，包括可切割和不可切割的连接。可切割的连接利用体循环和肿瘤细胞之间的环境差异来准确释放游离的细胞毒性药物，如体循环和肿瘤组织间的 pH 差异、GSH、蛋白酶等细胞代谢物含量差异等。不可切割的衔接物则对体内常见的化学和酶促环境具有惰性，因此具有低脱靶率、低毒性的特点。

细胞毒性药物的着重点在于高效能，要求尽可能地使 IC_{50} 控制在 nmol 和 pmol 的范围内。这些化合物应在生理条件下保持稳定，并能比较方便地与抗体进行连接。目前，用于 ADC 的细胞毒性药物主要包括强效微管蛋白抑制剂、DNA 损伤因子和免疫调节剂。微管蛋白抑制剂可在肿瘤细胞快速增殖期内有效阻止肿瘤细胞分裂，促进其凋亡；DNA 损伤因子直接使 DNA 双链断裂、插入 DNA 或使 DNA 交联。这些机制可以不依赖于特定的细胞复制周期，防止 DNA 和转录因子的结合，导致细胞增殖停滞并最终导致细胞死亡。免疫调节剂是新型 ADC 开发过程中逐渐被重视的药物，其主要功能是在肿瘤环境中释放后，促进细胞因子、趋化因子释放，增强淋巴细胞浸润，动员机体的主动抗肿瘤能力。

目前已有三代 ADC 面世。最早的第一代 ADC 以 2000 年获美国 FDA 批准的 Gemtuzumab ozogamicin 为代表，这类 ADC 主要由常规化疗药物通过不可切割的衔接物与鼠源性抗体连接而成。虽然在当时 ADC 的问世足以代表“创新性”，但受制于肿瘤抗原，往往表达量较低，第一代 ADC 的药效远未达到治疗的有效浓度，很难杀死肿瘤细胞。反而因为其在体循环的环境中连接不稳定、靶向不精确，容易造成较大的毒副作用。且第一代 ADC 的载体是疏水性的，容易导致抗体聚集，增加抗体清除的速度和免疫原性。在工艺上，第一代 ADC 的连接基于赖氨酸和半胱氨酸残基的随机偶联，所以产品纯度不佳，异质性高。

第二代 ADC 以 2011 年及 2013 年上市的维布妥昔单抗（Brentuximab vedotin）和恩美曲妥珠单抗（Trastuzumab emtansine）为代表。相较于以往使用的肽链间二硫键、赖氨酸残基或半胱氨酸残基随机偶联，第二代 ADC 的技术使药物 - 抗体特定位点的连接成为现实，大大提升了 ADC 的稳定性。且第二代 ADC 使用毒性更高的药物，并提高了水溶性及连接效率，可以使更多的药物装载到每个抗体上而不会诱导抗体聚集。总而言之，第二代 ADC 成功地提高了连接稳定性、药效及血浆稳定性，实现了更均匀的药物 / 抗体分布比（drug-antibody ratio，DAR）。但仍存在脱靶效应导致的毒性、治疗效果减弱，以及高 DAR 导致的疏水性聚集而使 ADC 被快速清除等问题。

第三代 ADC 以近年来上市的 Polatuzumab vedotin、Enfortumab vedotin、Famtrastuzumab deruxtecan 等为代表。这一代 ADC 拥有均一且合理的 DAR 以及完全人源化的抗体。虽然在连接部分没有太大变化，但更亲水的连接有助于平衡药物的疏水性，从而减少 ADC 的聚集。

目前设计 ADC 主要遵循以下原则：①提高 ADC 的特异性和亲和力，最小化抗原性，必要条件下可以设计双特异性抗体小分子连接药物；②逐步加大 DAR，在控制风险的前提下尽可能提高治疗效果；③改造连接物以提高疏水药物的溶解性及药物代谢动力学；④改善结合位点以形成可变性更强的结构；⑤使用蛋白酶等分子组成前体药物结构，以便在适宜的环境下释放药物。

（七）IgG 多聚体

天然的 IgM 一般为五聚体结构，因此 IgM 相对于 IgG 来说，拥有更强的连接细胞表面多种抗体的能力，也具有更高的抗体效价，这对于激活性抗体的设计和开发有重要的潜在价值。如 IGM-844 作为一种抗死亡受体 5（anti-DR5）的 IgM 五聚体，相比于抗 DR5 的 IgG 有更强的诱导肿瘤细胞死亡的作用。

因此，为了提高作用效果，可以尝试将 IgG 改造成多聚体。如通过 Fc 的点突变，可以使 IgG 在与抗原结合时形成六聚体。这种六聚体化的 IgG 具有比单体 IgG 更强大的 CDC 和激活作用。

第五节 治疗性抗体的应用

（一）靶向治疗

1. 表皮生长因子受体相关抗体 表皮生长因子受体（EGFR）是 ErbB 家族的一员，该家族还包含 HER2、HER3 和 HER4。该家族受体的结构均为跨膜蛋白，胞外为配体结合结构域，胞内为具有酪氨酸激酶活性的结构域。当受体与配体特异性结合后，受体会发生二聚化，引起酪氨酸激酶的活化，激活下游的信号转导。在肿瘤中，ErbB 家族的过表达可能引起肿瘤细胞的增殖、抗死亡、血管生成及转移。

EGFR 的下游通路最主要的有 3 条。① PI3K/AKT/mTOR 通路：PI3K/AKT/mTOR 是细胞内十分重要的一条通路，它与细胞的增殖、抗凋亡和蛋白质合成等功能密切相关。其中 PI3K/AKT 通路是位于上游的激活通路，AKT 可激活下游的 mTOR 信号通路。PI3K 磷酸化激活 AKT，而活化的 AKT 可以与多种分子相互作用，如抑制 p27 等抑癌基因以持续激活细胞周期、激活 CREB 来阻止细胞凋亡以及激活 mTOR 来启动蛋白质合成等。PI3K/AKT/mTOR 通路在多种肿瘤细胞中的过度激活，减少细胞凋亡并促进其增殖。② RAS/MEK/ERK 通路：是 RAS/MAPK 通路的一条分支，在 RAS 被活化的酪氨酸激酶激活后，可导致下游一系列信使分子磷酸化，最终导致 ERK 的磷酸化。ERK 调节细胞增殖相关的诸多蛋白磷酸化，如 CDK4、CDK6 等，推动细胞周期有序进行。③ JAK-STAT3 通路：当受体二聚化后，JAK 经过转磷酸化的过程，一方面被酪氨酸激酶磷酸化活化，另一方面促进酪氨酸激酶的磷酸化，增强其激酶活性。之后 JAK 将 STAT3 磷酸化，使 STAT3 与受体分离，激活下游信号转导。STAT3 除了能抑制抗肿瘤免疫反应外，还能增强癌细胞的增殖、迁移和存活（图 9-6）。

EGFR 抗体除了通过阻断上述通路来阻止细胞增殖、增加细胞凋亡外，还存在其他抗肿瘤机制：① Fc 片段介导的多种抗肿瘤免疫作用：抗体 Fc 片段具有调理和 ADCC 等多种作用，能作为桥梁促进免疫细胞对肿瘤的杀伤。如 Cetuximab 在体外试验中单独应用并不能使肿瘤细胞凋亡或死亡，仅在有淋巴细胞存在时才可发挥肿瘤杀伤作用。②阻断由 EGFR 过表达导致的 HLA- Ⅰ类分子提呈不良：过表达的 EGFR 可抑制 HLA- Ⅰ类分子的抗原提呈功能。HLA- Ⅰ类分子负责细胞内源性抗原的提呈，内源性抗原在被蛋白酶体降解、内质网加工后，与 HLA- Ⅰ结合并输送到细胞表面，被 TCR 识别，激活适应性免疫反应。肿瘤细胞内存在的 HLA- Ⅰ类分子提呈不良的现象，应用 Cetuximab 即可增加 HLA- Ⅰ类分子表达。③阻止 STAT3 引起的免疫抑制：EGFR 可激活 JAK/STAT3 通路，而 STAT3 与多种免疫抑制现象密切相关。STAT3 不仅抑制肿瘤组织产生炎症因子，还促进 IL-6、IL-10 等抗炎性细胞因子的产生。IL-1 可促进肿瘤微环境中 Treg 细胞、M2 型巨噬细胞的产生，加剧肿瘤微环境的免疫抑制；IL-6 可结合肿瘤的 IL-6R，正反馈增加 STAT3 的表达。此外，STAT3 还可抑制参与抗肿瘤抗感染的分子 STAT1 的表达，进一步增强肿瘤的生存能力。

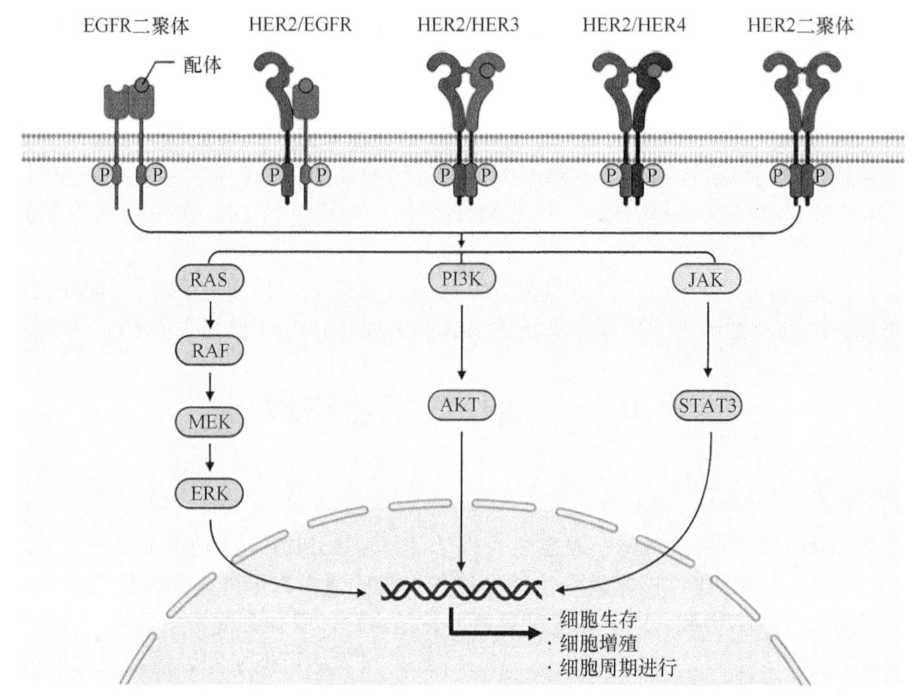

图 9-6 ErbB 家族通路

目前临床应用最广的 EGFR 相关抗体是 Cetuximab。Cetuximab 作为研发的第一种 EGFR 抗体，于 2006 年被批准用于治疗头颈部癌，它通常与放射治疗共同用于局部肿瘤的治疗，替代铂类治疗失败的临床方案，或与铂类合用于复发或转移性头颈部癌。Cetuximab 分子是 IgG 相关的人鼠嵌合抗体，除抑制配体外，还有启动受体内吞作用、诱导调理作用和 ADCC 等功能。此外，EGFR 相关抗体还包括 Panitumumab、Nimotuzumab 等，其目前临床试验显示它们的总体治疗效果与 Cetuximab 相近。

此外，HER2 作为 ErbB 中的一员，与之相关的抗体在乳腺癌治疗中具有重要的地位。1998 年 Trastuzumab 被美国 FDA 批准用于治疗 HER2 阳性的乳腺癌，此后逐渐出现了帕妥珠单抗、ADC 类的 Trastuzumab emtansine 等多种针对 HER2 的抗体类药物。以 Trastuzumab 为例，抗体可以干扰 HER2 的二聚化，促进受体内吞、降解，干扰 PI3K/AKT 等多条信号通路，并能通过 ADCC 杀伤肿瘤细胞。HER2 抗体除在乳腺癌中显现出良好的治疗作用外，在胃癌中，Trastuzumab 的加入也明显延长了接受一线化疗的 HER2 阳性患者的总生存期。此外，HER2 单抗也在其他 HER2 过表达的实体瘤中表现出较好的治疗效果，包括胆管癌、结直肠癌、非小细胞肺癌和膀胱癌等（表 9-2）。

表 9-2 HER2 相关抗体

抗 HER2 抗体	结构类型	机制	生物标志
曲妥珠单抗	单克隆抗体	免疫反应；介导 HER2 内吞以降低 HER2 表达	$HER2^+$ 乳腺癌 $HER2^+$ 胃癌
帕妥珠单抗	单克隆抗体	防止 HER2、HER3 二聚化	$HER2^+$ 乳腺癌
恩美曲妥珠单抗	ADC	兼有 Trastuzumab 与 DM1（一种微管蛋白抑制剂）的功能	$HER2^+$ 乳腺癌
德卢替康 - 曲妥珠单抗	ADC	兼有 Trastuzumab 与拓扑异构酶抑制剂 I 的功能	$HER2^+$ 乳腺癌

在使用此类抗体时，需要注意以下列举的毒副作用。

（1）皮肤毒性：是 EGFR 相关抗体最常见的毒副作用之一。对于表皮细胞尤其是基底层细胞，EGFR 属于常规表达的受体，激活后可促进表皮细胞生长，加速皮肤伤口愈合。若给予 EGFR 单抗，可阻滞基底层细胞的EGFR表达，损害角质形成，减缓细胞的生长迁移，并容易在局部引起炎症。其毒副作用有皮疹，甚至引发致命性的中毒性表皮坏死松解症、大疱性剥脱性皮炎等，对患者健康产生严重的威胁。

（2）腹泻：是EGFR相关抗体比较常见的并发症之一。严重者可危及生命，但EGFR抗体引起腹泻的具体机制尚不完全清楚。腹泻若进一步加重，造成肾损伤，可减少治疗剂量甚至停止治疗。

（3）心脏毒性：Trastuzumab可引发心功能不全，最常见的表现为左心室射血分数降低，但临床症状较轻，且这种心功能降低在停药后可逐渐恢复。但严重者可引发心力衰竭，另外，合用蒽环类药物可加重心脏毒性。Trastuzumab引起心功能不全的原因是其阻断了心肌细胞HER2下游的信号转导，导致Bcl-xS/Bcl-xL比例上升，Bax聚集，线粒体通透性增加，使细胞色素c释放、caspase-3激活，最终引起心肌细胞凋亡、心肌收缩力下降。

（4）其他：EGFR相关抗体还可引起眼毒性如干燥性角膜炎、结膜炎、葡萄膜炎等，肺毒性如间质性肺炎，口炎如黏膜、牙周溃疡、裂缝等。

2. 与VEGF相关的抗体 VEGF即血管内皮生长因子，它的发现对于肿瘤血管的研究具有里程碑式的意义，它与肿瘤的新生血管形成、侵袭性增加、预后不佳及疾病复发密切相关。

哺乳动物的VEGF家族包含5种分子，分别为VEGFA、VEGFB、VEGFC、VEGFD和胎盘生长因子（PGF），其中以VEGFA最能代表VEGF家族的功能。VEGF受体有VEGFR1、VEGFR2、VEGFR3三型，包含胞外的受体结合域和胞内的跨膜酪氨酸激酶结构域，其中VEGFR2主要表达于血管，VEGFR1存在于血管、肿瘤等多种组织中。VEGFR1相较于VEGFR2具有更高的VEGF亲和力，但其激活下游信号通路的能力却远弱于VEGFR2，因此又被称为VEGF陷阱（VEGF trap）。VEGF与VEGFR的结合有一定选择性，VEGFA可与VEGF1、VEGF2结合；VEGFB、PGF仅与VEGF1结合；VEGFR2可与VEGFA、PGF的异二聚体结合；VEGFR3为VEGFC、VEGFD的唯一受体。其他相关受体还有VEGF共刺激分子神经元蛋白1（neuropilin，NP1）、NP2。NP可以成为VEGF-VEGFR复合物的共受体，增加两者的亲和力。

缺氧可诱导VEGF表达。在缺氧环境下，缺氧诱导因子（hypoxia-inducible factor，HIF）协调表皮生长因子（epidermal growth factor，EGF）、血小板衍生生长因子（platelet derived growth factor，PDGF）共同促进VEGF表达。肿瘤细胞因过度增殖很容易形成局部的缺氧环境，在HIF的诱导下产生VEGF。VEGF与内皮细胞上的VEGFR结合，启动新生血管生成，调节内皮细胞增殖、迁移、存活，并重塑血管的通透性，最终生成大量迂回、扩张、高渗透性的病理性血管。

VEGF对肿瘤的作用体现在两个方面：①促进内皮细胞增殖；②提高骨髓来源血管前体细胞的趋化性及归巢。

VEGF可能还具有其他促癌功能：①通过自分泌、旁分泌作用提高肿瘤细胞生存能力，促进肿瘤迁移、侵袭；②可能与肿瘤的抑制性免疫微环境有关，VEGF可以对树突状细胞、T细胞、调节性T细胞等免疫细胞产生直接影响，如VEGF可以降低内皮细胞重要黏附分子VCAM-1的表达从而减少免疫细胞浸润；增加凋亡相关因子配体（FasL）的表达导致T细胞凋亡。

综上，VEGF在肿瘤的发生发展中有着极为重要的作用。尽管VEGF的靶向治疗在基础和临床上已进行了广泛的研究，但并不能很好地解释这些药物的抗肿瘤活性机制。最初认为相关药物是通过阻断新生血管生长来发挥作用，但越来越多的研究表明VEGF抗体可以从多个角度抑制肿瘤。

（1）抗血管生成作用：最初的研究认为肿瘤的血管以“萌芽”的方式生成，即从先前存在的血管中生成新的血管。但越来越多的研究发现VEGF促进肿瘤血管生成的机制更加复杂，其过程除经典的萌芽式血管生成外，还包括周细胞-内皮细胞黏附丧失、通透性增加、血管扩张和骨髓内皮祖细胞加入等方式。因此，抗VEGF药物也可以从多个角度抑制血管生成。

1）抑制新生血管：理论上，抗VEGF的直接作用是抑制新生血管，但目前的研究还无法给予这项假设完全充足的证明，原因如下：①受伦理学和取样技术的限制，临床上难以获取病情发展和治疗进展连续的肿瘤临床标本，且现在对于评估血管生成活性仍然没有可靠的标志物；②I

期临床试验的肿瘤活检虽发现血管数量减少，但这个现象并不普遍；③小鼠的实验结果不能完全套用于人类，因为前者的肿瘤是迅速生长的，而临床患者往往已经进展到了一定阶段；④以数量/密度判定血管生成不够严谨，即使新生血管被抑制，毛细血管的间距仍可能不变，而只发生形态上的变化。

2）诱导内皮细胞凋亡：VEGF 具有促进内皮细胞生存、抑制凋亡的能力，它可通过激活 Bcl-2、AKT、凋亡蛋白抑制剂等途径抑制凋亡，在多数情况下 VEGF 的丧失也意味着内皮细胞的凋亡增多。当化疗与VEGF抗体联合时，化疗药物攻击内皮细胞，而VEGF抗体减少内皮细胞的生存信号，可以起到良好的协同作用。

3）阻碍造血祖细胞、内皮祖细胞植入：VEGF 可以通过招募骨髓来源的造血祖细胞（hematopoietic progenitor cell，HPC）和内皮祖细胞（endothelial progenitor cell，EPC）来促进肿瘤血管的生成。随着时间推移，54% 的肿瘤血管都是由一个或多个骨髓来源的祖细胞组成的。

（2）对血管收缩功能的影响：VEGF 可以促进血管内皮细胞释放 NO、前列腺素及其他可溶性舒血管物质。通过功能性 CT 发现，在血流灌注丰富的肿瘤中使用抗 VEGF 药物后，肿瘤灌注量可迅速减少 37%。

（3）使肿瘤血管正常化：在肿瘤微环境中，VEGF 诱导的肿瘤血管具有通透性高、扩张度高、迂回、间距异常、周细胞覆盖率低、基底膜结构不规则等特点，明显异于正常血管。使用 VEGF 抗体能明显扭转这种异常现象。

值得思考的是，这种改善收缩性、正常化血管的机制一定有利于肿瘤治疗吗？例如，胰腺癌的特点是基质区淀粉含量高，可以直接阻碍血流，这种肿瘤血管可塑性明显比其他肿瘤更小，那么抗 VEGF 能起到很好的效果吗？对于神经胶质瘤，血管的正常化可使血脑屏障的通透性进一步降低，阻碍同期化疗的效果，此时抗 VEGF 治疗不一定能够产生疗效。诸如此类的问题还有很多，其机制的深入研究尚待完善。

（4）对肿瘤的直接影响：部分肿瘤细胞上也存在 VEGFR、NP 的表达，抗 VEGF 作用于内皮细胞的同时也作用于这些肿瘤细胞，损害其生长、转移功能。

（5）免疫调节：VEGF 可以阻断树突状细胞的分化，使之停留在幼稚阶段，直接抑制适应性免疫。使用 VEGF 抗体还可促进树突状细胞成熟。

（6）阻断 VEGF 的再次激活：在使用毒性药物后，肿瘤细胞在压力下可再次表达大量的 VEGF 以面对缺氧、低 pH、营养匮乏的环境，因此抗 VEGF 药物也能阻断肿瘤的自救行为。

在临床治疗中，VEGF 单独或联合化疗已被用于治疗多种癌症，其中最主要的药物仍然是 Bevacizumab。靶向 VEGF 治疗可有效抑制肿瘤发生发展，延长某些癌症的无进展生存期（表 9-3）。

表 9-3 美国 FDA 批准的抗 VEGF 相关抗体

抗 VEGF 相关抗体	靶点	适应证
贝伐单抗（Bevacizumab）	VEGF-A	局部、进展性、转移性或复发性结直肠癌；转移性非小细胞肺癌；复发性胶质瘤；宫颈癌；特定的复发性卵巢上皮癌；输卵管癌；原发性腹膜癌；转移性肾细胞癌
阿柏西普（Ziv-aflibercept）	VEGF-A，VEGF-B，PGF	转移性结直肠癌
雷莫芦单抗（Ramucirumab）	VEGFR2	转移性结直肠癌；转移性非小细胞肺癌；胃癌或胃食管腺癌

3. 抗 CD20 单抗 CD20 为 35kDa 跨膜磷酸化蛋白，是一种在 B 细胞表面表达的受体，可作为 Ca^{2+} 通道参与正常 B 细胞的活化和增殖。CD20 作为一种 B 细胞标志物，通常从前 B 细胞的晚期开始表达，并在终末分化的浆细胞中丢失。CD20 在大多数低级别 B 细胞和侵袭性淋巴瘤中均有表达。

CD20 由 4 个跨膜的结构域和两个细胞外环组成，包括 N、C 端的两段跨膜区域及中间两段回折的区域，形如“M”形结构。这些结构域与细胞膜上富含鞘磷脂和胆固醇的被称为“脂筏”的平台联系紧密。这种脂筏相当于蛋白质的停泊平台，与信号转导、物质转运等功能密切相关。因此CD20以这些结构作为功能基础，一旦CD20与配体结合，它与脂筏的亲和力上升，并移动到脂筏的中心，与Src-TK家族等信号转导分子相互作用。此外，脂筏相关的CD20参与了Ca^{2+}的转运，尽管相关机制还未完全阐明，但已知Ca^{2+}与BCR激活后胞内钙储存相关。

对于恶性肿瘤来说，CD20的表达水平在不同的肿瘤细胞之间差异很大，通常在滤泡性淋巴瘤（FL）、弥漫大B细胞淋巴瘤（DLBCL）中表达很高，而在慢性淋巴细胞白血病（chronic lymphocytic leukemia，CLL）中表达很低。在同一种淋巴瘤中，也可能因为Rituximab（最早的CD20单抗）的治疗，导致CD20表达下降，从而产生对Rituximab的耐药性。这种耐药机制被称为“刮除”，其产生的原因可能是单核巨噬细胞可以“刮除”B细胞表面CD20-Rituximab组成的抗原抗体复合物。很多情况下CD19也会在“刮除”CD20-Rituximab的同时一并受损，因此可以通过流式细胞仪检测$CD19^{+}$细胞来监视这种现象。有研究表明，在小鼠模型中，可在Rituximab使用前静脉给予大量Ig以减少“刮除”的发生。

CD20抗体经典的作用机制有3种：①抗体依赖细胞介导的细胞毒作用（ADCC）；②补体依赖的细胞毒性（CDC）；③抗体直接诱导细胞凋亡。

（1）ADCC：通过抗体的Fc片段与免疫细胞的FcγR相互作用可激活免疫细胞，导致炎症介质的释放，从而杀死肿瘤细胞。但目前仍未确定哪种免疫细胞在CD20介导的ADCC中发挥主要作用。在小鼠模型中，单核巨噬细胞在CD20介导的ADCC中扮演着关键角色，如使用药物耗竭巨噬细胞会导致CD20的效果显著下降，但去除其他免疫细胞影响不大。此外，限制肝区血流量也会使CD20效果降低，说明库普弗细胞（Kupffer cell）在CD20介导的ADCC中有重要作用。因此可以通过联合CD20单抗与刺激单核巨噬细胞生长的药物，达到更好的治疗效果。

（2）CDC：Rituximab可以通过激活C1q诱导后续的补体反应，形成攻膜复合物裂解恶性B细胞。CDC在Rituximab的抗肿瘤活性中的作用尤为重要，可能的原因是Rituximab结合CD20后，使其移动至脂肪的中心，聚集大量单克隆抗体，显著增强CDC及裂解细胞的能力。但Rituximab的补体反应十分复杂：一方面，补体分子作为重要的免疫反应分子，在裂解恶性B细胞中发挥着重要作用，因此在使用CD20抗体后会被大量消耗，此时补充消耗的补体可以恢复Rituximab的CDC。另一方面，过高的补体结合不仅不能促进CDC，而且会抑制抗CD20抗体的功能，这是由于导致了过多的补体分子沉积，尤其是C3b的沉积，通过阻断Rituximab Fc片段与免疫细胞上Fcγ的结合，抑制抗体介导的ADCC。此外，C3b过多的沉积可能加剧巨噬细胞的“shaving”机制，使CD20表达下降。需要进一步深入研究补体在CD20抗体治疗中的作用。

（3）诱导细胞凋亡：抗CD20单抗还可直接诱导细胞的凋亡。这种效应涉及多个分子在多条信号通路中的相互关系。

1）Src-TK：是一种非受体酪氨酸激酶，通过N端与脂筏胞质侧相连接。CD20抗体通过结合CD20，并交联于脂筏上，可以抑制与脂筏联系的Src-TK及其下游促进生存的信号通路。当胆固醇耗竭或应用他汀类药物破坏脂筏时，可削弱CD20抗体引起的细胞凋亡效应。

2）Fas：Fas-FasL是一种细胞经典的死亡信号。Fas属于TNFR/NGFR家族成员，是一种细胞表面受体，Fas与FasL结合后，再与FADD结合形成三聚体，激活capase-8途径，进而通过capase-3引发凋亡。CD20抗体对于Fas途径有增敏作用，对于Fas耐药的非霍奇金淋巴瘤细胞，给予CD20抗体后可明显增强肿瘤细胞对Fas激动剂的敏感性。CD20抗体可抑制Fas的转录抑制因子Yin-Yang 1（YY1）的表达和活性，YY1活性被抑制，可使细胞的Fas转录增多，对Fas激动剂的敏感性也增强。

3）NF-κB：可通过两种途径激活，一种为经典途径，即IKKβ通过磷酸化IκBα激活NF-κB；另一种为非经典途径，由NIK激活IKKα后活化NF-κB，Rituximab可以减少NIK、IκBα、IKKα的活化，减少NF-κB与DNA的结合，进而降低与其相关的抗凋亡蛋白Bcl-xL表达。同时NF-κB也可促进YY1表达。因此，CD20抗体可通过抑制NF-κB通路促进凋亡。

4）p38 MAPK：CD20 抗体抑制 p38 MAPK、促进细胞凋亡表现在两个方面。一方面，p38 MAPK 的活性被抑制，使 NF-κB 失活，YY1 表达下降，Fas 转录增加。另一方面，p38 MAPK 促进 IL-10 的表达，IL-10 可通过自分泌或旁分泌的形式作用于肿瘤细胞，激活 JAK/STAT3 促进 Bcl-2 的表达，增强肿瘤细胞的生存能力。一旦信号通路受到抑制，这种抗凋亡机制将失效。

5）MEK/ERK：Rituximab 可介导 RAF/MEK/ERK 信号通路的抑制。RAF/MEK/ERK 途径可活化转录因子 AP-1。AP-1 的活化导致抗凋亡基因的转录上调，从而产生凋亡抵抗。目前，研究已经证实，Rituximab 可以逆转非霍奇金淋巴瘤中存在的抗凋亡作用。

CD20 主要应用于治疗 B 细胞淋巴瘤，除 Rituximab 外，还有多种新型的 CD20 单克隆抗体正在研发中。目前倾向于将 CD20 单抗分为两类，Ⅰ类的 CDC 很强，但促细胞凋亡的能力弱，可诱导 CD20 募集于脂肪，但一般不诱发同型细胞聚集。相反地，Ⅱ类的 CDC 弱，促凋亡能力强，无法诱导 CD20 募集，但可引发同型细胞聚集。Ⅰ类和Ⅱ类的相同之处表现为 ADCC 能力都很强。目前，广泛应用的 CD20 抗体包括Ⅰ型抗体，如 Rituximab、Ofatumab、Ocrelizumab，以及Ⅱ型抗体，如 Tositumomab、Obinutuzumab。

4. 抗 CD30 单抗 CD30 是一种细胞膜上的糖蛋白受体，为 TNFR 超家族的一员。该家族有 29 个成员，其中包含了如 Fas、TNFR1 等介导细胞凋亡的受体。因此，CD30 与配体的结合也可介导细胞凋亡。

CD30 在免疫系统以外的健康组织或静息的淋巴细胞、单核巨噬细胞中几乎不存在，但在胸腺髓质活化的 T 细胞（$CD4^+$、$CD8^+$ 均有）、B 细胞，或因炎症反应激活的 T 细胞、B 细胞中均有表达。此外，CD30 在霍奇金淋巴瘤的 Reed-Sternberg（RS）细胞、间变性大细胞淋巴瘤（ALCL）中高表达；在非霍奇金淋巴瘤中则表达程度不一，异质性大。CD30 在特定肿瘤细胞中的高表达及正常组织细胞中相对低的表达，使其成为十分有潜力的治疗靶点。

TNFR 家族的成员可以通过招募多种 TNFR 相关蛋白如 TRAF2 来激活如 NF-κB、MAPK/JNK 等多种抗凋亡的信号通路。但当其与配体结合后，功能发生改变转而促进凋亡。CD30 的细胞质结构域中含有 TRAF2 结合位点，当 CD30 与配体结合后，会招募更多的 TRAF2 并使之降解，导致 TRAF2 减少甚至耗竭。TRAF2 减少导致其招募并激活 IKK2 的功能显著降低，从而抑制细胞中 NF-κB 的活化，促进细胞凋亡。这种效应在 ALCL 中尤为显著，当使用 CD30 的激动剂 M67 后，ALCL 很快发生凋亡。但同样的方法几乎无法抑制霍奇金淋巴瘤细胞生长增殖，因为霍奇金淋巴瘤的 RS 细胞质中含有组成性激活的 NF-κB，几乎不因 TRAF2 减少而有所改变。值得注意的是，RS 细胞质中似乎存在内源性的 CD30L，可通过自分泌的形式作用于 CD30，但相关的机制并未完全阐明。因此，CD30 单抗对于肿瘤治疗，尤其是对于霍奇金淋巴瘤的疗效并不显著。下面介绍目前最常用的 CD30 相关抗体。

SGN-30 是一种静脉注射的重组型 CD30 单克隆抗体。该单抗为嵌合抗体，由鼠源性的 V 区、人源性的 γ1 H 链和 κ L 链的 C 区组成。主要用于非霍奇金淋巴瘤、ALCL 及自身免疫病如多发性硬化、系统性红斑狼疮等疾病的治疗，是霍奇金淋巴瘤的潜在治疗药物。SGN-30 治疗霍奇金淋巴瘤模型小鼠主要是通过 ADCC 及 CD30 介导的凋亡通路发挥作用。然而，一项使用 SGN-30 治疗霍奇金淋巴瘤的Ⅱ期临床试验中，38 例患者均未出现明显的治疗反应。相反，治疗 ALCL 的 41 例患者有 5 例部分缓解、2 例完全缓解。显然，这种治疗效果没有达到预期，因此，可能需要对抗体进行改进，以实现更好的治疗效果。

Brentuximab vedotin 是在 SGN-30 基础上开发的一种抗体 - 药物偶联的 ADC，其结合了 SGN-30 对肿瘤细胞的靶向能力和微管相关抑制剂（monomethyl auristatin E，MMAE）的细胞毒作用。MMAE 是海兔毒素 10 的衍生物，可以抑制微管蛋白的聚合，从而干扰有丝分裂，这种药物单独使用可能对正常组织细胞产生强烈的毒性损害。SGN-30 和 MMAE 通过可被酶切的缬氨酸 - 瓜氨酸二肽连接。SGN-30 结合 CD30 后，由网格蛋白（clathrin）介导内吞。内吞的 Brentuximab vedotin 被运输至溶酶体，并在溶酶体内降解，此时连接二肽被切断，MMAE 释放至细胞质中，与微管蛋白结合并抑制其聚合，使 G2-M 期停滞，诱导细胞凋亡。此外，MMAE 具有显著的旁观者效应，不依赖于 CD30 发挥作用：细胞凋亡后 MMAE 可释放至肿瘤微环境中，被其他肿瘤细胞摄取，杀死周围的肿瘤细胞。在复发性霍奇金淋巴瘤的Ⅱ期临床研究中，使用 Brentuximab vedotin 的患者经过 18.5 个月治疗，34% 的患者完全缓解，41% 的患者部分缓解。因此，Brentuximab vedotin 对于 CD30 阳性的霍奇金淋巴瘤有潜在治疗效果。对于 ALCL 患者，Brentuximab vedotin 也同样发挥有效作用：在一项纳入 58 人的Ⅱ期临床研究中，57% 的患者达到完全缓解，29% 的患者达到部分缓解。需要注意的是，由于其他正常组织细胞中仍有 CD30 的表达，Brentuximab vedotin 可能带来疲劳、发热、腹泻、恶心、中性粒细胞减少和周围神经病变等副作用。

（二）免疫治疗

1. 抗 PD-1/PD-L1 PD-1 或称 CD279，是活化的 T 细胞表面表达的共抑制受体。当 PD-1 与 PD-L1 结合后，可抑制 T 细胞的功能。在了解 PD-1/PD-L1 前，需要先简要了解 T 细胞的激活过程。

T 细胞的激活包含两种信号。第一信号是 TCR 识别 pMHC 后，共受体 CD4 或 CD8 与 MHC Ⅱ或 MHC Ⅰ结合，从而在 T 细胞与 APC 间形成稳定的连接。活化的 TCR 使 CD3 磷酸化，进一步活化下游信号通路，包括 RAS/MAPK、NF-κB 等。第二信号是多种共刺激受体的激活，包括 CD28-CD80/CD86、ICOS-ICOSL、CD40L-CD40 等，可激活下游如 PI3K、RAS/MAPK 等信号通路。T 细胞同时也受到各种细胞膜表面共抑制分子的负性调节，如 PD-1/PD-L1、CTLA-4-CD80/CD86 等。下面主要介绍 PD-1/PD-L1 相关的抗体。

PD-1、PD-L1 均为免疫球蛋白超家族的跨膜糖蛋白。PD-1 由三部分组成，胞外的 Ig-V 样结构域、疏水的跨膜区和胞内负责信号转导的结构域，胞内区的两个酪氨酸残基承担主要功能，分别是 C 端的免疫受体酪氨酸抑制基序（immunoreceptor tyrosine based inhibitory motif，ITIM）和 N 端的免疫受体酪氨酸转换基序（immunoreceptor tyrosine based switch motif，ITSM），其可被酪氨酸激酶磷酸化从而激活下游信号。PD-L1 同样由三部分组成，胞外的 Ig-V、Ig-C 样结构域，跨膜区和胞内区，其差异在于 PD-L1 的胞内区是一段没有信号转导能力的肽链尾。当 PD-1 与 PD-L1 结合后，PD-1 将发生构象改变，此时 ITIM、ITSM 的酪氨酸可招募含 Src 同源区域的磷酸酶 1/2（SHP1/2），抑制 TCR、CD3 相关的 ζ 链相关蛋白激酶 70（zeta-chain-associated protein kinase 70，ZAP70），使 PI3K 去磷酸化，从而抑制 PI3K/AKT、RAS/RAF/MEK/ERK 等活化，阻止 T 细胞激活所需因子的转录、翻译。虽然 PD-L1 胞内部分的短尾因缺乏信号转导序列而常被认为没有功能，但一些研究发现，在没有 T 细胞的情况下单独使用 PD-L1 抗体可以降低肿瘤细胞中 mTOR 活性、抑制糖酵解，并保护肿瘤细胞，减少Ⅰ型、Ⅱ型干扰素或 CTL 对肿瘤细胞的影响，因此推测 PD-L1 可能存在传递生存信号的能力，但目前对其具体机制还没有充分地研究。肿瘤细胞 PI3K/AKT 通路、MAPK 通路被激活，或 STAT3 高表达、HIF-1 上调均可促进自身的 PD-L1 表达。此外，肿瘤细胞的表观遗传修饰、EBV 的感染也都可能增加 PD-L1 表达。不仅如此，免疫负反馈机制，如 IFN-γ 除具有免疫活性作用外，还可使巨噬细胞、树突状细胞和基质细胞表达 PD-L1。此外，PD-1 还可与 PD-L2 结合。后者仅表达于巨噬细胞、肥大细胞和树突状细胞中；而 PD-L1 表达于多种细胞中，因此，PD-L1 的治疗意义高于 PD-L2。

综上所述，使用 PD-1/PD-L1 单抗治疗肿瘤的机制已经十分明了，即通过阻断 PD-1/PD-L1，减少肿瘤细胞及肿瘤微环境对 T 细胞的抑制作用。多种研究也表明，使用 PD-1/PD-L1 抗体可提高肿瘤部位的活化 T 细胞水平，同时降低骨髓源性抑制细胞群体的百分比。

到目前为止，美国 FDA 已经批准了多项 PD-1/PD-L1 的单克隆抗体用于血液肿瘤和实体肿瘤的治疗。其中 PD-1 单抗包括 Pidilizumab、Nivolumab、Pembrolizumab 和 Cempilimab 等，PD-L1 单抗包括 Atezolizumab、Durvalumab、Avelumab 等。Pidilizumab 是第一个进入临床试验的 PD-1 单抗，在动物实验中就显现了优秀的抗肿瘤活性。在包含 AML、CLL、NHL、霍奇金淋巴瘤、多发性骨髓瘤等肿瘤患者的Ⅰ期临床试验中，Pidilizumab 在纳入的 17 例患者中取得 33% 的临床获益率，且拥有超过 60 周的持久反应；参与Ⅱ期临床试验的 72 例患者中，有 72% 的患者达到 16 个月无进展生存期，对其淋巴细胞亚群的分析也表明 $CD8^+$ T 细胞数量明显增加。改良的 Pembrolizumab 是一种人源化的 IgG4 PD-1 单抗，其对于 PD-1 的亲和力进一步提高，且不涉及 Fc 片段介导的 ADCC、调理作用或激活补体系统，避免对 T 细胞造成损伤，且该抗体针对实体瘤如黑色素瘤、非小细胞肺癌等也有很好的疗效。Atezolizumab 为抗 PD-L1 的抗体，是一种噬菌体衍生的人 IgG1 单克隆抗体，通过对抗体 Fc 片段的修饰减少了抗体的 ADCC，从而避免对正常表达 PD-L1 的免疫细胞的杀伤，其对膀胱移行细胞癌和乳腺癌均有较好的治疗效果，ORR 分别为 26% 和 10%。Durvalumab 是一种人源化的 PD-L1 抗体，用于治疗头颈部鳞状细胞癌（HNSCC），其 ORR 为 9.2%，6 个月无进展生存率为 20%。

PD-1/PD-L1 单抗对于治疗更有意义的一项作用是可以改善肿瘤微环境的免疫抑制倾向。因此 PD-1/PD-L1 可以与其他抗肿瘤治疗产生较好的协同作用：

（1）化疗联合 PD-1/PD-L1 单抗：化疗与 PD-1/PD-L1 抗联用可以进一步激发免疫系统的肿瘤清除作用。化疗主要通过阻滞细胞周期、抑制 DNA 复制、干扰细胞代谢等方式促进肿瘤细胞凋亡，因此可以诱导免疫原性的细胞死亡，暴露其抗原，从而刺激抗肿瘤免疫应答。低剂量化疗还会消耗调节性 T 细胞，并促进肿瘤相关巨噬细胞从 M2 样到 M1 样表型的再极化。而 PD-1/PD-L1 单抗有助于减少免疫抑制及 T 细胞耗竭，从而进一步增强免疫微环境中抗肿瘤的倾向。多项临床研究表明，接受 Pembrolizumab 联合标准化疗如卡铂和培美曲塞的 NSCLC 患者，相比于仅接受标准化疗的患者具有更长的无进展生存期。此外，PD-L1 单抗如 Atezolizumab 联用化疗也取得了优异的效果。目前，FDA 已批准 Atezolizumab 加贝伐珠单抗、紫杉醇和卡铂作为晚期非鳞状细胞 NSCLC 的一线治疗。

（2）放疗联合 PD-1/PD-L1 单抗：与化疗类似，放疗对肿瘤细胞也具有破坏性作用，有助于促进肿瘤相关抗原的释放、APC 对肿瘤抗原的提呈，以及激活更多的 T 细胞。此外，放疗可以增加肿瘤细胞表达 MHC Ⅰ类分子，促进内源性抗原提呈。因此，在放疗的基础上辅助 PD-1/PD-L1 单抗，可以有效增加这些被激活的 T 细胞的活性，进一步促进其肿瘤杀伤作用。放疗可上调肿瘤细胞 PD-L1 的表达，联合 PD-1/PD-L1 单抗可有效回避放疗带来的免疫抑制作用。但在放疗与 PD-1/PD-L1 单抗联合治疗的临床试验中，治疗效果并不稳定的。因此，针对放疗联合抗 PD-1/PD-L1 单抗的个性化剂量、辐射强度、序贯方式等研究还需要更多的探索。

（3）血管生成抑制剂联合抗 PD-1/PD-L1 单抗：在肿瘤过度增殖、代谢的情况下，肿瘤微环境会形成缺氧条件，肿瘤产生的 VEGF 增多，导致异常血管的生成。异常血管本身的渗漏可以使组织液压力增高，造成免疫细胞浸润难度增加，并且 VEGF 本身具有一定的免疫抑制功能，它能够促进 Treg 细胞分化、IL-10 分泌、巨噬细胞由 M1 向 M2 转变等过程，另外，缺氧情况也可以提高肿瘤细胞 PD-L1 的表达量。联合抗血管生成药物与 PD-1/PD-L1 单抗的目的在于前者正常化血管，提高药物输送效率，增加微环境灌注、氧合，从而与后者一同减少微环境的免疫抑制性。2019 年，经 FDA 批准联合使用 Pembrolizumab 与阿西替尼成为晚期肾癌的首选治疗方案；联用 Pembrolizumab 与伦伐替尼也是晚期子宫内膜癌的主要治疗方案之一；Atezolizumab 与贝伐珠单抗的联合治疗是晚期 NSCLC 和肝癌的一线治疗方案；Avelumab 和阿西替尼联合可用于治疗肾癌等。抗血管生成抗体与 PD-1/PD-L1 单抗联合已经在越来越多的领域取得卓越的成果。

（4）EGFR-TKI 与 PD-1/PD-L1 单抗：过度激活 EGFR 及其酪氨酸激酶可以通过多种信号通路，最终导致免疫微环境中多种负调控因子的异常增加，包括 Treg 细胞分化增多，IL-10、IL-6 等炎症抑制因子增多等。激活的 EGFR 通路同时也促进 PD-L1 的表达。因此 EGFR-TKI 与 PD-1/PD-L1 单抗联用存在合理性。使用 Nivolumab 与厄洛替尼联合治疗 NSCLC 的Ⅰ期临床试验中，联合用药比单药治疗具有更好的疗效。但联合用药组也会导致治疗相关间质性肺炎的风险增加。目前还需要对两者联合用药时的各种毒副作用与获益进行更详细的评估。

此外 PD-1/PD-L1 单抗还可与很多其他的药物联合使用以起到协同作用，如 CTLA-4、Ras 抗体、PARP 抑制剂、免疫激动剂、CAR-T 等。

PD-1/PD-L1 单抗虽然在治疗中具有较好的疗效，但同时也存在诸多毒副作用：

（1）疲劳：是 PD-1/PD-L1 单抗最常见的副作用，有 16%～24% 的患者会在治疗过程中出现与 PD-1/PD-L1 单抗相关的疲劳，有 1%～2% 的患者会出现 3～4 度疲劳。PD-1/PD-L1 单抗与其他化疗、靶向药物联合使用也会增加疲劳的发生率，严重的会出现全身流感样反应。引起这种反应的机制尚不清楚，可能与免疫激活导致大量炎症因子释放有关，同时，部分情况可能涉及与免疫检查点相关的甲状腺功能损伤。

（2）发热、寒战：这种反应出现的机制是免疫系统的非特异性激活和细胞因子的大量释放。

（3）皮肤毒性：是单克隆抗体相关的副作用中最常出现的一种，PD-1/PD-L1 单抗最常出现斑丘疹，还可表现为丘疹脓疱、Sweet 综合征、滤泡性或荨麻疹性皮炎等其他形式，严重的可有大疱性类天疱疮、表皮坏死松解症等。有一种假设，认为出现这种副作用可能的机制是 PD-1/PD-L1 单抗阻断了表皮层或皮肤其他位置的 PD-1/PD-L1 受体，从而导致其被免疫系统攻击。

（4）胃肠道毒性：主要表现为腹泻或结肠炎。使用 PD-1/PD-L1 单抗出现腹泻或结肠炎的概率为 1%～3%。与 CTLA-4 单抗相比，使用 PD-1/PD-L1 单抗的病理活检很少发现有中性粒细胞、淋巴细胞的浸润。

（5）内分泌毒性：使用 PD-1/PD-L1 单抗可能会造成垂体炎、甲状腺功能减退或亢进、甲状腺炎、肾上腺皮质功能不全等内分泌系统损害。但大多数患者的临床表现不明显，多为头晕、头痛、疲劳等非特异性症状，可通过激素相关的检查发现异常，如催乳素、TSH、促性腺激素、ACTH 等，也可检查下丘脑 - 垂体各轴的情况。大多数内分泌损害可以通过给予激素替代的方法治疗，因此不会成为停药的标志。

（6）肝毒性：PD-1/PD-L1 单抗引发肝损害的发生率相对较低，通常在 5% 以下，严重的肝衰竭情况较为罕见，通常表现为 AST、ALT 水平的升高。但在联合化疗、靶向治疗时，可能会增加 PD-1/PD-L1 单抗引发的肝毒性风险。

（7）肺炎：这种副作用更常见于使用 PD-1/PD-L1 单抗的肺癌患者，联合同样具有肺毒性的药物可导致并发肺炎的概率增高。患者主要表现为咳嗽、气促、胸痛、发热，严重者可能出现急性呼吸窘迫综合征、急性间质性肺炎，甚至因肺毒性而死亡。

2. 其他　其他并发症较为罕见，包括神经系统综合征、眼毒性、肾毒性、胰腺毒性等。

即使 PD-1/PD-L1 单抗是最有临床价值的抗肿瘤药物之一，但仍面临着部分患者治疗效果一般的问题。为更有效地应用 PD-1/PD-L1 单抗，寻找能够预测其疗效的生物标志物至关重要，这些生物标志物包括 PD-L1 的表达水平、肿瘤浸润淋巴细胞（TIL）密度以及肿瘤突变负荷等：

（1）PD-L1：是目前用来预测单抗疗效使用最广泛的生物标志物。作为 PD-L1 单抗直接作用靶点，PD-L1 在预测疗效方面极具代表性。临床研究也显示，PD-L1 表达高于 10% 的组别对于 PD-1/PD-L1 单抗的客观反应率明显比 PD-L1 低于 1% 的组别高。但目前对于 PD-L1 的预测能力仍存在不同的结论，尿路上皮癌患者中 PD-L1 大于 1% 的阳性组的反应率与 PD-L1 小于 1% 的阴性组没有显著差异。这可能是由于肿瘤细胞 PD-L1 表达的异质性，因此检测出 PD-L1 的表达水平是否具有代表性，取决于标本取样是否合理，如单点活检的敏感性远低于多点活检。

（2）TIL：也是肿瘤表达 PD-L1 抑制的主要目标，在免疫抑制性的肿瘤微环境中，TIL 的功能会受到明显的限制，而当给予 PD-1/PD-L1 单抗后，可以有效挽救这部分被抑制细胞的抗肿瘤功能。因此，TIL 在肿瘤微环境中的密度可以作为 PD-1/PD-L1 单抗疗效的预测指标。

（3）肿瘤突变负荷：指的是肿瘤产生、积累突变的能力，这种能力很大程度上受 DNA 错配修复（MMR）系统的影响，该系统对 DNA 复制过程中的碱基错配、插入、删除等错误进行修复。MMR 缺失则肿瘤突变增多，可能导致更多新抗原、产生更强的免疫原性，因此能更容易地诱导免疫反应。这种情况下应用 PD-1/PD-L1 单抗可以取得更好的治疗效果。

（4）肠道微生物群：分析肠道微生物群的组成成分可用来预测 PD-1/PD-L1 单抗疗效。如对

PD-1/PD-L1 单抗疗效不佳的小鼠给予粪便微生物移植，可以恢复其对 PD-1/PD-L1 单抗治疗的敏感性；高比例的粪便杆菌属与 PD-1/PD-L1 单抗的疗效呈正相关等。目前，肠道微生物群对 PD-1/PD-L1 单抗治疗的影响机制尚不明确。这可能是因为某些细菌独特的作用，如双歧杆菌可以通过促进 DC 的增殖分化来提高其抗原提呈能力；或者是细菌直接被免疫系统识别，或通过分子模拟促进淋巴结等处的免疫细胞分化；此外，细菌的代谢产物也可能促进免疫细胞的代谢。总之，肠道微生物群作为近期科研领域的一大热点，在预测 PD-1/PD-L1 单抗疗效上发挥着重要作用（表 9-4，图 9-7）。

表 9-4　PD-1/PD-L1 治疗效果预测的生物标志物

细菌	对免疫影响	预测治疗效果
A. muciniphila	增加 $CCR9^+CXCR3^+CD4^+$ 的 T 细胞募集至肿瘤	增加 PD-1/PD-L1 抗肿瘤作用
E. hirae	增加树突状细胞分泌 IL-12	增加 PD-1/PD-L1 抗肿瘤作用
E.faecium	增加肿瘤微环境中新的抗原特异性 $CD8^+$T 细胞产生，并减少 $Foxp3^+CD4^+$ Treg 细胞的产生	增加 PD-1/PD-L1 抗肿瘤作用
C. aerofaciens		
K. pneumoniae		
V.parvula		
P. merdae		
Lactobacillus sp.		
B. longum		
Bifidobacterium	增加树突状细胞 IFN-γ 的分泌，并增加树突状细胞 MHC Ⅱ类分子的表达	增加 PD-1/PD-L1 抗肿瘤作用
Faecalibacterium	增加外周效应性 $CD4^+$ 和 $CD8^+$ T 细胞	增加 PD-1/PD-L1 抗肿瘤作用
Bacteroidales	增加外周 Treg 细胞和骨髓来源的免疫抑制细胞	减弱 PD-1/PD-L1 抗肿瘤作用

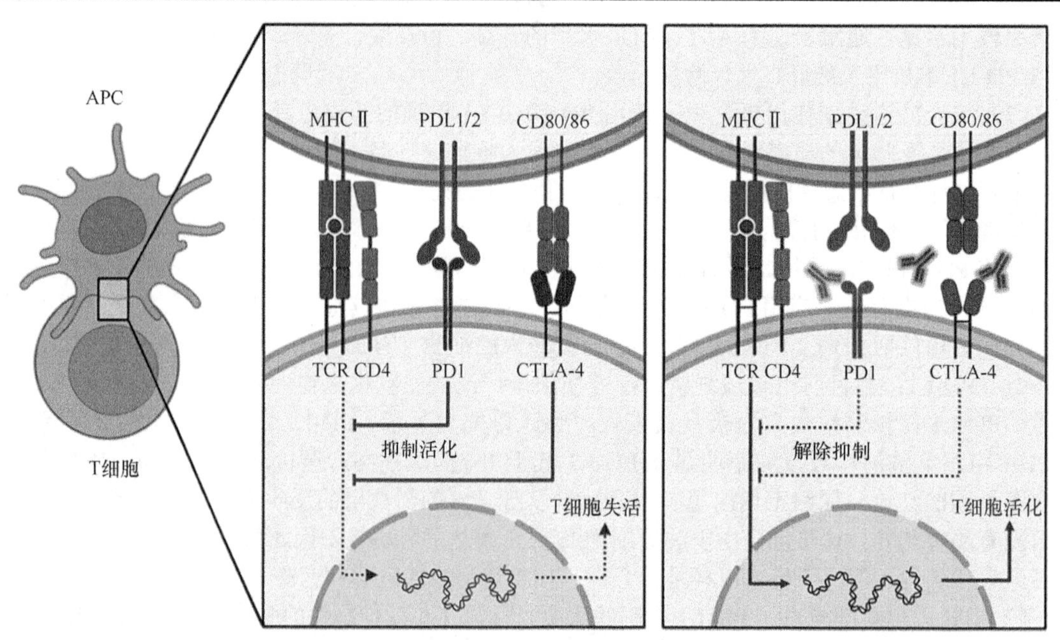

图 9-7　PD-1/PD-L1、CTLA-4 作用机制

3. CTLA-4　细胞毒性 T 细胞相关抗原 4（CTLA-4）是一种高度保守的免疫球蛋白超家族成员，与 CD28 同源，同样可与 CD80/CD86 结合，其主要功能是拮抗 CD28 激活 T 细胞，发挥免疫抑制功能。

CTLA-4 的编码基因位于 2q33 染色体上，转录基因包括 4 个外显子，分别编码 CTLA-4 的 4 个组成部分，分别为肽链前导体、CD80/CD86 结合区（或称 IgV 结构域）、跨膜结构域和细胞质尾。

CTLA-4的细胞质尾上含有与CD28同样的一段TTGVYVKMPPT的可被磷酸化的序列，其SH2结构域可与酪氨酸激酶Syp及磷脂酰肌醇-3-激酶的p85亚基相互作用而发生磷酸化，进而引导下游信号转导。

细胞中的CTLA-4主要有4种：全长CTLA-4（full-length CTLA-4，flCTLA-4）包含4个结构完整的CTLA-4；1/4CTLA-4仅包含外显子1和外显子4编码的IgV结构域、细胞质尾，其过表达会导致T细胞在外周积累并促进自身免疫病；可溶性CTLA-4（soluble CTLA-4，sCTLA-4），缺少跨膜结构域；配体独立型CTLA-4（ligand-independent CTLA-4，liCTLA-4），缺乏细胞外配体结合区域，可部分取代flCTLA-4的功能，在体外可以抑制T细胞活化。

CTLA-4静息时一般以sCTLA-4形式存在于胞质中，CTLA-4主要是由一种质膜相关连接复合物（AP）来决定其定位的，AP内部含有μ1、μ2两种链，可在CTLA-4未发生磷酸化时与其结合，帮助CTLA-4定位在内质网上。与CTLA-4同源的CD28则不与μ2结合，故可以定位在细胞膜表面。

T细胞活化后将促进CTLA-4的表达，这是TCR-CD3信号激活的结果，该信号激活将引起PIP2水解为二酰基甘油和IP3，一方面T细胞本身可以通过二酰基甘油激活下游的Ras/MAPK通路，促进功能分化、生存，另一方面IP3促进细胞内Ca^{2+}持续升高，激活钙调磷酸酶，并活化T细胞激活的核因子（nuclear factor of activated T-cell，NFAT）。NFAT不仅促进T细胞表达IL-2，也可激活CTLA-4的转录，以防止免疫系统的过度激活。此外，T细胞活化不仅促进CTLA-4的表达，同时还可促进CTLA-4与AP分子的解离，使之可以转移到细胞膜表面参与免疫抑制性微环境的形成。除NFAT外，还有其他参与CTLA-4表达升高的分子，如Foxp3（常见于Treg细胞）为CTLA-4的转录因子，miR-155可结合于mRNA，在转录后水平调控CTLA-4表达。

CTLA-4的主要作用是与CD28竞争结合CD80/CD86，并通过胞内的信号转导进一步抑制CD28的功能。但除此之外，在$Foxp3^{+}$Treg细胞中，CTLA-4可以通过更多的方式抑制微环境中的免疫激活：Treg细胞表面的CTLA-4可结合APC上的CD80/CD86，并通过内吞的方式将CTLA-4-CD80/CD86内吞后降解；诱导APC生成吲哚胺-2，3-氧化酶（IDO），导致色氨酸降解，促进免疫耐受。综上，CTLA-4在塑造肿瘤抑制性免疫微环境方面具有重要意义。

CTLA-4单抗最初被认为容易引发致命性的免疫毒性，因此阻碍了药物开发的进程，但多项临床前研究证明，即使单药使用CTLA-4单抗也可以获得显著的肿瘤治疗效果。对于免疫原性较差的肿瘤，可通过同时刺激单核巨噬细胞、中性粒细胞等增殖的GM-CSF来提高反应性。CTLA-4单抗Ipilimumab在黑色素瘤中取得了很好的治疗效果。使用Ipilimumab联合黑色素瘤特异性肽疫苗或单用Ipilimumab的疗效均优于单用肽疫苗，使用Ipilimumab的患者均有3.5个月以上的生存期。不仅如此，Ipilimumab还是一种可明显提高转移性黑色素瘤患者生存期的治疗药物。

但需要注意的是，Ipilimumab伴有相对较大的副作用，25%～30%的患者会伴随有各种组织部位的免疫相关毒性，以结肠炎最为常见。这些免疫毒性可以通过使用类固醇或TNF抑制剂而得到改善。CTLA-4单抗可能产生的副作用：①小肠、结肠炎及腹泻。接受低剂量Ipilimumab治疗的患者中，约1/3出现不同程度的腹泻；当加大剂量时则腹泻症状更加严重。患者的腹泻多为水样腹泻，是免疫介导的小肠炎症和结肠炎所致。可给予抗TNF抗体、糖皮质激素等进行治疗。②皮肤相关事件。皮疹和瘙痒是最常见的皮肤相关副作用，病变处通常为网状红斑、斑丘疹，可伴有水肿，通常累及躯干和四肢。皮疹最常出现在痣周围，提示CTLA-4容易引起黑素细胞的炎症反应。最严重的皮肤毒性是中毒性表皮坏死松解症。③内分泌损伤。最常见的是免疫相关性垂体炎，常表现为垂体功能减退，症状包括疲劳、头痛、眩晕、记忆困难和视力障碍。④其他：其他副作用较为少见，包括葡萄膜炎、肝炎、胰腺炎、中枢神经系统肉芽肿性炎症和无菌性脑膜炎、急性呼吸窘迫综合征等。

为了进一步提高CTLA-4单抗的疗效，可以将CTLA-4单抗与PD-1/PD-L1单抗联合使用。原理上，CTLA-4的阻断主要促进组织中的T细胞活化，并减少Treg细胞对DC活性的抑制作用；PD-1阻断主要解除对外周组织中效应T细胞和NK细胞的抑制，阻止Treg细胞分化，两者具有协同作用。单独使用 Ipilimumab 或 Nivolumab 治疗黑色素瘤时，其客观缓解率仅能达到 16%～40%，意味着超过半数的患者仍然无法从中受益。当二者联合使用时，可以明显增加转移性黑色素瘤、晚期肾细胞癌和结直肠癌的生存率。同样，对于非小细胞肺癌，每两周 Nivolumab 3mg/kg 联合每 6 周 Ipilimumab 1mg/kg 的治疗方案是最有效的。但药物的免疫毒性也会随着两药的联合而增强，因此需要更加严格地监控。

4. LAG-3　是一种与 CD4 结构相似的 T 细胞共抑制受体。可通过干扰 CD4 与 MHC Ⅱ类分子的结合来抑制免疫激活。

LAG-3 属于Ⅰ型跨膜蛋白，具有 4 个免疫球蛋白样结构域，分别为 D1、D2、D3、D4。LAG-3 与 CD4 编码基因位置相邻，蛋白结构约有 20% 的同源性，相似的部分主要集中在胞外及跨膜区域，而胞内区没有明显的相似性。LAG-3 缺乏 CD4 的淋巴细胞特异性蛋白酪氨酸激酶（lymphocyte-specific protein tyrosine kinase，Lck）序列和可发生棕榈酰化的半胱氨酸序列。

与大多数共抑制分子一样，LAG-3 在幼稚 T 细胞上不表达，但在被抗原刺激后诱导表达于 CD4、CD8 阳性的 T 细胞上，LAG-3 的免疫抑制功能强弱与表达水平密切相关。此外，LAG-3 也可在具有抑制功能的 T 细胞上表达，如 $Foxp3^+$Treg 细胞、$CD4^+CD25^+Foxp3^-$T 细胞等。影响 LAG-3 表达的分子与 CTLA-4、PD-1 相似，包括 TOX、NFAT、NR4A 等，它们在 T 细胞中过表达时，可明显提高包括 LAG-3 和 CTLA-4 在内的多种共抑制分子表达水平。

LAG-3 的配体为 MHC Ⅱ类分子（MHC Ⅱ），且 LAG-3 与 MHC Ⅱ的结合能力比 CD4 更强，因而可以与 CD4 竞争结合 MHC Ⅱ，干扰免疫反应。然而除此之外，LAG-3 还存在其他独立于竞争结合 MHC Ⅱ的免疫抑制分子机制。LAG-3 的细胞质尾包含 3 个独特的区域：FSAL 序列，独特的 KIEELE 序列和由谷氨酸 - 脯氨酸组成的 10～15 个串联重复序列。其中 KIEELE 序列的赖氨酸残基是 LAG-3 抑制 T 细胞活化最重要的序列。而其他序列也同样参与免疫抑制，FSAL 序列中的苯丙氨酸和亮氨酸被取代将明显降低 LAG-3 的免疫抑制能力；而同时丧失 FSAL 序列和重复序列则会使 LAG-3 的免疫抑制能力完全丧失，但单独缺失重复序列并不会影响 LAG-3 的抑制功能。CD3 与 LAG-3 可发生交联，可能参与 LAG-3 对 CD3 的抑制作用。LAG-3 具体的抑制信号通路及分子机制并未完全阐明，进一步的研究分析可能会揭示 LAG-3 各段序列在抑制 T 细胞活化中更精确的分子机制。

如前所述，$CD4^+$T 细胞、$CD8^+$T 细胞表达的 LAG-3，导致 T 细胞产生细胞因子、发挥免疫活性的功能减弱；Treg 细胞表达的 LAG-3 可增强其免疫抑制能力。因此，在各种类型的肿瘤，如头颈部鳞状细胞癌、肾细胞癌、结直肠癌、非小细胞肺癌、乳腺癌等，LAG-3 的高表达均与预后不良有关。因此 LAG-3 有望成为诸如 PD-1/PD-L1、CTLA-4 类似的抗肿瘤靶点。

LAG-3 单抗已被证明可以抑制肿瘤的生长。有关 LAG-3 单抗药物的研发和临床试验目前也在进行之中。目前已有的 LAG-3 单抗药物包括 Relatlimab、Sym022、TSR-033、REGN3767、LAG525 等。但目前临床试验中仍然倾向于联合使用 PD-1/PD-L1 单抗与 LAG-3 单抗。使用 Relatlimab 联合 Nivolumab 治疗转移性黑色素瘤的方案已于 2022 年 3 月通过美国 FDA 加速批准上市，此前该方案的客观反应率为 11.5%，高表达 LAG-3 的患者相比于低表达患者有更加明显的受益（客观反应率为 18% *vs.* 5%）。但 LAG-3 单抗单独用于肿瘤治疗的案例还比较少，由于 LAG-3 信号通路的确切机制还未阐明，暂未开发出更加有效的药物。

5. TIM-3　T 细胞免疫球蛋白黏蛋白 -3，是近年来备受关注的免疫检查点，最初在 Th1 细胞上被发现，此后逐渐在 Treg 细胞、CTL、单核巨噬细胞、Th17 细胞等多种免疫细胞中被发现。TIM-3 是 Th1 细胞的终末分化标志物，在体外试验中需经过多轮 Th1 细胞的极化才能有稳定的高水平表达；在 $CD8^+$T 细胞中，TIM-3 常与 PD-1 共表达，发挥免疫抑制作用；而在 $Foxp3^+$Treg 细胞中，表达 TIM-3 的 Treg 细胞往往具有更强的免疫调节功能，可分泌更多的 IL-10、TGF-β，表达更高水平的 CTLA-4、LAG-3、PD-1 等免疫抑制分子。

TIM-3 有多种配体。最先发现的配体是 Galectin-9，Galectin-9 与 TIM-3 的结合可以触发 Th1

的凋亡，抑制变态反应性脑脊髓炎的发生。同样地，Galectin-9与TIM-3相互作用也可诱导结肠癌中$CD8^+$T细胞凋亡。TIM-3的另一种配体是高迁移率族蛋白B1（HMGB1）。HMGB1是一种感知内源性损伤信号的模式识别分子，当肿瘤细胞死亡后，HMGB1可以与肿瘤DNA结合，并通过内体形式辅助树突状细胞识别肿瘤DNA，激活树突状细胞的功能。但若树突状细胞表面高表达TIM-3，TIM-3可与HMGB1结合，阻碍其发挥功能。TIM-3还能和磷脂酰丝氨酸（phosphatidylserine，PtdSer）结合。作为细胞膜的组成成分之一，PtdSer可在细胞凋亡时外翻。TIM-3与PtdSer的结合可使凋亡细胞迅速被清除，还可以诱导T细胞分泌IL-10。此外，TIM-3与Ceacam1的结合对于维持T细胞免疫耐受有很重要的作用。

TIM-3胞内区没有ITIM或ITSM序列，但具有含5个酪氨酸残基的保守序列，对下游信号的传递十分重要。TIM-3的酪氨酸残基在没有结合配体时可以与Bat3结合，募集Lck，参与TCR、CD3、CD4等调节的免疫激活信号通路。当结合Glaectin-9后，Tyr256及Tyr263发生磷酸化，释放Bat3，转而结合Fyn，抑制免疫激活。

在PD-1单药治疗失败的肺腺癌小鼠模型中，发现多种替代的免疫检查点分子上调，尤其是TIM-3。因此，联合阻断TIM-3和PD-1成为PD-1单药耐药性患者新的解决方案之一。并且，在癌症患者中TIM-3主要表达于肿瘤内的T细胞，因而肿瘤外组织中的T细胞受到影响的程度更小。迄今已有TSR-022、MBG453、Sym023等多种TIM-3单抗进入Ⅰ期、Ⅱ期临床试验，这些临床试验通常是将PD-1单抗及TIM-3单抗联用，结果显示已取得显著的临床获益。

6. CD47 是一种细胞表面的糖蛋白分子，属于免疫超家族，在人类细胞上普遍表达，且在许多类型的肿瘤细胞表面过表达。CD47可以与整合素、信号调节蛋白α（signal regulatory protein α，SIRPα）等多种蛋白结合。SIRPα在多种骨髓源性的细胞表面表达，包括巨核细胞、巨噬细胞、中性粒细胞、树突状细胞等。表达CD47的细胞可以通过CD47结合吞噬细胞的SIRPα，并向吞噬细胞传递“Don’t Eat Me”信号，抑制其吞噬功能。相对地，抗体Fc片段与吞噬细胞FcR的结合为吞噬细胞提供了“Eat Me”的信号，促进吞噬。因此，肿瘤细胞高表达CD47可以帮助其逃避非特异性免疫监视，并阻碍APC的抗原提呈过程，影响适应性免疫应答。临床结果显示，AML患者中CD47表达水平的增加提示预后不良。

使用CD47单抗不仅可以阻断“Don’t Eat Me”信号，还可以提供“Eat Me”信号，增强巨噬细胞等对肿瘤细胞的吞噬作用，并充分发挥APC的抗原提呈作用，通过MHC Ⅱ类分子向T细胞呈递肿瘤抗原，激活抗肿瘤的适应性免疫。这一方法的问题是很多正常细胞也表达CD47，但目前的临床前研究较少发现正常细胞因CD47单抗的作用而被吞噬，可能的原因是肿瘤细胞表面CD47远高于正常水平，因此抗体更倾向于介导肿瘤细胞的吞噬。目前已在进行Hu5F9-G4、CC-90002、SRF231等CD47单抗的临床试验，多数用于血液性肿瘤的治疗。结果证实，CD47单抗可以促进巨噬细胞吞噬、M1极化及DC活化等效应，最终增加T细胞效应功能。但这些治疗方法常因肿瘤细胞CD47的脱靶，存在贫血等不良反应。所以，应先以较小的给药剂量治疗，再逐渐增加治疗剂量，可以选择性地清除衰老红细胞，同时保留新生红细胞，明显缓解贫血的副作用。此外，将CD47单抗与其他治疗策略相结合，可以明显增强治疗效果。如CD47联合Trastuzumab治疗HER2阳性的乳腺癌，可以减少肿瘤对Trastuzumab的耐药；CD47联合PD-L1阻断剂可获得优于CD47单药治疗的疗效，同时克服PD-L1的耐药性。

7. 免疫治疗效果的影响因素及肿瘤耐药机制 许多因素可以影响肿瘤对免疫检查点抑制剂的反应性，了解这些影响因素及内在机制有助于开发更有效的免疫治疗药物，纠正肿瘤对药物的耐药性。在考虑这些影响因素时，我们不仅应当考虑肿瘤本身改变引起的耐药，还应从整体上考虑患者的全身性因素。

（1）肿瘤因素

1）肿瘤突变：

A. 肿瘤突变负荷（TMB）：是指特定基因组区域内体细胞非同义突变的个数，通常用每兆碱基中的突变个数来表示（mut/Mb），可以理解为肿瘤中基因突变的总数。TMB 在很大程度上影响了肿瘤遗传及表观遗传的状态，是免疫检查点抑制剂治疗反应性的主要决定因素之一。肿瘤的基因突变与表面抗原的改变密切相关，这些抗原相较于原本的抗原有许多不同之处，在面对免疫细胞的识别时，突变产生的抗原无法引起免疫耐受，因此具有相对更高的免疫原性，可以引起适应性免疫应答，吸引 T 细胞攻击肿瘤。因此 TMB 越高，激活免疫系统时可能引发更有效的免疫清除。全外显子组测序（WES）是 TMB 检测的金标准。但是 WES 价格昂贵，检测时间长，需要新鲜标本，因而应用受限。靶向测序已经成为 WES 的有效替代。黑色素瘤、肺癌、膀胱癌等受环境因素影响相对较大的肿瘤，其发生发展与 DNA 损伤导致的基因突变有关，具有更高的 TMB，因此对免疫检查点抑制剂可以表现出相对更强的反应。黑色素瘤患者的 TMB 分析也显示，有更高 TMB 的患者往往对 Ipilimumab 和 Tremelimumab 反应更高。

B. DNA 错配修复缺陷（dMMR）和微卫星不稳定性（MSI）：是 TMB 的一种发生机制，dMMR 及 MSI 在患者肿瘤中发生越多，肿瘤细胞的突变积累程度便越大，因此 TMB 与 dMMR/MSI 呈正相关。dMMR 与 MSI 相对于 TMB 来说更容易检测，费用也相对更低。MMR 可以通过免疫组化的方法对四个常见的错配修复基因蛋白（MLH1、MSH2、MSH6 和 PMS2）进行检测，如果任一蛋白丢失（表达阴性）即认为是 dMMR；MSI 则可通过 PCR 检测基因组上的 5 个微卫星位点判断 MSI 程度：≥ 2 位点的不稳定为高微卫星不稳定性（MSI-H）；1 个位点不稳定为低微卫星不稳定性（MSI-L）；无位点出现不稳定为微卫星稳定（MSS）。

C. 信号通路异常：肿瘤内部相关致癌相关信号通路的改变和代谢途径的突变也被证明与免疫检查点抑制剂治疗的反应性相关。一些研究表明。PI3K/AKT 途径的激活突变可能与肿瘤细胞 PD-L1 表达增高有关，导致胶质瘤、乳腺癌、前列腺癌、肺癌等肿瘤对免疫检查点抑制剂的抵抗能力增强，如黑色素瘤中 PTEN 丢失可能导致其对 PD-1 抗体的抵抗。此外，激活 Wnt/β- 连环蛋白途径中的突变也可以通过改变 PD-L1 和 PD-L2 在黑色素瘤、乳腺癌、腺样囊性癌和髓母细胞瘤等广泛肿瘤组中的表达来诱导对免疫检查点抑制剂的耐药性。

2）肿瘤微环境

A. 异常的脉管系统：肿瘤微环境中因过度生长、缺氧等原因诱导 VEGF 等促血管生成因子分泌，导致肿瘤内高血管生成率，并且新生血管具有通透性高、扩张度高、迂回、间距异常、周细胞覆盖率低、基底膜结构不规则等特点。这些特点使肿瘤间质呈现高压状态，严重阻碍了免疫细胞的浸润。另外，VEGF 可以诱导内皮细胞表达 PD-L1，进一步减弱免疫细胞的抗肿瘤活性。因此，值得进一步研究联合抗血管生成药物与免疫检查点抑制剂以减少免疫治疗耐药性。

B. 肿瘤相关成纤维细胞（CAF）：对肿瘤免疫治疗的耐药性有双重影响。一方面 CAF 的 TGF-β 通路激活有助于 $CD8^+$T 细胞增殖、巨噬细胞中 M1 ∶ M2 比例升高，促进抗肿瘤免疫；另一方面，CAF 产生的成纤维细胞活化蛋白（fibroblast activation protein，FAP）在胃癌、胰腺癌中抑制 T 细胞抗肿瘤功能，靶向 FAP 亚型可增强肿瘤对免疫检查点抑制剂的反应性。

C. 其他与免疫功能有关的细胞：a. 基质细胞如破骨细胞，在前列腺癌骨转移的过程中诱导骨吸收并释放 TGF-β，减少肿瘤内 Th1 等细胞的活性和数量。转移性脑肿瘤相关的 $STAT3^+$ 反应性星形胶质细胞可以降低 $CD8^+$ T 细胞活性并增强 CD74 小胶质细胞的丰度。b. $CD8^+$T 细胞：在抗肿瘤免疫反应中起到核心的作用。在使用免疫检查点抑制剂治疗前，肿瘤边缘和肿瘤内 $CD8^+$T 细胞的密度越大表示对治疗的反应性越好。c. Treg 细胞：在调节肿瘤免疫中起关键作用。各种肿瘤类型中 Treg 细胞的减少可以引起抗肿瘤免疫反应增强。使用免疫治疗药物同样可作用于 Treg 细胞的 CTLA-4 和 PD-1 位点，导致 Treg 细胞减少，但这种减少可能导致 Treg 细胞补偿性增殖。d. 髓系来源抑制细胞（MDSC）：是肿瘤微环境中免疫抑制性细胞的另一个亚群。MDSC 可通过不同的机制减弱 T 细胞、NK 细胞的活性，并影响 M2 型巨噬细胞分化。e. B 细胞可以对黑色素瘤、肾细胞癌的免疫治疗增敏，但具体机制仍不清楚。

3）微生物成分：最近研究发现，肿瘤内微生物对抗肿瘤免疫反应和对 ICB 的反应具有显著影响。某些肿瘤特异性微生物可影响肿瘤的生长、侵袭、转移，如胰腺癌的生存能力与多种微生物改变免疫微环境有关，包括假单胞菌、链霉菌、糖多孢菌、克劳西芽孢杆菌等。此外，细胞内细菌的抗原肽可以通过肿瘤细胞的 MHC 分子呈递，直接影响抗肿瘤免疫。

（2）全身性因素

1）MHC 多态性：MHC 分子的多态性决定机体 APC 的抗原提呈能力，MHC 的多态性越高，APC 高亲和力提呈的抗原越多。例如，MHC 位点纯合子可导致多态性较低，这类患者对免疫检查点抑制剂的反应性较低。

2）肠道微生物群与相关饮食习惯：肠道微生物群对抗肿瘤免疫治疗反应的影响已经在临床前模型以及黑色素瘤、肾细胞癌和 NSCLC 患者中得到证实。此外，多项研究表明抗生素对免疫检查点抑制剂治疗具有负面影响，可能是因为它们破坏了肠道微生物的多样性。高纤维饮食和运动导致肠道微生物群的多样性增加和短链脂肪酸的富集都与 ICB 治疗后生存率的提高有关。此外，肠道微生物组粪便微生物移植、抗生素和益生菌或饮食改变可以调节患者对免疫治疗的反应性。

3）肥胖：虽然目前大多研究表明肥胖与肿瘤免疫治疗的不良结果相关，但在一些黑色素瘤、NSCLC 患者中，肥胖却可以改善患者对免疫检查点抑制剂的反应性。回顾性分析表明，接受免疫治疗的肥胖黑色素瘤患者（定义为 BMI ＞ $30kg/m^2$）的死亡风险降低近 40%，且这种效应在男性中最为突出。

（三）其他临床应用

1. 抗体 - 药物连接 即利用肿瘤细胞表面表达的特异性抗原，将特异性抗体与治疗性药物连接，这种形式具有传统药物所不具备的特异性和效力。抗体 - 药物连接在前面的抗体优化方案中已经简要提过，本节将从临床应用的角度进行更详细的介绍。

理论上，将药物与特异性抗体相连接即可同时获得药物效应及特异性，但在临床试验中，ADC 常因为免疫原性低、药物效应不足、特异性不足等原因，未取得十分显著的治疗效果。如 Gemtuzumab ozogamicin 于 2000 年获得美国 FDA 批准用于治疗急性髓细胞性白血病，但这种偶联物却在 2010 年因为未能在上市后临床试验中达到疗效目标而退出市场。目前尝试在临床上进一步优化 ADC 的结构，如使用人源化甚至全人缘代替鼠抗以减少免疫原性；使用更高效力的药物以提高攻击肿瘤的能力；采用表达更特异的肿瘤标志物；使用更稳定、在特定环境下可断开的分子间连接等。下面将具体介绍一些抗体 - 药物连接的临床应用。

（1）Brentuximab vedotin：该药物靶向 CD30，以微管阻断剂为效应药物，嵌合抗体 IgG1 为引导物，并用可被蛋白酶切断的肽链连接 ADC，已经于 2011 年由 FDA 批准使用。目前主要用于自体干细胞移植后复发或至少两次既往治疗后复发以及难治性 $CD30^+$ 霍奇金淋巴瘤 / 间变性大细胞淋巴瘤患者。

（2）Ado-trastuzumab emtansine：由曲妥珠单抗和 Mertansine（DM1）组成，后者是一种微管蛋白抑制剂。其基本机制与 Brentuximab vedotin 相似：当曲妥珠单抗与 HER2 结合后，Ado-trastuzumab emtansine 可通过受体介导的内吞和随后的蛋白酶水解消化，使 DM1 在细胞内释放，发挥抗微管生成作用。此外，曲妥珠单抗可阻断 HER2 信号转导，促进 ADCC，并抑制 HER2 细胞外结构域脱落。HER2 阳性的转移性乳腺癌患者分别使用拉帕替尼联合卡培他滨或 Ado-Trastuzumab emtansine 治疗，使用 Ado-Trastuzumab emtansine 治疗的患者无进展生存期相较于使用拉帕替尼联合卡培他滨的患者延长了 3 个月。Ado-Trastuzumab emtansine 最常见的药物不良反应是疲劳、恶心、肌肉骨骼疼痛、血小板减少、头痛、转氨酶水平升高和便秘；罕见的不良反应为严重的肝毒性、肝衰竭及左心室射血分数降低。该药物已于 2013 年批准作为治疗 HER2 阳性转移性乳腺癌患者的单一药物。

（3）其他抗体 - 药物连接

1）Anetumab ravtansine：由靶向肿瘤分化间皮素抗原的抗体，与微管蛋白抑制剂 DM4 通过二硫化合物连接而成。间皮素在健康人体组织中的表达仅限于胸膜、腹膜和心包的间皮细胞，而恶性组织中包括上皮性间皮瘤、胰腺癌、胆管腺癌、胃癌和卵巢癌及非小细胞肺癌等经常过度表达，因此十分适合作为 ADC 的靶点。患者存在的毒副作用主要为角膜炎和神经病变。

2）Inotuzumab ozogamicin：由靶向 CD22 的单克隆抗体与卡奇霉素共价连接而成。CD22 可在大多数 B 细胞恶性疾病中表达，如非霍奇金淋巴瘤、慢性淋巴细胞白血病和急性淋巴细胞白血病。Ⅰ期、Ⅱ期临床试验显示其在淋巴瘤的治疗方面有十分显著的作用。其容易出现的毒副作用是肝功能异常，但一般不严重，在适当的治疗和护理下可以恢复（表 9-5）。

表 9-5　美国 FDA 批准的 ADC

ADC	商品名	适应肿瘤类型	FDA/EMA 批准时间
Gemtuzumab ozogamicin	Mylotarg	成人新诊断的 CD33 阳性急性髓细胞性白血病的单药或合并用药治疗；成人或 2 岁以上小儿复发或难治性急性髓细胞性白血病的单药治疗	2001 年停止使用，2017 年恢复使用
Brentuximab vedotin	Adcetris	成人既往未经治疗的Ⅲ期或Ⅳ期经典霍奇金淋巴瘤；高复发或进展风险经典霍奇金淋巴瘤的造血干细胞移植后巩固治疗；造血干细胞移植失败，或不适合造血干细胞移植、此前至少两种化疗药物无效的经典霍奇金淋巴瘤患者；此前至少两次多药化疗方案失败后的 sALCL 患者；接受过系统治疗的 pcALCL 及蕈样肉芽肿患者	2011 年批准上市
Trastuzumab emtansine	Kadcyla	成人之前接受过曲妥珠单抗治疗的 HER2 阳性、不可切除的局部晚期或转移性乳腺癌。患者需满足：事先接受过局部晚期或转移性疾病的治疗，或在完成辅助治疗期间或 6 个月内出现疾病复发	2013 年批准上市
Inotuzumab ozogamicin	Besponsa	用于成人复发或难治性急性前体 B 细胞白血病患者的单药治疗	2017 年批准上市

3）Sacituzumab govitecan：发挥作用的药物为 SN-38，为一种拓扑异构酶Ⅰ抑制剂。该种 ADC 的靶点是滋养层细胞抗原 2（trophoblast antigen 2，TROP2），通常在胚胎发育过程中由胚胎滋养层细胞表达。此外，它也在表皮、子宫颈外口、食管、舌、尿道、肾脏、胰腺和乳房等健康组织中有少量表达。TROP2 经常在乳腺癌、宫颈癌、结直肠癌等上皮来源的肿瘤中过表达。当 ADC 进入肿瘤微环境中时，低 pH 可以破坏 SN-38 与抗体间的连接，促进药物释放。

4）Trastuzumab deruxtecan（DS-8201a）：是新一代 HER2 靶向 ADC，结构上由人源化抗人 HER2 单抗、可被酶切的肽连接物和拓扑异构酶Ⅰ（Topo Ⅰ）抑制剂组成。DS-8201a 所使用的 Topo Ⅰ抑制剂为喜树碱（camptothecine，CPT）衍生物 DX-8951f。CPT 是一种生物碱，通过氢键插入 Topo Ⅰ和 DNA 组成的复合物，防止 DNA 重新连接，从而导致 DNA 损伤和细胞凋亡。DX-8951f 是一种水溶性的合成 CPT 类似物，与其他 CPT 类似物相比，它表现出更强的 Topo Ⅰ抑制活性和抗肿瘤活性。DS-8201a 通过靶向 HER2 抗体进入肿瘤细胞，再释放细胞毒性物质，在杀伤靶细胞的同时可发挥强大的旁观者效应。2019 年 12 月，美国 FDA 批准 DS-8201a 上市，用于治疗不可切除或晚期 HER2 阳性的乳腺癌（图 9-8）。

2. 双特异性抗体　可依据有无 Fc 区分为有 Fc 区的 IgG 样双特异性抗体片段和非 IgG 样双特异性抗体片段。目前，前者的发展更为成熟，由于其保留了 Fc 片段，具有各种依赖于 Fc 片段的效应功能，如 ADCC、CDC、调理作用等。且 IgG 样双特异性抗体具有更长的半衰期、更高的稳定性和可溶性，因此更具临床治疗潜力。非 IgG 样双特异性抗体多为应用于各种新技术制造的小分子抗体，虽然稳定性不如 IgG 样双特异性抗体，但具有更强的组织穿透能力，更低的免疫原性。因此通过一些手段改造抗体使其获得更长的血清半衰期后，这类抗体可以更好地发挥其优势。相应的改造方法包括利用肽连接物将抗体片段多聚化，与其他分子如人血白蛋白、聚乙二醇（PEG）、HPMA、葡聚连接等方法。

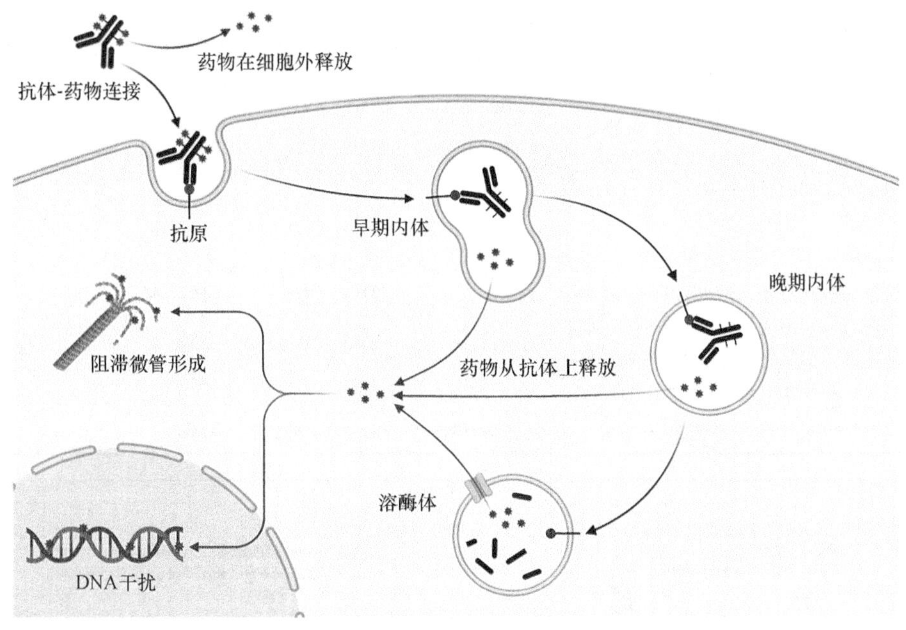

图 9-8 ADC 的作用机制

Catumaxomab 与 Blinatumomab 是两种目前已被批准用于治疗的双特异性抗体。

Catumaxomab 是一种 150kDa 的鼠源性 IgG 样双特异性抗体，由 Fc 区与两个不同抗原的结合臂构成，其中一个靶向 EpCAM 抗原（存在于多种肿瘤细胞的跨膜蛋白），另一个靶向 $CD3^{+}$T 细胞，其设计基本思路为：一方面通过抗原特异性结合臂两端拉近 T 细胞与肿瘤细胞，促进 T 细胞对肿瘤细胞的识别、杀伤；另一方面通过 Fc 片段介导 ADCC、调理作用攻击肿瘤。Catumaxomab 对小鼠前列腺癌的治疗起到了很好的效果，前列腺癌细胞在周围单核细胞、淋巴细胞的作用下裂解。应用 Catumaxomab 治疗恶性腹水，明显延长了患者进行腹腔穿刺术引流腹水的间隔周期。Catumaxomab 最常见的毒副作用是发热、恶心、呕吐、腹痛、淋巴细胞减少，严重不良事件包括出血性糜烂性胃炎、肠梗阻、皮肤感染等。

Blinatumomab 于 2014 年被 FDA 批准用于治疗复发及难治性急性 B 细胞白血病。Blinatumomab 靶向 CD19 和 CD3，其作用机制与 Catumaxomab 类似，可将 T 细胞与 B 细胞淋巴瘤的距离拉近。使用 Blinatumomab 治疗难治性急性 B 细胞白血病，患者的无复发生存率为 78%；复发或难治性 B 细胞白血病患者在连续 7 天静脉输注低剂量 Blinatumomab 后再静脉注射高剂量 Blinatumomab，有 43% 的患者完全治愈。因此，Blinatumomab 在白血病中有着较好的治疗效果。发热、头痛、中性粒细胞减少、外周水肿、便秘和贫血是 Blinatumomab 常见的毒副作用（表 9-6，图 9-9）。

3. 治疗性抗体在影像学上的应用 通过抗体与诊断用放射性物质相连接的方法靶向地将放射性物质运输到特定部位，可减少放射性物质对正常组织的损伤。单域抗体（single-domain antibody，sdAb）是一种结构仅有重链可变区的小分子抗体，具有低免疫原性、高组织穿透率、高血液清除率等特点，相比于一般单克隆抗体其于注射后 2～4 天才能渗透入组织，并且在血液中难以被清除（需要几天到几周不等），sdAb 尤其适用于需要快速结合、快速清除的影像学诊断。例如，应用 68Ga 标记的抗 HER2 的单域抗体诊断乳腺癌患者的 PET/CT 显像过程中，注射后 60～90 分钟可以达到最佳显像效果，很好地显示原发乳腺癌及肿瘤转移；通过 SPECT 分析，运用标记 ^{99m}Tc 的 EGFR 单域抗体，能够在体内检测出 EGFR 过表达的肿瘤。目前仍在研究具有更快排泄速率的小分子免疫球蛋白来进一步减少对健康组织的辐射损伤。

表 9-6 其他非 IgG 样双特异性抗体

抗体结构	结构特点	抗体名	特异位点	适应肿瘤类型	半衰期（h）
BiTE	将两种不同的 ScFv 通过肽段进行连接而获得	Blinatumomab	CD19、CD3	ALL、DLBCL、NHL	＜2
		AMG 330	CD33、CD3	AML	
DART	将一个抗体可变区的 VH 和 VL 序列分别与另一个抗体可变区的 VL 和 VH 序列连接形成	MGD006	CD123、CD3	AML	7～9
		Duvortuxizumab	CD19、CD3	CLL	
TandAb	四价的抗体分子，结构为 Fv1-Fv2-Fv2-Fv1，是由两分子肽链反向配对形成的同源二聚体分子，可以同两种抗原结合，并且每种抗原都有两个结合位点	AFM11	CD19、CD3	NHL、ALL	18.4～22.9
		AFM13	CD30、CD16A	HL	
		AMV-564	CD33、CD3	AML	
TriKe	由 2 个单链抗体和一种细胞因子组成	161533 TriKe	CD16/IL-15/CD33	AML	8～10

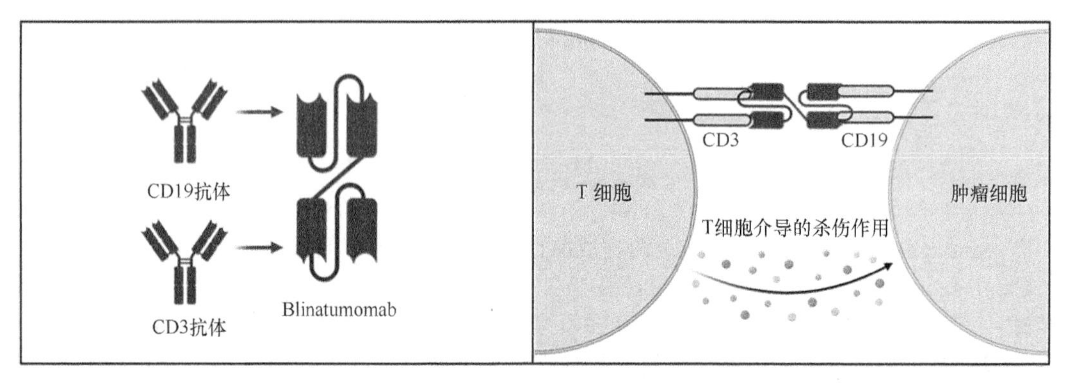

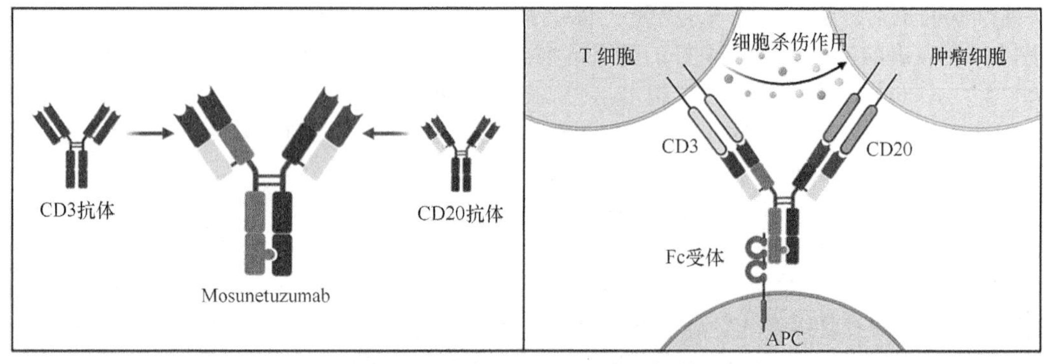

图 9-9 双特异性抗体的作用机制

另一种通过治疗性抗体改善影像学检查的方法是“预靶向成像”（pretargeted imagining）。预靶向成像的核心思想是将抗体结合与放射性显像两个步骤分离：先利用抗体形成在肿瘤上的标记，再直接对肿瘤本身进行放射显像。预靶向的主要分为四步，抗体注射、抗体在肿瘤处的缓慢积累及血液内抗体的清除、注射放射性配体、抗体和放射性配体在体内连接显像及快速清除免疫偶联物。其最大优势在于分别注射放射性核素和免疫球蛋白可有效减少体内放射性物质的循环时间，减少健康组织中放射性同位素的吸收，同时更有利于应用半衰期较短的放射性核素。下面列举目前主要用来进行预靶向的方法。

（1）链霉亲和素 - 生物素：链霉亲和素是由四种单体组成的四聚体蛋白，每种单体都能结合单个生物素，且生物素与链霉亲和素的非共价结合能力十分强，两者的相互作用已被用于多种生物实验和临床检验，因此也可以用于预靶向。预靶向中，生物素与靶向抗体相连接、链霉亲和素与放射性物质相连接。但链霉亲和素四聚体连接放射性物质在循环中存在时间过长，并且人体内原本存有一定量的生物素也会影响效率，故这种设计现已被推翻。一种改进的方法是通过以链霉亲和素为支架进行三步反应，即首先加入带有生物素的抗体，再单独加入足够的链霉亲和素，最后再加入带有生物素的放射性配体。这样的设计不仅可以避免血液中半衰期过长的问题，同时，加入足量的链霉亲和素也可以清除血液中内源性生物素。链霉亲和素以及基于生物素的靶向系统在临床前研究中已被证明十分有效。但仍需注意，链霉亲和素可能引起严重的过敏反应。

（2）双特异性抗体：存在 3 种预靶向系统。第一种具有两种抗原结合位点，一端特异性结合肿瘤相关抗原，另一端结合放射性标记的半抗原，使用一价放射性配体。第二种具有两种抗原结合位点，但使用的是二价放射性配体，相比一价放射性配体，二价配体可以完成抗体之间的交联，从而增加亲和力。最后一种含有三个抗原结合位点，两个抗体臂可以特异性地结合肿瘤抗原，另一个抗体臂则与放射性物质相结合，三者通过二硫键组装在一起。相比于链霉亲和素 - 生物素系统，这种方法引起的过敏反应症状较轻，可以通过抗组胺药和皮质醇类药物减少或消除过敏反应。

课后习题

1. 试述治疗性抗体的基本结构。
2. 试述抗体工程的改造思路。
3. 试述 5 种治疗性抗体在肿瘤治疗领域的应用。
4. ADC 由哪几部分组成？试述几种 ADC 药物及其作用机制。
5. 什么是免疫检查点治疗？试述几种有希望应用于临床的免疫检查点药物及其作用机制，并举出免疫检查点药物的耐药机制。

（胡　海　侯军委　卢　奕　马　莹　郝继辉）

第十章　基于肿瘤新抗原的治疗

一、新抗原简介

传统意义上的疫苗是用于传染病的免疫和预防，这也是20世纪最伟大的医学进步之一。“Vaccines”一词来源于拉丁语“vacca”或“cow”，是指英国医生Edward Jenner制备的原始牛痘疫苗。1796年，Jenner医生从一名感染牛痘的挤奶女工手上脓疱中提取了病毒液体，并用该液体成功接种了一名8岁的健康男孩，此后该男孩获得了对天花病毒的免疫。通过成功接种牛痘疫苗使人类获得免疫的病例开启了现代疫苗接种时代的大门，世界卫生组织于1979年宣布全球范围内消灭了天花病毒。肿瘤疫苗的概念从研发走上临床治疗的历史，已经持续120余年，人类从未停止过对利用疫苗来治疗恶性肿瘤的研究和探索（图10-1）。最早的肿瘤疫苗可追溯到19世纪90年代，William B. Coley用灭活的链球菌（*Streptococcus*）和沙雷菌（*Serratia*）治疗已确诊的肉瘤晚期患者，这项开创性的工作证明在提供充分免疫刺激的情况下，肿瘤特异性表达的抗原可使肿瘤细胞具备免疫原性。1959年Lloyd J. Old利用类似的策略，用卡介苗（Bacillus Calmette-Guérin，BCG）治疗小鼠移植肿瘤。1973年，加拿大学者Ralph M. Steinman发现了树突状细胞具备抗原呈递的潜能，至此揭开了树突状细胞免疫机制及树突状细胞疫苗研究的序幕，为肿瘤细胞的抗原呈递提供了科学基础。Ralph M. Steinman因为发现树突状细胞及其在获得性免疫中的作用而获得2011年诺贝尔生理学或医学奖。20世纪90年代迎来了发现肿瘤相关抗原的黄金年代。1991年，研究者发现了第一个人类肿瘤抗原——黑色素瘤相关抗原1。紧接着MUC1、MAGEA3及HER2等一系列肿瘤抗原被发现，科学家们开始进入肿瘤疫苗的研制与临床试验阶段。2006年，第一个人乳头瘤病毒（HPV）疫苗佳达修（Gardasil®）由美国默克公司研制，得到了美国FDA批准。2009年10月，由葛兰素史克（GSK）研制的第二种HPV疫苗希瑞适（Cervarix®），获得美国FDA的批准并在美国正式上市。2010年，以自体树突状细胞为基础的前列腺癌疫苗Sipuleucel-T（Provenge，普列威）成为美国首个被FDA批准上市的新型治疗性肿瘤疫苗。2017年7月，个性化肿瘤疫苗获得里程碑式突破，美国和德国两个研究团队相继在《自然》杂志发表关于新抗原肿瘤疫苗用于治疗黑色素瘤的Ⅰ期临床研究结果。这两项研究证实了用新抗原研制的肿瘤疫苗可有效激活免疫系统，抗肿瘤疗效显著。这一突破性的进展在学术界引起了极大的轰动，也是第一次在临床上证明了新抗原肿瘤疫苗能够唤醒人体内自带的抗癌武器。2021年，新抗原疫苗又迎来新突破，《自然》发表了黑色素瘤患者接受新抗原疫苗NeoVax的长期临床病例，证实由NeoVax疫苗引发的强大而有效地抑制肿瘤生长的免疫反应能持续长达4年。另外，NeoVax疫苗通过与PD-1抗体的联合治疗，已经在黑色素瘤、肺癌、肾癌、脑瘤等多种实体瘤中进行探索。NeoVax疫苗应用于脑瘤的Ⅰb期临床试验，结果显示中位无进展生存期和总生存期分别达到7.6个月和16.8个月。这是第一次证明疫苗能诱导产生针对肿瘤的免疫细胞，可以从血液流入胶质母细胞瘤中。

尽管现有阶段表现出相对有限的临床进展，但相比目前临床上广泛使用的免疫检查点抑制剂和嵌合抗原受体T细胞，肿瘤疫苗有着独特的优势，如疫苗有可能靶向细胞内抗原集合和从头诱导肿瘤特异性T细胞的响应，使其有可能在将来成为标准抗癌疗法之一。

肿瘤疫苗是将肿瘤组织中或者人体体液中提取的肿瘤相关抗原注射到肿瘤患者体内，激活机体免疫系统消灭肿瘤细胞的特异性免疫反应，以达到控制和治疗肿瘤的目的。根据功效不同，肿瘤疫苗分为预防性疫苗与治疗性疫苗两类：预防性疫苗是癌症的一级和二级预防形式，旨在降低癌症发生、发病率和死亡率。目前市场上有两类预防性肿瘤疫苗，为HBV疫苗和HPV疫苗，这类疫苗已被证明可用于继发于HBV的肝细胞癌和继发于HPV的鳞状细胞癌的一级预防。与预防性疫苗给予健康人群以预防未来疾病不同的是，治疗性疫苗可治疗现有的恶性肿瘤。值得注意的是，对以预防复发或转移性疾病为目的的辅助疫苗被认为是治疗性的，它们被技术指定为三级预防癌症形式。

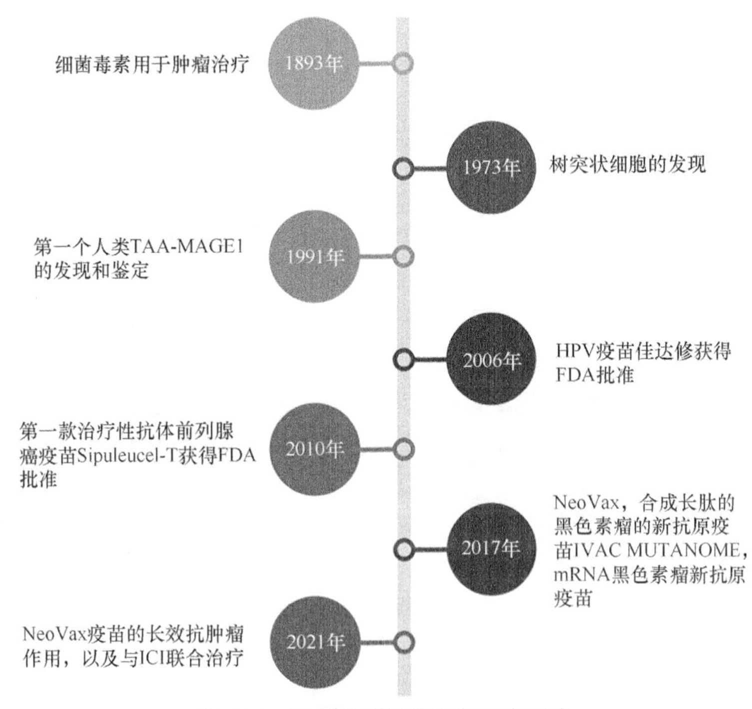

图10-1　肿瘤抗原和疫苗的研究历史

设计治疗性肿瘤疫苗最关键的步骤是要找到正确的抗原（表10-1）。肿瘤抗原在传统上分为肿瘤相关抗原和肿瘤特异性抗原（表10-2）。肿瘤相关抗原是一类同时表达在肿瘤细胞和正常细胞表面的抗原。肿瘤特异性抗原是肿瘤细胞特有而不存在于正常细胞中，包括组织特异性抗原和发育特异性抗原。由于生长的需要，肿瘤细胞可能会在其表面过表达某些抗原，这种表达水平的差异就会给患者一定的"治疗空间"。因此，通过识别并攻击这类抗原也可以达到"多杀敌，少伤己"的效果。

表10-1　治疗性肿瘤疫苗的主要靶向抗原

肿瘤抗原	相关肿瘤类型	抗原类型
HER2/NEU	乳腺癌	过表达
human TERT	多种肿瘤	
p53 WT	多种肿瘤	
survivin	多种肿瘤	
TPD52	多种肿瘤	
CD19	血液恶性肿瘤	
folate receptor-α	卵巢癌	
MAGE-A3	黑色素瘤	
MUC1	多种肿瘤	过表达和蛋白质翻译后修饰（糖基化）
vimentin	多种肿瘤	蛋白质翻译后修饰（瓜氨酸化）
ENO1	肝细胞癌	

续表

肿瘤抗原	相关肿瘤类型	抗原类型
BCAR3	乳腺癌和黑色素瘤	蛋白质翻译后修饰（磷酸化）
ISR2	黑色素瘤	
AIM2	结直肠癌	MSI-H 肿瘤的移码突变
HT001	结直肠癌	
TAF1B	结直肠癌	
Micoryx	结直肠癌	
TGFβR Ⅱ mutant	结直肠癌	
ERVE-4	肾透明细胞癌	人类内源性逆转录病毒（human endogenous retrovirus，hERV）（NCT03354390）
Mutant p53	多种肿瘤	突变
Mutant RAS	多种肿瘤	突变
NY-ESO-1	黑色素瘤	癌 - 睾丸抗原
BAGE	黑色素瘤和其他肿瘤	癌 - 睾丸抗原
PRAME	黑色素瘤和其他肿瘤	癌 - 睾丸抗原
XAGE1B	多种肿瘤	癌 - 睾丸抗原
WT1	多种肿瘤	干细胞抗原
Mesothelin	多种肿瘤	分化抗原
Melan A（also known as MART1）	黑色素瘤	分化抗原
gp100	黑色素瘤	
Tyrosinase	黑色素瘤	
TRP1	黑色素瘤	
TRP2	黑色素瘤	
PAP	前列腺癌	
PSA	前列腺癌	
PSMA	前列腺癌	
Immunoglobulin idiotype	B 细胞白血病 / 淋巴瘤	B 细胞分化抗原
Immunoglobulin κ-chain	B 细胞白血病 / 淋巴瘤	B 细胞分化抗原
Immunoglobulin λ-chain	B 细胞白血病 / 淋巴瘤	B 细胞分化抗原
LMP1	鼻咽癌、B 细胞淋巴瘤、霍奇金淋巴瘤	病毒抗原、疱疹病毒
LMP2	鼻咽癌、B 细胞淋巴瘤、霍奇金淋巴瘤	病毒抗原、疱疹病毒
Tax protein	成人 T 细胞白血病	病毒抗原、人类嗜 T 细胞病毒 1 型（human T-lymphotropic virus type 1，HTLV1）
All viral proteins	肝细胞癌	病毒抗原、乙肝病毒、丙肝病毒
E6	肛门 - 生殖器癌、头颈癌	病毒抗原、乳头瘤病毒
E7	肛门 - 生殖器癌、头颈癌	病毒抗原、乳头瘤病毒
Large T protein	皮肤癌	病毒抗原、默克尔细胞多瘤病毒
Small T protein	皮肤癌	

表 10-2 肿瘤特异性抗原和肿瘤相关抗原的总结

肿瘤相关抗原		肿瘤特异性抗原	
病毒来源抗原	自身基因突变来源抗原	发育特异性抗原	组织特异性抗原
LMP1，LMP2	EGFRvⅢ	WT1	HER2/Neu
HPV E6/E7	$KRAS^{G12C}$	MAGE-A3	MUC1
	$BRAF^{V600E}$	SAGE1	gp100
		NY-ESO-1	

随着测序技术和生物信息学的发展，科学家们发现，肿瘤细胞在快速生长和增殖过程中往往来不及修复DNA复制过程中出现的错误，因此会出现许多新的突变蛋白，而这些新抗原是肿瘤细胞所特有的，可以成为区分癌细胞和正常细胞的理想选择。所以科学家们将其命名为肿瘤新抗原（neoantigen），又称为肿瘤特异性抗原。通俗来说，这类新抗原就像是癌细胞表面的无线电线，使得患者的免疫细胞如T细胞能够像导弹一样自主追踪和精准攻击肿瘤细胞。TSA包括病毒抗原和由体细胞的非同义突变产生的新表位。肿瘤细胞的获得性突变和基因的改变可能引起氨基酸序列的非同义变化，产生偏离“本我”的多肽，可通过以下途径产生。①在DNA复制过程中产生的单核苷酸变异（single nucleotide variation，SNV），没有及时核对和修复；DNA错配修复（MMR）缺陷是造成人类肿瘤基因组不稳定性的主要机制，MMR缺陷的肿瘤积累了大量的体细胞突变。这些突变包括单核苷酸变异和重复序列区域的插入/缺失（insertion/deletion，indel）突变，后者被称为微卫星不稳定性（MSI），一般与肿瘤突变负荷相关。约15%的结直肠癌，高达30%的子宫内膜癌是MSI肿瘤，MSI肿瘤可能是散发的，也可能是遗传性的，如林奇综合征是最常见的遗传性癌症，基于新抗原的肿瘤疫苗正在林奇综合征和晚期散发性MSI结直肠癌的临床试验中进行。发生在微卫星编码区域（coding microsatellite，cMS）的indel突变会引起翻译移码，从而产生独特的移码肽（frameshift peptide，FSP）作为新抗原的主要来源。②内含子保留或非典型外显子-外显子剪接事件在连接点产生新序列。③基因组非编码区、长链非编码RNA（long noncoding RNA，lncRNA）或非编码链的异常转录和翻译。④大规模染色体变化或基因融合事件的水平，不同肿瘤类型中由于基因融合产生的新抗原可以诱导显著的T细胞响应。⑤表观遗传变化促进具有肿瘤特异性的内源性逆转录病毒（endogenous retrovirus，ERV）元件的表达，也可能导致新抗原的产生。⑥多肽加工和转运的异常变化；这类非突变型新抗原的来源也可能是肿瘤新抗原中至关重要的部分。

新抗原疫苗的成功在很大程度上取决于肿瘤突变负荷，逻辑上可以合理地假设TMB高的肿瘤可能具有相应的高数量肿瘤新抗原，可被疫苗靶向，并对免疫检查点抑制剂（ICB）有更好的反应。然而高TMB的发生并不总是与ICB的反应一致。除了肿瘤内在的耐药机制，造成这种差异的其他原因可能直接与新抗原的“质量”有关（图10-2），即新抗原对肿瘤诱导产生辅助性T细胞和（或）杀伤性T细胞反应的能力。新抗原的“质量”包括：①外源度，即衡量新抗原与野生型蛋白质相比的异源性，内源性越强免疫原性越弱，越容易通过机体的免疫耐受清除；②克隆分布，克隆突变导致大多数肿瘤细胞表达新抗原，而低分布的突变更可能在ICB的选择压力下失去表达；③肿瘤的突变状态，相比于乘客基因突变，驱动基因突变更不容易发生逃逸；④主要组织相容性复合体呈递分子的亲和力与表达；⑤T细胞抗原受体（TCR）与主要组织相容性复合体的亲和力。

基于新抗原而非传统TAA的疫苗有几个优点：①新抗原仅由肿瘤细胞表达，因此可以引发真正的肿瘤特异性T细胞响应，从而防止对非肿瘤组织的“脱靶”损伤。②新抗原是源于体细胞突变的新表位，它有可能绕过T细胞对自身表位的中心耐受，从而诱导对肿瘤的免疫反应。此外，这些疫苗增强的新抗原特异性T细胞反应持续存在并提供治疗后免疫记忆的潜力，这为长期预防肿瘤复发提供了可能性。

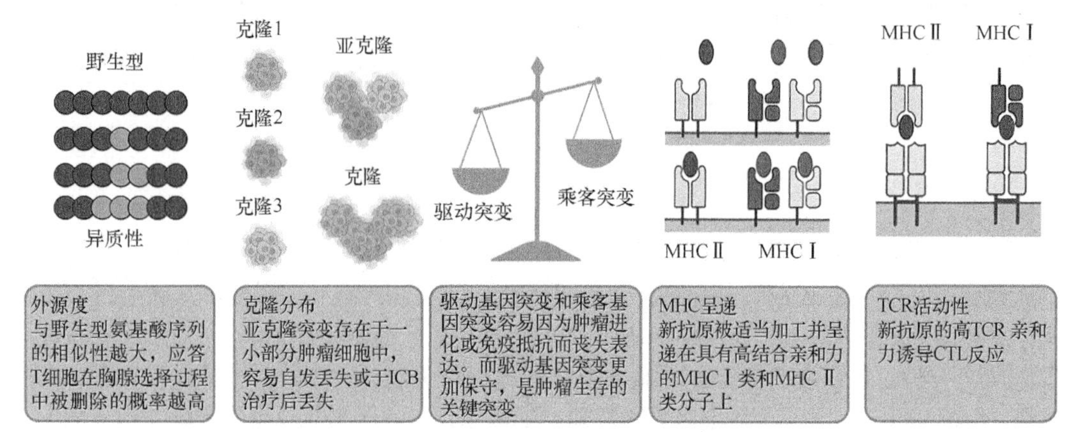

图 10-2 肿瘤抗原的质量

治疗性肿瘤疫苗从抗原表现形式可分为肿瘤细胞、蛋白质或者多肽（TAA、TSA）、RNA 或 DNA 等；引入抗原的佐剂：靶向 DC 的单克隆抗体（如 CD40 抗体）、Toll 样受体（Toll-like receptor，TLR）激动剂、干扰素基因刺激因子（stimulator of interferon gene，STING）配体、集落刺激因子（如 GM-CSF）和皂基类（ISCOMATRIX）；递送系统：油 - 水乳剂（如 Montanide ISA-51 和 Montanide ISA-720）、脂质体、病毒颗粒和纳米颗粒（图 10-3）。治疗性疫苗多用于肿瘤治疗，又可与手术、放疗、化疗等相结合作为肿瘤的辅助治疗。

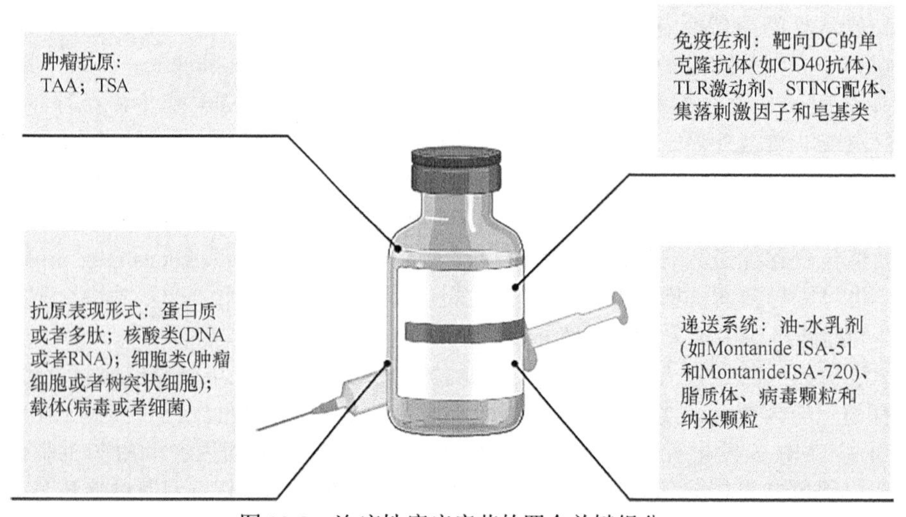

图 10-3 治疗性癌症疫苗的四个关键组分

疫苗又可以分为匿名（未知）抗原或预定义（已知）抗原（图 10-4）。匿名抗原是一类在治疗前未知的抗原，其进一步的分类可以依据抗原装载到抗原呈递细胞的方法和位点，如原位（在肿瘤部位）或者离体（在实验室）。预定义抗原可分为个性化抗原（仅针对每例患者确定）或公共抗原（在许多患者肿瘤中表达）。原位匿名抗原疫苗类似体外疫苗，其发挥功能的方式是在肿瘤部位或附近诱导 APC 募集和肿瘤抗原装载以及激活，以便 APC 可以有效地交叉引发肿瘤反应性 T 细胞应答。原位疫苗接种结合了全谱肿瘤抗原的免疫学益处和现成方法的实用性，可以进行多种类型的肿瘤内给药，包括病毒、模式识别受体激动剂和其他免疫刺激剂。离体匿名抗原疫苗来自被切除的肿瘤细胞（肿瘤切除或者活检），这些细胞裂解后被加工成更具有抗原性的形式，同时与 APC 共定位。注射的肿瘤细胞可能被吸收后递送至自体 APC，或者肿瘤细胞本身会将其抗原呈递给T细胞。研究表明，以自体肿瘤裂解物为基础的疫苗制备方法比共享抗原更有效，并且匿名抗原离体疫苗具有更大地呈现全谱肿瘤抗原的潜力，在诱导全身性肿瘤消退方面已被证明有效。以上所有疫苗都可能诱导针对TSA和TAA的T细胞应答，除了预定义的个性化抗原疫苗，通常都使用TSA。

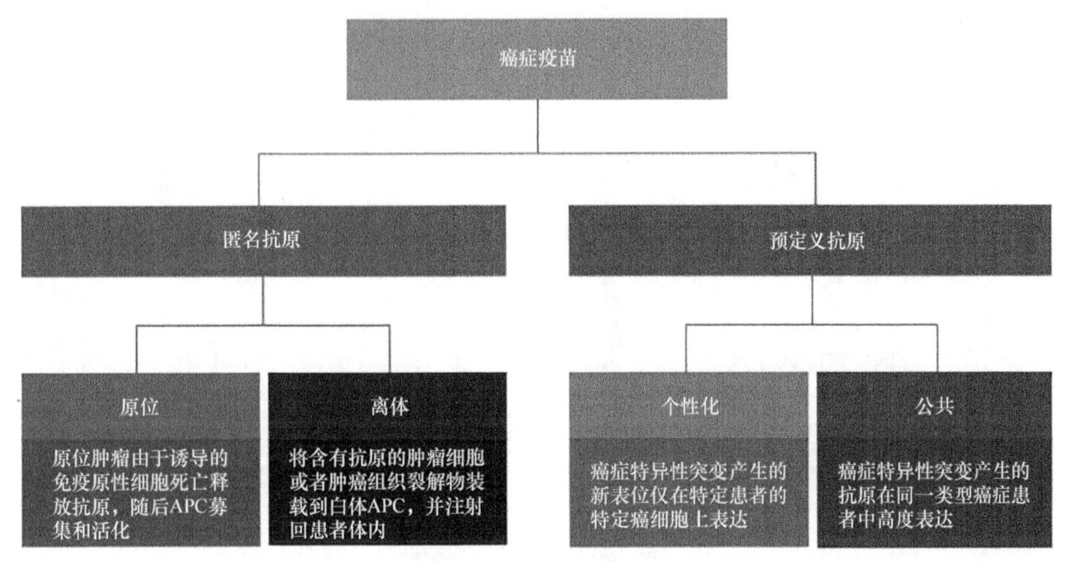

图10-4　癌症疫苗的分类

绝大多数检测到的新抗原是患者特异性的即“私人的”，必须采用个性化的定制方法进行过继细胞输注。由于突变是随机获得的，私人新抗原突变更频繁地发生在肿瘤发生和转移非必需的位点，即乘客基因突变。相比之下，一些重要驱动基因的突变已被证明是“热点”突变，并在多个患者中共享。当患者同时表达共享突变和共享MHC分子，能够在免疫原性背景下呈递编码的新抗原时，这种配对就定义为“公共”新抗原（图10-5）。特征性公共新抗原通常出现在促进肿瘤发生或驱动肿瘤持续生长中起重要作用的基因中（表10-3），如在黑色素瘤中产生组成型增殖驱动的功能获得$BRAF^{V600E}$突变。公共新抗原最常来源于驱动基因。一个突出的例外是肿瘤抑制基因TP53，是细胞周期和DNA修复过程的主协调器。TP53是所有癌症中最常见的突变基因，TP53突变代表至少27种癌症类型。正因如此，在不伴随适应度丧失的情况下，癌细胞可能更难失去或沉默这些靶标。

公共新抗原及其共享的MHC限制已在几种癌症类型中详细阐明，通常是有重叠的MHC Ⅰ和MHC Ⅱ表位。这种表位“嵌套”现象在癌症或生殖系抗原（cancer/germline antigen，CGA）中也有描述（如HLA-A*0201限制性$ESO_{157\text{-}165}$肽和HLA-DPB1*04限制性$ESO_{157\text{-}170}$肽存在重叠现象），可能是同时诱导$CD4^+$和$CD8^+$ T细胞应答的重要手段。已证实肿瘤浸润淋巴细胞反应性的致癌驱动因子中的公共新抗原包括：黑色素瘤中HLA-A*02限制的CDK4 R24C; CML中HLA-A*03限制的BCR/ABL b3a2；黑色素瘤中HLA-A*02：01，HLA-b*27：05，HLA-DRB1*04和HLA-DQB1*03限制的$BRAF^{V600E}$，胰腺癌、结直肠癌和子宫内膜癌中由HLA-C*08和HLA-DRB1*07限制的KRAS G12C/D/V。TP53内编码第175～282位氨基酸的突变热点内存在一系列公共新抗原，包括R248W（结直肠癌中的HLA-a*02; HLA-DRB1*13：01）、R245S（卵巢癌中的HLA-DRB3*0202）、Y220C（结直肠癌中的HLA-a*02; HLA-DRB1*04和卵巢癌中的HLA-DRB3*02：02）和R175H（结直肠癌中的HLA-A*02：01和HLA-DRB1*13：01）。TP53热点突变和氨基酸变化通常影响DNA结合结构域，并破坏TP53感知DNA损伤和协调Mre11/ATM依赖性DNA损伤反应的能力。

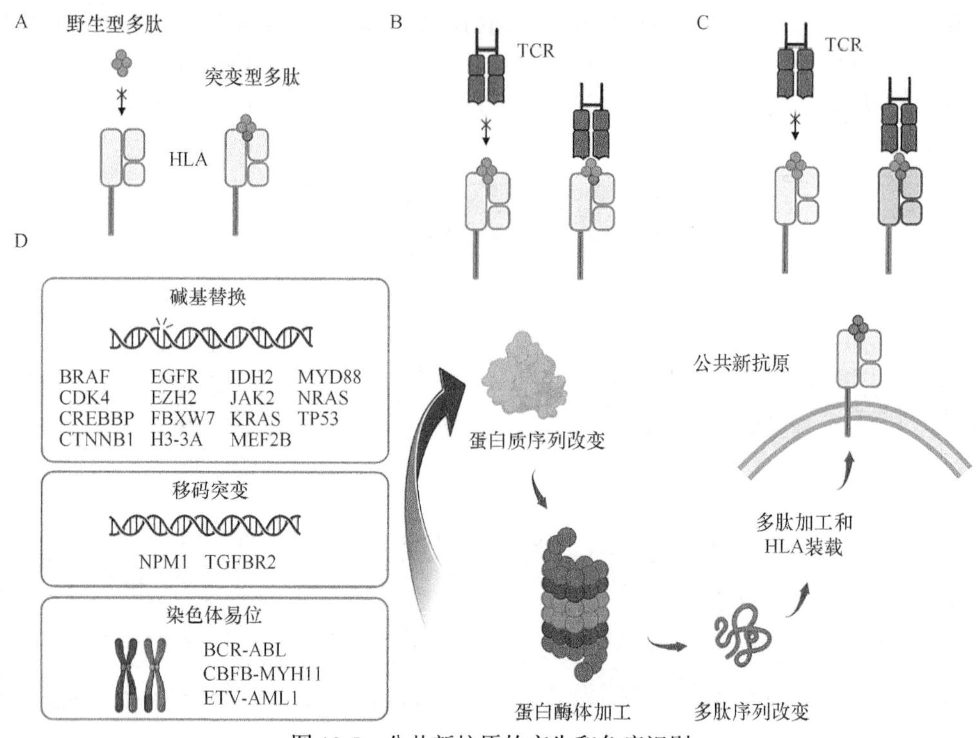

图 10-5　公共新抗原的产生和免疫识别

A. 氨基酸改变使突变多肽在呈递或与 HLA 结合时得到不同的处理，野生型多肽不能结合；B. 突变氨基酸残基与 TCR 的不同接触，可以区分 HLA 内的突变型和野生型多肽；C. 突变型多肽结合构象的变化改变了肽 -HLA-TCR 结合界面的整体结构，使突变型多肽区别于野生型多肽；D. 基因突变使蛋白质的氨基酸序列发生变化。这些序列改变的蛋白质随后被蛋白酶体加工，产生的多肽可被 HLA 在细胞表面加工和呈递

表 10-3　重要的公共新抗原列表

基因	突变位点	HLA	主要肿瘤类型	HLA 频率（%）	突变频率（%）	新抗原频率（%）	肿瘤携带新抗原
BRAF	p.Val600Glu	A*02	黑色素瘤	41.9	43.9	18.4	18000
KRAS	p.Gly12Asp	A*03	胰腺癌	21.7	32.4	7.0	4000
KRAS	p.Gly12Val	A*03：01	肺癌	21.7	6.7	1.5	3000
TP53	p.Arg175His	A*02：01	结直肠癌	41.9	6.5	2.7	4000
KRAS	p.Gly12Asp	A*11：01	胰腺癌	10.8	32.4	3.5	2000
KRAS	p.Gly12Val	B*35	肺癌	11.4	6.7	0.8	1700
HRAS/KRAS/NRAS	p.Gln61Arg	A*01：01	黑色素瘤	23.6	12.4	2.9	2900
KRAS	p.Gly12Val	A*11：01	肺癌	10.8	6.7	0.7	1700
BRAF	p.Val600Glu	B*27：05	黑色素瘤	4.8	43.9	2.1	2100
KRAS	p.Gly12Asp	C*08：02	胰腺癌	7.5	32.4	2.4	1400

靶向公共新抗原的效果可以通过特定人群中突变 / 氨基酸替换的频率和限制人类白细胞抗原等位基因的表达频率来确定。例如，约 10% 的胰腺癌患者中 KRAS G12D 是可靶向的，并且在美国最常见的癌症类型（结直肠癌、肾癌、肺癌、子宫内膜癌和宫颈癌）中，在 HLA-A*03 背景下呈现的 G12D 突变型多肽在约 1% 的患者中是可靶向的，数值上等同于许多特定的小分子抑制剂治疗。此外，由于公共新抗原比患者特异性新抗原更容易克隆表达，并且它们通常是影响肿瘤适

应性所必需的蛋白质，抗原丢失导致的肿瘤逃逸出现的可能性相对较低。重要的是，已报告公共和私人新抗原可能会发生在相同的肿瘤内，因此公共新抗原可以使用与个性化新抗原相同的治疗方式进行靶向治疗。

截至2021年9月30日，在国际临床试验注册平台上注册的新抗原疫苗相关的临床试验共220项。其中，美国105项（居首位），中国39项（位列第二）。在适应证方面，主要集中在肺癌（19.5%）、黑色素瘤（13.6%）、结直肠癌（11.8%）、胰腺癌（10.5%）、乳腺癌（9.1%）等实体瘤。在疫苗类型方面，46项临床试验采用的是多肽/蛋白质疫苗，其次是树突状细胞疫苗（16项）和核酸疫苗（DNA疫苗19项，mRNA疫苗20项）。在研究进展方面，大部分（174项）的临床试验仍处于Ⅰ期或Ⅱ期，只有少数几项进入Ⅲ期。

二、新抗原的预测、发现和鉴定

1988年Etienne D. Plaen等首次描述了来源于3-甲基胆蒽（3-methylcholanthrene，MCA）诱导核苷酸突变的小鼠模型中，单核苷酸变异的多肽具备免疫原性。1994年，Ofer Mandelboim及其同事纯化了一种来源于与小鼠Lewis肺癌细胞（LLC）表面HLA分子结合的突变跨膜蛋白（Connexin37）的八肽。同一团队研究显示突变Connexin37的合成多肽免疫小鼠可以诱导抗肿瘤杀伤性T细胞，保护小鼠免受自发性肿瘤转移和降低肿瘤负荷。此后，一系列开创性的研究在小鼠模型和人类中发现多个其他错义突变的基因产物可以编码CTL识别的多肽，如黑色素瘤患者中CDK4突变产物和异常表达内含子-外显子边界的突变多肽。紫外线（UV）诱变导致核糖体蛋白L9中的L49H氨基酸突变会刺激特异性$CD4^+$T细胞的应答。

Volker Lennerz等进行的一项特别全面的研究报告了针对突变抗原的CTL在控制转移性黑色素瘤中的潜在作用，这些研究者从一名多次疾病复发转移性黑色素瘤5年幸存者体内采集肿瘤和血液样本，对不同时间点T细胞应答的分析显示，最显性和持久的应答是靶向错义突变的蛋白（“错义新抗原”），不太强烈的应答是靶向过表达和选择性表达的自身抗原。而且，这些T细胞的细胞毒性是针对来源于这些基因的突变而非野生型多肽。其他研究者发现，在一些肿瘤中可以通过移码插入或缺失（由于DNA错配修复缺陷引起微卫星不稳定性）产生长的、全新的氨基酸延伸链（新型开放阅读框或“neoORFs”），也可以被患者的T细胞识别。与这些发现一致，另外一项研究表明黑色素瘤细胞中的移码突变是用于过继细胞转移治疗的肿瘤浸润T细胞克隆的主要靶标，经治疗1例患者的多发性转移性黑色素瘤病灶几乎完全消退。这些研究表明，移码突变（不受中心耐受的影响）产生的neoORFs诱导了高度特异性的抗肿瘤免疫，因而作为疫苗抗原具有很高的价值。

这些开创性的发现是通过相对费力的cDNA文库合成、测序和筛选实现的，但随着技术的进步和新一代高通量全基因组和全外显子组测序的运营成本大大降低，促进了新抗原预测和检测的爆发。通过全外显子组和全基因组测序对人类肿瘤进行的初步分析，这些方法可以检测到大量（数十至数百个）非同义突变。John C. Castle等的研究使用全外显子组测序方法，首次在小鼠B16F10黑色素瘤模型中直接证实靶向新抗原介导的抗肿瘤作用的证据，确定了563个表达的新抗原，并使用覆盖50个候选物的长肽对小鼠进行免疫，多肽疫苗的免疫可扩增新抗原特异性细胞并控制肿瘤生长。随后，Hirokazu Matsushita等证实了在$Rag2^{-/-}$小鼠中生长的经MCA处理的d42m1肉瘤细胞，保证在肿瘤发生过程中不受任何T细胞免疫编辑的影响，当该肿瘤移植到野生型小鼠中基于针对spectrin-b2获得性突变抗原的T细胞应答而被抑制生长。该方法随后应用于临床。这些开创性研究证实，在TIL中新抗原特异性T细胞优于黑色素瘤分化抗原应答T细胞，可以观察到$CD4^+$和$CD8^+$新抗原特异性T细胞应答，并且个体黑色素瘤患者通常表现出对少量患者特异性突变的应答。该方法的扩展允许应用在黑色素瘤、肺癌、结直肠癌、鳞状细胞癌、淋巴瘤、胃癌、卵巢癌和一些血液恶性肿瘤——尽管通常在病例研究或小型队列研究中。综上所述，这些重要的

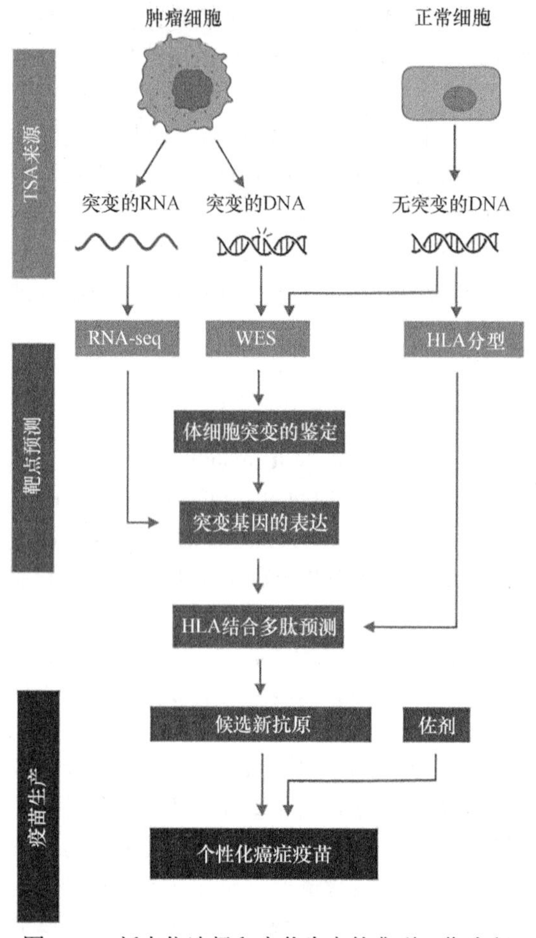

图 10-6　新表位选择和疫苗生产的典型工作流程

概念验证研究证明了在广泛的癌症中治疗性靶向突变型多肽新抗原的效用。

个体化新抗原疫苗以基因测序为基础，针对每位患者不同突变位点的、包含多个位点的、个体化的“高级定制”疫苗。与传统疫苗相比，个体化新抗原疫苗最大的优势是，传统疫苗受 HLA 和抗原表达的双重限制，适用疫苗的患者受限；而个体化新抗原疫苗是针对每位患者肿瘤组织突变抗原“量身定制”的疫苗，即使仍受患者 HLA 限制性的影响，但能保证每位患者的特定疫苗，最大限度地纳入肿瘤患者，激发自体免疫系统对肿瘤细胞进行攻击，能够让更多的患者通过个体化的治疗长期获益。新抗原癌症疫苗制备的 4 个基本步骤是获取肿瘤组织和正常细胞、预测肿瘤新抗原、确定新表位和制备疫苗（图 10-6）。随着新抗原筛选技术的日趋成熟，已经有多种新抗原疫苗进入了临床试验阶段，在已经开展的个体化新抗原疫苗临床试验中，涉及实体肿瘤的超过 40 种，包括黑色素瘤、脑胶质瘤、肺癌、膀胱癌、胰腺癌、肝癌、卵巢癌等。因此，目前预测候选新抗原的过程主要包括三个部分：①使用全基因组测序（WGS）、全外显子组测序（WES）或 RNA-seq 识别肿瘤特异性突变；②预测 MHC 类型，被人类称为 HLA 和新抗原呈递；③选择最优的候选新抗原。迄今为止，基于计算算法的新抗原发现管道和治疗性癌症疫苗研究中优先使用的管道有几个共同点。目前还没有关于计算预测的通用管道或系统指南，越来越多的生物信息工具正在开发和改进，以提高这一过程每一步的准确性和效率。表 10-4 整合了新抗原预测中使用的软件工具、数据库和其他资源。

来自泛癌的数据分析显示尽管在某些癌症中 TMB 较高，但据估计在特定肿瘤中，仅 0%～5% 的潜在新抗原序列可产生具有免疫原性的新抗原肽。多肽类新抗原已成为肿瘤免疫治疗的一种公认且有效的方法，因此针对患者来源的特异性新抗原，能够准确识别和优先考虑免疫原性的能力（和技术）至关重要。目前，预测的新抗原可以通过计算机分析比较健康组织和肿瘤 DNA 测序数据获得，或通过直接捕获和分析肿瘤细胞表面的 MHC Ⅰ / Ⅱ配体获得。为了识别肿瘤特异性的体细胞突变，从患者身上采集肿瘤活检样本和非肿瘤组织样本（通常是外周血单个核细胞），以进行肿瘤和种系 DNA 的全外显子组测序。另外，RNA 测序提供了关于突变基因表达和进一步确认突变的有效信息。根据肿瘤类型，通常可以识别出大量肿瘤特异性突变；然而，并非所有突变都会导致新表位被免疫系统识别，这是由于 HLA 的限制。已知 HLA-A、HLA-B、HLA-C 等位基因共有 16 000 多个，因此在预测潜在的免疫原表位时，需要考虑 HLA 分型。用计算方法预测 MHC Ⅰ 结合表位，与 HLA 有较强亲和力（IC_{50} < 150nmol/L）的多肽被认为更有可能诱导 $CD8^+$ T 细胞应答。仅基于结合亲和力数据的表位预测本身并不能提供肿瘤细胞和（或）APC 表面 MHC Ⅰ 蛋白将呈递哪些内源性加工肽的信息及有效诱导的 $CD8^+$ T 细胞应答。目前各种预测 MHC Ⅰ 呈递表位的各种计算方法已被开发，包括利用液相色谱 - 质谱（LC-MS）进一步改进预测算法。尽管这些算法能够开发出基于新抗原的疫苗，但通过整合内源性肽处理和呈递规则，不断对其进行优化，以便能够更精确地预测通过 MHC Ⅰ 蛋白呈递至细胞表面的可能性最高的新表位。迄今为

止，表位预测方法主要集中在与 MHC Ⅰ结合的表位上；与 MHC Ⅱ结合的表位预测要落后得多。MHC Ⅰ肽结合槽有闭合的末端，定义了肽表位的位置，8～11 个氨基酸长度的多肽呈递给 $CD8^+$ T 细胞。相比之下，MHC Ⅱ多肽结合槽是开放的末端，这赋予了结合和呈递可变长度多肽的能力。多肽侧翼区域与 MHC Ⅱ核心结合可以影响多肽的结合，此外多肽可以与多个不同的 MHC Ⅱ结合，总之，MHC Ⅱ肽结合的特征使免疫原性的鉴定复杂化。迄今为止除一项研究外，特异性 MHC Ⅱ结合新表位尚未纳入新抗原疫苗的临床试验研究。其他免疫因素也可能影响疫苗介导的 $CD4^+$ T 细胞应答的主导地位，如 DC 亚群的差异，后者可以促进 $CD4^+$ T 细胞活化，或者通过抗原交叉呈递诱导 $CD8^+$ T 细胞应答。然而，科学家们已经致力于开发更好的工具来预测这些表位，了解协调抗肿瘤免疫 $CD4^+$ T 细胞的功能，并且通过其经典的辅助功能，在产生和维持 $CD8^+$ T 细胞应答中具有至关重要的作用。MS 的使用使研究者能够根据从 MHC 蛋白洗脱的多肽中开发出改进的预测算法。特别是特异性单等位基因 HLA 表达细胞系更好地结合了内源性抗原处理和呈递过程，适用于算法的训练。这些基于 MS 的算法可以通过增加 HLA 等位基因的数量来进一步优化。然而，还需要其他研究来提高对可能影响新抗原表达、呈递和免疫原性等因素的认识。数据表明，整合肽结合凹槽内突变残基位置的信息有助于新抗原的发现。除了计算方法之外，诱导新抗原特异性免疫反应的另一种方法是使用肿瘤裂解物。自体 APC，通常是 DC，可以从患者体内分离出来，暴露于肿瘤裂解物中，然后再注射回患者体内，目的是刺激对 TAA 或新抗原的免疫反应。这种方法避开了鉴定患者特异性新抗原所需的测序和计算分析。缺点是 TAA 不太可能具有免疫原性，此外由于非免疫原性自身抗原的丰度较高，也可能降低相关新表位刺激免疫反应的能力。

值得注意的是，肿瘤样本通常是异质的，包含不同水平的健康基质和免疫细胞浸润。因此，低频亚克隆 SNV 可能难以可靠地诱导免疫反应。此外，具有高度瘤内异质性的肿瘤可能需要多次合并活检以获得完整的克隆覆盖。增强亚克隆变异或富含基质样本检测的生物信息学工具包括 MuTect2 和 Strelka。在对体细胞变异进行记载的同时，通常还会通过 Optitype 或 HLAScan 来确定患者 HLA- 单倍型，以便获得可应用的肽：MHC（p：MHC）特异性结合参数，并收集 RNA-seq 数据，以验证包含变异的序列是否实际转录以及转录水平。因为一些突变位点已被证明是沉默的，而且有证据表明，MHC Ⅰ环境中的肽呈现与转录本丰度相关。

2019 年，随着用于 HLA 配体组谱分析的单等位基因 HLA 表达系统的创建，HLA- Ⅱ预测取得了卓越的进展，称为“标记等位基因结构的单等位基因纯化系统”（mono-allelic purification with tagged allele construct，MAPTAC）。该系统提供了通过 MS 识别单个 HLA 等位基因的多肽结合基序的能力，包括＞ 40 个 HLA- Ⅱ类等位基因，可用于训练基于机器学习的新预测算法 neonmhc2 能够识别 MHC Ⅱ呈递表位。在 2019 年发表的另一项研究中提到 MixMHC2pred，它采用类似的基于 MS 的方法结合基序去卷积和注释来训练机器学习预测算法。根据免疫表位数据库（immune epitope database，IEDB）的肽结合亲和力数据开发的 MHC Ⅱ结合表位预测算法 NetMHCIIpan 于 2020 年更新，包括了使用 MS 衍生的 MHC Ⅱ蛋白洗脱肽数据培训的 NNAlign_MA 算法。其他工具如 NetMHCStab 和 MHCFlurry 有助于预测大多数已知的Ⅰ类和Ⅱ类。另外额外的数据过滤系统用于蛋白酶体处理（NetChop）和酶处理（MHC Ⅰ的 PapRoc 和 MHC Ⅱ的 pepcleecd4）的评估。包含尽可能多的这些过滤管道往往能给出最准确的预测，即哪些假定的新抗原将被证明是免疫原性的。TruNeo 管道完全包含和差异权重涉及多个因素：MHC Ⅰ结合亲和力、蛋白酶体 C 端切割、TAP 运输效率、RNA-seq 表达丰度、克隆异质性和 HLA 等位基因特异性杂合性的丢失，能避免被非肿瘤表达的 MHC 限制的新抗原假阳性，要优于单纯基于 MHC 结合亲和力算法的分析。这些工作强调了目前的重点是增强诱导肿瘤特异性 $CD4^+$ T 细胞应答，以提高治疗性癌症疫苗的有效性。尽管预测算法正在持续进行改进，如前所述，额外的因素会影响预测表位的最终免疫原性。这些因素包括基因表达、RNA 剪接、蛋白酶体加工，更重要的是 MHC 的肽装载和呈递。此外，与病原体来源表位相似的新抗原序列可表现出增强的免疫原性，可能是因为它们可以更好地与自身表位区分而被 T 细胞识别。更好地理解这些因素对于优化基于新抗原治疗的免疫原性非常重要，将这些变量纳入计算算法将有助于设计更有效的治疗性 T 细胞疫苗。

作为计算序列预测的替代方法或与之协同的方法，LC-MS 可用于直接整合肿瘤细胞的“免疫多肽组”或“配体组”。该技术最初的局限性之一是需要大量的起始材料（约 10^8 个细胞或 1g 肿瘤样本），需要依赖自体细胞系，这可能会导致体外表现模式与体内表现模式的偏差。最近，LC-MS 的改进已经允许从 0.1g 肿瘤物质中检测配体。通常，p：MHC 通过免疫沉淀从细胞或肿瘤裂解物中捕获，然后通过酸化洗脱肽进行 LC-MS。与传统的全蛋白质组学分析不同，传统的全蛋白质组学分析中，蛋白质被胰蛋白酶消化，所有的肽只剩下基本的 C 端残基，而洗脱的肽不经过酶处理，因此具备生物化学上的多样性。这可能会使 LC 的溯源性出现偏差，因为所有氨基酸侧链的均匀二甲基化会增加肽的疏水性，并可以增加 2 倍的肽检测深度。通常情况下，假定的配体组候选比计算过滤中最初检测到的配体多得多，因为通常呈递的整个多肽组都能被捕获。因此，LC-MS 检测可能有些低效和费力，Bassani Sternberg 等鉴定了 95 000 个洗脱肽，其中只有 11 个是候选突变序列，4 个被证明是具有免疫原性的。本研究还能够表征来自 MDA 和 CGA 的抗原，但这些表达通常也能从 RNA-seq 数据分析中捕获。LC-MS 检测到的候选新抗原与计算预测中匹配的新抗原进行比较，可以增强每个新抗原的预测能力，而且重要的是，配体组数据提供了关于包含氨基酸取代的最小肽表位的信息，从而摒弃了广泛的表位定位的需要。此外，已经开发了配体组肽定位的专门工具，如 SpectMHC。有趣的是，一些低预测的 MHC 结合亲和力的表位，特别是从 TP53 中提取的 R175H 新抗原，被 LC-MS 配体组捕获作为它们真实呈现的重要确认，并可能暗示基于 LC-MS 的方法不太可能通过假阴性错误排除候选新抗原。LC-MS 方法还揭示了肿瘤配体的性质可以受到肿瘤微环境中免疫活性的影响。Stina L. Wickström 等发现，来自切除肿瘤的配体验证肽只在体外用 IFN-γ 处理后于患者匹配的肿瘤细胞系上表达。IFN-γ 在调节多肽加工机制的表达、增加 ERAP-1 的表达以及从正常 b2 蛋白酶体原亚基的表达转向 b1 和 b5 亚基的表达方面具有明显的作用，b1 和 b5 亚基是主要表达在 APC 中的免疫蛋白酶体的典型成分。因此，在产生 IFN-γ 的充满活性 T 细胞的“热”肿瘤内环境中的配体可能无法在体外被自体细胞系完全反应，这是新抗原验证的一个重要考虑因素。

表 10-4　新抗原预测中使用的部分软件、数据库和其他资源

工具分类	功能和案例
比对	DNA：Bwa-mem；RNA：STAR，HISAT2
测序数据质量控制	Picard，FastQC，RSeQC，MultiQC（note that MultiQC supports an extensive list of additional QC tools）
Variant callers	SNV/Indel：MuTect，Strelka，VarScan2，SomaticSniper，Shimmer，VarDict，deepSNV，EBCall Structural variants：Pindel，Manta，Lumpy Fusions：STAR-Fusion，Pizzly，SOAPfuse，JAFFA，ChimPipe，GFusion，INTEGRATE
Variant call format（VCF）manipulation	Vt decompose，GATK（e.g.，SelectVariants，CombineVariants，LeftAlignAndTrimVariants）
突变体注释	Variant Effect Predictor（VEP）（SNV/Indel），AGFusion（RNA fusions），bam-readcount，VAtools
基因或转录本丰度预估	StringTie，Kallisto
HLA 分型	Class Ⅰ：Optitype，Polysolver Class Ⅰ and Ⅱ：Athlates，HLAreporter，HLAminer，HLAscan，HLA-VBSeq，PHLAT，seq2HLA，xHLA
多肽处理	Proteasome cleavage：NetChop20S，NetChopCterm，ProteaSMM，PAProC（Class Ⅰ），PepCleaveCD4（Class Ⅱ） TAP transport efficiency：（no specific tool name）
MHC 结合预测	Class Ⅰ predictors：SMM，SMMPMBEC，Pickpocket，NetMHC，NetMHCpan，NetMHCcons，MHCflurry，MHCnuggets，MHCSeqNet，EDGE Class Ⅱ predictors：SMMAlign，NNAlign，ProPred，NetMHCII and NetMHCIIpan，TEPITOPE，TEPITOPEpan，RANKPEP，MultiRTA，OWA-PSSM

续表

工具分类	功能和案例
新抗原优先级管道	pVACtools，Vaxrank，MuPeXI，TIminer，Neoepiscope，TSNAD，EpiToolKit，NeoepitopePred，TepiTool（IEDB），ScanNeo，CloudNeo，NeoPredPipe
多肽的生成和传递	pVACtools（pVACvector），Vaxrank（manufacturability）
TCR 组库分析	LymAnalyzer，MiXCR，MIGEC，pRESTO，TRUST，TraCeR，VDJtools，VDJviz，ImmunoSEQ，GLIPH
免疫细胞图谱解	CIBERSORT，TIMER，quanTIseq，immunophenogram，MCPcounter，ssGSEA

三、新抗原疫苗

治疗性癌症疫苗应用领域的一大挑战是确保疫苗组分输送到机体适当位置，无论是肿瘤近端次级淋巴样器官还是肿瘤免疫微环境。肿瘤的解剖位置、肿瘤免疫微环境、疫苗的作用机制和疫苗成分的生化特性都需要经过综合考虑，才能确定最合适的给药平台或体系。抗原通过各种途径（静脉、肌内、皮下或皮内）进入引流淋巴结中 DC 的抗原加工途径。新抗原疫苗成功的关键决定因素：①抗原类型（MHC Ⅰ或 MHC Ⅱ限制性）；②抗原剂量；③所使用的佐剂；④给药途径。到目前为止，令人满意的肿瘤新抗原来源包括 DNA、RNA 和人工合成长多肽（synthetic long peptide，SLP）。每一种都可以产生强大的 T 细胞反应和抗肿瘤的治疗效果（图 10-7），具体如下。

（一）DNA 疫苗

DNA 疫苗易于制造，携带内置的佐剂，与 RNA 和多肽疫苗一样，代表了肿瘤相关抗原的浓缩形式但在 DC 交叉呈递之前需要额外的转录和翻译步骤（图 10-7）。当通过肌内注射联合电穿孔以相对较高的剂量给药时，DNA 疫苗驱动充分的抗原加工和呈递以诱导 $CD4^+$ T 细胞和 $CD8^+$ T 细胞应答方面是最高效的。针对 HPV-16/HPV-18 的 E6 和 E7 癌基因的 DNA 疫苗已证实对癌变前高级别宫颈上皮内瘤变患者的临床预防疗效。根据临床试验的数据，在未接种疫苗的安慰剂对照组患者中 30.6% 的患者病灶自行消退，49.5% 接种疫苗的患者病灶完全消失。最近，一种合成的 DNA 抗原疫苗被证明在小鼠肿瘤模型中引起与抗肿瘤免疫相关的主要 $CD8^+$ T 细胞应答。对于 $CD8^+$ T 细胞诱导，另一个有趣的创新是使用编码特异性抗原和趋化因子 CCL3 的融合 DNA，诱导针对 HIV-1 的 $CD8^+$ T 细胞反应。进一步使 DNA 编码趋化因子遗传信息，以增强对 DC 亚群的靶向性，促进 T 细胞和抗体的选择性反应，这一技术最近被批准应用于新表位特异性疫苗。

（二）RNA 疫苗

与 DNA 疫苗类似，RNA 疫苗的生产相对简单，并可以内置佐剂。然而，与 DNA 疫苗不同，RNA 疫苗不需要转录，因而距离蛋白抗原表达和 MHC 分子的加工和呈递更进一步。RNA 疫苗既可以直接注射到淋巴结内，也可以以脂质体、纳米颗粒为载体直接静脉注射。黑色素瘤患者给予淋巴结内直接给药的方式，导入编码 10 种个体化新抗原的 mRNA 疫苗后，所有患者均产生针对多个疫苗新表位的 T 细胞应答。在 2 例患者接种疫苗后切除的转移灶中，证实了疫苗诱导的 T 细胞浸润和新表位特异性杀伤自体肿瘤细胞的现象。接种疫苗后，转移事件的发生率显著降低，延长了患者的无进展生存期。5 例转移性疾病患者中有 2 例出现了与疫苗相关的客观缓解。其中 1 例患者的晚期复发是由于 β2M 缺陷型黑色素瘤细胞的生长（一种获得性耐药的机制）。1 例患者对疫苗联合 ICB 治疗产生了完全缓解。这项研究表明，个体突变可以被制成疫苗，从而为癌症患者的个性化免疫治疗开辟了一条道路。Lipoplex（一种阳离子脂质体）颗粒负载编码新抗原 RNA 经静脉注射后，可以选择性地进入脾脏和全身淋巴结并在 DC 中表达，在 3 例晚期黑色素瘤患者中，此类疫苗的接种促进 IFN-α 的表达和强烈的抗原特异性 T 细胞反应，RNA-LPX 疫苗生产迅速且成本低廉，而且几乎任何肿瘤抗原都可以由 RNA 编码，在体内可以同时调动先天免疫和适应性免疫，未来这种纳米颗粒的 RNA 免疫治疗方法可能是一种普遍适用的新型肿瘤免疫治疗方法。

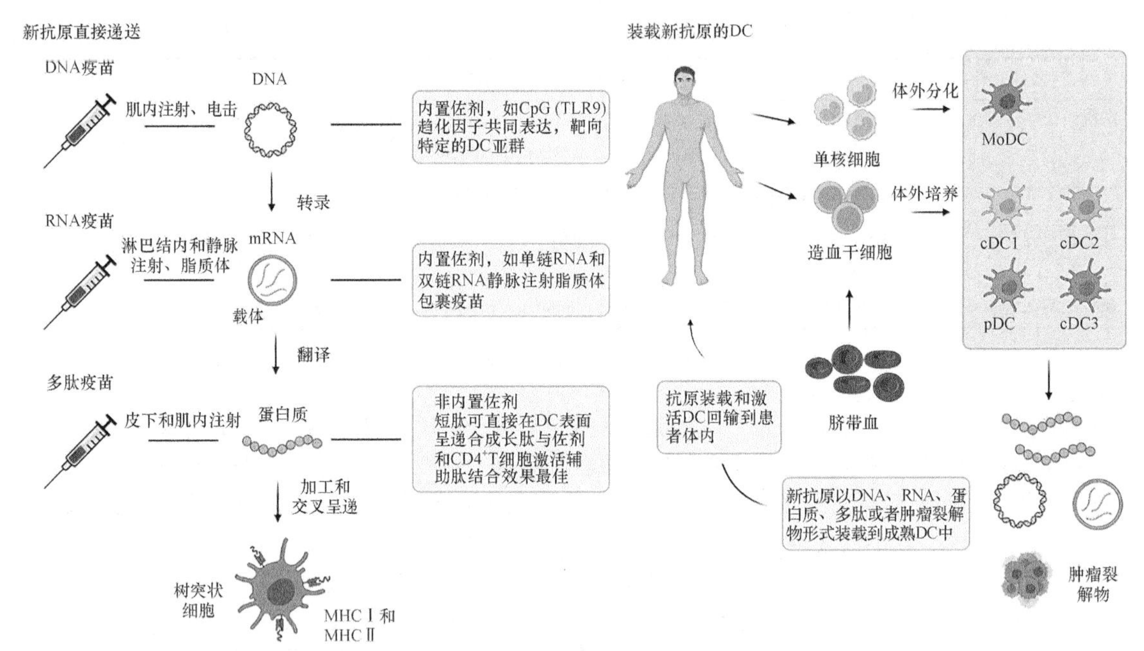

图 10-7　癌症疫苗递送的总结

无论是共用抗原还是新抗原，都可以通过基于抗原的癌症疫苗直接递送，配以所需的佐剂，直接通过皮下、肌内、淋巴结内或静脉给药。与 RNA 疫苗相比，DNA 疫苗呈现在树突状细胞（DC）上之前需要更多的加工步骤，而多肽疫苗的加工途径最短。然而，与多肽疫苗相比，DNA 和 RNA 疫苗更适合递送 MHC Ⅰ呈递的抗原。而且，DNA 疫苗可以直接在注射部位电穿孔，而 RNA 疫苗可能用新开发的纳米颗粒如阳离子脂质体静脉递送，将疫苗递送至淋巴结驻留的 DC。单核细胞来源的 DC（MoDC）可以由患者来源的单核细胞或特定的 DC 亚群产生，如传统的 DC1（cDC1）、cDC2、cDC3 亚群和浆细胞样 DC（pDC），由造血干细胞（HSC）分化而来，或从患者外周血或脐带血中分离。这些被加载肿瘤相关抗原的 DC 回输到患者体内

另一款 RNA-LPX 疫苗由四种黑色素瘤相关抗原（NY-ESO-1、MAGE-A3、酪氨酸酶和 TPTE）构成，在 PD1 耐药患者中 RNA-LPX 与 ICB 的联合治疗诱导了持久的部分临床应答相关和强烈 T 细胞应答（Lipo-MERIT，NCT02410733），提示 RNA-LPX 疫苗接种是一种有效的免疫疗法，非突变共享肿瘤抗原可作为癌症疫苗接种的靶点应用于经 ICB 治疗患者。Heidegger 等将核酸识别模式受体 RIG-I 免疫刺激序列的 RNA 与 ICB 的 CTLA-4 抗体联合使用，可增加小鼠黑色素瘤模型的抗肿瘤疗效，新型联合免疫治疗可能为增强个体化抗癌疫苗诱导的新抗原特异性 T 细胞活性提供了一种新策略。CLDN6 是在某些实体癌上表达的靶标，一种针对嵌合抗原受体（CAR）特异性 T 细胞靶标的 RNA 疫苗被证明能够增强 CLDN6 的 CAR-T 细胞扩增。这些结果表明，适当的疫苗接种可以克服对肿瘤抗原的免疫耐受，甚至增加其他细胞治疗的效果。

（三）SLP 疫苗

最初，基于多肽的癌症疫苗通常由精确的 MHC Ⅰ结合短肽组成。尽管这些疫苗产生了强大的 T 细胞反应，当它们与矿物油佐剂 Montanide ISA-51 VG 和 TLR9 配体、CpG 7909 联合使用时，T 细胞反应不是最优响应。可能有如下几个原因，短肽可以与所有表达 MHC Ⅰ细胞（均为有核细胞）上的 MHC Ⅰ进行外源性结合，而只有 DC 表达的共刺激分子才是正常 T 细胞反应所需要的。在小鼠中发现短肽在没有适当共刺激和佐剂的情况下可诱导全身抗原呈递。相反，SLP 疫苗接种仅在疫苗引流的淋巴结中导致 DC 集中的抗原呈递。实际上，25～35 个氨基酸的 SLP 必须通过一个加工步骤，只有特异的 APC 如 DC 才能完成，从而确保 MHC Ⅰ上的最佳抗原呈递。高效诱导 $CD8^+$ T 细胞效应和记忆反应需要特异性的 $CD4^+$ T 细胞辅助。在不完全弗氏佐剂（incomplete Freund's adjuvant，IFA）中以高剂量配制的短精确 MHC Ⅰ结合肽（而非 SLP）的呈现可能导致 T 细胞在疫苗注射部位累积，而疫苗部位 T 细胞因为缺乏共刺激分子和 $CD4^+$ T 细胞的辅助会出现

死亡的倾向。然而，在IFA患者中使用SLP疫苗在HPV-16诱导的癌前病变和恶性肿瘤中均获得了稳定且持久的T细胞应答，展现出有前景的临床疗效。同样，在含poly-ICLC或CpG的IFA乳剂中，针对NY-ESO-1的SLP疫苗可诱导强烈的$CD4^+$ T细胞和$CD8^+$ T细胞应答。有趣的是，在最近一项黑色素瘤患者的临床试验中，接种Montanide ISA-51中的短肽与脂多糖（TLR4配体）或poly-ICLC和破伤风衍生的T细胞辅助多肽混合，不会导致疫苗接种位点中的T细胞死亡。与之前的小鼠研究相比，这一非预期观察结果的原因推测为疫苗剂量的差异、TLR配体驱动的免疫激活和破伤风肽对$CD4^+$辅助细胞的诱导。这些结果不仅强调了选择正确佐剂的重要性，而且强调了$CD4^+$ T细胞帮助产生$CD8^+$ T细胞应答的重要性。SLP疫苗与RNA疫苗一样，已成功在癌症中对基于突变的新抗原和共享肿瘤相关抗原诱导产生$CD4^+$ T细胞和$CD8^+$ T细胞的应答，并显示出临床活性。在治疗HPV-16诱导的癌前病变时，针对致癌蛋白E6和E7的SLP疫苗作为单药治疗显示出一定的临床有效性。最后，尽管很少有临床研究系统地对比不同的给药部位和剂量，但Montanide佐剂对多肽的有效给药涉及皮下途径和肌内途径。

（四）DC疫苗

DC疫苗是指从血液中分离或培养的DC，通过不同方法装载抗原并激活。一般相关抗原装载有如下途径：TAA或新抗原对应的多肽直接冲击DC；mRNA电穿孔法（TriMix DC）；慢病毒转导，如对肿瘤-DC有反应的自分化髓源性抗原呈递细胞（self-differentiated myeloid-derived antigen presenting cell reactive against tumours-DC，SMART-DC）；与肿瘤细胞融合或与全肿瘤裂解液体外孵育。DC疫苗可以经皮内、皮下或静脉注射。多肽冲击DC也被用来启动新抗原特异性$CD8^+$ T细胞，以拓宽黑色素瘤新抗原特异性T细胞的广度和多样性。

用肿瘤裂解物脉冲DC治疗复发性卵巢癌患者，无论是单独使用，还是联合贝伐珠单抗，联合或不联合低剂量环磷酰胺，均可诱导新抗原特异性$CD8^+$ T细胞应答，并增强治疗前检测到的一些新抗原特异性应答。在治疗后，体外证据显示T细胞对自体肿瘤细胞或DC呈递的肿瘤抗原有反应的患者，其PFS相对于没有这种抗肿瘤反应的患者有所改善。此外，抗肿瘤T细胞应答者的2年OS为100%，而无应答者的2年OS为25%。与贝伐珠单抗和低剂量环磷酰胺联合治疗相比，在治疗中加入疫苗也能改善OS（2年OS为78%，历史对照组为44%，$P = 0.046$）。与贝伐珠单抗和疫苗同时给予低剂量环磷酰胺可显著改善OS（$P = 0.012$）。这些发现表明，肿瘤裂解物疫苗疗法可以诱导抗肿瘤T细胞应答，包括新抗原特异性$CD8^+$ T细胞应答。因此，基于肿瘤裂解物的方法和（或）通过APC传递抗原的方法值得进一步探索。此外，在个性化的新抗原疫苗设计和制造中，基于肿瘤裂解物的疫苗可能被用作启动疫苗。

重要的是，在小鼠模型中，像APC一样直接启动T细胞，注射的DC也作为抗原供体细胞，将抗原转移到内源性交叉呈递的DC中。大多数临床试验使用离体分化的单核细胞来源的DC进行疫苗接种，主要是因为直到现在尚不能获得其他更相关的足以接种的DC亚群数量。然而，单核细胞来源的DC并不具有其他DC亚群可用的共刺激分子和抗原交叉呈递机制的全部库，各种DC子集专门执行独特的功能。虽然这些功能并不相互排斥，但传统的1型DC（cDC1）亚群已被证明在交叉呈递和$CD8^+$ T细胞活化时更优，而cDC2亚群被公认为能够启动$CD4^+$ T细胞。因此，尚不清楚单独或联合使用其他DC亚群（DC1s、DC2s、DC3s和浆细胞样DC）是否会将DC在疫苗中的作用转向APC或抗原供体细胞，以及这将如何影响疫苗免疫效果。培养系统的重要提升将允许从脐带血和成人外周血单个核细胞来源的干细胞中生成大量所需的DC亚群用于临床研究（图10-7）。未来来源于这些培养系统的DC亚群将有助于确定DC疫苗在引起治疗性抗肿瘤反应方面的真实潜力。

（五）非抗原特异性的原位疫苗

肿瘤的局部免疫环境可以被广泛激活以诱导肿瘤细胞死亡，通过使用原位疫苗（*in situ* vaccine，ISV）促进肿瘤抗原的可用性（表10-5）。与传统疫苗（选择、纯化或制备抗原并注射到患者体内）相反，原位方法通过从死亡或濒死肿瘤细胞中获取抗原的释放，在肿瘤免疫微环境中产生疫苗。目前已经将ISV纳入癌症疫苗谱中，因为ISV满足了疫苗的基本要求，即将抗原递送至肿瘤浸润的DC以激发适应性T细胞应答。现在人们认识到，肿瘤细胞的内在耐药性和局部或全身免疫抑制（外在）机制在很大程度上损害了癌症疫苗的有效性。ICB（如CTLA-4、PD1和PDL1抗体）等免疫疗法克服耐药性的实施有效改善了癌症治疗，大幅度增加了缓解率，甚至可能治愈。治疗性癌症疫苗正在重新成为提高缓解率和生存率的方法，尤其是与ICB联合使用。

尽管疫苗在临床上取得了一些成功，但基于抗原的疫苗尤其是新抗原疫苗，属于资源密集型的生产工艺，无法涵盖整个免疫原性表位，且存在对新出现肿瘤表位无效的概率等缺点。另外，ISV是抗原激动剂类药物，不是针对单个突变组定制的，而是旨在改善内源性抗肿瘤反应。ISV的作用机制是通过刺激APC上的先天性免疫PRR或其他活化受体从而激活原位免疫细胞，诱导免疫原性细胞死亡ICD，增强抗原呈递并使T细胞启动和（或）记忆T细胞活化。此外，ISV可能靶向局部和远端部位的肿瘤细胞（远位效应）。通常ISV本身作为激活PRR的激动剂如TLR和STING。获批的激活PRR的ISV，包括BCG疫苗，可激活TLR2和TLR4，应用于非肌层浸润性膀胱癌。Imiquimod（咪喹莫特）是一种合成的TLR7和TLR8激动剂，用于治疗浅表型基底细胞癌和转运性黑色素瘤。fms样酪氨酸激酶3配体（FLT3L）和CD40受体激动剂或CD40激活剂等药物可分别通过改善DC动员和增殖实现杀伤肿瘤细胞和恢复对ICB的敏感性。虽然FLT3L单药治疗没有临床收益，但将FLT3L与其他治疗策略联合使用展现了具有前景的疗效。

溶瘤病毒是最近被归类为ISV类，可诱导局部和远端的抗肿瘤免疫。它们可以通过基因或化学方式表达免疫调节剂，如细胞因子、抗体和共刺激因子。溶瘤病毒诱导的ICD释放肿瘤相关抗原包括新抗原，并促进新抗原特异性T细胞的活化。TVec是FDA批准用于治疗晚期黑色素瘤的第一种也是唯一一种溶瘤病毒疗法，目前研究聚焦在其作为联合疗法可增加临床收益。正在开发用于溶瘤病毒治疗的其他病毒包括柯萨奇病毒、新城疫病毒、腺病毒、1型脊髓灰质炎病毒、呼肠孤病毒、牛痘、麻疹病毒和流感病毒。立体定向放疗是另一种ISV方法，允许将放射线精确聚焦在肿瘤靶点，以诱导ICD并促进抗肿瘤反应。目前关于TLR和STING激动剂、重组人FLT3L、CD40抗体、TVec和放疗作为ISV的临床研究总结见表10-5。

免疫激活细胞因子（如GM-CSF、IL-12、IL-15和IL-2）对增强有效抗肿瘤T细胞和NK细胞应答具有直接或间接重要性，可作为有前景的ISV，尤其是肿瘤内给药时。选择性靶向抗肿瘤淋巴细胞上IL-2R的激动剂NKTR-214和ALKS 4230目前正在临床试验中。细胞因子的新型递送方式也在探索中，如使用质粒IL-12和GM-CSF的DNA电穿孔方法、生物可降解微球包裹IL-2和IL-12的方法或腺病毒载体在肿瘤内递送某些细胞因子（IL-2）。实体瘤内分别编码IL-12（MEDI1191）和OX40L（一种促进T细胞活化的共刺激蛋白，NCT03323398）或与mRNA编码的IL-23和IL-36γ（NCT03739931）联合编码的肿瘤内mRNA疫苗正在实体瘤的临床试验中。总体而言，ISV可能是安全的非特异性模式，脱靶毒性较低。它们有可能引起自发免疫应答（自身接种），同时增加对其他免疫治疗（如ICB）的反应性。

（六）个性化新抗原疫苗

个性化新抗原疫苗的重要临床试验见表10-6。第一个临床试验使用了自体DC疫苗的接种策略。3例既往使用伊匹单抗治疗的Ⅲ期黑色素瘤患者接种了编码患者特异性肿瘤新表位的HLA-A*02:01特异性多肽和黑色素瘤相关抗原gp100的三种多肽。疫苗的接种诱导了$CD8^+$T细胞应答和多种TCR，这项研究首次揭示了新抗原的治疗性接种可以增加T细胞反应的多样性和广度。在接种疫苗之前，就可以检测到新抗原应答T细胞，这表明除了诱导新生应答，也增强了现有的新抗原特异性T细胞应答。

表 10-5 原位疫苗的临床试验总结

受体	激动剂	临床试验注册号	给药路径	治疗	肿瘤类型
TLR 和 STING 激动剂					
RIG-I/MDA5 和 TLR3	poly-ICLC	NCT02423863	IT + IM	poly-ICLC + PD1 或 PDL1 单抗	黑色素瘤，头颈癌，肉瘤，非黑色素瘤皮肤癌
		NCT02643303	IT + IM	poly-ICLC + CTLA-4 和 PDL1 单抗	晚期，可测量的，可活检的癌症
TLR4	Glucopyranosyl lipid A（G100）	NCT02501473	IT	G100 + Pembrolizumab	低级滤泡性非霍奇金淋巴瘤
		NCT03915678	IT	G100 + Atezolizumab + Radiotherapy	多种实体瘤
		NCT02406781	IT	G100 + Pembrolizumab + Cyclophosphamide	肉瘤
TLR7/8	NKTR-262	NCT03435640	IT	NKTR-262 + NKTR-214（CD122 激动剂）+ Nivolumab	多种肿瘤
TLR9	CpG ODN SD-101	NCT02927964	IT	Radiotherapy + SD-101+Ibrutinib	淋巴瘤
		NCT02521870	IT	SD-101 + Pembrolizumab	黑色素瘤和头颈癌
	（VLP）封装 -TLR9 激动剂 CMP-001	NCT03084640	SC	CMP-001 + Pembrolizumab	黑色素瘤
		NCT03618641	SC + IT	CMP-001 + Nivolumab	黑色素瘤
		NCT02680184	IT	CMP-001 ± Pembrolizumab	黑色素瘤
		NCT03983668	IT	CMP-001 ± Pembrolizumab	复发性或难治性淋巴瘤
		NCT03438318	SC + IT	CMP-001 + Atezolizumab ± Radiotherapy	非小细胞肺癌
		NCT03507699	SC + IT	CMP-001 + Nivolumab + Ipilimumab ± Radiotherapy	肝脏转移的转移性结直肠癌
STING	MK-1454	NCT03010176	IT	MK-1454 ± Pembrolizumab	实体瘤和淋巴瘤
	E7766	NCT04109092	IT	Monotherapy	膀胱癌
	ADU-S100	NCT03937141	IV	ADU-S100 + Pembrolizumab	头颈癌
		NCT03172936	IT	ADU-S100 + PD1 单抗	实体瘤和淋巴瘤
		NCT02675439	IT	ADU-S100 + Ipilimumab	实体瘤和淋巴瘤
	BMS-986301	NCT03956680	ND	BMS-986301 + Nivolumab + Ipilimumab	晚期实体瘤
	SB-11285	NCT04096638	IV	SB-11285 ± Nivolumab	晚期实体瘤
FLT3L 和 CD40 激动剂					
rhFLT3L	CDX-301	NCT02129075	SC	poly-ICLC+CDX-1401 ± CDX-301	Ⅱ B～Ⅳ期黑色素瘤
		NCT03789097	ND	CDX-301 + poly-ICLC + Pembrolizumab + Radiotherapy	非霍奇金淋巴瘤，转移性乳腺癌，头颈鳞状细胞癌
		NCT01976585	IT	CDX-301 + poly-ICLC	低级 B 淋巴细胞瘤
		NCT02839265	SC	CDX-301 + SBRT	非小细胞肺癌

续表

受体	激动剂	临床试验注册号	给药路径	治疗	肿瘤类型
对抗 CD40 抗体	APX005M	NCT02482168	IV	单一疗法	多种实体瘤
	CDX-1140	NCT03329950	ND	CDX-1140 ± CDX-301（rhFLT3L）± Pembrolizumab	多种肿瘤
	SEA-CD40	NCT02376699	IV 或 SC	SEA-CD40 + Pembrolizumab + Chemotherapy	实体瘤和淋巴瘤
溶瘤病毒，T-Vec					
修饰 HSV-1	T-Vec	NCT02263508	IT	Tvec ± Pembrolizumab	黑色素瘤
		NCT03802604	IT	Tvec + Atezolizumab	乳腺癌
		NCT03256344	IT	Tvec + Atezolizumab	乳腺癌和结直肠癌
		NCT02509507	IT	Tvec + Pembrolizumab	多种肿瘤
		NCT04185311	IT	Tvec + Nivolumab + Ipilimumab	乳腺癌
立体定向放疗					
	NA	NCT0348012	NA	SRS + Atezolizumab	转移性乳腺癌并转移至脑部
	NA	NCT03807765	NA	SRS + Nivolumab	转移性乳腺癌并转移至脑部
SBRT	NA	NCT01896271	NA	SBRT + IL-2	肾透明细胞癌

注：IM. 肌内注射；IT. 肿瘤内注射；SC. 皮下注射；IV. 静脉注射；NA. 不适用；ND. 未公布。

表 10-6　个性化新抗原疫苗的重要临床试验

临床试验注册号	分期	肿瘤类型	疫苗类型	主要贡献
NCT00683670	Ⅰ	晚期黑色素瘤	DC	提供了新抗原疫苗可以诱导 T 细胞反应的概念证明
NeoVax（NCT01970358）	Ⅰ/Ⅰb	切除的高危Ⅲ/Ⅳ期黑色素瘤	多肽	新抗原多肽疫苗可诱导 $CD4^+$ 和 $CD8^+$ T 细胞应答，并可与 ICB 联合治疗
IVAC MUTANOME（NCT02035956）	Ⅰ	NY-ESO-1 阳性和（或）酪氨酸酶阳性的Ⅲ/Ⅳ期黑色素瘤	mRNA	编码 TAA 和新抗原的 mRNA 疫苗可诱导 $CD4^+$ 和 $CD8^+$ T 细胞应答，并可与 ICB 联合治疗
NeoVax（NCT02287428）	Ⅰ/Ⅰb	MGMT 启动子非甲基化的脑胶质细胞瘤	多肽	证明新抗原疫苗能在低突变负荷的免疫"冷"肿瘤中诱导 $CD4^+$ 和 $CD8^+$ T 细胞的反应
GAPVAC（NCT02149225）	Ⅰ	脑胶质细胞瘤	多肽	证明多肽的 TAA 或者新抗原疫苗能在低突变负荷的免疫"冷"肿瘤中诱导 $CD4^+$ 和 $CD8^+$ T 细胞的反应

在另一项个性化新抗原疫苗的Ⅰ期试验中，4 例既往高危的Ⅲ期黑色素瘤患者和 2 名初始手术治疗后的Ⅳ期黑色素瘤患者接受了基于多肽的疫苗（NeoVax）的治疗。NeoVax 疫苗由多达 20 种不同的长肽（15～30 个聚合物）组成，配以佐剂 poly-ICLC（一种 TLR3 激动剂，由羧甲基纤维素、聚肌苷 - 聚胞酸和聚赖氨酸双链 RNA 组成）。在接种后诱导了以前未检测到的新抗原特异性 $CD4^+$ 和 $CD8^+$ T 细胞，其中 $CD4^+$ T 细胞应答占更大比例。这些 T 细胞群具有多功能性，接种后新抗原特异性 $CD4^+$ T 细胞的转录谱显示出 Th1 细胞因子、效应因子和记忆程序。在接种疫苗后，25 个月（范围 20～32 个月）的中位随访时间内，4 例Ⅲ期黑色素瘤患者仍然无疾病进展。两名Ⅳ期患者在最后一次疫苗接种后的几个月内疾病复发，随后接受帕博利珠单抗治疗，两名患者的转移瘤完全消退，抗肿瘤 T 细胞反应显著扩大。这一观察结果强调了联合疗法在改善疫苗诱导的 T 细胞应答方面的潜力。

在一项Ⅰ期研究中，由编码黑色素瘤公共抗原 [NY-ESO-1 和（或）酪氨酸酶] 的 mRNA 和个性化新抗原多肽组成的疫苗（GM-CSF 和 poly-ICLC 作为佐剂）在 13 例Ⅲ期或Ⅳ期黑色素瘤患者中进行了测试。接种后的 T 细胞谱系分析显示，患者血液中产生新抗原特异性细胞因子的 $CD8^+$ T 细胞，包括中枢记忆（T_{CM}）和效应记忆（T_{EM}）细胞群。与前面提到的 NeoVax 临床试验的反应相似，$CD4^+$ T 细胞的反应比 $CD8^+$ T 细胞的反应更强烈。在 2 例切除肿瘤患者中发现了新抗原特异性肿瘤浸润淋巴细胞。总之，这些来自黑色素瘤患者的研究发现证明了个体化新抗原疫苗可以在治疗环境中诱导肿瘤特异性 T 细胞应答的概念。最近，基于新抗原的疫苗已经在胶质母细胞瘤患者中进行了研究。胶质母细胞瘤是一种典型的低突变负荷的癌症类型，通常被认为是免疫上的"冷"肿瘤。在一项Ⅰ/Ⅰb 期试验中，涉及 10 例患有 MGMT 启动子 - 未甲基化的胶质母细胞瘤的患者，在标准手术切除和放疗后使用基于个性化长肽疫苗 NeoVax（poly-ICLC 作为佐剂）。8 例接种疫苗的患者中有 6 例还接受了地塞米松治疗脑水肿，这在一定程度上妨碍了疫苗的免疫原性。然而，在未接受地塞米松的 2 例接种疫苗的患者中，外周血中检测到新抗原特异性 $CD4^+$ T 细胞和 $CD8^+$ T 细胞应答，接种后观察到颅内肿瘤中 T 细胞数量显著增加。对其中 1 例患者肿瘤相关 T 细胞的转录组学分析显示，除了 $CD4^+$ 和 $CD8^+$ T 细胞中的细胞毒性特征外，免疫检查点抑制性受体（包括 TIM-3、LAG-3、TIGIT 和 CTLA-4）的表达也有不同程度的变化。TCR 重建发现治疗后颅内肿瘤中存在 4 个新抗原特异性 $CD4^+$ T 细胞和 2 个新抗原特异性 $CD8^+$ T 细胞克隆型。在 GAPVAC-101 Ⅰ期试验中，胶质母细胞瘤患者在手术切除和替莫唑胺放化疗后接受肽类疫苗接种（GM-CSF 和 poly-ICLC 作为佐剂），同时接受替莫唑胺维持治疗。疫苗接种方案由两部分组成，第一部分 APVAC1 涉及多达 7 个 MHC Ⅰ结合多肽和来自未突变的胶质母细胞瘤相关抗原的 MHC Ⅱ结合多肽，第二部分 APVAC2 涉及患者特异性新抗原（通常是 2 个）。APVAC1 中包含未突变的胶质母细胞瘤相关抗原在多个细胞亚群中诱导 $CD8^+$ T 细胞产生应答，包括那些具有中央记忆表型的细胞亚群。APVAC2 中的新抗原主要诱导 $CD4^+$ T 细胞的多功能和 Th1 细胞极化反应。在 1 例患者复发后切除的肿瘤组织中发现了 APVAC1 疫苗诱导的胶质母细胞瘤相关抗原特异性 $CD4^+$ T 细胞，这表明疫苗诱导的 T 细胞具有运输进入肿瘤组织的能力。尽管在两项涉及胶质母细胞瘤患者的研究中都没有看到疫苗能带来明确的临床收益，但两项研究的证据显示新抗原疫苗可以在突变负荷低的免疫“冷”肿瘤中产生肿瘤浸润性 T 细胞应答，这支持了未来优化新抗原疫苗治疗这类肿瘤的进一步研究。总之，这些初步研究为新抗原为基础的个体化癌症疫苗的免疫原性和治疗潜力提供了重要的基础。然而，在长期存活的患者中，新抗原特异性记忆 T 细胞的诱导和持久性的程度仍有待确定，对这些记忆 T 细胞群进行更深入的表型和功能分析，可以为了解接种后诱导的记忆 T 细胞亚群的重要性，特别是为它们消除残余肿瘤细胞的潜力提供科学依据。

（七）新抗原疫苗的作用机制

疫苗诱导的免疫应答在传染病预防性疫苗中已经进行了广泛和深入的研究，疫苗接种的免疫学机制及其对疫苗介导的预防传染性微生物的意义也有深厚的理解。在癌症背景下，刺激肿瘤特异性免疫应答面临着独特的挑战，可能限制治疗性疫苗的疗效。疫苗开发和优化策略通常涉及不同递送平台、佐剂、给药途径、异源初免 - 加强策略和抗原融合的适宜性，所有这些都可能影响诱导免疫反应的性质。治疗性癌症疫苗的关键因素是疫苗设计、制造、给药和诱导抗肿瘤 T 细胞反应的速度有多快。候选疫苗平台包括多肽、RNA、DNA、DC 和病毒载体，实际上多个平台有望用于开发个性化癌症疫苗，并可在此基础上进行改进。

免疫接种后引起的免疫级联反应迅速开始于先天性免疫反应的诱导和 APC 对抗原的吸收，从而引发淋巴结中的 T 细胞反应。抗原特异性 T 细胞反应经历一个扩张阶段，在抗原清除之后是一个收缩阶段，最终产生小数量的长效记忆 T 细胞（图 10-8）。启动免疫可能是至关重要的，因为引起的初始 T 细胞反应的表型和大小可以决定疫苗引起的记忆 T 细胞种群的后续“增强”。这一考虑是相关的，因为加强免疫可能需要确保充分诱导新抗原特异性 T 细胞反应。事实上，重复抗原刺激有可能持续影响记忆 $CD8^+$ T 细胞的基因表达和功能图谱。与预防疫苗类似，治疗性疫苗启动和增强免疫的时机应该被仔细考虑，任何联合治疗的时机也应该被仔细考虑，因为这些因素都可以影响产生的 T 细胞表型。此外，不同类型的肿瘤可能需要不同的辅助治疗，以适应其不同的免疫微环境。$CD8^+$ T 细胞反应的质量和大小受到许多因素的影响，从而形成具有独特解剖分布和功能能力的可变记忆 T 细胞群。在癌症的背景下，诱导有效的新抗原特异性 T 细胞反应可能受到外周耐受性机制的影响，这是 Treg 细胞介导的抑制或 DC 启动的 T 细胞耐受。理论上，通过治疗性疫苗接种诱导的记忆 T 细胞应该在肿瘤清除后长期存在，因此可能有助于预防未来的肿瘤复发（图 10-8）。因此，疫苗接种后形成的记忆 T 细胞群需要在临床前模型中进行研究，最好是在癌症患者中进行研究。

人体内存在多种记忆 T 细胞亚群，包括 T_{CM}、T_{EM}、T_{RM} 和 T_{PM} 细胞群。T_{CM} 细胞虽然在血液中有一定程度的循环，但与继发性淋巴组织的定位密切相关。T_{CM} 细胞具有强大的增殖能力，这使它们能够产生强烈的回忆反应。T_{EM} 细胞主要在血液和外周血中循环，因此能对抗原的刺激迅速作出反应。T_{EM} 细胞比 T_{CM} 细胞具有更强的细胞毒性和产生细胞因子的能力，但其增殖能力低于其他记忆 T 细胞群。

T_{RM} 细胞定位于组织内，在遇到抗原时提供快速反应，包括释放细胞因子和激活其他免疫细胞群，并可能有助于接种疫苗后的免疫反应。在肺癌或头颈癌患者中，肿瘤内 T_{RM} 细胞数量多与良好的 OS 相关。此外，在肺癌患者中表达 TIM-3 和 PD-1 的 T_{RM} 细胞的丰度与抗 PD-1 治疗的反应有关。在头颈癌小鼠模型中，通过接种 DC 靶向 HPV16 衍生的 E7 多肽预防性疫苗诱导的 T_{RM} 细胞和其他记忆 T 细胞群有助于控制肿瘤。T_{RM} 细胞在多种器官中巡逻，因此通过治疗性疫苗接种诱导新抗原特异性 T_{RM} 细胞可能提供长期的免疫监测和对疾病复发的保护。T_{PM} 细胞是最近描述的 $CD8^+$ T 细胞的一个亚群，在病毒感染模型中观察到 T_{PM} 参与外周组织的免疫监视。T_{PM} 细胞可以通过外周组织运输，具有自我更新能力，并可以分化为高度增殖的 T_{CM} 细胞，这强调了在疫苗接种策略中利用该细胞群的潜在好处。虽然还需要对这种新型 T 细胞亚群有更进一步的了解，但 T_{PM} 细胞的免疫监视功能可能在防止转移性肿瘤复发方面发挥重要作用。

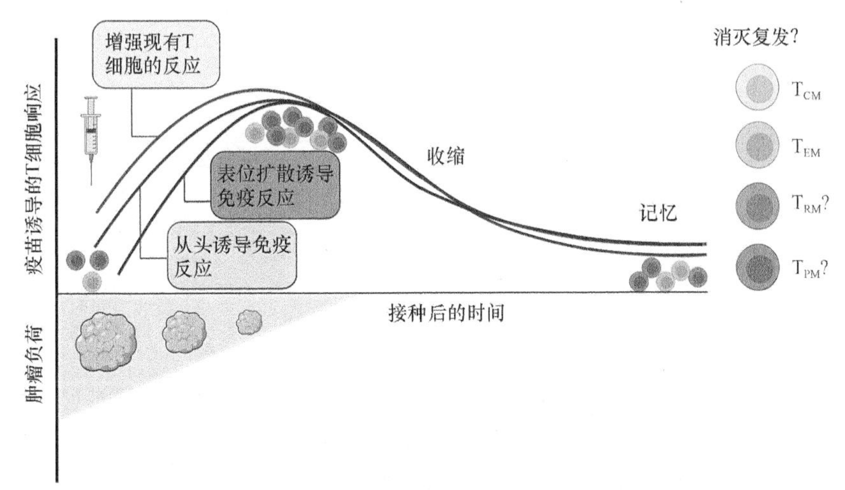

图 10-8　个体化新抗原的疫苗接种有可能诱导持久的肿瘤特异性记忆 T 细胞群

疫苗接种后，新抗原特异性 $CD4^+$ 和 $CD8^+$ T 细胞均可从头诱导或通过增强现有新抗原特异性 T 细胞应答诱导。这些 T 细胞增殖并杀死表达新抗原的肿瘤细胞。随着肿瘤细胞被消除，肿瘤抗原的释放可能有助于表位扩散，从而增加肿瘤特异性 T 细胞应答的广度。肿瘤根除后，应答的 T 细胞群收缩，亚群作为记忆 T 细胞池的组分持续存在。事实上，疫苗诱导的新抗原特异性 T 细胞有可能生成长效中央记忆 T（T_{CM}）细胞和效应记忆 T（T_{EM}）细胞。基于新抗原的疫苗接种是否能产生组织驻留记忆 T（T_{RM}）细胞或外周记忆 T（T_{PM}）细胞仍不清楚

除了分泌 IL-2 等细胞因子外，$CD4^+$ T 细胞还通过授权 DC 启动 $CD8^+$ T 细胞并支持 $CD8^+$ T 细胞反应发挥着至关重要的作用。$CD4^+$ T 细胞提供的这种“帮助”对于发展抗肿瘤 $CD8^+$ T 细胞反应也非常重要，包括在免疫检查点抑制的背景下。$CD4^+$ T 细胞也产生细胞因子，介导免疫细胞群的招募和激活（图 10-9）。此外，$CD4^+$ T 细胞产生的 IFN-γ 可间接导致肿瘤细胞的去除。通常在肿瘤微环境（TME）中发现免疫抑制的 $CD4^+$ Treg 细胞可以抑制免疫反应。

$CD4^+$ T 细胞在诱导全身免疫反应中也很重要，是各种小鼠模型中免疫治疗后有效控制肿瘤所必需的。值得注意的是，在未经免疫治疗的黑色素瘤患者的肿瘤组织中发现了新抗原特异性 $CD4^+$ T 细胞。肿瘤特异性自体 $CD4^+$ T 细胞过继转移到转移性黑色素瘤患者和转移性胆管癌患者中也被证明可导致肿瘤消退。考虑 $CD4^+$ T 细胞的各种关键免疫作用及其塑造疫苗诱导的免疫反应的潜力，了解这种细胞群的抗肿瘤功能（图 10-9）以及如何将它们利用到新抗原疫苗中是极为重要的。

早期的一个例子表明 $CD4^+$ T 细胞在治疗性疫苗接种中的潜在作用是由一项针对Ⅲ期或Ⅳ期黑色素瘤患者的 DC 疫苗研究发现的，其中在疫苗中包含 TAA 的 MHC Ⅱ表位导致一些患者 [在皮肤和（或）血液中] 产生 TAA 特异性 $CD4^+$ T 细胞和 $CD8^+$ T 细胞的诱导增加。在治疗性癌症疫苗的小鼠模型中，肿瘤特异性 $CD4^+$ T 细胞诱导产生了 $CD8^+$ T 细胞，其效应功能得到改善，这是一种记忆表型，抑制标志物（如 PD-1）的表达减少，并增强了向肿瘤的迁移和浸润，从而改善了肿瘤控制。事实上，在多种小鼠模型中，包含 MHC Ⅱ新抗原的疫苗对肿瘤根除有很大贡献，观察到 TME 重塑和 $CD8^+$ T 细胞表位扩散的现象。这些发现表明，通过治疗性接种诱导 $CD4^+$ T 细胞

应答来优化 $CD8^+$ T 细胞应答和肿瘤控制的重要性。

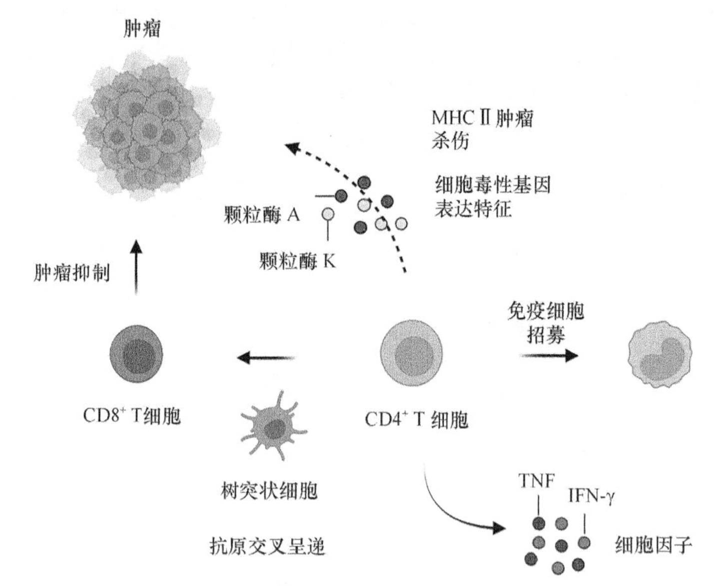

图 10-9 新抗原特异性 $CD4^+$ 细胞功能

$CD4^+$ T 细胞在疫苗诱导的抗肿瘤免疫应答中具有多种作用。通过与树突状细胞相互作用并增强抗原交叉呈递，$CD4^+$ T 细胞在产生抗肿瘤细胞毒性 $CD8^+$ T 细胞应答中发挥充分的“帮助”作用。$CD4^+$ T 细胞还可产生许多细胞因子，包括 IFN-γ 和 TNF，刺激和调节免疫应答。此外，由于 $CD4^+$ T 细胞相关应答，可招募具有潜在抗肿瘤活性的其他类型免疫细胞，如巨噬细胞。有趣的是，在治疗性疫苗接种后诱导的新抗原特异性 $CD4^+$ T 细胞中观察到细胞毒性基因表达特征，这表明这些细胞可能有助于消除 MHC Ⅱ类蛋白上调的肿瘤（虚线箭头）；然而，疫苗诱导的新抗原特异性 $CD4^+$ T 细胞是否确实具有这种能力有待进一步研究

肉瘤小鼠模型的数据显示，除了支持 $CD8^+$ T 细胞反应外，肿瘤限制的 MHC Ⅱ抗原的表达已被证明对 ICB 疗法或肿瘤疫苗的疗效至关重要，即使肿瘤细胞本身不表达 MHC Ⅱ。该研究同样揭示了 MHC Ⅱ表位和 $CD4^+$ T 细胞的表达对诱导 $CD8^+$ T 细胞应答很重要，肿瘤表达 MHC Ⅱ表位导致瘤内 $CD4^+$ 和 $CD8^+$ T 细胞频率的增加。此外，MHC Ⅱ抗原的表达与诱导型一氧化氮合酶（iNOS）阳性巨噬细胞的大量积累相关。因此，$CD4^+$ T 细胞在招募先天免疫细胞方面的辅助作用可能在疫苗疗效方面发挥作用。在一项重组 IL-2、PD-1 抗体和 TAA 靶向抗体疫苗的联合治疗性的小鼠模型中，结果支持了招募的先天免疫的潜在作用。因此，疫苗诱导的新抗原特异性 T 细胞对肿瘤固有免疫细胞群的影响也是至关重要的。

与 $CD8^+$ T 细胞相似，$CD4^+$ T 细胞亚群的多样性已得到充分证实。对结肠腺癌小鼠模型和人肝癌中 $CD4^+$ T 细胞的单细胞转录组学分析显示，浸润肿瘤和肿瘤引流淋巴结的 $CD4^+$ T 细胞存在异质性，其中一个特定子集在 ICB 耐药性的患者中富集具有明确的基因特征。此外，新抗原疫苗诱导的胶质母细胞瘤患者 $CD4^+$ T 细胞的转录谱显示细胞毒性特征。大多数肿瘤为 MHC Ⅱ阴性，尽管新证据表明一些肿瘤表达 MHC Ⅱ。此外，黑色素瘤小鼠模型肿瘤特异性 $CD4^+$ T 细胞产生的 IFN-γ 可以刺激 MHC Ⅱ的肿瘤表达上调，从而导致 $CD4^+$ T 细胞直接介导的肿瘤消除。在人类膀胱癌中也发现了肿瘤浸润性细胞毒性 $CD4^+$ T 细胞，并对自体肿瘤细胞产生依赖于 MHC Ⅱ的细胞毒性活性。治疗性疫苗诱导的细胞毒性 $CD4^+$ T 细胞是否能直接介导抗肿瘤活性尚不清楚，需要进一步研究，鉴于在最初的临床研究中评估的基于新抗原疫苗诱导 $CD4^+$ T 细胞应答的程度高于 $CD8^+$ T 细胞应答，这个问题尤其重要。

虽然抗肿瘤的 $CD4^+$ T 细胞反应已被明确证实，但新的证据表明新抗原特异性 $CD4^+$ Treg 细胞也存在。在转移性黑色素瘤、胃肠道或卵巢癌患者的外周血和肿瘤标本中均观察到肿瘤抗原特异性 Treg 细胞，这些 Treg 细胞克隆型的扩展可能以一种新抗原选择性的方式发生在 TME 中。新抗

原特异性 Treg 细胞可能对治疗性疫苗有重要意义。理论上，疫苗诱导的免疫抑制 Treg 细胞可以抑制其他疫苗诱导的抗肿瘤免疫反应。根据疫苗接种的潜在抑制作用，ATLAS 表位选择平台被设计为在疫苗制备过程中考虑到“抑制性”新抗原。这些抑制性新抗原的确切机制尚未确定。然而使用 ATLAS 平台，免疫刺激和抑制表位可以通过自体 T 细胞和 APC 的高通量体外筛选试验来识别。总之，这些观察结果强调了有必要更好地了解治疗性疫苗接种诱导的 $CD4^+$ T 细胞表型。

以下三种治疗性癌症疫苗目前已获得美国 FDA 批准，用于治疗早期膀胱癌、转移性雄激素阻断疗法抗性前列腺癌（metastatic castration-resistant prostate cancer，mCRPC）和转移性黑色素瘤。

1. TheraCys® 和 TICE®　TheraCys（Sanofi Pasteur）于 1990 年获得美国 FDA 批准，用于膀胱内给药，治疗和预防膀胱原位尿路上皮癌，以及用于预防经尿道切除术后 Ta 和（或）T1 期原发性或复发性尿路上皮癌。一项多中心、随机、开放标签、Ⅲ期临床试验比较膀胱内卡介苗和膀胱内多柔比星的治疗收益，卡介苗接种者的 5 年无病生存率为 45%，阿霉素治疗患者的 5 年无病生存率为 18%。卡介苗的治疗收益通过预后分析得到证实，卡介苗治疗的疾病进展风险降低了 27%[风险比（HR）0.73；$P = 0.001$]，但是由于供应短缺，TheraCys 的生产停止；卡介苗的竞争菌株 TICE（Merck）现在可用作替代品。

2. PROVENGE　Sipuleucel-T（PROVENGE；Dendreon Corporation）于 2010 年 4 月获得美国 FDA 批准。是美国 FDA 批准的第一种治疗性癌症疫苗。3 年时间，疫苗组患者存活的比例比对照组高 50%（分别为 31.7% 和 21.7%）。

PROVENGE 是一种自体细胞免疫治疗，适用于治疗无症状或症状极轻微的 mCRPC。通过白细胞分离术获得自体外周血单个核细胞，包括 APC，然后与 PA2024（重组肿瘤抗原 PAP 和 GM-CSF 融合产物）共同培养。在 40 小时的共孵育过程中，APC 将重组抗原加工成多肽并呈递至其表面，以影响 MHC 信号和 T 细胞活化。每剂疫苗至少含有 5000 万个用 PAP-GM-CSF 活化的自体 $CD54^+$ 细胞（细胞间黏附分子 1，ICAM-1）。患者每间隔 2 周接受 3 次给药。2007 年，美国 FDA 最初拒绝了 PROVENGE，由于其在 2 项Ⅲ期试验（D9901 和 D9902A）中未能达到 PFS 的主要终点。联合数据集分析显示 PROVENGE 的死亡风险降低了 33%（$P = 0.011$），导致第三项随机Ⅲ期试验（D9902B，IMPACT），主要终点为 OS 而不是 PFS。但是 Sipuleucel-T 组的中位 OS 为 25.8 个月，而安慰剂组为 21.7 个月，获益为 4.1 个月。死亡风险相对降低 22%，HR 为 0.78（95%CI：0.61～0.98；$P = 0.03$）。Sipuleucel-T 的设计目的是引起对前列腺酸性磷酸酶的免疫反应，它利用患者自身的免疫系统来识别和对抗癌细胞。目前，除了多西紫杉醇（其固有毒性常导致患者和医生推迟给药，直到症状出现）以外，没有其他药物可为这类未接受化疗的无症状患者提供生存益处。Sipuleucel-T 的治疗策略可能会为这类患者带来更大的益处。

3. IMLYGIC®　IMLYGIC 或 T-VEC 是美国 FDA 于 2015 年批准的一种基因改造的溶瘤病毒疗法，用于治疗晚期黑色素瘤，也被认为是一种治疗性癌症疫苗。T-VEC 代表了一类新型疫苗，基因改造的减毒活疱疹病毒，该病毒可以表达 GM-CSF。T-VEC 具有双重作用机制，介导局部和全身免疫应答。T-VEC 注射到复发性黑色素瘤患者不可切除的皮下或淋巴结病灶中，通过病毒复制和细胞裂解产生局部杀伤肿瘤的作用。病毒复制过程中产生的 GM-CSF 可增强 APC 启动 T 细胞的能力，APC 可呈递病毒介导的肿瘤裂解过程中释放的肿瘤抗原。随后肿瘤抗原负载的 DC 经全身迁移并影响远端的免疫反应，尽管注射肿瘤部位的反应优于远处转移。初始治疗后，后续 T-VEC 给药可间隔 3 周（第 2 次给药）和 2 周（第 3 次及以后）持续给药 6 个月，或直至无可治疗病灶。美国 FDA 在 2015 年批准之前进行了一项随机、开放标签、Ⅲ期试验（OPTiM，$n = 436$），比较了病灶内 T-VEC 与皮下 GM-CSF。主要终点是持久缓解率（durable response rate，DRR），定义为完全缓解或部分缓解持续至少 6 个月的患者百分比。T-VEC 治疗产生更高的 DRR 和更长的中位 OS。T-VEC 组 DRR 为 16.3%，GM-CSF 组为 2.1%（$P < 0.001$），DRR 分别为 26%

和6%。T-VEC的中位OS为23.3个月（19.5～29.6个月），GM-CSF为18.9个月（16.0～23.7个月）（HR=0.79；95%CI：0.62～1.00；$P = 0.051$）。

四、新抗原特异性T细胞疗法

过继细胞输注是一种利用患者自身免疫细胞来发现和消除肿瘤细胞的免疫疗法，它利用患者自身（自体移植）或供体（异体移植）的免疫细胞来改善机体的抗肿瘤免疫功能。CAR-T细胞是目前研究最热门的领域之一，虽然CAR-T细胞在血液肿瘤获得了巨大的成功，对于实体瘤仍然疗效有限。肿瘤浸润淋巴细胞（TIL）过继疗法在实体瘤的治疗中展现了强大的疗效，如在黑色素瘤、宫颈鳞状细胞癌和胆管癌等多种癌症中引起客观的肿瘤消退。TIL具有多种TCR克隆性和较低的靶向毒性，使其在治疗实体瘤方面具有其他过继细胞治疗方法无法比拟的优势。1982年，TIL领域的先驱Steven A. Rosenberg博士和美国国立卫生研究院（NIH）的同事首次从多种小鼠肿瘤模型中分离出TIL，后来证明TIL联合IL-2治愈100% MC38肝转移结肠腺癌小鼠和50%的肺转移癌小鼠，这为TIL治疗晚期恶性肿瘤的临床应用奠定了基础。理论上，任何预先存在但原位抑制的肿瘤特异性细胞通过离体富集和扩增最后回输使患者获益，不需要了解其抗原识别特异性。通过优化患者预处理方案和T细胞分离扩增策略，该方案取得了显著的效果，在接受靶向淋巴细胞耗竭化疗和全身辐射预处理（2Gy或12Gy）组中，客观缓解率分别为49%、52%和72%，3年和5年生存率分别为36%和29%，其中20名完全应答者的生存率分别为100%和93%。尽管这些扩增的TIL给药时被验证为在体外识别自体肿瘤细胞，但对肿瘤特异性肽的应答尚未得到全面充分的表征。研究显示只有一小部分反应细胞识别MDA，当直接靶向MDA时，TIL回输与观察到的自身免疫副作用是无关的。

对存档的TIL组分进行回顾性分析时，使用过继转移扩增TIL治疗转移性黑色素瘤获得的显著成功在很大程度上归因于新抗原特异性应答。例如，12例黑色素瘤TIL的深度TCRVb测序显示，在每例患者中多达5种最主要的TCRVb克隆型对新抗原而不是MDA或CGA具有特异性。由于肿瘤反应性细胞通常仅占所有TIL的一小部分，因此TIL治疗是通过将合并的TIL与自体肿瘤细胞共同培养介导的，这些TIL亚池表现出抗肿瘤反应性（如通过产生IFN-g），允许在原位短暂扩增（富集抗原特异性），然后多克隆再扩增（如通过使用OKT3和IL-2刺激）。这种培养方法通常允许10^9～10^{11} T细胞进行过继转移。最近的前瞻性研究利用新抗原预测管线在输注前表征了TIL中的新抗原特异性，该TIL显示出较强的抗肿瘤疗效。在一项具有里程碑意义的研究中，Tran E和Steven A. Rosenberg等在1例转移性胆管癌患者中发现了ERRB2IP来源的突变。输注富集$CD4^+$ T细胞的TIL识别这种新抗原可稳定患者的病情和消退病灶。随后，使用纯化的95% ERRB2IP-neoantigen应答$CD4^+$ T细胞群的额外治疗诱导了肿瘤的完全和持久缓解。同样地，在结直肠癌患者中输注由针对公共新抗原KRASG12D的四种克隆型组成的扩增TIL可诱导7个可检测的肺部转移灶中的六个完全消退和一个病灶初步消退，后者在失去可检测的限制性HLA-C*08：02 Ⅰ类分子表达后出现肿瘤的报复生长（NCT01174121）。针对HLA-B、HLA-C和HLA-DRB1限制的4种新抗原的扩增TIL输注在化疗耐药的难治性乳腺癌患者中获得了完全缓解，并持续高达22个月。费城染色体阳性急性淋巴细胞白血病（Philadelphia chromosome-positive acute lymphoblastic leukemia，Ph1 ALL）患者和HLA相合的健康供者的BCR-ABL连接位点特异性T细胞的启动、扩增和过继转移可诱导完全缓解。总之，这些研究表明，扩增靶向前瞻性新抗原的TIL仍然是一种有效的治疗方法。越来越多的研究发现TIL对来源于β-连环蛋白、PTPκ和p14 ARF的个体患者新抗原具有显著的响应。这些研究提供了强有力的间接证据，证明新抗原靶向免疫是这些患者缓解的直接原因。

对黑色素瘤患者输注TIL的表型特征进行的回顾性分析表明，端粒长度保留、共刺激标志物表达和可检测的中央记忆亚群细胞（与分化状态较低一致）是临床疗效的重要相关因素。由于

TIL 的连续刺激在过继转移前存在终末分化的风险，因此建立了赋予来自患者外周血单个核细胞的初始和记忆 T 细胞群新抗原反应的策略，允许对 T 细胞培养表型和功能进行更大的控制。使用转基因（Tg）TCR 小鼠模型（如靶向 gp100/pmel 衍生的表位）的几项研究已经证明，来自幼稚、中央记忆或干细胞样记忆前体的效应器可提供最佳的抗肿瘤疗效。在计算机模拟新抗原预测和验证后，可以很容易地从新抗原特异性 T 细胞中捕获 TCR 序列，并通过慢病毒或逆转录病毒载体、CRISPR 编辑或使用“睡美人”转座子 / 转座酶系统转导或转移到自体 T 细胞中。这些都有利于内源性 TCRa/b 链的沉默，以避免可能产生自身反应性 TCR 的错配。该策略最近被用于靶向黑色素瘤中的 CGA/NY-ESO-1，具有显著的临床疗效。利用管线预测的候选新抗原，使用这类新抗原靶向的转基因 TCR 已用于急性髓系白血病的临床前模型，并正在迅速进展到临床。在 HLA-A*11：01 背景下使用靶向 KRAS G12V（NCT03190941），KRAS G12D（NCT03745326）的转基因 TCR，和使用多达 5 种个性化转基因 TCR（NCT03412877）的临床试验目前正在广泛的癌症适应证中进行。

2022 年的一份病例报道对一名进展性转移性胰腺癌患者接受了 16.2×10^9 个外周血自体 T 细胞单次输注治疗，该细胞经过基因工程改造利用逆转录病毒，将靶向胰腺肿瘤突变型 KRAS G12D 的同种异体 HLA-C*08：02 限制性的 TCR 转染并表达在 T 细胞中，约 91.5% 的转染细胞（14.8×10^9）表达 KRAS G12D 反应性的 TCR。在细胞输注后 1 个月的首次临床随访中，计算机断层扫描显示患者的转移性肺部病变消退，根据实体瘤疗效评价标准第 1.1 版，总体客观部分缓解率为 62%。在最后一次随访（细胞转移后 6 个月）中，肿瘤消退正在进行，总体部分缓解率为 72%。在该患者中，靶向 KRAS G12D 驱动突变的 TCR 细胞治疗介导了转移性胰腺癌的客观消退。

在另外一项最新的研究中，对 163 例转移性实体癌患者的肿瘤和配对健康组织进行了全外显子测序，确定了 78 例样本中存在 TP53 错义突变，并通过免疫学筛查鉴定了 21 种 T 细胞反应性的突变。7.3% 的实体瘤患者共有 39 个靶向 TP53 突变的 TCR 文库。这些 TCR 在体外和体内以 TP53 突变和 HLA 特异性方式识别肿瘤细胞。对 12 例化疗耐药的上皮癌患者接受了体外扩增的自体 TIL 治疗，TIL 对 TP53 突变具有天然反应性。然而观察到的临床缓解有限，12 例患者中仅有 2 例部分缓解。另外一例 ACT 治疗的化疗难治性乳腺癌患者，ACT 表达 p53 R175H 特异性同种异体 HLA-A02 限制性 TCR 转导的自体外周血淋巴细胞。与 TIL 相比，ACT 输注的细胞表现出免疫表型改善和持续时间的延长，患者表现出客观肿瘤缓解（55%），并持续 6 个月。总的来说，这些概念验证数据表明靶向共享 p53 新抗原的 TCR 文库用于晚期人类癌症患者的治疗应进一步评估。

五、新抗原与免疫检查点抑制阻断疗法

大量临床前数据表明，新抗原疫苗单独或与其他免疫调节剂联合使用，在多种移植或自体小鼠肿瘤模型（包括 ICB 耐药的模型）中，均可有效控制小鼠肿瘤负荷，这也部分印证早期预测非自身抗原免疫原性相对于自身抗原免疫原性的优势。个性化新抗原疫苗与其他策略相结合是提高肿瘤疫苗治疗效果的一个有效方法。化疗通过增强肿瘤抗原释放和呈递以及诱导 T 细胞免疫反应来提高免疫治疗效果，而新抗原疫苗与免疫检查点抑制剂结合，被认为能产生强大的 T 细胞免疫反应从而杀伤肿瘤细胞。个性化疫苗的里程碑式突破来自 2017 年发表在《自然》杂志上的两篇研究，尽管两个独立小组的疫苗设计并不相同，但殊途同归。接受癌症疫苗治疗后，一半以上患者肿瘤完全消失，复发的患者联合免疫检查点抑制剂后，肿瘤也完全消失。甚至在癌症疫苗治疗 4 年后，疫苗引发的免疫反应仍然持续，并能有效地控制癌细胞。Patrick Ott 等开展的另外一项Ⅰb 期的临床试验，联合基于新抗原的个体化疫苗（Neo-PV- 1）和纳武利尤单抗治疗晚期黑色素瘤、非小细胞肺癌和尿路上皮癌患者（NCT02897765），该实验证明 Neo-PV-01 联合纳武利尤单抗治疗人类肿瘤中的可行性和安全性；联合治疗刺激并产生持久的新抗原特异性 T 细胞反应，后者具有细胞毒性杀伤潜能并能转运至肿瘤部位；同时 Neo-PV-01 诱导的表位扩散与 T 细胞毒性是一致的，扩大了 T 细胞对肿瘤新抗原的反应库。鉴于针对 PD-1 或 PD-L1 的 ICB 在癌症中具有广泛的临床

疗效，个性化新抗原疫苗联合靶向 PD-1 或 PD-L1 的 ICB 是目前免疫治疗的发展方向之一。多个正在进行的临床试验将个性化新抗原疫苗与 PD-1、PD-L1 和（或）CTLA-4 的 ICB 在多种肿瘤类型联合应用，表 10-7 总结了部分已经注册的个性化新抗原疫苗与 ICB 联用的临床试验。

表 10-7 部分开展中的新抗原疫苗与 ICB 联合治疗的临床试验

注册号	分期	入组状态	肿瘤类型	新抗原分类	附加治疗
NCT02950766	Ⅰ	招募中	肾细胞癌	多肽	Ipilimumab
NCT03359239	Ⅰ	招募中	尿路上皮癌	多肽	Atezolizumab
NCT02287428	Ⅰ	招募中	胶质母细胞瘤	多肽	Pembrolizumab
NCT03953235	Ⅰ/Ⅱ	招募中	实体瘤	多肽	Nivolumab，Ipilimumab
NCT03639714	Ⅰ/Ⅱ	招募中	实体瘤	多肽	Nivolumab，Ipilimumab
NCT04161755	Ⅰ	招募中	胰腺癌	多肽	Atezolizumab，mFOLFIRINOX
NCT04251117	Ⅰ/Ⅱ	招募中	肝细胞癌	DNA	Pembrolizumab
NCT03199040	Ⅰ	招募中	三阴性乳腺癌	DNA	Durvalumab

肿瘤突变负荷是 PD-1/PD-L1 抑制剂应答的新型生物标志物。该生物标志物的评价是基于以下假设：体细胞外显子区域的大量突变将导致新抗原生成增加，然后可被 $CD8^+$ T 细胞识别，从而改善免疫应答。大量临床研究表明，长期生存（尤其是在检查点治疗后）与肿瘤突变负荷（新抗原负荷的替代指标）呈正相关。除了 TMB，TIL 频率、MMR 缺陷、MSI 和预测的新抗原负荷均与不同类型癌症中 ICB 的临床反应相关。靶向 PD-1/PD-L1 轴的检查点阻断通过减轻对现有肿瘤反应性 T 细胞的原位抑制来发挥其免疫调节功能。通常新抗原特异性 T 细胞在体内表达 PD-1，从 TIL 内或外周血循环中选择 $PD\text{-}1^+$ 和（或）$CD39^+$ 的淋巴细胞可富集新抗原反应性细胞。

T 细胞耗竭是抗肿瘤免疫的主要挑战之一。$CD8^+$ T 细胞耗竭是一个逐渐变化的过程，是通过表观遗传变化最终导致不可逆的功能性障碍。迄今为止，基于新抗原的个性化疫苗治疗的癌症患者可诱导 $CD4^+$ T 细胞和 $CD8^+$ T 细胞，这些 T 细胞均表达几种不同的抑制性受体，说明对这些受体进行功能性阻断能产生有效的新抗原特异性 T 细胞应答是可行的。有趣的是，在慢性病毒性疾病和已确诊的肿瘤（即 T 细胞功能"耗尽"的环境）中，在 α-PD-1 给药后经历显著增殖爆发的抗原特异性细胞表现出确定的 $PD\text{-}1^+$ $TCF\text{-}1^+$ 表型，分类上属于"前体耗竭"（precursor exhausted）T 细胞（T_{PEX}），而更终末分化和完全耗竭的 $PD\text{-}1^{Hi}$ $Tim\text{-}3^+$ $TCF\text{-}1^-$ 细胞则未发挥临床相关的抗肿瘤功能。来源于 TIL 新抗原特异性的 T 细胞在体外扩增和产生多功能细胞因子的能力已经被证实，表明这些细胞作为 T_{PEX} 存在于肿瘤内微环境中。事实上与人类肿瘤中的情况类似，最近在小鼠 Lewis 肺癌 LLC 模型上进行的一项研究表明，TIL 内的新抗原反应性细胞表现出 T_{PEX} 样 $PD\text{-}1^{+(DIM)}$ $SLAMF6^+$ 表型。多项研究结果均表明，表达 TCF1 的前体耗竭 $CD8^+$ T 细胞能够自我更新或分化为耗竭效应 T 细胞，是免疫检查点抑制剂和治疗性疫苗有效性的关键。此外，在黑色素瘤和头颈部鳞状细胞癌中，α-CTLA-4 和 α-PD-1 给药后观察到新抗原特异性 T 细胞群显著扩增，这些细胞群的扩增与肿瘤病灶消退同时发生。因此，ICB 抑制很可能与细胞介导和癌症疫苗方法协同刺激和维持新抗原特异性免疫应答。除此之外，癌症疫苗还可在"冷"肿瘤中诱导免疫反应，从而有可能将其转变为"热"肿瘤，给 ICB 等创造一展拳脚的条件。

六、基于新抗原的其他疗法

为了验证公共新抗原 /MHC 配对而开发的编码 Tg TCR 分子库将不断拓宽新抗原治疗策略的实用性和适用性。双特异性"免疫动员 - 单克隆 -TCR- 抗肿瘤"（immune-mobilizing monoclonal TCR against cancer，ImmTAC）药物是将公共新抗原 /MHC 特异性单克隆 TCR 与人源化 α-CD3 抗体的单链可变区片段（ScFv）融合，使其同时兼具特异识别公共新抗原 -MHC 复合体与有效地定向 T 细胞的能力，能够杀死细胞膜上新抗原 -MHC 复合物密度极低的癌细胞。

通过噬菌体展示筛选而分离得到能够识别特异公共新抗原 -MHC 复合体的抗体，该类抗体又被称为“TCR 模拟物”（TCR mimics，TCRm）抗体。将来源于 TCRm 抗体的 ScFv 与 α-CD3 抗体的 ScFv 融合，制备双特异性抗体（bispecific antibody）或单链双抗体（scDb）药物。这类药物不仅能够通过 TCRm 抗体 ScFV 特异性识别癌细胞膜上的低密度 TP53 R175H/HLA-A*02：01 和 KRAS G12D/HLA-A*03：01 等新抗原 -MHC 复合体，同时还以与 ImmTAC 相似的方式募集和激活肿瘤部位的 T 细胞，使其清除癌细胞。

CAR-T 细胞是利用 ScFv 识别膜蛋白，并将信号通过跨膜结构域传导到 CD3ζ 激活域和 CD28 和（或）4-1BB 共刺激域，以激活 T 细胞；CAR-T 细胞疗法应用最广泛的是针对血液恶性肿瘤中表达 CD19 的细胞，已获得显著的临床疗效。绝大多数 CAR-T 细胞识别的是膜蛋白上的抗原表位而非 MHC 分子呈递的抗原肽。目前 CAR-T 细胞疗法的靶标中，唯一临床相关的突变抗原靶标是 EGFR 的第 2～7 外显子缺失Ⅷ变体，通常在胶质瘤中表达。近年来，使用 TCRm 抗体 ScFv 的 CAR-T 细胞疗法也逐渐开发出来，如使用了特异性识别 NY-ESO-$1_{157-165}$/HLA-A*02：01 表位的 TCRm 抗体 ScFv 的 CAR-T 已有报道，针对公共新抗原的 CAR-T 细胞疗法可能代表了一种未来有前景的治疗方式。

七、挑战与展望

免疫治疗为临床肿瘤治疗带来了突破性的革新，是人类最有希望攻克癌症的创新疗法之一。嵌合抗原受体 T 细胞治疗和靶向免疫抑制因子 PD-1/PD-L1 或 CTLA-4 是目前临床上广泛应用的免疫疗法。然而，他们有着各自的劣势。CD19/CD22 靶向的 CAR-T 细胞疗法治疗急性 B 淋巴细胞白血病和弥漫大 B 细胞淋巴瘤显示了良好的临床疗效；但是这种客观缓解无法持续，大多数 ALL 患者会在 3～6 个月复发，淋巴瘤也会在 1～2 年复发；CAR-T 细胞在体内过快耗竭最终导致肿瘤的复发是主要限制因素；另外 CAR-T 细胞疗法应用于实体瘤还需要解决肿瘤浸润困难等问题。靶向 PD-1/PD-L1 的 ICB 通过解除免疫抑制来增强免疫细胞活性杀伤癌细胞，但是非抗原特异性的免疫激活可以激活整体 T 细胞，可能会导致免疫相关不良事件的发生，甚至致死性事件。以新抗原为基础的肿瘤疫苗临床试验正在如火如荼地开展，在不同肿瘤类型中取得疗效突破的好消息也不断传来。因此，无论是单独使用还是联合使用，当前的免疫治疗还需要巨大的努力去探索如何提高免疫治疗的特异性和高效性。

截止到 2022 年 9 月份，国际临床试验平台上注册的新抗原疫苗相关的临床试验共 200 余项。从最初癌症疫苗预防和治疗概念的提出，到现在已有百余年历史，研究者们仍在尝试不同形式的基于新抗原疫苗治疗癌症策略的研究，尽管初步临床试验数据显示出部分新抗原疫苗具有强有力的免疫原性和特异性靶向肿瘤细胞杀伤的证据，但更大比例的疫苗新表位在体内并没有诱导 T 细胞响应的能力。癌症疫苗研究领域仍然面对巨大的挑战。首要挑战是如何提高新抗原诱导 T 细胞应答的响应率，特别是 $CD8^+$ 杀伤性 T 细胞的最大激活和增殖能力。为了实现这一目标，可能需要促进 APC 的功能和调动 T 细胞活性的补充疗法。有可能实现这一点的包括 ICB、共刺激受体激动剂（如 CD40）、TLR 激动剂、支持 DC 发育和（或）功能的生长因子（如 GM-CSF）和 FLT3L。ICB 和治疗性疫苗联合给药的时间是另一个重要考虑因素。将 ICB 与治疗性疫苗接种方案相结合可能是有益的，但需要明确找到最合适的治疗顺序。而且目前已经初步获得基于新抗原肿瘤疫苗产品和免疫检查点抑制剂的联合抗肿瘤机制，相信未来基于新抗原的肿瘤疫苗会成为临床抗肿瘤治疗中的重要免疫治疗手段。另一个挑战是如何确定疫苗递送系统，使疫苗能够快速、高效地激活特异性 T 细胞响应。目前，许多利用不同疫苗递送平台和联合疗法的研究正在进行中，结果值得期待。不同的疫苗形式，包括多肽、RNA、DNA、病毒结构或 DC，各有优缺点，然而缺乏对这些不同疫苗形式在患者中的头对头比较数据，因此无从横向比较其效果。利用一系列不同的疫苗递送平台和联合疗法进行的大量研究正在进行中，最终目标是刺激癌症患者的有效、持久、肿瘤特异性免疫。

继 2017 年以来，越来越多的基于新抗原的肿瘤疫苗的临床试验在开展，虽然大多数临床试验还处于Ⅰ/Ⅱ期阶段，但是从目前可获得临床研究数据来看，基于新抗原的肿瘤疫苗产品均具有良好的可行性、安全性和抗肿瘤活性，个性化新抗原肿瘤疫苗已经在延长晚期实体瘤患者生存期方面展现了不错的效果，引起全身性肿瘤消退并得到持久的缓解和 OS 改善。同时快速而全面地识别肿瘤特异性突变的平台或者算法为癌症疫苗领域提供了肿瘤抗原特异性的靶点。临床试验已经证明部分接种疫苗的患者会对免疫表位的亚群产生 T 细胞反应，并且疫苗诱导的 T 细胞可以进入转移性肿瘤。新抗原预测算法主要集中在 MHC Ⅰ表位上，但已观察到 $CD4^+$ T 细胞反应的优势。尽管新出现的证据表明 $CD4^+$ T 细胞的关键作用，迄今为止除了在初始试验中引发的强大的新抗原特异性 $CD4^+$ T 细胞反应外，开发诱导最大细胞毒性 $CD8^+$ T 细胞反应的策略仍然很重要。

初步研究表明，个性化的新抗原疫苗可以为肿瘤患者带来显著的临床收益，但个性化的新抗原肿瘤疫苗仍面临诸多挑战，如生产周期过长和成本过高这两个短板不容忽视。这可能会限制个性化疫苗开发，而倾向更适合大规模生产、成本更低的通用疫苗。

另一个可以另辟蹊径的破局方法就是取预防和治疗的折中，也就是说当癌症还处在良性 / 早期阶段，借助癌症疫苗来阻止进一步恶化。事实上，这个思路在宫颈癌和结肠癌癌变前患者中都有不错的表现，或者前文提到的 GP2 疫苗的策略，在患者接受其他疗法病情稳定后作为辅助疗法来预防复发。

在评估抗肿瘤疗效前测量药效是癌症治疗发展的黄金标准。研究表明，抗肿瘤的 T 细胞反应对疫苗的抗肿瘤效果至关重要。目前已有酶联免疫斑点试验（ELISPOT）或是流式细胞仪分析来评估 T 细胞 - 肽共培养的预定义抗原疫苗的肿瘤反应性 T 细胞的功能。针对当前新的治疗方法——疫苗与检查点阻断联合治疗，研究者们也开发了 MANAFEST 等检测方法，将功能性 T 细胞反应性检测（针对新表位）与实用的描述性检测（如 TC 测序）结合起来，允许在血液或肿瘤中连续检测，以测量抗肿瘤的 T 细胞反应。这种检测方法超越新表位反应性，并探测整个肿瘤细胞的反应性，可以测量肿瘤匿名抗原疫苗的免疫反应。

随着肿瘤和免疫相互作用机制的深入理解，基于新抗原的肿瘤疫苗将开启精准治疗的新时代。尽管个性化新抗原肿瘤疫苗的研发和应用还存在诸多的挑战，但是随着对新抗原预测研究的持续深入和验证数据库不断积累，以及树突状细胞疫苗、mRNA 疫苗等不同路径的尝试已经在临床上得到积极验证，新抗原肿瘤疫苗的研发脚步正在不断加快，预计未来几年将迎来飞速发展，给广大肿瘤患者带来福音。也需要研究者们站在巨人的肩膀之上，运用前人的研究成果合理开发有效安全的癌症疫苗，将免疫治疗和肿瘤治疗推入新的时代。

课后习题

1. 什么是公共新抗原？请举出常见公共新抗原的例子，并说明其可靶向性的决定因素有哪些？
2. 新抗原的发现和鉴定方法有哪些？
3. 新抗原疫苗有哪几种？其成功的关键决定因素包括哪 4 个方面？
4. 从新抗原疫苗的作用机制入手，思考该疗法可以与其他哪些肿瘤疗法联用？
5. 新抗原肿瘤疫苗的大规模临床应用面临着哪些挑战？如何解决？
6. 新抗原特异性 T 细胞疗法是怎样发挥抗肿瘤作用的？

（王璐璐　孙梦熊　沈广璁　马　莹　郝继辉）

第十一章 肿瘤的细胞治疗

第一节 细胞治疗概述

人体是由细胞构成的，疾病也源于细胞功能的异常。在现代医学的历史上，治疗疾病最主要的手段是利用物理和化学方法直接清除病变细胞，有大量患者也因此获益。但经过几百年的发展，如今通过类似手段进一步提高疗效已经变得越来越难。

近几十年来，人们开始更多地利用人体自身维持健康的内源性机制来治疗疾病。例如，干细胞在损伤组织的修复以及病变组织的替代上发挥着关键作用，而免疫细胞在抵抗感染、清除病变细胞和维持机体自稳状态上无可替代。于是，直接利用细胞作为药物的细胞疗法应运而生。

细胞治疗（cell therapy），又称细胞疗法，是指源自人体（自体 / 异体）的细胞或人源细胞系，经过体外操作，包括但不限于分离、纯化、培养、扩增、重编程、诱导分化、活化、遗传修饰、细胞库（系）的建立、冻存复苏等，再输入或植入到患者体内，达到治疗某种疾病的目的的治疗方法。细胞治疗涵盖的范围较广，部分基因改造的细胞疗法同时又属于基因治疗的范畴；在生物医药界，通常将细胞治疗与基因治疗统称为细胞基因治疗（cell and gene therapy，CGT）。

细胞治疗的开端是造血干细胞移植，早在 1939 年就有了首次骨髓移植的尝试；美国 Fred Hutchinson 癌症研究中心的 Edward Donnall Thomas 医生完成了首次成功的异体造血干细胞移植，该成果发表在 1957 年的《新英格兰医学杂志》上，他也因此获得 1990 年的诺贝尔生理学或医学奖。20 世纪 80 年代以来，免疫细胞疗法也登上历史舞台。1982 年美国国家癌症研究所（National Cancer Institute，NCI）外科医生 Steven Rosenberg 博士首次报道大剂量的 IL-2 在体外可以将淋巴细胞培养成具有很强肿瘤杀伤作用的细胞，称为淋巴因子激活的杀伤（lymphokine-activated killer，LAK）细胞；之后该团队对黑色素瘤等多种肿瘤患者进行了自体 LAK 细胞培养与回输。尽管因疗效不佳，LAK 细胞疗法很快被其他细胞疗法所取代，但该疗法也正式开启了免疫细胞治疗的新纪元，自此开始，各种细胞疗法蓬勃发展起来。

细胞治疗有多个分类系统。首先根据细胞类型，细胞治疗可分为：

（1）免疫细胞治疗，包括 T 细胞疗法、自然杀伤（natural killer，NK）细胞疗法、树突状细胞疗法等，能够诱导、增强或抑制机体的免疫功能而治疗疾病，其适应证主要是各种肿瘤，也包括病毒感染和自身免疫疾病等。

（2）干细胞治疗，包括间充质干细胞（mesenchymal stem cell，MSC）疗法、诱导多能干细胞（induced pluripotent stem cell，iPSC）疗法和造血干细胞移植（hematopoietic stem cell transplantation，HSCT）等。MSC 与 iPSC 疗法主要应用于修复损伤或者衰老的组织，例如，MSC 疗法的适应证主要包括骨修复、克罗恩肛瘘、急性心肌梗死和移植物抗宿主病等，iPSC 则以糖尿病、帕金森病和心力衰竭等为主要适应证；HSCT 主要用于治疗血液系统恶性肿瘤以及多种贫血症等。

（3）免疫细胞之外的其他体细胞治疗，如采用肝细胞、胰岛细胞、软骨细胞等进行的治疗，主要用于替换或补充相应的组织，以治疗该细胞功能不足带来的疾病。

根据细胞来源，细胞治疗可分为：

（1）自体细胞治疗：用于治疗的细胞来源于患者自身。

（2）异体细胞治疗：用于治疗的细胞来源于患者亲属或无关供者。

根据技术类型，细胞治疗可分为：

（1）非基因改造的细胞疗法：不在回输治疗前对细胞进行基因改造。

（2）基因改造的细胞疗法：在回输治疗前对细胞进行基因改造（如使用病毒载体转导、转座子、基因编辑等，使细胞的 DNA 序列产生改变），使其具有靶向性或优化其自身性质。

细胞疗法为药物研发提供了一种全新的范式。在所有细胞疗法中，免疫细胞疗法是最先进的疗法之一，已经证明了在癌症和感染性疾病中可带来临床获益。本节将集中介绍以肿瘤为适应证的免疫细胞疗法。

免疫细胞疗法已经被当作一种药物来监管和使用。但它与传统药物（化学药物、大分子药物等）相比，有显著的不同，这些不同主要体现在：

（1）传统药物进入人体后，逐渐随着人体代谢而逐渐减少直至消失，呈现出一种逐渐下降的药代动力学曲线。而作为一种“活药”，免疫细胞在回输后在抗原刺激以及细胞因子作用下，首先增殖，而后随着细胞凋亡或耗竭，数量逐渐下降，因此免疫细胞疗法的药代动力学曲线往往呈现先快速上升后缓慢下降的趋势；另外，有部分免疫细胞分化为记忆细胞在体内存在数月甚至数年，为患者带来长期的临床获益。

（2）基础免疫学、基因工程、基因编辑和合成生物学方面的持续进步，极大地增加了免疫细胞疗法的复杂性，提高了其效力和安全性，并扩大了其治疗疾病的潜力；经过基因改造的免疫细胞除了直接发挥作用外，还可以作为蛋白质的合成工厂，在病灶分泌大分子药物，进一步提高疗效。

（3）免疫细胞疗法毒副作用的机制比较一致，都是过强的免疫反应对肿瘤细胞以外的正常细胞产生了损害；而传统药物毒副作用的机制具有多样性。

（4）与传统药物治疗相比，免疫细胞疗法的生产制备与质控更为复杂，成本更高；由于目前免疫细胞疗法以自体来源为主，需要对每例患者进行定制化的药品制备，批次之间差异很大，也进一步增加了成本，货架型 / 即用型异体免疫细胞疗法尚在开发中，不占主流。

第二节　T 细胞疗法

在肿瘤免疫细胞疗法中，研究最多、临床上应用最广的是 T 细胞疗法。T 细胞疗法的开发源于临床上两个显著的现象：①在实体瘤中，T 细胞对肿瘤浸润的程度往往与抗肿瘤治疗的疗效相关；②在造血干细胞移植的过程中，输注的供体 T 细胞促进了血液系统恶性肿瘤的清除。最初，T 细胞疗法仅依赖从肿瘤组织块分离的肿瘤特异性 T 细胞，并在体外扩增后回输，但这种方法仅限于可切除或可穿刺取样的肿瘤。不久，从外周血中分离肿瘤特异性 T 细胞，并在体外扩增后回输的疗法诞生，增加了 T 细胞疗法的“原料细胞”的可及性。基因工程技术的发展使得 T 细胞疗法发生了革命性的改变，通过慢病毒、逆转录病毒或转座子的转导，T 细胞表达特异识别肿瘤抗原的嵌合抗原受体（CAR）或 T 细胞受体（TCR）；基因改造后的 T 细胞可以精确地靶向肿瘤细胞，使 T 细胞疗法能够迅速地用于前所未有数量的患者和肿瘤类型。基因编辑工具在临床上的应用，也使得异体来源的即用型 T 细胞疗法成为可能。在下面的章节中，将对主要的 T 细胞疗法进行详细介绍。

一、非基因工程改造的 T 细胞疗法

（一）肿瘤浸润淋巴细胞疗法

1. 定义和历史　肿瘤浸润淋巴细胞（TIL）是指浸润到肿瘤微环境中的淋巴细胞，主要由 $CD8^+$ T 细胞、$CD4^+$ T 细胞、γδ T 细胞、B 细胞、NK 细胞等组成。而 TIL 疗法则是指从肿瘤组织中分离肿瘤浸润的淋巴细胞，在体外培养和大量扩增后回输到病人体内的疗法。经过体外培养和大量扩增，TIL 疗法的终产品中主要是 $CD3^+$ T 细胞。

从 20 世纪 80 年代开始，细胞治疗的先驱——NCI 外科分部的 Steven Rosenberg 博士团队首

次从多种小鼠肿瘤模型中分离并制备了TIL，并在小鼠肿瘤中证明了TIL联合IL-2的抗肿瘤作用，为TIL治疗晚期恶性肿瘤的临床应用奠定了基础。1988年，Rosenberg团队发表了TIL疗法在临床上的首次应用，在治疗转移性黑色素瘤患者的试验中，客观缓解率（ORR）达到了60%。之后，TIL疗法在多种实体肿瘤中进行了尝试。例如，2012年，肝内胆管癌晚期患者Melinda Bachini接受了TIL疗法，成为了经TIL治疗后第一位完全缓解（CR）的患者，至今已幸存10年以上。2018年发表在《自然医学》杂志上的一篇论文报道了一名转移性乳腺癌患者接受了TIL治疗22个月后肿瘤完全消失，且无肿瘤细胞状态已持续4年。以NCI为代表的科研院所和以Iovance Biotherapeutics公司为代表的生物医药企业优化了TIL的生产工艺并开展了多个确证性临床试验，在恶性黑色素瘤和宫颈癌等多种实体瘤中TIL疗法取得了不俗的疗效，为肿瘤治疗带来了新的希望。

2. TIL制备和治疗的过程　TIL疗法的整个过程开始于TIL细胞产品的制备，主要包括以下几个步骤。

（1）肿瘤组织的获取：通过手术或穿刺等手段，获取患者的肿瘤组织；同时可以将样本进行全基因组测序和转录组测序以鉴定肿瘤是否发生基因突变，预测新抗原。

（2）分离培养免疫细胞：将肿瘤切成1～2mm^{3}的小碎块，分装在24孔板中，在含有胶原酶、透明质酸酶、DNA酶的培养基中进行酶解，分离出T淋巴细胞，在含有高浓度IL-2的培养基中进行传代培养，形成细胞群（又称pre-REP）。

（3）肿瘤特异性T细胞的筛选：将患者的肿瘤细胞和各孔pre-REP后的T淋巴细胞进行特异性肿瘤抗原识别检测，通过ELISPOT或流式细胞术的方法筛选出能够对患者自体肿瘤细胞产生特异免疫反应的T淋巴细胞群作为阳性TIL群留下，其余的则丢弃。

（4）TIL的大规模快速扩增（rapid expansion protocol，REP）：对肿瘤特异性TIL细胞群进行REP，REP过程中需要CD3抗体（如OKT3）、抗CD28抗体或使用CD3/CD28抗体的偶联磁珠以激活TIL，同时需要加入高浓度的IL-2与大量经过辐射后的滋养细胞。在这个过程中，不同克隆的T淋巴细胞都得到了快速大量扩增，数量可达到10^{10}～10^{11}量级。

在REP的过程中，患者将进行TIL回输的准备：在回输1周前，患者会接受以清除淋巴细胞为目的的化疗方案，以清除对TIL在体内存活、扩增和发挥抗肿瘤作用不利的调节性T细胞，提高体内IL-7和IL-15的水平，创造一种利于TIL扩增的免疫环境。REP完成并通过质检后，将TIL回输给患者；输注TIL后，仍需要使用高剂量的IL-2来刺激TIL在体内增殖，增加TIL的存活时间（图11-1）。

由于上述TIL产品传统的制备工艺需要“肿瘤特异性T细胞的筛选”步骤，这使得整个TIL产品制备过程耗费6～8周，部分患者的病情不允许如此长时间的等待；另有很大一部分患者因其TIL中未能筛选到肿瘤特异性T细胞，不得不退出临床试验；此外，TIL在体外长时间培养后容易衰老或耗竭，在患者体内持续性差，影响了疗效。因此TIL产品传统的制备工艺很大程度上限制了其临床应用，导致该疗法在诞生后很长一段时间内并未获得关注。后来，一种“Young TIL”的制备方法被开发出来，该方法省掉了“肿瘤特异性T细胞的筛选”步骤，可以在不进行体外肿瘤反应性选择的情况下对所有pre-REP的TIL进行REP，显著缩短了TIL生产制备时间的同时提升了其在体内的存活时间。后来，“Young TIL”在黑色素瘤等恶性肿瘤患者中显示出不亚于传统TIL的临床疗效，成为当前TIL疗法的主流制备工艺。

3. TIL疗法的作用机制和毒性　实体瘤的高度异质性使得很难找到针对所有肿瘤细胞的理想靶点，针对单一肿瘤抗原的疗法通常会因抗原丢失而导致疗效不佳。TIL中的抗肿瘤成分是多克隆、多靶向性的T细胞，可有效应对实体瘤抗原高度异质性的特征；将这些来源于肿瘤内部或附近的已经具有识别和杀伤肿瘤细胞能力的多克隆T细胞，通过体外大量扩增并回输至患者体内，可以扩大免疫应答，加强肿瘤杀伤作用。TIL疗法对肿瘤的杀伤性主要通过细胞毒性$CD8^+$ T细胞实现，其主要机制如下。

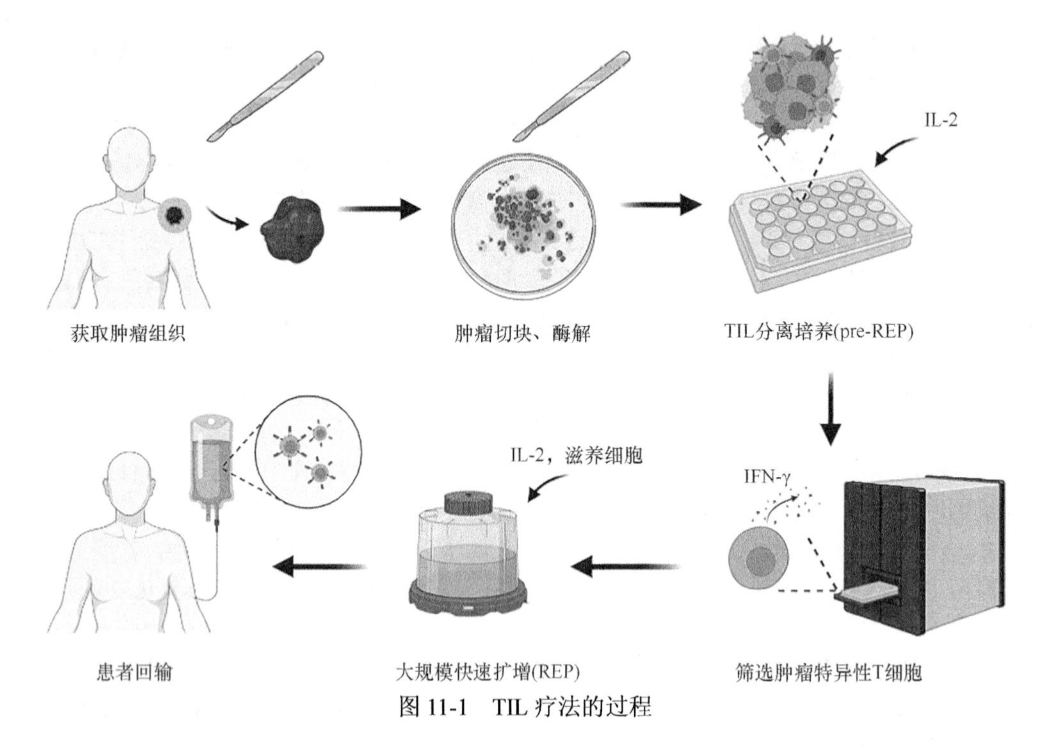

图 11-1 TIL 疗法的过程

（1）直接杀伤：T 细胞通过 TCR 识别肿瘤细胞表面 MHC Ⅰ分子呈递的肿瘤抗原肽，释放穿孔素和颗粒酶。穿孔素以单体形式释放后，插入肿瘤细胞膜，形成管状多聚穿孔素（孔道），可使 Na^+ 和水分子进入肿瘤细胞，使肿瘤细胞渗透压改变，细胞结构破坏；颗粒酶是一个丝氨酸蛋白酶家族，可通过穿孔素构建的管状结构穿越肿瘤细胞膜进入其胞质中，可通过包括激活 caspase 级联反应在内的多种方式诱导肿瘤细胞死亡。

（2）死亡受体通路：T 细胞表面的 FasL 与肿瘤细胞表面的 Fas 结合，通过细胞内信号转导诱导肿瘤细胞凋亡。

（3）分泌细胞因子：T 细胞可分泌肿瘤坏死因子，与靶细胞表面相应的受体结合，启动靶细胞的凋亡；也可分泌干扰素 -γ 等细胞因子，吸引巨噬细胞等免疫细胞吞噬和杀伤肿瘤细胞；此外 TIL 还能调节机体免疫功能，提高其他免疫细胞对肿瘤细胞的杀伤能力。

除了 $CD8^+$ T 细胞外，$CD4^+$ T 细胞也在清除肿瘤中发挥作用。Rosenberg 团队曾报道在一名胆管癌患者的 TIL 中鉴定出特异识别 MHC Ⅱ分子呈递的 ERBB2IP 突变新抗原的 $CD4^+$ T 细胞克隆。富集了 95% 以上 ERBB2IP 突变特异性 $CD4^+$ T 细胞的 TIL 产品在该患者体内介导了肝和肺转移的显著消退，取得了较好的疗效。

安全性是新疗法的主要考量因素。由于 TIL 产品中的 T 细胞来自于患者自身，这些 T 细胞克隆经过胸腺筛选，引发不可控免疫反应的可能性很小，因此有着较高的安全性；在其 40 余年的发展历史中，暂未观察到 TIL 本身的任何重大毒副作用。而 TIL 疗法的副作用多数来自于清淋化疗方案或高剂量的 IL-2。在 TIL 回输前的清淋化疗造成了较严重的骨髓抑制。在 TIL 回输后需使用高剂量的 IL-2 来维持 TIL 存活与增殖，而高剂量的 IL-2 可引发过强的非特异性免疫反应，也会导致毛细血管渗漏综合征等全身毒性；这是由于高剂量的 IL-2 除了促进 TIL 的存活和增殖外，也增强了其他免疫细胞的活性，同时高剂量的 IL-2 也作用于血管内皮细胞，导致了毛细血管渗漏综合征。

4. TIL 疗法的临床应用 目前，TIL 治疗主要作为二线治疗进行临床研究，截至 2022 年 10 月，在世界范围内尚无产品上市。恶性黑色素瘤是目前 TIL 在临床上的最主要研究方向，针对该适应证的临床试验数量超过 TIL 临床试验总数的一半；其次是宫颈癌、非小细胞肺癌和头颈癌。目前 TIL 的临床疗效主要在恶性黑色素瘤及宫颈癌中有了较充分的体现，而在其他癌种中的疗效还需要更长的时间来评估。

TIL 治疗恶性黑色素瘤的临床试验方面，Iovance Biotherapeutics 公司在药企中是临床试验进度最快的。2024 年 2 月 16 日，Iovance Biotherapeutics 宣布其开发的 TIL 疗法 LN-144（Lifileucel）的生物制品上市许可申请（biologic license application，BLA）获得 FDA 批准，用于治疗既往 PD-1/PD-L1 抗体治疗后进展的晚期黑色素瘤患者。这是全球首款获批上市的 TIL 疗法，也是首款获批上市的实体瘤细胞疗法。

Lifileucel 的获批上市是基于Ⅱ期临床试验 C-144-01 的数据。在该研究中，来自队列 2（*n*=66）和队列 4（*n*=87）的共 153 名晚期黑色素瘤患者接受 TIL 治疗，所有患者都是在 PD-1/PD-L1 抗体和 BRAF/MEK 抑制剂治疗期间或之后出现进展的极晚期患者；ORR 为 31.4%，包括 39 例 PR 和 9 例 CR；疾病控制率（DCR）为 77.8%。

在科研机构开发的 TIL 疗法中，目前进度最快的是荷兰癌症研究所和法国南特大学医院，均已经进入Ⅲ期临床试验阶段。2022 年欧洲肿瘤内科学会（the European Society for Medical Oncology，ESMO）年会上，荷兰癌症研究所的 John B. Haanen 教授公布了 TIL 疗法的首个Ⅲ期临床试验的数据，将 168 例已对 PD-1 抗体产生耐药性的Ⅲ C～Ⅳ期黑色素瘤患者随机分为两组，分别接受 TIL 疗法和 CTLA-4 抗体治疗，在中位随访时间为 33.0 个月时，TIL 组的中位无进展生存期（PFS）和中位总生存期（OS）与 CTLA-4 抗体组相比，存在显著改善（7.2 个月 vs. 3.1 个月；25.8 个月 vs. 18.9 个月）。TIL 组 ORR 为 49%，CRR 为 20%，显著高于 CTLA-4 抗体组的 21% 和 7%。结果表明，在对 PD-1 抗体耐药的晚期黑色素瘤患者中，与 CTLA-4 抗体相比，TIL 疗法能显著改善患者生存状况，有望为这类患者带来新的治疗选择。此外，TIL 治疗也已成功应用于罕见和难治性葡萄膜黑色素瘤，ORR 为 36.3%。

在宫颈癌中，TIL 疗法也展示了优异的疗效。在 Iovance Biotherapeutics 公司 TIL 产品 LN-145 用于晚期宫颈癌的Ⅱ期临床试验中，参与的患者大多为经历 2～3 种方法治疗失败的晚期宫颈癌患者，属于难治性病例，其中共 27 名患者疗效可评价，ORR 为 44%，其中完全缓解率（CRR）为 11%，部分缓解率（partial response rate，PRR）为 33%，DCR 为 85%。

TIL 治疗非小细胞肺癌的临床试验也在开展中。Iovance Biotherapeutics 公司公布了 LN-145 治疗接受化疗和抗 PD-1 治疗中 / 后疾病进展的非小细胞肺癌患者的二期临床试验 IOV-LUN-02 的部分结果，在接受治疗的 23 例患者中，ORR 达到了 26.1%（6/23），包含 1 例 CR 和 5 例 PR，DCR 为 82.6%。

除了以上 3 个癌种外，以乳腺癌、卵巢癌、头颈癌、结直肠癌、尿路上皮癌、肝癌、胰腺癌、胆道癌、输卵管癌、鼻咽癌、胸膜间皮瘤等为适应证的 TIL 疗法的临床研究也在开展中。此外，TIL 疗法的形式逐渐多样化，出现了 TIL 联合免疫检查点抑制剂和化疗 / 放疗、基因工程修饰的 TIL 疗法、TIL 联合干扰素 α 等手段，以获得更好的疗效。2021 年 8 月，美国 Moffitt 癌症中心在《自然医学》杂志报道了一项 TIL 疗法联合 PD-1 抗体对 PD-1 耐药后晚期转移性肺癌患者的Ⅰ期临床试验。20 例晚期非小细胞肺癌患者在被切除一个或多个肿瘤后，接受 4 个疗程 PD-1 抗体治疗，待出现疾病进展后再接受 TIL 回输，然后再进行 PD-1 抗体维持治疗。在 16 例接受了 TIL 回输的患者中，有 11 例出现肿瘤消退，其中 2 例患者在 18 个月后 CR，2 例患者达 PR。同年 11 月，Iovance Biotherapeutics 公司在癌症免疫治疗协会（SITC）年会上公布了 TIL 疗法联合 PD-1 抗体治疗晚期癌症患者的临床数据：在 TIL 疗法联合 PD-1 抗体作为一线治疗的三项临床试验中，14 例宫颈癌患者的 ORR 为 57.1%，10 例转移性黑色素瘤患者的 ORR 高达 60%，18 例头颈鳞状细胞癌患者的 ORR 为 38.9%。

5. 挑战与展望　TIL 疗法是定制化产品，需要利用每一位患者的肿瘤组织作为原料，为其生产特定的 TIL 产品，这需要高度专业化的符合 GMP 标准的设施和经过培训的员工，TIL 疗法的商业化制造过程的优化正在逐步进行。目前，TIL 疗法正处于获批上市前的阶段，但该疗法在临床上的广泛使用仍面临着较大的挑战。① TIL 疗法单次输注的细胞数量约为 10^{10} 以上，在短时间内将 TIL 扩增到这个数量级对工艺要求极高，若 TIL 制备耗时过长，不仅难以规模化生产，患者也无法等待。② TIL 已经天然归巢到肿瘤组织一次，在肿瘤抗原的反复刺激下已进入耗竭阶段，因此，在体外扩增并回输人体后的 TIL 在体内的存活、归巢、抗肿瘤功能以及对肿瘤微环境的抗性也是 TIL 疗法需要解决的问题。③大剂量 IL-2 的毒性问题也促使人们思考，如何降低 TIL 疗法对大剂量 IL-2 的依赖。

为了应对这些挑战，TIL 的工艺优化及新一代 TIL 产品开发已经展开。

在制备工艺的优化和改进方面的尝试包括：通过进一步自动化或优化培养方法，提高扩增效率，减少制备时间流程；提前分选出 TIL 中肿瘤特异性 T 细胞克隆进行扩增或者分选扩增尚处于耗竭早期的 T 细胞；此外，在 TIL 的扩增中加入抗 PD-1 或抗 CTLA-4 阻断型抗体或 4-1BB 激动剂抗体可以提升 TIL 的扩增效率，而 IL-12/15/21 联合 IL-2 的使用可增强肺癌和结直肠癌中的 TIL 扩增，提高 $CD8^+$ T 细胞百分比和 TCR 克隆多样性。

虽然现有的进入确证性临床研究阶段的 TIL 疗法是不进行基因工程改造的，但新一代的 TIL 产品也开始尝试基因工程改造 TIL 以达到提高疗效的目的。这一类 TIL 新产品又称为工程化 TIL，其改造手段主要包括利用病毒转导或转座子载体转染等方法过表达对 TIL 功能有益的基因，或通过 CRISPR/Cas9 或 TALEN 等技术敲除功能抑制性基因来改良 TIL 疗法。

为提高 TIL 的肿瘤归巢能力，过表达趋化因子 / 趋化因子受体的策略已被用于工程化 TIL 临床前研究。CXCR2 是多种趋化因子的受体，能与其配体形成多种信号轴，在多种恶性肿瘤的微环境架构与调控中发挥重要作用。美国 MD Anderson 癌症中心 TIL 研究团队通过病毒载体使 TIL 过表达 CXCR2，可以改善其在 MC38/gp100 肿瘤或表达 CXCL1 肿瘤小鼠中的浸润和抗肿瘤活性，该效果也在携带皮下人类黑色素瘤异种移植物的 PDX 小鼠模型中得到验证。此外，过表达 CXCR1 的工程化 TIL 也已经在体外试验中展现出对于浸润黑色素瘤治疗能力的提高。

为提高 TIL 的杀伤力，利用病毒转导 TIL，使其过表达肿瘤坏死因子 TNF-α，并通过 IFN-γ 信号肽或维 A 酸调节其分泌水平，或使 TIL 过表达 TNF 相关凋亡诱导配体（TRAIL）等。通过基因编辑技术在工程化 TIL 中敲除 PD-1、CISH 等免疫检查点分子，也提高了 TIL 的杀伤力和持久性，在与肿瘤细胞共培养后，工程化 TIL 能分泌更多的细胞因子，说明其体外效应器功能得到改善。这些研究目前仍处于临床前阶段。

对于降低 TIL 对大剂量 IL-2 的依赖性，延长 TIL 的体内存活时间的尝试主要集中在使 TIL 过表达如 IL-2 和 IL-12 等细胞因子，这些研究已经进入了临床试验阶段。尽管通过病毒转导过表达 IL-2 的工程化 TIL 在体外的存活率增加，但在一项 Ⅰ / Ⅱ 期临床试验中，改造后的 TIL 在患者体内的持久性和临床疗效几乎没有改善，治疗转移性黑色素瘤的 ORR 仅为 17%。而另一项使用转导了 IL-12 的 TIL 的 Ⅰ 期临床试验结果则在恶性黑色素瘤患者中显示出良好的临床疗效，尽管改造后 TIL 的回输为原来的 1/100～1/10，也达到了 63% 的 ORR；但同时也观察到患者血清中 IL-12 和 IFN-γ 异常升高，以及较为严重的肝毒性，安全性方面仍有待提升。

在工程化 TIL 疗法进入临床之前，需要对其进行全面的安全性和疗效评估。除了体外功能指标外，必须建立合适的动物模型，以便更好地了解改造后 TIL 在体内的持久性、功能以及毒性方面的问题。

（二）肿瘤抗原特异性细胞毒性 T 细胞疗法

1. 定义和历史　细胞毒性 T 细胞（CTL）疗法是从人体外周血中分离抗原特异性 $CD8^+$ T 细胞，鉴定其识别和杀伤肿瘤细胞的能力并进行大量扩增，最终回输到患者体内，以清除肿瘤细胞并提供长期的免疫保护。来源于外周血、有肿瘤抗原特异性和无基因工程改造是 CTL 疗法的三大特点。与 TIL 相比，患者的外周血中肿瘤抗原特异性 T 细胞的比例要更低，这对体外分离和扩增抗原特异性 T 细胞的技术提出了较高的要求。

CTL 疗法最初是为治疗人类巨细胞病毒（CMV）和爱泼斯坦 - 巴尔病毒（EBV）的感染而开

发出来的，20 世纪 90 年代起，美国 Fred Hutchinson 癌症中心的 Philip Greenberg 教授和贝勒医学院的 Helen Heslop、Cliona Rooney、Catherine Bollard 博士等的杰出工作为 CMV 和 EBV 抗原特异性 CTL 疗法的开创做出了突出贡献。CMV 和 EBV 在成人中感染率高达 80%～90%，但人体感染这两种病毒后往往不会出现明显的临床症状，这是因为在体内存在着大量 CMV 和 EBV 病毒抗原特异性 CTL，压制了病毒的感染，使其处于潜伏状态。严重免疫功能缺陷的人群，如同种异体 HSCT 受者，由于移植前其免疫细胞与癌变血液细胞一起在预处理中被清除掉，而供者的 HSC 在受者体内重建对病毒的免疫需要几个月甚至 1～2 年的时间，再加上 GVHD 的发生和免疫抑制剂的使用等原因，导致受者的 CMV/EBV 特异性 CTL 缺乏，不能维持免疫保护，潜伏的病毒会发生再激活和大量复制。移植后 CMV 感染的阶段包括 CMV 血症（血液中检测到 CMV-DNA 或 CMV 抗原）、CMV 综合征（在 CMV 血症基础上出现发热、乏力、肌痛、关节痛或骨髓抑制等表现）和 CMV 终末器官疾病（CMV 感染表现出组织侵袭性，包括 CMV 肺炎、食管炎、胃肠炎、脑膜炎、肝炎和视网膜炎等，致死率较高）。EBV 感染造成的疾病种类较多，大多为淋巴增殖性疾病（lymphoproliferative disorders，LPD），包括：①传染性单核细胞增多症（Infectious mononucleosis，IM），为患者第一次感染 EBV 的典型临床表现，在幼儿及学龄前儿童多见，多数预后良好；②移植后淋巴组织增生性疾病（post-transplantation lymphoproliferative diseases，PTLD）；③ Burrkit 淋巴瘤；④经典型霍奇金淋巴瘤；⑤弥漫大 B 细胞淋巴瘤；⑥ NK/T 细胞淋巴瘤；⑦慢性活动性 EBV 感染，表现为感染后出现反复复发性 IM 样症状，伴随 EBV 抗体的异常改变或病毒载量的升高，多合并噬血细胞性淋巴组织细胞增生症（hemophagocytic lymphohistiocytosis，HLH），预后极差，具有很高病死率。除 LPD 外，EBV 感染口咽部上皮细胞，也会导致鼻咽癌的发生。在体外分离和扩增患者自体、其造血干细胞供者或第三方供者的 CMV/EBV 特异性 CTL，回输后能够有效地清除病毒活跃感染的细胞，将病毒重新压制回潜伏状态。

随着肿瘤抗原的首次鉴定以及稳定的抗原肽 -MHC（pMHC）多聚体的出现，科学家通过 pMHC 多聚体直接标记识别肿瘤相关黑色素细胞分化抗原（gp100、酪氨酸酶、MART-1 等）的 T 细胞，首次直接证明肿瘤患者外周血中存在肿瘤抗原特异性 T 细胞群。2002 年，CTL 疗法治疗肿瘤的临床研究首次发表，以来自于 Greenberg 教授团队的 Cassian Yee 医生为代表的研究者开创了肿瘤抗原特异性 CTL 疗法的新时代。

2. 肿瘤抗原特异性 CTL 的制备过程 体外 CTL 诱导培养首先抽取患者外周血，通过密度梯度离心等方法分离得到外周血单个核细胞（peripheral blood mononuclear cell，PBMC），分别培养树突状细胞（dendritic cell，DC）及 T 细胞；DC 在体外诱导成熟并荷载抗原后，与 T 细胞混合培养，通过抗原肽 -MHC 分子复合物与 T 细胞的 TCR 结合提供 T 细胞活化的第一信号，DC 表面的 B7 等共刺激配体分子与 T 细胞表面的 CD28 等共刺激受体结合提供第二信号，同时 DC 还会释放 IL-2 等细胞因子，在 DC 这一系列强大的抗原呈递功能作用下，可以显著刺激抗原特异性初始型 T 细胞或记忆 T 细胞增殖。激活并大量扩增的 CTL 细胞回输至患者体内，杀伤呈递相应抗原的靶细胞，达到治疗感染性疾病及肿瘤的目的。

通常，肿瘤相关抗原特异性 CTL 在外周循环中的比例往往不足 0.01%。最初的 CTL 疗法采用了一个漫长的体外刺激方案，在 DC 呈递抗原，刺激 T 细胞增殖后，对 T 细胞进行极限稀释克隆、筛选和 REP，需要 12～14 周。为了加速这一过程，一种临床级细胞分选方案应运而生，在 DC 呈递抗原，刺激 T 细胞增殖后，可通过 pMHC 四聚体染色与流式分选后再进行 REP，使得从 PBMC 分离到回输的时间减少了 50%，并且能够分离和扩增外周血中以极低频率存在的肿瘤抗原特异性 T 细胞克隆。

从原理来看，利用 DC 呈递抗原的方法来分离或富集肿瘤抗原特异性 T 细胞的策略涉及体内 T 细胞激活事件的体外再现，包括了肿瘤抗原表位肽 -MHC 复合物触发的 TCR 信号通路、共刺激分子的参与和细胞因子诱导的扩增等。为确保以极低频率存在的肿瘤抗原特异性 T 细胞克隆得到充分富集，多轮刺激可能是必要的。使 DC 呈递肿瘤抗原的方式有多种，最广泛使用的方法是将已知的 MHC Ⅰ类或Ⅱ类限制性抗原表位肽与成熟 DC 共孵育，使抗原肽直接荷载到 DC 表面的 MHC 分子上，这一过程又被称为肽脉冲，是迄今大多数 ETC 疗法临床试验的基础；也可通过电转的方式在 DC 中导入肿瘤抗原蛋白完整的 mRNA，这一方法可能提供更全面的抗肿瘤 T 细胞反应，因为它们将在 MHC 上呈递多个已知和未知的抗原表位。还可使未成熟 DC 吞噬肿瘤裂解液、肿瘤抗原蛋白甚至经过处理的肿瘤颗粒，将其加工并呈递，然后加入促成熟的细胞因子鸡尾酒和 Toll 样受体激动剂，以促进抗原呈递和共刺激配体的上调。此外在 DC 与 T 细胞共培养过程中加入 IL-21 可以显著增加高亲和力肿瘤抗原特异性 CTL 的富集。

3. CTL 疗法的作用机制与毒性 肿瘤抗原蛋白会被降解并加工处理成一定大小的多肽片段，与 MHC 分子结合，以抗原肽 -MHC 复合物的形式展示于肿瘤细胞表面，回输后的 CTL 特异性识别肿瘤细胞上特异的抗原肽 -MHC 复合物并裂解肿瘤细胞。有一部分 T 细胞分化为记忆 T 细胞而在体内长久存活，一旦发现肿瘤复发可迅速增殖活化对肿瘤细胞进行杀伤。CTL 杀伤肿瘤细胞的机制与 TIL 相似，也是胞质颗粒依赖的直接杀伤、Fas-FasL 死亡受体通路和细胞因子分泌等。

由于 CTL 疗法应用的是患者自体肿瘤抗原特异 T 细胞进行大量扩增的产物，其 TCR 经过了胸腺筛选，因此不会出现脱靶毒性，安全性相较于其他疗法来说更高。但由于 CTL 疗法靶向的抗原中有相当一部分在正常细胞中也表达，所以会出现非肿瘤靶向毒性（on target，off tumor），对表达同一抗原的正常细胞也有杀伤，例如黑色素瘤抗原特异 CTL 疗法会在一些患者中引起白化病，但这种毒性都处在可控的范围内。CTL 疗法不需要高剂量 IL - 2 或高剂量清淋化疗，避免了与这些治疗相关的毒性（图 11-2）。

4. 临床应用 肿瘤抗原特异性 CTL 疗法在临床上的早期尝试一般涉及单克隆 T 细胞产品的回输，且没有清淋预处理的情况下进行，回输的 T 细胞浸润并杀伤了肿瘤，并展示了相对较好的耐受性和安全性。回输后的 CTL 在体内持续存活，且其存活时长与疗效相关。提高 CTL 疗法效果的努力集中在联合淋巴细胞清除预处理方案和增强输注 T 细胞的持久性。前面提到，在 TIL 回输前使用清除淋巴细胞的化疗预处理方案（高剂量环磷酰胺和氟达拉滨）已被证明可以促进 T 细胞在体内的存活和扩增。为提高 CTL 回输后的存活与疗效，研究者们也尝试了回输前的清淋化疗，虽然清淋化疗使得 T 细胞持久性略有增加，但疗效并未得到提升。此外，CTL 回输后也不需要大剂量的 IL-2 的使用。

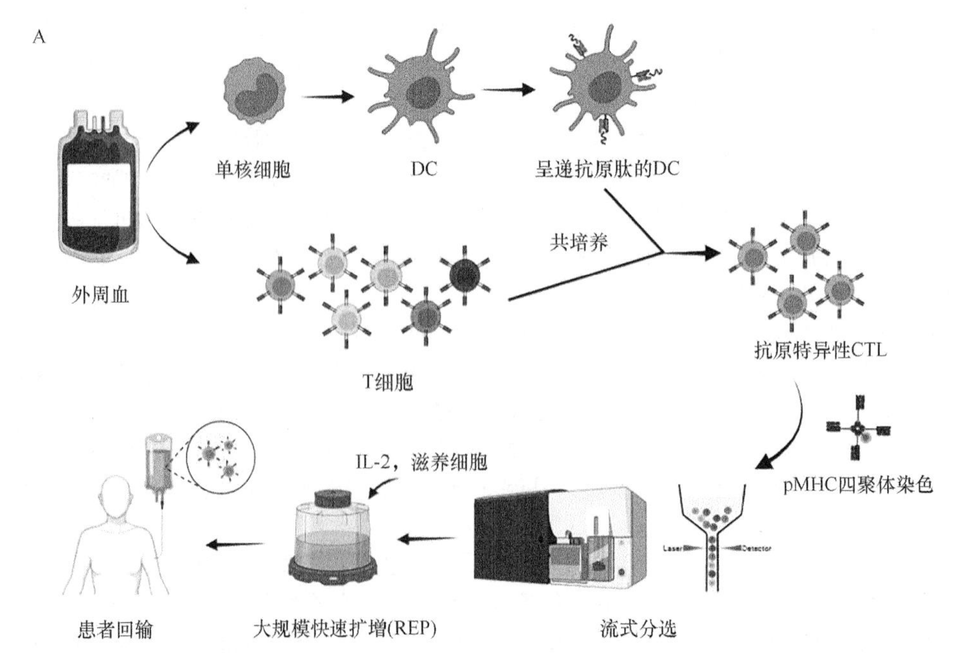

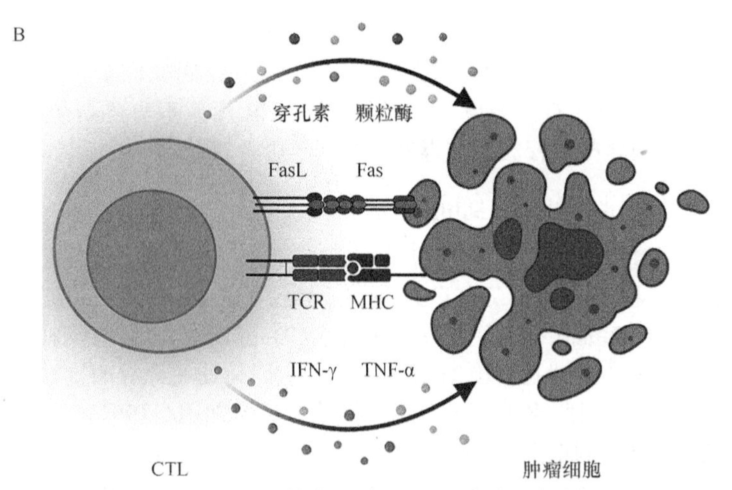

图 11-2　CTL 疗法的制备过程（A）与作用机制（B）

肿瘤抗原特异性 CTL 疗法历经 20 年的发展，至今尚无产品获批上市，仍处于小规模临床研究阶段，对黑色素瘤等癌种展示了较好的疗效。例如，在肿瘤新抗原特异性 CTL 的Ⅰa 期临床试验中，9 名患者经过 1～6 次 CTL 回输，其中包括 8 例转移性黑色素瘤和 1 例结直肠癌患者。9 例患者中 7 例最终得到评估。其中，1 例 PR，1 例为 iPR（免疫相关的标准评估的 PR），3 例为 SD，2 例为 PD，ORR 为 28.6%，DCR 为 71.4%，所有参与者安全耐受，新抗原特异性 CTL 在其外周血中持续了 140 天。在 MART-1 特异性 CTL 联合 CTLA-4 抗体治疗晚期黑色素瘤的临床研究中，10 例患者 2 例 CR，1 例 PR，2 例 iPR，ORR 为 50% 外周血中 MART-1 CTL 在患者外周血中持续时间长达 40 周，无严重不良事件；此外，CTL 治疗后还在患者外周血中检测到其他黑色素瘤抗原特异性的 T 细胞，说明发生了抗原表位扩展。

与肿瘤抗原特异性 CTL 疗法不同，EBV 抗原特异性 CTL（EBV-CTL）疗法进展更快。CTL 治疗 EBV 感染引起的淋巴细胞过度增殖从 20 世纪 90 年代起已经有大量的研究发表，以贝勒医学院为首的多家中心收集了 1993～2005 年 114 名参与 EBV-CTL 用于 HSCT 后预防或治疗 EBV 相关 LPD 的数据。有 101 名受试者接受 EBV-CTL 治疗前没有 EBV-LPD（EBV 感染的淋巴组织增殖性疾病），经过细胞治疗后没有受试者出现直接的不良反应；最终无受试者发生 EBV-LPD，EBV-CTL 疗法很好地预防了移植后 EBV 感染。13 名受试者在接受细胞治疗前有 EBV-LPD 症状，其中 2 例对细胞治疗无反应，死于疾病进展，其余 11 名受试者经过 EBV-CTL 治疗后完全缓解。

研发进度最快的 EBV-CTL 疗法是 Atara Biotherapeutics 公司的即用型同种异体 CTL 疗法 Ebvallo（tabelecleucel），来源于 MHC 相合的供者。根据 2021 年 11 月该公司公布了 Ebvallo 治疗既往接受过至少 1 种治疗的复发性或难治性 EBV 感染引起的相关移植后淋巴组织增生性疾病的关键Ⅲ期临床试验 ALLELE 及Ⅱ期临床扩展试验的最新数据。ALLELE 试验共 43 例可评估患者（29 例实体器官移植，14 例造血干细胞移植），ORR 为 51.2%（n=22/43），其中 CRR 为 27.9%，PRR 为 23.3%。在 22 例获得缓解的患者中，12 例患者的持续响应时间（duration of response，DOR）超过 6 个月，中位 DOR 为 23 个月；安全性强，无严重不良反应。Ⅱ期临床扩展试验中，76 例患者 ORR 为 63.2%，其中 CRR 为 42.1%，PRR 为 21.1%；在患者中耐受性良好。2022 年 12 月，欧洲药品管理局（EMA）授予 Ebvallo 的上市许可，这是全球首个获批的 CTL 疗法，也是首个获批的同种异体 T 细胞疗法。

5. 挑战与展望　CTL 疗法面临的挑战主要包括：①从患者外周血中分离肿瘤抗原特异性 T 细胞的难度较大，不一定能保证产品制备成功；②制备过程也需要 REP，从分离抗原特异性 T 细胞到获得数量充足的回输产品需要 5～6 周以上，耗时较长；③大部分肿瘤抗原特异性 CTL 都靶向单一抗原表位，如果肿瘤细胞发生抗原逃逸将导致治疗无效。CTL 疗法的以上特点限制了该疗法大规模的临床应用。

尽管肿瘤特异CTL疗法的临床试验迄今规模较小，仅在黑色素瘤、白血病等肿瘤中取得了不同程度的成功，但该疗法作为一种治疗手段提供了几个优点：它只需要获得外周血，起始材料可及性强于TIL疗法，且其中含有来源更广、更丰富的TCR库；不需要高剂量IL-2或高剂量淋巴细胞清除化疗，避免了与这些治疗相关的毒性，有利于患者获益。

（三）其他非基因工程改造的T细胞疗法

1. CIK细胞疗法 细胞因子诱导的杀伤（cytokine-induced killer，CIK）细胞是将人的外周血单个核细胞在体外用多种细胞因子（如CD3抗体、IL-2、IFN-γ和IL-1α等）激活与扩增培养后获得的一群异质细胞。CIK细胞中的主要效应细胞是$CD3^{+}CD56^{+}$细胞，该细胞群与经典的T细胞和NK细胞都不相同，兼具T细胞依赖TCR通路与死亡受体通路介导的抗肿瘤作用和NK细胞的非MHC限制性杀伤能力，因此也被称为NK细胞样T淋巴细胞。1991年，斯坦福大学Schmidt-Wolf博士首次报道了CIK细胞疗法。由于CIK的制备原料为患者外周血、可及性强，制备工艺简单、用时短，该疗法在全球，特别是东亚地区迅速推广开来，30多年来已经在数十个癌种中进行了临床研究或应用。

CIK细胞的制备从激活到后期扩增的工艺流程非常成熟，因为患者PBMC起始量大，比TIL增殖潜力更好，不需要REP也能稳健地获得充足的细胞数量用于回输，整个过程一般不长于2周，远远短于TIL和CTL疗法的制备周期。CIK细胞疗法的作用机制，既包括了T细胞的胞质颗粒依赖的直接杀伤、Fas-FasL死亡受体通路和细胞因子分泌等，也包括部分NK细胞不受MHC限制的抗肿瘤机制，如NKG2D介导的杀伤机制和抗体依赖细胞介导的细胞毒作用机制等，这些机制将在“NK细胞疗法”部分进行详述。

在CTL疗法中曾经提到，患者外周血中有抗肿瘤活性的肿瘤抗原特异性T细胞比例极低且在不同患者中也存在较大差异。CIK细胞疗法的制备方法是将外周血中所有T细胞同时进行非特异性扩增，扩增后产物中的肿瘤抗原特异性T细胞成分的比例是难以预测的，可能会影响疗效，CIK细胞的临床应用上也往往需要多次回输。

迄今CIK细胞疗法已经在肝细胞癌、胃癌、肺癌、乳腺癌、卵巢癌、白血病等数十个癌种中进行了临床研究和应用。CIK细胞疗法在单独使用时，对实体肿瘤的治疗作用比较有限，但与常规治疗（手术、化疗、放疗和分子靶向治疗）联用时取得了较为积极的临床疗效。例如，肝细胞癌在进行根治性切除手术后，有较高的复发率，2年复发率高达40%以上；CIK细胞疗法作为肝细胞癌术后的辅助治疗，显著降低了肝癌复发率，中位无复发生存（relapse free survival，RFS）期为44个月，与对照组的30个月相比有显著的延长，且安全性良好。在晚期胃癌患者中，化疗与CIK联合使用与化疗单用相比，也延长了OS和DFS。

2. γδ T细胞 在T细胞疗法中，大多数使用的是表达抗原特异性的αβ型TCR的αβ T细胞，αβ T细胞占T细胞总数的95%以上，αβ型TCR由α链和β链组成，识别由MHC分子提呈的蛋白质抗原，因此具有MHC限制性。但T细胞中还包括一类表达由γ链和δ链组成的γδ型TCR的T细胞，称为γδ T细胞，在外周血所有T细胞中占比仅为0.5%～5%。

γδ T细胞与αβ T细胞的作用机制有很多相似之处，比如胞质颗粒依赖的直接杀伤、Fas-FasL死亡受体通路和细胞因子分泌等；两者的最大区别在于其TCR识别靶标是否有MHC限制性。αβ型TCR特异性识别靶细胞表面MHC分子呈递的抗原表位肽，而γδ型TCR识别目标抗原不受MHC限制。除了使用TCR识别肿瘤抗原外，γδ T细胞还通过自然杀伤细胞受体依赖的方式识别多种肿瘤相关抗原或分子，在癌症免疫中发挥着重要作用（图11-3）。

因为γδ T细胞具有非MHC限制性抗原识别、对入侵病原的快速反应以及能识别癌变早期的细胞的特征，而被认为是固有免疫的一员；在激活后，它们可以通过分泌各种细胞因子进一步促进T细胞和B细胞的激活，在获得性免疫中也发挥着重要作用。因此，γδ T细胞被认为是固有免疫和获得性免疫之间的桥梁，在癌症治疗中有巨大的潜力。

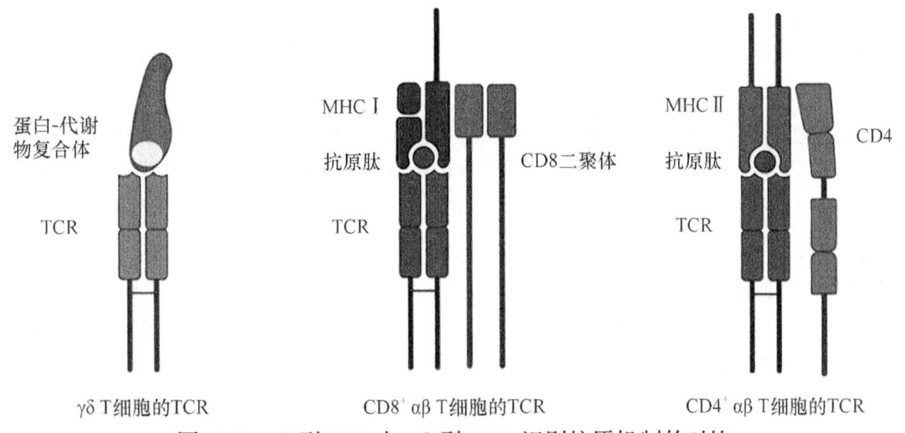

图 11-3 γδ 型 TCR 与 αβ 型 TCR 识别抗原机制的对比

相比于基于 αβ T 细胞的疗法，γδ T 细胞具备以下特点使其成为有潜力的异体现货型细胞产品：

（1）γδ T 细胞识别抗原的机制是非 MHC 限制性的，异体回输后不会引发患者的移植物抗宿主病（graft versus host disease，GVHD），而 αβ T 细胞则需要经过基因编辑敲除 TCR 基因才能用于现货型细胞疗法的开发。

（2）γδ T 细胞主要分为两类，vδ1 和 vδ2 亚型，其中 vδ1 亚型具有较强的体内持续性，以及优越的归巢和组织浸润能力，对于实体瘤的治疗更有优势。

（3）γδ T 细胞对于肿瘤的识别和杀伤不依赖于单一抗原的表达，它们除了使用 TCR 识别肿瘤抗原外，还通过自然杀伤细胞受体依赖的方式识别多种肿瘤相关抗原或分子，减少了单抗原丢失导致肿瘤免疫逃逸的概率。

目前 γδ T 细胞疗法已用于多种晚期实体瘤和恶性血液肿瘤的临床研究，这些研究绝大多数是小规模的临床试验，在这些试验中 γδ T 细胞疗法展示了优越的安全性及一定的疗效。γδ T 细胞疗法作为现货型细胞疗法在临床上的应用面临着较大挑战。首先，γδ T 细胞仅占所有 T 细胞中的 0.5%～5%，如何将这些极少数的细胞扩增至足够多人使用的剂量并避免细胞因过度增殖而衰老耗竭，如何在培养中避免 αβ T 细胞的污染，都对培养和扩增工艺提出了很高的要求。其次，人外周血中主要的 γδ T 细胞亚群是 Vγ9Vδ2 T 细胞，然而 Vγ9Vδ2 T 细胞回输后在体内持续性差，抗肿瘤疗效较有限；而具有较强的体内持续性和组织浸润能力的 vδ1 亚群则在外周血中比例极低。近年来，为了进一步提高 γδ T 细胞的肿瘤靶向性，已开始使用遗传修饰的手段对其进行改造，制备异体现货型 CAR-γδ T 等基因改造的细胞疗法，其临床安全性与疗效有待观察。

二、基因工程改造的 T 细胞疗法

（一）嵌合抗原受体 T 细胞治疗

1. 定义和历史 T 细胞是否能够精准高效地清除肿瘤，决定因素之一在于其 TCR 能否特异性识别肿瘤抗原。然而大多数外周血中的 T 细胞不具有能够识别某一特异性肿瘤抗原的能力。如果可以为所有 T 细胞安装一个“导航仪”，充分调动它们去识别和杀伤肿瘤，将有助于提高 T 细胞疗法的药效。在这一想法的指引下，日臻成熟的大规模 T 细胞培养和扩增工艺与飞速发展的基因修饰工具融合在一起，促成了基因工程改造的 T 细胞疗法的诞生。

嵌合抗原受体 T 细胞治疗（chimeric antigen receptor T cell therapy），又称 CAR-T 细胞治疗或 CAR-T 疗法，是指通过病毒转导、转座子、mRNA 或质粒转染等基因修饰技术，将带有由特异性抗原识别结构域及 T 细胞激活 / 共激活信号转导结构域等组成嵌合抗原受体（CAR）的遗传物质转入患者或供者外周血来源的 T 细胞，使 T 细胞回输后能够直接识别并杀伤带有特异性抗原的肿瘤细胞，从而达到治疗肿瘤的目的。CAR 结构中的特异性抗原识别结构域来自于抗体识别抗原的可变区，抗体可变区对抗原表位的识别是不依赖于 MHC 呈递的，这也是其与 TCR 识别机制最大的差异之一。

1989 年，以色列魏茨曼科学研究所的 Zelig Eshhar 博士最早尝试利用抗体可变区为 T 细胞安装“导航仪”，他将 2，4，6- 三硝基苯酚（TNP）抗体的可变区与 TCR 的恒定区融合，将抗体对抗原的识别能力和 TCR-CD3 介导 T 细胞激活有机地结合起来，赋予了 T 细胞识别 TNP 的能力，改造后的细胞能够以非 MHC 限制的形式杀伤携带 TNP 抗原的靶细胞，这是 CAR-T 细胞的雏形。不久后，为了将这项技术应用于临床，Eshhar 博士与 Rosenberg 实验室 Patrick Hwu 博士合作，1993 年他们发表了使用抗体单链可变区片段（ScFv）与 Fc 受体 γ 链或者 CD3 ζ 链融合，成功构建靶向不同肿瘤抗原的 CAR-T，第一代 CAR-T 细胞疗法由此诞生。

然而，T 细胞在 APC 的抗原呈递下激活增殖时，除了 TCR/CD3 在识别 MHC 呈递的抗原肽后通过 CD3 ζ 链的磷酸化向细胞传递的第一信号，还需要共刺激分子 CD28 结合 B7 分子后提供的第二信号，如果只有第一信号，则 T 细胞将无法被激活、增殖并充分发挥细胞毒性和效应器作用，而是处于一种“无力”状态。第一代 CAR-T 细胞将 ScFv 与 CD3 ζ 链融合，当 ScFv 识别癌细胞表面的抗原后，仅能模拟 T 细胞激活的第一信号，缺乏共刺激信号，因此在临床实践中疗效不理想。为了解决这一问题，在 CAR 结构中加入了一个共刺激域的第二代 CAR-T 细胞应运而生。多种共刺激分子的胞内结构域都得到了尝试，如 CD28、CD137（4-1BB）、CD27、OX40 和 ICOS 等，带有 CD28 或 4-1BB 来源的共刺激域的 CAR 结构成为了第二代 CAR-T 细胞的主流。带有 CD28 共刺激域的 CAR-T 细胞由纪念斯隆 - 凯特琳癌症中心的 Michel Sadelain 博士等研发，而 St. Jude 儿童医院的 Dario Campana 医生团队则构建了带有 4-1BB 共刺激结构域的二代 CAR-T 细胞。此时，CAR-T 细胞中临床进展最快的是以 CD19 为靶点、治疗 B 细胞来源的白血病或淋巴瘤的产品。NCI 的 Rosenberg 医生团队最早发表了 4-1BB 结构的 CD19 CAR-T 的临床试验结果；2012 年，宾夕法尼亚大学 Carl June 医生利用 4-1BB 结构的 CD19 CAR-T 细胞治愈了一位名叫 Emily Whitehead 的 6 岁女童的急性 B 淋巴细胞白血病（B-acute lymphoblastic leukemia，B-ALL），这是世界上参与 CAR-T 细胞疗法临床研究的首例儿童受试者，至今已经无瘤生存 10 年以上，在社会上受到广泛关注。此后 CAR-T 细胞疗法的发展进入了黄金阶段，在世界范围内开展了大量的临床研究。2017 年 8 月，诺华公司基于 4-1BB 结构的 CD19 CAR-T（商品名：Kymriah）获得美国 FDA 批准成功上市；一个多月后，凯特公司基于 CD28 结构的 CD19 CAR-T（商品名：Yescarta）也获批上市。至今美国已经有 6 款 CAR-T 细胞产品上市，其中 4 款靶向 CD19，以复发难治的 B 细胞来源的恶性肿瘤为适应证；2 款靶向 BCMA，包括中国药企传奇生物开发的 Carvykti，以复发难治的多发性骨髓瘤为适应证。在中国，复星凯特公司将 Yescarta（奕凯达）引入中国，于 2021 年 6 月被我国国家药品监督管理局批准上市；同年 9 月 3 日，药明巨诺公司开发的 CD19 CAR-T 倍诺达也成功获批上市（表 11-1）。

在第二代 CAR-T 细胞走向市场的同时，对于 CAR-T 的优化一直没有停止。第三代 CAR-T 细胞在第二代的基础上又串联了一个或多个共刺激结构域；第四代 CAR-T 细胞则在第二代的基础上引入了细胞因子、共激活配体或自杀基因等“武器”分子，可提高 T 细胞杀伤力、重塑肿瘤微环境或提高安全性，因此常被称为“武装 CAR-T”；第五代 CAR-T 细胞是通过基因编辑的手段，敲除引发 GVHD 或宿主抗移植物病（host versus graft disease，HVGD）的基因，以制备异体现货型 CAR-T 细胞产品。第二代 CAR-T 细胞安全性和疗效在多个大规模临床试验与上市产品临床实践中得到了证明，但第三、四和五代 CAR-T 细胞尚处于临床前或探索性临床研究阶段，其优势仍需进一步验证。此外，为了克服肿瘤抗原逃逸的问题，同时可以识别两个肿瘤抗原的双靶点 CAR-T 细胞疗法也崭露头角，目前正处于 I 期临床试验阶段。

表 11-1 已经上市的 CAR-T 细胞疗法

通用名称	商品名称	所属公司	适应证	靶点	关键性临床试验	获批时间（批准机构）	上市国家
Tisagenlecleucel	Kymriah	诺华	复发或难治性儿童、青少年（3～25 岁）B-ALL	CD19	ELIANA study（NCT02435849）	2017/8/30（FDA）	美国
			复发或难治性成人大 B 细胞淋巴瘤（LBCL）	CD19	JULIET study（NCT02445248）	2018/5/1（FDA）	美国
Axicabtagene Ciloleucel	Yescarta	凯特	复发或难治性成人大 B 细胞淋巴瘤（LBCL）	CD19	ZUMA-1（NCT02348216）	2017/10/18（FDA）	美国
			复发性或难治性滤泡淋巴瘤（FL）	CD19	ZUMA-5（NCT03105336）	2021/3/5（FDA）	美国
			复发或难治性成人大 B 细胞淋巴瘤（LBCL），二线用药	CD19	ZUMA-7（NCT03391466）	2022/4/1（FDA）	美国
	阿基仑赛注射液（奕凯达）	复兴凯特	复发或难治性成人大 B 细胞淋巴瘤（LBCL）	CD19	FKC876-2018-001	2021/6/3（NMPA）	中国
Brexucabtagene Autoleucel	Tecartus	凯特	复发或难治性成人套细胞淋巴瘤（MCL）	CD19	ZUMA-2（NCT02601313）	2020/7/24（FDA）	美国
			复发或难治性成人 B-ALL	CD19	ZUMA-3（NCT02614066）	2021/10/1（FDA）	美国
Lisocabtagene Maraleucel	Breyanzi	巨诺	复发或难治性成人大 B 细胞淋巴瘤（LBCL）	CD19	TRANSCEND-NHL-001（NCT02631044）	2021/2/5（FDA）	美国
Relmacabtagene autoleucel	瑞基奥仑赛注射液（倍诺达）	药明巨诺	复发或难治性成人大 B 细胞淋巴瘤（LBCL）	CD19	RELIANCE（NCT04089215）	2021/9/3（NMPA）	中国
Idecabtagene Vicleucel	Abecma	百时美施贵宝 / 蓝鸟	复发或难治性成人多发性骨髓瘤（MM）	BMCA	KarMMa（NCT03361748），	2021/3/26（FDA）	美国
Ciltacabtagene autoleucel	Carvykti	传奇生物 / 强生	复发或难治性成人多发性骨髓瘤（MM）	BMCA	CARTITUDE-1（NCT03548207）	2022/2/28（FDA）	美国

2. CAR-T 细胞的制备和治疗的流程 CAR-T 细胞制备的主要步骤包括 PBMC 的采集与 T 细胞的分离，T 细胞激活，使用病毒或非病毒载体系统将 *CAR* 基因导入 T 细胞，体外 CAR-T 细胞扩增，细胞收集和冷冻保存，整个制造周期一般需要 2 周，与非基因改造的 T 细胞疗法制备相比明显更短。具体过程如下。

（1）PBMC 的采集与 T 细胞的分离：首先通过单采机从患者（或供者）处收集 PBMC 后放入采血袋，运输至 GMP 车间；然后利用磁珠分选出 T 细胞。这个过程中既要考虑分离获得尽可能多的 T 细胞；同时要将粒细胞、红细胞、采血袋中的抗凝剂等对后续细胞生产有影响的杂质去掉。

（2）T 细胞激活：前面已经提到，T 细胞在 APC 的抗原呈递下激活增殖时，除了 TCR/CD3 在识别 MHC 呈递的抗原肽后通过 CD3 ζ 链的磷酸化向细胞传递的第一信号，还需要共刺激分子 CD28 结合 B7 分子后提供的第二信号 T 细胞的激活。激活后的 T 细胞开始分裂，有利于基因转导。CAR-T 细胞制备中最常用的激活方式是使用 CD3/CD28 抗体偶联微珠，两个抗体分别模拟了 T 细胞激活的第一和第二信号。这一步应把握好磁珠与 T 细胞的数量比，比例过低则激活不充分，比例过高则会因过度激活而导致 T 细胞持久性不足甚至死亡。

（3）*CAR* 基因的导入：利用载体将 *CAR* 基因导入 T 细胞，实现 *CAR* 基因在 T 细胞膜上的表达，是 CAR-T 细胞生产的核心技术。*CAR* 基因导入的方式主要是通过病毒载体转导（如 γ- 逆转录病毒、慢病毒等）及非病毒载体转染（转座子转染、质粒或 mRNA 电转染等），其中慢病毒载体是 CAR-T 细胞生产中最常用的载体，相比于其他病毒载体，使用慢病毒载体的优势有：将 *CAR* 基因整合到 T 细胞基因组，使其长时间稳定表达 *CAR* 基因；可感染分裂和非分裂细胞；低免疫原性，安全性高；可携带较大的目的基因片段，利于更复杂的 *CAR* 基因的转导等。慢病毒载体多采用三质粒或四质粒瞬时转染包装细胞（如 293 T、293F 细胞）的方法进行制备，其生产的上游工艺主要包括细胞培养（分为悬浮 / 贴壁培养等）和病毒包装；下游工艺一般涉及澄清、纯化、过滤、浓缩、除菌等步骤。作为 CAR-T 细胞生产的关键原材料，病毒载体的质量和成本对 CAR-T 细胞疗法能否大规模临床应用有决定作用。由于 *CAR* 基因的病毒载体可以提前大量地生产，并在 –80℃长时间储存，所以计算 CAR-T 细胞制备周期时一般不考虑病毒制备的时间。

（4）CAR-T 细胞扩增：经过基因修饰获得 CAR-T 细胞后，还需要进行大规模的体外扩增，尽管 CAR-T 细胞回输量比 TIL 疗法低 1～2 个数量级，但由于多数给予 CAR-T 细胞治疗的患者患有复发难治的血液肿瘤，大规模扩增其 T 细胞对工艺仍有不小的挑战。

（5）细胞收集和冷冻保存：细胞扩增到所需剂量后，对细胞进行收集、洗涤、重悬与出厂质检，此时新鲜的 CAR-T 细胞已经可以直接用于回输患者。但为了使距离生产基地更远的患者获益以及便于医生灵活安排患者的回输时间，目前上市的 CAR-T 细胞产品多为冻存制剂，在超低温中长途运输至医院，在病床旁复苏后直接回输患者。冻存与复苏环节直接关系到 CAR-T 细胞最终回输给患者时的状态和数量，影响着疗法的安全性与疗效，因此对工艺稳健性提出了很高的要求，以避免细胞活性降低、细胞数量损耗或污染的发生。

在 CAR-T 细胞回输前至少 5 天，也需要对患者进行清淋化疗，化疗最常用的方案为氟达拉滨与环磷酰胺的“FC 方案”，其目的与 TIL 回输前清淋相似，清除一部分肿瘤细胞，同时清除对 CAR-T 细胞在体内存活不利的调节性 T 细胞，提高体内 IL-7 和 IL-15 的水平，创造一种利于 CAR-T 细胞存活与扩增的免疫环境。CAR-T 细胞制备完成并通过质检后，将其回输给患者，回输当天与回输后数天需住院观察。

3. 作用机制和毒性 由于目前应用最广，研究最深入的 CAR-T 细胞疗法是第二代，因此以下将以第二代 CAR-T 细胞疗法为例，阐述其作用机制。

首先必须了解 CAR 分子的组成，从 N 端到 C 端，第二代 CAR 由胞外特异性抗原识别区、铰链区、跨膜区、共刺激域、激活域组成。CAR 的胞外抗原识别区通常采用该抗原抗体的一个 V_H 和 V_L 结构域串联而构成的 ScFv 结构，如 CD19 CAR-T 上市产品的 ScFv 改造自小鼠杂交瘤细胞系 FMC63 来源的抗 CD19 单克隆抗体。抗原识别区来源抗体对抗原的亲和力、抗原表位的空间位置和密度、与抗原结合后免疫突触的形成等都对 CAR-T 细胞的疗效有决定作用，此外，非人源 ScFv 的免疫原性诱发的患者抗 CAR 免疫反应对 CAR-T 细胞在体内的存续性也有一定的影响。铰链区和跨膜区是连接胞外抗原识别区和胞内信号区的重要片段，通常选用 CD8a、CD28、CD4 等蛋白序列。铰链区属于胞外部分，其功能是克服空间障碍，以允许抗原识别区和靶抗原表位结合，抗原表位的位置不同，铰链区的长度也应做适当调整，以利于 ScFv 对抗原的有效结合以及下游的信号转导，例如，较长的铰链区有利于 ScFv 结合更贴近靶细胞膜的表位，而较短的铰链区则利于 ScFv 结合膜蛋白抗原 N 端附近的表位。跨膜区的主要功能是将 CAR 锚定在 T 细胞膜上，对 CAR 表达水平和稳定性有重要作用。接下来是共刺激域，它是 T 细胞活化和功能调节的关键区域，提供 T 细胞激活的第二信号，来源于 CD28、4-1BB、OX40、CD27、ICOS 等共刺激分子，其中，以 CD28 和 4-1BB 来源的共刺激域最为常见。大量临床前研究显示，含有 CD28 来源的共刺激域的 CAR-T 细胞有更多的效应器属性，能在较短时间内达到很高的杀伤活性，但体内持久性不佳；含有 CD28 来源的共刺激域有助于 CAR-T 细胞保留更多的中央记忆属性和增殖潜力，促进了 CAR-T 细胞在体内的存活与增殖。然而对采用了 CD28 和 4-1BB 来源的共刺激域的不同 CD19 CAR-T 细胞的临床试验数据进行比较，两者并未在疗效和安全性上有明显差异。共刺激域下游是激活域，一般是 CD3 的 ζ 链，提供 T 细胞激活的第一信号。

由于 CAR 识别的抗原并未经过 MHC 呈递，因此 CAR 只能识别膜蛋白胞外部分的抗原表位。当 CAR 的抗原识别区与肿瘤细胞的抗原结合后，信号通过铰链区和跨膜区传入 CAR-T 细胞内，诱导共刺激域和激活域分别产生 T 细胞激活的第二和第一信号，使 CAR-T 细胞增殖，并启动细胞毒性机制，通过释放穿孔素、颗粒酶 B 等直接杀伤肿瘤细胞，同时还通过释放细胞因子募集巨噬细胞等杀伤肿瘤细胞，从而达到治疗肿瘤的目的，部分 CAR-T 细胞保持记忆属性，在患者体内长期存在，从而获得特异性的抗肿瘤长效机制（图 11-4）。

由于 CAR 介导的强大的免疫反应并非 T 细胞中天然存在的，机体并不能充分地调控这样的“人造”免疫反应，因此 CAR-T 细胞疗法往往引起较为严重的毒性，主要包括细胞因子释放综合征（cytokine release syndrome，CRS）和免疫效应细胞相关神经毒性综合征（immune effector cell-associated neurotoxicity syndrome，ICANS；又称为神经毒性）。这些毒性在小鼠模型中并未被发现，直到开展临床试验后才观察到。

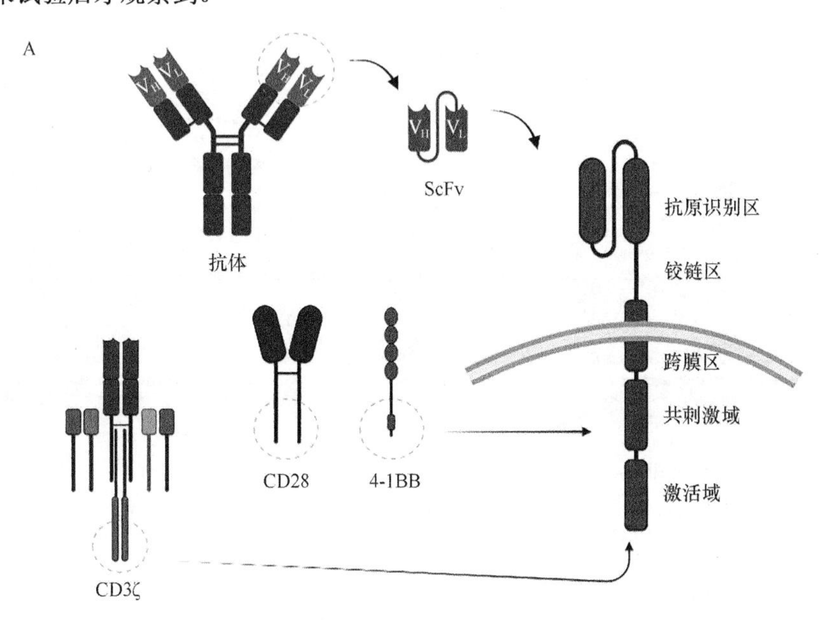

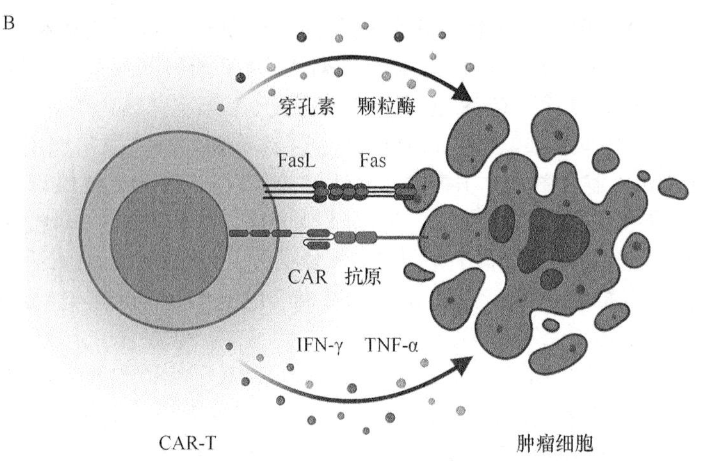

图 11-4　CAR 的结构（A）与 CAR-T 细胞作用机制（B）

CRS 的典型症状为持续数天的高热和寒战等，严重时也出现低血压、缺氧和（或）心脏、肺、肝、肾和胃肠等器官功能障碍。然而，如果 CRS 的症状能被及时识别和处理，这种器官功能障碍在大多数患者中是可以预防或逆转的。CRS 是由涉及 CAR- T 细胞、巨噬细胞、单核细胞、癌细胞等的多细胞网络引起的。血清中含量急剧升高的细胞因子 IL-6 和 IL-1 是 CRS 的关键介质。由于活化的 T 细胞可以产生 IL-6，因此最初假设 CAR-T 细胞是引发 CRS 的 IL-6 的主要来源，但后续多项研究证实，巨噬细胞和单核细胞谱系细胞才是 IL-6 的主要来源。CRS 的病理生理机制可能是：CAR-T 细胞识别靶细胞的抗原后被激活，分泌细胞因子，如 IFN-γ、GM-CSF 和 TNF-α 等，可募集和激活巨噬细胞；CAR-T 细胞诱导焦亡的肿瘤细胞释放的损伤相关分子模式（damage-associated molecular pattern，DAMP）可被巨噬细胞上的模式识别受体识别，进一步促进了巨噬细胞的活化；巨噬细胞表达的 CD40 结合 CAR-T 细胞表达的 CD40 配体（CD40L），也有利于巨噬细胞活化，活化的巨噬细胞分泌 IL-6、IL-1 等细胞因子和一氧化氮，引发剧烈的炎症反应，也可能向一系列非免疫组织（如血管内皮）发出信号，从而导致血管渗漏、低血压和通过分泌细胞因子和趋化因子进一步放大炎症反应（图 11-5）。

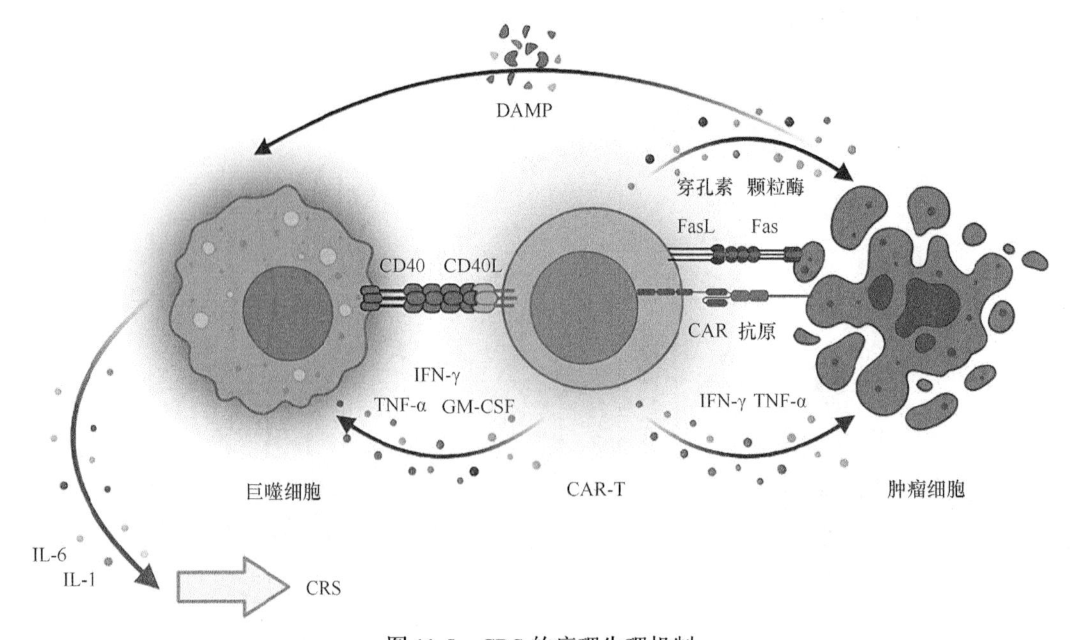

图 11-5　CRS 的病理生理机制

ICANS通常表现为中毒性脑病，症状包括意识模糊、失语、谵妄、共济失调、精细运动技能受损和嗜睡，严重时会发生癫痫发作、运动无力、脑水肿和昏迷甚至死亡。Juno公司的CD19 CAR-T细胞产品JCAR015治疗急性B淋巴细胞白血病的ROCKET临床试验中，曾出现多例患者因神经毒性引起的脑水肿而死亡，导致该试验终止。大多数出现ICANS临床特征的患者都曾有过CRS；ICANS通常在CRS的症状消退后发生，但偶尔会出现两者并发的情况。

与CRS相似，ICANS的病理生理机制可能也始于CAR-T细胞产生促炎细胞因子和肿瘤微环境中巨噬细胞以及外周循环的单核谱系细胞的激活。在肿瘤病灶位置的CAR-T细胞和巨噬细胞产生IFN-γ、GM-CSF、TNF-α、IL-1、IL-6、IL-10等炎性细胞因子及CXCL8和CCL2等趋化因子并扩散到血液中，到达中枢神经系统，导致血脑屏障（blood-brain barrier，BBB）的破坏，使得CAR-T细胞得以跨越BBB，在中枢神经系统中积累并导致小胶质细胞的激活，最终在中枢神经系统引发严重的免疫反应，造成神经毒性。

低度CRS一般使用支持性治疗和退热药来缓解，中度至重度CRS使用IL-6受体阻断性抗体托珠单抗治疗，联合或不联合皮质类固醇抑制免疫，对于低血压和缺氧症状，则分别需要血管加压药和补充氧气。低度ICANS通常也通过支持治疗来管理，而严重的ICANS通常使用皮质类固醇和IL-1阻滞剂阿那白滞素进行治疗。

4. 临床应用　目前CAR-T细胞疗法在治疗B细胞来源的恶性肿瘤，包括B细胞非霍奇金淋巴瘤（non-Hodgkin lymphoma，NHL）和B-ALL中应用最广泛，靶标抗原主要包括CD19、CD20和CD22等；其次是多发性骨髓瘤（multiple myeloma，MM），靶标抗原为B细胞成熟抗原（B cell maturation antigen，BCMA）等。在这些适应证中，CAR-T细胞一般是作为三线或更末线的疗法。

（1）在治疗复发性/难治性B细胞NHL方面，在Kite公司的CD19 CAR-T细胞产品Yescarta的确证性Ⅱ期临床试验ZUMA-1中，111位受试者中有101位接受了CAR-T细胞回输，中位随访时间是27.1个月，ORR达到了83%，CRR为58%，中位DOR为11.1个月，中位PFS为5.9个月，而2年PFS率为72%，中位OS未到达。在诺华公司CD19 CAR-T细胞产品Kymriah的全球性多中心确证性Ⅱ期临床试验JULIET中，可评估患者共93例，ORR达到了52%，CRR为40%，中位DOR为未到达，中位PFS为2.9个月，而1年PFS率为83%，中位OS为12个月。在Juno公司的CD19 CAR-T细胞产品Breyanzi的多中心确证性临床试验TRANSCEND NHL 001中，可评估患者共256例，ORR和CRR分别是73%和53%，中位DOR为未到达，中位PFS为6.8个月，而1年PFS率为65%，中位OS为21.1个月。这些疗效数据远远高于同一适应证不进行CAR-T细胞治疗的历史对照组（SCHOLAR-1，一个包含636例患者的多队列、回顾性研究）。安全性方面，以上三个细胞疗法的临床试验中都发生了CRS，ZUMA-1、JULIET和TRANSCEND试验中，发生任意一级CRS的概率分别为92%、58%、42%，发生3级或3级以上CRS的概率分别为11%、22%、2%，托珠单抗分别用于43%，14%和19%的患者；发生任意一级神经毒性的概率分别为67%、21%、30%，发生3级或3级以上神经毒性的概率分别为32%、12%、10%。

（2）在治疗复发性/难治性B-ALL方面，在诺华公司CD19 CAR-T细胞产品Kymriah的确证性Ⅱ期临床试验ELIANA中，入组了≤25岁的患者，可评估患者共75例，3个月时CRR是81%，中位OS是19.1个月，中位无事件生存（event-free survival，EFS）在随访期内未到达；77%的患者出现了CRS，其中48%接受了托西珠单抗的治疗，在40%的患者中观察到了神经毒性反应。在Kite公司的CD19 CAR-T细胞产品Yescarta的确证性Ⅱ期临床试验ZUMA-3中，共55例可评估的患者，CRR是71%，中位OS是18.2个月，中位EFS为11.6个月。在Juno公司的CD19 CAR-T细胞产品JCAR015的临床试验中，可评估患者共53例，CRR分别是83%，中位OS是12.9个月，中位EFS为6.1个月。

（3）MM也是一种B细胞来源恶性血液肿瘤，其特征是骨髓内浆细胞恶性增殖。BCMA在（恶性）浆细胞或成熟B细胞上特异表达且对MM细胞的存活、增殖与耐药性都有重要的作用，因此成为一个治疗MM的理想靶标。百时美施贵宝和Bluebird Bio公司联合开发的治疗接受过4种以上疗法后复发/难治性 MM 成年患者的 BCMA CAR-T 细胞产品 Abecma，在其关键性的Ⅱ期临床试验 KarMMa 中，可评估患者共 128 例，ORR 为 73%，严格的 CRR 是 33%（26% 为 MRD 阴性 CR），中位 DOR 为 10.9 个月，中位 PFS 为 8.6 个月，中位 OS 为 24.8 个月；整体安全性良好，3 级及以上 CRS 的发生率为 9%，3 级及以上神经毒性的发生率为 4%。在我国传奇生物开发的治疗接受过 4 种以上疗法后复发 / 难治性 MM 成年患者 BCMA CAR-T 细胞产品 Carvykti 的确证性临床试验 CARTITUDE-1 中，可评估患者共 97 例，ORR 为 98%，严格的 CRR 是 80%（58% 为 MRD 阴性 CR），18 个月 PFS 率为 66%，18 个月 OS 率为 81%，中位 DOR 长达 21.8 个月；整体安全性也较好。

（4）CAR-T 细胞在治疗实体瘤方面，进展要远远落后于血液肿瘤。与血液肿瘤不同，实体瘤具有显著的抗原异质性，导致靶向单一抗原的 CAR-T 细胞只能杀死部分肿瘤细胞，残存的肿瘤细胞继续增殖进展，对 CAR-T 细胞疗法产生耐药性；实体瘤高表达的抗原蛋白在正常实体组织中也有一定量的表达，靶向这些抗原的 CAR-T 细胞往往对正常组织产生很强的毒性，如 HER2 CAR-T 细胞导致消化道表皮细胞受损脱落；此外，CAR-T 细胞对实体瘤浸润能力较弱，在复杂的免疫抑制性微环境中杀伤能力受损等。基于以上原因，CAR-T 细胞治疗实体瘤还存在较大的阻碍，目前绝大部分都处于临床前或Ⅰ期临床试验阶段，例如治疗前列腺癌靶向 PSMA 的 CAR-T 细胞、治疗肝癌的靶向 GPC3 的 CAR-T 细胞、治疗脑胶质瘤的靶向 IL13Rα2 的 CAR-T 细胞，以及靶向 HER2、MSLN、EGFR 等抗原，以乳腺癌、结直肠癌、肺癌、卵巢癌和脑胶质瘤等多种抗原阳性实体瘤为适应证的 CAR-T 细胞疗法等。我国科济药业研制的靶向 CLDN18.2 的 CAR-T 细胞 CT041 治疗既往接受过至少二线治疗失败的 CLDN18.2 阳性的晚期胃癌 / 食管胃结合部腺癌的临床试验成为全球首个进入确证性Ⅱ期临床试验的实体瘤 CAR-T 细胞，为当前进度最快。根据其 2022 年发表的Ⅰ期临床试验中期分析数据，在 37 例晚期消化系统肿瘤患者中，ORR 和 DCR 分别为 48.6% 和 73.0%，在胃癌患者队列中 ORR 和 DCR 则分别达到 57.1% 和 75.0%；CT041 整体耐受性良好，回输后 28 天内无剂量限制性毒性，未发生 3 级及以上 CRS，未发生 ICANS，无治疗相关死亡事件。靶向 CLDN18.2 的 CAR-T 细胞的安全性与初步有效性令整个肿瘤领域振奋，但仍需要其通过确证性临床试验来证明 CAR-T 细胞治疗实体瘤的药效。

5. 挑战与展望 尽管 CAR-T 细胞疗法在恶性血液肿瘤中展示了不俗的疗效，已有多种产品上市，但在能使更多患者获益前仍面临着很多挑战。

目前已上市和大部分在研的 CAR-T 细胞都是自体来源，存在着成本高、制备时间无法保证的不足，甚至存在由于患者个体差异、起始 T 细胞质量差，导致 CAR-T 细胞的生产失败的可能，此外，部分患者在 CAR-T 细胞制备的过程中，因疾病进展较快而不再符合细胞治疗的条件。这些原因使得使用健康志愿者外周血生产的现货型同种异体 CAR-T 细胞的开发显得尤为必要。同种异体 CAR-T 细胞又称为通用型 CAR-T（universal CAR-T，UCAR-T）细胞，其临床使用中最大的障碍就是因供者与患者人类白细胞抗原（HLA）不同导致的 GVHD，即异体 CAR-T 细胞对患者正常组织的攻击，可危及患者生命和 HVGD，即患者免疫系统对异体 CAR-T 细胞的免疫排斥，会阻碍异体 CAR-T 细胞在患者体内的存活，进而影响疗效。借助 CRISPR/Cas9 或 TALEN 等基因编辑技术可以实现内源基因的定向敲除或外源基因的靶向插入，已在同种异体 CAR-T 细胞疗法的开发中被广泛使用。通过敲除异体 CAR-T 细胞的 TCR 恒定区编码基因 *TRAC* 或 *TRBC*，可以防止 GVHD 的发生，将 MHC Ⅰ复合体的 β2M 亚基敲除，可防止患者体内免疫细胞对异体 CAR-T 细胞的排斥，同时敲除抑制 CAR-T 细胞功能的基因，可增强其抗肿瘤的功能。目前同种异体 CAR-T 细胞疗法主要以靶向 CD19 和 BCMA 等已经广泛应用于临床的靶点为主，绝大部分处于临床前或Ⅰ期临床试验阶段，进展最快的即将进入Ⅱ期确证性临床。从临床数据来看，异体 CAR-T 细胞的短期疗效能接近或者略低于同靶点的自体 CAR-T 细胞，长期疗效不佳，达到 CR/PR 后不久即复发或进展，可能与患者免疫系统对异体 CAR-T 细胞的免疫排斥有关。即使在异体 CAR-T 细胞中敲除了 β2M，也难以摆脱患者 NK 细胞对异体 CAR-T 细胞的攻击。此外，基因编辑步骤也为异体 CAR-T 细胞的安全性引入了新的风险，例如，Allogene 公司的异体 CAR-T 细胞临床试验因导致患者染色体异常而被 FDA 叫停。因此，相比于使用基因敲除的 T 细胞，利用不受 MHC 限制的 γδ T 细胞、NK 细胞用于开发异体细胞疗法似乎具有更高的安全性。

虽然 CAR-T 细胞疗法在血液肿瘤中取得了惊人的疗效，但总体来说疗效的持久性不理想，复发率很高。CAR-T 细胞治疗后复发的机制主要有两种，一是靶抗原阴性复发，又称抗原逃逸，是靶抗原丢失或表达下调的肿瘤细胞逃脱了 CAR-T 细胞杀伤后增殖，这可能是由于 CAR-T 细胞选择性清除大量靶抗原阳性肿瘤细胞，而靶抗原阴性或低表达的肿瘤细胞群得以增殖；二是抗原阳性复发，靶抗原表达量在肿瘤细胞中并未明显下降，但因 CAR-T 细胞在体内持续性差或发生耗竭而导致疾病复发。

抗原阴性复发可用针对同一癌种另一种靶抗原的 CAR-T 细胞来补充治疗，这也为双靶抗原 CAR-T 细胞治疗奠定了基础。CD19 CAR-T 细胞和靶向 CD22、CD20 等 B 细胞抗原联合的早期 CAR-T 细胞临床试验已经应用于 CD19 阳性 B 细胞恶性肿瘤的患者身上。而 MM 中，应用双抗原 BCMA 和 CD19 的 CAR-T 细胞疗法的研究已经发表，另一个 MM 抗原 GPRC5D 也可与 BCMA 构成新的组合抗原。

抗原阳性复发可通过优化 CAR-T 细胞的性质，特别是提高体内持久性和抗耗竭能力的方法来克服。一方面是在 CAR 结构设计上进行优化，例如用与靶抗原反应时间较短的低亲和力抗体来源的 ScFv 作为抗原识别区，在低亲和力 CD19 CAR-T 细胞的探索性临床研究中，回输到患者体内的 CAR-T 细胞疗效持续时间较长；此外，对于铰链区、跨膜区、共刺激域和激活域的改良也会显著影响 CAR-T 细胞的性质。另一方面，则是在 T 细胞内源性质上进行优化，例如在培养工艺中加入细胞因子、小分子调节剂等，或者通过遗传修饰的方法，敲除 PD-1 等有抑制功能的分子，或过表达 c-Jun 等对于 T 细胞抗耗竭有促进作用的基因。

CAR-T 细胞疗法较强的毒性也是限制其更大规模临床应用的一大因素。减少基线期肿瘤负荷、调整清淋化疗方案、优化 CAR 分子设计和（或）T 细胞性质等策略可能会降低 CRS 和 ICANS 的发生率和（或）严重程度。例如，改变 CD8a 来源的铰链区和跨膜区的长度会减少 CD19 CAR-T 细胞的细胞因子产生并减缓增殖，在 B 细胞淋巴瘤患者中疗效并未下降，只有低级别 CRS，没有 ICANS；具有低亲和力 ScFv 的 CD19 CAR-T 细胞在保持了抗 B-ALL 作用的同时，不会引起严重的 CRS；还可将自杀基因植入 CAR-T 细胞内，在出现不可控制的毒性反应时激活自杀基因以清除 CAR-T 细胞；设计逻辑门 CAR-T 细胞，使得 CAR-T 细胞在靶细胞同时存在两个抗原（与门）、存在一个抗原且不存在另一个抗原（与非门）或不存在某抗原（非门）的情况下才能进行特异杀伤，以精准清除癌细胞而不影响正常细胞，从而减少了靶点非肿瘤效应的发生。

（二）T 细胞受体工程化 T

1. 定义和研发历史 T 细胞受体工程化（T cell receptor-engineered）T 细胞疗法（又称 TCR-T 细胞疗法）是指通过病毒转导、转座子、mRNA 或质粒转染等基因修饰技术，将能特异性识别肿瘤抗原的 TCR 的 α 和 β 链编码基因转入 T 细胞，使 T 细胞回输后能够直接识别并杀伤带有特异性抗原的肿瘤细胞，从而达到治疗肿瘤的目的。

TCR-T 细胞疗法的研究已有 20 年以上的历史。1999 年美国 NCI 的 Michael I. Nishimura 医生团队在研究黑色素瘤的治疗方法时，将 HLA-A*02 限制性的、特异性识别黑色素瘤抗原 MART-1 的 *TCR* 基因转导至患者外周血淋巴细胞中，可在体外产生具有对 HLA-A*02 限制性、MART-1$^+$ 的肿瘤细胞有特异免疫反应的细胞毒性 T 细胞，这是第一次发表的 TCR-T 细胞疗法的体外研究。该疗法首次发表的小鼠体内研究则是 2001 年由荷兰癌症研究院和德国约翰内斯 · 古腾堡大学的科学家完成，他们将抗原特异性 TCR 导入外周 T 细胞后回输小鼠，观察到 TCR-T 细胞在小鼠体内扩增且归巢，并快速诱导肿瘤特异性免疫反应。此后，TCR-T 细胞疗法进入临床阶段。2006 年 Rosenberg 团队的 Morgan Richard 博士等发表了首个 TCR-T 细胞的临床研究，对 17 例黑色素瘤患者使用特异识别MART-1的TCR改造的T细胞回输，其中2例患者达PR，其余患者对治疗无响应。此后进入了TCR-T细胞疗法快速发展的时代，除了MART-1、gp100、NY-ESO-1、MAGE-A4/A3等肿瘤相关抗原或癌睾抗原特异TCR-T细胞外，靶向肿瘤新抗原的TCR-T细胞疗法也开始走向早期临床阶段；适应证以多种实体瘤为主，也包括了血液肿瘤。最初用于TCR-T细胞疗法的*TCR*基因编码序列是从肿瘤抗原特异性T细胞中克隆出来的，并没有对亲和力进行过改造，然而，由于肿瘤相关抗原或癌睾抗原特异TCR都经过了胸腺筛选而对靶抗原亲和力不强，所以人们开始通过改变TCR的序列以优化其对肿瘤抗原的亲和力，整体提高TCR-T的疗效。截止到2024年4月，在世界范围内尚无TCR-T细胞疗法获批上市，目前临床进展最快的是Adaptimmune Therapeutics公司的HLA-A*02限制性MAGE-A4特异性TCR-T细胞疗法Afami-cel；2024年1月31日，Afami-cel的上市申请获得FDA受理并获得优先审评资格，有望于2024年8月获批上市。值得一提的是，2022年1月，Immunocore公司的TCR疗法Kimmtrak获FDA批准上市，用于治疗不可切除或转移性葡萄膜黑色素瘤，这也是全球首款获批的TCR疗法。该疗法是由HLA-A*02：01限制性gp100特异性的TCR与CD3抗体融合的双特异性T细胞接合剂，通过TCR识别gp100^{+}的肿瘤细胞，同时通过CD3抗体招募T细胞对肿瘤细胞进行杀伤，该药物属于大分子药物范畴，并非细胞治疗。

2. TCR-T细胞制备和治疗的过程　TCR-T细胞的制备过程与CAR-T十分相似，但TCR-T细胞表达的转基因结构不是CAR，而是一个完整αβ TCR的编码序列，从N端到C端分别是TCRα链-2A切割肽-TCRβ链。整个TCR-T细胞的制备过程如下（图11-6）。

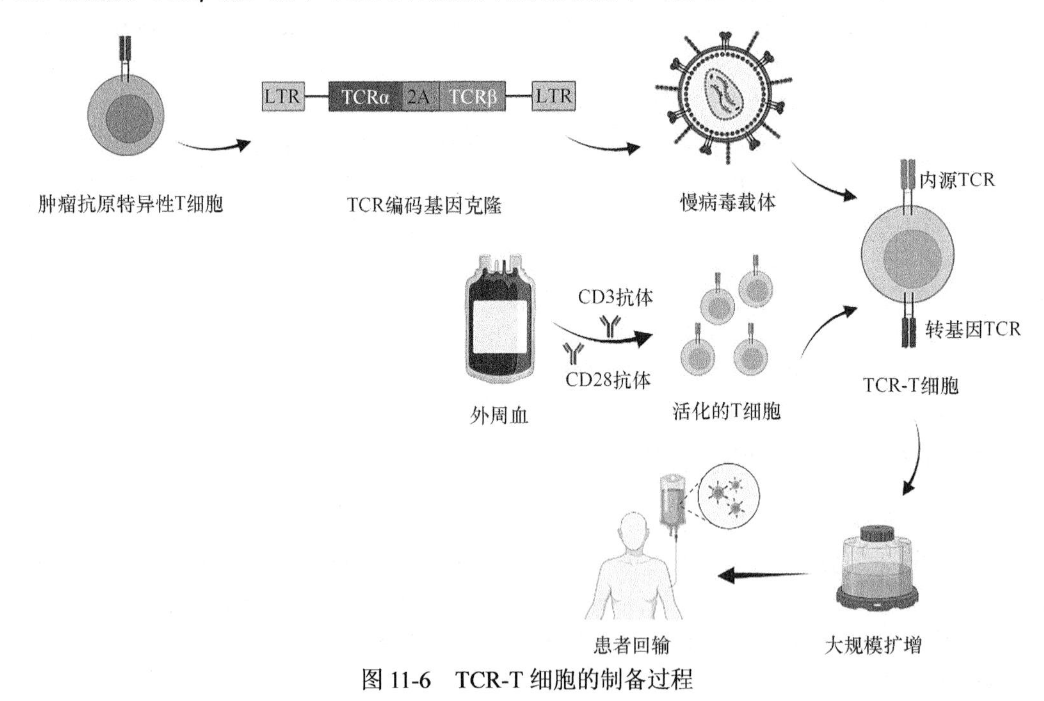

图11-6　TCR-T细胞的制备过程

（1）获得并验证肿瘤抗原特异性TCR的αβ链序列。该序列可通过分离抗原特异性CTL或TIL克隆并进行TCR测序获得，抗原特异性T细胞的分离和TCR克隆步骤被认为是TCR-T细胞疗法开发中的一大技术壁垒。在获得序列后，需要对其亲和力、抗原特异性、HLA限制性和体外杀伤能力进行验证，如亲和力不足导致杀伤靶细胞的效果较差，需要对TCR进行亲和力增强性改造，改造后的TCR需要进行严格的脱靶性研究。对于个性化的新抗原TCR-T细胞疗法来说，这一步的耗时需要计入整个TCR-T细胞的制备总耗时中；而对于肿瘤相关抗原、癌睾抗原特异TCR-T细胞疗法，这一步可事先完成。

（2）PBMC 的采集与 T 细胞的分离：与 CAR-T 细胞制备基本一致。

（3）T 细胞激活：也是通过 CD3 和 CD28 抗体对 T 细胞进行激活，与 CAR-T 细胞制备基本一致。

（4）*TCR* 基因的导入：利用载体将 TCR αβ 链基因导入 T 细胞，实现 *TCR* 基因在 T 细胞膜上的表达。*TCR* 基因导入的方式主要也是通过病毒载体转导（如 γ- 逆转录病毒、慢病毒等）及非病毒载体转染（转座子转染、质粒电转染等）。*TCR* 基因的病毒载体也可以提前大量地生产，并在 –80℃长时间储存。

（5）TCR-T 细胞体外扩增：TCR-T 细胞疗法多以实体瘤为适应证，回输量一般比 CAR-T 细胞高 1 个以上数量级，大规模扩增培养的工艺与 TIL 疗法有较多相似之处。

（6）TCR-T 细胞收集和质检：细胞扩增到所需剂量后，对细胞进行收集、洗涤、重悬与出厂质检，新鲜的 TCR-T 细胞可以直接用于回输患者。

值得一提的是，与 CAR-T 细胞产品中的 CAR^{+} 细胞群包括 $CD8^{+}$ 和 $CD4^{+}$ 相似，TCR-T 细胞中表达肿瘤抗原特异性 TCR 转基因的 T 细胞群也是由 $CD8^{+}$ 和 $CD4^{+}$ 组成的，尽管肿瘤抗原特异性 TCR 往往来自于 $CD8^{+}$ T 细胞。

在 TCR-T 细胞回输前也需要对患者进行清淋化疗，以创造一种利于 TCR-T 细胞存活与扩增的免疫环境。TCR-T 细胞制备完成并通过质检后，将其回输给患者，回输当天与回输后数天需住院观察。

3. 作用机制和毒性　每个 αβ T 细胞克隆都拥有一个特异性的 TCR 序列。αβ TCR 是由 α 链和 β 链两个亚基组成的异二聚体，每条链包括一个可变区结构域（V 结构域）和一个恒定区结构域（C 结构域），另有跨膜区。每个 V 结构域包含三个互补决定区（CDR），CDR 体现了不同 TCR 的多样性，它们负责识别 MHC 呈递的抗原表位肽，决定了 TCR 的抗原特异性与 MHC 限制。TCR 与多个具有胞内信号传递功能的 CD3 亚基形成 TCR-CD3 复合物，TCR 识别进行 MHC 呈递的抗原肽后，能通过 CD3 向 T 细胞内传递激活的第一信号，同时启动靶细胞杀伤程序。

TCR-T 细胞疗法的作用机制与 CTL 疗法相似，是利用转导的 TCR 特异性识别肿瘤细胞上特异的抗原肽 -MHC 复合物，通过胞质颗粒依赖的直接杀伤、Fas-FasL 死亡受体通路和细胞因子分泌等途径清除肿瘤细胞。有一部分 T 细胞分化为记忆 T 细胞而在体内长久存活，一旦发现肿瘤复发或进展可迅速增殖活化对肿瘤细胞进行杀伤。与 CAR-T 细胞疗法的机制不同，TCR-T 细胞通过抗原特异性 TCR 识别 MHC 呈递的抗原肽，这些抗原肽可来自核蛋白、胞质蛋白、膜蛋白等几乎所有蛋白；而 CAR 只能识别膜蛋白膜外段的抗原。

未对 TCR 进行亲和力改造的 TCR-T 细胞疗法，其 TCR 经过了胸腺筛选，因此不会出现脱靶毒性，安全性较高，在临床中的常见毒性为 CRS，但发生频率和级别都远低于 CAR-T 细胞疗法。但由于 TCR-T 细胞疗法的很大一部分靶标是组织分化抗原或肿瘤相关抗原，在大量正常细胞中也表达，所以会出现“on target，off tumor”的毒性，对表达同一抗原的正常细胞也有杀伤性，例如在使用 TCR-T 细胞治疗黑色素瘤患者过程中，部分患者出现皮肤、眼睛和耳朵中正常黑色素细胞的破坏。此外，由于 T 细胞本身也有内源性 TCR，其 α 链和 β 链可能会分别与转基因 TCR 的 β 链和 α 链错误配对，形成两种全新的 TCR，这种错配产生的 TCR 未经胸腺筛选，有产生 GVHD 的可能，但在大量 TCR-T 细胞治疗的临床试验中，这种因 TCR 错配产生的毒性极少。

使用经过改造的亲和力增强型 TCR 引起的脱靶毒性曾引起多例患者死亡。例如在 Carl June 教授团队利用 HLA-A*01 限制性、MAGE-A3 抗原特异性的亲和力增强型 TCR-T 细胞治疗黑色素瘤和骨髓瘤患者的临床试验中，前两例患者在回输数天后都因严重心脏毒性而死亡，原因是该 TCR 对心肌细胞表达的肌联蛋白有交叉反应，错误地识别并杀伤了心肌细胞，导致了致命的脱靶毒性。然而并非所有亲和力增强型的 TCR 都会产生脱靶毒性，如当前临床试验进展最快的 NY-ESO-1 TCR-T 和 MAGE-A4 TCR-T 等，都使用了亲和力增强型 TCR，并未出现任何严重不良事件。此外，通过免疫 HLA 转基因小鼠而获得的 TCR 也曾引起过致死的脱靶毒性。例如，Richard

Morgan 博士团队利用鼠源的 HLA-A*02 限制性、MAGE-A3 抗原特异性 TCR-T 细胞治疗了 9 例 MAGE-A3 阳性实体瘤患者，取得了较好的疗效，有 1 例 CR、4 例 PR；然而有 2 例患者却因脑白质坏死而死亡，归因为鼠源的 MAGE-A3 TCR 对脑细胞中表达的 MAGE-A12 等相似蛋白有交叉反应，导致了脱靶毒性。因此，对于亲和力改造后或非人源的 TCR，需要经过严谨和完整的交叉反应评估。

4. 临床应用 2006 年 Rosenberg 团队的 Morgan Richard 博士等发表了首个 TCR-T 细胞的临床研究，至今已经 10 余年，目前临床进展最快的 TCR-T 细胞疗法已经进入Ⅱ / Ⅲ期确证性临床阶段，但大部分还处于Ⅰ期临床或临床前阶段。由于 TCR-T 细胞的大部分靶抗原在多种肿瘤中都有高表达，因此临床试验的适应证一般为靶抗原阳性的多瘤种。

GSK 公司的 Letetresgene-autoleucel（Lete-cel；GSK3377794）是一种经过亲和力增强改造、HLA-A*02 限制性、NY-ESO-1 抗原特异性的 TCR-T 细胞疗法，目前该疗法以晚期和转移性黏液样 / 圆细胞脂肪肉瘤为适应证的临床试验已经处于确证性Ⅱ期，另有多项其他瘤种的早期临床研究。GSK 公司在 2022 年美国临床肿瘤学会（American Society of Clinical Oncology，ASCO）会议上公布了 lete-cel 治疗晚期或转移性 NY-ESO-1$^+$ MRCLS 的Ⅰ期临床试验数据，20 例接受 TCR-T 细胞治疗的患者分成了两个队列，队列 1 接受低剂量清淋化疗，队列 2 接受标准剂量清淋化疗，每队列各 10 例患者。队列 1 中位随访时间为 5.6 个月，ORR 为 20%，无 CR，80% 患者为 SD，中位 DOR 为 5.3 个月，中位 PFS 为 5.4 个月；队列 2 中位随访时间为 12.9 个月，ORR 为 40%，无 CR，50% 患者为 SD，中位 DOR 为 7.5 个月，中位 PFS 为 8.7 个月；两队列总的 ORR 为 30%。安全性方面，55% 的患者经历了与治疗相关的 SAE，80% 的患者发生 CRS，其中 25% 为 3 级 CRS，无 GVHD 和 ICANS；绝大部分患者都有中性粒细胞减少、白细胞减少等不良事件，可能与清淋化疗有关。

同年，我国香雪生命科学的 HLA-A*02：01 限制性、NY-ESO-1 抗原特异性的 TCR-T 细胞疗法 TAEST16001 治疗晚期软组织肉瘤也公布了Ⅰ期临床试验数据，12 例疗效可评价患者中，5 例 PR，5 例 SD，2 例 PD，ORR 为 41.7%，中位 DOR 为 14.1 个月；耐受性良好，无剂量限制性毒性，仅 2 例患者出现 2 级 CRS，无 ICANS，绝大部分患者都有中性粒细胞减少、白细胞减少等不良事件。总体来说，TAEST16001 安全性良好，且有效性与 lete-cel 相当，但需要Ⅱ期临床试验进一步验证该疗法的安全性和有效性。

Adaptimmune Therapeutics 公司研发的 Afamitresgene autoleucel（Afami-cel；ADP-A2M4）是一种 HLA-A*02 限制性 MAGE-A4 特异性 TCR-T 细胞疗法，也使用了亲和力增强型的 TCR。MAGE-A4 是一种癌睾抗原，通常仅在睾丸及一些实体肿瘤中特异性表达。2023 年 1 月，《自然医学》杂志报道了 Afami-cel 治疗 MAGE-A4 阳性的复发 / 难治性转移性实体瘤（包括恶性程度极高的滑膜肉瘤、卵巢癌、头颈癌、胃癌、黏液样 / 圆形细胞脂肪肉瘤、非小细胞肺癌、尿路上皮癌、食管癌和黑色素瘤）患者的Ⅰ期临床试验部分数据。共有 38 例患者接受 Afami-cel 治疗，ORR 为 23.7%（9/38），中位 DOR 为 25.6 周；其中滑膜肉瘤患者 ORR 为 44%（7/16），中位 DOR 为 28.1 周；所有患者都经历了≥ 3 级血液学毒性，55% 的患者经历了 CRS 且绝大多数为≤ 2 级 CRS，整体耐受性良好。该疗法的Ⅱ期临床试验 SPEARHEAD-1 目前正在进行中，以 HLA-A*02 限制性且 MAGE-A4 阳性的晚期滑膜肉瘤或黏液样 / 圆形细胞脂肪肉瘤为适应证。根据 2022 年 8 月 29 日最新公布的数据，在可评估的 52 例（44 例滑膜肉瘤，8 例黏液样 / 圆形细胞脂肪肉瘤）接受 Afami-cel 治疗的患者中，ORR 为 36.5%（其中滑膜肉瘤为 38.6%，黏液样 / 圆形细胞脂肪肉瘤为 25.0%），DCR 为 88.4%，滑膜肉瘤的中位 DOR 长达 50.3 周。安全性整体可控，不良反应主要为≤ 2 级 CRS 和可耐受 / 可逆的血液毒性。2022 年底，Adaptimmune Therapeutics 公司启动了 Afami-cel 的 BLA 申请，用于治疗 HLA-A*02 限制性且 MAGE-A4 阳性的晚期滑膜肉瘤。

5. 挑战与展望 TCR-T 细胞疗法作为一种基因改造型 T 细胞疗法，面临多种与 CAR-T 细胞疗法相似的挑战，如流程复杂、自体来源成本高、体内持久性和肿瘤浸润能力待提高等。此外还有 TCR-T 细胞疗法独有的挑战。

（1）MHC 限制性：每一个 TCR-T 细胞产品都只适用于一种 HLA 分型，但 HLA 分子在人群中拥有极高的多样性。以 HLA-A 位点举例，目前进度最快的 TCR-T 细胞都是白色人种中最常见的 HLA-A*02：01 限制性的，该 HLA 位点在中国人群中仅占 12%～15%，亚洲人 HLA-A 位点中最高频的是 HLA-A*11：01 和 HLA-A*24：02，且分布更加分散。这就意味着没有单独一款 TCR-T 细胞产品能使中国绝大多数靶抗原阳性的患者受益。

（2）抗原靶点方面：目前已经处于临床阶段的 TCR-T 细胞产品基本都以癌睾抗原或肿瘤相关抗原（tumor-associated antigen，TAA）为靶点，这类抗原并不多，导致目前 TCR-T 细胞产品的靶点丰富度较低，且单一靶点的产品也存在抗原丢失的免疫逃逸风险。来源于基因突变的肿瘤新抗原的靶点被寄予厚望，然而患者个体之间的新抗原存在很大差异，在多个患者中共有的“公共新抗原”极少，目前仅有 KRAS G12V/D 等少数几个，这就意味着不能对新抗原 TCR-T 细胞进行量产，只能针对患者肿瘤的基因突变情况进行定制，而且在现有制造工艺下从鉴定肿瘤突变，到开发个性化 TCR-T 细胞疗法将用时数月以上，还无法保证成功。因而，短期来看肿瘤新抗原特异性 TCR-T 细胞疗法大规模临床应用的可能性很低。

四种主流的 T 细胞疗法：TIL 细胞疗法、CTL 细胞疗法、CAR-T 细胞疗法与 TCR-T 细胞疗法，其制备方法、作用机制、毒性及大规模临床化的可行性方面有很多共同点，也有各疗法的独特之处。四种 T 细胞疗法的对比见表 11-2。

表 11-2 TIL 细胞疗法、CTL 细胞疗法、CAR-T 细胞疗法与 TCR-T 细胞疗法的对比

项目	TIL 细胞疗法	CTL 细胞疗法	CAR-T 细胞疗法	TCR-T 细胞疗法
细胞来源	自体肿瘤组织	外周血	外周血	外周血
治疗靶点	靶向多种肿瘤抗原	靶向特定 HLA 限制性的单一抗原	单靶点 / 双靶点	靶向特定 HLA 限制性的单一抗原
识别靶点的机制	肿瘤抗原特异性 T 细胞本身的 TCR	肿瘤抗原特异性 T 细胞本身的 TCR	通过转基因手段导入的 CAR	通过转基因手段导入的外源 TCR
适应证	多种实体瘤：黑色素瘤、宫颈癌、肺癌等	黑色素瘤、病毒感染相关疾病等	血液瘤为主	多种实体瘤与血液瘤
不良反应	主要来源于清淋、IL-2	非肿瘤靶向毒性	CRS、ICANS 等	非肿瘤靶向毒性与脱靶毒性
是否需要基因改造	否	否	是	是
自体 / 异体	自体	自体、异体	自体、异体	多为自体
最快进展	已在美国获批上市	已在欧洲获批上市	中美已有多款产品获批上市	已递交上市申请

第三节 其他免疫细胞疗法

一、自然杀伤细胞疗法

（一）定义

自然杀伤（natural killer，NK）细胞是一类无须抗原预先致敏即可非特异性杀伤感染或肿瘤细胞的先天淋巴细胞，是固有免疫体系的重要组成部分。骨髓中 $CD34^{+}$ 造血干细胞，发育为淋巴样祖细胞（lymphoid progenitor）后，逐渐下调 CD34、上调 CD56，进而发育为 NK 细胞。NK 细胞分布于全身，占血液和器官中所有淋巴细胞的 5%～20%，在骨髓、脾脏、肝、肺、皮肤、肾、子宫和次级淋巴组织中最富集。组织特异性位置已被证明对 NK 细胞功能和细胞因子产生有显著影响。

根据CD56（神经细胞黏附分子NCAM）和CD16的相对表达量，NK细胞被分为两类：未成熟的$CD56^{bright}CD16^{-}$ NK细胞和成熟的$CD56^{dim}CD16^{+}$ NK细胞。$CD56^{bright}CD16^{-}$ NK细胞占血液循环中NK细胞的10%，主要位于淋巴结，具有免疫调节功能，可分泌IFN-γ、TNF-α、IL-10和GM-CSF等细胞因子。$CD56^{dim}CD16^{+}$ NK细胞占循环NK细胞的90%，有强大的细胞毒性，高表达杀伤细胞免疫球蛋白受体（killer cell immunoglobulin receptor，KIR）。

NK细胞具有天然广谱的肿瘤杀伤机制，抗原识别不受限于MHC，起效速度快，几乎不会引发GVHD。这些优势也使得NK细胞具有成为同种异体通用型细胞疗法的潜力。

目前NK细胞疗法也分为非基因工程改造的和基因工程改造的NK细胞疗法。非基因改造的NK细胞疗法主要是利用其本身固有的细胞毒性功能。基因工程改造的NK细胞疗法是为了增强NK细胞靶向杀伤肿瘤的能力，主要包括CAR-NK。CAR-NK在一定程度上借鉴和传承了CAR-T细胞疗法的基本结构框架和转导方式。

（二）制备工艺

NK细胞疗法的细胞来源主要包括细胞系、脐带血、外周血、iPSC等。NK-92细胞系来源的NK细胞疗法最先获得美国FDA批准用于临床试验，抗肿瘤活性较强且制备工艺更稳定，批次间差异小；但由于其来源于肿瘤组织，出于安全性考虑，在回输前需要进行辐射处理，而这也降低了NK细胞在体内的持久性和疗效。脐带血来源NK细胞具有较高的增殖能力，在培养后更容易达到回输剂量；但其对供体血质量的依赖度高。外周血来源的NK细胞的原料可及性更强，且细胞已经成熟，不需要经历长时间分化便已具有细胞毒性；但数量较低，体外扩增困难且对供体血质量的依赖度高。iPSC等干细胞诱导分化产生的NK细胞因具有易于基因修饰、均一性高、允许大规模生产等优点；但iPSC本身的制备技术难度也较高。

CAR-NK细胞需要在NK细胞基础上转导CAR的编码基因，对于脐带血和外周血来源NK细胞和NK细胞系而言，仅需对NK细胞直接进行转导；对于源于iPSC等干细胞定向分化的CAR-NK细胞，其技术路径有两种，一种是在干细胞阶段就完成CAR基因转导，然后定向分化为CAR-NK细胞；另一种是干细胞先定向分化为NK细胞，然后再转导CAR。

NK细胞的培养和扩增技术工艺主要有两类：①滋养细胞+细胞因子的培养工艺，多使用K562细胞作为滋养细胞，其优点在于细胞扩增速度快、活率高，最终获得的NK细胞具有较强的肿瘤能力；但K562细胞为肿瘤细胞，尽管K562经过大剂量辐照后，在促进NK细胞扩增的同时自身无法增殖、逐渐凋亡，但药品申报中仍有潜在的安全性风险和伦理障碍考虑。②不依靠滋养细胞，只依靠细胞因子的培养工艺，此工艺在细胞培养基加入IL-2、IL-12等细胞因子刺激和诱导，使NK细胞大量增殖，其优点在于无安全性风险和伦理障碍；但NK细胞扩增效率低，最后收获的细胞纯度与杀伤力不理想。

（三）作用机制

大多数NK细胞具有细胞毒性作用，其细胞毒性作用的调控依赖于表面杀伤活化受体和杀伤抑制受体的动态平衡，两者结合靶细胞相应的表面配体后分别起到激活NK细胞杀伤与抑制NK细胞杀伤的作用。在正常生理情况下，NK细胞的KIR与正常细胞表面的MHC Ⅰ结合，此时抑制信号占主导，使NK细胞不能杀伤正常细胞；在感染、应激或肿瘤细胞表面，MHC Ⅰ缺失或下调，杀伤活化受体的配体分子表达上调，导致抑制信号缺失，活化信号占主导，从而激活NK细胞杀伤靶细胞。NK细胞可分泌穿孔素、颗粒酶，诱导感染、应激或肿瘤细胞死亡。NK细胞也表达FasL和TRAIL，分别通过与靶细胞表面相应的受体Fas或TRAILR结合诱导靶细胞凋亡。此外，NK细胞IFN-γ、TNF-α、IL-10、GM-CSF和多种趋化因子招募其他免疫细胞参与抗肿瘤作用。除了直接杀伤恶性或病毒感染的细胞外，$CD56^{dim}CD16^{+}$ NK细胞也介导了ADCC，当抗体结合靶细胞膜上的抗原时，ADCC被触发，NK细胞的CD16与IgG抗体Fc段结合，识别靶细胞，释放穿孔素和颗粒酶 B，使靶细胞裂解。另外，NK 细胞可以通过与 DC、巨噬细胞和 T 细胞相互作用来促进免疫响应。

相对 T 细胞疗法而言，NK 细胞疗法具有以下几个优势：

（1）原料可及性和多样性更高。T 细胞疗法目前主要依赖患者自体外周血或肿瘤组织或供者外周血为原料；NK 细胞疗法可以采用多种不同来源，包括供者外周血、脐带血、NK-92 细胞系、iPSC 等。

（2）杀伤机制更丰富。NK 细胞疗法具有更多的肿瘤杀伤途径，包括分泌穿孔素、颗粒酶，死亡受体凋亡途径以及 ADCC。

（3）安全性更佳。CAR-NK 发生重度 CRS 和神经毒性的概率更低。

（4）作为异体通用型细胞治疗产品的潜力更大。因为 NK 细胞的抗原识别机制是不依赖 MHC 呈递的，所以异体 NK 细胞不易发生 GVHD。

（四）临床应用

目前大部分的 NK，特别是 CAR-NK 细胞疗法还处于早期临床阶段或临床前阶段。世界上首次发表的 CAR-NK 临床数据是 2020 年美国 MD Anderson 癌症中心的 Katy Rezvani 教授团队发表的异体脐带血来源 CD19 CAR-NK 细胞治疗 CD19 阳性复发 / 难治 NHL 和慢性淋巴细胞性白血病（CLL）的Ⅰ / Ⅱ期临床试验结果。临床试验结果显示，11 例患者中大多数患者显现出临床疗效，有 8 例（73%）对治疗有反应，其中 7 例（4 例 NHL 患者和 3 例 CLL 患者）达到了完全缓解，CRR 高达 63.6%；回输的 CAR-NK 细胞扩增并以低水平在患者外周血中持续至少 12 个月；该疗法安全性良好，未出现严重的 CRS、ICANS 和 GVHD。该疗法的关键性Ⅱ期临床试验已于 2021 年启动。

Nkarta 公司靶向 NKG2D 配体的异体 CAR-NK 细胞产品 NKX101，在治疗复发 / 难治性急性髓系白血病和骨髓增生异常综合征的临床试验中，高剂量组 5 例 AML 患者中 3 例获得完全缓解，CRR 为 60%，其中 MRD^- CRR 为 40%，无严重不良事件，显示了 NKX101 治疗 AML 良好的耐受性和初步有效性。

在这些早期临床试验中，CAR-NK 细胞疗法表现了不亚于 CAR-T 细胞疗法的短期疗效和更优的安全性。但由于 NK 细胞在体内的增殖和持久性要弱于 T 细胞，所以 CAR-NK 疗效的持久性值得关注，需要更大规模的临床试验和更长时间的随访来评估。

（五）挑战与展望

NK 细胞疗法在大规模临床应用前，还需要克服以下几点挑战。①低持久性：回输的 NK 细胞缺乏体内持久性虽然提高了该疗法的安全性，但可能是影响其长期疗效的主要因素。②肿瘤浸润：NK 细胞的归巢和肿瘤浸润能力需要进一步提升，例如，在 CAR-NK 细胞中过表达趋化因子受体等促进其向肿瘤微环境中移动，这些改造方式的效果需要临床上的验证。③肿瘤免疫微环境的抑制：可通过基因编辑敲除 TGF-βR Ⅱ以防止肿瘤微环境中 TGF-β 的抑制作用，或阻断 NK 细胞上的高亲和力 A2A 腺苷受体，也可敲除 CISH 等免疫检查点。④慢病毒转导效率低：可通过优化转导试剂和条件来提高转导效率。

二、树突状细胞疗法

（一）定义

树突状细胞（dendritic cell，DC），是一种形态极为特殊的免疫细胞，成熟时伸出许多树突样或伪足样突起，故而得名。DC 起源自骨髓多能造血干细胞，其分化主要有两条途径：①来源于髓样干细胞，髓样干细胞在 GM-CSF 等的刺激下分化为 DC，被称为髓样 DC 或 DC1，与单核细胞和粒细胞有共同祖先；②来源于淋巴样干细胞，与T细胞和NK细胞有共同祖先，被称为淋巴样DC、浆细胞样DC或DC2。DC广泛分布于皮肤、黏膜、淋巴器官等外周组织，其细胞膜上高表达MHC Ⅰ、MHC Ⅱ、共刺激因子（如CD80/B7-1、CD86/B7-2、CD40、CD40L等）和黏附因子（ICAM-1、ICAM-2、ICAM-3、LFA-1、LFA-3等），是目前所知的功能最强的抗原呈递细胞（APC），它能高效地摄取、加工处理和呈递抗原，助于激活初始T细胞或记忆T细胞。DC的这种优势使其处于免疫应答的中心环节，不仅能通过抗原呈递作用来激活初始T细胞或记忆T细胞，使其成为抗原特异性T细胞，启动特异性细胞免疫应答，还可与NK细胞、NKT细胞及B细胞相互作用，激活免疫系统，维持免疫应答；此外，还具有调控免疫应答的作用。

DC不具有直接杀伤肿瘤细胞的作用，但因其优越的抗原呈递功能，可将其作为一种细胞疫苗来治疗肿瘤。DC疗法是通过采集患者自体外周血，在体外分离单核细胞并将其诱导培养成DC，然后负载相应的肿瘤抗原，制成树突状细胞，再将负载肿瘤抗原的DC回输患者，以刺激体内肿瘤抗原特异CTL增殖与杀伤肿瘤，达到治疗肿瘤的目的。

（二）DC疗法的流程和作用机制

DC疗法的流程：采集患者外周血，通过贴壁法或分选试剂盒分离单核细胞，体外使用IL-4和GM-CSF等细胞因子诱导单核细胞分化为DC细胞，DC细胞荷载肿瘤抗原和成熟，DC细胞收获和质检，通过静脉回输给患者。临床上还可以通过加入不同的免疫佐剂来提高其活化程度。DC疗法实质上是一种疫苗，因此在操作上具有很大的灵活性，包括DC细胞的来源、分离方法、抗原荷载方法、延长存活时间、提高活性等各个方面都有许多不同的操作方法，从而适用于不同条件的患者。

DC疗法的作用机制：① DC高效地摄取或加工肿瘤抗原，并将其通过蛋白酶体加工为抗原表位肽的形式；② DC细胞表面高表达MHC Ⅰ和MHC Ⅱ类分子，可有效结合肿瘤抗原表位肽，形成肽-MHC复合物，并呈递给$CD8^+$和$CD4^+$ T细胞的TCR，从而启动MHC Ⅰ类限制性CTL反应和MHC Ⅱ类限制性的$CD4^+$ Th反应；③ DC还通过其高表达的B7、CD40等共刺激分子提供T细胞激活所必需的第二信号；④ DC在对T细胞进行抗原呈递过程中可大量分泌细胞因子，促进T细胞增殖，诱导CTL生成和Th1型免疫应答，利于肿瘤清除。

（三）临床应用

大量研究显示DC疫苗安全，易于操作，对于某些肿瘤有一定的疗效。绝大部分DC疗法处于早期临床研究阶段。美国FDA于2010年批准了首个DC疗法：Dendreon公司的Provenge（又名sipuleucel-T），用于治疗转移性前列腺癌，这也是至今唯一获批的DC疗法和肿瘤细胞疫苗。sipuleucel-T是一种自体细胞免疫疗法，使用患者外周血来源的单核细胞与重组GM-CSF和前列腺癌抗原PAP的融合蛋白PA2014共孵育，同时诱导DC分化和抗原荷载，最终获得能高效呈递前列腺癌抗原PAP的DC。在随机对照双盲的III期临床研究中，512例患者被分成2组：sipuleucel-T治疗组341例，安慰剂对照组171例，两组的中位OS分别是25.8个月和21.7个月，有4.1个月的差异，差异具有统计学意义，而两组的中位PFS为14.6个月和14.4个月，差异无统计学意义。尽管sipuleucel-T获批上市，但因疗效不佳，该疗法在日常临床实践中的使用较少。基于肿瘤新抗原的个性化DC疫苗在近几年也有了少量临床探索，需等待较大规模验证后再评估其临床价值。

（四）挑战与展望

抗肿瘤DC疗法，特别是荷载肿瘤新抗原的DC疗法，面临着新抗原的准确预测以及快速标准化与规模化生产的巨大挑战。在肿瘤新抗原预测方面，由于抗原肽必须由HLA向T细胞呈递，从而激活整个免疫系统，所以抗原肽与HLA之间的亲和力是确定新抗原是否具有免疫原性的关键因素。然而目前预测抗原肽-HLA亲和力的数据库，能对常见的少数HLA分型与抗原肽的结合进行较为精确的预测，对于其他HLA分型的预测则准确性不高。此外，由于每个患者的肿瘤携带的突变大多为个性化的，难以预先制备产品，从患者肿瘤测序、新抗原的免疫原性预测和验证，再到制备荷载了新抗原的DC产品，整个周期长达两个月以上。因此，通过免疫肽组学、转录组学和生物信息学的技术进步来更快获得强免疫原性的肿瘤新抗原，优化细胞制备工艺，将是新抗原DC疗法破局的方向。

三、巨噬细胞疗法

（一）定义和历史

巨噬细胞得名于其强大的吞噬能力，能吞噬和降解胞内寄生虫、细菌、肿瘤细胞、自身衰老和死亡的细胞，在机体的免疫防御、免疫自稳、免疫监视中发挥着重要作用。作为固有免疫的关键组分，巨噬细胞与中性粒细胞一起，是感染的第一反应者，巨噬细胞可第一时间对病原进行吞噬，并释放细胞因子和趋化因子将其他免疫细胞募集到炎症部位。巨噬细胞还作为APC向T细胞呈递抗原以及诱导APC表达的共刺激分子，为获得性免疫做出巨大贡献。

巨噬细胞可以根据其功能和活化作用分为两种亚型：经典活化、有促炎作用的M1巨噬细胞（促炎），替代活化、有抗炎作用的M2巨噬细胞。M1巨噬细胞，主要在Th1细胞募集、病原体抵抗和肿瘤控制中发挥作用，通常由病原体、LPS、GM-CSF、IFN-γ、TNF-α和1型辅助性T细胞因子（Th1）等激活，可分泌IFN-γ、IL-1α、IL-1β、IL-6、IL-12、IL-23、TNF-α等细胞因子，促进炎症、细胞外基质的破坏以及细胞凋亡，倾向于引起慢性炎症和组织损伤。M2巨噬细胞可由寄生虫或真菌感染、免疫复合物、凋亡细胞、GM-CSF、IL-13、TGF-β和Th2等通过Th2细胞替代活化，可分泌IL-10、TGF-β等细胞因子，促进细胞外基质构建、细胞增殖以及血管生成，倾向于消除炎症反应和促进伤口愈合。

巨噬细胞疗法是利用患者外周血分离得到的单核细胞或iPSC在体外进行诱导分化、培养和遗传修饰，获得巨噬细胞回输患者，以达到抗肿瘤的目的。

早在1990年，德国阿尔伯特-路德维希-弗莱堡大学的Reinhard Andreesen医生团队首次发表了利用体外培养的巨噬细胞回输患者治疗癌症的临床试验。患者外周血来源的单核细胞，在含有2%患者的自体血清培养7天，最后再加入IFN-γ诱导18小时，使其分化为M1巨噬细胞，然后通过静脉或腹腔注射方式对15例经标准治疗失败的晚期癌症患者进行多次回输，每次注射的剂量高达1.7×10^9个细胞。这一类未经基因工程改造的巨噬细胞无法特异性识别肿瘤相关抗原，吞噬癌细胞作用不强，此外回输后的巨噬细胞在TME中可能从M1表型转向M2表型。因此未经基因工程改造的巨噬细胞疗法疗效不太理想，与几乎同时代开创的T细胞疗法相比，发展较为缓慢。

近年来，CAR-T细胞疗法的发展对如何增强巨噬细胞对肿瘤的靶向性有启发作用，巨噬细胞诱导和培养的工艺方面也掌握了更持久的M1巨噬细胞极化方法。在这个基础上嵌合抗原受体巨噬细胞（CAR-M）疗法诞生，2020年宾夕法尼亚大学Carisma Therapeutics公司联合团队发表了首个CAR-M疗法的研究，使用腺病毒载体（可以克服人体巨噬细胞对转基因操作的固有抵抗力）将靶向HER2的CAR导入巨噬细胞，在小鼠体内模型中表现了良好的抗肿瘤能力，还能诱导炎症性肿瘤微环境和表位扩展，增强其他免疫细胞的抗肿瘤细胞毒性，为治疗实体瘤开辟了新的可能性。

（二）作用机制

回输后的M1巨噬细胞（如CAR-M）更易浸润到肿瘤微环境中，不仅能够直接吞噬肿瘤细胞，还可以通过分泌促炎症细胞因子，改变肿瘤附近的微环境，增强其他免疫细胞的抗肿瘤作用，同时能作为APC将肿瘤抗原呈递给T细胞，激活T细胞对肿瘤的免疫应答。

小鼠模型中的研究证明，CAR-M疗法能降低在肿瘤侵袭、转移、免疫抑制和血管生成中起重要作用的M2巨噬细胞的比例，使其向M1型分化，对肿瘤的治疗有积极作用。

与 CAR-T 疗法相比，CAR-M 疗法的循环时间有限，因此非肿瘤靶向毒性小。

（三）临床应用

在 1990 年发表的首个巨噬细胞疗法临床试验中，安全性较好，仅有低热和腹腔注射后的腹部不适等不良反应；但治疗后肿瘤原发部位没有明显消退，仅有部分患者在治疗后 6 个月内病情保持稳定，7 例腹膜癌患者在治疗后有 2 例腹水消失。与同时期 T 细胞疗法相比，这一疗效不够突出。

2020 年首次报道 CAR-M 疗法的小鼠体内数据后，该疗法随即进入早期临床试验阶段，进展最快的是 Carisma Therapeutics 公司的 CT-0508，是 HER2 靶向的 CAR-M 疗法，治疗复发 / 难治性 HER2 过度表达的肿瘤患者，其 I 期临床试验刚刚启动。需要等待更多的临床试验结果来评估 CAR-M 疗法的安全性和有效性。

（四）挑战与展望

新一代的巨噬疗法 CAR-M 疗法处在诞生初期，前景无限，但需要克服以下挑战才能走向大规模的临床应用。

（1）巨噬细胞天然对常用的病毒载体具有抗性，导致病毒载体无法感染巨噬细胞，需要对病毒进行改造，使其能高效将 *CAR* 基因转导入巨噬细胞。部分团队利用 mRNA 电转染来导入 *CAR* 基因，可以避开病毒抗性问题，但转基因表达的稳定性难以保证。

（2）与 T 细胞可以在体外培养中大量扩增不同，巨噬细胞分化增殖能力远低于 T 细胞及 NK 细胞，在体外几乎不扩增，如何大量获取是一大难题。

小　　结

免疫细胞疗法是一种新型治疗方法，在某些恶性肿瘤中已经显示出惊人的疗效。目前以血液肿瘤为适应证的 CAR-T 细胞疗法以及治疗 EBV 阳性移植后淋巴组织增生性疾病的 CTL 疗法已经获批上市，首个 TIL 细胞疗法和 TCR-T 细胞疗法也有望在未来 1～2 年上市。总的来说，免疫细胞疗法的发展有以下趋势：由自体疗法向异体现货型疗法发展，由 T 细胞向其他多种免疫细胞发展，由非基因改造向基因改造发展，一些既不是 CAR 也不是 TCR 的混合型基因改造型细胞疗法也开始进入临床阶段，细胞来源方面由单一外周血来源向多种来源发展，适应证也从癌症和病毒感染向其他疾病发展。当然，免疫细胞疗法共有的挑战，如生产成本、细胞在体内持久性、免疫微环境的抑制以及毒性问题，也需要更多的努力去克服。在未来，免疫细胞疗法在癌症和其他疾病的治疗方面具有越来越重要的地位，可改变未来医疗方式，细胞治疗的未来可期。

课后习题

1. 不同种类的 T 细胞疗法共同的作用机制包括哪些？
2. 细胞疗法在临床上的主要副作用包括哪些？
3. 开发通用型细胞疗法的策略主要包括哪几点？
4. 请将 CAR-T 和 TCR-T 细胞疗法的优点结合，尝试设计一种新型 T 细胞疗法。
5. T 细胞疗法与免疫检查点抑制剂联用会产生什么样的效应？

（薛永铭　胡　海　沈广璁　马　莹　郝继辉）

第十二章　细胞因子治疗

一、肿瘤免疫微环境中的细胞因子网络

细胞因子是由免疫细胞产生分子量通常低于30kDa的多肽和糖蛋白，可为不同的细胞类型，在维持生理免疫稳态和调节病理生理过程（如癌症和自身免疫学疾病）中发挥重要作用，提供生长、分化和炎症或抗炎信号。根据结构、功能和其受体的构象可分为不同的亚类，包括白细胞介素（interleukin，IL）、集落刺激因子（colony-stimulating factor，CSF）、干扰素（interferon，IFN）、肿瘤坏死因子（tumor necrosis factor，TNF）、生长因子（growth factor，GF）和趋化因子（chemokine）。顾名思义，IL在激活和调节由白细胞影响的固有免疫和适应性免疫反应方面发挥着重要作用，并且通常在局部少量产生。现在已经确定了至少40种白细胞介素，其中许多可以分为不同的家族或超家族。Ⅰ、Ⅱ和Ⅲ型IFN除了在防御病毒的前线具有强大的抗病毒活性外，还具有一系列其他免疫刺激和抑制功能，以及抗肿瘤活性和在自身免疫中的作用。TNF超家族由19种结构相关的蛋白质组成，具有促炎或抗炎活性，之所以如此命名，是因为第一个发现的成员TNF在特定情况下可以诱导肿瘤内的局部坏死。趋化因子包含至少47种结构相关的小型细胞因子的大家族，这些细胞因子通常以其刺激细胞迁移的能力而闻名，它们与细胞外基质（extracellular matrix，ECM）的相互作用在控制细胞的定向迁移（趋化性）方面尤为重要。生长因子，在结构和功能上高度多样化，但被包括在此处是因为它们的表达通常由细胞因子诱导（反之亦然），并且因为一些，如转化生长因子β（transforming growth factor-β，TGF-β）家族成员，是有效的免疫抑制和细胞抑制分子。

细胞因子通过诱导受体二聚化或与膜重组的特定受体结合而起作用。受体聚集激活不同的激酶，这些被激活的激酶使受体细胞质结构域的丝氨酸和酪氨酸残基磷酸化，并激活不同的转录因子以进行核转位和基因表达调控。例如，许多IFN和IL受体选择性地与Janus激酶（Janus kinase，JAK）结合，后者启动受体磷酸化，随后募集一种或多种信号转导及转录激活因子（STAT）。相比之下，TNF与其同源受体的结合可诱导特定复合物和激酶的募集，从而导致下游转录因子包括转录激活因子和核因子-κB（nuclear factor-κB，NF-κB）的激活。一些细胞因子属于具有重叠功能和共享受体与受体拮抗剂的复杂超家族。例如，IL-6家族的成员，包括IL-6、IL-11、IL-27、睫状神经营养因子、白血病抑制因子、心肌营养素1、制瘤素M和心肌营养素样细胞因子1，都具有共享至少一个gp130信号亚基的受体，并具有不同但重叠的功能。

细胞因子是多种细胞类型和细胞活动的有效分泌调节剂，尤其是在免疫系统中，在稳态和疾病期间参与细胞通信。细胞因子最常在响应刺激的特定时期内释放，并且由于它们在循环中的半衰期有限，它们的作用程度是短暂的，通常以旁分泌和/或自分泌的方式起作用。细胞因子靶细胞在其细胞膜上表达高亲和力受体，细胞因子结合后，受体触发细胞内信号转导，从而导致基因转录的修饰。细胞因子从而改变增殖和分化并诱导或改变特定的细胞功能。表达相应受体组的靶细胞整合了源自暴露于不同细胞因子的浓度和时间的信息。因此，不同细胞因子之间的协同或拮抗是一个共同特征，具有高度的复杂性。作为一般规则的一个例外，细胞因子IL-17或造血生长因子以连续的方式稳态产生。大多数细胞因子最初被确定为免疫细胞产物和调节剂，尽管许多细胞因子也由间充质细胞和上皮细胞产生。它们控制白细胞的增殖、分化、效应功能和存活。

细胞因子介导肿瘤微环境中免疫细胞和非免疫细胞之间的相互作用，可以促进或抑制癌细胞的生长。抗肿瘤细胞因子信号转导通过刺激固有和适应性免疫在肿瘤抗原呈递、T细胞的启动和

激活、T 细胞浸润和癌细胞死亡中发挥作用。几种细胞因子，包括 IL-1β、IL-12、IL-18 和 IFN-γ，促进 $CD4^+$ T 细胞分化为辅助性 T 细胞 1（helper T cell 1，Th1），这些细胞可以分泌一些细胞因子，如 IL-2 和 IFN-γ，促进抗肿瘤反应。细胞因子包括 IL-2、IL-12、IL-15、IL-18、IFN-γ 和 CCL-5，可激活自然杀伤细胞（natural killer cell，NK），也可以增强抗肿瘤免疫反应。鉴于免疫系统识别和破坏癌细胞的能力，在过去的几十年中，人们对利用细胞因子治疗癌症产生了相当大的兴趣。部分细胞因子被确定为治疗多种癌症的候选药物。1986 年 IFN-α 是第一个被批准用于治疗人类癌症的细胞因子。高剂量 IL-2（high dose IL-2，HDIL-2）于 1992 年被批准用于治疗转移性肾细胞癌，而后于 1998 年又被批准用于治疗晚期转移性黑色素瘤。正如上述所说，细胞因子是以自分泌或旁分泌的方式在短距离上起作用，这导致细胞因子想要到达距离较远的组织发挥作用就相对困难，因此，当非肠道给予细胞因子时，必须给予大量细胞因子，否则无法在肿瘤内达到有效的细胞因子浓度。这些大量细胞因子通常与严重的毒性有关，尤其是流感样症状，包括发热、不适、低血压、疲劳、恶心、厌食和中性粒细胞减少。有时甚至是严重的，包括急性肾功能不全和呼吸衰竭及神经精神症状。在给予 IL-2 的情况下，一个主要的副作用是毛细血管渗漏综合征的诱发。另一个障碍是一些细胞因子会诱导抑制因子如 IL-10 和 TGF-β 的分泌，细胞表面的磷酸丙糖异构酶此类抑制剂的表达，以及调节性 T 细胞（Treg）和髓系来源抑制细胞（MDSC）的产生。此外，天然细胞因子通常具有较短的血清半衰期和狭窄的治疗窗，这限制了它们的治疗效果。基于细胞因子的免疫疗法的临床应用受到毒性和（或）适度疗效的极大阻碍。这些障碍正在通过新的策略来解决。由于单一疗法可能不是最佳的，因此正在评估联合疗法以实现有意义的肿瘤反应。具有增强的特异性、局部活性和更长半衰期的细胞因子工程是释放其全部治疗潜力的有希望的方法。细胞因子结构生物学和合成生物学的进展通过基于结构的蛋白质修饰或通过细胞因子与抗体衍生片段的融合促进了工程细胞因子的发展。此外，已经开发了多种聚合细胞因子偶联物和多肽 - 细胞因子融合物，以提供具有延长半衰期、增加特异性和低免疫原性的治疗性细胞因子。此外，除了直接设计细胞因子分子外，抗体还可用于靶向细胞因子或细胞因子的受体，从而改变它们的功能行为。

细胞因子在肿瘤免疫微环境（TME）中作用是复杂多样的，形成了一张形形色色的大网。在未来的发展中，想要在基于细胞因子的免疫治疗方面有所突破，就必须要考虑将细胞因子的作用限制在作用部位以避免全身性促炎作用，并将这些治疗包括在联合免疫治疗及细胞因子工程改造的策略中。对于这一点，可以设计基于靶向 TME 的试剂或蛋白质或其编码基因的肿瘤内给药的方法。

二、激活肿瘤免疫微环境的细胞因子及相关免疫治疗

（一）Ⅰ型 IFN 以及相关免疫治疗

1. Ⅰ型 IFN 及受体的生物学功能

（1）Ⅰ型 IFN 与Ⅰ型 IFN 受体：IFN 包含一大类细胞因子，因其具有干扰病毒复制的功能而得名，这些细胞因子已经在病毒感染的背景下进行了广泛的研究，但它们现在也被认为是肿瘤微环境中炎症的关键驱动因素。IFN 对包括肿瘤特异性 T 淋巴细胞在内的各种免疫细胞具有重要的免疫刺激作用。IFN 根据来源和理化性质的不同，可以分为Ⅰ型 IFN、Ⅱ型 IFN 和Ⅲ型 IFN。因为Ⅰ型 IFN 是抗肿瘤免疫功效的关键决定因素，所以在此着重描述Ⅰ型 IFN 的生物学功能。Ⅰ型 IFN 家族包括 IFN-α 的多种变体、IFN-β 的单一同工型和其他研究较少的变体，如 IFN-ε、IFN-κ 和 IFN-ω。IFN-β 由大多数细胞产生，但 IFN-α 主要由浆细胞样树突状细胞（plasmacytoid dendritic cell，pDC）释放。

IFN 受体（IFN receptor，IFNR）因结合的 IFN 配体差异分为Ⅰ型 IFN 受体（IFNAR）、Ⅱ型 IFN 受体（IFNGR）和Ⅲ型 IFN 受体（IFNLR）三类。IFNAR 是由低亲和力亚基 IFNAR1 和高亲和力亚基 IFNAR2 两个亚基组成的异构二聚体。IFNAR 每个亚基由含有 N 端配体结合结构域、跨域结构域和细胞质结构域三部分组成。每种Ⅰ型 IFN 配体都有与 IFNAR 结合的保守氨基酸序列，

影响结合高亲和力亚基 IFNAR2 的能力较强，而对于低亲和力亚基 IFNAR1 结合影响较小。

（2）Ⅰ型 IFN 介导的细胞信号转导：Ⅰ型 IFN 通过由 IFNAR1 和 IFNAR2 亚基组成的跨膜受体发出信号。当 IFNR 与 IFN 结合后，IFNAR 会被磷酸化，而后激活受体相关的 JAK1 和酪氨酸激酶 2（tyrosine kinase，TYK2），随后这些活化的激酶会激活 STAT1 和 STAT2，使得它们发生磷酸化。STAT1 和 STAT2 磷酸化后会二聚体化，转移到细胞核并与 IFN 调节因子 9（IFN regulatory factor 9，IRF9）结合，形成 STAT1-STAT2-IRF9 复合物，称为干扰素刺激基因因子 3（IFN-stimulated gene factor 3，ISGF3）。然后该复合物与 IFN 刺激基因（IFN stimulating gene，ISG）的启动子区域中的 IFN 刺激反应元件（IFN stimulus response element，ISRE）结合，促使 ISG 发生转录，其中大部分有助于免疫刺激和抗病毒作用（图 12-1）。

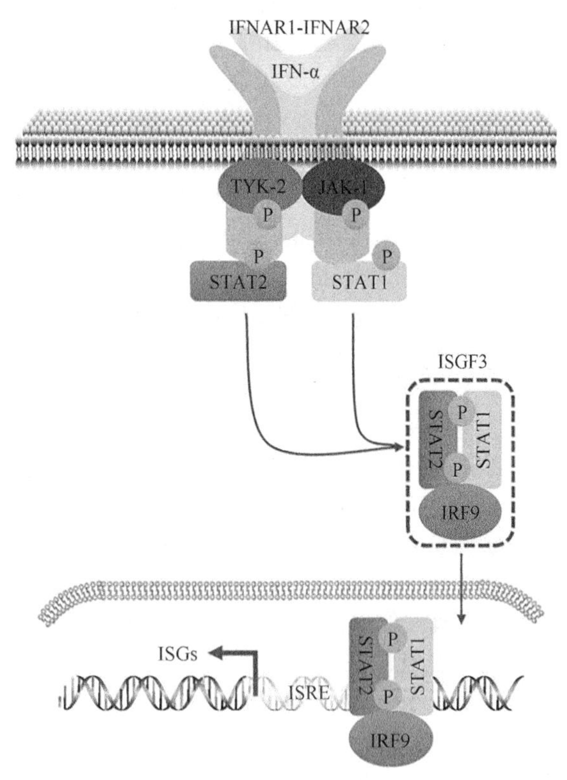

图 12-1 Ⅰ型 IFN 介导的细胞信号转导

（3）Ⅰ型 IFN 介导的细胞效应：现在普遍认为，Ⅰ型 IFN 可通过细胞毒性、细胞抑制和抗血管生成作用影响肿瘤细胞的生长、增殖、分化、迁移、凋亡和其他的功能。当Ⅰ型 IFN 作用于肿瘤细胞本身的时候，可以上调肿瘤细胞的主要组织相容性复合体Ⅰ类（MHC Ⅰ）表达，并且增强肿瘤相关抗原（TAA）表达，从而增加抗原呈递细胞（APC）对 TAA 的识别和摄取以及抗原提呈至细胞毒性 T 细胞（CTL）。

树突状细胞（DC）在抗肿瘤免疫反应中的主要作用是摄取 TAA 并将其呈递给肿瘤特异性 $CD8^+$ T 淋巴细胞。在此过程中，Ⅰ型 IFN 对 DC 发挥多重作用，最有可能是通过刺激 DC 分化和成熟，并通过 TAA 与 $CD8^+$ T 细胞的交叉呈递上调 DC 的活性。专职 APC 从肿瘤部位迁移到淋巴结是免疫反应启动的关键先决条件，有实验表明 DC 需要Ⅰ型 IFN 来促进它们向淋巴结迁移。并且，Ⅰ型 IFN 能够诱导 $CD8\alpha^+$ DC 的肿瘤内积聚，但是其发生的详细机制不是很清楚。

NK 细胞通常是抵御病原体感染和肿瘤的第一道防线，它们的成熟、激活和稳态依赖于在 TME 中的Ⅰ型 IFN。与野生型小鼠相比，IFNAR1 和 IFNAR2 缺陷型小鼠的 NK 细胞显著减少，细胞毒性能力严重受损，这证实了Ⅰ型 IFN 在 NK 细胞活化中的重要作用。此外具有 TYK2 和 STAT1（Ⅰ型 IFN 通路的下游信号成分）缺陷的 NK 细胞显示出对肿瘤细胞的毒性功能受损。

Ⅰ型 IFN 诱导中性粒细胞的表型和功能变化，并倾向于抑制肿瘤进展。Ⅰ型 IFN 已被证明可抑制一些促血管生成趋化因子，如血管内皮生长因子（VEGF）、中性粒细胞衍生的基质金属蛋白酶 9（MMP9）和 CXCLs（CXCL1、CXCL2、CXCL3、CXCL5、CXCL6 和 CXCL8，它们是直接激活内皮细胞所必需的），这在肿瘤发生过程中作为一种抗血管生成机制。此外，尽管大量的活性氧（reactive oxygen species，ROS）对内皮细胞有毒性，但中性粒细胞产生的 IFN 依赖性 ROS 也可以表现出抗血管生成特性。在转移过程中，Ⅰ型 IFN 在提高血浆 G-CSF 水平和增加中性粒细胞上 CXCR2 的表达方面发挥着至关重要的作用。总之，Ⅰ型 IFN 可减少中性粒细胞的浸润、寿命和趋化因子产生，从而介导抗肿瘤活性。

Treg 主要发挥的功能是维持宿主体内的免疫稳态，从而会限制抗肿瘤免疫反应，因此它们被认为是 TME 中免疫治疗的靶点。Ⅰ型 IFN 对 TME 中 Treg 的抑制作用已得到广泛证实。在

CT26 结肠癌模型中，肿瘤内 IFN-α 基因表达显著降低了 Treg 细胞的比例。此外，IL-6 是一种 Treg 抑制性细胞因子，由肿瘤内 $CD11c^+$ 细胞响应 IFN-α 刺激产生，IFN-α 介导的 IL-6 导致 Treg 转分化为 Th17 细胞，这可能部分解释了 Treg 的减少。有研究表明 IFN-α 通过刺激 MEK/ERK 介导的磷酸二酯酶 4（phosphodiesterase-4，PDE-4）活化和随后消耗环磷酸腺苷（cyclic adenosine monophosphate，cAMP）的途径消除了 Treg 细胞的抑制功能。除了直接抑制 Treg 增殖和功能外，Ⅰ型 IFN 还可以通过阻断 CCL22 间接限制 Treg 细胞向 TME 的募集，CCL22 是一种在许多肿瘤中广泛表达的 Treg 吸引趋化因子，有利于 Treg 细胞的瘤内积累。同样，当 CT26 细胞上表达的另一种 Treg 吸引趋化因子 CCL17 被 IFN-α 阻断时，肿瘤浸润性 Treg 细胞减少，CT26 特异性 $CD8^+$ T 细胞增加。在人类乳腺癌中，当肿瘤相关的 pDC 由于其具有产生 IFN-α 的能力而受到高度抑制时，这种缺陷强烈促进了 TME 中 Treg 细胞的浸润和扩增，并导致肿瘤进展和存活率下降。

MDSC 在肿瘤相关免疫抑制中起重要作用，并且已知会阻碍荷瘤宿主和癌症患者免疫治疗的成功。有研究表明，在 C26 结肠癌模型中，重组 IFN-α 的体内短期应用扰乱了 MDSC 的分化和成熟，并阻断了它们对 T 细胞增殖的抑制功能。此外，用 Toll 样受体 3（toll-like receptor 3，TLR3）和 MDA-5 配体 poly（I：C）治疗荷瘤小鼠可降低 MDSC 的抑制活性并诱导大量Ⅰ型 IFN 的产生。一项研究发现，来自 TME 的自分泌 IFN-α/β 上调活化 T 细胞上的肿瘤坏死因子相关的凋亡诱导配体（TNF-related apoptosis-inducing ligand，TRAIL）表达，从而通过 TRAIL-DR5 途径引发 MDSC 凋亡，并且发现中和 IFNAR1 消除了Ⅰ型 IFN 诱导的 MDSC 细胞凋亡。

2. Ⅰ型 IFN 在肿瘤免疫治疗中的作用　人们普遍认为，Ⅰ型 IFN 对肿瘤抑制和刺激抗肿瘤免疫反应都有很大的影响，而Ⅰ型 IFN 的全身给药伴随着许多不良反应，包括疲劳、恶心、厌食、流感样症状、头晕、肝毒性、严重的抑郁症、白细胞减少症，可能还会抑制吲哚胺 2，3- 双加氧酶 1 的表达。因此，已尝试将Ⅰ型 IFN 靶向递送至 TME，而作为一种抗肿瘤策略，使用Ⅰ型 IFN 激动剂治疗通常优于使用重组Ⅰ型 IFN。基于Ⅰ型 IFN 产生了许多的免疫疗法。

（1）TLR 激动剂：TLR 激动剂包括 poly（A：U）、poly（I：C）、CpG 佐剂、卡介苗（bacille calmette-guérin，BCG）、单磷酰脂质 A、咪喹莫特（R837）、瑞喹莫特（R848）和 Motolimod（VTX-2337）都是有效的Ⅰ型 IFN 诱导剂。最近有报道称，poly（I：C）通过 TLR3-UNC93B1-IFN-β 信号级联增强细胞毒性化疗药物在紫杉醇耐药结肠肿瘤细胞系中的效力。目前 FDA 批准用于治疗人类癌症患者的 TLR 激动剂是 BCG、单磷酰脂质 A 和咪喹莫特。使用 poly（A：U）、poly（I：C）的试验已证明在几种肿瘤中具有临床益处（NCT00694551/NCT00058123/NCT01188096），但使用雷西莫德、莫托莫德和其他 TLR7/TLR8 激动剂作为在最近的临床试验中，癌症患者的免疫刺激剂显示出令人失望的结果。

由于 TLR 激动剂触发先天免疫细胞活化并增强 TME 中Ⅰ型 IFN 的产生，因此这是与免疫检查点抑制剂（ICB）疗法协同作用的可行策略。作为 TLR2/4 激动剂，BCG 联合 ICB 的治疗已被视为临床试验中的一种方案。对于 TLR3 激动剂，poly（I：C）用于增强 ICB 在临床前模型中的功效。在工程化免疫细胞贫乏的黑色素瘤小鼠模型中，Ⅰ型 IFN 系统与 poly（I：C）结合 anti-PD-1 的靶向激活显著延长了小鼠的寿命，从而提出了一种可能的有效策略来提高治疗效果，即在免疫细胞贫乏的黑色素瘤患者中，阻断 anti-PD-1/PD-L1。同样，在一项使用多种 TNBC 模型的研究中，poly（I：C）通过Ⅰ型 IFN 刺激 PD-L1 表达，并且 poly（I：C）与 anti-PD-1 治疗联合使用比单独使用 anti-PD-1 治疗更有效。BDB001 是一种 TLR7/8 双重激动剂，已可安全地静脉内给药，以重新编程树突状细胞的抗肿瘤活性。此外，在Ⅰ期剂量递增试验（NCT03486301）中，静脉注射 BDB001 联合派姆单抗具有良好的耐受性并导致全身免疫激活。BDC-1001 是一种具有 HER2 结合的新型 TLR7/8 激动剂，已在对 anti-HER2 治疗耐药的临床前肿瘤模型中显示出免疫介导的抗肿瘤功效，并且其与帕博利珠单抗联合使用的剂量递增正在进行中（NCT04278144）。TLR9 激动剂已在多种肿瘤类型中与 ICB 进行了研究，包括黑色素瘤、淋巴瘤、头颈部鳞状细胞癌。由于 TLR9 是一种细胞内核酸传感器，它已被合成寡核苷酸刺激以激活Ⅰ型 IFN 信号。迄今，在所有这些 TLR 激动剂中，TLR9 与 ICB 的组合显示出最令人鼓舞的临床数据。

（2）STING 激动剂：由于 STING 刺激导致 I 型 IFN 产生，因此合成了许多环二核苷酸（cyclic dinucleotide，CDN）来刺激 STING 信号。DMXAA，也称为 ASA404 或 vadimezan，是一种强 STING 激动剂，没有明显的局部或全身毒性，在小鼠模型中显示具有抗肿瘤免疫力。在之前的一项研究中，DMXAA 显示出抗血管生成作用，最近的报告发现，DMXAA 激活 STING 可减轻骨癌疼痛和局部肿瘤负担，并促进 CAR-T 细胞运输和在乳腺癌中的持久性。尽管 DMXAA 在临床前模型中具有多种有益效果，但在晚期非小细胞肺癌患者的 3 期疗效试验中，DMXAA 与铂类化疗联合使用时无效。其他 STING 激动剂包括 ADU-S100、BMS986301、GSK3745417、MK-1454、MK-2118、SB11285 和 E7766。由于 CDN 的瘤内给药显著诱导 STING 活化，导致 TME 中许多细胞类型的细胞毒性和全身炎症细胞因子的产生，因此已经产生了脂质体纳米颗粒递送或细胞外囊泡负载的 STING 激动剂。脂质体 cGAMP-NP 通过 STING 刺激诱导 I 型 IFN 产生，并通过重编程 TME 抑制肿瘤生长。此外，脂质体 cGAMP-NP 在三阴性乳腺癌小鼠模型中显示出与 ICB 的协同作用。

ICB 疗法，尤其是 anti-PD-1 和 anti-CTLA-4，在 cGAS 或 STING 缺陷小鼠单独给药时未能诱导抗肿瘤作用，这表明在 STING 激动剂之前可能需要在患者中筛选 cGAS-STING 信号与 ICB 结合使用。这些结果表明，将 ICB 与针对 cGAS-STING 轴的治疗相结合可能是克服免疫抑制和提高患者反应性的有效策略。报告发现，肿瘤内低剂量 ADU-S100（MIW815）是用于 STING 激活的合成 CDN 之一，可诱导肿瘤特异性 $CD8^+$ T 细胞的局部激活以实现持久的抗肿瘤免疫及其与 ICB 的组合导致在免疫原性差的肿瘤模型中具有更好的抗肿瘤作用。此外，ADU-S100 在结肠癌中的腹腔内给药抑制了异常血管生成，并以 I 型 IFN 依赖性方式导致 TME 产生一个炎性环境。因此，ADU-S100 和 anti-PD-1 抗体的组合进一步增强了抗肿瘤作用。在 PD-1 初治 TNBC 和 PD-1 复发/难治性黑色素瘤的 I b 期研究中，ADU-S100 与斯巴达珠单抗的组合具有良好的耐受性并显示出抗肿瘤活性。MK-1454（另一种 CDN）单独或与帕博利珠单抗联合用于晚期实体瘤或淋巴瘤患者的初步数据产生了令人鼓舞的疗效和可接受的安全性（NCT03010176）。为了增加 STING 依赖性 I 型 IFN 的产生，研究人员已经设计了带有癌症疫苗的 CDN 以形成 STINGVAX。有趣的是，来自 STINGVAX 治疗小鼠的肿瘤细胞中 PD-L1 表达显著上调。因此，将 PD-1 阻断剂与 STINGVAX 相结合提高了许多对单独 anti-PD-1 无反应的肿瘤模型的抗肿瘤功效，这支持了 STINGVAX 与 anti-PD-1 联合临床评估的基本原理，特别是在患者对 ICB 单药治疗没有反应的情况下。

（3）化疗药物和靶向药物：小鼠模型的实验表明，基于蒽环类药物的治疗需要在肿瘤细胞而不是宿主细胞上表达 IFNAR1。一些化疗药物，如蒽环类药物，促进小鼠和人类肿瘤细胞中 TLR3 的激活，导致 I 型 IFN 的分泌，然后激活驱动某些 ISG 表达的自分泌或旁分泌 IFNAR 依赖性回路。同样，蒽环类和奥沙利铂可通过释放高速泳动族蛋白 B1（high mobility group protein B1，HMGB1）诱导肿瘤细胞死亡，HMGB1 被 DC 上表达的 TLR4 识别并随后激活髓样分化因子 88（myeloid differentiation factor 88，MyD88），导致 I 型 IFN 产生。曲妥珠单抗是人表皮生长因子受体 2（HER2）阳性乳腺癌的主要治疗方法，已被提议在机制上依赖于 I 型和 II 型 IFN 的释放。此外，抗集落刺激因子 -1 受体（anti-colony-stimulating factor-1 receptor，anti-CSF-1R）会耗尽大部分 $F4/80^+$ 肿瘤相关巨噬细胞（TAM），诱导肿瘤内 I 型 IFN 信号转导，使肿瘤对顺铂敏感，从而提高其治疗效果。此外，研究表明，通过靶向中性粒细胞依赖性免疫抑制可以进一步增强顺铂与 anti-CSF-1R 对肿瘤的协同治疗效果，这对于顺铂治疗期间的抗肿瘤免疫反应至关重要。

（4）放射治疗：局部放疗因其能够诱导致命的 DNA 损伤和指导细胞死亡和（或）衰老而成为一种高度靶向、有效的肿瘤治疗方法。在这种情况下，研究表明，消融性放疗会增加肿瘤内 IFN-β 的产生，而放疗的抗肿瘤作用取决于 I 型 IFN 的产生。此外，最近的一项研究表明，cGAS/STING 依赖的 DNA 传感通路和 MAVS 依赖的 RNA 传感通路对于 Rad3 诱导的 I 型 IFN 信号转导至关重要。这表明辐射诱导细胞内在的 I 型 IFN 信号通路和细胞溶质核酸传感通路的机制。此外，结合 TLR9 激动剂 SD-101 的瘤内注射，RT 在患者中表现出 I 型 IFN 诱导的抗肿瘤作用

（NCT02266147）。

（5）溶瘤病毒疗法：溶瘤病毒（oncolytic virus，OV）疗法是一种很有前途的癌症疗法，其中复制的病毒用于感染生长中的肿瘤细胞，导致它们溶解。除了直接的溶瘤能力外，OV 还可以引起局部和封闭的感染，通过炎症分子的异位表达激活抗肿瘤免疫反应。

T-VEC 根据单纯疱疹病毒 1 型（herpes simplex virus type-1，HSV-1）而被设计，用于生产粒细胞 - 巨噬细胞集落刺激因子（granulocyte-macrophage colony-stimulating factor，GM-CSF），是 FDA 批准的首个用于治疗无法手术切除的皮肤和淋巴的 OV。最近的一项研究使用单细胞 RNA 序列报道，原发性皮肤 B 细胞淋巴瘤患者的 T-VEC 治疗诱导 IFN-α/β 信号转导和早期 NK 和 DC 浸润，这进一步导致细胞毒性 T 细胞富集。PVSRIPO（重组脊髓灰质炎病毒 / 鼻病毒嵌合体）的溶瘤作用释放癌细胞的蛋白质组，并在 DC 中诱导Ⅰ型 IFN 显性反应，从而产生抗肿瘤免疫。此外，最近的一份报告发现，PVSRIPO 介导的抗肿瘤免疫治疗依赖于 TME 中巨噬细胞和 DC 的Ⅰ/Ⅲ型 IFN，但不依赖于肿瘤细胞的裂解。该研究进一步支持了 OV 在 TME 中的广泛抗肿瘤免疫反应。用溶瘤新城疫病毒（newcastle disease virus，NDV）对 B16 黑色素瘤进行局部肿瘤内治疗，NDV 是一种具有强大的Ⅰ型 IFN 诱导和溶瘤特性的禽类副黏病毒，可促进远处肿瘤的淋巴细胞浸润和抗肿瘤免疫，而不会发生远处病毒传播。当 IFNAR1 在小鼠肿瘤模型中被阻断时，Maraba 弹状病毒的抗肿瘤免疫会大大受损，这表明 Maraba 病毒依赖于Ⅰ型 IFN 介导的抗肿瘤免疫反应。NDV 诱导的Ⅰ型 IFN 增加 TME 中 PD-L1 的表达并介导对免疫治疗的抵抗；然而，肿瘤内 NDV 与 ICB 联合使用可增强其治疗效果。

常规化疗药物、RT 和 OV 疗法的成功在一定程度上取决于Ⅰ型 IFN 信号转导。除了这些疗法之外，还开发了几种策略来选择性地激活肿瘤部位内的Ⅰ型 IFN 系统。这些包括重组Ⅰ型 IFN、Ⅰ型 IFN 表达细胞和Ⅰ型 IFN 编码载体。例如，诱导多能干细胞（induced pluripotent stem cell，iPSC）衍生的增殖性骨髓细胞是一种基因修饰细胞，经过工程改造以特异性产生 IFN-α；其局部给药还可促进宿主 $XCR1^+$ DC 增强 $CD8^+$ T 细胞活化，从而产生显著可重复且有效的抗肿瘤免疫，且无明显副作用。此外，IFN-α-iPSC-pMC 与 ICB 的组合增加了 $CD8^+$ T 细胞的积累，从而引起持久的抗肿瘤免疫反应。

（6）其他应用场景：Ⅰ型 IFN 首先因其强大的抗病毒特性而被关注，越来越多的证据证实了它们的抗肿瘤活性。迄今 IFN-α 和 IFN-β 已在癌症患者中取得了一些有益的结果，新出现的临床数据支持Ⅰ型 IFN 诱导剂与 ICB 联合的关键作用。这些抗肿瘤作用源于肿瘤细胞或免疫效应细胞响应致病性分子刺激而产生的Ⅰ型 IFN。反过来，Ⅰ型 IFN 通过直接影响肿瘤细胞进展和以多种方式间接调节抗肿瘤免疫细胞发挥抗肿瘤功能。然而，我们对物质和信号在肿瘤细胞、Ⅰ型 IFN 和免疫细胞之间传递的机制的理解仍然存在很大差距。因此，进一步阐明肿瘤细胞、Ⅰ型 IFN 和免疫细胞之间的相互作用将是未来研究的重点。此外，产生Ⅰ型 IFN 的细胞群，如 DC 和内皮细胞，在 TME 中是有限的；因此，Ⅰ型 IFN 的基线较低。这促使研究人员不断寻找Ⅰ型 IFN 的调控机制。更深入地了解分子信号级联和由Ⅰ型 IFN 激活的一系列基因将为增强基于 IFN-Ⅰ的肿瘤治疗提供多种机会。

为了克服较低的基线水平，在临床前模型和临床试验中使用了许多Ⅰ型 IFN 诱导剂来治疗肿瘤。然而，其抗肿瘤作用在某些情况下并不令人满意，这可能是由于重组Ⅰ型 IFN 引起全身性副作用或某些Ⅰ型 IFN 诱导剂导致免疫抑制分子的产生增加，例如中性粒细胞中的 ROS、PD-L1 肿瘤细胞和免疫细胞中的 IDO。此外，在执行治疗计划时应考虑特定的肿瘤背景。然而，肿瘤内注射或纳米颗粒包装的Ⅰ型 IFN 诱导剂已在试验中用于减少这些副作用。此外，为了中和免疫抑制分子，Ⅰ型 IFN 诱导剂与 ICB、IDO 和其他特异性抑制剂联合使用可以克服这种抗性。

许多将Ⅰ型 IFN 诱导剂与 ICB 结合的临床试验正在进行中。Ⅲ期研究的一些最终结果没有达到终点；因此，ICB 或Ⅰ型 IFN 诱导剂单药治疗引起耐药的基本机制有待阐明。这些研究还表明，并非所有患者都适合Ⅰ型 IFN 诱导剂和 ICB 的联合治疗。Ⅰ型 IFN 信号作为 ICB 疗效预测因子的加入可能会促进Ⅰ型 IFN 诱导剂和 ICB 在未来的精准应用。因此，我们期待在这些正在进行的试验中改善临床效果。

（二）IL-2 及相关免疫治疗

1. IL-2 及受体的生物学功能

（1）IL-2 与 IL-2R：细胞因子 IL-2 是 133 个氨基酸的 15.5kDa 球状糖蛋白，由 4 个反平行的两亲性 α 螺旋组成。IL-2 主要由抗原激活的 $CD4^+$ Th1 细胞产生，在较小程度上由 $CD8^+$T 细胞、NK 细胞和 NKT 细胞产生。IL-2 作为 T 细胞生长因子于 1976 年首次被发现，随后大量文献已将 IL-2 确定为负责淋巴细胞群（包括 $CD4^+$ Th 细胞）形成和功能的关键细胞因子。IL-2 受体（IL-2 receptor，IL-2R）有三个亚基，包括 IL-2Rα 链（CD25）、与 IL-15 共享的 IL-2Rβ 链（CD122）和与 IL-4、IL-7、IL-9、IL-15 及 IL-21 共享的 IL-2Rγ 链（CD132）。存在三种不同的 IL-2R 复合物，由三种受体亚基的组合组成，并且它们与 IL-2 的亲和力有所不同。低亲和力受体仅由 IL-2Rα 链组成，但不会触发细胞内信号级联。因此，诱导信号转导的两种受体是中等亲和力和高亲和力受体。中等亲和力受体由 IL-2Rβ 链和 IL-2Rγ 链组成；当 IL-2Rα 链、IL-2Rβ 链和 IL-2Rγ 链都存在于受体复合物中时，IL-2 以高亲和力与其结合。

（2）IL-2 介导的细胞信号转导：IL-2 信号通过许多信号级联反应进行转导，包括 JAK/STAT 通路。当细胞信号通过 IL-2 与高亲和力 IL-2 受体 IL-2Rα/β/γ 异源三聚体结合往下转导时，JAK1 和 JAK3 分别与 IL-2Rβ 链和 IL-2Rγ 链结合，导致交叉磷酸化和 JAK 活化。接下来，JAK1 和 JAK3 磷酸化特异性酪氨酸位于 IL-2Rβ 上，允许通过其保守的 SH2 结构域招募 STAT 家族成员。虽然 IL-2 已被证明可以激活几个 STAT 家族成员，包括 STAT1、STAT3 和 STAT5，但 STAT5 是主要的 IL-2 信号分子。STAT5 有两种不同的类型，即 STAT5A 与 STAT5B，当它们被募集后，STAT5A 的 694 位点的酪氨酸残基和 STAT5B 的 699 位点的酪氨酸残基会被 JAK 磷酸化修饰从而活化。而后发生磷酸化后的 STAT5A 与 STAT5B 会形成二聚体，进入细胞核调控下游基因的表达（图 12-2）。

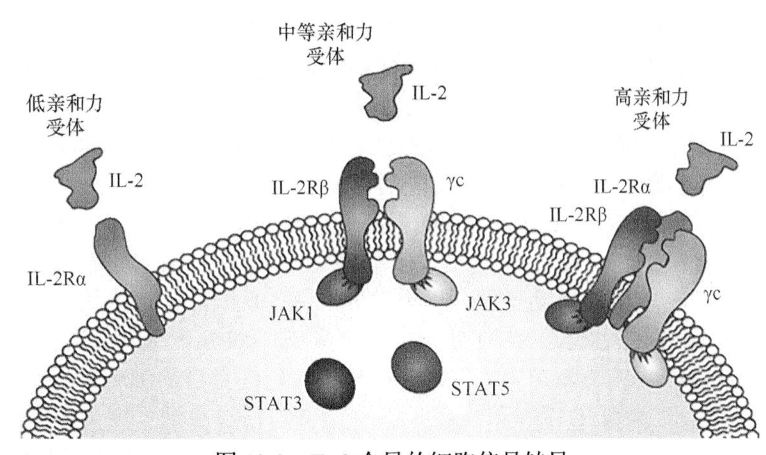

图 12-2 IL-2 介导的细胞信号转导

（3）IL-2 介导的细胞效应

1）Th1 细胞：Th1 细胞通过产生包括炎性细胞因子 IFN-γ 在内的效应分子来协调对细胞内病原体的免疫反应并促进抗癌免疫。Th1 分化由来自细胞因子 IL-12 的信号驱动，这些信号通过由 IL-12Rβ1 和 IL-12Rβ2 组成的异二聚体受体转导。这导致 STAT4 的激活和随后的转录激活因子 T-bet 的诱导。T-bet 是 Th1 细胞类型的谱系定义转录因子，驱动 IFN-γ 的表达，从而通过 STAT1 以前馈方式激活进一步促进 T-bet 表达。Th1 分化还依赖于转录抑制因子 B 淋巴细胞诱导成熟蛋白 -1（B lymphocyte induced maturation protein-1，Blimp-1）的表达。除了上述之外，IL-2 在 Th1 分化的正向调节中具有很好的特征。研究表明，缺乏 IL-2 或 IL-2Rα 的 $CD4^+$T 细胞在 Th1 发育中表现出明显的缺陷。从机制上讲，在 IL-2 下游激活的 STAT5 与基因特异性调节元件结合，直接诱导 IL-12Rβ2、Blimp-1 和 IFN-γ 的表达，从而支持 Th1 细胞分化和效应细胞因子的产生以及细胞毒功能。在这种情况下，IL-2-STAT5 信号通过前馈机制被放大，因为 STAT5 直接诱导 IL-2Ra 的表达。

IL-2 信号还涉及通过调节亚群特异性代谢途径来调节 Th 细胞分化。在 Th1 细胞中，IL-2 信号通过控制转录调节因子 c-Myc 和 HIF-1α 的活性以及抑制糖酵解途径拮抗剂 Bcl-6 来促进糖酵解代谢。增加的糖酵解通过增强 IFN-γ 的产生进一步支持 Th1 效应器功能。此外，Th1 细胞中的 IL-2 信号转导促进丝氨酸 - 苏氨酸激酶蛋白激酶 B 和西罗莫司的代谢调节哺乳动物靶标的激活。这些因素驱动 T-bet 和 Blimp-1 的表达、克隆扩增、营养吸收、细胞生长以及表观遗传标记和染色质可及性的改变，以支持 Th1 细胞中的效应分化。最后，IL-2 驱动 α- 酮戊二酸的积累，这是一种在谷氨酰胺分解过程中产生的代谢物，它通过 CCCTC 结合因子介导的染色质景观重组支持 Th1 分化。因此，IL-2 信号通过支持 Th1 基因表达模式和代谢功能同时抑制可变基因程序来驱动 Th1 分化。

2）Th2 细胞：Th2 细胞群对于对细胞外寄生虫的免疫反应至关重要，并且还与哮喘和其他过敏性疾病的发展有关。Th2 细胞分泌多种效应细胞因子，包括 IL-4、IL-5、IL-9 和 IL-13，它们具有多种功能，包括调节 B 细胞免疫球蛋白类别转换、激活嗜酸性粒细胞和嗜碱性粒细胞以及巨噬细胞极化。Th2 细胞的分化需要来自 IL-4 的信号，这些信号通过激活 STAT6 传播。IL-4-STAT6 信号驱动 Th2 谱系定义转录因子 GATA 结合蛋白 3 的表达，它通过直接诱导关键 Th2 靶基因的表达来稳定 Th2 程序。IL-2-STAT5 信号正向调节 Th2 分化，因为研究表明 IL-2 中和会破坏 Th2 基因程序的表达，而相反，组成型活性 STAT5 的表达足以诱导一部分 Th2 基因。从功能上讲，IL-2-STAT5 信号转导部分通过诱导 IL-4R 亚基 IL-4Rα 的表达来促进 Th2 分化，从而增加 Th2 对 IL-4 信号的反应性。此外，已显示 STAT5 与 IL-4 细胞因子基因座结合并调节其可接近性。STAT5 还通过促进转录因子 c-MAF 和 NLR 家族 pyrin 结构域的表达来调节 IL-4 的表达，它们都是 IL-4 表达的直接诱导剂。

3）Th9 细胞：产生 IL-9 的 Th9 细胞与清除细胞外病原体有关，包括寄生虫、炎症性过敏反应和抗肿瘤免疫。尽管它们形成的机制仍在研究中，但它们的分化至少部分是通过从细胞因子 TGF-β1 和 IL-4 接收到的信号诱导的，这些信号促进下游 Th9 相关转录因子 PU.1 和 IRF4 的表达。Th9 细胞与 Th2 细胞具有共同的发育要求，包括依赖 IL-4-STAT6 信号转导和随后诱导 $GATA_3$。

许多研究已将 IL-2 确定为 Th9 效应器功能的正调节剂，因为在添加 IL-2 和（或）IL-2Rα 中和抗体后，IL-9 的产生被破坏。Warren Leonard 实验室的一项研究扩展了这种理解，以定义 Th9 细胞中 IL-2 功能的潜在机制。简而言之，该研究确定了向 Th9 细胞培养物中添加 IL-2 可增强 IRF4 的表达，IRF4 直接与 IL-9 启动子结合以诱导其表达。此外，IL-2 依赖性 STAT5 激活是介导 IL-9 产生所必需的，因为 STAT5A、STAT5B 或两者的缺失导致 IL-9 表达显著降低。

4）Th17 细胞：Th17 细胞分泌 IL-17 并促进炎症反应，这是清除细胞外病原体和黏膜免疫的关键。它们的分化依赖于来自 TGF-β 和 IL-6 的组合信号，这导致谱系定义转录因子维 A 酸相关孤核受体 γt（retinoic acid related solitary nuclear receptor γt，RORγt）的表达和细胞因子 IL-23 的产生，这进一步增强了 Th17 的分化。IL-6 和 IL-23 都通过激活 STAT3 发出信号，STAT3 是 RORγt 和 IL-17 表达的关键转录激活因子。

许多研究表明，IL-2-STAT5 通路负调节 Th17 分化和效应器功能。例如，IL-2 信号转导抑制 IL-6R 亚基 IL-6Rα 的表达，从而降低活化的 $CD4^+$ T 细胞对从 IL-6 接收的信号的敏感性。IL-2-STAT5 信号还导致 Th17 谱系定义转录因子 RORγt 的表达降低，STAT5 还被证明通过与 STAT3 竞争位于 Il17a/f 基因座内的结合位点来抑制 IL-17 的表达。

尽管 IL-2-STAT5 在 Th17 分化中的作用似乎相对简单，但有研究确定 IL-2Rα 或 STAT5 的消融减少了体内 Th17 的生成。这可以通过另一项研究来解释，该研究表明 IL-2 信号转导在抑制 Th17 群体分化的同时，也可能支持它们的扩增。总的来说，目前的文献表明 IL-2 可能对 Th17 的分化、功能和增殖发挥细微的、阶段特异性的控制。

5）Tfh 细胞：滤泡辅助性 T 细胞（follicular helper T cell，Tfh）通过直接与 B 细胞相互作用并产生细胞因子（包括 IL-21）来支持体液免疫，以促进 B 细胞活化、生发中心（germinal center，GC）形成和高亲和力抗体的产生。Tfh 细胞从幼稚 $CD4^+$T 细胞祖细胞分化是由许多细胞因子驱动的，包括 IL-6 和来自 IL-21 的自分泌信号，它们通过 STAT3 激活传播以促进 Tfh 谱系定义转录因子 Bcl-6 的表达。Bcl-6 通过抑制 Tfh 拮抗剂 Blimp-1 以及其他促进另外的 Th 细胞亚群分化的转录因子的表达，广泛支持 Tfh 基因程序的表达。

IL-2-STAT5 信号轴是公认的 Tfh 细胞分化和功能的负调节剂。在体内，IL-2 缺陷小鼠表现出增强的 Tfh 细胞生成和 GC 形成，即使在没有感染的情况下也是如此。相反，在流感病毒感染期间全身使用 IL-2 会导致 Tfh 细胞反应不足和 GC 无法形成。类似地，在流感病毒感染期间，缺乏能消耗环境 IL-2 的 Treg 细胞会减少 Tfh 细胞的数量。这些表型归因于通过 STAT5 依赖机制抑制 TFH 基因程序。首先，已显示 IL-2-STAT5 信号转导可抑制 IL-6R 亚基 IL-6Rα 和 gp130 的表达，导致 IL-6 反应性和 STAT3 激活降低。STAT5 还直接与 STAT3 竞争结合 Bcl6 启动子以抑制其表达。在没有 Bcl-6 的情况下，Tfh 拮抗剂 Blimp-1 从 Bcl6 介导的抑制中释放出来，直接抑制 Tfh 靶基因的表达，包括 Cxcr5。在没有 Cxcr5 的情况下，Tfh 细胞无法归巢到 B 细胞滤泡以与 B 细胞相互作用并支持 GC 形成。最后，Bcl-6 表达的丧失还允许与非 Tfh 基因程序相关的基因位点内的 STAT5 结合和 DNA 甲基化减少，从而允许它们的表达。因此，IL-2-STAT5 信号通过抑制 Tfh 细胞相关的细胞因子受体和转录因子的表达来抑制 Tfh 细胞的分化和活性。

6）Treg 细胞：Treg 细胞群可调节免疫反应、减少炎症和预防由效应 T 细胞群介导的潜在自身免疫。这些细胞被细分为源自胸腺的天然 Treg 细胞和在外周成熟 $CD4^+$T 细胞中诱导的细胞（诱导的 Treg 细胞）。Treg 细胞群的分化取决于来自 TGF-β1 的信号和谱系定义转录因子 Foxp3 的表达，Foxp3 执行激活和抑制功能以支持 Treg 基因程序的表达。Treg 细胞群的一个标志是它们的 IL-2Rα 组成型表达，它允许 Treg 细胞而不是其他 T 细胞群通过组成型高亲和力 IL-2 信号转导对低剂量的 IL-2 作出反应。与效应 Th 细胞亚群不同，Treg 细胞群不产生 IL-2，事实上，Foxp3 的一个功能是抑制 IL-2 表达。相反，Treg 细胞依赖于来自效应 Th 细胞的旁分泌 IL-2 信号。

众所周知，Treg 细胞缺乏会导致严重的自身免疫表型的发展。同样，早期使用种系敲除 IL-2、IL-2Rα 或 IL-2Rβ 的研究表明，IL-2 信号通路中的种系破坏导致 Treg 细胞生成和抑制功能缺失，从而导致自身免疫病的发展。然而，仅在 Treg 细胞群中条件性地删除 IL-2Rα 会导致相对更严重的表型。在功能上，通过激活 STAT5 早期诱导 Foxp3 需要 IL-2 信号转导，STAT5 直接与启动子和增强子元件结合以诱导 Foxp3 表达。因此，不出所料，STAT5A/B 的缺失已显示导致小鼠体内 $Foxp3^+$ Th 细胞的显著减少。在人类中，这种效应可能是 STAT5B 特异性的，因为 STAT5B 缺陷在存在正常 STAT5A 表达的情况下，导致 Foxp3 表达和 Treg 细胞抑制功能降低，因此足以诱发自身免疫病。

由于它们在调节免疫耐受中的核心作用以及它们对 IL-2 信号转导的依赖性，Treg 细胞已成为许多基于 IL-2 的免疫治疗策略的目标，以治疗自身免疫病和癌症。其中包括使用靶向抗体的 IL-2，如 JES6-1，它选择性地诱导 Treg 细胞增殖以治疗多种自身免疫病。相反，靶向 IL-2 和（或）调节 IL-2R 亚基相互作用的抗体已被用于限制 Treg 细胞反应，从而有利于肿瘤免疫治疗。此外，Treg 细胞上 IL-2Rα 的升高表达已被用于使用低剂量 IL-2 细胞因子本身的治疗，以优先增强 Treg 细胞群。最后，突变版本的 IL-2 或 IL-2Rα 表现出不同的结合亲和力，因此分别在自身免疫病和癌症的治疗中优先诱导或限制 Treg 细胞反应。

2. IL-2 在肿瘤免疫治疗中的应用　高剂量 IL-2 被美国 FDA 批准用于治疗转移性肾细胞癌和转移性黑色素瘤。然而，由于高剂量 IL-2 单一疗法的各种挑战，包括其巨大的毒性和适度的疗效，它很少使用，并且很大程度上已经被其他免疫治疗剂取代。低剂量 IL-2 可以优先扩增 Treg，而不是激活 NK 和 $CD8^+$T 细胞。免疫刺激 NK 和 $CD8^+$T 细胞所需的高剂量 IL-2 与严重的副作用有关，如低血压、器官衰竭、血细胞减少和血管渗漏综合征。为了改善 IL-2 的药代动力学和药效学并降低其全身毒性，已经采取了几种策略。IL-2 与靶向肿瘤相关抗原的抗体相连，在临床前模型中有效，目前正用于基于 IL-2 的治疗试验。肿瘤内 IL-2 的给药可能会降低全身毒性。调整制造的 IL-2 免疫细胞因子的设计以优先刺激 NK 和 CD8T 细胞而不是 Treg 的扩增是优化基于 IL-2 的疗法的方法之一。IL-2 的结构经过工程改造，对 IL-2Rβ/γ 异二聚体具有更高的亲和力，并减少了与 Treg 上 IL-2Rα 的结合。IL-2 还成功地与一种 IL-2 抗体结合，该抗体掩盖了 IL-2 的 IL-2Rα 结合位点，从而消除了工程化 IL-2 与 Treg 上 IL-2α 的结合。IL-2 的聚乙二醇化可延长其半衰期并阻止 IL-2 与 IL-2Rα 结合。新型 IL-2 融合蛋白被设计用于增强 NK 细胞的活性和增殖，并在临床前模型中显示出有希望的结果。

IL-2 几乎普遍与过继性 T 细胞疗法一起使用，虽然 IL-2 作为单一药物具有疗效，但临床前的工作表明，联合应用介导肿瘤细胞毒性的淋巴因子激活的杀伤细胞可以产生更好的反应，这促使了寻找其他肿瘤反应性淋巴细胞群与 IL-2 结合。1980 年 Yron 等报道了使用含有 IL-2 的条件培养液从小鼠肿瘤中分离和扩增 T 细胞。这些 T 细胞可以杀死肿瘤细胞，但不能杀死健康的淋巴细胞。随着重组 IL-2 的出现，这些肿瘤浸润淋巴细胞（TIL）可以在体外更有效地生长。1986 年，Rosenberg 和他的同事报告说，通过在小鼠身上进行过继转移，TIL 在调节抗肿瘤免疫方面的效率是淋巴因子激活杀伤细胞（lymphokine-activated killer cell，LAK）的 50～100 倍。重要的是，在这些实验中，IL-2 的应用增强了 TIL 的活性。根据小鼠研究表明，环磷酰胺的预适应对 TIL 的疗效很重要，Rosenberg 和他的同事在 TIL 输注前给患者注射环磷酰胺。在环磷酰胺、TIL 和大剂量 IL-2 的联合作用下，Rosenberg 和他的同事在 20 例转移性黑色素瘤患者中的 11 例患者中实现了客观反映。尽管患者数量有限，治疗方案多种多样，但令人兴奋的是，TIL 疗法与 IL-2 联合应用的应答率似乎比单独使用 IL-2 疗法的有效率高得多。

为了更好地理解 TIL 治疗及其与 IL-2 的关系，其他几个报告值得一提。首先，为了更准确地确定更多患者的有效率，Rosenberg 和他的同事报告了 1987 年 5 月～1992 年 12 月 86 例转移性黑色素瘤患者接受 TIL 和 IL2 治疗的结果。对于这些患者，TIL 联合 IL-2 治疗的客观缓解率为 34%，比单独使用 IL-2 的预期有效率高得多。作为研究的一部分，86 例患者中有 59 例在注射 TIL 之前接受了单剂量环磷酰胺（25mg/kg）。未使用环磷酰胺患者的有效率（31%）与使用环磷酰胺的患者（35%）无统计学差异。

（三）IL-12 及相关免疫治疗

1. IL-12 及受体的生物学功能

（1）IL-12 与 IL-12R：IL-12 是于 1989 年发现的一种“自然杀伤刺激因子”，后来被称为 IL-12。在老鼠和人类中，它是一种由 p35 或称为 IL-12α 链（35kDa）和 p40 或称为 IL-12β 链（40kDa）两个亚基组成的 70kDa 大小的异源二聚体细胞因子，两个亚基之间通过二硫键连接，被认为是一种主要的促炎细胞因子。α 亚基（IL-12p35）与 IL-35（p35/ebi3）共享，而 β 亚基（IL-12p40）与 IL-6 具有序列同源性，也可以是 IL-23（p19-p40）的一部分。p35 亚基在未受刺激的细胞中可以检测到，而 p40 只在受刺激的细胞中表达，并且显著高于 p35。为了产生具有功能的 IL-12 蛋白，两种多肽必须同时在一个细胞中表达。一些研究表明，由于 IL-12p40 亚基相对于 IL-12p35 亚基的过度表达，在不同物种中还存在其他形式的 IL-12，从而允许形成 p40 同源二聚体和单体。IL-12p40 亚基根据物种的不同表现出不同的分子相互作用模式。IL-12 主要由活化的抗原呈递细胞如树突状细胞、巨噬细胞、单核细胞和 B 细胞产生。IL-12 的产生是一个严格控制的过程，主要在转录水平进行调节。它的产生是通过在感知病原体相关分子模式或损伤相关分子模式后激活抗原呈递细胞中的病原体识别受体（如 TLR）来启动的。此外，细胞因子刺激和直接免疫细胞 - 细胞接触，包括 CD40-CD40L 相互作用，诱导 IL-12 产生。后一种 CD40 依赖性机制可能是癌症中产生 IL-12 的主要机制。IL-12 通过与其功能性高亲和力异二聚体受体 IL-12R 结合发挥作用。异二聚体受体 IL-12R 主要表达在 T 细胞和 NK 细胞上，由 IL-12Rβ1 和 IL-12Rβ2 组成。

（2）IL-12 介导的细胞信号转导：IL-12R 和 IL-23R 亚基缺乏内在的酶活性，但包含保守的 Box1 和 Box2 基序的细胞内 C 端结构域参与 JAK 家族蛋白的结合和激活。JAK 激活后 C 端区域的一系列 Tyr 残基的磷酸化进一步通过与下游 STAT 和丝裂原活化蛋白激酶（MAPK）信号的相互作用和激活来传递信号。这些信号通路也受含 SH2 结构域的蛋白酪氨酸磷酸酶 -2（SH2 domain-containing protein-tyrosine phosphatase-2，SHP2）和细胞因子信号抑制物的磷酸化酪氨酸残基的调节，从而抑制受体信号转导。当 IL-12 与受体细胞表面的 IL-12R 结合以后，IL-12Rβ1 与 TYK2 结合，而 IL-12Rβ2 与 JAK2 结合。然后 TYK2 和 JAK2 在 STAT 上磷酸化酪氨酸残基，其中包括 STAT1、STAT3、STAT4 和 STAT5，但主要还是通过 STAT4。STAT4 被磷酸化后，会形成同源二聚体，以此活化形式发生核转位，进入细胞核与靶基因结合并调控它们的表达（图 12-3）。

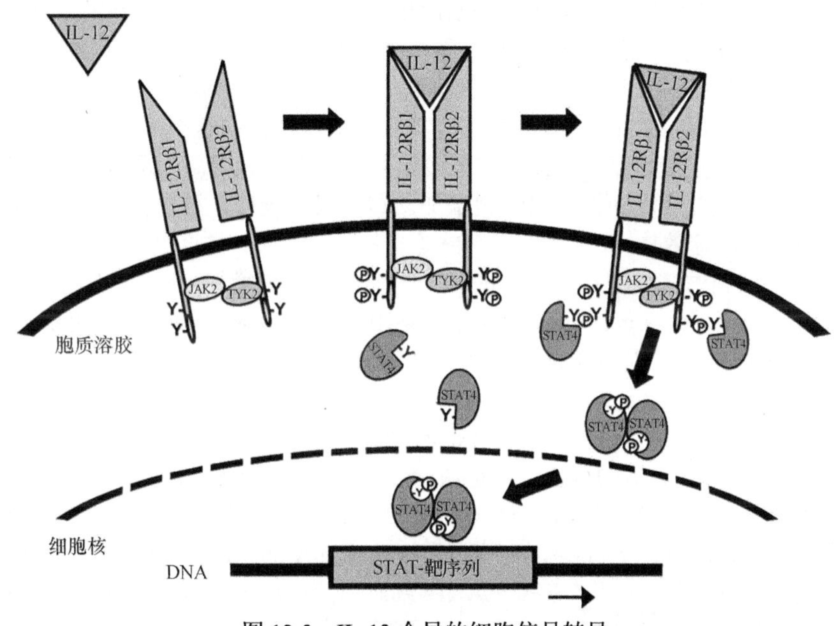

图 12-3　IL-12 介导的细胞信号转导

（3）IL-12 介导的细胞效应：在 $CD4^+$ T 细胞中，T-bet 是 Th1 细胞分化的正向调节因子，可增强 Th1 特异性细胞因子、趋化因子和 Th1 相关受体的表达，而 T-bet 的转录需要 IL-12 激活 STAT4 来介导。CCL3 和 CCL4 是细胞毒性 NK 细胞和 $CD8^+$ T 细胞在肿瘤内募集所必需的。在 IL-12 存在的情况下，NK 细胞被激活，表达 CD69 和 CD25，并可以在肿瘤壁龛中进一步增殖。激活的 Th1 和 NK 细胞增殖并渗透到肿瘤中，其中 Th1 细胞支持肿瘤特异性细胞毒性 T 细胞的效应功能。细胞毒性 NK 细胞和 $CD8^+$ T 细胞分泌的 IFN-γ、颗粒酶和穿孔素可诱导肿瘤细胞凋亡，抑制肿瘤生长。此外，IL-12 通过上调肿瘤细胞上的 MHC Ⅰ来促进抗原呈递，有利于极化 M1 巨噬细胞，并通过促进趋化因子 CXCL9、CXCL10 和 CXCL11 的产生来吸引效应免疫细胞。此外，T-bet 和 STAT4 分别作为转录因子 RORγt 和 Foxp3 的负调节因子，分别负责 Th17 和 Treg 的产生，并限制它们在肿瘤微环境中的增殖。IL-12 还可以中和 $CD8^+$ T 细胞上的负性调节受体所产生的信号，例如 IL-12 下调 $CD8^+$ T 细胞上 PD-1 和 IFN-γR2 的表达，保护肿瘤浸润性 $CD8^+$ T 细胞免受 IFN-γ 诱导的细胞死亡。除了在效应免疫细胞中的功能外，IL-12 还通过将 $Foxp3^+$ Treg 细胞转化为产生 IFN-γ 的 $Foxp3^+$ T 细胞来改变终末分化的 Treg 细胞的可塑性。用 IL-12 治疗会降低 IL-2 的水平，而 IL-2 是 Treg 细胞生存和增殖所必需的。IL-12 刺激 IFN-γ 介导的对小鼠 Treg 细胞增殖的抑制。从机制上讲，IL-12 诱导的 IFN-γ 信号导致 Treg 细胞周期停滞，并抑制肿瘤诱导的 Treg 细胞的增殖。这些研究表明，IL-12 不仅是激活效应免疫细胞抗肿瘤免疫反应所必需的，而且还可以直接抑制调节性细胞 Treg 的免疫抑制功能。

2. IL-12 在肿瘤免疫治疗中的应用 以细胞因子为基础的免疫治疗可以有效地治疗多种恶性肿瘤。IL-12 被认为是以免疫治疗为基础的干预措施的有力候选者，因为它增强了肿瘤特异性细胞毒性 NK 和 $CD8^+$ T 细胞功能，这两种细胞在很大程度上负责肿瘤细胞的杀伤。然而，IL-12 的全身给药毒性很大；因此，需要替代 IL-12 传递和（或）IL-12 激活 T 细胞的方法。有研究表明，通过编码 IL-12 信号肽的溶瘤腺病毒系统传递减少了毒副作用并提高了小鼠胰腺癌模型的存活率。纳米粒介导的 IL-12 传递也增强了对人肝癌细胞的细胞毒活性。体外纳米颗粒介导的 IL-12 特异性地输送到幼稚的 $CD8^+$ T 细胞有利于它们的扩增和效应表型的激活。一些研究表明，IL-12 有利于幼稚 $CD8^+$ T 细胞的存活和向效应型 T 细胞的分化。IL-12 作为 $CD8^+$ T 细胞的抗凋亡因子，通过阻止 CD8、CD62 分子活化诱导的细胞死亡，增加 T 细胞归巢，并显示出对黑色素瘤小鼠模型的持续抗肿瘤活性。在没有肿瘤疫苗和 IL-2 的情况下，表达高水平 IL-12 的基因工程 T 细胞对已建立的小鼠 B16 黑色素瘤也具有治疗效果。尽管与内源性 T 细胞相比，IL-12 工程细胞的存活率较低，但它们的功能得到了改善，在黑色素瘤中被检测到的频率更高，并维持了内源性 NK 和 $CD8^+$ T 细胞的活性。临床试验表明，IL-12 对人脑胶质瘤具有抗癌活性。在这个病例中，31 例高级别胶质瘤患者在多中心 1 期剂量递增试验（NCT02026271）中接受了人 IL-12 载体治疗，结果显示有证据表明 IFN-γ^+ 和 PD-1^+ 肿瘤浸润性淋巴细胞增加。这些发现表明，肿瘤内 IL-12 浓度的增加可以改善过继 T 细胞疗法的疗效。

在增强基于 T 细胞的抗肿瘤活性方面的另一个最新进展是增加 CAR-T 细胞中 IL-12 的负荷。在一项临床前小鼠研究中，Kueberuwa 等使用表达 IL-12 的 CAR-T 细胞，表明修饰的 CAR-T 细胞能够治愈 B 细胞淋巴瘤，提高长期存活率。在这种情况下，IL-12 工程的 CAR-T 细胞招募宿主免疫细胞来引发抗肿瘤免疫反应。在肝细胞癌模型中的类似临床前研究表明，表达 IL-12 的 CAR-T 细胞产生高水平的效应细胞因子，伴随着减弱的 Treg 细胞渗透和诱导肿瘤细胞溶解。综上所述，这些观察表明，IL-12 的可诱导表达改善了 CAR-T 细胞的抗肿瘤功能，并可能为癌症患者提供一种有前途的治疗策略。然而，表达 IL-12 的 CAR 或 CAR-T 细胞在黑色素瘤小鼠中导致严重的水肿样毒性及血清 IFN-γ 和肿瘤坏死因子 -α 水平的增加。此外，IL-12 过度表达 CAR-T 细胞可导致细胞因子释放综合征，并在接受 CAR-T 细胞治疗的患者中引起全身炎症反应。在使用基因工程 T 细胞，特别是产生 IL-12 的 CAR-T 细胞之前，应该考虑这些严重的反应。

虽然常规的免疫检查点抑制，如 anti-PD-L1，通常用于治疗许多癌症，但其疗效并不通用，需要增强 T 细胞反应的联合疗法。研究表明，肿瘤内 IL-12 mRNA（MEDI1191）治疗能够刺激肿瘤环境中 IL-12 的产生，而没有毒副作用。MEDI1191 目前正在实体肿瘤患者的 I 期临床试验中进行评估（NCT03946800）。该方法与 anti-PD-L1 抗体相结合，通过促进 IFN-γ^+ Th1 细胞分化来增强抗肿瘤免疫。Fallon 等设计了两个小鼠 IL-12 分子的融合蛋白 NHS-muIL12，半衰期比重组小鼠 IL-12 更长。在小鼠肿瘤模型中，NHS-muIL12 和 anti-PD-L1 联合应用可促进 TME 内 T 细胞的激活和效应功能，并增强肿瘤消退。也可以使用其他免疫疗法组合，例如，在人源化小鼠肝细胞癌模型中，联合 IL-12 和肿瘤坏死因子相关的 TRAIL 的免疫治疗增加了产生 IFN-γ 的 NK 细胞的渗透性，促进了癌细胞的凋亡。此外，在 IL-12 存在的情况下，TRAIL 增强了抗原呈递细胞上 MHC Ⅰ分子的表达，并下调了肿瘤内 VEGF 和 CD31 的表达。另一项研究表明，免疫调节蛋白聚合体镁 - 磷油酸铵 - 棕榈酸酐和人 rIL-12 的组合通过诱导卵巢癌细胞的凋亡显著降低了迁移能力和侵袭能力。这些发现表明，使用 IL-12 可以显著提高癌症免疫治疗的效果。

IL-12 在与化疗的协同作用中也可能起到有益的作用。在 $HER2^+$ 转移性癌症患者中，IL-12 与化疗的协同治疗，如曲妥珠单抗，可刺激 NK 细胞活性。类似的协同方法也可用于放射治疗。在结肠癌小鼠模型中，通过增加 IL-12 依赖的 Th1 反应，可以克服辐射诱导的免疫抑制。最近的报道显示，放射治疗联合 IL-12 诱导的克隆性表位特异性 T 细胞的增殖和渗透，阻止了肿瘤的生长和提高了人横纹肌肉瘤移植瘤动物的存活率。人类重组 IL-12 也被证明对接受放射治疗的癌症患者具有保护作用。在这种情况下，它减少了放射治疗可能产生的并发症，如严重的骨髓抑制或全血细胞减少。在小鼠胰腺癌中，IL-12^{+}微球联合立体定向全身放射治疗诱导瘤内 IFN-γ 的产生，重新极化髓系抑制因子，促进强大的 T 细胞激活，并有效地消除已建立的肝转移。总体而言，这些观察揭示了基于 IL-12 的治疗在启动和刺激抗肿瘤免疫反应方面的重要性。

（四）IL-15 及相关免疫治疗

1. IL-15 及受体的生物学功能

（1）IL-15 与 IL-15 受体：IL-15 是首先描述的一种 14～15kDa 的细胞因子，其成熟形式由 114 个氨基酸（amino acid，aa）组成。IL-15 属于Ⅰ型细胞因子家族，也被称为常见的 γ 受体家族的细胞因子，与 IL-2、IL-4、、IL-7、IL-9 和 IL-21 属于同一家族细胞因子。IL-15 在 Cys42-Cys88 和 Cys35-Cys85 位置有两个二硫键，在这两个位置中，前者与 IL-2 同源。人和鼠 IL-15 之间有 73% 的同一性，人和猿之间有 97% 的序列同一性。IL-15 基因至少跨越 34kb，其中人类 IL-15 基因定位于染色体 4q31，而鼠 IL-15 基因定位于染色体 8 区域的中心。人类 IL-15cDNA 包含一个 316nt 的 5′- 非翻译区（untranslated area，UTR）、一个 486nt 的编码序列，然后是一个 400nt 的 3′-UTR。在小鼠和人类中，IL-15 都以两种亚型存在，它们的信号肽（signal peptide，SP）长度不同。21-aa 短信号肽（short SP，SSP）定位于细胞质和核区室，但不分泌。相比之下，48-aa 长信号肽（long SP，LSP）保留在内质网和高尔基体中，并且可以分泌。IL-15 mRNA 广泛表达于滑膜细胞、上皮细胞、DC、巨噬细胞、胎盘、肾脏和骨骼肌等多种细胞和组织中。然而，在免疫反应和炎症阶段，IL-15 蛋白水平较低，仅由激活的巨噬细胞和上皮细胞等有限数量的细胞产生。控制 IL-15 表达的机制必须在这些细胞中运行。有证据证明，存在着调节 IL-15 转录、翻译、细胞内转运和分泌的复杂机制。在转录调控方面，在脂多糖（lipopolysaccharide，LPS）刺激的巨噬细胞和病毒感染的细胞系中，IL-15 mRNA 的水平上调。目前已在小鼠和人 IL-15 5′- 调控区之间发现了一系列共有的转录因子结合基序，包括 NF-κB、IFN 调节因子反应元件（IFN regulatory factor response element，IRFRE）、牙周膜因子和 IFN-α2。NF-κB 和 IRFRE 参与了 IL-15 mRNA 表达的诱导上调。在翻译调控方面，IL-15 的表达受多个元件的控制，包括 5′- 非翻译区的 12 个上游 AUG，不寻常的 LSP 和 SSP，以及成熟蛋白的 C 端。已有研究表明，IL-15 5′- 非编码区较长（小鼠为 465 个核苷酸，人为 352 个核苷酸），并含有多个上游 AUG（小鼠 5 个，人类 12 个），在 5′- 非编码区中存在这样的 AUG 可能会极大地降低翻译效率。研究表明，IL-15 信号肽调节 IL-15 的翻译并影响其在细胞内的转运，SSP 通过控制细胞内向非内质网部位的转运来调控蛋白质成熟的命运，而 LSP 既调节蛋白质的翻译速率，又作为分泌型信号肽发挥作用。总的来说，IL-15 在不同的层面受到多种机制的调控。

IL-15R 有三种不同的亚基，分别是 IL-15Rα、IL-15Rβ、IL-15Rγ。这三个不同的亚基中，IL-15Rβ 是与 IL-2 共享的，所以也被称为 IL-2Rβ（CD122）；而 IL-15Rγ 是与其他Ⅰ型细胞因子包括 IL-2、IL-4、、IL-7、IL-9 和 IL-21 所共享，被称为 γ chain（γc，CD132）；IL-15R 中只有 IL-15Rα 是 IL-15R 所特有的，不与其他细胞因子分享，因此 IL-15Rα 赋予了它特异性。作为 IL-15R 复合体的独特成分，IL-15Rα 在人和小鼠中广泛表达，主要表达在单核细胞和树突状细胞上，不依赖于 IL-15Rβ 和 γc。大多时候 IL-15Rβ 和 γc 由淋巴造血细胞限制性表达，包括 T 细胞、NK 细胞、单核细胞和中性粒细胞。IL-15 的半衰期短，但在与其高亲和力受体 IL-15Rα 结合时更加稳定。它以高亲和力与 IL-15 结合，并将 IL-15 保留在细胞表面。IL-15Rα 仅为 IL-15 起到细胞质锚定作用，不传递细胞内信号，当 IL-15Rα 和 IL-15 在同一细胞中的共表达时，这种高亲和力允许 IL-15 与 IL-15Rα 在细胞内结合，然后作为复合体穿梭到细胞表面。一旦到达细胞表面，IL-15R/IL-15α 复合体就可以在细胞与细胞相互作用的过程中刺激对立细胞中的 IL-15Rβ-γc 复合物。这种细胞因子传递的机制在细胞免疫学中是独一无二的，被称为反式呈递，并假定形成免疫突触。这种免疫突触被认为可以限制接触循环中的 IL-15，限制异常免疫刺激，并降低因不受控制的 IL-15 暴露而产生自身免疫的风险。IL-15/IL-15Rα 反式呈递的此类靶标细胞包括 NK 细胞和 $CD8^+$ 记忆 T 细胞。

（2）IL-15 介导的细胞信号转导：正如上文所述，IL-15 与 IL-15Rα 共同表达在细胞表面，然后通过细胞与细胞之间的接触，反式提呈给对面表达 IL-15β/γ 复合物的细胞，这样会激活 JAK1 和 JAK3 激酶。IL-15Rβ 与 JAK1 相互作用。而后激活下游转录因子 STAT5，使其被磷酸化并形成同源二聚体，发生核转位进入细胞核调控靶基因的表达，从而控制各种细胞效应器的功能。IL-15Rβ-γ 复合物与 IL-15 的结合，也会使得 JAK1 激活磷脂酰肌醇 -3- 羟基激酶，从而催化膜三磷酸磷脂酰肌醇的产生。随后蛋白激酶 B（protein kinase B，PKB）与三磷酸磷脂酰肌醇结合，导致 PKB 介导的代谢检查点哺乳动物雷帕霉素靶点（mammalian target of rapamycin，mTOR）的磷酸化，促进代谢重编程到糖酵解途径，以及促进杀灭微生物和抗癌免疫的各种细胞反应（图 12-4）。

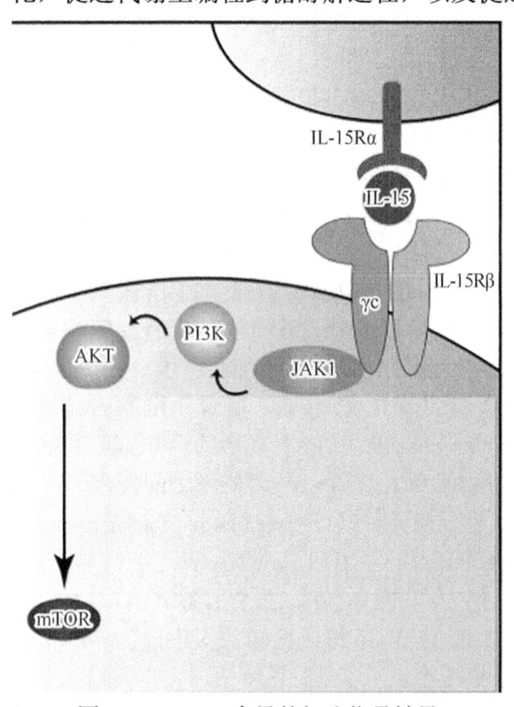

图 12-4 IL-15 介导的细胞信号转导

（3）IL-15 介导的细胞效应

1）IL-15 在固有免疫中的生理作用：IL-15 在 NK 细胞的发育、分化和存活中起关键作用。有研究表明，IL-15、IL-15Rα 和 IL-15Rβ 缺陷小鼠缺乏 NK 细胞，表明 IL-15 及其信号转导在 NK 细胞发育中的关键作用。在体内 NK 细胞的发育和维持需要 $CD11c^+$ DC 反式递送 IL-15，$CD11c^+$ DC 反式呈递的 IL-15 也通过上调 Ly-49 受体诱导 NK 细胞分化，进一步证实了 NK 细胞依赖于反式呈递的 IL-15 作为其 IL-15 的来源。此外，IL-15 还能诱导骨髓来源的 $CD34^+$ 造血祖细胞分化为 $CD56^+$NK 细胞。最后，IL-15 增加了 NK 细胞的细胞毒作用。

单核细胞、巨噬细胞和树突状细胞有效地转录和翻译 IL-15，而这些细胞也会对 IL-15 刺激做出反应。巨噬细胞对 IL-15 的反应是通过增加吞噬功能，诱导 IL-8、IL-12 和单核细胞趋化蛋白 -1（monocyte chemotactic protein-1，MCP-1）的表达，以及分泌 IL-6、IL-8 和 TNF-α 来实现的。如上所述，IL-15 主要具有促炎活性。相反，在单核细胞中，低浓度的 IL-15 有利于 IL-10 的产生。IL-8 和 MCP-1 分别将中性粒细胞和单核细胞吸引到感染部位。因此，IL-15 的功能是将单核细胞吸引到感染部位，然后促进其分化为树突状细胞。单核细胞和 DC 也高表达 IL-15Rα，使这些细胞能够反式表达 IL-15。

DC 产生 IL-15，这些细胞也在 IL-15 的响应下分化。DC 与 IL-15 孵育可增加 CD83、CD86、CD40 和 MHC Ⅱ类表达分子的表达，也可导致 DC 因 IFN-γ 表达增强而变得抵抗凋亡并充当炎症细胞。在人类和小鼠中，IL-15 能够通过调节 DC 产生 IL-2 来调节适应性免疫反应。

人类中性粒细胞结构性地表达 IL-15Rα 和 IL-15Rβ-γ 信号复合体，并对 IL-15 作出反应。IL-15 保护中性粒细胞免于凋亡，调节吞噬功能，并有助于中性粒细胞重新聚集到炎症部位。IL-15 诱导中性粒细胞表达 MHC Ⅱ，因此中性粒细胞可以作为抗原呈递细胞。此外，作为对 IL-15 的响应，中性粒细胞还增加了 CD14（细菌细胞壁脂多糖受体）和 CD64（高亲和力免疫球蛋白 G 受体）的表达，从而大大增强了它们对革兰氏阴性菌感染的反应能力和与病原体特异性抗体的结合。此外，IL-15 通过触发 IL-18 的产生来介导抗原诱导的中性粒细胞迁移。

2）IL-15 在适应性免疫中的生理作用：在 T 淋巴细胞中，IL-15 在维持记忆性 $CD8^+$ T 淋巴细胞中起着至关重要的作用。通过 IL-15 和 IL-15Rα 缺乏的小鼠模型，已经证明 IL-15 和 IL-15Rα 是通过增加抗凋亡分子 Bcl-2 的表达来支持 $CD8^+$ T 细胞在所有发育阶段的生存所必需的。Stonier 等的研究证明 $CD8^+$ 记忆 T 细胞的产生和维持是由 DC 通过 IL-15 反式呈递介导的。IL-15 除了增强

$CD8^+$ T 细胞的效应功能，包括与细胞溶解和细胞因子分泌相关的功能外，还能诱导 $CD8^+$ T 细胞的增殖。IL-15 可预防激活的细胞毒性 $CD8^+$ T 细胞介导的活化诱导的细胞死亡（activation induced cell death，AICD）。

IL-15 能够诱导先前激活的 $CD4^+$ T 细胞上的 CD40L（CD154）的表达，从而增强这些细胞与 APC 相互作用的能力。如上所述，IL-15 与 IL-2 属于同一家族细胞因子，两种共享受体亚基，即 IL-2Rβ 或 IL-15Rβ 以及 γc。但与 IL-2 不同的是，IL-2 可以维持表达 Foxp3 的 $CD4^+CD25^+$ Treg 并将这些细胞保留在外周，而 IL-15 对 Treg 几乎没有影响。研究表明，IL-15 促进了 TGF-β 对 Treg 的从头生成，但也能够通过激活磷脂酰肌醇 3 激酶（PI3K）信号通路使外周血中的 $CD4^+$ 和 $CD8^+$ T 细胞抵抗 Treg 的抑制功能。因此，一方面，IL-15 可以诱导 $Foxp3^+$ Treg 的产生，但相反 IL-15 可以使效应细胞（$CD4^+$ T 细胞和 $CD8^+$ T 细胞）对 $Foxp3^+$ Treg 的调节作用失去反应。它不是通过直接作用于 Treg 来发挥其抑制作用，而是通过降低反应性 T 细胞对 Treg 的敏感性来发挥其抑制作用。因此，在 IL-15 存在的情况下，Treg 不能有效地抑制 $CD4^+$ T 和 $CD8^+$ T 细胞的增殖和产生 IFN-γ。这一结果很重要，因为 Treg 抑制效应 T 细胞，从而抑制免疫反应，这也是探索细胞因子治疗癌症方面 IL-15 比 IL-2 更具有价值的原因之一。一些体外研究表明，IL-15 诱导 B 淋巴细胞增殖和分化，并增加免疫球蛋白分泌，还可以防止 Fas 介导的 B 细胞凋亡。

2. IL-15 在肿瘤免疫治疗中的应用 IL-2 是癌症免疫治疗史上的一个里程碑，但它具有显著的毒性，包括心律失常、心力衰竭和血管渗漏综合征。此外，IL-2 通过诱导 T 细胞活化诱导细胞死亡和 Treg 的扩增，不仅具有免疫增强作用，还具有免疫抑制作用，这些观察导致了对与 IL-2 属同一家族的其他细胞因子如 IL-15 和 IL-21 用于癌症治疗的研究。

IL-15 在效应性和记忆性 $CD8^+$ T 细胞、NK 细胞和 NKT 细胞的发育和激活中的作用，提示 IL-15 是一种良好的免疫治疗手段。实际上，临床前研究证实了这一假设，以此为基础进行癌症患者临床试验的设计。首次临床前研究报告，猴重组 IL-15 对小鼠的毒性低于 IL-2，在同基因肉瘤模型中诱导 NK 细胞和 CTL 介导的细胞毒活性，并抑制肺转移瘤的生长。另一份报告显示，被设计成分泌 IL-15 的腺癌细胞植入同基因小鼠体内，通过诱导 T 细胞和 NK 细胞介导的免疫反应，显示出生长抑制。人类小细胞肺癌细胞缺乏 MHC Ⅰ分子，并经过基因改造以分泌 IL-15，通过 NK 细胞介导的机制，在免疫缺陷小鼠中显示出显著的肿瘤生长延迟，这表明这种细胞因子可以用于 MHC 阴性肿瘤的治疗。其他研究的目的是通过将 IL-15 与其他免疫增强分子或免疫调节检查点机制的抑制剂结合起来，增强 IL-15 的抗肿瘤活性。

IL-15 与其他免疫增强分子相关，如激发型 anti-CD40 单抗，能够增加 DC 上 IL-15Rα 的表达。单独用 rIL-15 或 anti-CD40 单抗治疗荷瘤小鼠显示出治疗效果，但联合治疗进一步延长了结肠癌小鼠模型的生存时间。

rIL-15 与免疫调节机制抑制剂的联合治疗是最大化该细胞因子抗肿瘤活性的另一种方法。虽然 IL-15 单一治疗可显著延长小鼠转移性结肠癌的生存时间，但也可诱导 $CD8^+$ T 细胞上抑制受体 PD-1 的表达和 IL-10 的产生。rIL-15 与抑制 Treg 的 anti-CTLA-4 和 anti-PD-L1 单抗联合使用可产生更好的治疗效果，在转基因小鼠前列腺癌模型中也报道了类似的结果。

另一种增强 IL-15 活性的方法是将其与 IL-15Rα 连接，形成一种超激动剂 RLI，它可以增强 IL-2Rβ/γ^+ 淋巴细胞的活性。为了提高 rIL-15 的治疗效果，已开发了几种形式的 IL-15 超激动剂，可以提高其生物活性、稳定性和靶向性。IL-15 和 IL-15Rα 之间复合体的形成使得 IL-15 可以与膜结合的受体 IL-15Rβ 和 γc 相互作用。当 IL-15 和 IL-15Rα 在同一哺乳动物细胞中产生时，它们可以发生异二聚化。在临床前研究中，异二聚体 IL-15（heterdimer IL-15，hetIL-15）与可溶性的重组人 IL-15（recombinant human IL-15，rhIL-15）相比显示出更高的稳定性和生物活性。有研究报道，在 B16 黑色素瘤模型中 hetIL-15 比 rhIL-15 有更好的抗肿瘤作用。此外，hetIL-15 在多种小鼠肿瘤模型（MC38 结肠癌和 TC-1 上皮癌）中显示出抗肿瘤活性。给予 hetIL-15 后，血浆中 IL-15 水平持续升高，小鼠 NK 细胞和 T 细胞强劲扩张，表明其药代动力学和生物学活性优于 rhIL-15。

然而，hetIL-15 可能会引起小鼠感染性休克，这应该被认为是 IL-15 治疗的潜在风险。IL-15Rα 氨基末端具有一个 77 个氨基酸大小的 Sushi 结构域，它包含与 IL-15 相互作用的基序，是其生物活性所必需的，因此设计产生了受体 - 连接物 -IL-15，它是通过一连接物将 IL-15 与 IL-15Rα 的 Sushi 结构域共价连接。临床前研究结果表明，受体 - 连接物 -IL-15 较 rhIL-15 具有更强的记忆性 $CD8^+$ T 细胞增殖和更强的效应功能。受体 - 连接物 -IL-15 在黑色素瘤、结肠癌和乳腺癌等不同肿瘤模型中具有显著的抗肿瘤作用。这些结果表明，受体 - 连接物 -IL-15 超激动剂在 NK 细胞中具有强大的免疫刺激特性。

与此同时，也产生了不同的 IL-15 基因传递系统，在肿瘤内部产生 IL-15。一种策略是将 IL-15 基因整合到溶瘤病毒的基因组中，由溶瘤病毒介导的 IL-15 在肿瘤微环境中的瞬时表达增强了抗肿瘤 T 细胞反应，从而提高了同基因结肠癌模型小鼠的存活率。几种纳米材料已经显示出用于癌症治疗的药物输送潜力，诱导肿瘤浸润性免疫细胞抗肿瘤作用的一个可行的方法是使用纳米颗粒将 IL-15 基因输送到肿瘤部位。利用 1，2- 二油酰基 -3- 三甲基 - 丙烷及其自组装形成了一种新型的基因递送系统，携带 IL-15 以获得高水平的 IL-15，该递送系统已被用于通过持续释放 IL-15 来治疗结直肠癌荷瘤小鼠。这些结果证实，IL-15 的持续释放通过减少肿瘤血管生成、促进细胞凋亡、激活宿主免疫细胞而显著抑制肿瘤生长。BCG 是一种相对便宜的癌症治疗方法，在小鼠膀胱癌 MB49 模型中，IL-15 和 Ag85B 融合蛋白的重组卡介苗治疗显著延长了小鼠的存活时间，并通过中性粒细胞的浸润增强了抗肿瘤作用。

IL-15 具有广泛的免疫活性，如刺激免疫检查点和信号转导等。它可以靶向多种免疫细胞，特别是 NK 和 $CD8^+$ 细胞。强有力的科学依据往往支持 IL-15 参与特定癌症的治疗策略。然而，由于免疫网络的复杂和模糊，在开发有效的细胞因子疗法方面存在许多挑战。

（五）IL-18 及相关免疫治疗

1. IL-18 及受体的生物学功能

（1）IL-18 与 IL-18R：IL-18 于 1989 年首次被认为是一种能够诱导 IFN-γ 产生的因子，从注射内毒素的小鼠的血清中分离得到，并与 IL-1β 有关，是一种促炎症和免疫调节细胞因子，与 IL-1 同属于 IL-1 细胞因子超家族的成员，该家族是固有和适应性免疫反应的重要调节因子。这两种细胞因子有 15% 的序列相同，都是 β 折叠的片状结构。与 IL-1β 一样，IL-18 是作为缺少信号肽的非活性前体合成的，其激活需要 caspase-1 介导的切割。然而，除了这些相似之处，IL-18 和 IL-1β 具有不同的生物学特性。在人类中，IL-18 基因位于 11 号染色体上。IL-18 前体（IL-18 precursor，pre-IL-18）主要存在于单核细胞、巨噬细胞和树突状细胞的细胞质中，也存在于胃肠道的内皮细胞、角质形成细胞和肠上皮细胞中。没有活性的 pre-IL-18 的相对分子质量为 24 000，有 192 个氨基酸，通过 caspase-1 在细胞内被加工成成熟的生物形式，后者被各种典型的炎症体激活。在 caspase-1 激活后，通过 caspase-1 介导的 Gasdermin-D（GSDMD）的裂解，把 GSDMD 切割成 N 端片段（GSDMD-N）和 C 端片段（GSDMD-C），发生一种称为焦亡的程序性细胞死亡。GSDMD-N 在细胞膜上形成膜孔，将 IL-18 及 IL-1β 释放到细胞外，以自分泌、旁分泌和内分泌进一步诱导免疫反应。Pre-IL-18 也可以从死亡的细胞中分泌出来，并被中性粒细胞蛋白酶 3、人凝乳酶和颗粒酶 B 在细胞外加工成其活性形式。

IL-18 受体（IL-18 receptor，IL-18R）有两个不同的亚基，分别是 IL-18Rα 和 IL-18Rβ，它们二者组成异源二聚体，转导 IL-18 介导的细胞信号。IL-18R 在大多数类型的细胞中表达，包括 T 细胞、自然杀伤细胞、巨噬细胞、树突状细胞、中性粒细胞、嗜碱性粒细胞、肥大细胞、内皮细胞和平滑肌细胞。生产细胞和受体表达细胞的多样性与 IL-18 的功能多样性有关。除了 IL-18R，位于肾小球远端小管的一种溶质载体转运蛋白 - 氯化钠共转运蛋白已被确定为一种额外的蛋白质，能够转导 IL-18 信号。

（2）IL-18 介导的细胞信号转导：IL-18 识别由 IL-18 受体 α 链（IL-18Rα）和 IL-18 受体 β 链（IL-

18Rβ）组成的异二聚体受体。IL-18Rα在细胞表面与细胞外IL-18特异性结合，然而，它的亲和力很低，所以IL-18Rβ被招募，与IL-18Rα形成高亲和力复合体。此受体复合体与IL-18结合并激活细胞内信号通路。与IL-1R一样，IL-18R在细胞内区域包含一个与TLR共享的Toll/IL-1受体域，进入细胞的信号由MyD88介导。MyD88是一种著名的TLR和IL-1R衔接分子。IL-18R的激活导致MyD88招募到TIR并锚定IL-1受体相关激酶（IL-1 receptor associated kinase，IRAK）。磷酸化的IRAK从复合物中分离并与肿瘤坏死因子受体相关因子6（tumor necrosis factor receptor-associated factor 6，TRAF6）结合，后者反过来磷酸化NF-κB诱导的激酶（NF-κB induced kinase，NIK），这导致IκB激酶（IκB kinase，IκK）的激活。IκK对IκB的磷酸化导致IκB的泛素化和降解，然后NF-κB能够迁移到细胞核并启动靶基因的转录，如IFN-γ。尽管IL-18的主要信号通路是NF-κB信号通路，但据报道IL-18的刺激可强烈促进人类NK细胞系中STAT3的酪氨酸磷酸化和ERK的磷酸化。在小鼠T细胞中，IL-18诱导淋巴细胞特异性酪氨酸蛋白激酶LCK和MAPK的激活（图12-5）。

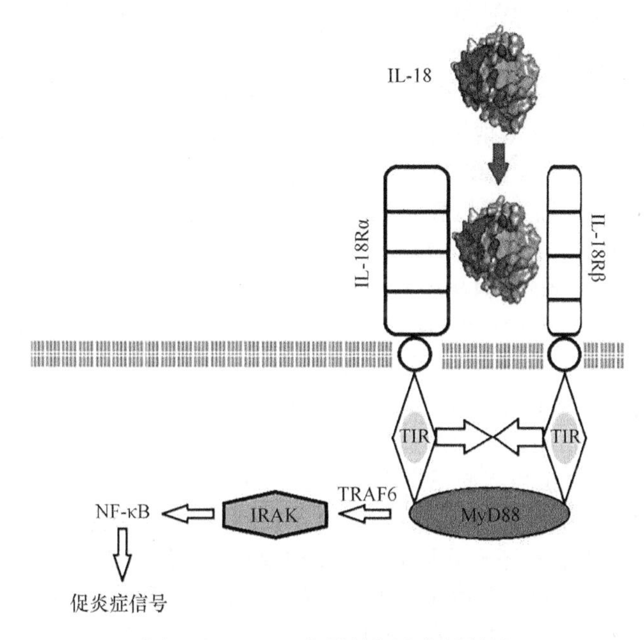

图12-5 IL-18介导的细胞信号转导

（3）IL-18介导的细胞效应：虽然IL-18最初被确定为能够诱导小鼠脾细胞产生IFN-γ的因子，但它的效应器作用正在迅速扩大。对淋巴系统，尤其是Th1谱系与IL-12的联合作用已经出现一致的影响。IL-18可增强T细胞和NK细胞的成熟、细胞因子的产生和细胞毒性，还可增加NK细胞上的FasL以及由此产生的Fas-FasL介导的细胞毒性。IL-18缺陷小鼠的NK细胞溶解能力降低，可通过外源性IL-18恢复。然而，与IL-2一起，IL-18在小鼠T细胞和NK细胞中产生IL-13，并且在TCR激活的情况下，诱导T细胞IL-4、IL-10、IL-13和IFN-γ的产生。单独而言，IL-18诱导B细胞高免疫球蛋白E表达，并与IL-2、anti-CD3和anti-CD28结合，显著增强$CD4^+$ T细胞产生IL-4。当单独培养或与IL-4联合培养时，已知IL-18可诱导小鼠T细胞Th2分化。然而，这取决于遗传影响，因为用anti-CD3和IL-18刺激的BALB/c和C57BL/6小鼠株的脾细胞分别表现出增强的Th2和Th1反应。因此，IL-18可以促进Th1或Th2谱系成熟，这取决于潜在的遗传影响和周围的细胞因子环境。

在非T细胞群体中，IL-18与IL-3共同诱导骨髓源性嗜碱性粒细胞产生IL-4和IL-13。还观察到对巨噬细胞和DC的直接影响，用IL-12和IL-18刺激骨髓源性巨噬细胞或脾脏DC可诱导IFN-γ的产生。对敲除小鼠的研究还表明，IL-18刺激腹腔巨噬细胞可诱导IL-6的产生，而不依赖于内源性细胞因子如TNF-α或IL-1β的中间诱导。同样，IL-18促进中性粒细胞活化、ROS中间产物合成、细胞因子释放和脱颗粒。最近的研究表明，IL-18 上调内皮细胞和滑膜成纤维细胞的细胞内黏附分子 -1（intracellular adhesion molecule-1，ICAM-1）的表达。然而，据报道其他非造血细胞对 IL-18 的反应可能对软骨细胞和软骨基质降解产生直接影响。进一步证明 IL-18 通过 T 细胞 GM-CSF 的产生抑制破骨细胞的形成。角质生成细胞，传统上被认为产生但不处理 IL-18，现在已经证明，当用二硝基氯苯和前炎症介质治疗时，角质生成细胞会分泌具有生物活性的 IL-18。除了角质形成细胞外，朗格汉斯细胞还产生 IL-18，这反过来又有助于调节朗格汉斯细胞迁移。

2. IL-18 在肿瘤免疫治疗中的应用 已证实 IL-18 通过诱导细胞凋亡和抑制血管生成发挥抗肿瘤作用。一些报告表明，IL-18 在体内应用于肺癌、乳腺癌、肉瘤、淋巴瘤和黑色素瘤的动物模型时具有强大的抗肿瘤作用。一些报道表明，IL-18 在体内应用于肺癌、乳腺癌、肉瘤、淋巴瘤和黑色素瘤的动物模型时具有强大的抗肿瘤作用。这些报道表明，IL-18 具有强大的抗肿瘤作用，其抗肿瘤作用是由 T 细胞和 NK 细胞及 Fas-FasL 和穿孔素介导的，这些 T 细胞和 NK 细胞部分依赖于 IFN 和 IL-12。有研究还表明，表达 IL-18 的溶瘤腺病毒显著降低了血管内皮生长因子和 CD34 的表达。对肾癌和黑色素瘤有较强的细胞病变作用、明显的细胞凋亡和血管生成抑制作用。

IL-18 具有非常有利的毒性特征，但作为单一疗法的疗效有限。IL-18 结合蛋白（IL-18 binding protein，IL-18BP）是一种分泌型拮抗剂，可与 IL-18 以高亲和力结合并中和其生物活性。IL-18 诱导的 IFN-γ 可能通过增加 IL-18BP 的表达产生负反馈回路。来自耶鲁大学医学院周婷在 2020 年发表在《自然》期刊的一篇文章里表述，她们开发了一种新形式的 IL-18，名为“抗诱饵”的 IL-18（decoy-resistant IL-18，DR-18）。DR-18 对 IL-18BP 的抑制具有抗性，并在小鼠中显示出有效的抗肿瘤反应。IL-18 诱导的 IFN-γ 还可以刺激肿瘤细胞上 PD-L1 的上调，为在癌症免疫治疗中联合使用 IL-18 和 PD-1 免疫检查点抑制剂提供了理论依据。增强 IL-18 抗肿瘤活性的其他方法包括将其与化学疗法和其他免疫疗法（单克隆抗体、其他细胞因子、癌症疫苗）结合使用。分泌 IL-18 的 CAR-T 细胞和 IL-18-IL-2 融合蛋白正在研究中。

临床前研究表明，IL-18 可以促进肿瘤的侵袭性和进展，这使得基于 IL-18 的癌症免疫治疗的发展更加复杂。由于在小鼠黑色素瘤模型中施用低剂量 IL-18 可抑制成熟 NK 细胞数量，从而促进转移，因此 IL-18 水平可能会对肿瘤的消退 / 生长产生影响，而导致血清水平＞ 1ng/ml 的高剂量 IL-18 则可抑制肿瘤生长，而不会降低成熟 NK 细胞数量。淋巴瘤患者服用最低剂量的人 IL-18 导致 IL-18 血浆水平＞ 10ng/ml，生物标志物研究表明，在 IL-18 免疫治疗期间，体内激活而非抑制 NK 细胞。因此不难看出，IL-18 在癌症治疗中不仅可以起到抗癌的作用，也可以起到促癌的作用，但其中决定性的条件仍不清楚，未来需要进一步的研究来确定 IL-18 促进或抑制肿瘤生长的确切条件。

（六）IL-21 及相关免疫治疗

1. IL-21 及受体的生物学功能

（1）IL-21 与 IL-21R：IL-21 是 2000 年发现的一种多功能细胞因子，由 4 个 α 螺旋束组成，与 IL-2、IL-4、IL-7、IL-9、IL-15 都属于 γc 细胞因子家族。在人类中，人 IL-21 基因定位于 4q26-q27，其多肽长度为 131 个氨基酸，与小鼠对应物的氨基酸序列同源性为 57%，在细胞因子 - 受体相互作用的区域具有显著的保守性，在很大程度上，IL-21 在人和小鼠中的功能相似，但也描述了一些差异。IL-21 被认为是一种与 IL-15 同源最多的螺旋束细胞因子，IL-15 基因位于 4q31，两者相距较近。IL-21 最先被发现由 $CD4^+$ T 细胞和 NK 细胞产生，并调节其他免疫细胞的增殖和功能。随后，Tfh 细胞、Th17 细胞和 Treg 细胞被发现是 IL-21 的主要来源。近年来又发现了一种表达 IL-21 的 $CD4^+$ T 细胞亚群，其特征为 $PD\text{-}1^+$ $CXCR5^-$，表达可诱导性共刺激分子（ICOS）和趋化因子受体 CXCL13，命名为外周辅助 T 细胞，主要定位于炎症部位。IL-21 的表达也受不同的机制调控，有证据表明，IL-21 的分泌可以通过 RhoA-ROCK 途径由两种 Rho 激酶之一的含蛋白激酶 2 的重组 Rho 相关卷曲线圈（recombinant Rho associated coiled coil containing protein kinase

2，ROCK2）介导。在同一途径中，IFN 调节因子家族的成员 IRF4 通过 ROCK2 的磷酸化来驱动 IL-21 的高水平产生。此外，细胞因子 IL-6、IL-7 和 IL-15 可以诱导 IL-21 的表达。钙信号足以调节由活化 T 细胞核因子（nuclear factor of activated T cell，NFAT）结合而产生的 IL-21 诱导。NFAT 直接激活 IL-21 的转录，而 T-bet 通过抑制 NFATc2 与 IL-21 启动子的结合来抑制 IL-21 的表达。TGF-β 强烈减少 IL-21 的分泌。芳烃受体核转位蛋白 2 基因通过与 IL-21 启动子的 RNA 聚合酶Ⅱ结合直接降低 IL-21 的表达。这些结果表明，IL-21 是免疫网络中的一个重要节点，受多种因素的调节，主要通过 RhoA-ROCK 和 NFAT 途径实现。

IL-21R 有两个不同的亚基，一个是具有特异性的 IL-21Rαc，另一个是与 γc 家族其他细胞因子共享的 IL-21γc，二者偶联形成复合物与 IL-21 结合。人 IL-21R 基因位于 16 号染色体上，它编码的蛋白由 538 个氨基酸组成，与小鼠 IL-21R 具有 62% 的同源性，其氨基酸序列与 IL-2Rβ 关系最为密切。IL-21R 在广泛的细胞上表达，主要在包括脾脏、胸腺和淋巴结在内的淋巴组织细胞中表达。它在 B 细胞、$CD4^+$ T 细胞、$CD8^+$ T 细胞、NK 细胞、巨噬细胞、单核细胞、树突状细胞以及造血和非造血细胞（如成纤维细胞、角质形成细胞和肠上皮细胞）上组成性表达，很少在肺和小肠细胞中表达。IL-21R 的广泛表达解释了 IL-21 的多效性作用。

（2）IL-21 介导的细胞信号转导：与其他Ⅰ型细胞因子受体一样，IL-21Rα/γc 复合物是一种受体酪氨酸激酶，它与 IL-21 相互作用时招募并磷酸化 JAK。JAK1 在 IL-21 与 IL-21Rα 结合后被激活，而 JAK3 在 IL-21 与 γc 结合后激活，随后激活 STAT。IL-21 信号，主要激活 STAT3，也激活 STAT1，但对 STAT5A 和 STAT5B 的激活是短暂的。PI3K-AKT 通路和 MAPK 通路也被认为传递 IL-21 信息。IL-21 信号转导的靶基因仍有待完全阐明，但迄今为止确定的靶基因包括人类白细胞抗原 B、C、E，以及 FZD6、WNT5A、Blimp-1、CCR7、CXCR5、CXCL10、SoCS-1、SoCS-3、Bcl-6 和 IL-21。IL-21Rα 在细胞质域含有 6 个酪氨酸残基，经过氨基酸突变实验可以得出是 Y510 残基在信号转导中起作用，是 STAT1 和 STAT3 的关键对接部位。而在没有 γc 的情况下，IL-21R 仍然可以与 JAK1 结合，但不能诱导 JAK1 发生磷酸化，这表明 IL-21R 复合体转导细胞内信号时两个亚基都不能少（图 12-6）。

（3）IL-21 介导的细胞效应：如前所述，IL-21R 在各种细胞广泛表达，其中免疫细胞包括 B 细胞、$CD4^+$ T 细胞、$CD8^+$ T 细胞、NK 细胞、巨噬细胞、树突状细胞，这表明了 IL-21 的多效性，对这些细胞都起到了调节作用。

B 细胞 IL-21R 的表达水平最高，使 B 细胞对 IL-21 产生首要反应。最初，发现 IL-21 可以增强 anti-CD40 诱导的 B 细胞增殖，但抑制 IgM 和 IL-42 诱导的增殖。IL-21 共刺激是 Blimp-1 的强诱导剂，是控制 B 细胞最终分化为浆细胞的转录主开关，IL-21 可以直接诱导 IgM 刺激 B 细胞的浆细胞分化。此外，IL-21 诱导 Bcl-6，Bcl-6 参与了生发中心中 B 细胞向记忆 B 细胞的分化。IL-21 是 B 细胞反应的关键调节器，在抗原特异性 BCR 刺激和 T 细胞共同刺激的背景下，面临 IL-21 的 B 细胞将进行类别转换重组，并分化为浆细胞。相反，在非特异性 TLR 刺激或没有适当的 T 细胞帮助的情况下，遇到 IL-21 的 B 细胞将发生凋亡。

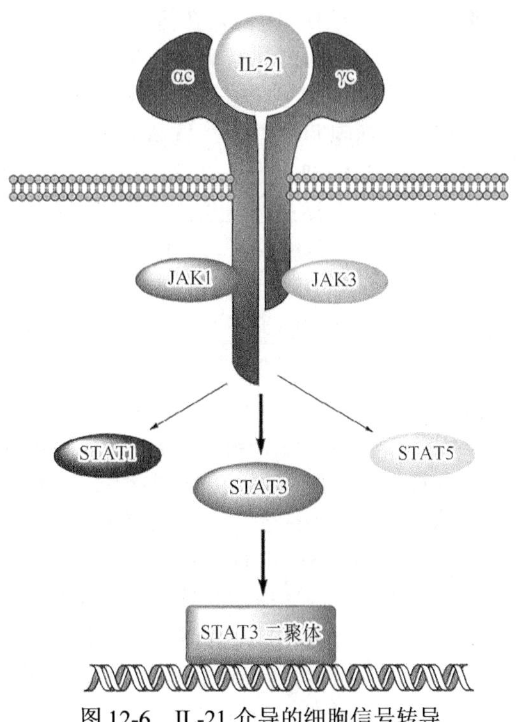

图 12-6 IL-21 介导的细胞信号转导

通过 TCR 刺激的 $CD4^+$ T 细胞是 IL-21 的主要产生者，而 TCR 刺激增加了 $CD4^+$ T 细胞 IL-21R 的表达，使 IL-21 在 $CD4^+$ T 细胞反应中发挥自分泌作用。作为对 anti-CD3/CD28 刺激的反应，IL-21 能有效地协同刺激 $CD4^+$ T 细胞增殖和 IFN-γ 产生，从而对 T 细胞产生调节抑制。在 $CD4^+$ T 细胞分化过程中，IL-21 会抑制 Foxp3 的表达，进而增加 Th17 细胞的分化发育。IL-21 可以与 TGF-β 协同驱动 Th17 细胞的分化，但在存在其他促炎细胞因子如 IL-6 的情况下，IL-21 对于 Th17 细胞的分化是不必要的，而是充当 Th17 细胞增殖的自动扩增剂。

除 B 细胞外，$CD8^+$ T 细胞是 IL-21 的主要应答者。除 B 细胞外，$CD8^+$ T 细胞是 IL-21 的主要应答者。$CD8^+$ T 细胞也会在 TCR 刺激下增加 IL-21R 的表达，表明 IL-21 主要影响活化的 $CD8^+$ T 细胞。仅 IL-21 并不诱导 $CD8^+$ T 细胞显著增殖，但作为对抗原非依赖性刺激的响应，IL-21 与 IL-7 或 IL-15 共同刺激活化的 $CD8^+$ T 细胞的增殖和扩增。IL-21 增加 IFN-γ 和 IL-2 的产生，并维持 IL-15 刺激的 $CD8^+$ T 细胞上 CD62L 和 CD28 的表达。总之，IL-21 共同刺激抗原依赖性和非依赖性 $CD8^+$ T 细胞的增殖、扩增、存活和细胞毒性。此外，IL-21 维持 CD28 的 $CD8^+$ T 细胞表达，并增加其 IFN-γ 和 IL-2 的生成，从而产生更强大和独立的 $CD8^+$ T 细胞反应。

成熟期静息 NK 细胞的 IL-21R 表达很低，但在激活后，成熟 NK 细胞和 NK 细胞前体细胞的 IL-21R 表达上调。IL-21 加速了来自骨髓源性前体细胞的 NK 细胞分化。$IL\text{-}21R^{-/-}$ 小鼠具有成熟 NK 细胞的正常发育和活性，表明 IL-21 对正常 NK 细胞发育和成熟是多余的。这是因为 NK 前体细胞不表达 IL-21R，但对 NK 细胞正常发育至关重要的 IL-15 诱导 IL-21R 表达，随后 IL-21 可加速 NK 细胞成熟过程。

巨噬细胞功能也依赖于 IL-21 信号。小鼠和人巨噬细胞均表达 IL-21R，与树突状细胞相比，IL-21 对巨噬细胞具有促炎作用的证据有限。巨噬细胞的发育不需要 IL-21 信号，但 IL-21 信号可以增加它的吞噬作用和蛋白酶活性，以及增强巨噬细胞刺激抗原特异性 $CD4^+$ T 细胞增殖的能力。

IL-21 主要对树突状细胞有抑制作用。IL-21 使骨髓来源的 DC 保持在一种更不成熟的状态，其特点是吞噬活性增加，抗原呈递减少，从而限制抗原特异性 T 细胞反应的激活。然而，经 IL-21 和 α- 葡萄糖苷酶预处理的 DC 增加了对 NKT 细胞 IFN-γ 产生的刺激，表明 IL-21 对 DC 的作用更为复杂，需要进一步研究。

2. IL-21 在肿瘤免疫治疗中的应用　由于常见的 γ 链家族中的一些细胞因子是治疗癌症的有效药物，因此研究 IL-21 治疗在抗肿瘤免疫中的应用具有重要意义。事实上，IL-21 在多种小鼠肿瘤模型中具有强大的抗肿瘤活性。据认为，IL-21 的抗肿瘤作用是通过激活 / 诱导 NK 细胞的终末分化以及调节 T 细胞的增殖和分化来实现的。

在诱导细胞凋亡方面，抗体介导的抗肿瘤治疗使用 anti-TRAIL 的抗体，加入 IL-21 增强了抗肿瘤细胞毒性 T 细胞应答以及 T 细胞对肿瘤再攻击的记忆。因此，作为一种促进 T 细胞激活和记忆的细胞因子，添加佐剂 IL-21 在癌症抗体治疗中是一个有用的原则。在另一种 IL-21 传递方法中，通过静脉注射编码 IL-21 的质粒单独或与表达 IL-15 的载体联合注射，检测了 IL-21 在皮下头颈部鳞状细胞癌小鼠中诱导的抗肿瘤免疫。IL-21 或 IL-15 重复转染法均可获得显著的抗肿瘤作用，联合应用这两种细胞因子基因可增强对肿瘤生长的抑制作用，显著延长动物的生存期，接受联合治疗的肿瘤小鼠中有 30% 存活了 300 天以上，这表明建立了一种非常有效和特异的抗肿瘤免疫。IL-21 诱导肿瘤特异性细胞毒 T 细胞活性显著升高，IL-21 基因转移也促进了肿瘤特异性抗体的产生，因此在体内转导 IL-21 可诱导强大的抗肿瘤免疫，包括体液免疫和细胞免疫。

血管生成是肿瘤生长的重要组成部分，因此抑制血管生成可显著缓解肿瘤生长，IL-21 显示出巨大的血管抑制活性。卡斯特曼斯等研究了 IL-21 的血管抑制潜力，并取得了令人振奋的结果。使用 IL-21 的体外实验抑制了激活的血管内皮细胞的增殖，体内应用 IL-21 的小鼠肿瘤显示血管生长减少和血管结构受损。此外，他们还注意到血管生成所必需的基因下调。

IL-21 已经显示出作为癌症化疗药物的巨大潜力，无论是单独使用还是与其他细胞因子联合使用，它也有可能与其他形式的治疗一起使用。IL-21 可能与放射治疗协同作用，使肿瘤细胞对辐射增敏。有研究表明，通过使用膀胱癌 T24 细胞株，发现 IL-21 和放射治疗的组合在总的肿瘤细胞死亡方面超过了单独使用 IL-21 和放射治疗。进一步发现，在抗增殖分子 p18、p27 和 p53 上调后，癌细胞的增殖受到抑制。相反，促凋亡分子 TRAIL 的上调促进了细胞的凋亡。因此，IL-21 作为肿瘤放射治疗的增敏剂显示出巨大的潜力。

在体外，IL-21 能够增强人 NK 细胞介导的抗体依赖细胞介导的细胞毒作用对曲妥珠单抗包裹的乳腺癌细胞的杀伤作用。此外，初步数据表明，IL-21 能够增强抗体依赖细胞介导的细胞毒作用对利妥昔单抗包被的 B 淋巴瘤细胞的杀伤作用，并且 IL-21 能够加强利妥昔单抗在严重联合免疫缺陷小鼠中对人类肿瘤的清除。

三、具有免疫抑制功能的细胞因子及靶向此类细胞因子的肿瘤免疫治疗

（一）TNF-α 及靶向此类细胞因子的肿瘤免疫治疗

TNF-α 是一种促炎细胞因子，属于由 19 种蛋白质组成的 TNF 超家族，主要由单核细胞、巨噬细胞和 DC 等骨髓来源的细胞产生，尽管许多其他细胞如 T 淋巴细胞、内皮细胞、脂肪细胞和成纤维细胞也可以在压力条件下产生这种细胞因子。TNF-α 以可溶性和膜结合形式存在，它的可溶性血浆形式通过一种属于去整合素家族且称为TNF-α转换酶的金属蛋白酶从膜形式中分离出来。可溶性 TNF-α 是由 157 个氨基酸组成的 17kDa 蛋白质，形成受体激活的同源三聚体。它能激发多种生物学功能，如提供激活、分化、存活和细胞死亡的信号。TNF-α 被两种具有广泛组织分布的受体识别：TNF 受体（TNF receptor）Ⅰ型（TNFR Ⅰ）和Ⅱ型（TNFR Ⅱ）。

TNFR Ⅰ的编码基因位于染色体 12p13 上，产生一个 60kDa 蛋白。TNFR Ⅰ也称为 p55、p60、CD120a 或 TNFRSF1A。TNFR Ⅱ由染色体 1p36.2 上的基因编码，其 mRNA 翻译为 80kDa 的蛋白质，也称为 p75、p80、CD120b 或 TNFRSF1B。这两种受体都是跨膜糖蛋白，属于 TNFR 超家族，在人类中发现 29 个成员。这两种 TNFR 具有相似的细胞外结构域，由长度约为 40 个氨基酸的多个富含半胱氨酸的重复序列组成，但细胞内结构域不同。TNFR Ⅰ几乎在除红细胞外的所有细胞类型中表达，而 TNFR Ⅱ主要存在于免疫细胞中，但在内皮细胞和造血谱系细胞中也大量表达。TNF-α 与两种受体均具有高亲和力，而 TNF-α 的大多数生物学效应，如细胞毒性和增殖，都是通过激活 TNFR Ⅰ产生的。与 TNFR Ⅱ相反，TNFR Ⅰ的细胞内区域包含一个死亡结构域，与 TNF-α 介导的细胞毒性有关。

1975 年首次发现 TNF-α 时，发现它可诱导肿瘤出血性坏死。因此，TNF-α 当时被认为是最有前途的抗癌细胞因子之一。此后，人们提出了其抗癌作用的两种主要机制。首先，发现局部施用外源性 TNF-α 可促进肿瘤血管系统的破坏，从而导致肿瘤细胞间接坏死。此外，TNF-α 似乎通过增加血管通透性和促进肿瘤部位的药物积聚，与脂质体介导的化疗协同作用。还有研究发现，高水平的外源性 TNF-α 给药可能通过诱导凋亡直接作用于恶性细胞，但细胞毒性作用可能仅在存在其他代谢抑制剂的情况下才会出现。目前，众所周知，肿瘤部位发现的内源性 TNF-α 主要由活化的巨噬细胞和肿瘤细胞分泌，而其他类型的细胞，如成纤维细胞、内皮细胞、T 淋巴细胞或自然杀伤细胞也可能参与其在 TME 中的积聚。令人惊讶的是，当肿瘤周围的宿主细胞在体内产生 TNF-α 时，它并不具有抗癌特性，而是促进炎症和肿瘤生长，尽管有报道称它在特定情况下会诱导细胞凋亡。因此，已经得出结论，这种神秘的细胞因子在癌症中具有双重作用，根据发现它的特定细胞环境，促进或抑制肿瘤进展。

（二）TGF-β 及靶向此类细胞因子的肿瘤免疫治疗

TGF-β 是属于一组新近发现的调节细胞生长和分化的 TGF-β 超家族，所有家族成员的共同点是二聚体结构和半胱氨酸结构基序。这一家族除 TGF-β 外，还有活化素、抑制素、缪勒管抑制物和骨形成蛋白。TGF-β 的命名是根据这种细胞因子能使正常的成纤维细胞的表型发生转化，即在表皮生长因子同时存在的条件下，改变成纤维细胞贴壁生长特性而获得在琼脂中生长的能力，

并失去生长中密度依赖的抑制作用。在哺乳动物中有三种高度同源的 TGF-β 亚型，即 TGF-β1、TGF-β2 和 TGF-β3，其人类基因分别位于染色体 19q13、1q41 和 14q24 上。TGF-β1 作为家族的第一个成员于 1983 年被发现，在 TGF-β 超家族中，TGF-β1 亚型是临床前和临床研究最广泛的亚型。癌症基因组图谱的数据表明，TGF-β1 是在大多数人类癌症类型中表达最普遍的亚型。此外，与 TGF-β2 和 TGF-β3 相比，TGF-β1 的表达与 TGF-β 信号的激活最为密切。

TGF-β 受体（TGF-β receptor，TGF-βR）存在着Ⅰ、Ⅱ、Ⅲ型三种形式，分子量分别为 53kDa、70～85kDa、250～350kDa。Ⅰ、Ⅱ型 TGF-βR 均为糖蛋白，它们和 TGF-β1 的亲和力要比和 TGF-β2 的亲和力大 10～80 倍。Ⅲ型受体是一种蛋白聚糖，它与 TGF-β1、TGF-β2、TGF-β3 的亲和力近似，TGF-βRⅢ又名 Endoglin，CD105。TGF-β 与细胞表面Ⅰ-型和Ⅱ-型丝氨酸/酪氨酸激酶受体（分别为 TGF-βRⅠ和 TGF-βRⅡ）结合。受体在配体结合前后形成异聚物。TGF-β 首先与构成活性的 TGF-βRⅡ结合；随后，TGF-βRⅠ的富含甘氨酸/丝氨酸的结构域发生相互作用，然后磷酸化，产生活化的配体-受体复合物。然后，激活的 TGF-βRⅠ磷酸化下游效应器 Smad 蛋白。

众所周知，TGF-β 通过激活包括 Smad2 和 Smad3 在内的下游介质发挥其生物学效应，而 Smad7 的表达则是负调控的。病理条件下，Smad2 和 Smad3 表达上调，Smad7 表达下调。TGF-β/Smad 级联由一个三元信号复合体组成，当 TGF-β 与 TGF-βRⅡ相互作用时，TGF-βRⅡ和 TGF-βRⅠ被激活，进而磷酸化细胞质介质 Smad2 和 Smad3，而异三聚体复合体是由 Smad4 形成的，它易位到细胞核中，结合一致序列，并直接或间接调节基因转录。TGF-β 所介导的细胞信号转导通路是复杂的，在此不过多描述。

根据肿瘤进展的不同阶段和遗传改变背景，TGF-β 在肿瘤过程中起双重作用。在肿瘤发生的初始阶段，TGF-β 由于正在经历转化的细胞中的细胞周期阻断而抑制肿瘤发展。然而，肿瘤细胞对 TGF-β 的抗增殖活性产生耐药机制，在肿瘤发展的后期，TGF-β 同时作用于肿瘤细胞和 TME 细胞，促进肿瘤进展。在肿瘤细胞中，TGF-β 是上皮-间质转化的关键介质。在肿瘤基质区室中，这种细胞因子促进 VEGF 的释放，以及具有促肿瘤极化的 Treg 细胞和骨髓细胞的募集，如中性粒细胞、巨噬细胞、MDSC 和耐受性 DC。此外，TGF-β 降低 NK 细胞和 $CD8^+$ T 淋巴细胞的活性。在一大组癌症类型中发现了许多遗传和表观遗传改变，这些改变负责 TGF-β 信号从抑制肿瘤到促进肿瘤的自主转换。许多研究表明，Smad2、Smad3、Smad4、TGF-βRⅠ和 TGF-βRⅡ在许多肿瘤类型中失活，并伴有基因突变或缺失。血清中 TGF-β 浓度升高与参与 TGF-α 途径的关键成分的功能缺失突变一致。在参与 TGF-β 信号转导的关键成分的这些变化中，Smad4 是最常见的变化，在致癌过程中起着主导作用，尤其是胰腺导管腺癌、结直肠癌、胃肠道癌等特殊病例，尽管其频率相对较低。Smad4 作为 Co-Smad 蛋白家族中唯一的蛋白，介导 TGF-β 信号以及活化素信号的输入，其突变导致多个 TGF-β 超家族成员失去肿瘤抑制作用。

尽管许多因素增加了 TGF-β 信号的复杂性，但肿瘤中的 TGF-β 信号靶向药物在癌症治疗中显示出强大的活性。这些特异性或非特异性药物分为靶向 TGF-β 受体的小分子、补充 TGF-β mRNA 区域的反义寡核苷酸、疫苗接种策略、抑制配体-受体相互作用的中和抗体和隔离配体并阻止与受体结合的受体 IgG-Fc 融合蛋白以及 TGF-β 阻断剂与其他抗肿瘤药物的联合治疗。Galunisterib（LY2157299）是临床试验中第一个最广泛测试的小分子抑制剂，它抑制 TGF-βRI 激酶，从而阻断受体介导的信号级联。它具有抗肿瘤活性，既可以作为单独治疗，也可以与标准抗肿瘤治疗方案结合用于包括肝癌、胰腺癌和其他肿瘤类型在内的适应证。

（三）CSF-1 和其他促进肿瘤相关巨噬细胞和 MDSC 分化的细胞因子

TAM 是肿瘤组织中浸润的巨噬细胞，主要由单核细胞分化而来。巨噬细胞在不同的环境可以发生不同的活化，从而形成具有不同分子和功能特征的亚群，是固有免疫的关键效应细胞，具有强大的吞噬作用。活化的巨噬细胞主要包括 M1 巨噬细胞和 M2 巨噬细胞。M1 巨噬细胞一般是通过 IFN-γ 及 LPS 活化，能大量产生和分泌一氧化氮、ROS、多种炎症因子和趋化因子，并且高表达 IL-12、IL-23、MHC 和免疫共刺激分子 B7 分子，进行促进抗原呈递，激活 Th1 型免疫应答，在炎症早期承担着重要作用，能杀伤肿瘤细胞和抵御病原体入侵。M2 巨噬细胞通过 CSF-1、Th2 分泌的细胞因子（如 IL-4、IL-13）诱导，表达抑制炎症因子，主要发挥促进肿瘤生长、侵袭和转移、抑制炎症反应及组织修复的作用。肿瘤组织中的巨噬细胞是肿瘤微环境中最多的免疫细胞，多具有 M2 巨噬细胞的表型和功能，所以狭义的 TAM 是指发挥免疫抑制及促进肿瘤的作用的 M2 巨噬细胞。MDSC 是一群高度异质性的具有免疫抑制性的髓源性细胞，由位于骨髓（小鼠为脾脏）的髓系祖细胞发育而来。在肿瘤病理情况时，未成熟的髓系细胞分化受阻，成为 MDSC。MDSC 通过多种途径对固有免疫和适应性免疫发挥抑制功能，包括：抑制 NK 细胞的细胞毒性、使巨噬细胞向 M2 型极化、抑制 T 细胞激活、使激活的 T 细胞失能。在 TME 中，MDSC 的积累主要取决于两组信号。第一组包括主要由肿瘤细胞分泌的因子，如干细胞因子（stem cell factor，SCF）、粒细胞集落刺激因子（granulocyte colony-stimulating factor，G-CSF）、巨噬细胞集落刺激因子（macrophage colony-stimulating factor，M-CSF，又称 CSF-1）、GM-CSF、VEGF。这些因子通过 JAK-STAT 信号通路来刺激髓系细胞生成，并促进淋巴器官和 TME 中 MDSC 的扩张。第二组信号包括炎症细胞因子和趋化因子，主要由肿瘤基质产生，如 IFN-γ、IL-4、IL-6、IL-1β 和趋化因子受体 CXCL1，它们负责通过 NF-κB、STAT1 和 STAT6 诱导 MDSC 的抑制活性。

能诱导 TAM 与 MDSC 的因素众多，在此着重描述二者共同的诱导因子 CSF-1。研究发现 CSF-1 受体（CSF-1 receptor，CSF-1R）主要来源于 TME 中的髓样细胞，包括 TAM 和 MDSC，这取决于肿瘤的类型。这也提醒我们，在选择 CSF-1/CSF-1R 阻断剂之前，需要确定特定肿瘤类型中的显性肿瘤浸润髓样细胞亚型。相比之下，具有抗肿瘤活性的 M1 型巨噬细胞不依赖于 CSF-1/CSF-1R 轴，这使得该途径成为小分子或单克隆抗体的极好靶点，CSF-1R 阻断可以导致 TME 中巨噬细胞极化的改变。RG7155 是一种靶向 CSF-1 的单克隆抗体，在一项Ⅰ期临床试验（NCT01494688）中对 7 例诊断为弥漫性巨细胞瘤患者进行治疗，所有患者均出现 PR，2 例患者出现 CR。此外，在 RG7155 治疗的患者肿瘤活检中，$CD68^{+}CD163^{+}$ 巨噬细胞的数量减少，表明 TAM 向 TME 的募集减少。同时靶向 CSF-1R、c-Kit 和 Flt3 的酪氨酸激酶抑制剂 PLX3397 也正在包括黑色素瘤（NCT02071940、NCT02975700）、前列腺癌（NCT0149043）和胶质母细胞瘤（NCT01349036）患者中进行临床试验。此外，其他 CSF-1R 抑制剂如 ARRY-382、BLZ945、AMG820 和 IMC-CS4 也正在各种实体肿瘤患者中进行测试。临床前模型证实，anti-CSF-1R 抗体与胰腺癌疫苗 GVAX 联合治疗可以靶向破坏 MDSC，并调节剩余髓样细胞向抗肿瘤表型发展，增强 anti-PD-1 抗体的抗肿瘤活性。另外，在表达吲哚胺 2，3- 双加氧酶的小鼠黑色素瘤模型中，使用 PLX647 靶向抑制 CSF-1R 信号转导消耗了超过 65% 的肿瘤浸润的 MDSC，导致肿瘤进展延迟。抑制 CSF-1/CSF-1R 信号可以在功能上阻断肿瘤浸润的 MDSC，增强抗肿瘤 T 细胞的反应。

四、趋化因子与肿瘤免疫治疗

（一）趋化因子在肿瘤发生、发展和转移过程中的作用

1. 趋化因子与趋化因子受体 Chemokines 是一类由细胞分泌的小细胞因子或信号蛋白。由于它们具有诱导附近反应细胞定向趋化的能力，因而命名为趋化因子，调节细胞定位和细胞在组织中的募集，在胚胎发生、组织发育和免疫反应中发挥关键作用。趋化因子蛋白的共同结构特征包括，分子量小（8～10kDa），有 4 个位置保守的半胱氨酸残基以保证其三级结构。根据保守的半胱氨酸残基的位置，趋化因子可以分为 4 类：CC、XC、CXC、CX3C，其中 C 代表半胱氨酸、X 代表非半胱氨酸。根据其重要功能可分为两大类：炎症性趋化因子和稳态趋化因子。在由炎症诱导的炎性趋化因子中，我们可以提到 CXCL1、CXCL2、CXCL3、CXCL5、CXCL7、CXCL8、CXCL9、CXCL10、CXCL11 和 CXCL14。另一方面，CCL14、CCL19、CCL20、CCL21、CCL25、CCL27、CXCL12 和 CXCL13 等动态平衡趋化因子是结构性表达的，并参与动态平衡白细胞的运输。

趋化因子受体是在白细胞表面发现的含有 7 个跨膜结构域的 G 蛋白偶联受体。迄今大约已经鉴定出 19 种不同的趋化因子受体，根据它们结合的趋化因子的类型，它们被分为 4 个家族：与 CXC 趋化因子结合的 CXCR，与 CC 趋化因子结合的 CCR，与唯一 CX3C 趋化因子（CX3CL1）结合的 CX3CR1，与两个 XC 趋化因子（XCL1 和 XCL2）结合的 XCR1。它们有许多共同的结构特征：它们的大小相似（约有 350 个氨基酸），有 1 个短的酸性 N 端，7 个螺旋跨膜结构域，3 个胞内和 3 个胞外亲水环，以及 1 个胞内含有对受体调节重要的丝氨酸和苏氨酸残基的 C 端。前两个细胞外环的趋化因子受体，每个都有一个保守的半胱氨酸残基，允许形成一个二硫键之间的这些环。G 蛋白偶联到趋化因子受体的 C 端，使受体激活后胞内信号转导，而趋化因子受体的 N 端结构域决定了配体结合的特异性。

2. 趋化因子介导的细胞信号转导 趋化因子受体与 G 蛋白结合后传递信号。G 蛋白被趋化因子受体激活，导致随后一种被称为磷脂酶 C（phospholipase C，PLC）的酶激活。PLC 将一种称为磷脂酰肌醇（4，5）- 二磷酸的分子分裂成两个第二信使分子，称为肌醇三磷酸和二酰基甘油，从而触发细胞内信号转导；二酰基甘油激活 PKC，而肌醇三磷酸则触发细胞内钙的释放。这些事件促进许多信号级联反应（如 MAPK 途径），产生趋化、脱颗粒、释放超氧阴离子以及细胞内包含趋化因子受体的黏着分子（称为整合素）的活性变化。

3. 趋化因子作用细胞分类 根据其趋化作用的细胞类型不同，趋化因子可以分为单核巨噬细胞趋化因子、T 淋巴细胞趋化因子、肥大细胞趋化因子、嗜酸性粒细胞趋化因子、中性粒细胞趋化因子。能吸引单核巨噬细胞到炎症部位的关键趋化因子包括 CCL2、CCL3、CCL5、CCL7、CCL8、CCL13、CCL17 和 CCL22。参与 T 淋巴细胞募集到炎症部位的四个关键趋化因子是 CCL2、CCL1、CCL22 和 CCL17。此外，T 细胞激活后诱导 CXCR3 表达，活化的 T 细胞被炎症部位吸引，在炎症部位分泌 IFN-γ 诱导的趋化因子 CXCL9、CXCL10 和 CXCL11。表面表达多种趋化因子受体：CCR1、CCR2、CCR3、CCR4、CCR5、CXCR2、CXCR4。这些受体 CCL2 和 CCL5 的配体在肺肥大细胞募集和活化中起重要作用。也有证据表明 CXCL8 可能抑制肥大细胞。嗜酸性粒细胞向各种组织的迁移涉及 CC 家族的几种趋化因子，即 CCL11、CCL24、CCL26、CCL5、CCL7、CCL13 和 CCL3。趋化因子 CCL11 和 CCL5 通过嗜酸性粒细胞表面的一个特定受体 CCR3 发挥作用。CDXCL8 是中性粒细胞的趋化剂，并激活其代谢和脱颗粒。

4. 趋化因子在肿瘤中的作用 炎症是肿瘤微环境的重要组成部分，也是癌症的特征之一。趋化因子是一个小的、分泌的和结构相关的细胞因子家族，在炎症和免疫中起关键作用。它们也是癌症相关炎症的关键介质，存在于先前存在的慢性炎症的肿瘤部位，但也是致癌途径的靶点。最初发现它们在确定肿瘤间质成分方面具有显著作用，后来发现它们能够直接影响癌细胞的增殖和转移。

（1）白细胞募集：免疫细胞的正确运动是由趋化因子的空间和时间表达来协调的。炎症性 CC（CCL2、CCL3、CCL5）和 CXC（CXCL1、CXCL2、CXCL5、CXCL6 和 CXCL8）趋化因子在肿瘤部位募集 $CCR2^+$ 单核细胞和 $CXCR2^+$ 中性粒细胞，分化为 TAM 和肿瘤相关中性粒细胞（TAN），发挥促肿瘤或抗肿瘤作用。一些存在于肿瘤部位的趋化因子可以影响白细胞的激活，例如作用于 CXCR6 的 CXCL16 在实体瘤中诱导巨噬细胞向亲肿瘤表型极化。CXCL9 和 CXCL10 通过募集 NK 细胞、$CD4^+$ Th1 和 $CD8^+$ 细胞毒性淋巴细胞而与 Th1 免疫反应密切相关，这可以引发抗肿瘤反应。此外，CCL20、CCL5 和 CXCL12 是 DC 的有效引诱剂；CCL21 和 CCL19 不仅招募 $CCR7^+$ DC，而且还招募 Treg。CCL17 和 CCL22 作用于 CCR4 可以直接募集 Treg 和 Th2 淋巴细胞，促进肿瘤生长和增殖。

（2）血管生长：CC 和 CXC 趋化因子在肿瘤血管生成中发挥重要作用，对肿瘤生长和转移扩散至关重要。CXC 趋化因子基于 N 端谷氨酸 - 亮氨酸 - 精氨酸基序 ELR 的存在，可分为具有血管生成作用的 ELR^+ 趋化因子和具有血管抑制作用的 ELR^- 趋化因子。CCL2、CCL11、CCL16、CCL18 和 CXCL8 促进肿瘤血管生成和内皮细胞存活。此外，CXCL16 与 CXCR6 相互作用，是一种有效的血管生成介质。CXCL12 和 CCL2 可通过直接结合肿瘤血管上表达的受体（分别为 CXCR4

和 CCR2）或间接促进白细胞募集来促进血管生成和抑制内皮细胞的凋亡。相反，趋化因子，如 CCL21 和 ELR^+ 趋化因子（CXCL4、CXCL9、CXCL10 和 CXCL11）抑制血管生成和内皮细胞增殖。

（3）肿瘤生长和增殖：肿瘤自身产生的趋化因子通过与肿瘤细胞临时表达的趋化因子受体结合，直接促进癌细胞的增殖，激活不同的信号通路，如 PI3K-AKT-NF-kB 和 MAPK-ERK 通路。此外，它们还可以通过阻止肿瘤细胞的凋亡及调节促凋亡和抗凋亡分子之间的平衡（例如，下调 Bcl-2 的表达或抑制 caspase-3 和 caspase-9 的激活）来促进肿瘤细胞的存活。

（4）转移：癌细胞表达的趋化因子受体促进其向转移部位的迁移。参与这一现象的趋化因子和趋化因子受体有几种：CCR7 介导肿瘤细胞向淋巴结的迁移，在那里产生其配体 CCL19 和 CCL21。CCR10/CCL27 轴促进黑色素瘤细胞在转移扩散过程中的黏附和存活。CCL28 通过 MAPK/ERK 通路促进乳腺癌生长和转移。最后，趋化因子受体 CXCR5 及其配体 CXCL13 支持前列腺癌的骨转移。在一些肿瘤中，CXCR4 的表达赋予癌细胞迁移和转移到分泌高水平 CXCL12 的器官的能力。

（二）靶向趋化因子及其受体的肿瘤免疫治疗

趋化因子被描述为转移扩散的关键调节因子，因为它们可以促进肿瘤细胞的存活、增殖和侵袭性，并被认为直接驱动转移细胞向靶器官转移。有鉴于此，控制不同的趋化因子 / 趋化因子受体轴已被提出并被开发为一种有吸引力的癌症治疗策略。例如，针对 CCR4 受体的人源化单抗 Mogamulizumab 已被批准用于治疗成人 T 细胞白血病，最近被批准用于治疗皮肤淋巴瘤。

原发肿瘤微环境是面向趋化因子治疗的一个有吸引力的场所，因为它是癌症和免疫细胞首先相互作用的场景。多年来的研究一直试图在趋化因子系统中划清界限，区分可以促进或抑制肿瘤发展的因素。在多种肿瘤小鼠模型中设计和开发了大量的临床前研究。这个问题已经在开创性的评论中得到了权威的讨论。

趋化因子 CXCL12 及其受体 CXCR4 和 CXCR7 参与多种类型癌症的发生和转移。据报道，趋化因子受体 CXCR4 在黑色素瘤细胞中的过表达足以促进肿瘤细胞在肺部的转移积累，而通过一种特定的抑制剂阻断 CXCR4 的药物可以防止小鼠体内 $CXCR4^+$ 的黑色素瘤细胞的肺转移。尽管如此，组合方法甚至可能提高以趋化因子为基础的治疗的疗效。有研究表明，CXCR4 拮抗剂 AMD3100 与多激酶抑制剂索拉非尼和 anti-PD-1 治疗相结合，在晚期肝细胞癌小鼠模型中增强了 $CD8^+$ T 细胞介导的抗肿瘤免疫。在索拉非尼治疗过程中阻断 CXCR4 通路可以抑制肺转移，并通过阻止肿瘤血管生长和增加 EMT 标志物来提高总体生存率。此外，AMD3100 通过触发肿瘤死亡和降低转移发生率来提高 anti-PD-1 治疗的疗效。最后，索拉非尼 /AMD3100/anti-PD-1 三联体的使用促进了肿瘤内 $CD8^+$ T 淋巴细胞的重新定位和激活。

CCL2/CCR2 对积极参与肿瘤进展和转移，有研究表明，这种趋化因子的高血清水平与乳腺癌患者的不良预后相关。此外，CCL2 可以直接促进肿瘤细胞的迁移，并通过向转移前病灶募集炎性单核细胞，显著促进乳腺细胞的外渗和播散。基于临床前理论基础，一种针对 CCL2 的人源化抗体已经被开发出来，并在实体恶性肿瘤患者研究中进行了测试。遗憾的是，使用肿瘤小鼠模型获得的结果不能转移到患者身上。研究人员将治疗的低临床有效性水平归因于几个原因，主要是趋化因子的滥用，以及小鼠 MCP-1 和人类 CCL2 之间的重要差异。重要的是，在这方面必须讨论的一个相关问题是 CCL2 在早期肿瘤免疫监测中的关键作用。事实上，尽管 $CCL2^{-/-}$ 或 $CCR2^{-/-}$ 小鼠的原发乳腺癌生长显示延迟，但在相同的荷瘤宿主中，自发肺转移的细胞数量增加。一方面，CCL2 信号的阻断可以阻止肿瘤细胞的扩散；另一方面，它也可以损害对抗肿瘤生长和扩散的抗肿瘤免疫细胞亚群的招募。因此，与其他趋化因子一样，需要做出很大努力来确定在肿瘤微环境中抑制 CCL2 的时间和剂量。

重要的是，尽管针对单个趋化因子 - 趋化因子受体轴的几种小分子抑制剂和抗体在动物模型中成功地抑制了肿瘤的生长，但它们作为单一疗法应用到临床效果不是很乐观。这种差异可以归因于多种原因，主要是“分子冗余”的旧概念；此外，它可能反映了小鼠和人类趋化因子之间的重要生物学差异。当在炎症性和自身免疫病的背景下修订这一问题时，Will 指出，不恰当的靶点选择和趋化因子受体阻滞剂剂量不足是改进治疗的主要临床障碍。另一方面，他们明显拒绝了趋化因子系统冗余的想法，而是提出体内不同趋化因子信号的时间和空间控制决定了不同组织中不同的生物学结果。与此相一致，随后关于 CXCR3 受体小分子激动剂的报道进一步证实了“分子冗余”不是趋化因子系统特征的概念。

因此，尽管趋化因子 / 趋化因子受体轴的治疗性开发仍然是一个可行的选择，但还需要进一步研究来改进该领域目前可用的工具和策略。利用趋化因子 / 趋化因子受体靶向、标准治疗（化疗 - 放射治疗）和新的免疫治疗工具（单克隆抗体、CAR-T 和免疫检查点抑制剂）的组合方法可能是提高癌症患者治疗效果的可行方案。更好地研究趋化因子 / 趋化因子受体在癌症中的特性和功能是非常必要的，深入分析单个（或多个）趋化因子和趋化因子受体何时以及如何促进肿瘤的发展和扩散，对于定义可成功转化为临床新的治疗方法至关重要。

总结与展望

细胞因子是有效但复杂的免疫介质。制造基于细胞因子的药物是一项艰巨的挑战，需要对细胞因子生物学和当代生物技术有深入的了解，以利用它们的抗肿瘤活性，同时将毒性降至最低。已获批准的针对 PD-1-PD-L1 轴的单克隆抗体为重振效应淋巴细胞提供了一种工具，但原发性和获得性耐药机制限制了从这些新型免疫疗法中受益的患者比例。细胞因子将成为克服这种耐药机制的关键分子，因为它们能够扩增和重新激活效应 NK 和 T 淋巴细胞并促进淋巴细胞在 TME 中的浸润及持久性。

细胞因子在先天性和适应性免疫系统的作用中发挥关键作用，这些系统通常旨在消除入侵病原体和预防肿瘤的发展。以自分泌和旁分泌方式起作用的细胞因子调节免疫系统并在控制该系统中发挥重要作用。目前，IFN-α 和 IL-2 已被批准用于抗癌治疗，其他如 IL-12、IL-15 和 IL-21 正在进行临床评估。尽管努力开发用于癌症的细胞因子的全身单一疗法，但这种方法有几个必须克服的限制，克服限制细胞因子才能在癌症的免疫治疗中发挥主导作用。首先是在肿瘤微环境中细胞因子达不到足够的浓度，为了解决这一限制，已产生抗体 - 细胞因子融合蛋白以将细胞因子主要递送至肿瘤微环境中。此外，细胞因子通常会引发免疫检查点。例如，IL-2 刺激 Treg 的存活。一种已使用的策略是通过基因工程来修饰 IL-2 分子，使其与 IL-2Rβ 和 IL-2Rγ 链紧密结合，行使其功能并不需要在 Treg 上表达的 IL-2Rα 链。

在未来的发展中，需要考虑将细胞因子的作用限制在作用部位以避免全身性促炎作用，并将这些治疗包括在联合免疫治疗策略中。对于这一方面，可以设计基于靶向 TME 的试剂或蛋白质或其编码基因的肿瘤内给药的方法。这些肿瘤靶向方法也与免疫抑制细胞因子的中和有关。基因治疗、细胞治疗和基于单克隆抗体的治疗领域的细胞因子可能成为协同免疫治疗策略中的强大合作伙伴，其抗肿瘤功效只有在未来才能揭示。

课后习题

1. 简述 I 型 IFN 在 TME 中可通过作用于哪些细胞发挥其功能。
2. 列举改善 IL-2 免疫治疗的策略。
3. 列举改善 IL-12 免疫治疗的策略。
4. 简述 IL-15 的受体有哪些，其各自发挥什么功能。
5. 简述 TGF-β 在肿瘤中的双重作用有哪些。
6. 说明分析趋化因子在肿瘤中的作用。

（李　龙　孙梦熊　沈广璁　马　莹　郝继辉）

第十三章　溶瘤病毒

第一节　溶瘤病毒的发展史

溶瘤病毒是一类基于天然或基因工程改造的病毒，它特异性感染肿瘤细胞，并自我复制从而杀伤肿瘤细胞。早在 19 世纪末就报道了病毒的溶瘤特性，但其抗肿瘤疗效直到近十年来才在临床试验中得以证实。20 世纪初期，人们发现在一些血液系统恶性肿瘤（如急性白血病和伯基特淋巴瘤等）患者中，肿瘤消退和病毒（如麻疹病毒和水痘病毒等）感染存在着一定的相关性。这些现象启发了人们：即在适当的条件下，一些溶瘤病毒能够促进肿瘤细胞的裂解和死亡，消灭肿瘤细胞，但对正常细胞没有伤害或毒性较小。

20 世纪 50 年代后，人们对利用溶瘤病毒治疗癌症的兴趣不断提高，通过大量的体内外研究及临床试验来筛选最佳的候选病毒。黄病毒是第一批用于癌症治疗的病毒之一，病毒可以在瘤内复制，但肿瘤对溶瘤病毒治疗的反应却不敏感。虽然使用免疫抑制剂可能提高患者对病毒治疗的敏感性，但患者同时也面临更高的致命性神经毒性风险。此外，患者在感染病毒后常伴有病毒血症的发生。因此，如何在提高溶瘤病毒治疗有效性的同时又保证安全性还需要进行更加深入的探索。

1951 年，动物实验发现“苏联远东脑炎病毒”可以选择性杀伤鼠源肿瘤，证明了病毒能够在具有免疫能力的宿主体内消灭癌细胞；而且如果病毒的剂量足够高，肿瘤可能完全消退。此后，人们在啮齿类动物模型中开展了许多人类病原体的测试，以期寻找具有合适溶瘤活性的病毒。通过研究发现，腺病毒、痘病毒、疱疹病毒、小 RNA 病毒和副黏病毒成为主要的候选病毒，其中最有希望的候选病毒之一是增殖腺 - 咽 - 结膜病毒（APC），也就是现在人们所熟知的腺病毒。作为一种副作用相对较小的溶瘤病毒，APC 迅速进入了临床试验。

早期，科学家们只能利用野生型或经减毒处理后的病毒毒株进行试验。由于野生型或经减毒处理病毒的安全性问题，加之临床试验结果不理想，直到 20 世纪 70 年代，溶瘤病毒治疗几乎是被禁止的。80 年代随着重组 DNA 技术出现，病毒通过基因工程修饰后降低了病毒毒性与免疫原性，溶瘤病毒才重新进入了人们的视野。在过去的二十年里，随着人们进一步加深对溶瘤病毒激活抗肿瘤免疫反应机制的认识以及免疫检查点抑制剂等疗法的出现与发展，溶瘤病毒疗法获得了戏剧性的复兴。2015 年 10 月，美国 FDA 批准了首个用于治疗晚期黑色素瘤的溶瘤病毒（T-VEC），进一步证明了溶瘤病毒在临床癌症治疗中的有效性和安全性。截至 2020 年，溶瘤病毒已经进行了约 100 次临床试验，共治疗了 3000 多例癌症患者。

目前溶瘤病毒用于肿瘤治疗方面取得了重大进展（表 13-1），但是溶瘤病毒与宿主免疫系统的相互作用的分子机制尚不完全清楚。本章将讨论溶瘤病毒作为肿瘤治疗药物的作用机制，总结不同溶瘤病毒在临床试验中的应用，并对溶瘤病毒作为一种新的治疗癌症药物在发展中面临的挑战和前景做了展望。

表 13-1　溶瘤病毒的发展史

年份	标志性事件
1900	首次观察到肿瘤消退可能与某些病毒感染有关
1949	首次运用野生型病毒进行临床试验（乙肝病毒）
1950	使用动物模型证明溶瘤病毒治疗的疗效
1956	在临床前模型中确定第一种有效的溶瘤病毒——增殖腺 - 咽 - 结膜病毒
1980	重组 DNA 技术通过基因工程改造病毒，溶瘤病毒疗法迎来复兴

续表

年份	标志性事件
1990	通过胸苷激酶（TK）的缺失来减弱 HSV 对正常组织的侵害
1991/1997	靶向 HSV 的转录和翻译复制能力来提高溶瘤病毒治疗安全性
1999	添加如环磷酰胺等免疫抑制剂，增强 HSV 在患者体内的传播
2001	引入促凋亡基因或免疫激活基因以增强细胞毒性并招募 T 细胞提高抗肿瘤免疫应答
2005	中国首个溶瘤病毒获批临床使用
2006/2008	应用细胞载体和聚合物涂层保护病毒并促进溶瘤病毒进入肿瘤微环境
2011	FDA 批准 CTLA-4 检查点抑制剂用于晚期黑色素瘤的治疗
2014	在溶瘤病毒疗法中加入免疫检查点抑制剂，可以限制 T 细胞衰竭
2015	美国 FDA 批准第一种溶瘤病毒（T-VEC）用于转移性黑色素瘤的治疗

第二节　溶瘤病毒疗法的原理

一、溶瘤病毒的“嗜瘤”机制

病毒是人类已知最简单和最小的微生物之一，大多病毒直径介于 5～300nm，作为一种非细胞的生命形态，病毒通常需要借助宿主才能完成自身的复制。作为独立粒子存在的病毒称为病毒粒子，由 DNA 或 RNA 组成的遗传元件以及其外部的核衣壳蛋白组成。此外，一些病毒还具有包围核衣壳的脂质外膜，病毒利用脂质外膜上的糖蛋白协助其对宿主细胞的附着。当病毒感染细胞时，通过膜融合或注入核酸等方式进入宿主细胞，而宿主细胞表面受体的分布往往决定了特定病毒的细胞偏好。例如，HIV 可与 CD4 及其辅助受体 CCR5 结合，而后者仅在 T 细胞上表达。因此，HIV 优先进入 T 细胞并在细胞内完成复制。同理，溶瘤病毒治疗中相关神经毒性的发生也与神经元上存在着大量的病毒受体有关。

在宿主与病毒共同进化的数百万年内，机体通过不断完善自己，进化出一套高度复杂的免疫机制以预防和清除病毒感染。在正常细胞中，存在多种用于识别、清除病毒颗粒的模式识别受体（PRRs）和信号通路。模式识别受体主要位于细胞膜、细胞器膜表面和细胞质中，常见的有 Toll 样受体家族、NOD 样受体家族、RIG-Ⅰ样受体家族和 DNA 识别受体等。Toll 样受体可以通过识别病原体相关模式分子（PAMPs）而被激活。PAMPs 在致病细菌和病毒中是非常常见的，包括病毒衣壳、DNA、RNA 和病毒蛋白产物等。RIG-Ⅰ样受体是一类能够识别胞质 RNA 的受体，包括识别单链 RNA 和 5′ppp-dsRNA 的 RIG-Ⅰ以及长双链 RNA 和 poly（I：C）的 MDA5。DNA 识别受体是较晚发现的 PRRs，包括 PYHIN 家族如 IFI16 和 cGAS 等。NOD 样受体主要位于吞噬细胞和上皮细胞的胞质中，主要包括 NOD1、NOD2 和 NLRP3 等，主要参与炎症因子的诱导表达等过程，目前尚无直接证据证明病毒通过 NOD 样受体进行免疫逃逸。病毒感染机体后，模式识别受体与相应配体结合，激活下游衔接物分子，包括 MAVS、STING 和 MyD88 等，进一步活化下游转录因子 NF-κB 和 IRF3/7，从而诱导干扰素（IFN）和炎性细胞因子的表达。干扰素以自分泌和旁分泌的方式诱导更广泛的抗病毒反应，从而激活蛋白激酶 R（PKR）抑制病毒的进入、复制和传播，并通过产生促炎细胞因子和趋化因子激活先天性和适应性免疫反应。

IFN 在溶瘤病毒治疗癌症方面具有两面性。除了抗病毒效果外，IFN 也是细胞生长和血管生成的有效抑制剂，并在病毒感染的过程中诱导促凋亡信号的级联反应。从这个意义上说，溶瘤病毒诱导的局部 IFN 产生也可能在病毒感染后起到减缓肿瘤生长的作用。IFN 还能增加肿瘤细胞中主要组织相容性复合体Ⅰ（MHC Ⅰ）类分子及一些肿瘤相关抗原的表达，有利于 T 细胞对肿瘤细胞的识别以及全身的抗肿瘤免疫应答。除了增强抗肿瘤免疫反应以外，IFN 的释放也可以促进免疫系统对抗病毒感染，从而减弱病毒对肿瘤细胞的杀伤效果。此外，IFN 也激活了 PD-L1 的表达，以此作为一种负调节机制来抑制免疫应答。因此，溶瘤病毒感染引起的 PD-L1 水平升高可能有助于提高肿瘤对免疫检查点抑制剂的敏感性。

肿瘤细胞的恶性转化常伴随着多种信号通路的遗传学或表观遗传学改变，如 *KRAS* 和 *EGFR* 等癌基因通路的异常激活或 *TP53* 和 *RB1* 等抑癌基因的异常缺失。虽然这些通路的改变为肿瘤细胞提供了生长及生存优势，但同时也让肿瘤细胞牺牲了其抗病毒能力，因为这些信号通路的改变抑制了 IFN 相关信号通路的传导。IFN 信号转导缺陷是肿瘤中最常见的遗传改变之一，在 65%～70% 的肿瘤中都有体现。与正常细胞不同，肿瘤细胞的抗病毒能力减弱甚至消失导致其对病毒感染高度敏感，溶瘤病毒便基于此差异实现了对肿瘤细胞的特异性感染和杀伤。此外，新城疫病毒、呼肠孤病毒、单纯疱疹病毒和腮腺炎病毒等病毒的受体在癌细胞上高度表达，无论癌细胞的抗病毒能力如何，这些病毒都对其具有天然的感染能力和杀伤力，因此这些病毒被首批用作溶瘤病毒。综上所述，肿瘤细胞在恶性发展的过程中发生胞内信号通路的改变，从而导致 IFN 信号通路缺陷或者细胞表面受体的表达模式发生异常，溶瘤病毒便基于这些差异将肿瘤细胞与正常细胞区分开来。

二、溶瘤病毒的抗肿瘤机制

大多数肿瘤具有的高度异质性，是放化疗和靶向治疗等固有或获得性耐药的主要原因。尽管溶瘤病毒最初被认为是一种肿瘤细胞裂解剂，但在治疗机制上溶瘤病毒不仅可以直接或间接地裂解肿瘤细胞，还可以同时诱导先天和适应性免疫反应来发挥抗肿瘤作用（图 13-1）。溶瘤病毒的溶瘤能力取决于病毒的类型与宿主细胞偏好、细胞受体的靶向效率、病毒的复制能力、癌细胞对细胞死亡的敏感性及宿主抗病毒反应的强度等。弹状病毒如马拉巴病毒和水疱性口炎病毒是目前最具裂解性的溶瘤病毒，深入研究溶瘤病毒如何诱导细胞死亡是该领域未来研究的重点。

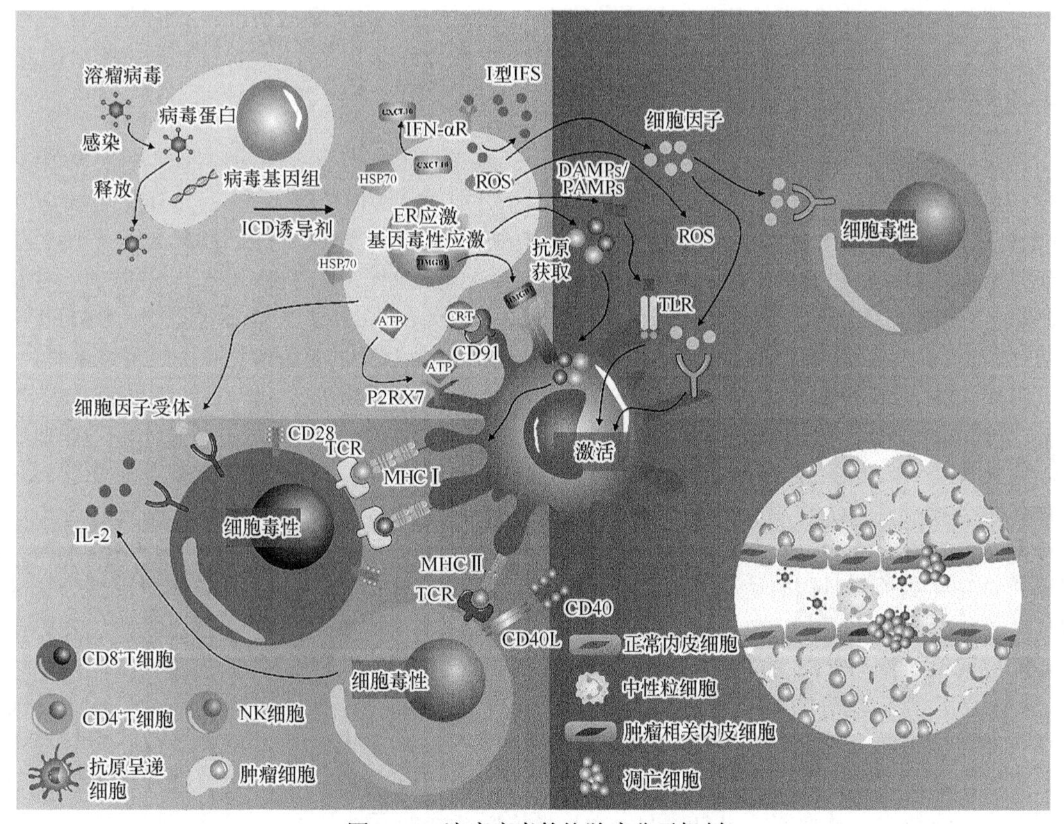

图 13-1　溶瘤病毒的抗肿瘤分子机制

（一）免疫原性细胞死亡

虽然病毒感染介导的细胞死亡的具体机制取决于病毒的类型，但细胞都表现出与凋亡和坏死有关的特征，导致肿瘤相关抗原（TAA）、损伤相关模式分子（DAMPs）和PAMPs被释放到肿瘤微环境中。这些危险信号和抗原可以激活树突状细胞（DC）和巨噬细胞等抗原呈递细胞，从而激活患者的免疫反应。这种以暴露“危险信号”来刺激机体免疫系统产生免疫应答的特殊细胞死亡方式称为免疫原性细胞死亡（ICD），其主要特点是释放损伤相关模式分子或增加其表达，主要的DAMPs包括三磷酸腺苷（ATP）、钙网蛋白（CRT）、HMGB1、热休克蛋白（HSP）、Ⅰ型IFN和ANXA1等。

当发生溶瘤病毒介导的免疫原性细胞死亡时，ATP、HMGB1等损伤相关的模式分子将大量被释放到胞外，而CRT则将被转运到肿瘤细胞表面；CRT是一种高度保守的内质网钙结合蛋白。细胞外ATP是免疫细胞的趋化剂，在DC的激活中起主要作用。HMGB1和CRT是DC上的TLR4的配体，促进DC的激活。CRT还将中和肿瘤细胞上的CD47受体（一种“不要吃我”信号），从而促进巨噬细胞和DC对肿瘤细胞的吞噬作用，以激活抗肿瘤免疫反应。

运用小鼠模型进行研究发现持久的免疫会引发原位疫苗效应，肿瘤细胞的裂解导致肿瘤相关抗原的大量释放，进而招募更多DC等免疫细胞浸润到肿瘤局部，激活抗肿瘤免疫应答；溶瘤病毒还可以通过交叉提呈作用，利用“原位疫苗”促使远端未受感染的转移灶消退，产生“远端效应”从而避免肿瘤的复发。这种保护作用对原始模型中使用的肿瘤细胞系具有特异性，而不同来源的细胞系会导致肿瘤的生长，表明溶瘤病毒诱导的免疫反应具有特异性。重要的是，溶瘤病毒对肿瘤病灶的靶向感染还可以扰乱先前建立的免疫耐受，重新激活肿瘤免疫监视，促进免疫系统消除肿瘤细胞。持久的抗肿瘤免疫活性可能是临床治疗获得成功的关键，它将影响患者对治疗的反应持久性与反应程度。

随着人们对免疫激活在溶瘤病毒治疗中的重要性日益重视，许多溶瘤病毒现在通过基因工程等技术被改造成可以同时表达免疫刺激因子的病毒，以增强溶瘤病毒激活抗肿瘤免疫反应的能力。然而，需要注意的是，过度活跃的免疫反应也可能导致病毒被过早清除，从而削弱病毒的溶瘤能力。

（二）诱导固有免疫

肿瘤细胞裂解导致TAA和DAMPs的释放，进而招募DC等免疫细胞浸润到肿瘤微环境中。早期招募到肿瘤微环境的未成熟DC主要有$CD8\alpha^+$ DC和$CD103^+$ DC，由于其分化主要取决于IRF8和BATF3等转录因子，所以这两类DC又被统称为$BATF3^+$ DCs。$BATF3^+$ DCs不仅对病毒的清除至关重要，也对激活抗肿瘤免疫反应发挥着至关重要的作用。研究表明，“热肿瘤”往往会分泌趋化因子CCL4，进而促进$BATF3^+$ DCs的浸润。此外，在B16黑色素瘤模型中，$BATF3^+$ DCs对通过瘤内注射的工程化改造过的ANKARA痘病毒疫苗激活宿主的抗肿瘤免疫反应至关重要。

当病毒来源的PAMPs或宿主来源的DAMPs等模式分子与处于DC细胞表面或胞质中的TLRs等模式识别受体结合后，这些模式分子会促进DC的成熟进而促进其分泌IL-12等细胞因子，同时诱导DC迁移到引流淋巴结，进而促进T细胞的激活。当DNA病毒被胞质中的cGAS-STING复合物识别后，将触发Ⅰ型IFN及CXCL9和CXCL10趋化因子的释放，进而促进淋巴细胞特别是T细胞的浸润；而RIG-Ⅰ通路在RNA病毒中具有相似的功能，其中病毒RNA的识别可以诱导IFN相关的基因表达。当DC激活后，其表面的MHCⅠ、MHCⅡ和共刺激性分子（如CD40，CD80，CD83和CD86等）的表达会显著增加，这为从先天性免疫到适应性免疫提供了重要的桥梁。此外，PRRs对PAMPs等模式分子的识别促进了DC分泌释放促炎性细胞因子（如IL-1β和TNF等）和趋化因子（如IL-8和MCP1等），它们共同促进固有淋巴样细胞的浸润和激活。然而值得注意的是，尽管溶瘤病毒可以诱导有效的抗病毒反应，但大多数肿瘤都存在于抑制免疫激活的抑制性微环境中。因此，溶瘤病毒倾向于通过在肿瘤细胞中进行裂解性复制来重塑其免疫微环境，从而实现更有效的先天免疫反应并促使其过渡到适应性抗肿瘤免疫。

（三）激活适应性免疫应答

DC 细胞是专职的抗原呈递细胞，其表面具有丰富的免疫识别受体，能够显著刺激初级 T 细胞的增殖，对免疫系统的功能具有重要的调节作用。DC 细胞可以分别将加工处理后的 MHC Ⅰ/抗原肽复合物和 MHC Ⅱ/抗原肽复合物呈递给 $CD8^+$ T 细胞和 $CD4^+$ T 细胞，从而促进抗原特异性效应 T 细胞反应的启动和激活。活化的 T 细胞在引流淋巴结中经历大量的克隆扩增，并在 CXCL9 和 CXCL10 等趋化因子的作用下迁移到肿瘤微环境中去。表达 MHC Ⅰ类分子的肿瘤细胞可以呈递肿瘤特异性抗原，因此可以被杀伤性 $CD8^+$ T 特异性攻击。最初的 T 细胞反应可能是病毒特异性的，病毒介导 ICD 激活并对肿瘤抗原起交叉呈递作用，利用病毒介导的炎症环境来促进 T 细胞的浸润，激活抗肿瘤免疫应答。

MHC Ⅰ类分子本身或其他抗原加工呈递基因的遗传突变或表达缺失是肿瘤免疫逃避的重要机制。在抗原肽与 MHC Ⅰ类分子结合形成 MHC Ⅰ/抗原肽复合物之前，蛋白酶体分解抗原蛋白产生免疫原性肽发生在细胞质中，而 MHC Ⅰ类分子的合成发生在 ER 中。因此，抗原肽需要抗原加工相关转运体（TAP）将肽由细胞质转运到 ER，在 ER 中与新合成的 MHC Ⅰ类分子结合和装配。然而，某些病毒（如 HSV-1 等）可以通过靶向该装配步骤来阻止抗原的加工，从而影响病毒抗原的呈现和 T 细胞对病毒的识别。机制研究表明，病毒编码的 ICP47 蛋白可竞争性地抑制抗原肽与 TAP 的结合，从而阻碍抗原肽转移到 ER 上，进而影响其与 MHC Ⅰ类分子的结合和装配。因此，许多治疗性的溶瘤病毒已经对 *ICP47* 基因进行了改造以消除病毒对肿瘤抗原加工呈递的不利影响。

除经典的抗原呈递途径外，外源性抗原被 DC 细胞摄取，与溶酶体融合形成内体，然后从内体释放进入细胞质，经 TAP 转运到内质网腔中与 MHC Ⅰ类分子形成复合物，经过高尔基体转运至细胞表面，供 $CD8^+$T 细胞表面的特异性受体识别，即交叉呈递。如上所述，溶瘤病毒通过诱导 ICD 和随之而来的可溶性 TAA 的释放来增强交叉呈递，这就为肿瘤新抗原的加工和呈递提供了决定性的作用。运用 CMT64 肺腺癌细胞的临床前模型研究发现，腺病毒的溶瘤疗法可以促进多个肿瘤新抗原表位的 T 细胞克隆扩增，即抗原表位扩展，然而单独的 PD-1 阻断处理仅诱导了单个新抗原表位的 T 细胞克隆扩增。由此可见，尽管溶瘤病毒如何诱导抗原表位扩展的分子机制仍有待进一步研究，但几乎可以肯定的是溶瘤病毒可以极大地提高肿瘤新抗原的加工呈递以及 T 细胞的激活。

在正常生理条件下，T 细胞启动只需要识别抗原肽，同时还需要另外 2 个信号：共刺激分子（如 CD80、CD86 和 CD40 等）和炎性细胞因子（如 IL-12 和Ⅰ型 IFN 等）。由于溶瘤病毒属于一个外来入侵者，所以在进入机体初始即引起免疫系统的高度关注。病毒抗原通常具有特别强的免疫原性，因此它们通常可以产生 T 细胞所需的 3 个激活信号，这就为有效触发 T 细胞的激活和浸润提供了条件，从而逆转抑制性的肿瘤微环境。例如，从小鼠瘤内分离的 DC 细胞表达较低水平的 CD80、CD86 和 CD40 等共刺激分子，但用溶瘤病毒治疗可以逆转其表达；在 MHC Ⅰ类缺失小鼠卵巢癌细胞系中，溶瘤病毒处理可以重建 MHC Ⅰ类表达以促进抗原呈递；此外，用骨髓来源的 DC 细胞与肿瘤细胞进行共培养实验，呼肠孤病毒感染过的肿瘤细胞可以激活抗原特异性的 $CD8^+$ T 细胞，而未感染病毒的肿瘤细胞则不行。总之，这些实验数据表明溶瘤病毒处理可以激活抗原特异性的 $CD8^+$ T 细胞，克服并逆转宿主肿瘤细胞本身的抗原加工呈递缺陷，提高共刺激分子的表达，进而促进 T 细胞的启动和激活，以打破免疫耐受微环境和激活适应性抗肿瘤免疫反应。这些数据还可能部分解释了溶瘤病毒如何逆转 T 细胞免疫耐受（即肿瘤中有大量的淋巴细胞特别是 T 细胞浸润但免疫疗法却无响应）的分子机制。

（四）破坏肿瘤的血管新生

除了介导免疫细胞杀伤肿瘤细胞外，某些溶瘤病毒（如痘病毒和水疱性口炎病毒等）还可以通过激活内皮细胞来阻断肿瘤细胞诱导的血管生成，直接破坏养分和氧气输送，并触发肿瘤微环境中的炎症，包括募集中性粒细胞，从而启动局部微栓塞的形成。此外，溶瘤病毒还可以通过感染和破坏肿瘤相关内皮细胞来诱导未感染病毒的肿瘤细胞大量死亡，这一现象通常是由 VEGF-A 介导的。VEGF-A 通过 ERK1/2-STAT3 信号通路诱导转录抑制因子 PRDM1（也称为 BLIMP1）表达，PRDM1 抑制 Ⅰ 型 IFN 信号，从而使内皮细胞对病毒感染更加敏感。从临床前和临床数据来看，虽然溶瘤病毒介导的肿瘤细胞裂解足以在免疫抑制的患者中诱导肿瘤消退，但最有效的溶瘤病毒治疗需要既体现出有效的溶瘤效果，又能诱导持久的抗肿瘤免疫反应。

溶瘤病毒还可以增加内皮细胞中淋巴细胞黏附受体或共刺激性分子的表达，从而促进肿瘤微环境中淋巴细胞浸润或 T 细胞的激活。目前，我们还需要进一步研究不同病毒对肿瘤内皮细胞的影响，以更好地了解该机制对溶瘤病毒的整体抗肿瘤作用的贡献。

三、提高溶瘤病毒安全性和有效性的策略

为了使溶瘤病毒更有效地针对癌细胞，提高其对肿瘤的特异性靶向作用成为了研发的重点之一。由于肿瘤细胞常出现 *RAS*、*TP53*、*RB1* 和 *PTEN* 等基因突变，使得它们的抗病毒感染能力会减弱，从而使其更容易受到溶瘤病毒的攻击。针对癌细胞的这些弱点，研究者已经开发出了多种能够有效靶向肿瘤的病毒。例如，水疱性口炎病毒和马拉巴病毒等经过改造的弹状病毒能够依赖于干扰素信号通路的缺陷，从而特异性地靶向癌细胞。而首款得到美国 FDA 批准用于治疗黑色素瘤的溶瘤病毒，是由 HSV-1 改造而来，这些改造与免疫反应有关。此外，其他溶瘤病毒还可以额外针对恶性肿瘤的代谢异常。例如，Pexa-Vec 携带有一个有缺陷的胸苷激酶基因，因此它只能在具有过量胸苷激酶活性的癌细胞中进行复制。Pexa-Vec 中的 *B18R* 基因含有 1 个提前的终止密码子，使得其编码的蛋白不易被干扰素识别和结合。这些特性使得此类病毒能够更有效地针对肿瘤细胞，从而将其对正常细胞的影响降至最低。

T 淋巴细胞作为抗肿瘤免疫的主要效应细胞，在成功触发 T 细胞抗肿瘤反应时必须经历四个关键步骤，而溶瘤病毒在这些步骤中可以对 T 细胞进行协助：

1. T 细胞致敏 T 细胞反应的启动，离不开对特定抗原表位的识别，而这个复杂过程离不开抗原呈递细胞。在癌症中，抗原呈递的过程往往会受到负面影响，让肿瘤在免疫学上“冷下来”，而溶瘤病毒可以实现类似于“疫苗”的作用，促进肿瘤相关抗原的呈递与识别。

2. 迁移与浸润 在循环中的 T 细胞能迁移到肿瘤部位，浸润到肿瘤组织；而溶瘤病毒能增强 T 细胞对肿瘤的浸润，可能通过多种潜在机制实现。首先，病毒感染能激发潜在的 Ⅰ 型干扰素反应，刺激趋化因子的分泌，从而募集 T 细胞。其次，溶瘤病毒能诱发 TNF、IL-1β 和补体反应，上调内皮细胞上选择素的表达，为 T 细胞的浸润提供关键信号。再次，溶瘤病毒通过改造，有望针对特定的致癌信号通路如 WNT/β-catenin 通路，促进肿瘤特异性病毒复制与抗肿瘤效果。最后，溶瘤病毒能编码 T 细胞趋化因子，直接招募 T 细胞，并克服肿瘤微环境中趋化因子表达少的缺陷。此外，溶瘤病毒也能协助破坏肿瘤组织结构上的障碍，通过吸引嗜中性粒细胞释放炎性介质和胞外基质降解属性蛋白酶，进一步帮助 T 细胞浸润。

3. 规避免疫抑制 即便 T 细胞成功浸润肿瘤组织，也不代表它们就能有效对肿瘤展开攻击。研究表明，在进入到肿瘤后，T 细胞依然需要克服环境中具有免疫抑制性的分子，如 IL-10、TGF-β 和 IDO 等。在这方面，溶瘤病毒有望诱导亲炎性辅助 T 细胞 1（Th1），从而改变抑制性的肿瘤微环境。此外，它也能直接杀死免疫抑制性的细胞。

4. 结合肿瘤细胞 免疫疗法是否成功的关键最后一步在于 T 细胞对肿瘤细胞的识别、结合以及攻击。为了躲避 T 细胞的识别，肿瘤细胞可能会下调参与抗原呈递的通路和 MHC Ⅰ 类分子的表达，而溶瘤病毒能在一定程度上逆转抗原呈递的缺陷。例如，呼肠孤病毒能增加 Ⅰ 类 MHC 或 Ⅱ 类 MHC 在肿瘤细胞与抗原呈递细胞上的表达，而被 HSV 感染的肿瘤细胞能促进 DC 的成熟与 Ⅱ 类 MHC 分子的表达，这些措施有助于提高 T 细胞对肿瘤细胞的识别和攻击效率。

虽然溶瘤病毒具有治疗癌症的巨大潜力，但最佳的溶瘤病毒需要具有以下优势：①选择性地感染肿瘤细胞；②能够在肿瘤细胞内大量复制；③促进肿瘤细胞死亡而不杀死正常细胞；④足以诱导有效的抗肿瘤免疫反应；⑤避免被免疫系统过早清除。尽管一些天然病毒具有若干这方面的特性，但大多数病毒需要通过改造以增强其肿瘤特异性，限制病毒对正常细胞的影响，并避免被过早清除。病毒的致病性取决于病毒的复制能力、潜伏期长短、减毒因子（天然存在或通过生物改造）及病毒与宿主免疫反应之间的相互作用等方面。第一代溶瘤病毒通常选用天然毒性较小的毒株或一些疫苗毒株，并且通过基因工程技术对特定的病毒基因进行敲除以减弱病毒的致病性或限制它们仅在癌细胞中感染和复制。虽然这些方法成功地减轻了溶瘤病毒的毒副作用，但同时也降低了溶瘤病毒的疗效。

第二代溶瘤病毒专注于提高病毒的肿瘤靶向性，并确保治疗的安全性。提高靶向性可以通过多种方法实现：①利用在癌细胞上特异性过表达的细胞表面受体作为目标受体，如EGFR、叶酸受体、前列腺特异性膜抗原（PSMA），以促进病毒的进入；②可以将病毒复制所必需的基因置于肿瘤特异性启动子下游，例如前列腺特异性抗原（PSA）、巢蛋白、人端粒酶逆转录酶（hTERT）等，从而使得病毒的生长仅限于在支持特异性启动子转录的肿瘤细胞中；③利用肿瘤细胞与正常细胞之间凋亡、代谢及抗病毒反应等的差异对病毒进行改造，构建在正常细胞中毒性较弱，但仍能在肿瘤细胞中大量增殖的病毒。

第三代溶瘤病毒通过基因改造，使得它们不仅能够发挥溶瘤和诱导抗肿瘤免疫反应的作用，还能够作为载体携带治疗性基因，从而发挥多种途径的协同作用来杀伤肿瘤细胞，有效地避免了目前抗癌药物普遍存在的耐药性问题。目前，有近百种在研的治疗性外源基因，包括：①细胞死亡相关分子，如肿瘤坏死因子相关凋亡诱导配体（TRAIL）和抑癌基因 *P53* 等，这些基因可以直接诱导肿瘤细胞的死亡；②抗血管生成的分子，如内皮抑素和血管内皮细胞生长抑制因子（VEGI）等，可以抑制肿瘤组织血管生成；③免疫调节因子，如免疫相关细胞因子（GM-CSF、IL-2和干扰素）、趋化因子（CCL5、CCL20和CCL21）以及其他可诱导抗肿瘤免疫反应的因子（病毒膜蛋白和HSP70）等，可以调节免疫应答以增强对肿瘤的攻击；④抑制肿瘤相关基因的小RNA分子，如miRNA、siRNA、shRNA和lncRNA等，可以通过RNA干扰机制抑制肿瘤相关基因的表达。

近年来，治疗性抗体基因序列修饰的溶瘤病毒研究非常活跃，特别是免疫检查点抗体基因重组的溶瘤病毒在多种肿瘤研究中显示出显著的抗癌效果。这些工程化的溶瘤病毒可以感染肿瘤细胞并进行复制，在肿瘤微环境释放免疫检查点抗体，从而在局部提高抗体浓度，减轻了全身毒副作用。我们团队的研究还表明，溶瘤病毒可以携带多个抗肿瘤基因，进一步发挥协同抗肿瘤作用，显著提高了治疗效果。

四、溶瘤病毒疗法的临床研究进展

按病毒mRNA合成机制（巴尔的摩分类法）可以将病毒分为7类（Ⅰ～Ⅶ类）。在6000多种不同的哺乳动物中，每种动物可平均感染约58种不同的病毒，因此其中具有潜在溶瘤能力的病毒可以为临床治疗提供无限的可能性。理想情况下，临床使用的溶瘤病毒应具有以下特性：易于大规模生产和高滴度；易于体外编辑并具有遗传学稳定性；较好的肿瘤细胞靶向性及给药方式简单等。近年来，随着CRISPR/Cas9等基因编辑技术的快速发展，通过基因工程修饰病毒基因组，溶瘤病毒的肿瘤靶向性和溶瘤活性显著提高，同时其毒副作用也得到了限制，这就极大地增加了可用作溶瘤病毒的病毒种类。

到目前为止，溶瘤病毒已经进行了100多次临床试验，共治疗了3000多例癌症患者。靶向性溶瘤病毒在临床研究中显示出良好的安全性和有效性，其中腺病毒和疱疹病毒是研究最广泛的两种病毒。2005年，第一个溶瘤型腺病毒（H101）在中国被批准与化疗联合治疗复发性鼻咽癌。2015年，一种溶瘤型单纯疱疹病毒（T-VEC）在美国、欧洲、澳大利亚和以色列被批准用于晚期黑色素瘤的治疗。此外，呼肠孤病毒（Rigvir）在波兰、爱沙尼亚、白俄罗斯和拉脱维亚等被批准用于治疗晚期黑色素瘤。目前，许多其他病毒家族的溶瘤病毒正在临床开发中，被作为肿瘤治疗的单一疗法和针对多种癌症适应证的组合策略。接下来，我们将逐一介绍目前作为临床开发的溶瘤病毒的基本特征，并介绍在每个家族中最有希望和应用前景的候选病毒，表 13-2 和表 13-3 显示了目前作为溶瘤病毒的各个病毒家族的特性。

表 13-2　DNA 病毒的分类和特性

	腺病毒	痘病毒	疱疹病毒	细小病毒
巴尔的摩分类	Ⅰ型：dsDNA	Ⅰ型：dsDNA	Ⅰ型：dsDNA	Ⅱ型：ssDNA
科	腺病毒科	痘病毒科	疱疹病毒科	细小病毒科
病毒粒子	裸露无包膜	复杂膜包被	有包膜	裸露无包膜
衣壳对称性	二十面体	复杂结构	二十面体	二十面体
病毒复制地点	核和胞质	胞质	核和胞质	核和胞质
细胞受体	柯萨奇 - 腺病毒受体（CAR）	未知	疱疹病毒入侵介质（HVEM），nectin 1 和 2	唾液酸糖链
是否整合到基因组	+	–	+	+
插入基因的容量大小	++	+++	+++	N/A
是否感染非分裂细胞	–	–	–	+
致病力	+/–	+/–	–	+
免疫原性	–	–	–	+
血细胞凝集	+/–	–	–	+
血脑屏障穿透能力	–	–	–	+
病毒滴度（PFU/ml）	10^{12}	10^{9}	10^{10}	5×10^{8}

+：是；–：否；N/A：未知。

表 13-3　RNA 病毒的分类和特性

	呼肠孤病毒	柯萨奇病毒	脊髓灰质炎病毒	麻疹病毒	水疱性口炎病毒
巴尔的摩分类	Ⅲ型：dsRNA	Ⅳ型：ssRNA	Ⅳ型：ss（+）RNA	Ⅴ型：ss（–）RNA	Ⅴ型：ss（–）RNA
科	呼肠孤病毒科	微小 RNA 病毒科	微小 RNA 病毒科	副黏病毒科	弹状病毒科
病毒粒子	裸露无包膜	裸露无包膜	裸露无包膜	有包膜	有包膜
衣壳对称性	二十面体	二十面体	二十面体	二十面体	螺旋形
病毒复制地点	胞质	胞质	胞质	胞质	胞质
细胞受体	未知	CAR/ICAM-1/DAF	CD155	SLAM 和 CD46	LDLR
是否整合到基因组	–	–	–	–	–
插入基因的容量大小	N/A	N/A	N/A	+	+
是否感染非分裂细胞	+	–	–	–	+
致病力	+	+/–	–	–	+
免疫原性	–	–	+/–	–	–
血细胞凝集	+	+	+	–	–
血脑屏障穿透能力	+	–	+	–	–
病毒滴度（PFU/ml）	10^{9}	10^{9}	10^{8}	10^{11}	2×10^{10}

+：是；–：否；N/A：未知。

（一）腺病毒

腺病毒是一种具有二十面体对称性的 DNA 病毒，无病毒包膜，有 36kb 的双链 DNA 基因组，宿主范围广泛，既可以感染分裂细胞也可以感染非分裂细胞。腺病毒（Ad）紧凑的基因组特征已被广泛地研究，人们可以在 Ad 的基因组中插入大片段的外源基因（约 10kb），病毒的游离型复制特性也保证了这些外源基因不会被整合到宿主基因组中。根据病毒的 DNA 同源性、血凝状态以及致癌 / 中和特性，人类腺病毒被分为 A～G 七个亚属和 50 多个血清型，这些病毒感染通常与人类的一些轻度疾病有关，如上呼吸道感染（B 和 C）、结膜炎（B 和 D）或胃肠炎（F 和 G）。由于 Ad 致病性低，有表达外源性基因的能力，Ad 不仅被用于基因治疗，也被开发成溶瘤病毒以及疫苗递送载体。

Ad5 是最常用的腺病毒递送载体，其作为溶瘤病毒已经历了多代发展和修饰改造。腺病毒的复制是由第一个腺病毒转录单元 E1A 引发的，E1A 蛋白可以促使 Rb-E2F 复合物解离，从而通过游离的 E2F 转录因子激活 E1B、E2、E3、E4 和其他早期基因的转录。大多数溶瘤腺病毒载体将突变序列插入 E1A 基因，从而破坏 Rb 的结合结构域，使更多的 E2F 转录因子复合物从 Rb-E2F 复合物中释放出来，以调节肿瘤细胞中腺病毒的转录。因此，第一代 Ad 携带 E1/E3 基因突变，可分别用于调节病毒复制与免疫反应，产生条件复制型病毒（crAdV），其在癌细胞中具有更强的复制能力，提高了安全性。此外，由于柯萨奇 - 腺病毒受体（CAR）在大多数肿瘤细胞表面表达较低或不存在，为了提高腺病毒载体对肿瘤细胞的靶向性，一些研究将 RGD（由精氨酸、甘氨酸和天冬氨酸组成的短肽）插入病毒的核衣壳中。RGD 可以特异性地靶向肿瘤组织中高表达的整联蛋白 $\alpha_v\beta_3$ 或 $\alpha_v\beta_5$ 受体，从而增强腺病毒主动靶向肿瘤细胞的能力。除 RGD 外，腺病毒载体还可以通过其他修饰以主动靶向高表达 CD46 的肿瘤细胞。

第二代 Ads 除了引入 *E1/E3* 突变外，还使病毒缺失了 *E4* 基因，以进一步提高安全性和有效性。基于 Ad5 的溶瘤病毒 ONYX-015（后被注册为 H101）是第一个在中国被批准的溶瘤病毒产品，分别用于头颈癌和鼻咽癌。这些病毒完全缺失 *E1B* 基因，从而能够选择性地感染具有 p53 信号转导缺陷的细胞，具有更高的安全性。在 H101 的 3 期临床试验中，与单一化疗相比，化疗与病毒的联合治疗显著提高了疗效。ONYX-015 的早期试验数据发现了许多可能限制疗效的问题，因此第三代 Ads 载体的开发引入了自杀基因、免疫刺激分子、药物转换酶和免疫治疗分子等。

尽管在人类和动物试验中 Ads 具有很高的转导效率以及肿瘤感染能力，但由于普通人群中预存的针对 Ad 的高水平体液免疫（30%～100%）会使得患者快速形成中和抗体，从而导致全身给药的 Ad 载体被快速清除，严重限制其治疗效果。为了提高疗效，人们进行了多种尝试，包括：①建立如 ColoAd1（一种缺失了 *E1A/E1B* 基因的 Ad3/Ad11p 嵌合病毒）非 Ad5 型的病毒；②利用癌细胞中 Rb 通路的缺陷删除 Rb 结合区（E1A-CR2）的 Delta24；③由于腺病毒高度嗜肝性，通过基因改造以降低肝脏的器官靶向性；等等。虽然经过这些方法改造的病毒比亲代更有效，但 Ad 作为单一疗法的疗效仍不显著。然而，由于 Ad 载体的强免疫原性，它们已被成功用于初免 - 加强免疫策略以增强患者的免疫反应。此外，与单独使用病毒相比，Ad 载体与传统疗法（如化疗和放疗）的组合显示出更大的功效，这可能是由于各种疗法通过多种机制杀伤肿瘤细胞，产生了持久的免疫反应。

目前有 6 种以上的 Ad 载体正在临床研究中，其临床特征如表 13-4 所示。其中，CG0070 是很有希望的候选载体，它是一种编码 GM-CSF 的 Ad5 型腺病毒。1/2 期临床试验的数据显示，癌症患者的响应率为 48%～77%，且其响应率呈剂量依赖性。此外，45 例卡介苗（BCG）无反应的非肌肉浸润性膀胱癌患者Ⅱ期临床试验的中期分析表明，CG0070 的 6 个月完全响应率为 47%，大多数不良事件是低度膀胱痉挛、血尿、排尿困难和尿急等轻微症状。因此，Ad 有望作为一种溶瘤药物与其他治疗方式如免疫检查点抑制剂等进行联合用药。

（二）单纯疱疹病毒 -1

单纯疱疹病毒 -1（HSV-1）是一种有包膜的 dsDNA 病毒，可导致人类唇疱疹。作为 α- 疱疹病毒亚科的成员，HSV-1 可以在大多数类型的肿瘤中复制，具有较大的基因组（125～250kb），

表 13-4 目前正在进行的溶瘤腺病毒临床试验

病毒类型	病毒名称	肿瘤类型	分期	给药方式	联合用药	临床试验代码
Ad5/3-D24-GMCSF	ONCOS-102	结直肠癌和卵巢癌等	Ⅰ/Ⅱ	腹腔	PD-L1 抑制剂	NCT02963831
Ad5/3-D24-GMCSF	ONCOS-102	晚期前列腺癌	Ⅰ/Ⅱ	瘤内	–	NCT03514836
Ad5/35	LOAd-703	黑色素瘤	Ⅰ/Ⅱ	瘤内	PD-L1 抑制剂	NCT04123470
Ad5/35	LOAd-703	胰腺癌、卵巢癌和结直肠癌等	Ⅰ/Ⅱ	瘤内	吉西他滨等化疗	NCT03225989
Ad5-Δ24RGD；T1-mut.	ORCA-010	前列腺癌	Ⅰ/Ⅱ	瘤内	–	NCT04097002
Ad5	ADV/HSV-tk	非小细胞肺癌和三阴性乳腺癌等	Ⅱ	瘤内	PD1 抑制剂和放疗等	NCT03004183
Ad5-Δ24-RGD	DNX-2401	脑瘤	Ⅱ	瘤内	PD1 抑制剂	NCT02798406
Ad5-hTert-E1A-IRES-E1B	OBP-301	黑色素瘤	Ⅱ	瘤内	–	NCT03190824
Ad5-hTert-E1A-IRES-E1B	OBP-301	鼻咽癌	Ⅱ	瘤内	PD1 抑制剂	NCT03921021
Ad-E2F-E1A-E3-GM-CSF	CG0070	膀胱癌	Ⅱ	膀胱内	PD1 抑制剂	NCT04387461
Ad-E2F-E1A-E3-GM-CSF	CG0070	膀胱癌	Ⅲ	膀胱内	–	NCT04452591
Ad5	H101	肝癌	Ⅲ	动脉内	5-FU 等化疗	NCT03780049

可编码 70 多个蛋白质，其中约 30kb 编码病毒感染的非必需基因，这就为基因编辑改造以表达多个其他外源基因提供了可能。更为重要的是，虽然 HSV-1 在细胞核中复制，但它不会引起插入突变。此外，HSV-1 对抗病毒药物敏感，在发生严重毒性的情况下，临床已经批准的抗病毒药物即可用于限制病毒的复制。

HSV-1 可能导致潜伏感染的嗜神经性毒性，为了提高安全性，人们进行了一系列改造：①敲除在非分裂细胞中对病毒复制至关重要的基因（如 *UL39*）；②敲除 *ICP34.5* 等基因以更好地抵抗干扰素介导的抗病毒反应；③敲除 *ICP47* 等基因以避免病毒被免疫系统过早清除。此外，基于 HSV-1 的溶瘤病毒还可以表达免疫激活因子，以增强肿瘤微环境内抗肿瘤细胞毒性反应（如 GM-CSF 等）。这些操作提高了 HSV-1 的安全性，但多个病毒基因的缺失也减弱了病毒的溶瘤能力。为提高 HSV-1 的溶瘤能力，人们使用基因工程技术来改造病毒对肿瘤细胞的偏好性或转录特异性。例如，通过将 HSV-1 的受体结合蛋白（糖蛋白 D）与异源配体融合，可以将病毒重新靶向肿瘤特异性的受体（如 EGFR、HER2 和 IL-13Rα2 等）。

早期，几种基于 HSV-1 的溶瘤病毒已在临床试验中进行了评估，大多数显示出良好的安全性和一定程度的治疗效果。迄今 T-VEC 是唯一获得 FDA 批准的溶瘤病毒。目前，共有 6 种基于 HSV-1 的溶瘤病毒正在进行临床研究（表 13-5），比较有希望的候选药物包括：

1. HSV-1716 源自 HSV-1（17+）病毒株，敲除了与神经毒性相关的基因 *RL1*（编码 ICP34.5 蛋白）。蛋白激酶 R 可以磷酸化 eIF2a，从而抑制蛋白质翻译并诱导肿瘤细胞凋亡，同时也能促进病毒的清除。然而，病毒蛋白 ICP34.5 介导的 eIF2a 去磷酸化可以促进蛋白质翻译并抑制细胞凋亡，抑制 PKR 的激酶活性。因此，携带 RL1 基因缺失的 HSV1716 可用于蛋白质合成不受控制的肿瘤细胞。

2. G207 第一个用于肿瘤临床试验的 HSV，将 *LacZ* 基因插入已删除的 ICP34.5 基因座中，使得病毒在恶性肿瘤细胞中选择性复制。缺失突变体 ICP34.5 诱导了晚期病毒基因（如 US11 等）的表达下调。G207 可诱发全身性抗肿瘤免疫，并激活细胞毒性 T 细胞。

3. G47Δ 源自 G207 病毒株，其 RL1 和 ICP47 基因带有突变，并将 LacZ 基因插入 ICP6 基因座中，从而导致核糖酸还原酶的大亚基的缺失，进而促进溶瘤病毒在肿瘤细胞中的选择性复制。此外，ICP47 突变可以通过增加 MHC Ⅰ的表达来有效刺激特异性的适应性抗肿瘤免疫反应。

4. HF10 基因组中缺失了 3.9kb 的大片段，从而导致 UL56 表达的丧失及 UL53（gK）、UL54

（ICP27）和UL55表达的上升。另外，HF10可以促进肿瘤的血管生成并诱导细胞毒性T细胞的抗肿瘤反应，它正与吉西他滨等化疗或免疫检查点抑制剂联合使用治疗胰腺癌（NCT03252808）和黑色素瘤（NCT03259425）。

表 13-5　溶瘤病毒中不同 HSV-1 的基因组比较

名称	HF10	T-VEC	G207	NV1020	G47Δ	HSV-1716	Mo32
毒株	HF 株	Js1 株	F 株	F 株	F 株	17+ 株	F 株
分离时间	1991 年	2003 年	1995 年	2002 年	2001 年	1991 年	2000 年
DNA 测序	完成	部分完成	部分完成	部分完成	部分完成	部分完成	部分完成
遗传操作	自然缺失或插入	人为遗传改变	人为遗传改变	人为遗传改变	人为遗传改变	人为遗传改变	人为遗传改变
删除基因	*UL56*、*LAT* 潜伏相关转录本	*ICP 34.5*、*ICP 47*	*ICP34.5*、*ICP6*	*ICP34.5*、*ICP4*、*ICP0*	*ICP34.5*、*ICP6*、*ICP 47*	*ICP34.5*	*ICP34.5*
插入基因	*UL52*、*UL53*、*UL54*、*UL55*	*hGM-CSF* 或 *mGM-CSF*	*LacZ*	*TK*	–	–	*IL-12*

（三）副黏病毒

副黏病毒是一类具有包膜的负链单链RNA病毒，直径为100～300nm的球形或多态形病毒颗粒，可导致人类和动物的多种不同疾病。副黏病毒可以容纳大量外来遗传物质，在细胞质中复制且在体内外具有良好的遗传稳定性，副黏病毒也是有吸引力的病毒载体。最知名的病毒包括感染人类的腮腺炎病毒、麻疹病毒，以及感染啮齿类动物的仙台病毒和感染禽类的新城疫病毒。由于这些病毒在宿主细胞表面的受体（例如，仙台病毒和腮腺炎病毒的唾液酸糖蛋白受体，以及麻疹病毒的CD46和SLAM受体等）通常被癌细胞过表达，因此副黏病毒对癌细胞具有天然的选择性，并会优先与恶性肿瘤细胞结合。仙台病毒和腮腺炎病毒是最早用于病毒治疗的病毒之一，但目前关于副黏病毒的大部分研究工作都集中在仙台病毒和麻疹病毒上。这些研究探索了副黏病毒作为潜在治疗肿瘤病毒载体的可能性，以及通过基因编辑和改造来提高其针对肿瘤细胞的靶向性和治疗效果。

1. 新城疫病毒　根据引起鸟类疾病的严重程度，新城疫病毒毒株分为弱毒、中毒和高毒三类。根据它们感染单层肿瘤细胞的能力，新城疫病毒被划分为裂解型和非裂解型两类。裂解型毒株产生感染性颗粒，可以感染其他细胞并释放大量病毒，从而导致病毒载量的扩增，而非裂解型毒株产生非感染性颗粒。此外，裂解型新城疫病毒毒株的感染会导致合胞体形成。目前，用于溶瘤病毒的新城疫病毒毒株包括裂解型中毒性毒株MTH68/H、PV-701、73-T以及非裂解型弱毒性毒株Ulster和HUJ。因为新城疫病毒对Ⅰ型IFN高度敏感，所以它们不会对人类造成严重的疾病，并且已经证明即使静脉高剂量应用也是安全的。尽管大量临床前数据表明重组新城疫病毒在多种癌症中具有抗肿瘤活性，但使用这些病毒的临床试验是有限的。

2. 麻疹病毒　麻疹病毒MeV具有高度传染性并可以在人类中引起严重疾病，因此需要使用野生型毒株的减毒衍生物作为疫苗，并在人群范围内进行接种以预防疾病。大多数溶瘤MeV研究都使用了Edmonston B毒株，该毒株可优先裂解表达CD46的癌细胞。由于它已经在体外培养和鸡胚中多次传代培养从而失去了致病性，具有一定的安全性。该菌株对多种原发瘤具有抗肿瘤活性，并在多种实体瘤和血液瘤临床前动物模型中得到验证。人群中普遍存在着针对该病毒的免疫反应以及中和抗体的存在极大地限制了其治疗肿瘤的效果。此外，小鼠不表达麻疹病毒受体，因此需要使用其他动物模型对该病毒进行临床前研究。人们正在努力保证安全性的同时增强麻疹病毒的溶瘤活性，并规避抗体对病毒的中和作用。

在动物模型和癌症患者中实时监测体内病毒基因的复制和表达能力是溶瘤病毒疗法的重要挑战。为了应对这一挑战，人们构建了表达外源癌胚抗原（CEA）或人工钠碘同向转运体（NIS）

的重组麻疹病毒。由于肿瘤细胞中的重组病毒可以表达人工钠碘同向转运体，促进了癌细胞中放射性碘同位素的积累，从而实现活体成像以表征病毒基因的表达情况。此外，放射性碘同位素的积累也同时导致了癌细胞的电离损伤，为放疗提供了可能。此外，人们正在尝试使用氟胞嘧啶（一种前体药物）和编码前体药物转化酶的重组 MeV 的联合疗法，表达外源前药转换酶的重组 MeV 可将无毒化合物氟胞嘧啶转化为高度细胞毒性药物氟尿嘧啶。研究表明，携带自杀基因的重组 MeV 和氟胞嘧啶联合治疗与溶瘤病毒单独治疗相比，具有更佳的治疗效果，可以显著抑制小鼠肿瘤的生长。目前，有多个 MeV 的临床研究已进入Ⅰ期和Ⅱ期临床试验。

（四）细小病毒

细小病毒是一种小型无包膜病毒，具有 4～6kb 的单链 DNA 基因组的二十面体核衣壳，可广泛感染宿主并能够穿过血脑屏障。细小病毒科包含 130 多种病毒，分为两个亚科：感染哺乳动物和鸟类的细小病毒亚科和感染节肢动物的浓核病毒亚科。细小病毒仅在分裂细胞中或在腺相关病毒（AAV）等辅助病毒存在的情况下复制。

尽管细小病毒经常从肿瘤细胞中分离出来，但体外和体内研究表明，细小病毒没有任何致癌性，相反它们具有干扰肿瘤生长的能力。近年来，研究表明啮齿类动物来源的细小病毒（RoPVs），特别是 H-1PV、小鼠细小病毒和 LuIII 病毒等具有天然的抗癌活性，可激活多种细胞死亡途径。使 RoPVs 成为有希望的候选溶瘤病毒的生物学特征有：①病毒感染致病性低；②人群中缺乏该类病毒的抗病毒免疫反应；③具有较好的肿瘤靶向性、裂解性和抑瘤特性；④能激发较强的抗癌免疫反应等。细小病毒的生命周期依赖于参与控制细胞增殖和分化的细胞因子，然而在肿瘤细胞中细胞周期蛋白 A、E2F 和Ⅰ型 IFN 等关键因子经常发生失活突变，这就为细小病毒在肿瘤细胞中的特异性复制提供了条件。

H-1PV 溶瘤病毒的临床疗效已进行了广泛评估。感染肿瘤细胞后，H-1PV 刺激病原和损伤相关模式分子 DAMPs 和 PAMPs 表达，并促进 TAA 释放，从而通过未成熟 DC 对肿瘤抗原的交叉呈递，增强了宿主免疫系统对肿瘤细胞的识别。目前，RoPVs 诱导的 ICD 在包括黑色素瘤、神经胶质瘤和胰腺癌的多个肿瘤模型中得到证实。体内研究还发现当向大鼠一侧肿瘤进行瘤内注射 H-1PV 病毒时，就可以观察到位于远端部位的肿瘤消退。此外，通过细胞过继实验，研究发现把经过 H-1PV 治疗的大鼠脾脏细胞过继到未经过治疗的大鼠时，可以保护大鼠免受原位胰腺癌的影响。总之，这些结果提供了有力的证据，表明 H-1PV 治疗会触发抗肿瘤免疫反应，从而有助于癌症病毒疗法的成功。

另一方面，在感染 H-1PV、小鼠细小病毒或 LuIII 等 RoPVs 之后的 1 周内，在动物模型中检测到抗病毒体液免疫反应，即抗病毒中和抗体的产生。中和抗体的存在可能会限制 H-1PV 的溶瘤效果。目前，已经完成了两个使用 H-1PV 治疗复发性或转移性的胶质母细胞瘤（NCT01301430）和胰腺癌（NCT02653313）的临床试验（表 13-6）。研究表明，H-1PV 治疗（ParvOryx）是安全且耐受性良好的，未达到最大耐受剂量（MTD）；同时还表现出以剂量依赖性的抗体生成并触发了特定的 T 细胞反应，为后续临床开发提供了良好基础。目前正在通过基因工程努力提高 H-1PV 的抗癌功效，包括修饰病毒衣壳、制备嵌合载体以增加病毒滴度、给病毒装备特定的 PAMPs（CpG 基序）等。此外，H-1PV 与其他癌症疗法如放化疗和 HDAC 抑制剂等的组合使用时产生了显著的协同作用。然而，由于使用细小病毒作为溶瘤药物是相对较新的方法，我们需要更好地了解细小病毒与宿主中对病毒的感染与复制及溶瘤效果的影响因素，才能为 H-1PV 提供更合理的临床治疗方案。

表 13-6　H-1PV 治疗复发性或转移性的胶质母细胞瘤和胰腺癌

病毒类型	病毒名称	肿瘤类型	分期	给药方式	联合用药	临床试验代码
Parvovirus H-1	ParvOryx	胰腺癌	Ⅰ/Ⅱ	静脉＋瘤内	–	NCT02653313
Parvovirus H-1	ParvOryx	胶质母细胞瘤	Ⅰ/Ⅱ	静脉＋瘤内	–	NCT01301430

（五）小 RNA 病毒

小 RNA 病毒是一种小型无包膜的正义单链 RNA 病毒，直径约为 30 nm，可穿透血脑屏障。小 RNA 病毒家族包括脊髓灰质炎病毒、口蹄疫病毒、柯萨奇病毒、甲型肝炎病毒和最近发现的塞内卡病毒等。小 RNA 病毒在细胞质中复制，不整合到宿主染色体中，因此它们一般不会导致遗传突变。此外，与腺病毒和牛痘病毒等 DNA 病毒不同，小 RNA 病毒不编码癌基因，但其基因组很容易被反转为 cDNA，且其病毒复制有一定的错配倾向，每万碱基中有 0.01～1 个突变。

1. 柯萨奇病毒 柯萨奇病毒有 A 和 B 两个亚类，这两个亚类在小鼠模型中的致病机制不同。人类柯萨奇病毒感染通常是无症状的，因此病毒基因组不需要因为安全问题而进行人为改造。由于其受体 ICAM-1 和 DAF 在黑色素瘤、乳腺癌和多发性骨髓瘤中的高表达，柯萨奇病毒对这些肿瘤细胞具有天然偏好性。CVA21 或 CAVATAK 是临床上最常用的柯萨奇病毒递送载体，早期临床试验证明了其安全性，同时也在晚期黑色素瘤患者中显示出了较好的治疗效果。由于 DAMPs 的释放，CVA21 病毒也在感染宿主后诱发了强烈的免疫反应，促进了 $CD8^+$ T 细胞和 NK 细胞的浸润，并通过激活 DC 增强了肿瘤抗原的交叉呈递。此外，其他临床研究正在评估 CVA21 与 CTLA-4/PD-1 的单克隆抗体联合治疗晚期皮肤黑色素瘤的效果，相关研究已扩展到膀胱癌、非小细胞肺癌和黑色素瘤等多种癌症。虽然以前接触过柯萨奇病毒会导致患者对病毒感染产生免疫力，但不同血清型病毒的抗体似乎没有交叉反应，这表明使用不同血清型的病毒可能有助于克服中和抗体对病毒的清除作用。

2. 脊髓灰质炎病毒 脊髓灰质炎病毒在人类中具有高致病性，是脊髓灰质炎的病因。虽然在绝大多数病例中表现为无症状或轻微流感样症状或胃肠炎，但由于病毒复制以及对运动神经元的选择性破坏，1% 的感染会导致麻痹性脊髓灰质炎，引起终身残疾和瘫痪。20 世纪初脊髓灰质炎的大规模暴发导致在 20 世纪 50 年代中期全民接种疫苗。

细胞对脊髓灰质炎病毒的敏感性取决于 CD155 细胞受体的表达，CD155 也称为 NECL5，通常在肿瘤转移时高表达。通过慢病毒系统在非人源细胞中过表达 CD155 受体，证实了受体介导的脊髓灰质炎病毒的细胞毒性。为了将脊髓灰质炎病毒用作溶瘤病毒，过去研究主要集中在保留野生型病毒的受体介导的溶瘤活性，同时减弱神经动力学以防止患者出现脊髓灰质炎症状。人们将 Sabin 疫苗株（PV1）的病毒内部核糖体进入位点（IRES）用来自 2 型相关人类鼻病毒的 IRES 进行了替换，从而进行减毒，这种被称为 PVS-RIPO 的重组减毒脊髓灰质炎病毒对 CD155 受体高表达的胶质瘤细胞具有趋化性。

目前，PVS-RIPO 的重组减毒脊髓灰质炎病毒正进行早期临床试验（NCT01491893）。通过瘤内注射，在 61 例复发性Ⅳ级恶性胶质瘤患者中初步评估了 PVS-RIPO 的安全性。在这项研究中，PVS-RIPO 治疗的 24 个月总生存率为 21%，只有 19% 的患者发生了 3 级或更严重的不良事件。

（六）痘病毒

痘病毒科由大型和有包膜的线性 dsDNA 病毒组成，可在脊椎动物和无脊椎动物的细胞质中进行复制。该家族最知名的成员包括天花病毒、牛痘病毒、黏液瘤病毒、禽痘病毒和鸟类痘病毒及根除天花使用的痘苗病毒等。痘苗病毒属于正痘病毒科，病毒颗粒直径为 300～400nm，基因组大小为 200kb，可编码 200 多个基因，病毒核心中含有病毒编码的 RNA 聚合酶，与 RNA 加帽、甲基化、多聚腺苷化相关的酶和转录因子。

痘苗病毒和其他痘病毒有许多特有的生物学特性，使它们成为溶瘤剂的理想选择，优点：①与其他病毒相比，它们能更快地复制和裂解细胞，这也是决定其疗效的关键因素。痘苗病毒的病毒颗粒能在产生后的 8 小时内从宿主细胞中分泌，肿瘤细胞在感染后 48～72 小时内被裂解。②痘苗病毒感染宿主细胞不依赖于特定的细胞表面受体，而是通过膜融合途径进行感染，因此痘苗病毒基本上可以进入所有细胞。③它们不会将 DNA 整合到宿主染色体中，而是在称为病毒工厂的细胞质中完成转录和复制，因此具有较好的安全性。④在病毒的生命周期中，痘苗病毒以多种感染形式存在，包括胞内成熟病毒（IMV）、细胞相关包膜病毒（CEV）和成熟包膜病毒（EEV）等。与 IMV 相比，EEV 和 CEV 具有脂质包膜，并且它们有着完全不同的外膜蛋白，因此它们之间有着完全不同的抗原性。此外，EEV 在包膜上整合了宿主补体调控蛋白如 CD46、CD55 和 CD59 等，并以此来抵抗宿主补体的中和作用。⑤如发生不良反应，有多种已经上市的临床药物可供选择，如痘苗免疫球蛋白、ST-246 和 Abl 家族酪氨酸激酶抑制剂等。⑥基因容量较大，最多可容纳 20 kb 的大型外源基因。

为了增强对肿瘤细胞的选择性和靶向性，人们对痘苗病毒做了一系列改造，去除一些非必需病毒基因以提高其安全性。例如：①病毒胸苷激酶（*TK*）基因，该基因的缺失使得病毒复制只能依赖于宿主细胞中 *TK* 基因的表达。受 E2F 转录因子调节的 *TK* 基因在正常增殖细胞的 S 期瞬时表达，但在大多数肿瘤细胞无论其增殖状态如何均高表达 *TK* 基因。②痘苗病毒也表达结合 EGFR 的 EGF 同源物痘苗病毒生长因子。研究发现，TK 和 VGF 均缺失的痘苗突变株（也称为 vvDD）在具有 EGFR 通路高活性的肿瘤细胞中选择性复制，且比单独缺失 TK 或 VGF 的痘苗突变株具有更好的治疗作用。③特异性缺失一些与细胞凋亡相关的基因如丝氨酸蛋白酶抑制剂和细胞色素 c 释放抑制剂等也会增强对肿瘤细胞的选择性。④编码可溶性 IFN 受体的病毒 *B18R* 基因，该基因的缺失可以抑制细胞的抗病毒免疫反应并促进病毒对 IFN 缺陷细胞的选择性裂解。⑤痘病毒具有高度免疫原性，可诱发强烈的细胞毒性 T 细胞反应，产生抗病毒中和抗体。为了减轻病毒感染和复制引起的先天免疫反应，携带基因缺失的痘苗突变体还配备了免疫刺激因子（如 GM-CSF、IL-2 和 IL-12 等）、共刺激分子（如 B7.1、ICAM-1 和 LFA-3 等）、凋亡蛋白、前药转化酶和抗血管生成蛋白等。我们团队对痘苗突变体进行改造，使其表达 CD19/CD3 双特异性抗体，通过临床前研究证明其能高效杀伤淋巴瘤。

世界卫生组织于 1980 年宣布天花病毒已经灭绝，之后世界上在多数国家停止了天花疫苗的生产。在此之前天花病毒在全球广泛使用，但其严重的不良事件非常少见，为 1/40 000～1/1000，提示痘苗溶瘤病毒是安全的。目前，较好的痘苗溶瘤病毒临床候选药物 Pexa-Vec（也称为 JX-594）是一种 TK 缺失并编码 GM-CSF 的惠氏株痘苗病毒，在随机 3 期临床试验中用于治疗既往未接受过治疗的肝细胞癌患者，同时与激酶抑制剂索拉非尼进行联合治疗。尽管该研究未能达到预期的主要目的（NCT02562755），但在这项研究中没有出现安全问题。此外，在转移性黑色素瘤 1 期临床试验中发现，使用表达 1 种（B7.1）或 3 种（B7.1、ICAM-1 和 LFA-3）共刺激分子的惠氏株痘苗病毒，其临床反应与黑色素瘤特异性 $CD8^+$ T 细胞和自身免疫性白癜风的发生相关联，并且不良反应较轻。

GL-ONC1（也称为 GLV-1h68）是一种经三重修饰的李斯特株痘苗病毒，该病毒表达与绿色荧光蛋白、β- 半乳糖苷酶和 β- 葡萄糖醛酸酶融合的海肾萤光素酶，这些外源基因分别代替了病毒原有的 *F14.5L*、*TK* 和 *A56R*（血凝素）基因。无论是单独使用还是与化疗联合，无论是瘤内注射还是静脉内给药，GL-ONC1 的安全性已在多种类型的实体瘤中进行了评估，GL-ONC1 的耐受性良好，毒性较小，且其初步证据表明其具有抗肿瘤活性（表 13-7）。此外，TG6002 是另一种正在临床研究中的第二代痘苗病毒（60），源自哥本哈根病毒株。它带有 J2R 和 I4L 基因的靶向缺失，分别编码胸苷激酶和核糖核苷酸还原酶的大亚基，同时在该基因座插入了外源自杀基因 FUC1，其产物可以将无毒性的氟胞嘧啶转化为高细胞毒性药物氟尿嘧啶。临床前研究发现，TG6002 不仅有较好的肿瘤细胞选择性和裂解性，而且也具有较好的安全性，其Ⅰ/Ⅱ期临床试验正在进行当中。

表 13-7　痘病毒科病毒溶瘤活性的临床试验

病毒类型	病毒名称	肿瘤类型	分期	给药方式	联合用药	临床试验代码
李斯特株痘苗病毒	GL-ONC1	卵巢癌等	Ⅰb/Ⅱ	腹腔	-	NCT02759588
		实体瘤	Ⅰb	静脉	手术和 C5 补体抑制剂	NCT02714374

续表

病毒类型	病毒名称	肿瘤类型	分期	给药方式	联合用药	临床试验代码
惠氏株痘苗病毒	Pexa-VEC/TG6006	实体瘤	Ⅰ	瘤内	CTLA-4 抑制剂	NCT02977156
		肾细胞癌	Ⅰ	瘤内或静脉	REGN2810	NCT03294083
		肝癌	Ⅰ/Ⅱa	瘤内	PD1 抑制剂	NCT03071094
		乳腺癌等实体瘤	Ⅰb/Ⅱ	静脉	环磷酰胺	NCT02630368
		结直肠癌	Ⅰ/Ⅱ	静脉	PD-L1 抑制剂等	NCT03206073
哥本哈根株痘苗病毒	TG6002	中枢神经系统肿瘤	Ⅰ/Ⅱ	静脉	5-FC	NCT03294486

（七）弹状病毒

弹状病毒科有 250 多种不同的亚型，具有包膜和单链负义 RNA 基因组，形状为子弹状，能够在植物、无脊椎动物和脊椎动物中感染和复制。这个家族中最著名的病毒是狂犬病毒。虽然减毒活狂犬病毒可以促进肿瘤坏死，但目前临床上研究较多的溶瘤型弹状病毒是马拉巴病毒和水疱性口炎病毒（VSV），两者都属于水疱病毒属。水疱性口炎病毒曾作为原型负链 RNA 病毒被广泛研究，因此人们对其基因组、复制和安全性具有很好的认知。尽管实验室的菌株很少致病，但在人类中 VSV 可引起急性发热等疾病。马拉巴病毒是一种昆虫病毒，但最近研究发现它具有强效的溶瘤特性，且不会引起人类疾病。

和其他病毒相比，弹状病毒具有许多独特的生物学特性：①它们复制得非常快；②在很多哺乳动物细胞中具有高滴度；③基因组小且易于操作，只含 5 个基因；④病毒生命周期独立于宿主细胞的周期调控；⑤病毒复制在细胞质中进行，没有与宿主基因组整合的风险；⑥病毒的抗原很少，限制了体液免疫对其的影响。

马拉巴病毒和水疱性口炎病毒对肿瘤细胞的靶向性主要基于肿瘤细胞中常见的Ⅰ型 IFN 信号通路受损，但这些病毒也具有高度的嗜神经性。因此，人们对其做了一系列改造以提高其靶向性和安全性。通过突变缺失水疱性口炎病毒中 M 蛋白第 51 位上的甲硫氨酸从而获得突变体 VSVΔ51；或同时突变马拉巴病毒 M 蛋白（L123W）和 G 蛋白（Q242R）从而构建突变体 MG1。这些突变可以消除 IFN 的抑制，使得正常细胞能够感知病毒并阻止病毒在其中复制，从而显著降低神经毒性。此外，与其他病毒类似，弹状病毒也尝试使用免疫刺激分子或肿瘤抗原修饰病毒，增加肿瘤特异性靶向，并且和其他疗法联合能提高疗效。

目前，这些溶瘤病毒仍处于临床开发的早期阶段。表达人源 IFN-β（VSV-hIFN-β-NIS）的 VSV 可在体内诱导肿瘤消退，并且在 $CD8^+$ T 细胞存在的情况下可增强抗肿瘤作用。IFN-β 的表达也提高了安全性，保护免疫缺陷小鼠和非人灵长类动物免受致命神经毒性的毒害。VSV-hIFN-β-NIS 在各种癌症患者中（如肝癌和子宫内膜癌等）的早期临床试验也正在进行中。

马拉巴病毒表现出广泛的肿瘤靶向性，且减毒的 MG1 毒株在体内表现出比 VSVΔ511 更强大的抗肿瘤活性。为了提高抗肿瘤免疫，MG1 经改造使其表达黑色素瘤 TAA 多巴色素异构酶（hdCT）。虽然单独使用 MG1-hdCT 无法产生针对肿瘤的适应性免疫，但当在异源初免 - 加强方案中用作增强载体时，MG1 会诱发强大的 T 细胞特异性免疫反应，可以在超过 20% 的动物中导致肿瘤的完全消退。目前，在非小细胞肺癌和黑色素瘤等实体瘤中启动了多项Ⅰ/Ⅱ期临床试验，以检验编码黑色素瘤相关抗原 3（MAGEA3）的 MG1-MAGEA3 溶瘤病毒的治疗效果（表 13-8）。

（八）呼肠孤病毒

呼肠孤病毒最早是从人和动物的呼吸道或肠道中分离而得，由于不清楚该病毒的致病机制，因而将它称为呼吸道（R）、肠道（E）、孤儿（O）病毒，简称为呼肠孤病毒。它是一种无包膜病毒，为二十面体，含有分段的双链 RNA 基因组，18～27kb，具有 9～12 个离散片段。病毒颗粒的直径为 60～80nm，由两个蛋白质层组成，即外层的核衣壳和内层的核心蛋白。人类呼肠孤病毒通

表 13-8 弹状病毒溶瘤活性的临床试验

病毒类型	病毒名称	肿瘤类型	分期	给药方式	联合用药	临床试验代码
马拉巴病毒（Maraba）	MG1-MAGEA3	黑色素瘤	Ⅰ / Ⅱ	静脉	PD-1 抑制剂等	NCT02879760
水疱性口炎病毒（VSV）	VSV-hIFN-β-NIS	实体瘤	Ⅰ	静脉	–	NCT02923466
		白血病和淋巴瘤等	Ⅰ	静脉	–	NCT02923466
		子宫内膜癌	Ⅰ	静脉	–	NCT03017820

常感染呼吸道和胃肠道，只会引发轻微的病症，但该科的一些成员如轮状病毒却具有更高的致病性。由于 3 种血清型呼肠孤病毒在环境中普遍存在，50%～70% 的成年人接触过呼肠孤病毒并携带针对该病毒的抗体，因此将呼肠孤病毒作为溶瘤剂会更加复杂。

早在 20 世纪 70 年代，人们就观察到呼肠孤病毒具有在恶性转化细胞中特异性感染和复制的能力。后续的机制研究发现，过表达 EGFR 或具有 Ras 信号通路激活突变的细胞更容易感染呼肠孤病毒。呼肠孤病毒主要通过激活内在和外在的凋亡途径诱导细胞裂解。呼肠孤病毒主要的临床研究候选者是 Reolysin，它源自 T3D 病毒株的哺乳动物正呼肠孤病毒，已在黑色素瘤、胰腺癌、膀胱癌和多发性骨髓瘤等多种癌症类型的临床试验中进行了评估。Reolysin 具有一定的抗肿瘤作用，且在高剂量时也具有良好的耐受性，静脉给药也没有剂量依赖的毒副作用。此外，呼肠孤病毒的活性已被证明在与化疗或放疗联合使用时会显著增强，目前更多的临床试验正在进行当中（表 13-9）。

表 13-9 呼肠孤病毒溶瘤活性的临床试验

病毒类型	病毒名称	肿瘤类型	分期	给药方式	联合用药	临床试验代码
呼肠孤病毒	Reolysin	黑色素瘤	Ⅰ / Ⅱ	静脉	GM-CSF	NCT03282188
		胰腺癌	Ⅰ	静脉	吉西他滨、氟尿嘧啶和 PD-1 抑制剂等	NCT02620423
		多发性骨髓瘤	Ⅰ	静脉	Lenalidomide 和 Pomalidomide	NCT03015922
		多发性骨髓瘤	Ⅰ	瘤内	吉西他滨等	NCT02723838

五、溶瘤病毒递送障碍及其逆转策略

尽管许多溶瘤病毒在临床前模型中显示出可喜的结果，但在人类肿瘤中进行临床试验时，其疗效往往不尽如人意。当然，导致这种实验室研究与临床应用之间较大差异的原因是多方面的，许多因素可以显著限制病毒在体内的递送和对肿瘤细胞的感染，这些因素包括中和抗体的存在、补体系统导致的病毒失活以及肿瘤内的物理屏障如缺氧、坏死、高渗透压、酸中毒和致密的细胞外基质等。

该领域中急需解决的问题之一就是确定“全身 / 静脉内给药”和“瘤内递送”哪一种方式更好？全身给药理论上可以靶向全身转移的癌细胞，但病毒必须以治疗浓度到达肿瘤才可以产生治疗效果，并且还要避免被免疫系统过早清除。相反，瘤内注射可以绕过肿瘤的物理障碍，但该方法仅仅限于通过成像等技术辅助将病毒注射到易于触及的肿瘤。递送途径的选择还取决于病毒独有的特征、肿瘤所处的物理位置以及患者对所选病毒预先存在的免疫力等。

（一）抗病毒中和抗体的存在

如前所述，当溶瘤病毒感染和裂解肿瘤细胞时，可能会同时诱发病毒介导的抗肿瘤反应和抗病毒免疫反应，有效的溶瘤病毒治疗需要在二者之间找到一种微妙的平衡。到目前为止，大多数溶瘤病毒都是通过瘤内注射来进行治疗的，这在很大程度上是为了克服血液中预先存在的抗体和补体等自然屏障，同时也可以规避反复的静脉给药。此外，病毒的选择也很重要，因为它决定了中和抗体是否会产生以及何时产生、患者群体中预先存在免疫力的可能性有多大以及进行全身性给药的可能性等。例如，在人类中广泛流行的HSV-1等病毒通常已经进化出逃避免疫监视的能力，因而几乎所有人都有针对HSV-1病毒的中和性抗体，但对其他那些通常不感染人类的病毒而言，人类不太可能遇到预先存在的免疫力。对于麻疹、腺病毒和脊髓灰质炎等病毒，疫苗接种或之前对病毒的暴露会显著降低疗效，人们正在尝试通过血清型转换、使用聚合物涂层覆盖病毒颗粒等手段以防止其与中和抗体的结合来限制免疫系统对病毒的中和清除。有临床前研究通过在溶瘤痘苗病毒表面基因修饰CD55抗原，降低了多次全身给药后产生的病毒特异性抗体的中和。此外，除病毒修饰外，通过环磷酰胺预处理抑制宿主免疫系统已被证明可提高HSV-1病毒疗法的疗效。

（二）补体系统对病毒的灭活

补体是联系固有免疫与适应性免疫等抗病毒反应的桥梁，是先天免疫防御系统的第一道防线。补体包括很多血清酶原和蛋白，这些血清酶原和蛋白与反应的级联放大有关。补体的激活有三种途径：经典途径、凝集素途径和替代途径。经典途径由抗体结合的病毒复合物结合C1q产生；凝集素途径由甘露糖结合凝集素与病毒作用激活；替代途径是以经典途径为前提，以其产生的C3b分子与病毒结合激活。研究表明，即使在没有中和抗体的情况下，由于补体系统的激活，HSV-1和痘苗等溶瘤病毒的静脉递送会受到血清中抗病毒活性的抑制。抗体介导的补体激活增强了抗体的中和能力，因此补体与溶瘤病毒有极强的关联性。在没有补体的情况下，残留的保护性免疫在体外仅表现出微弱甚至完全没有中和活性，这表明补体的失活可以增强溶瘤病毒的稳定性，促进溶瘤病毒被传递到肿瘤组织。

相反，C3是经典途径、凝集素途径和替代途径三种补体激活途径共有的关键分子，使用靶向C3的补体抑制剂CP40可以抑制免疫系统对痘苗病毒的中和清除。体内动物实验表明，抑制补体延长了病毒在血液中存留的时间，使血液中病毒滴度增加了10倍，改善了病毒向肿瘤的传递。更为重要的是，人们还发现在抑制补体后，溶瘤病毒的瘤内递送也得到了改善，这表明补体产生的影响不仅存在于血液循环中，也存在于肿瘤微环境中。这些研究表明，溶瘤病毒治疗前的短期补体抑制可以显著提高其治疗效果。

（三）肿瘤异质性

肿瘤异质性也给溶瘤病毒治疗带来了挑战。癌症基因组图谱（TCGA）的测序数据表明，人类癌症中存在着令人出乎意料的个体间及肿瘤内的异质性。癌症治疗尤其是靶向治疗后获得性耐药的发生就与肿瘤异质性密切相关。某些肿瘤细胞中残留的抗病毒活性能使其抵抗溶瘤病毒感染。为了应对某些肿瘤细胞中残留的IFN抗病毒活性，使用小分子病毒敏化剂可以促进溶瘤病毒的复制与生长。体内研究也发现，这些病毒敏化剂与溶瘤病毒协同作用可以增加病毒的复制，增强治疗功效，但其具体分子机制尚不清楚。阐明这些敏化剂背后的机制将有助于我们更好地理解影响溶瘤病毒生长和传播的信号通路。

近年来，肿瘤免疫治疗飞速发展，基于PD-1/PD-L1的免疫检查点抑制免疫疗法已经成为癌症治疗领域最热门、期望度最高的治疗方法之一。研究表明，与突变负荷相关的肿瘤异质性可能会通过免疫检查点抑制来增强免疫治疗效果。存在大量肿瘤浸润淋巴细胞时，患者对免疫检查点抑制治疗的反应也会增强。这些数据表明大量肿瘤新抗原可能会促进抗原特异性T细胞反应，改善免疫治疗效果。基于此，由于溶瘤病毒表达许多病毒特异性抗原，我们可以大胆地推测，当溶瘤病毒与免疫治疗（尤其是免疫检查点抑制剂）联用时可能会有叠加或协同作用。当然，我们也需要更深入地了解溶瘤病毒可能受到肿瘤异质性中哪些因素的限制，并探究如何克服这些障碍。

（四）肿瘤微环境

肿瘤微环境（TME）是指癌细胞增殖所处的局部环境，由多种不同类型的细胞和胞外基质成分组成，包括肿瘤细胞、内皮细胞、肿瘤相关成纤维细胞（CAF）和各种免疫细胞等。肿瘤微环境是肿瘤发生和发展的“土壤”，在免疫治疗以及溶瘤病毒治疗的过程中发挥着重要作用。例如，与正常成纤维细胞相比，CAF 对溶瘤病毒感染有更高的敏感性，它们会分泌成纤维细胞生长因子 2（FGF2）抑制 RIG-Ⅰ的表达从而阻碍肿瘤细胞的抗病毒反应。FGF2 能促进病毒对内皮细胞的感染，表达 FGF2 的马拉巴病毒载体在治疗肿瘤方面比亲本病毒更有效。此外，CAF 还具有塑造肿瘤外基质，形成药物、免疫细胞或溶瘤病毒渗透肿瘤屏障的能力，从而阻碍溶瘤病毒向肿瘤组织的深层渗透，降低肿瘤治疗效果。此外，肿瘤微环境中存在大量免疫抑制性细胞，如髓源性免疫抑制细胞（MDSC）、肿瘤相关巨噬细胞（TAM）和调节性 T 细胞（Treg）等，它们会显著抑制溶瘤病毒激活的细胞毒性 T 细胞（CTL）的浸润和功能，促进肿瘤生长。

肿瘤对溶瘤病毒感染的 IFN 反应性不仅取决于肿瘤细胞本身，同时也受到微环境中间质细胞的影响。虽然肿瘤细胞本身可能在 IFN 通路中存在缺陷，但肿瘤作为一个整体仍可能具有一些抗病毒活性。因此，尽管已有研究清晰地表明，微环境中各细胞之间的相互串扰会显著影响溶瘤病毒复制和随后的治疗效果，但我们仍然未能全面了解 TME 内各细胞之间的复杂相互作用，有待进一步研究。

六、提高溶瘤病毒疗效的重要策略

（一）联合疗法

溶瘤病毒介导的细胞死亡与化学疗法、靶向治疗和放射疗法诱导的细胞死亡机制不同，这些方法的组合可能会对治疗产生叠加或协同效应。实际上，在动物模型的临床前研究已经证实，当溶瘤病毒与放化疗、小分子靶向抑制剂或其他免疫疗法如 CAR-T 和 PD-1 抗体等联合治疗时，可以增强单一疗法的治疗效果，显著提高肿瘤反应率并克服肿瘤对常规治疗的耐药性。此外，一些早期的临床试验也进一步验证了基于溶瘤病毒的组合策略，其客观缓解率得到显著提高，且其毒副作用也处于安全可控范围之内。如图 13-2，在本节中，我们简要回顾基于溶瘤病毒的各种联合疗法，并讨论各种联合疗法如何克服和逆转抗肿瘤免疫缺陷并激活抗肿瘤免疫反应。尽管组合疗法的疗效是有希望的，但目前关于不同疗法的最佳剂量和治疗频率等数据非常有限，同时也尚未建立筛选适应人群的统一标准，这些问题仍有待进一步研究。

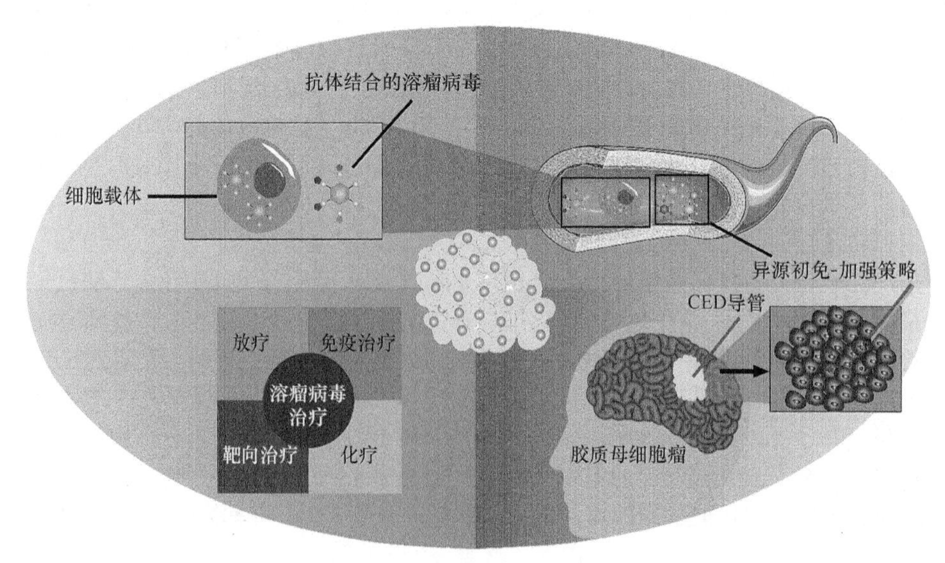

图 13-2　溶瘤病毒疗法的新策略

1. 放射疗法　放射治疗是临床上应用广泛且高效的癌症治疗手段。电离辐射的靶向作用可直接造成DNA断裂损伤，有效杀灭局部肿瘤细胞。局部放疗同时可引发全身抗肿瘤反应，即远端效应，主要表现为局部照射后远处肿瘤的消退。放射治疗通过诱导免疫反应促进远端效应来增强免疫治疗的作用已经引起了广泛关注，因此将放射疗法与溶瘤病毒相结合可能是一种合乎逻辑的治疗方法。这种组合策略已经在多种临床前动物模型中进行了验证，尤其是HSV-1和辐射之间的关系研究最深入。研究表明，尽管在所有细胞系中辐照可以增加HSV-1的滴度，但病毒滴度的增加并不与病毒剂量和放射剂量呈依赖性。放疗使溶瘤作用增强，部分得益于病毒复制率的升高。然而，导致病毒复制率升高的分子机制并不清楚。目前的主要假说是：GADD34基因是一个DNA损伤和生长抑制诱导基因，在细胞受到遗传性损伤时（如辐射导致损伤时）能够保护细胞。HSV-1编码的ICP34.5蛋白与GADD34蛋白显示高度的结构同源性，ICP34.5蛋白可结合其他胞内蛋白，使胞内翻译起始因子eIF-2a去磷酸化，进而导致蛋白持续合成以增加病毒的复制。

在一项关于头颈鳞癌的Ⅰ/Ⅱ期临床试验中，进行顺铂、放疗和剂量递增的T-VEC溶瘤病毒的联合治疗，治疗6～10周后17例患者中有14例的客观缓解率，且93%的患者通过组织病理学确认完全缓解。此外，在随访中（中位随访时间为29个月）也没有发现肿瘤复发，其无复发生存率为76.5%。由于局部放射治疗可能会影响病毒复制或免疫细胞募集，因此还需要进一步优化辐射暴露和溶瘤病毒治疗的时间、周期和次序等。

2. 化学疗法和靶向治疗 化疗药物通常是针对肿瘤细胞无限增殖的特性而被开发出来，但它们对具有连续增殖能力的正常细胞（如造血细胞等）也有杀伤作用。环磷酰胺是一种烷化剂类药物，除了在肿瘤细胞中被代谢成细胞毒性物质来发挥抗肿瘤杀伤作用外，有研究还发现它是一种免疫抑制剂。它能通过抑制机体先天性免疫应答和中和抗体产生来增强HSV-1在肿瘤中的复制和扩散，继而提高溶瘤病毒的裂解效果。此外，吉西他滨是一种破坏细胞复制能力的二氟核苷类抗癌药，也能增强机体产生针对肿瘤抗原的特异性T细胞应答。ONYX-015是一种E1B缺失的腺溶瘤病毒，优先感染p53缺失的肿瘤细胞，它与顺铂、氟尿嘧啶等化疗药物进行联合瘤内注射的客观缓解率为65%，而单独使用Onyx-015的客观缓解率仅为15%。

小分子靶向药物抑制癌细胞中异常信号通路，可以特异性杀死肿瘤细胞。虽然靶向治疗可以产生快速的临床反应，但耐药性的出现往往是不可避免的。因此，联合用药则可能促进可溶性抗原的释放并增强溶瘤病毒诱导的新抗原表位的扩展，从而降低了耐药性的发生概率。目前被报道的用于溶瘤病毒组合治疗的靶向药物主要有三类：表观遗传学抑制剂、靶向PI3K/AKT/mTOR信号通路的抑制剂和受体酪氨酸激酶抑制剂。蛋白去乙酰化酶抑制剂（HDACi）是一种被广泛研究的表观遗传学药物，目前已有多个品系完成临床试验并获批上市。HDACi不仅可通过抑制肿瘤细胞增殖和诱导细胞周期阻滞等方式促进肿瘤细胞的分化和凋亡，还可以通过抑制IFN信号途径来降低机体的抗病毒免疫应答。雷帕霉素是mTOR信号通路的抑制剂，可协助腺病毒和HSV-1裂解不易感的肿瘤细胞。蛋白酪氨酸激酶抑制剂（PTKs）具有抑制肿瘤生长和抗肿瘤血管生成的双重作用。当使用BRAF抑制剂和丝裂原活化的细胞外信号调节激酶（MEK）抑制剂与呼肠孤病毒联合治疗时，联合治疗比呼肠孤病毒单一治疗具有更强溶瘤效果。有数据表明，BRAF抑制剂等靶向药物可能会促进淋巴细胞在肿瘤微环境中的浸润，从而促进免疫治疗效果。

3. 免疫检查点抑制剂 是当前肿瘤治疗领域划时代的治疗方案，其原理是克服由免疫检查点表达引起的肿瘤诱导的免疫抑制，通过使用ICB激活自身的免疫系统T细胞来控制和杀伤肿瘤细胞。目前已经上市的ICB有细胞毒性T细胞相关抗原4（CTLA-4）单抗和程序性死亡分子1（PD-1）单抗等，在黑色素瘤、非小细胞肺癌、结直肠癌和霍奇金淋巴瘤等多种癌症中表现出显著的疗效，这些单抗可能还适用于其他癌症的治疗。尽管ICB在多种实体瘤患者中具有较好的疗效，但对大部分实体瘤患者效果不明显，有些最初应答的患者最终也会产生耐药性。归结其原因是这类药物依赖于肿瘤患者瘤内浸润性T淋巴细胞的数量，而在某些肿瘤中可能不包含此类细胞。因此，一种新兴的组合策略是将能招募免疫细胞的药物与ICB结合起来。

由于溶瘤病毒能诱导先天免疫反应和促进产生干扰素的能力，使得溶瘤病毒成为联合免疫治疗颇具吸引力的药物，尤其是溶瘤病毒可能使TME中淋巴细胞贫乏的肿瘤转变为以T细胞和NK细胞浸润为特征的“热肿瘤”。肿瘤细胞的直接裂解还将导致可溶性肿瘤抗原、DAMPs、病毒DNA和坏死细胞物质的释放，这些都有助于产生针对癌症的适应性免疫反应。当溶瘤病毒增强免疫细胞向肿瘤募集，局部IFN的产生将导致免疫检查点的表达增加，然后ICB可以重新激活TME中的免疫细胞，对肿瘤产生更强大的T细胞反应。因此，从治疗原理上来看，溶瘤病毒和免疫检查点抑制剂联合具有很好的互补性。

多个临床前研究已经验证了这一猜想，溶瘤病毒和ICB的联合治疗可以产生更持久的疗效。同时，这些研究也发现两种药物给药时间的重要性，如CTLA-4的表达在T细胞激活后的24～48小时内达到峰值，并且对抑制剂治疗的有效性会随着溶瘤病毒治疗时间的推移而降低。因此，为了最大限度地提高治疗效果，优化治疗方案至关重要。

除了ICB和溶瘤病毒的系统性共同给药外，概念研究还提出利用基因修饰后的溶瘤病毒表达特定的ICB，从而将ICB限制在TME内以避免系统性免疫相关不良事件的发生。更进一步的研究利用双特异性抗体基因修饰溶瘤病毒来达到更优秀的抗癌效果，临床前研究表明CD19/CD3双特异性抗体基因修饰的溶瘤痘苗病毒具有显著抗B细胞淋巴瘤效果；表达PD-L1/CD3双特异性抗体的重组Ⅱ型单纯疱疹病毒具有协同治疗肿瘤的效果。

目前，多个溶瘤病毒与ICB联合治疗的临床研究正在进行中。例如，在接受T-VEC和CTLA-4抗体治疗的19例转移性黑色素瘤患者中的客观响应率为50%，且44%的受试者表现出半年或更长时间的持久反应。联合治疗的反应率不仅比任一单一疗法的响应率都高，而且在这些试验期间没有发现意外的不良事件或药物反应。此外，一项更大的随机Ⅱ期临床试验比较了T-VEC和CTLA-4抗体联合治疗与单独使用CTLA-4抗体治疗转移性黑色素瘤患者的疗效。在这项研究中，198例患者被随机分组，其主要研究目标是客观响应率（ORR）：联合治疗组的ORR为39%，而单独使用Ipilimumab治疗组为18%。在这项试验中，联合治疗组中52%的患者发生了瘤内注射病毒的远端肿瘤消退，而单独使用CTLA-4抗体治疗组为23%，这表明联合治疗改善了全身抗肿瘤作用。3级或以上不良事件的发生率在联合用药组和单独用药组中分别为45%和35%。此外，溶瘤病毒还可以与其他免疫检查点抗体如PD-1和TIM-3等联用，进一步扩大单药治疗的效果。相信随着免疫治疗研究的深入，溶瘤病毒与其他免疫治疗方法联合治疗肿瘤会得到进一步发展。

4. CAR-T疗法 近年来，嵌合抗原受体T细胞免疫疗法（CAR-T疗法）在血液肿瘤领域取得了巨大成功，全球已经有8款CAR-T细胞获批上市，适应证均为血液肿瘤，多款产品的完全缓解率已达到70%～80%，显著延长了患者的生存期。但实体瘤CAR-T细胞治疗难度显著高于血液肿瘤，需要对CAR-T细胞进行改造优化以提升疗效，目前未有产品获批，尚处于探索阶段。

实体肿瘤微环境存在的抑制性的免疫细胞（Treg，MDSC等）、抑制性的细胞因子（IL-10、TGF-β等）均会抑制进入肿瘤内部的CAR-T细胞活性，肿瘤细胞还能够通过抗原缺失、共刺激信号异常、MHC类分子表达低下以及表达免疫检查点分子（PD-L1，B7等）来降低CAR-T细胞活性，导致TME中的免疫耐受。此外，肿瘤细胞糖酵解使TME呈现缺氧、酸性、营养耗竭的状态，导致CAR-T细胞效应功能因缺少能量而受损，而肿瘤血管结构不规则、间质液压力升高等特点对CAR-T细胞形成物理屏障，使其难以有效归巢和浸润到肿瘤。

溶瘤病毒不仅能直接杀死实体肿瘤，还能引起抗肿瘤免疫反应，破坏肿瘤微环境中的免疫抑制成分，促进CAR-T细胞对实体瘤的浸润。溶瘤病毒在CAR-T细胞的激活、浸润和识别等阶段均发挥重要作用。研究表明，溶瘤病毒可通过多种途径助力CAR-T细胞克服免疫抑制障碍，提高治疗效果，主要包括：①裂解肿瘤细胞，暴露大量的TAA，激活CAR-T细胞；②通过损伤相关分子模式激活天然免疫系统；③释放细胞因子改善免疫微环境；④诱导肿瘤抑制微环境向非抑制状态转换；⑤激活辅助性T淋巴细胞（Th1），降低IL-10和TGF-β等分子阻碍T细胞和肿瘤细胞结合的能力。因此，理论上溶瘤病毒和CAR-T疗法联合具有很好的互补性，溶瘤病毒能够用其诱导的抗肿瘤免疫特性来弥补CAR-T细胞治疗实体瘤的缺陷。

多项临床前研究显示溶瘤病毒联合CAR-T细胞治疗的优越性，有研究者让CAR-T细胞装载了水疱性口炎病毒或呼肠孤病毒，然后用以治疗实体瘤小鼠模型。结果发现，通过系统性递送，溶瘤病毒大大增强了CAR-T细胞治疗黑色素瘤和胶质瘤肿瘤模型的疗效，改善了小鼠的生存。机制研究显示，CAR-T将溶瘤病毒递送到肿瘤中后，病毒就能够渗透到肿瘤细胞中，进行复制，使肿瘤细胞破裂，并激发有效的免疫反应。美国希望之城国家医疗中心的一项研究，通过溶瘤病毒的感染细胞能力为肿瘤细胞携带上特异靶标CD19，再利用靶向CD19的CAR-T细胞产品治疗，实现了CAR-T对于特异性抗原缺乏的实体肿瘤的治疗突破，在临床前研究中，通过溶瘤病毒联合CAR-T细胞治疗的实体肿瘤小鼠中，60%个体肿瘤实现了完全消退。此外，免疫系统建立了对肿瘤的记忆反应，具有一次治愈，终身免疫的潜力。

目前，多个溶瘤病毒与CAR-T细胞联合治疗的临床实验正在进行中，一项靶向IL13Rα2的CAR-T细胞疗法和C134溶瘤病毒联合治疗复发性胶质母细胞瘤的Ⅰ期临床试验。该试验的启动得益于两项分别评估MB-101和MB-108的Ⅰ期临床试验中期数据，以及两种疗法构成的组合疗法MB-109的临床前研究的支持。

（二）异源初免-加强策略

研究表明，有些患者主要是对病毒的溶瘤作用产生反应，而其他反应则是由肿瘤细胞溶解后产生的原位疫苗效应驱动的。为赋予保护性免疫，疫苗接种通常需要以初免的形式进行多次免疫。传统方式是用相同的疫苗进行多次接种，即相同的抗原和表达载体，被称为同源初免加强策略。然而，使用不同递送方法如使用病毒载体递送重组DNA或使用表达相同抗原的不同病毒载体，被称为异源初免-加强策略。异源初免策略已被证明比同源初免策略能产生更强的免疫原性，这种方法旨在“教育”或“启动”免疫系统识别特定抗原，然后通过病毒定向感染肿瘤细胞，使得抗原在肿瘤内部高水平表达，从而增强局部的免疫反应。更重要的是，异源初免-加强策略可以防止因重复使用同一载体而使患者产生对递送载体的免疫，而且还可以避免机体对先前使用载体产生中和抗体的问题。

目前，多种异源初免-加强策略已经被运用到溶瘤病毒治疗中，其中一种常见的方法是使用两种不同的溶瘤病毒表达同种常见的TAA。例如，常用于临床前研究的抗原包括卵清蛋白（溶瘤病毒A）和多巴色素异构酶（DCT）等。虽然编码DCT的单个Ad或VSV载体对存活率的改善很小，但同时使用两种表达DCT的载体成功地诱发了抗原特异性免疫反应和病毒介导的肿瘤裂解。在小鼠B16黑色素瘤模型中，使用“先Ad-DCT初免，后VSV-DCT增强”的异源初免-加强策略激发了40%的循环T细胞特异性地靶向DCT抗原，并增强了针对其他肿瘤抗原的免疫反应，显示出这种治疗方案可以使得抗原表位扩展、破坏内源细胞抗原的耐受性及产生持久的肿瘤反应。

（三）细胞载体运输

决定溶瘤病毒临床应用的另一个限制因素是它们难以抵抗宿主的抗病毒反应，以裸露病毒颗粒形式进入循环系统的病毒可在半小时内被宿主免疫系统中和或隔离。因此，保护病毒免受宿主免疫的过早清除有可能增强溶瘤病毒的传递和功效。保护Ad、VSV和MeV等病毒免受循环系统中预先存在的中和抗体影响的最普遍方法之一是使用基于细胞的载体进行递送。除了保护病毒免受宿主免疫系统过早清除外，理想的细胞载体应能够在离体时有效地吸收病毒，并对肿瘤分泌的细胞或趋化因子做出反应，主动迁移、靶向和浸润进入肿瘤组织，最后将病毒卸载到TME中。因此，肿瘤相关巨噬细胞（TAM）、DC、髓源抑制性细胞（MDSC）和间充质干细胞等肿瘤浸润免疫细胞成为首选的细胞载体。

几项基于动物模型的临床前研究表明，病毒可以被装载到这些不同的细胞内部或表面，而病毒和细胞载体的活性不会受到影响，这些细胞载体可以保护病毒不被中和抗体过早清除，显著减弱了宿主抗病毒反应对病毒的破坏。化学和放射疗法通过诱导肿瘤组织缺氧和坏死，使得巨噬细胞和 MDSC 向肿瘤的浸润显著增加，免疫抑制性细胞因子的分泌也会促进这些细胞向肿瘤的聚集，从而促进载体对病毒的传递。细胞载体的使用增强了溶瘤病毒对原发性肿瘤和转移瘤的生长控制，提高了小鼠模型的存活率。目前还没有使用基于细胞载体进行临床试验的相关工作，因此该策略的临床有效性和安全性仍有待评估。

（四）对流增强给药

溶瘤病毒的瘤内递送是避免免疫系统过早清除病毒的最佳方法之一，但只有很少的肿瘤适合瘤内注射（如乳腺癌和黑色素瘤等）。血脑屏障是血 - 脑 - 脑脊液屏障的简称，是存在于血液和脑组织之间的一层屏障系统，由毛细血管内皮细胞、星形细胞、神经胶质细胞和基膜组成。血脑屏障阻碍外来物质进入脑组织对人体大脑起到了很好的保护作用，但是也限制了药物的进入，致使抗癌药物难以在脑组织中达到有效浓度而不能充分发挥疗效，如原发性脑瘤或继发性脑瘤等疾病的治疗均需要药物直接在脑部发挥作用。

为了绕过血脑屏障，对流增强输送（CED）用于通常不易穿过血脑屏障的药物递送。CED 使用几根立体定向放置在肿瘤内或肿瘤周围的导管，将药物连续均匀地直接输送到脑实质。这种方法可以增强药物对目的部位的输送，限制全身副作用的产生并有望提高疗效，该方法成为一种有前途的针对脑癌的新兴治疗策略。目前，已经开展了几项通过 CED 进行溶瘤病毒递送的试验。虽然这些研究取得了不同程度的成功，但临床前和早期临床研究中的安全性和抗肿瘤效果仍然需要进一步研究。CED 在脑胶质瘤试验中被用于瘤内递送 PVS-RIPO，早期结果表明 CED 可能是治疗脑胶质瘤的一种有效策略。最近，CED 也被用于 Delta24-RGD 腺病毒的脑胶质瘤瘤内递送，较好地激活了抗肿瘤免疫反应且安全性良好。然而，由于病毒粒子的大小不同，并非所有病毒载体都适用于 CED。

七、溶瘤病毒临床发展中的安全性问题

虽然溶瘤病毒已在临床上表现出良好的安全性，但在溶瘤病毒的临床开发中仍面临许多挑战。与传统癌症疗法相比，溶瘤病毒的活性复制涉及生物安全与监管问题，其中最主要问题的是传染性病毒颗粒的环境脱落，即病毒颗粒通过血液、粪便、尿液、唾液或皮肤上的伤口等途径从患者体内脱落。病毒的环境脱落是一个相当大的生物安全问题，因为它增加了溶瘤病毒从治疗个体传播到未经治疗个体的可能性。因此，FDA 制定了关于在临床前和临床开发期间收集有关脱落病毒数据的指南，来评估病毒传播给未经治疗个体的可能性。

单纯疱疹病毒、水疱性口炎病毒和呼肠孤病毒表现出很小的脱落可能性，而其他病毒如腺病毒和痘苗病毒则有更大的环境脱落风险。已有报告发现从注射部位和排泄物中发现了腺病毒，并且这些脱落的病毒会随着给药剂量的增加而有所增加。腺病毒载体的脱落可导致它们与野生型腺病毒发生同源重组产生新菌株，但迄今为止尚未在临床给药后检测到重组 Ad 的出现。已知活的痘苗病毒在接种疫苗后会从皮肤注射部位脱落，因此不建议将其用于免疫功能低下的个体、湿疹患者或孕妇。此外，新城疫病毒等动物病毒的脱落可能导致动物感染，从而带来环境风险。虽然病毒脱落尚未与任何有记录的病毒暴发相关联，但必须对所有新开发的溶瘤病毒进行病毒脱落的相关研究和规范管理。

总结和展望

21 世纪以来，溶瘤病毒疗法在治疗人类肿瘤方面取得了重大进展，越来越多的临床数据证实将溶瘤病毒与其他标准治疗特别是 ICB 联合应用，能显著提高单一治疗的抗肿瘤效应。溶瘤病毒种类多、调控手段多样、可以作为载体表达不同功能的外源基因，这些是溶瘤病毒治疗肿瘤的优势。此外，溶瘤病毒几乎会影响肿瘤 - 免疫周期的所有方面，促进 T 细胞等淋巴细胞（TILs）的

浸润以及增强肿瘤新抗原呈递引起的肿瘤特异性免疫反应，重塑免疫抑制性微环境，从而将“冷肿瘤”转化成“热肿瘤”，为后续的ICB治疗铺平道路。

但溶瘤病毒疗法仍然存在着很多需要解决的问题，这些问题是未来溶瘤病毒大规模应用要面对的挑战。首先，溶瘤病毒、肿瘤细胞和机体免疫系统共同构成的复杂系统对溶瘤病毒疗法的疗效起着决定性作用。我们需要运用多组学手段多维度分析三者的相互关系，确定溶瘤病毒的有效剂量、给药方式和给药频次以保证肿瘤治疗效果。当联合用药时，最佳病毒、最佳剂量以及治疗顺序与时间等都须进一步地研究。其次，溶瘤病毒对T细胞抗肿瘤抗原表位扩展的作用也需要进一步研究，肿瘤特异性T细胞以及病毒特异性T细胞反应对抗肿瘤的综合疗效也是我们关注的重点。再者，环境因素如饮食和宿主肠道微生物菌群等如何参与影响溶瘤病毒治疗过程也是一个值得深入探讨的科学问题。解决上述问题需要更为广泛更加深入的基础研究和临床试验，以寻求更为有效和更具个体化的肿瘤治疗方法。总之，溶瘤病毒的多样性、可编辑性和多效性使它成为优化联合免疫治疗的理想平台。

课后习题

1. 溶瘤病毒的抗肿瘤治疗效果通常与所用病毒的溶瘤能力成正比，请问其抗肿瘤效果是否必须依赖于病毒的裂解性复制？或者裂解性复制株是否比非裂解性复制株效果更佳？

2. 肿瘤干细胞和肿瘤异质性往往是肿瘤复发和转移的关键因素，溶瘤病毒是否可以有效清除异质性的肿瘤干细胞？

3. 肿瘤微环境由多种不同类型的细胞和胞外基质成分组成，是肿瘤发生和发展的“土壤”。微环境中的这些间质细胞是否会影响溶瘤病毒的浸润？

4. 当溶瘤病毒感染和裂解肿瘤细胞时，可能会同时诱发病毒介导的抗肿瘤反应和抗病毒免疫反应，有效的溶瘤病毒治疗需要在两者之间找到一种微妙的平衡，我们有哪些措施可以尽可能地扬长避短？

5. 溶瘤病毒介导的细胞死亡与化学疗法、靶向治疗和放射疗法诱导的细胞死亡机制不同，这些方法的组合可能会对治疗产生叠加或协同效应。当联合用药时，如何确定和选择最佳病毒、最佳剂量以及治疗顺序与时间？

6. 研究表明，环境因素如饮食和宿主肠道微生物菌群等也对溶瘤病毒治疗效果起着至关重要的作用，其可能的分子机制有哪些？

（刘云华 钱文斌 孙梦熊 赵相钦 马 莹 郝继辉）

第十四章　空间多组学在肿瘤免疫学中的应用

一、导　　言

肿瘤免疫学中近年来一个最引人瞩目的发展就是肿瘤免疫治疗。MD 安德森癌症中心的 James P. Allison 教授发现了癌症免疫检查点（immune checkpoint）并开发出第一个免疫检查点抑制抗体药物，于 2018 年获得诺贝尔生理学或医学奖，成为现代肿瘤免疫治疗的里程碑。在此之后，各种免疫检查点抑制剂（ICB）肿瘤免疫治疗迎来了爆炸式的发展，改写了癌症治疗的历史。除了免疫检查点抑制剂，另外的几种免疫治疗方法也在近些年快速发展，包括嵌合抗原受体 T 细胞（CAR-T）疗法、T 细胞受体改造 T 细胞（T cell receptor-engineered T cell，TCR-T）疗法、肿瘤浸润淋巴细胞（TIL）疗法等。与肿瘤免疫治疗密切相关的一个领域就是对肿瘤微环境（TME）的研究，TME 的状态在很大程度上决定着肿瘤免疫治疗的效果。在 TME 研究中，不仅需要去研究其中肿瘤细胞、免疫细胞及其他种类细胞的功能、状态等，还必须研究每个或每类细胞在组织中所处的空间位置，以及特定位置的细胞中，甚至是亚细胞结构中，DNA 的状态、mRNA 或蛋白质的表达以及代谢物的变化。很显然传统的取一块组织匀浆提取核酸、蛋白质做组学分析的方法无法满足肿瘤微环境研究的需要。甚至单细胞分离的单细胞测序技术也无法准确提供细胞在肿瘤微环境中的空间位置。这时就需要用到本章介绍的，在对 mRNA 或蛋白质等进行组学分析时，可以同时获取其在细胞或组织中空间位置信息的空间多组学技术。

二、空间组学的概念

我们对组学（-omics）都已经比较了解，经过几十年的发展，由最早被定义的基因组学（genomics）开始，发展出来转录组学（transcriptomics）、表观基因组学（epigenomics）、蛋白质组学（proteomics）、代谢组学（metabonomics）、脂类组学（lipidomics）、免疫组学（immunomics）、糖组学（glycomics）等。各种组学技术的功能已非常强大，比如转录组学可以方便快捷地分析样本中全转录组的表达，蛋白质组学可以分析样本中成千上万的蛋白质，为系统全面地分析生物样本起到了重要的作用。但是传统的组学技术是基于混杂样本的分析，所得到的数据来自于一块匀浆的组织，难以区分获取的信号来自哪些细胞，更无法确定来自肿瘤微环境中什么空间位置。

肿瘤微环境中包括肿瘤细胞、免疫细胞、基质细胞、成纤维细胞、血管内皮细胞等各种不同的细胞复杂但有序地交织在一起，相互作用，相互影响，其每种细胞所处的位置都对肿瘤细胞的生长转移有重要作用。如果在对样本进行各种组学水平的分析时，同时获取这些组学信息在样本组织细胞中的空间位置信息，这样在传统组学分析的基础上增加了空间信息维度，使得研究者可以从更全面和深入的角度去研究肿瘤微环境和肿瘤免疫。此类技术就是本章所介绍的空间多组学（spatial multi-omics）技术。空间组学概念的提出也就是近几十年的时间，而现代空间组学技术的迅速发展也就是近 5～10 年的时间，所以空间组学还是一个崭新的研究领域。

三、空间组学的重要性

虽然现代空间组学是一个新的研究领域，但研究人员很早就清晰地认识到细胞所处空间位置的重要性，以及核酸、蛋白质、代谢物等在细胞或组织中空间位置分布的重要性。比如各种器官和组织由不同的细胞亚群构成，这些细胞亚群所处的特定空间位置与它们的功能密切相关。在早期胚胎研究中认识到，形态发生素（morphogen）分布的空间位置和浓度控制着细胞在胚胎中正确分化发育。在现代分子生物学研究中认识到，mRNA 或蛋白质的表达在不同位置的同类或不同类细胞中，甚至不同亚细胞结构中，都有很大差异，影响着细胞的功能和状态。在肿瘤免疫领域，细胞的空间位置尤其重要，因为肿瘤免疫发生的关键场所就是肿瘤微环境（TME），对肿瘤的发生、进展、转移和耐药等每一个过程都起着重要作用。肿瘤微环境具有很强的异质性，包括了不同细胞亚群之间的直接或间接细胞通信以及细胞外囊泡等复杂机制，直接影响肿瘤对免疫治疗的敏感度，所以对肿瘤微环境中不同空间位置细胞的研究至关重要。

目前的研究已经根据肿瘤微环境中肿瘤细胞和免疫细胞的数量以及不同空间位置，初步将肿瘤微环境分为不同的亚型，包括免疫炎症型、免疫豁免型及免疫沙漠型等，微环境中特定免疫细胞的数量、状态，而且更重要的是免疫细胞所处的位置，决定了肿瘤是否对免疫治疗产生应答。此外，程序性死亡蛋白 -1（programmed death-1，PD-1）和其配体（programmed death ligand-1，PD-L1）作为目前最重要的肿瘤免疫检查点抑制治疗的靶点，其表达量的高低在大多数情况下却无法预测患者对 PD-1/PD-L1 的阻断治疗是否应答。研究表明在肿瘤微环境中 PD-1/PD-L1 的功能不仅依赖于蛋白质水平的高低，更依赖于杀伤性 T 淋巴细胞与肿瘤细胞所处的空间位置，能否靠近到一定程度，触发免疫细胞的杀伤作用。以上都表明，对于肿瘤免疫这个领域，传统的混杂组织研究是远远不够的，甚至近一二十年发展起来的单细胞生物学技术也是不够的。比如基于单细胞分离的单细胞测序技术，虽然也是一项重大的技术突破，但由于细胞从组织中解离出来，丢失了原来的空间位置信息，不属于本章所讨论的空间组学技术范畴。对于研究具有复杂空间位置结构的肿瘤微环境，破译肿瘤细胞和免疫微环境之间相互作用的关键机制，找到肿瘤免疫治疗的预前及预后分子标志物，空间组学技术将会起到关键的作用。

四、空间组学技术简介

对应传统的各种组学比如基因组学、转录组学、表观组学、蛋白质组学、代谢组学、脂类组学、免疫组学、糖组学等，目前都有和细胞空间位置检测相结合的空间组学技术。目前空间组学技术在空间转录组、空间蛋白质组和空间代谢组领域的研究中应用比较广泛，所以本章主要介绍这三个领域内空间组学技术的发展和应用。当然在其他领域，空间组学技术也已经起步或发展。

我们谈到空间组学技术，是指包括组织细胞空间位置信息的组学分析，其空间位置分辨率可以是某一类细胞的空间位置，也可以是单个细胞甚至是亚细胞结构。组学的定义要更广泛一些，什么样的技术可以称为组学技术并没有一个明确的标准。如果是能覆盖如全基因组或全转录组的技术，当然毫无疑问是组学技术。但是对于如蛋白质组和代谢组等，哪怕是传统组学技术也还只能研究其中的很小一部分，所以在空间组学技术领域，只要能突破传统的荧光原位杂交（fluorescence in situ hybridization，FISH）或免疫组织化学染色（immunohistochemical staining，IHC）技术对可分析 mRNA 或蛋白靶点数目的限制，只要能覆盖一部分转录组或蛋白质组等，在现阶段就可以被认为是高内涵（high content）的空间组学技术。目前的多项空间组学技术还无法同时兼顾达到最高的空间位置分辨率和最大可分析的靶点数，一般会在这两者之间取一个平衡。

（一）空间转录组学技术

空间转录组学技术是目前发展最快、应用最广的空间组学技术。权威的 *Nature Methods* 杂志将空间转录组学技术评为 2020 年的年度技术，可见该类技术在领域内的影响力。同时实现对组织细胞空间位置信息和转录组的检测有多种不同的原理，下面介绍几类有代表性的空间转录组学技术。这里需要说明一点，大部分空间组学技术的设计都非常复杂精细，本章旨在介绍空间组学技术的概念和基本原理，不作为技术细节的参考。如果需要理解技术细节，可用本章提供的技术名称及参考文献等，进一步查询专业技术资料。

1. 基于激光捕获显微切割（LCM）的空间转录组学技术　最直接的空间转录组学技术就是用

激光捕获显微切割（laser capture microdissection，LCM）或者手工的方法，把感兴趣的细胞和组织从特定的位置分离下来，然后做传统的转录组学分析。LCM 技术早在 20 世纪 60 年代就开始出现，当然是在现代转录组学技术发展起来之后，才有了二者联用的空间转录组学技术。LCM，也简单称为激光显微切割（laser microdissection，LM），可以在显微镜下把感兴趣的单细胞或特定区域切割分离出来，目前有很多种商业化的 LCM 技术平台，分别使用红外线（infrared，IR）激光或紫外线（ultraviolet，UV）激光，或者两种激光联用来分离组织细胞。红外线激光能量低，比较温和，对细胞的损伤小，适用于分离单细胞或少数细胞。紫外线激光能量高，对切割位置的细胞有一定损伤，但分离速度快，效率高，适用于切割分离稍微大一些的组织结构或多个细胞。

到 2000 年前后，LCM 与二代测序技术（next-generation sequencing，NGS）或微阵列技术（microarray）联用，发展成为第一代空间转录组学技术，并一直沿用至今。具有代表性的此类技术，例如 LCM-seq，将 LCM 与 Smart（Switching mechanism at the 5′ end of the RNA template）-Seq2 RNA 测序相结合，可以达到检测特定单细胞转录组的水平。该技术使用冷冻组织切片，用 LCM 将细胞直接收集到裂解液中，反转录 mRNA 为 cDNA 并制备文库用于测序，由于在 LCM 过程中记录了每个细胞的确切位置，可以将测得的转录组还原到特定位置的细胞上。如果需要研究的细胞数目不是太多，LCM-Seq 作为一种有力的空间转录组学技术，已经应用于多种细胞类型的空间转录组学研究。另一种类似的技术称为 Geo-Seq，也是利用 LCM 和单细胞 RNA 测序来研究小块组织的空间转录组，一般使用几个到几十个细胞，大体工作流程包括使用组织冷冻切片，激光显微切割感兴趣区，裂解细胞纯化 RNA 并反转录制备测序文库。除了使用 LCM，还有一些衍生的方法来分离细胞或组织用于转录组分析，比如冷冻切割，或者使用荧光标记然后用流式细胞术分离等。有一种近年来新发展的方法称为 Pick-Seq，在显微镜下从组织切片上选取感兴趣的区域，使用一种特殊的取样针，以机械的方法从感兴趣区取下 5～10 个细胞，转移到小管中进行 RNA 的提取及后续测序。总之，这类空间转录组学技术的原理就是分离出特定位置的细胞和组织，再使用传统的转录组学技术分析。

虽然基于 LCM 的空间转录组学技术开创了这一研究领域，但其局限性也是显而易见的，LCM 对于设备技术都有很高的要求，并且非常耗时耗力，这就限制了能够分析的细胞和组织的数量，无法成为一个高通量（high throughput）的方法，而且分辨率也只能达到单细胞的水平，目前最多只能分离单个细胞核，很难再向其他亚细胞结构分辨率发展。当然基于 LCM 的空间转录组学技术有其最大的优势，就是可以联用强大的测序技术分析全转录组，作为一种高产出或者高内涵的技术，在很多研究场景还有广泛的应用。

2. 基于原位捕获（ISC）的空间转录组学技术 另一类空间转录组学技术基于原位捕获技术（in situ capture，ISC），就是使用能够标记空间位置的特异探针在原位捕获样本中的 mRNA，测序后可以还原 mRNA 初始的空间位置，来实现空间转录组分析。一种早期的技术就叫作空间转录组学技术（spatial transcriptomics，ST），在玻片上固定可以捕获 mRNA 的探针，在玻片不同位置上的探针含有不同的寡核苷酸条码，用来解码该探针的空间位置。冷冻组织切片被附着在玻片上并释放 mRNA，带有位置条码的探针可以从相邻的组织中捕获 mRNA。捕获的 mRNA 反转录后得到的 cDNA 也就携带了探针的空间位置条码。制备测序文库后使用二代测序技术分析，得到每一个序列中存在的空间位置条码，就可以将每个单独的 mRNA 还原到组织切片中的原始位置。

在另一项 Slide-seq 空间转录组学技术中使用了微珠技术，带位置条码的捕获探针不是直接固定在玻片上，而是附着在 10μm 大小的微珠上，然后再将微珠固定在玻片上，如上所述用微珠上的探针来捕获相邻位置中组织细胞的 mRNA，微珠通过 SOLiD 测序得到 mRNA 的序列以及它们的空间位置。在另一个类似的技术高分辨率空间转录组学（high-definition spatial transcriptomics，HDST）中，使用了比 Slide-seq 中更小的微珠，将 Slide-seq 技术中大约 10μm 的空间位置分辨率提高到了约 2μm，可以实现单细胞甚至亚细胞结构的空间转录组分析。一项 2021 年开发的基于原位捕获的 Seq-Scope 技术进一步把空间位置分辨率提高到平均 0.6μm，达到光学显微镜的分辨率水平。在 Seq-Scope 技术中，研究人员巧妙地使用了 Illumina 测序芯片来原位捕获组织细胞 mRNA，大幅度提高了空间分辨率。该技术在 Illumina 测序芯片上首先将随机单分子寡核苷酸条码进行固相扩增，类似于常规测序的 cDNA 文库在测序芯片上的桥式扩增，这样每一个单分子寡核苷酸条码就形成了一个包含上千个拷贝的簇。然后进行第一轮测序获得每个簇中随机寡核苷酸条码的序列，每个簇在芯片上的位置是已知的，这样就相当于利用现成的 Illumina 测序芯片，制作了一个高密度的原位 mRNA 捕获芯片。下一步处理芯片上的随机寡核苷酸条码成为捕获探针，将组织切片放置于捕获芯片上并释放 mRNA，被原位捕获的 mRNA 反转录后与已知序列的随机寡核苷酸条码连在一起，再进行第二次测序，就获得了原位的 mRNA 序列。

基于原位捕获的空间转录组学技术还有很多改进和变种，比如耶鲁大学樊荣教授发明的 DBiT-seq 技术，使用微流控芯片将两套特异的 DNA 条码探针传送到组织玻片的表面来捕获和定位 mRNA。第一套 50 种不同的 DNA 条码探针，A1～A50，从水平方向使用微流控芯片的微通道传送到组织玻片的表面，可在组织表面分别使用 A1 到 A50 的 DNA 条码探针，标记 50 条平行的条带。第二套 50 种不同的 DNA 条码探针 B1～B50 从垂直方向也传送到组织玻片的表面，形成 50 条垂直的条带，这样就形成了 2500 个交汇点区域，每个交汇点里都有一个特异的 A 条码探针和一个特异的 B 条码探针，A 条码和 B 条码可以在原位连接，并捕获原位的 mRNA，连同 AB 条码测序后就可以将特定的 mRNA 定位到一个特异的交汇点，创造出一种巧妙的空间转录组学技术。

10×Genomics 公司于 2020 年推出的商业化技术平台 Visium 也是一种基于原位捕获（ISC）的空间转录组学技术，是目前在领域内应用最广泛的空间转录组学技术。

3. 基于原位测序（ISS）的空间转录组学技术　另外一类空间转录组学技术是基于原位测序（in situ sequencing，ISS）原理，就是在组织切片上，将 mRNA 反转录成 cDNA，扩增后固定在细胞原有的位置，然后使用二代测序技术，在原位读出 mRNA 的序列来实现空间转录组的分析。cDNA 的反转录和扩增过程相当于二代测序技术中测序文库的制备，早期的 ISS 技术在 cDNA 扩增过程中使用了挂锁探针（padlock probe）技术和滚环扩增（rolling circle amplification，RCA）技术。挂锁探针是一种合成的单链 DNA 寡核苷酸探针，其两个末端 5′ 端和 3′ 端的序列可以与靶标 mRNA 直接相邻的两段序列互补杂交，这样就将挂锁探针的 5′ 端和 3′ 端置于相邻的位置，然后使用 DNA 连接酶就可以将挂锁探针的 5′ 端和 3′ 端连接起来形成环状单链 DNA。另外一种挂锁探针的两端不是与靶标 mRNA 直接相邻的两段序列杂交，而是与靶标 mRNA 相近的两段序列互补杂交，杂交之后挂锁探针的 5′ 端和 3′ 端虽然被置于相近的位置，但中间还有一个空缺，隔着十几到几十个碱基。这时需要先用 DNA 聚合酶把空缺补齐，再用 DNA 连接酶将 5′ 端和 3′ 端连接起来形成环状单链 DNA。留有空缺然后补齐的设计是为了将靶标 mRNA 的一段序列包括进环化的挂锁探针中。环化的挂锁探针可以作为滚环扩增（RCA）的模板，使用 DNA 合成酶扩增出几千倍，形成一个单链的含有几千个原始探针拷贝序列的 DNA 小球，并被固定在靶标 mRNA 在细胞中的原始位置，用作下一步的测序模板。当然原位测序中 cDNA 的准备过程也有不同的设计，有的技术不使用挂锁探针而直接环化 cDNA 来进行滚环扩增。

一种有代表性的基于 ISS 的空间转录组学技术称为荧光原位测序（fluorescent in situ sequencing，FISSEQ）技术。FISSEQ 技术使用了一种重要的二代测序方法寡核苷酸连接和检测测序（sequencing by oligonucleotide ligation and detection，SOLiD）技术的原理。FISSEQ 技术的开发与 SOLiD 测序技术基本同步，开始于 2000 年前后。SOLiD 技术是 Life Technologies 公司开发的一种二代测序技术，2006 年就已经商业化上市，曾经是一种主流的二代测序方法，依靠寡核苷酸连接反应和荧光信号来读出 DNA 的序列。在 FISSEQ 技术中，先在固定的细胞中，使用氨基修饰的随机六聚体反转录引物，在原位将 mRNA 反转录成 cDNA，然后将 cDNA 直接环化形成单链环状 DNA 作为滚环扩增（RCA）的模版，扩增后成为直径为 200～400 nm 的单链 DNA 小球，在这些小球中包含大量 cDNA 序列的串联重复。cDNA 的合成扩增中引入了胺基修饰，用来介导新合成的 cDNA 与其周围蛋白的交联，固定在原 mRNA 在细胞中的空间位置。到这一步就相当于在 SOLiD 测序中完成了 DNA 测序文库的准备并固定在测序芯片上，后续进行基于连接的测序。不同的是在 SOLiD 测序中这一步在测序芯片上进行，而 FISSEQ 在玻片上固定的细胞中进行，但原理都是 DNA 短序列被局部扩增，然后使用荧光标记探针和连接反应，来读出目标 DNA 的序列，获得 mRNA 原位表达的空间转录信息。

后来主流的二代测序被基于 DNA 合成反应的测序方法 Illumina 公司的二代测序技术所占据，毫不奇怪，基于 DNA 合成反应的 Illumina 测序方法也被应用于 ISS 空间转录组学技术中，例如条码原位靶向测序（barcode in situ targeted sequencing，BaristaSeq）空间转录组学技术，在前处理阶段也是使用了挂锁探针和滚环扩增的方法来制备原位测序的文库，但使用的测序方法是基于 DNA 合成反应的 Illumina 测序。基于原位测序（ISS）的空间转录组学技术还有很多变种和发展，如空间分辨率扩增子映射（spatially-resolved transcript amplicon readout mapping，STARmap），扩张测序（expansion sequencing，ExSeq），原位电子测序（in situ electro-sequencing，electro-seq）等，并且还在迅速发展中。在使用挂锁探针的技术中，因为必须为每个靶标 mRNA 合成一个独特的探针，所以对检测的靶标 mRNA 数目有比较大的限制，目前一般能检测的靶标数目在几百个到几千个之间。不使用挂锁探针直接环化 cDNA 的方法理论上可以覆盖整个转录组，但由于 cDNA 环化扩增效率和原位测序灵敏度的限制，目前其最高可检测靶标 mRNA 的数目也只能达到数千个的水平。当然各种基于 ISS 的空间转录组学技术正处于快速发展的阶段，预计很快就可以看到此类技术在空间位置分辨率、可检测靶标数以及检测通量等各方面得到优化发展。

4. 基于荧光原位杂交（FISH）的空间转录组学技术　20 世纪 70 年代开发的原位杂交技术（in situ hybridization，ISH）可以认为是一种前组学时代的空间生物学技术。该类技术使用 DNA 或 RNA 探针和各种可以检测的标记，比如早期的放射性同位素标记和后来的非放射性生物素或荧光标记等，来与靶标 DNA 或 RNA 杂交，用于检测不同空间位置的特定基因或基因表达。非放射性荧光原位杂交（fluorescence in situ hybridization，FISH）于 20 世纪 80 年代初被开发出来，易于操作，提高了空间分辨率和检测灵敏度，至今在科研和临床还被广泛应用。传统意义的 FISH 使用 DNA 寡核苷酸探针来检测染色体上特定位置的 DNA 片段，后来 FISH 也被广泛用于各种 RNA 的检测，可以称为 RNA FISH。FISH 是在组织切片上进行，可以理解为在 2D 水平上的空间生物学技术。FISH 技术也被用于 3D 空间生物学研究，例如整体原位杂交（whole mount in situ hybridization，WMISH）技术，就是一种在完整胚胎或一块组织中检测特定基因在 3D 空间位置表达的方法，应用于小型模式动物，包括果蝇、线虫、小鼠等。早期的 FISH 技术虽然只能检测到很有限的靶标，但是为后来的一大类基于 FISH 的空间转录组学技术奠定了基础。FISH 技术最大的限制在于可用探针和可分析靶标的数目，研究人员不断改进探针的设计和标记方法，以增加可检测靶标的数目并提高灵敏度，逐渐达到组学分析的范畴，发展出了多种多样的基于 FISH 的空间转录组学技术。由于 FISH 技术支持对单分子进行成像，就大大提高了空间分辨率，很容易达到亚细胞结构水平，所以基于 FISH 原理的空间转录组学技术逐渐成为领域内的主流技术。下面选取一些有代表性的并且应用比较广泛的此类技术做一些介绍。

（1）单分子荧光原位杂交（smFISH）：早期一项用于检测 mRNA 空间位置表达的 FISH 技术称为单分子荧光原位杂交（single-molecule fluorescent in situ hybridization，smFISH），后来 smFISH 这个名称已经成为这一类技术的总称。该技术使用荧光基团标记 RNA 寡核苷酸探针，早期的 smFISH 技术中对每个靶标 mRNA 使用 10 个约 50 个碱基长度的寡核苷酸探针，每个探针上带有 5 个荧光标记，与靶标 mRNA 结合后在细胞的特定位置产生可检测的荧光信号点，能够检测到单个 mRNA 在细胞中的空间位置表达。后来对这种方法加以改进，使用较短的探针，如 20 个碱基长度，但对同一靶标 mRNA 有多至 50 个不同的探针，这样多个探针同时与靶标 mRNA 的不同序列互补结合，增强了信号。如果发生了单个探针的非特异结合，则不会产生特异结合的增强信号，有效降低了假阳性。但是 smFISH 方法受细胞和组织的自身荧光等影响，检测灵敏度比较受限，而且能够检测到的靶标 mRNA 数目也比较有限，由于受荧光通道的限制，一般每次杂交只能检测 3～4 个 mRNA 靶标。所以早期的这类 smFISH 技术还属于空间转录检测技术，还没有达到空间转录组学技术的范畴。但是 smFISH 奠定了使用标记寡核苷酸探针检测 mRNA 的技术基础，后来发展出的各种基于 FISH 的新一代空间转录组学技术，都可以归入 smFISH 的范畴。

（2）序列荧光原位杂交：序列荧光原位杂交（sequential fluorescence in situ hybridization，seqFISH）是一种在 smFISH 技术原理基础上发展起来的、真正意义的空间转录组学技术。顾名思义该方法分多轮杂交顺序进行，每一轮包括荧光探针杂交、成像和探针剥离。在每一轮杂交中，使用很多靶标 mRNA 的探针，每个靶标 mRNA 被标记为一种颜色的荧光，可以是不同颜色，也可以是相同颜色。在下一轮杂交中，探针和荧光被剥离后，每个靶标 mRNA 重新再被标记为一种颜色，可以与上次相同或者不同。这样经过多轮杂交后，每一个 mRNA 就显示为一个独特的、由预先探针设计决定的顺序荧光颜色代码，如红 - 蓝 - 红 - 绿 - 红，用颜色和顺序组成的代码来区分靶标 mRNA。使用这样的顺序颜色代码，可以很容易设计探针来覆盖几百个到几千个 mRNA 靶标，实现了真正意义上的空间转录组分析。但是 seqFISH 在检测高数目靶标时，就会有 mRNA 靶标之间过于拥挤，相互影响荧光信号的问题。研究人员经过进一步的技术优化发展出 seqFISH+ 技术，有效地降低了 mRNA 靶标间的拥挤问题，使得可检测 mRNA 靶标数达到 1 万个以上，还同时保持检测的灵敏度和精确度。

（3）多靶标纠错荧光原位杂交（merFISH）：多靶标纠错荧光原位杂交（multiplexed error-robust FISH，merFISH）是另一种从 smFISH 技术发展起来的空间转录组学技术，由华人科学家庄小威发明。merFISH 技术也是利用了多轮顺序杂交的方案，但不同于纯粹使用荧光的颜色作为读出信号，merFISH 使用荧光的"有"和"无"建立了一种新颖的二进制条码组合，这样在设计探针组合时为每一个靶标 mRNA 设计了一个唯一的二进制条码。在 merFISH 每一轮杂交成像时，一个特定 mRNA 或者被标记了荧光，读出信号作为二进制条码的"1"，或者不被标记荧光，没有荧光信号则被作为二进制条码的"0"，这样经过连续多轮杂交成像之后，在一个特定位点检测到的特异二进制条码，比如 0011101010011，就可以对应一个特定 mRNA 分子。同时 merFISH 的条码系统设计中加入了纠错功能，如果出现读取错误，系统可以估算出最可能的正确信号，有效地提高了结果的准确性和一致性。理论上来讲，这种二进制条码的数目可以通过设计探针做到很大，覆盖整个转录组，但是在目前的实际操作中，一般探针的设计能检测到几百个到几千个靶标 mRNA。2021 年 merFISH 技术平台由 Vizgen 公司以 MERSCOPE 的名称作为商业化技术平台推出，实现了操作流程的自动化，整合了图像及数据分析软件。到 2022 年，MERSCOPE 技术平台可以分析数百个到数千个细胞中的大约 500 个靶标 mRNA，可以达到亚细胞结构的分辨率，成为一种真正意义的高通量高内涵的空间转录组学技术。

（4）NanoString GeoMx 数字空间分析系统（Digital Spatial Profiler，DSP）及 CosMx 空间原位分子成像系统（Spatial Molecular Imager，SMI）：NanoString 公司于 2019 年商业化推出的空间多组学技术平台 GeoMx 数字空间分析系统也是一种基于 FISH 的方法。该技术中的探针使用可光解后释放的另外一段寡核苷酸来标记，研究人员可以选取感兴趣的细胞或组织区域，将这些特定细胞或区域的寡核苷酸标记解离收集，测序鉴定后实现空间转录组的分析。NanoString 公司的 GeoMx DSP 技术作为空间多组学领域内第一个商业化的技术平台，可同时分析空间转录组和空间蛋白质组，目前通过圈选感兴趣区（region of interest，ROI），可分析人的超过 18 000 种 mRNA，基本覆盖全转录组，或者多至 570 种蛋白质，对空间组学研究领域起到了巨大的推动作用。而且 NanoString GeoMx DSP 技术作为目前空间转录组学领域应用最为广泛的两项技术之一，我们将在后续的章节中从技术和应用等各方面专门做详细介绍。继 GeoMx DSP 技术之后，NanoString 公司于 2022 年又商业化推出了新一代空间分子成像系统（spatial molecular imager，SMI），也是基于 FISH 的原理，可用于福尔马林固定石蜡包埋和新鲜冷冻（fresh frozen，FF）组织切片，使用可光解的荧光标记探针和高分辨率成像，可以在单细胞或亚细胞结构水平上同时分析空间转录组和空间蛋白质组，将空间位置分辨率提升到约 50nm。CosMx SMI 使用 4 种不同颜色的荧光标记报告探针，对样本靶标 mRNA 进行 16 轮的标记、成像、光解擦除的循环，这样就对每一个靶标 mRNA 产生了一个独特的 16 位荧光顺序条码，用于精确检测靶标 mRNA，具有高灵敏度（可以检测到每个细胞中低至 1～2 个拷贝的靶标 mRNA）、高通量（每个样本可检测高达 100 万个细胞，每次实验可以同时检测 4 个样本）、高分辨率（平面定位精度为 50nm 左右）、低错误率和低背景等优势。目前 CosMx SMI 能够分析多达 6000 种以上 mRNA 和 64 种蛋白质。相比于 GeoMx DSP 基于 ROI 圈选并使用测序读出信号，CosMx SMI 对 mRNA 进行单分子成像，虽然降低了能够覆盖的转录组大小，但是大幅度提高了空间位置分辨率，所以 NanoString 公司的两种空间组学技术 GeoMx DSP 和 CosMx SMI 可以互补应用于各种研究场景。

（5）10×Genomics Xenium 技术：如前所述，10×Genomics 公司于 2020 年推出了基于原位捕获（ISC）的商业化 Visium 空间转录组学技术。为了提高空间分辨率，10×Genomics 公司也开发了新一代 Xenium 空间转录组学技术平台，并已于 2022 年底商业化推出。Xenium 也是一种基于 FISH 原理使用荧光探针杂交的空间转录组学技术，但同时也使用了前面介绍的原位测序（ISS）技术中的 DNA 原位扩增方法。在 Xenium 技术中，前期的样本准备与常规 FISH 样本准备相同，首先在玻片上制备石蜡包埋或 FF 组织切片，每块玻片上的可成像区域为 12mm × 24mm。然后使用前面 ISS 技术中介绍过的挂锁探针与靶标 mRNA 杂交结合，使用 DNA 连接酶环化后进行滚环扩增，再使用荧光标记的寡核苷酸探针检测，产生高信噪比的荧光信号。与前面介绍的多种基于循环荧光显色的方法类似，Xenium 技术经过多轮荧光探针杂交、成像、荧光擦除后，对每一个靶标 mRNA 形成一个顺序荧光条码，用于识别细胞内特定位置的 mRNA 分子。经过图像整合分析后，构建出整张组织切片上 mRNA 转录组的全景空间图谱。目前商业化的 Xenium 技术可以分析 400 个以上靶标 mRNA，并且在迅速增加可分析靶标数目。

基于 FISH 原理的空间转录组学技术还有很多改进和变种，并且在飞速发展中，上述介绍的最新商业化空间转录组学技术包括 NanoString CosMx SMI 及 10×Genomics Xenium 技术都属于 FISH 原理的范畴，在商业化推动下，该类基于 FISH 原理的空间组学技术逐渐成为领域内的主流技术，将对肿瘤免疫学以及整个生物医学研究起到巨大的推动作用。

5. 当前应用最广泛的两种商业化空间转录组学技术平台　如前所述，基于各种工作原理的空间转录组学技术种类繁多，如果加上各种变种和改进，目前有上百种之多，但是大多数技术局限于发明和优化该技术的实验室使用。如果没有被商业化推广，难以在领域内得到广泛使用，无法对整个研究领域带来重大影响。所以真正能得到广泛使用的技术必须是商业化的技术，经过了商业化的技术流程改进，不需要用户进行复杂的操作，具有用户友好的操作界面，能够高效地进行图像整合和数据存储分析等，达到高度自动化和稳健化，这样的技术平台才能被广泛使用，所以技术的商业化是非常重要的环节。

研究人员在 2022 年调查了目前各种空间组学技术的使用普及情况，如图 14-1A 所示，目前应用最广泛的两种商业化的空间组学技术，分别是 10×Genomics 公司的 Visium 空间转录组学技术和 NanoString 公司的 DSP 空间转录组及空间蛋白质组学技术，目前有 60 多个机构使用 Visium 技术发表了研究论文，有大约 30 个机构使用 DSP 技术发表了研究论文。这两家公司基本占据了目前一半以上的空间组学市场。如图 14-1B 和 14-1C 所示，在近 10 年中，随着空间组学技术的发展，呈现出在可分析靶标的数目和可分析细胞的数目两方面都有显著的提高。下面对两项使用最为广泛的 10×Genomics Visium 和 NanoString GeoMx DSP 技术做进一步介绍。

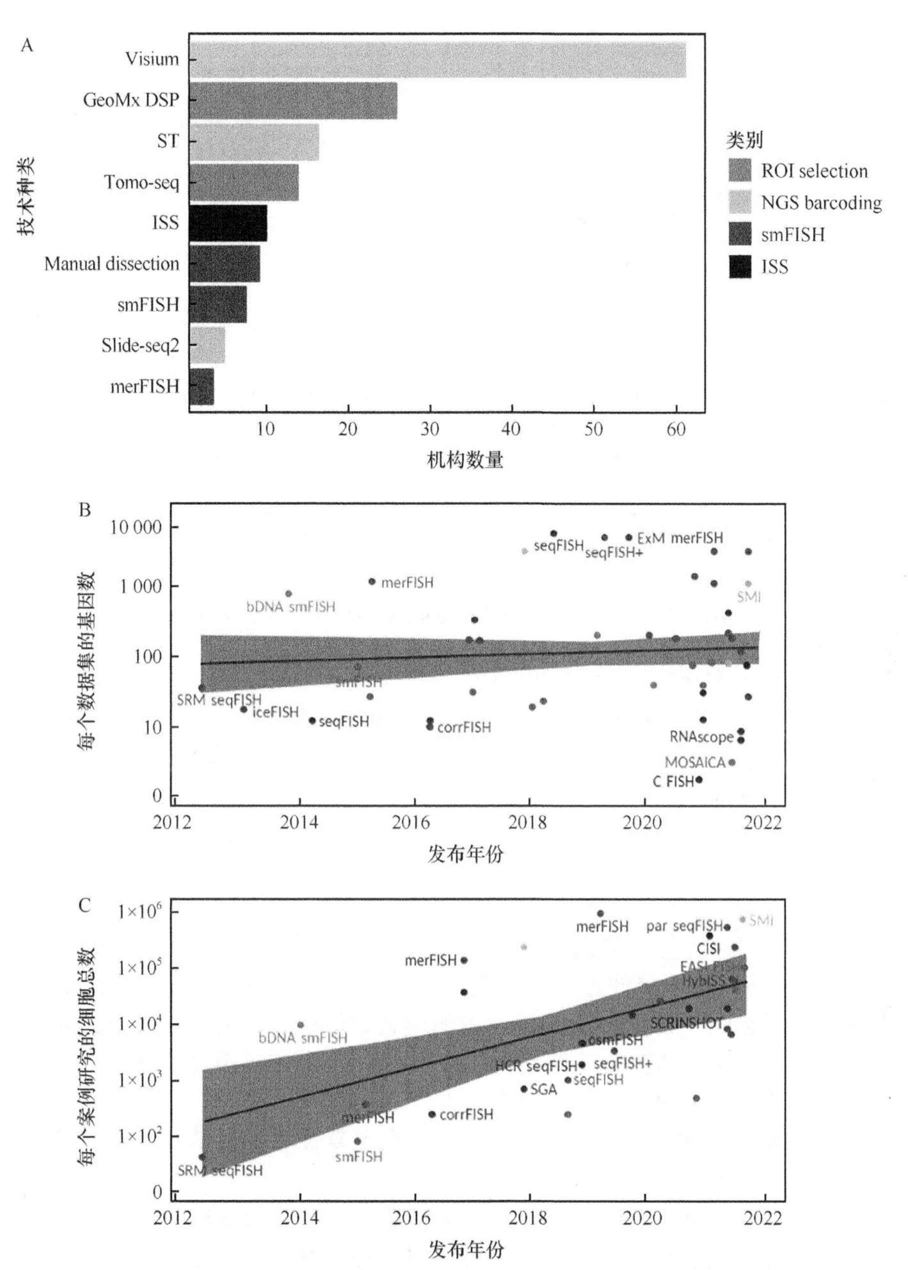

图 14-1　空间转录组学技术目前的普及情况和发展趋势

A. 不同空间转录组学技术在研究机构中的使用现状；B. 可检测靶标 mRNA 的数目变化趋势，代表不同技术对转录组覆盖的程度；C. 可检测细胞的数目变化趋势，代表不同技术的通量大小

10×Genomics 公司于 2019 年推出的商业化空间转录组学技术平台 Visium 是目前市场上应用最广泛的空间转录组学技术，属于原位捕获技术（ISC）的范畴。其商业化推动和成熟优化的流程，使得 Visium 成为近几年应用最广、影响力最大的空间转录组学技术。如图 14-2 所示，Visium 使用在玻片表面上呈点阵状分布的捕获探针，来捕获从组织切片上透化下来的 mRNA，在探针点阵的密度、大小，以及每个点阵中捕获探针的数量方面都比其他捕获方法有很大提升。在 Visium 空间转录玻片上的每一个捕获区内，都有大约 5000 个带位置条码的六边形点阵，每一个点阵中包含数百万个带位置条码的捕获寡核苷酸探针。每个带条码探针点阵的直径为 55μm，从一个点阵中心到另一个点阵中心的距离约为 100μm。这些六边形点阵交错排列，以尽量减少它们之间的距离和无法捕获的区域。

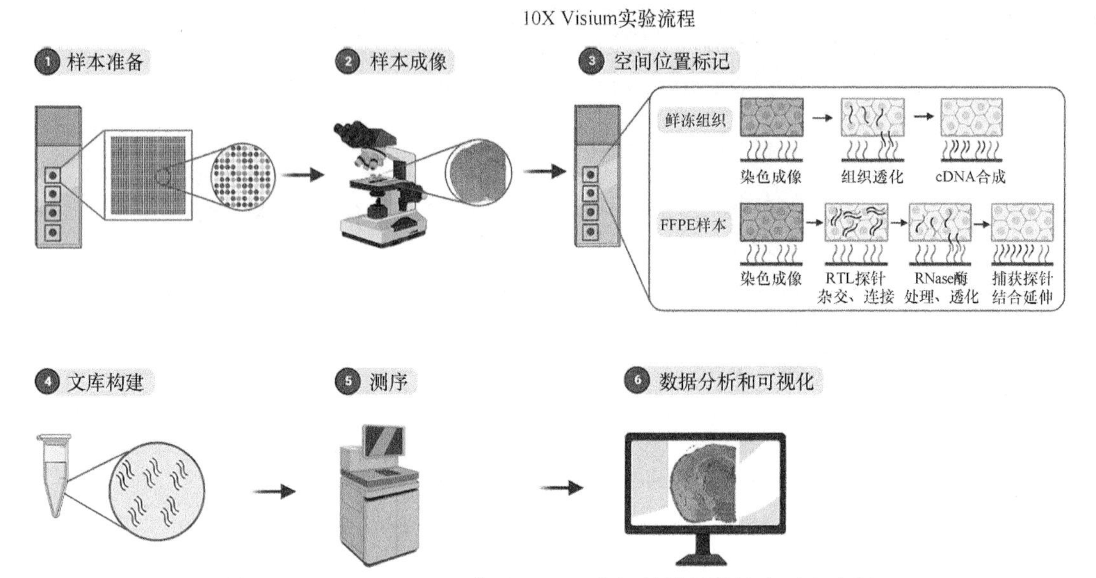

图 14-2 10×Genomics 公司 Visium 空间转录组学技术平台流程

Visium 技术可以用于检测 FF 样本和石蜡包埋样本，两者的 RNA 捕获过程稍有不同。对于 FF 样本，将组织切片放置于玻片捕获区，首先进行染色成像，然后组织 mRNA 在透化后直接释放至捕获玻片，与含有 Poly（T）的捕获寡核苷酸探针杂交，反转录产生带有空间条形码序列的 cDNA 分子，记录了原 mRNA 的空间位置信息。后续制备文库进行测序。对于石蜡包埋样本，首先对组织切片进行脱蜡和染色成像，然后对组织进行解交联处理，以释放出被福尔马林固定的 mRNA。再加入全转录组探针组合，与靶标 mRNA 互补结合。全转录组探针对每个靶标 mRNA 都有一对特异性 DNA 探针，可分别与同一靶标 mRNA 的一段相邻序列互补杂交。杂交后使用连接酶将这对特异性 DNA 探针连接，使用核糖核酸酶（ribonuclease，RNase）消化掉 mRNA，然后将单链的 DNA 探针连接产物从组织上透化下来，被 Visium 玻片上的捕获探针原位捕获，制备文库后测序，获得靶标 mRNA 的原位表达信息。Visium 技术的捕获玻片中每个点阵平均可捕获几个到几十个细胞的 mRNA，所以 Visium 还没有达到单细胞的空间分辨率。但是 Visium 方法不需要太复杂的设备，技术流程经过严格的商业化优化和验证，并且具有强大的技术支持和完整的数据分析解决方案，实现了技术的高重复性和高灵敏度，所以成为目前应用最广泛的空间转录组学技术。

NanoString 公司于 2019 年推出的 GeoMx DSP 是应用广泛程度排名第二的空间转录组学技术。DSP 空间组学技术的独特之处是可同时检测空间转录组和空间蛋白质组，是空间组学领域非常有影响力的技术创新。DSP 技术的设计非常巧妙，整合了最新的微流控技术、光解探针技术、和数字微反光镜技术（digital micromirror device，DMD）等，创造出一种新颖高效的空间多组学技术。关于 DSP 技术的发明还有一段轶事，当时 MD 安德森癌症中心的 Gordon Mills 博士和 NanoString 公司来访的 Joseph Beechem 博士在休斯顿医学中心的一家宾馆一起吃早饭，两人讨论起空间组学技术的创新，灵光闪现，当即在餐桌上用一张餐巾纸画下了 DSP 技术的设计草图。

DSP 空间组学技术专门为分析临床样本存量丰富的石蜡包埋样本设计，并适合于使用组织微阵列片（tissue microarray，TMA）来做多个样本的队列分析，当然也适用于 FF 切片。在 DSP 技术中，如图 14-3 所示，首先利用荧光标记的细胞形态学标志物抗体对组织切片染色，用来区分不同的细胞种类，如果检测空间转录组就同时孵育全转录组的寡核苷酸探针，如果检测空间蛋白质组就同时孵育多至 150 个蛋白质靶标的抗体。根据荧光染色选取 ROI 来选择分析的区域。DSP 技术提供了多种灵活的 ROI 选择方式，研究人员可以选择特定的区域或细胞来分析。选定 ROI 后使用高精度 UV 光解技术，将特定 ROI 细胞中的与 mRNA 杂交的可光解探针片段解离下来，或者把抗体上的可光解探针片段解离下来，使用毛细管收集解离下来的探针片段，通过特有的 nCounter 分析系统或者 NGS 进行计数定量，来实现对每个 ROI 中 mRNA 或蛋白表达谱的分析。DSP 技术在最佳状态下可以检测到几个细胞的 mRNA 或蛋白表达，但是在实际操作中一般选取几十个至几百个感兴趣细胞来分析，这样可以获得稳定可靠的数据。所以 DSP 技术的空间位置分辨率还达不到单细胞的水平，但是灵敏度较高，仅 60～100 个细胞量即可产生可用于分析的数据，而且 ROI 圈选可与连续切片的 HE（hematoxylin-eosin staining）或 IHC 染色相结合，对 TME 分析具有巨大的优势。

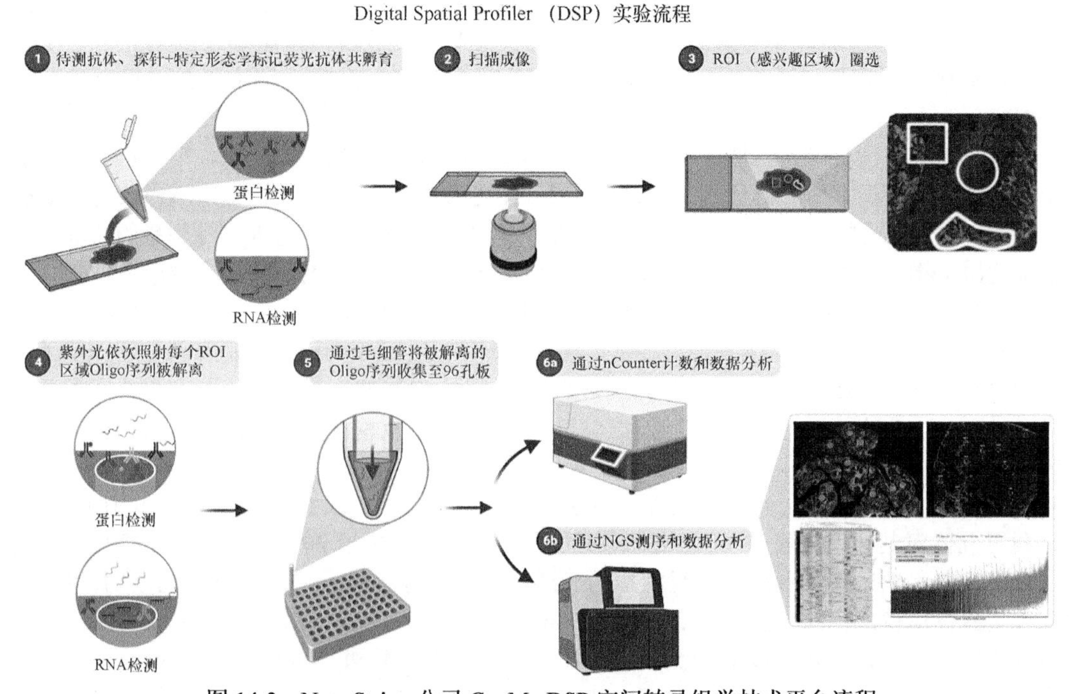

图 14-3 NanoString 公司 GeoMx DSP 空间转录组学技术平台流程

前面提到还有多项空间转录组学技术也已经商业化，包括 10×Genomics 公司的 Xenium 技术和 NanoString 公司的 CosMx Spatial Molecular Imager（SMI）技术，以及 Vizgen 公司的 MERSCOPE 技术等。虽然在本节中将 10×Genomics Visium 和 NanoString GeoMx DSP 作为目前应用最广的两项空间转录组学技术加以介绍，但我们相信在该技术领域飞速发展的今天，新的技术将很快取代现有的技术成为领域内的主流技术。

（二）空间蛋白质组学技术

基因的功能总是要通过转录，最终翻译为蛋白质来体现出来，所以蛋白质研究的重要性如何强调都不为过。蛋白质组学是对一个生物体内或一个组织系统中所有蛋白质的大规模研究，可以涵盖蛋白质的表达、调节、相互作用、功能、空间位置分布等各方面。近几十年中，蛋白质组学的发展还是落后于基因组学和转录组学，一方面原因是蛋白质的研究相比于核酸来讲，对技术的要求更高，需要的知识体系更复杂。比如从数目上来讲，人体大约有两万多个基因，现在全基因组测序已经不是什么难事。通过转录过程中不同的起始点、mRNA 剪切、融合等方式，可以转录出数量级在几十万的不同种 mRNA。但如果到了蛋白质翻译的水平，由于蛋白质各种复杂的翻译后修饰，不同状态蛋白质的数目可以达到百万的数量级，有时候一个磷酸化修饰就可以决定这个蛋白质有没有特定的功能。而且不同蛋白质的丰度差异也非常大，可以达到 7 个数量级以上。对如此庞大数目而且丰度差异如此巨大的蛋白质组进行分析，无论从技术上还是从知识体系构建上，都还有巨大的挑战；另一方面原因是在核酸的研究中，DNA 或 RNA 反转录后可以通过 PCR 等技术大规模扩增，哪怕初始的核酸样本量很少也不是问题，但是蛋白质样本在目前是无法有效扩增的，可获得的有限初始蛋白质样本量不容易支撑后续的研究。相对于基因组学技术，蛋白质组学的分析还有一层复杂性，就是其迅速的变化。基因的缺失、扩增、突变等是一个缓慢积累的过程，在短时间之内，一个细胞内的基因组是相对稳定的。但是一个细胞内的蛋白却时刻处于迅速的变化中，尤其是在受到外部或内部信号的刺激情况下。就像古希腊哲学家赫拉克利特（Heraclitus）说的“人不能两次踏进同一条河流”那样，我们也不能两次检测到同一个蛋白质组。而且某个组织区域的不同细胞中，虽然它们的基因组可以说完全相同，但每个细胞中蛋白的种类和空间位置分布却可能有很大差异。所以目前的大多数蛋白质组学技术只能在一个特定时间点，对庞大数目蛋白质组中的一小部分蛋白质进行研究，离全面解读蛋白质组学还有很长的路要走。

蛋白质的空间位置研究当然非常重要，尤其是蛋白质的亚细胞结构定位。很多蛋白质的功能是由其在细胞或组织中所处的位置决定的，在空间位置的分布决定着某个特定蛋白质是否能被修饰、激活和行使其功能。比如一种癌症相关的蛋白质 AKT，在有细胞内外信号刺激的情况下，可以从细胞质中迅速转移到细胞内膜上被磷酸化激活，然后转移到细胞各部位去激活或抑制其他蛋白，行使其功能。如果 AKT 蛋白无法到达它应该去的细胞内特定位置，就无法行使其功能。同时，如果 AKT 蛋白由于基因突变或者其他异常情况，导致它处于错误的位置，那它就可能行使了一些异常的功能，导致癌症或其他疾病的产生。很多情况下蛋白质的表达丰度甚至不重要，尤其是一些信号蛋白，重要的是这个蛋白质处于什么空间位置，是否被激活。所以毫无疑问，在肿瘤免疫学中，包含空间位置研究的空间蛋白质组学技术也至关重要。

对应于 FISH 使用特异寡核苷酸探针互补结合来检测 DNA 或 RNA，研究人员使用 IHC 技术，利用抗体对其抗原的特异性结合来检测蛋白质。IHC 技术于 20 世纪 40 年代初就被开发出来，多年来在组织病理学中得到广泛的应用。通常有两种方法用于在显微镜下观察到目标蛋白，第一种是显色免疫组化的方法（chromogenic immunohistochemistry，CIH），在抗体上直接标记或者通过二抗间接标记一种可以催化颜色反应的酶，如碱性磷酸酶（alkaline phosphatase，AP）和辣根过氧化物酶（horseradish peroxidase，HRP）是两种应用最广泛的酶。加入显色底物后在酶的位置显示棕色或紫色的颜色，代表着目标抗原蛋白的丰度和位置。第二种是免疫荧光的方法（immunofluorescence，IF），在抗体上直接标记或者通过二抗间接标记一种荧光标记，使用荧光显微镜可以观察到目标蛋白分子在细胞中的分布和丰度。

但是传统的 IHC 技术或者 IF 技术存在一些无法逾越的限制，例如，只能检测非常有限数目的目标蛋白质，抗体在识别目标蛋白质时的特异性和亲和性也各有不同，难以精确定量，人工读取 IHC 信号时容易被人为主观因素影响等，所以如同 FISH 技术之于空间转录检测，传统的 IHC 技术也只能算是空间蛋白质检测技术，尽管可以使用上万种抗体来慢慢积累数据，如人体组织图谱、人类蛋白质图谱或小鼠脑图谱等一些大型研究中，使用数万种抗体对各种蛋白质在组织和细胞中的表达和位置进行检测，也可以叫作空间蛋白质组学研究，但其技术方法还不是现代意义上的高通量高内涵组学技术手段。当然，IHC 技术为蛋白质的空间位置研究贡献了大量数据，其原理和实践也为后来的空间蛋白质组学技术的产生、发展奠定了基础。随着肿瘤免疫学和医学诊断的不断发展，需要对肿瘤样本在不同空间位置上检测越来越多的蛋白质标志物，来提供对肿瘤微环境更加全面和深入的描述，去探索肿瘤对治疗的应答和抗性产生，指导临床治疗和预后等。这就要求对肿瘤微环境至少要评估几十种或更多种的蛋白质标志物，传统的 IHC 技术就无法满足这样的需求了，这种需求成为近年来空间蛋白质组学技术蓬勃发展的推动力。下面介绍几类当前应用比较广泛的空间蛋白质组学技术。

1. 基于多重免疫组化/免疫荧光（multiplex immunohistochemistry/immunofluorescence，mIHC/IF）的空间蛋白质组学技术　上文介绍了免疫荧光（IF）是蛋白空间位置检测的重要方法，但是其最大的限制就是所能检测靶标蛋白的数目很小。由于荧光通道的限制，一轮实验只能检测到少数几个靶标。常规免疫荧光技术中的荧光通道在3～4个，Akoya Biosciences公司商业化的PhenoImager系统能使用6～7个荧光通道。如果能用一种方法来突破荧光通道的限制，从而突破可检测靶标蛋白的数目限制，比如通过重复循环使用多轮抗体结合或重复读取荧光信号等方法，就可能实现蛋白质组学水平的检测。下面介绍几种商业化的被广泛应用的此类技术。

其中一种来自Akoya Biosciences公司的技术叫作CODEX（CO-Detection by indEXing），最近经过技术改进升级后商业化名称改为PhenoCycler。CODEX技术源自斯坦福大学的Garry Nolan教授，其特殊之处是不像普通荧光标记抗体那样将荧光染料直接连在抗体上，而是先使用特别设计的双链DNA片段来标记抗体，每一种抗体的DNA片段末端都有一个特异的5′突出端，其巧妙设计的序列可以使荧光基团标记的碱基在DNA聚合酶的作用下，填充到特定的DNA片段标记的3′端，从而使特定的抗体产生荧光信号。在CODEX中，一张切片可以同时使用多至60种带有DNA片段标记的抗体与目标蛋白结合，然后每一轮显色使用两种荧光标记的碱基来对两种抗体进行成像，成像后使用还原试剂擦除荧光，再进行第二轮的荧光标记和成像。所以CODEX使用循环显色成像的方法，突破了传统免疫荧光的荧光通道数目限制。最新商业化的基于CODEX技术的PhenoCycler平台，每一轮可以对3种颜色荧光成像，一次可以检测到100种以上的靶标蛋白质，加上商业化水准的微流控自动染色技术、高精度成像技术和图像处理分析软件，成为当前一项重要的空间蛋白质组学技术。

另一种商业化的基于循环免疫荧光（cyclic immunofluorescence，CyCIF）染色的空间蛋白质组学技术是徕卡（Leica）公司的Cell DIVE技术，使用荧光标记的抗体，通过特殊的多轮循环染色、成像、漂白流程，实现多靶标空间蛋白质组学分析。其特殊的荧光漂白方法非常温和，在30轮循环后对组织损伤小于5%。使用自动化高清组织成像仪对5色荧光通道及明场通道进行扫描，并使用DAPI作为定位位点和内参，用HE染色图像对组织切片损伤度进行质控，用每轮采集的背景荧光图像做背景校正。Cell DIVE技术搭配功能强大的HALO数字病理图像分析软件，进行智能化的图像整合和数据分析，可在完整组织图像和单细胞水平，一次性对多至60个靶标蛋白质进行精确的空间位置和表达量分析。目前Cell DIVE技术验证过的抗体已经达到上千种，研究人员可以灵活选择需要的抗体组合。

再一种技术是美天旎（Miltenyi Biotec）公司的MACSima空间蛋白质组学技术，同样应用循环免疫荧光的原理，通过荧光标记抗体染色、多视野成像和荧光信号擦除作为一个循环对靶标蛋白进行检测，同样每个循环使用三种荧光标记的抗体，不同的是MACSima技术使用了特殊改造的抗体片段，在抗体染色过程中，带有荧光标记的抗体片段聚合并以高亲和力结合靶标蛋白质，成像后在荧光擦除步骤中，以特定条件或者可以将抗体上的荧光标记擦除下来，或者可以将聚合的抗体片段分离，连同荧光标记一起解离下来，达到近乎完全的荧光信号擦除。美天旎公司近期发表的文章中展示，在一个样本上进行了150次以上的荧光染色、成像、荧光擦除循环，使用了300多种抗体。

上面介绍的技术平台都是基于抗体抗原特异结合的原理，专门为空间蛋白质组的分析而设计的。如前所述的很多基于FISH原理的空间转录组学技术中，如果用标记的抗体替代寡核苷酸探针，就将空间转录组学技术转化为空间蛋白质组学技术。例如前面介绍过的NanoString公司的GeoMx DSP和CosMx SMI技术，都是可同时检测空间转录组和空间蛋白质组。很多当前还没有包括蛋白质检测的空间转录组学技术，比如10×Genomics Xenium和Vizgen MERSCOPE技术等，也正在积极开发各自技术平台在空间蛋白质组的应用。类似的基于标记抗体的技术平台还有很多，如InSituPlex，Immuno-SABER（Immunostaining with Signal Amplification by Exchange Reaction），MOSAICA（Multi Omic Single-scan Assay with Integrated Combinatorial Analysis）等，从不同方面改进、增强空间蛋白质组学技术的性能，期待更多更强大的技术也将会迅速发展。

2. 基于质谱成像的空间蛋白质组学技术 质谱法（mass spectrometry，MS）作为一种传统的蛋白质组学方法已经有几十年的应用，甚至在很多研究人员的概念里，蛋白质组学就等同于质谱。质谱法是一种用于测量离子质量和电荷比以及信号强度来鉴定分析样本分子的技术，已经过百余年的发展，在物理、化学、环境、生命科学等几乎所有研究领域都有广泛应用。在质谱技术的创新发展过程中，产生了众多的诺贝尔奖项，可见质谱技术对整个人类科学发展的意义。在经典的质谱法中包括三个步骤，第一步是将待分析的样本气化和电离，使其分子带上正电荷，这样就有可能使用电场或磁场来影响带电离子的运动。第二步是使用各种不同的方法，如飞行时间（time-of-flight，TOF），四极杆质量分析器，离子阱（ion trap），傅里叶变换离子回旋共振（Fourier-transform ion cyclotron resonance，FT-ICR）等方法，利用电场或磁场来影响带电离子的运动，以通过不同的质荷比来区分鉴定不同离子。第三步是使用各种不同的检测器，当离子经过或撞击检测表面时，检测器会记录感应电荷或产生的电流信号，代表特定离子的质荷比和信号强度，结果显示为质谱图，即信号强度与质荷比的关系图。这只是对质谱技术非常笼统的介绍，质谱方法是一个非常庞大的技术体系，并且处于快速发展中。早期的质谱方法多用于简单元素及无机分子的鉴定和分析，近几十年内质谱技术的灵敏度和适用领域等各方面都得到了飞速发展，成为生物大分子包括多肽、蛋白质、核酸、脂类等的重要分析手段。尤其在蛋白质组学分析领域，现代质谱技术已经可以鉴定出样本中的数千种甚至上万种蛋白，如前所述，在很长时间内蛋白质组学技术甚至被等同于质谱技术。但是传统上使用质谱技术来进行的蛋白质组学分析是属于混杂组织分析，无法得到蛋白在组织细胞中的空间位置信息。基于质谱技术的空间蛋白质组学主要是在质谱成像（mass spectrometry imaging，MSI）技术的基础上发展起来的。

质谱成像技术使用激光或高能离子束等扫描样本的某个特定位点，使样本表面的分子气化脱离出来，并被离子化带上正电荷，然后使用合适的质量分析器读取这些离子的质荷比和信号强度，这样就检测到样本特定位置的分子种类和丰度。对应各种分子的信号强度和位置，使用质谱成像软件绘制出相应分子在样本表面的二维分布图，通过分子成像实现了空间蛋白质组学或空间代谢组学的分析。这里先介绍质谱成像在空间蛋白质组学中的应用，其实质谱成像更加适用于对小分子代谢物的分析，后续对空间代谢组学也会做些简介。

早期的质谱成像技术使用高能离子束作为一级离子，轰击待测样本表面的特定位置，使表面的分子脱离并带电成为二级离子，使用质谱方法收集并分析这些二级离子的方法，就叫作二次离子质谱法（secondary ion mass spectrometry，SIMS）。SIMS 方法在大约 50 年前就被发明出来，但主要应用于无机分子的分子成像。因为使用高能离子束来气化和电离待检测分子时，对有机大分子如蛋白质的破坏性很大，所以 SIMS 方法在生物样本中只能用来分析一些 1kDa 以下的有机小分子，如小分子代谢物、脂类分子等。但是 SIMS 方法的灵敏度和分辨率都比较高，可以达到单细胞水平的图像分辨率，所以研究人员利用 SIMS 方法发展出一类使用金属标记抗体的空间蛋白质组学技术，包括多靶标离子束成像（multiplexed ion beam imaging，MIBI）技术和质谱细胞成像（imaging mass cytometry，IMC）技术等。

MIBI 技术从本质上讲也是一种基于 IHC 抗体染色的方法，所不同的是传统 IHC 使用酶或荧光来标记抗体，而在 MIBI 中使用生物体内几乎不存在的重金属同位素来标记抗体，抗体与靶标蛋白质结合后，使用 SIMS 质谱成像的方法来检测抗体上标记的重金属同位素，作为靶标蛋白质的读出方法，这样就充分利用了 SIMS 质谱成像的高灵敏度和高分辨率。可用的重金属同位素标记在 100 个以上，所以目前 MIBI 方法可以同时检测样本中多至 100 个以上的蛋白质在细胞空间位置的分布和丰度。相比于循环荧光染色的方法使用多轮染色和擦除来突破荧光通道数目的限制，MIBI 使用质谱对于检测金属同位素的高分辨率突破了一次抗体染色可检测的靶标蛋白数目，发展出一种新的基于标记抗体和质谱技术的、可达到亚细胞结构分辨率的空间蛋白质组学技术。MIBI 技术目前由 Ionpath 公司以 MIBIscope 的名称商业化推广应用。

另一种类似的使用金属同位素标记抗体的方法叫作 IMC。IMC 技术起源于一种叫作 CyTOF 的质谱流式细胞技术。如同传统流式细胞术中使用荧光标记来检测分析单个细胞，在 CyTOF 中使用金属同位素标记代替荧光标记并用质谱检测。金属标记的抗体与细胞的靶标蛋白质结合后，使用一种叫作电感耦合等离子体质谱仪（inductively coupled plasma mass spectrometry，ICP-MS）的方法，将单个细胞原子化产生一个带电离子云，去除其中的低质量离子，专门对重金属离子标记使用飞行时间质谱仪鉴定，具有高效、快速、高灵敏度、高分辨率等特点，可同时分析 50 个以上的蛋白质靶标，相当于突破了传统流式细胞术在荧光通道数目上的限制。但是 CyTOF 对应流式细胞术只是一种单细胞蛋白质组学技术，无法获取细胞的空间位置信息。在 CyTOF 技术的基础上，通过技术更新发展出 IMC 技术，使用激光激发出玻片上组织或细胞特定位置上的重金属标记进行检测，用于样本的原位蛋白质组学分析。目前 IMC 技术能同时检测多至 50 种靶标蛋白质，达到亚细胞结构的分辨率，可以在细胞核、细胞质和细胞膜等区域定位蛋白质，可用于 FF 及石蜡包埋组织切片的样本。CyTOF 和 IMC 技术由 Fluidigm 公司分别以 Helios 和 Hyperion 的名称商业化推广（在 2022 年更名为 Standard BioTools）。

第二类基于质谱成像的空间蛋白质组学技术是不需要抗体染色，也不需要对蛋白质做任何标记的质谱方法，以基质辅助激光解吸电离（matrix-assisted laser desorption ionization，MALDI）质谱法为代表。其实也就是近 20 年来 MALDI-MS 技术发展起来后，实现了对原位生物大分子的直接检测，质谱成像才在生物医药研究中得到越来越广泛的应用。在 MALDI-MS 中，其主要的创新就是使用特殊的基质保护样本的生物大分子，在激光扫描解离过程中免受过度损伤，早期的基质包括甘油或烟酸（nicotinic acid）等，后来发展为肉桂酸（cinnamic acid）衍生物包括阿魏酸、咖啡酸和芥子酸等，以提高保护效果来检测更大的蛋白质分子。最近一项以咖啡酸为基质的 MALDI-MS 研究可以得到 200kDa 分子量的蛋白质的质谱成像。虽然 MALDI-MS 不需要抗体和其他标记就能实现空间蛋白质组学的分析，但是其缺点是分辨率低于前面介绍的 SIMS 等技术。目前大多数 MALDI-MS 的横向分辨率是 20μm 左右，还不能达到单细胞水平，而且解离样本分子的效率也有待提高。所以依靠重金属标记抗体的 SIMS 与不依赖抗体的 MALDI-MS 各有优缺点，在不同场景可以互补使用。

上面介绍的 SIMS 和 MALDI-MS 只是可用于空间蛋白质组学研究的代表性质谱成像方法。当今技术的发展日新月异，基于传统的 SIMS 和 MALDI-MS 已经有很多的改进和优化，比如一种改进的 MALDI-MS 方法（transmission - mode MALDI - 2）已经将成像分辨率提高到 1μm 甚至更小，推进到单细胞或亚细胞结构水平。另外还有一些质谱成像的方法，如 DESI-MS 方法等，多用于空间代谢组学的研究，在后续再做一些简介。质谱方法作为蛋白质组学的传统分析方法，正处于高速技术进步的时期，预期将在空间组学研究领域得到长足的发展。

3. 基于激光显微切割的空间蛋白质组学技术　与早期空间转录组学技术的起始一样，最朴素的空间蛋白质组学技术也是利用激光显微切割或其他分离方法，将感兴趣的细胞和组织分离出来，然后使用基于抗体染色或者质谱的技术进行蛋白质组学分析。

一种空间蛋白质组学技术是将激光显微切割和基于抗体染色的蛋白质组学方法联用。使用的蛋白质组学方法叫作反相蛋白质阵列（reverse phase protein array，RPPA）。该技术最早在 20 世纪 90 年代初被提出时，就是与激光显微切割联用，从组织切片上分离一部分感兴趣的细胞，制备裂解液后使用 RPPA 技术分析，成为一种早期的基于激光显微切割的空间蛋白质组学技术。如同基于激光显微切割的空间转录组学技术一样，由于激光显微切割技术的限制，与 RPPA 联用的这种空间蛋白质组学技术并没有在空间组学领域得到广泛使用，但是 RPPA 技术作为一种新兴的蛋白质组学技术，由于其超高的通量和灵敏度，以其独有的优势在癌症研究的各个领域中大放异彩，值得进一步做些介绍。

RPPA 技术先将很多样本的蛋白质裂解液打印到芯片上制作很多蛋白质阵列（protein array），然后使用数百个抗体分别对每个蛋白质阵列芯片进行检测，是一种高通量高内涵的蛋白质组学技术。该技术叫作反相蛋白质阵列，是相对于传统的抗体阵列（antibody array）来说的。传统的抗体阵列是将多个抗体打印到芯片上制成抗体芯片，然后在抗体芯片上加上含抗原蛋白质的样本进行检测，这种抗体微阵列首先出现，被认为是正相抗体阵列（forward phase antibody array），目前的技术可制作包含数百个至数千个抗体的抗体阵列芯片。而 RPPA 技术是反过来，待检测的抗原蛋白质以裂解液的形式打印在芯片上，然后在芯片上加上抗体来检测，所以是抗体在上抗原在下，与传统抗体芯片相反，叫作反相蛋白质阵列。同样的蛋白芯片重复打印数百张甚至上千张，每一张蛋白芯片用一个抗体进行染色，目前，在成熟的 RPPA 技术中，每张芯片可以容纳上千个样本，可以使用数百种甚至上千种抗体进行检测。RPPA 技术从原理上讲类似于传统意义的点杂交（dot blot）技术，但 RPPA 技术大幅度提高了可检测样本的通量、可测靶标蛋白质的数目和检测灵敏度，实现了自动化、标准化，成为一种重要的蛋白质组学技术。

RPPA 技术在 MD 安德森癌症中心的 Mills 教授实验室得到高度的完善和发展，成为美国最大的癌症研究项目——癌症基因组图谱（TCGA）早期唯一的蛋白质组学分析平台，承担了 33 个癌种超过 10 000 例临床癌症患者样本的蛋白质组学数据采集与分析工作，为癌症的转化医学研究及临床起到了巨大的推动作用。传统的质谱蛋白质组学由于在临床样本分析上的限制，到 TCGA 项目后期才被采用。MD 安德森癌症中心的 RPPA 技术平台包括样本制备、梯度稀释、蛋白质芯片打印、抗体染色、信号读取等一系列复杂而又精细的步骤，整个流程高度自动化、标准化，避免了人为误差。技术平台质量控制极其严格，每次进行样本微阵列芯片打印时，都会将多种阴性和阳性对照与待测样本一起进行打印点阵，确保实验结果的高可信度、可追溯性与可重复性。RPPA 可在几毫克组织中或含有几十微克总蛋白的细胞裂解液中，一次性分析多达 600 种以上的不同丰度的蛋白质，尤其适用于检测低丰度的信号蛋白和蛋白质翻译后修饰。由于每一个抗原抗体反应都是在独立的芯片上进行，避免了不同抗体反应之间的串扰，以及不同靶标蛋白丰度差异带来的信号采集问题，具有其他高通量蛋白质组学所无可比拟的超高特异性和灵敏度，可检测到低至飞克级（10^{-15}g）的蛋白质。使用特异性修饰蛋白的抗体，可以检测蛋白质的翻译后修饰，包括磷酸化、乙酰化、甲基化等，直接检测到蛋白质的活性状态。RPPA 的样本通量大，一次可以平行检测 1000 个以上的样本，适用于临床大样本队列的平行分析。以上几项优势都是质谱蛋白质组学方法所不具备的，当然质谱蛋白质组学方法有其特有的优势，所以这两类方法成为互补的蛋白质组学技术。由于 RPPA 技术独特的优势，已经被全球众多的实验室和各大药企采用，应用于癌症的基础研究、转化医学、临床研究、药物开发、临床诊疗等各方面。据不完全统计，全球使用 RPPA 技术发表的科研论文近十几年大量涌现，截至目前有 3000 篇以上，其中超过 60% 的是在 MD 安德森癌症中心的 RPPA 技术平台上做的分析，由此可见 MD 安德森癌症中心的 RPPA 技术平台在该领域内的地位和影响力。

激光显微切割与质谱技术联用的空间蛋白质组学技术随着人工智能和微流控技术的兴起，也迎来了突破性发展。研究人员近期开发了一种叫作深度视觉蛋白质组学（deep visual proteomics，DVP）方法，其工作流程是先使用光学显微镜在染色下对组织成像，然后使用人工智能深度学习的方法来识别单细胞或亚细胞结构，如细胞核。选中感兴趣的细胞或区域后使用自动激光显微切割分离出单细胞甚至细胞核。对于同一类别的 100 个单细胞或者数百个细胞核，就可以使用超高灵敏度质谱法进行蛋白质组学分析，可以得到数千个蛋白质的原位表达信息。在原发性黑色素瘤中，研究人员使用 DVP 空间蛋白质组学方法检测到从正常的黑色素细胞向转移性黑色素瘤的演变过程中，蛋白质组在空间位置上发生了明显变化，揭示了相关信号通路随着癌症的进展在组织细胞空间位置上的变化。

（三）空间代谢组学技术

在生物体内从 DNA 转录到 mRNA 再翻译成蛋白质，再往下走就是由蛋白酶催化的各种生物化学反应。对生物体中这些生化反应涉及的所有小分子底物、中间体和细胞代谢产物等完整代谢物集合的系统研究就是代谢组学。如同蛋白质组，代谢组也处于一个快速变化的状态中，而且可想而知，整个代谢组的组成也非常复杂，截至2022年在最大的METLIN代谢物和化合物数据库中，已经包括超过100万个脂质、类固醇、小肽、碳水化合物、毒素、外源性药物等代谢物。小分子代谢物是生物功能的核心，如ATP提供了生命体的能量供应，很多细胞内或细胞间的信号转导也是依靠小分子代谢物来介导，所以代谢组学的研究当然也非常重要。

由于技术限制，传统的代谢组学如同早期的转录组学和蛋白质组学一样，也是利用混杂组织进行研究的，无法检测到特定代谢物的空间位置信息。早期的空间代谢组学研究就如同转录组学和蛋白质组学的起始一样，使用人工或激光显微切割来分离一些感兴趣位置的组织，然后使用质谱技术来分析。但是这样的技术路线有很大限制，无法广泛应用。目前主要使用的空间代谢组学技术就是前面介绍过的质谱成像（MSI）技术，这里从空间代谢组的角度再做一些简介。

如前所述，MSI直接对样本组织细胞中的分子使用质谱技术定性、定量和定位，以实现分子成像来研究分子的空间位置分布和状态。由于质谱技术对于小分子代谢物的分析比大分子的蛋白质等更加容易，所以MSI技术更加适用于空间代谢组的研究。最早的MSI技术，上面介绍过的SIMS在不与抗体联用的情况下不适合于大分子蛋白的检测，但适用于分析小于1kDa的小分子代谢物，包括多肽、氨基酸、寡核苷酸、多糖、脂类分子等。SIMS方法经过多年的应用已经有很多改进，如3D OrbiSIMS，就是将SIMS和高分辨率的轨道阱（orbitrap）质谱技术结合，能够以三维方式和亚细胞结构的成像分辨率将组织中的小分子代谢物可视化。另一种基于SIMS的方法叫作空间单核代谢组学（spatial single nuclear metabonomics，SEAM）方法，结合了高分辨率质谱成像和生物信息学算法，可以在多尺度上使用多色来重建组织断层扫描，并且可以根据单个细胞核的代谢组学信息进行聚类分析。

前面介绍过，MALDI-MS自发明以来，由于其适用于生物大分子，已成为生物研究中的主流质谱成像技术。MALDI-MS在空间代谢组学中也有广泛应用，而且有很多改进，包括atmospheric pressure MALDI，MALDI-2，transmission-mode MALDI-2（t-MALDI-2）等，采用了最新的高分辨率轨道阱质谱技术，将空间分辨率从早期的10～20μm提升到1μm之下，实现了亚细胞结构水平的空间代谢组学分析。对SIMS和MALDI技术在上述空间蛋白质组部分都有过介绍，这里再介绍一类主要用于空间代谢组学研究的质谱技术，叫作解吸电喷雾电离质谱成像（desorption electrospray ionization mass spectrometry imaging，DESI-MSI）技术。

DESI-MSI技术是一种对样本破坏性较小的技术，而且样品准备简单快速，不像SIMS那样需要真空环境，所以适合在医学研究和临床上使用。在DESI技术中，使用发射器毛细管在高压下将电离的溶剂进行电喷雾，以一定角度喷洒到样本表面的特定位置。样本表面的代谢物被带电溶剂液滴吸收解离出来，进入质谱仪分析，成像后生成样品表面特定离子的丰度与空间位置分布二维图。该技术适用于各种固体、液体、冷冻的样品。目前DESI技术的空间分辨率比上述的SIMS或MALDI质谱成像方法要低，一般在50～200 μm的范围，但是可以对样本进行较大面积的扫描，而且由于其样本准备简单不需要基质处理，方便易用，所以其应用越来越广泛。DESI技术也有很多改进和升级，如气流辅助DESI（air flow-assisted desorption electrospray ionization，AFADESI），使用高速气流来帮助分子解吸、富集、离子化等，提高了检测灵敏度。另一种类似的升级叫作纳米喷雾DESI（nanospray desorption electrospray ionization，nanoDESI），与高分辨率质谱技术联用，将空间分辨率提升到5μm，并且开始用于蛋白质等大分子的分析。

激光烧蚀-电喷雾电离质谱成像（laser ablation electrospray ionization mass spectrometry imaging，LAESI-MSI）使用一种新发展的解离技术，它将中红外激光器的激光烧蚀与电喷雾电离联用，激光用于激发样本生成气相粒子，电喷雾电离用于将生成的气相粒子电离，然后使用质谱技术分析。LAESI可用于对不同类别的分子进行分析，包括从小分子药物、糖类、脂质和各种代谢物到较大的多肽和蛋白质等分子。

对空间代谢组学的分析在整个生物医药的研究及临床中发挥着越来越重要的作用，随着质谱技术和其他辅助技术的发展，空间代谢组学技术必将成为肿瘤微环境研究中对多种肿瘤标志物以及外源性药物等小分子研究的重要工具，对肿瘤免疫的研究及临床诊疗将起到关键的推动作用。

五、生物信息学与人工智能在空间多组学技术中的应用

空间多组学是一门使用大数据的科学，本来组学就需要很大的数据量，再加上空间信息或单细胞的信息，数据量更是增大了一个或几个数量级。例如，NanoString 公司最新发布的 CosMx SMI 空间组学技术平台中，对于一个样本的初始图像数据采集可以高至 10 TB 的规模，经过图像解码等中间处理降至 1 TB，最后的图像数据也还有 100 GB。而且空间组学的数据需要生物信息和大数据科学的手段和工具进行整合、空间位置还原和数据深度分析与挖掘等，毋庸置疑空间多组学技术需要生物信息学、大数据科学以及人工智能的加持。

生物信息学（bioinformatics）是一门利用算法和模型来分析生物学数据，并解决相关生物学问题的新兴交叉学科。一般认为生物信息学起源于 20 世纪 60 年代初期，将计算方法应用于蛋白序列分析。后来由于分子生物学技术的发展，特别是 DNA 测序技术的出现产生了大量的数据，同时伴随着计算机科学的快速发展，算力更强，并开发出了更多的适用于生物信息处理的新颖软件，极大地推动了生物信息学的发展。从 20 世纪 90 年代到 21 世纪初，DNA 测序技术的重大进步及成本的大幅降低，带来了测序数据爆炸性的增长，“大数据”时代的到来对数据管理和挖掘提出了新的挑战，并推动了生物信息学的迅猛发展。目前生物信息学已经广泛地应用于生物医学的各个领域，特别是组学数据分析。

人工智能（AI）是计算机科学的一个新的分支学科，是一门利用算法和模型来模仿人类的某些智能行为，并执行人类某些智能活动的学科，涉及计算机科学、数学、心理学、生物学、语言学等。其起源可以追溯到 1950 年图灵（Alan Turing）关于怎样创造智能机器和如何测试其智能的研究论文，提出了著名的图灵测试（Turing test），来测试机器是否能和人类具有同等的智力，图灵也被誉为“人工智能之父”。1956 年，约翰 · 麦卡锡（John McCarthy）在达特茅斯学院举办的首届人工智能会议上创造了“人工智能”一词，标志着一个新兴学科的正式诞生。其主要研究领域有自然语言处理、机器学习（machine learning，ML）、深度学习、强化学习、机器人、计算机视觉、专家系统等。随着算力和算法的发展，人工智能已经取得了长足的进步，目前专家系统、机器人、计算机辅助诊断等产品已经广泛应用于肿瘤的诊疗实践中。

机器学习是人工智能的一个分支，赋予了机器不依赖于编程，并且能够从数据中学习并根据经验进行自主改进的能力。通俗地讲，机器学习是一种利用数据训练出模型，并将模型应用于预测或决策的方法。业界广泛认为，亚瑟 · 塞缪尔（Arthur Samuel）在有关跳棋的研究中创造了“机器学习”这个词。其常用算法包括决策树、逻辑回归、主成分分析、聚类分析、随机森林、支持向量机、深度学习等。从方法上来分，机器学习算法可以分为监督学习、无监督学习、半监督学习、深度学习、强化学习和迁移学习等。其中，深度学习（deep learning，DL）是机器学习的一个分支，是一门用深层（3 层或更多）神经网络模拟人脑从大量数据中学习行为的科学。“深度学习”一词是里娜 · 德克特（Lina Dechter）在 1986 年提出的，常见的深度学习模型有循环神经网络、递归神经网络、卷积神经网络、深度信任网络、生成式对抗网络和自编码器等。人类大脑是无法应对组学甚至是空间组学大数据的，所以必须依靠人工智能从海量的大数据中，分析和发现人脑所无法理解的数据结构和内在关联，推断数据支持的生物学结论。除了高效、精确等优势外，人工智能还摆脱了人类主观臆断和思考模式的影响，能更有效地解锁隐藏于数据深处的生命密码。下面介绍空间多组学技术中常用的生物信息学分析及工具。

（一）聚类分析

聚类分析（cluster analysis）就是把很多目标数据放入少数相对同源的组或“类”（cluster）里，通过建立不同的数学模型，确定不同目标数据的相关性。以基因表达分析为例，聚类分析就是对具有相同统计行为的多个基因进行归类，归为一个类的基因在功能上可能相似或相关。聚类结果可以用直观的树形图来展现，便于研究人员的理解和分析。下面以基因表达分析为例，从几个方面对聚类分析做些介绍。

1. 相似性系数　聚类分析衡量基因表达或条件之间相似程度的数学表达式就是相似性系数（coefficient of similarity）。常用的相似性系数主要有两大类，一类是距离系数，另一类是相关系数。距离系数（distance coefficient）是一种常见的相似性系数，系数数值越大，相似性越小。欧氏（Euclidean）距离是最普通、应用最广的距离系数。相关系数常用的是皮尔逊相关系数（Pearson correlation coefficient），其变化范围为 [–1，1]，相关系数越大，说明基因表达之间的相似程度越大。相关系数与分子生物学中两个基因共表达（coexpression）的概念一致。

2. 聚类算法　选择分析方法的基本标准是能够简化原始数据，结果直观，使研究者能在海量基因表达数据中解析出正确的基因表达谱和功能信息。最常用的聚类方法是系统聚类或称为层级聚类（hierarchical clustering），这种方法的基本思想是先将 *n* 个样本各自看成一类，选择距离最近的一对合并为一个新类。计算新类和其他类的距离，再将距离最近的两类合并，直至所有的样本都归为一类，这个过程一般称为凝聚（agglomerative）方法（自底向上）。与之相对应是分裂（divisive）的方法（自顶向下），开始将所有的对象置于一类，在迭代的每一步中，一个类不断地分为更小的类，直到每个对象在单独的一个类中，或达到一个终止条件。这个过程可以用树形聚类图形象地显示出来。

3. 聚类结果的评估　聚类的结果可以单纯从数学意义上进行评估，也可以结合生物学内容进行评价，而后者更有实际意义。从数学意义上评估，聚类的“良好性”取决于一个类内的样本之间有多么近，而和最近的类之间有多么远。常用的量度有 Silhouette 效度指标、Dunn 效度指标、Davies-Bouldin 效度指标、C- 指标、Goodman-Kruskal 指标、分离指标、Jaccard 指标、Rand 指标、分类准确度、F- 指标等，每种量度都有各自的优缺点。

（二）差异表达分析

差异表达分析（differential expression analysis）是指对不同样本处理下的基因表达差异进行分析，区分这种差异源于处理效应还是随机误差。基因表达分析的第一步也是最重要的一步就是找出差异表达基因，差异表达基因一般用差异倍数（fold change，FC）和统计检验显著性值（*p* 值）来综合判定。对 FC 常取以 2 为底的对数，记为 $\log_2$（FC），一般要求 $\log_2$（FC）的绝对值超过 1；使用 *p* 值来表征两组实验观察到的基因表达差异或变化是否具有统计学意义，由于涉及多重比较，差异表达分析得到的显著性 *p* 值需要通过假发现率（false discovery rate，FDR）进行校正，一般使用 BH（Benjamini & Hochberg）方法校正为 *q* 值（*q* value）或校正 *p* 值（adjusted *p* value），一般要求 adjusted *p* value 小于 0.05，如果一个基因满足上述关于 $\log_2$（FC）的绝对值和校正 *p* 值的判定条件，则该基因被称为差异表达基因。由于异常样本对差异表达分析结果的影响很大，所以当样本方差较大或者样本数量较大时，需要先对样本进行相关性分析、聚类分析或主成分分析（principal component analysis，PCA），在差异表达分析前剔除异常样本。差异表达分析的主要过程包括对选定的样本进行归一化、建模和统计检验。

1. 差异来源　不同样本组可以是不同实验处理，由此引起的差异称为处理差异；而同一实验条件下的同一组内不同样本之间，由于样本个体差异、技术误差等也会有差异，称为组内差异。所以组间差异包含了组内差异和处理差异。最终检验组间差异的显著性时，应该考虑去掉组内差异的影响，也即要求组间差异要显著大于组内差异。而计算组内差异需要生物学重复，如果没有重复样本，就需要通过公式预估或者人为预设误差来估计组内差异，这往往会不同程度降低差异表达分析结果的准确性。所以在设计实验时，如果条件允许，尽可能设一定数量的生物学重复。

2. 模型选择 显著性的精确定义依赖于模型和假设的选择。参数检验基于样本总体分布信息，需要选择一个合适的模型来描述这种分布。常用模型包括：①泊松（Poisson）分布，主要优势是其简单性，因为它只有一个参数，但它同时也有一个局限性，即模型的方差等于均值。②负二项（negative binomial）分布，研究发现在有生物学重复情况下，低表达基因方差符合泊松分布，而随着表达量升高，实际方差要远大于泊松分布的方差。在此基础上提出的负二项分布的方差 $\sigma^2=\mu+\alpha\mu^2$，可以通过拟合、缩减离散度因子 α 的值来调节模型的离散度，使其符合实际情况中基因表达方差远大于均值的情况。常用的 RNA-seq 差异表达分析工具 DESeq2 和 edgeR 都采用负二项分布来描述 reads 频数分布情况。

差异表达分析可以初步筛选出组间有表达差异的基因。根据设置的显著性值和差异倍数阈值不同，得到的差异表达基因也会有不同。差异表达分析得到的结果为相互独立的基因，可以直接对这些基因做单基因分析。

（三）富集分析

富集分析（enrichment analysis）使用差异表达基因列表结合基因功能作为先验知识，将海量的基因表达信息聚焦到关键的富集功能基因集合上，有利于系统揭示生物学问题和下游的功能验证。常用的基因注释信息数据库有基因本体（gene ontology，GO）数据库、京都基因和基因组（Kyoto Encyclopedia of Genes and Genomes，KEGG）数据库、反应组学（Reactome）数据库等。常用的表示形式有柱状图（barplot）、点图（dotplot）、基因 - 通路网络图（cnetplot）、通路 - 通路网络图（emapplot）等。富集分析的有效性评估一般用超几何分布来计算。对于每一条功能注释（GO、KEGG、Reactome 等）在每组差异基因中的富集程度，统计与该注释有关的基因在一组差异基因中的数目、该注释的全部基因数目、差异基因的总数目和全部基因的数目，超几何检验就可以统计出一个 p 值。对这个 p 值，一般也要经过多重比较检验校正。p 值用概率表示了每组差异基因对于某个功能的富集程度，如果 p 值越小，越接近于 0，则说明随机出现这种功能的概率就越低，当然就越有生物学意义。

GO 数据库是基因本体联盟（Gene Ontology Consortium）构建的一个结构化的标准生物学数据库，提供一个规范化的描绘基因和基因产物的平台，旨在开发从分子水平到通路、细胞和生物体水平全面的生物系统计算模型。GO 注释系统已经成为目前全球应用最广泛的基因和基因产物注释体系之一。这些信息不仅是人类可读的，也是机器可读的，在基因组和生物医学数据的计算分析中发挥了至关重要的作用。迄今为止，GO 已经有超过 10 万次引用。GO 数据库是一个有向无环图（directed acyclic graph，DAG）结构，包含 3 个分支，涵盖了生物学的 3 个方面，分别为：①分子功能（molecular function，MF），表示基因产物的分子水平活性；②细胞组分（cellular component，CC），表示基因产物执行功能所处的细胞结构；③生物过程（biological process，BP），表示由多个分子共同完成的生物学过程。每个基因或基因产物都有与之对应的 GO 术语，从上述 3 个层面得到注释。

KEGG 是一个从分子水平特别是基因组测序和其他高通量技术产生的大规模数据集，来解释生物系统（如细胞、有机体和生态系统）的数据库资源。KEGG 由日本京都大学的 Kanehisa 实验室于 1995 年建立，是国际最常用的生物信息数据库之一。KEGG 提供了出色的整合代谢通路查询功能，可以搜索碳水化合物、核苷酸、氨基酸等的代谢及有机物的生物学降解，对催化各步反应的酶进行了全面的注释。KEGG 还提供了基于 Java 的图形界面，来浏览、比对基因组序列。其中，KEGG PATHWAY 子库是一组手工绘制的通路图，呈现了目前对分子相互作用、反应和关系网络的认识。

Reactome 是一个开源、开放访问、人工审核和同行评审的信号通路数据库。其目标是为信号通路知识的可视化、解释和分析提供直观的生物信息学工具，以支持基础和临床研究、基因组分析、建模、系统生物学研究等。Reactome 数据模型的核心是反应及参与反应的组件，包括核酸、蛋白质、复合物、疫苗、抗癌药物和小分子等，形成相互作用网络，并被细分为各种通路。Reactome 中的生物学通路包括经典的中间代谢、信号转导、转录调控、细胞凋亡和疾病等通路。Reactome 通路审核的管理过程类似于科学论文的评审。Reactome 网站旨在提供一个已知生物过程和通路的地图，已经被研究人员用于不同的研究领域，临床医师、遗传学家、基因组学研究人员和分子生物学家可以用 Reactome 来解释高通量实验研究的结果；生物信息学家可以用它来开发新算法，以便对组学研究数据进行知识挖掘；系统生物学家可以用它来构建疾病的变异通路的预测模型。

（四）空间转录组与单细胞 RNA 测序数据的联合分析

如前所述，空间转录组学技术目前只能在空间位置分辨率和可检测 mRNA 数目之间找一个平衡，还无法兼顾同时达到最高。比如基于分子成像的空间转录组学技术，包括 NanoString SMI、10×Genomics Xenium、Vizgen merFISH 等，可以达到单细胞或亚细胞结构等空间位置分辨率，但是目前只能检测数百个至数千个 mRNA。另一方面，基于下一代测序的空间转录组学方法，包括 10×Genomics Visium、NanoString DSP 等，可以覆盖全转录组，但是无法达到单细胞的空间位置分辨率。还有就是近 20 年快速发展应用的单细胞 RNA 测序技术（scRNA-seq），积累了海量的单细胞转录组数据，虽然在单细胞分离过程丢失了细胞在组织中的空间位置信息，但是数据保留着单细胞的表达特征。

为了弥补空间转录组学技术的短板，尤其是为了整合利用海量的单细胞测序数据，生物信息学家已经开发出了多种整合空间转录组和单细胞 RNA 测序数据的算法，预测带有单细胞测序完整转录组信息的单细胞的空间位置分布，或预测已知空间位置的细胞的完整转录组信息。例如，gim Ⅵ方法使用一个深度生成模型，来推断未检测到的转录物的可能空间位置分布；SpaGE 利用域适应算法 PRECISE 和 κ- 最近邻回归，来预测未检测转录物的可能空间位置分布；Tangram 使用非凸优化和深度学习框架来预测 scRNA-seq 数据的空间位置定位；Seurat 应用典型相关分析将空间和 scRNA-seq 数据嵌入共同的隐空间，并将细胞从单细胞测序数据投影到空间转录组学数据的兴趣点上；LIGER 使用整合非负矩阵分解和共享因子邻域图，来预测基因的空间位置表达水平；iSpatial 使用加权 κ- 最近邻模型来得到全转录组的空间表达模式。Cell2location 使用贝叶斯模型从 scRNA-seq 数据的细胞亚群的基因表达特征，来估计空间转录组每个点中每个细胞类型的丰度；RCTD 应用从 scRNA-seq 数据中学习到的细胞类型谱和监督学习来解析细胞类型混合物；SpatialDWLS 采用加权最小二乘来推断细胞类型的组成。中国科学技术大学瞿昆教授课题组经过评测发现 Cell2location、SpatialDWLS 和 RCTD 算法能更加准确地预测细胞类型的空间分布；Tangram、gimVI 和 SpaGE 算法是预测基因表达空间分布的首选算法。Tangram、Seurat 和 LIGER 计算效率相对较高，适合处理大规模数据集（表 14-1）。

表 14-1 已有结合空间转录组数据和单细胞测序数据的方法

方法名称	开发时间	算法
gim Ⅵ	2019 年	深度生成模型
SpaGE	2020 年	域自适应模型，κ- 最近邻回归
Tangram	2021 年	非凸优化，深度学习
Seurat	2019 年	典型相关分析
LIGER	2019 年	非负矩阵分解，共享因子邻域图
novoSpaRc	2019 年	最优运输方法
SpaOTsc	2020 年	最优运输方法
stPlus	2021 年	自编码器，加权 κ- 最近邻模型

续表

方法名称	开发时间	算法
Cell2location	2022 年	贝叶斯模型
RCTD	2021 年	统计模型
SpatialDWLS	2021 年	加权最小二乘法
Stereoscope	2020 年	基于模型的概率统计方法
SPOTlight	2021 年	种子非负矩阵分解
DSTG	2021 年	基于图的卷积网络
STRIDE	2022 年	主题模型
DestVI	2022 年	变分推断，隐变量模型
iSpatial	2022 年	加权 κ- 最近邻模型

（五）空间转录组学相关数据库

SpatialDB 是由中国科学院生物物理研究所陈润生院士团队构建的第一个空间转录组学技术和数据集的人工管理数据库，从已发表论文中整理收录空间转录组数据。目前版本的 SpatialDB 包含来自 8 种空间转录组学技术（Spatial Transcriptomics、Slide-seq、LCM-seq、seqFISH、MERFISH、Liver single cell zonation、Geo-seq、omo-seq）产生的 5 个物种（人类、小鼠、果蝇、秀丽隐杆线虫和斑马鱼）的 24 个数据集（305 个子数据集）。SpatialDB 提供了一个用户友好的 Web 界面，用于可视化和比较空间转录组学数据。SpatialDB 允许用户在线浏览所有 8 种技术的空间基因表达谱，可在由相同或不同技术生成的任意两个数据集之间作比较。为了进一步探索这些数据，SpatialDB 还提供了由 SpatialDE 和 trendsceek 识别的空间可变（spatially variable，SV）基因，以及这些 SV 基因的 GO 和 KEGG 富集分析。

空间转录组学数据库（STOmicsDB）是由深圳国家基因库和深圳华大生命科学研究院共同创建的空间转录组学文献和数据集的综合数据库，并为数据查看、分析和可视化提供了方便的工具。目前版本的 STOmicsDB 包含了来自 7339 篇文献的 17 个物种（人类、小鼠、果蝇、食蟹猴、斑马鱼等）221 个数据集和 674 个分析工具。STOmicsDB 是一个用户友好，提供一站式服务的空间转录组学数据库。STOmicsDB 由五个模块组成：资源中心、数据探索、自定义数据库、在线分析和数据提交模块。资源中心模块整合了 221 个经过人工审核的空间转录组学数据集、数以千计的空间多组学文献和分析工具。数据探索模块提供了对这些空间转录组学数据集的可视化和分析工具。自定义数据库模块可以与其他研究者协作构建用户自定义的专用空间转录组学数据集。在线分析模块允许用户在线分析自己的数据和 STOmicsDB 上的数据集。数据提交模块提供了一个空间转录组学数据归档标准和归档系统，允许用户向 STOmicsDB 提交和存放他们的数据。总之，STOmicsDB 是第一个空间转录组学门户，提供对现有数据集的分析、可视化以及与用户数据的比较分析，是一个相关文献和分析工具的查询工具，提供个性化数据库构建服务，并可以归档新的数据。STOmicsDB 有望成为空间转录组学领域的一个必要门户。

CellPhoneDB 是包含配体、受体及其相互作用的数据库。CellPhoneDB 是目前使用最广泛的细胞通信数据库，CellPhoneDB 的配体 - 受体数据信息来源于 UniProt、Ensembl、PDB、IMEx 联盟、IUPHAR 等。CellPhoneDB 数据库还包括了配体和受体的亚基结构，准确地表示了异构复合物，对于研究多亚基蛋白复合物介导的细胞通信非常重要。

六、空间组学的数据处理与分析举例（以 DSP 空间全转录组为例）

如前所述，空间组学属于大数据科学，数据量巨大而且对数据的处理和分析还有许多特殊要求，很多具有生物学意义或临床意义的发现只能从空间组学大数据中做深度挖掘才能得到，所以在空间组学领域，数据的处理和分析是非常重要的环节，下面以目前被广泛使用的 NanoString 公司（DSP）技术平台用来分析空间全转录组为例，简要介绍非因生物（FynnBio）公司在数千例 DSP 样本分析基础上，开发的数据处理和分析流程（图 14-4），使读者对空间全转录组的数据处理、分析和数据深度挖掘有一个感性的了解。

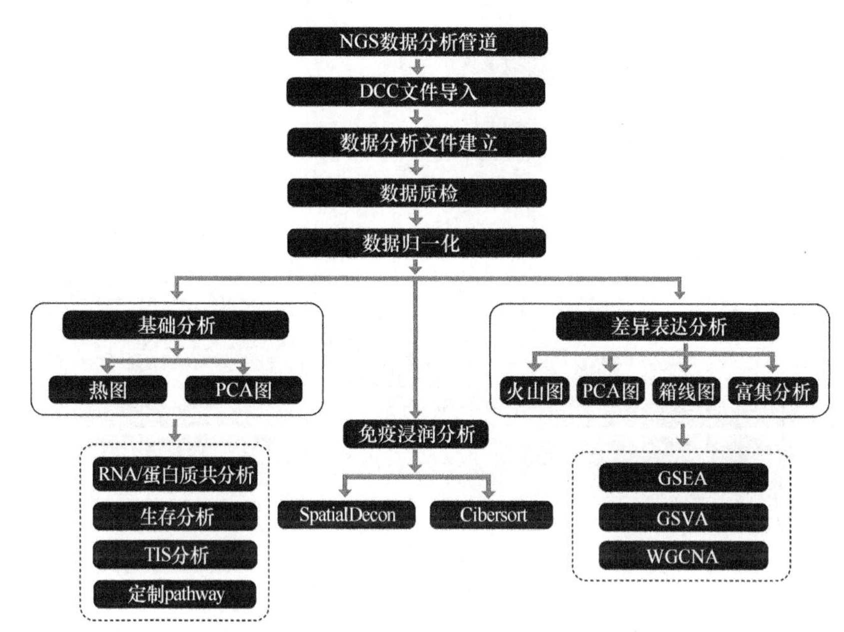

图 14-4　DSP WTA 实验数据处理和分析流程图

DSP 空间全转录组分析技术目前可以覆盖 18 000 个以上的人类 mRNA，或者超过 22 000 个小鼠 mRNA。从每个 ROI 收集的探针建库后，使用二代测序 NGS 来读出探针的信息，从原始的 NGS 测序数据开始，进行如下的数据处理和分析及数据挖掘。

从 NGS 原始数据导入到数据归一化步骤，属于数据的预处理和质控阶段（图 14-4）。空间转录组数据的质量控制（quality control，QC）非常严格，这很好理解，在大规模组学分析中，坏的数据比没有数据更加有危害性，因为坏的数据可能误导研究结果，导致错误的结论，而没有数据仅仅只是一次实验的失败，重新尝试即可。在 DSP 空间全转录组图谱（Whole Transcriptome Atlas，WTA）分析中的数据质控（QC）中包含：① Segment QC 结果展示，去除未通过 QC 的 ROI 或者 AOI（area of interest）数据；② Target QC 结果展示，展示各个检测靶标的分布情况。在 Segment QC 质控过程中，对 AOI/ROI 的数据进行分析，如果一个 AOI/ROI 未能通过其中任意一项 QC 参数，则默认情况下会去除此 AOI/ROI 的数据，不会将其纳入最终的结果分析中。其中一项质控参数是 Technical Signal QC，是每个 AOI/ROI 的测序质量评价，有三个指标，分别为：① Raw Reads，是测序时每个 AOI/ROI 所有能读到的 Reads 序列。建议超过 1000 个，如果太少说明数据不可靠。② Aligned Reads Percentage，是 AOI/ROI 中比对到模板序列的 Reads 序列的比例，建议超过 80%。③ Sequencing Saturation，衡量一个 AOI/ROI 的测序 Reads 可以被测到一次或多次的比例，测序饱和度是指至少被检测到 2 次的 Read 在 Raw Reads 中的占比，建议超过 50%。另一项质控参数是 DSP Parameters，会对每个 AOI/ROI 的 Nuclei Counts 和 Surface Area 做限定，建议 Nuclei Counts 超过 200 个，Surface Area 超过 16 000 μm^2。

DSP 空间全转录组 WTA 分析中的数据质控还包括 Target LOQ（Limit of Quantitation）定量限 QC，LOQ 代表一个 Target 确认表达的限度值。LOQ 的定义如下：

$$LOQ = GeoMean(NegProbe) \times GeoSD(NegProbe)^{threshold}$$

其中，GeoMean 是几何平均值（geometric mean），GeoSD 是几何标准差（geometric standard deviation），NegProbe 是阴性探针表达值，threshold 为阈值。

图 14-5 是一个 DSP WTA 实验中的 Target 信号相比 LOQ 的比值分布图举例，y 轴已做 $\log_2$ 变换。在 DSP WTA 分析中，threshold 值为 2.5 代表比较严格的标准，2.0 代表稍微宽松一些的标准。

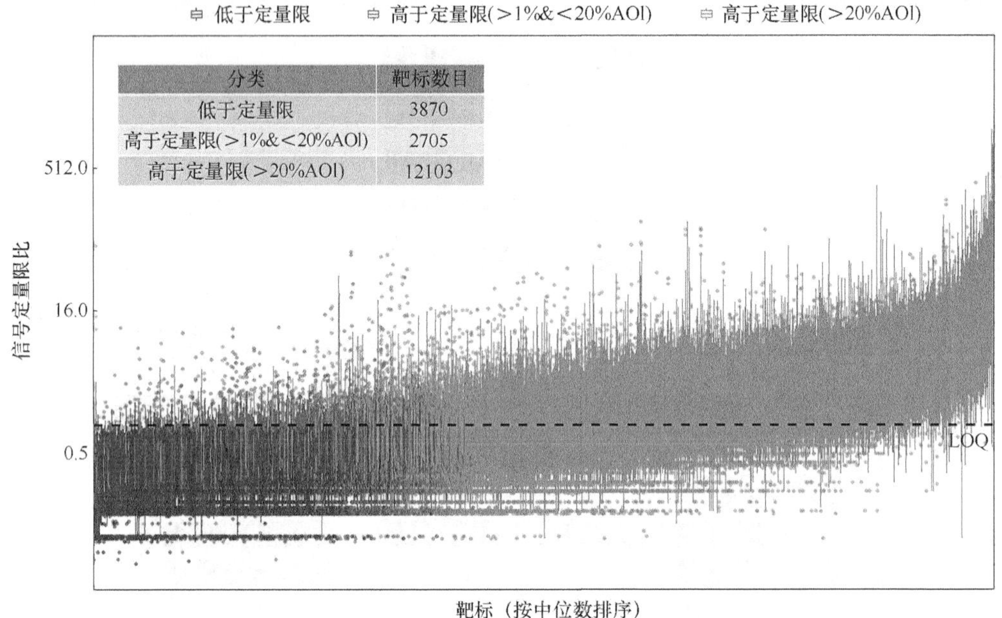

图 14-5 Target LOQ 质控举例

以上是数据的预处理和质控阶段。DSP 空间全转录组 WTA 数据默认根据 Q3（上四分位数）的表达情况将数据归一化（normalization）。归一化以后的数据就可以用来做各种数据分析和挖掘。首先介绍一些比较基础的数据分析。

热图：针对用户 DSP WTA 中的靶标来进行基因表达谱的系统（层次）聚类分析，结果用聚类树和热图展示（图 14-6）。默认使用基于欧氏距离的 Ward.D2 方法进行聚类。位于同一类同一分支的样本在某种程度上是相似的，数据按靶标来进行归一化显示。

主成分分析图：主成分分析是一种使用广泛的无监督数据降维方法。根据用户给出的分组信息，对每个分组进行主成分分析，并展示前两个主成分的信息（图 14-7）。

火山图：是形如火山喷发的一种散点图展示方法，常被用于展示差异基因或蛋白，可以帮助用户快速直观地识别有意义的差异变化。如图 14-8 所示，火山图的 y 轴是 $-\log_{10}$（adjusted p value），即 q value（p value 校正后的值）先取以 10 为底的对数再取相反数，因此数值越高说明 q value 越小即差异越显著。横坐标是 $\log_2$（FC），即对差异表达倍数取以 2 为底的对数，所以越靠两侧的点（每个点代表一个基因），其基因表达量上调或者下调幅度越大。根据用户给出的分组信息，对每个分组进行统计学分析，并以火山图的形式展示各组、各靶标的 FC 及 p 值。默认的差异表达分析方法是 DESeq2，p 值经 BH 校正。有显著差异的就是图中红色和蓝色的点代表。图中的虚线就是阈值，默认 $\log_{10}$（adjusted p value）的阈值是 1.301（对应于 adjusted p value 的 0.05），$\log_2$（FC）的绝对值的阈值是 1（对应于 FC 的 2）。阈值可以根据研究的需要进行适当调整。

箱线图：根据统计学分析的结果，将有显著表达差异的靶标在各分组、各 AOI/ROI 中的表达情况进行计数值的展示，用箱线图体现（图 14-9）。

以上是根据 DSP WTA 空间转录组数据进行的基础分析的举例，当然能够做的其他分析还有很多，研究人员根据具体要求选用。下面举例介绍一些 FynnBio 开发的适用于 DSP WTA 空间转录组数据的深度数据挖掘方法。

富集分析：富集分析基于 Reactome 数据库，展示了整个 DSP WTA 空间转录组数据集覆盖的信号通路范围。如有必要，可以根据研究项目的数据分析需求，选择合适的差异分析组别，对组别中差异基因做通路富集分析。通路分析的结果可以用 dotplot 点阵图、cnetplot 网络图，或者 cnetplot 环形图等来展示（图 14-10）。

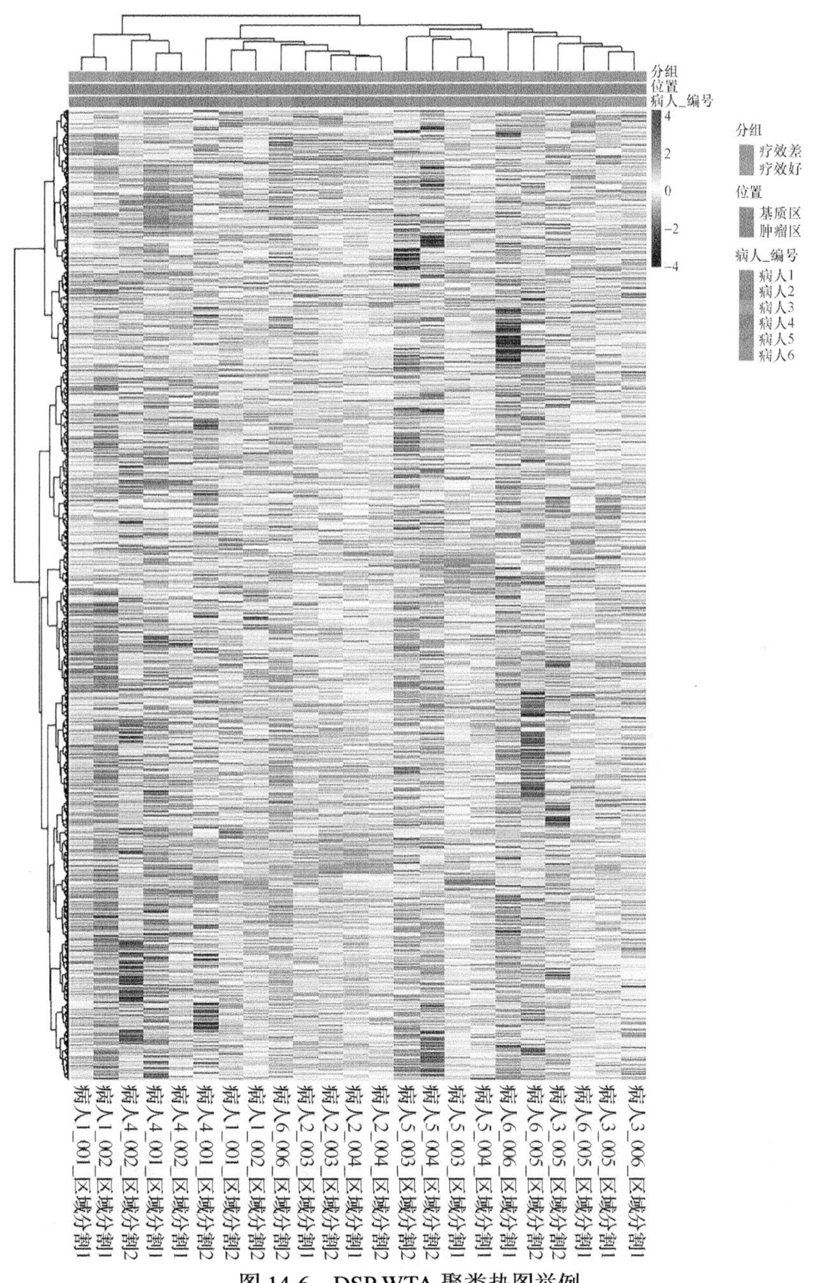

图 14-6　DSP WTA 聚类热图举例

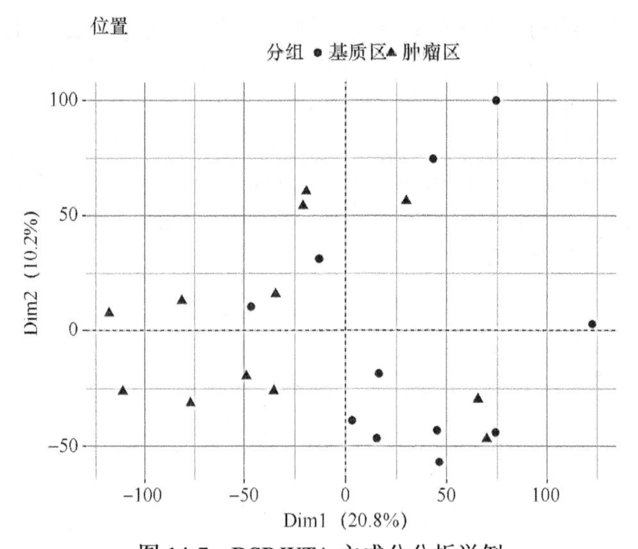

图 14-7 DSP WTA 主成分分析举例

20.8% 和 10.2% 表示该 PC（主成分）上数据的信息占比

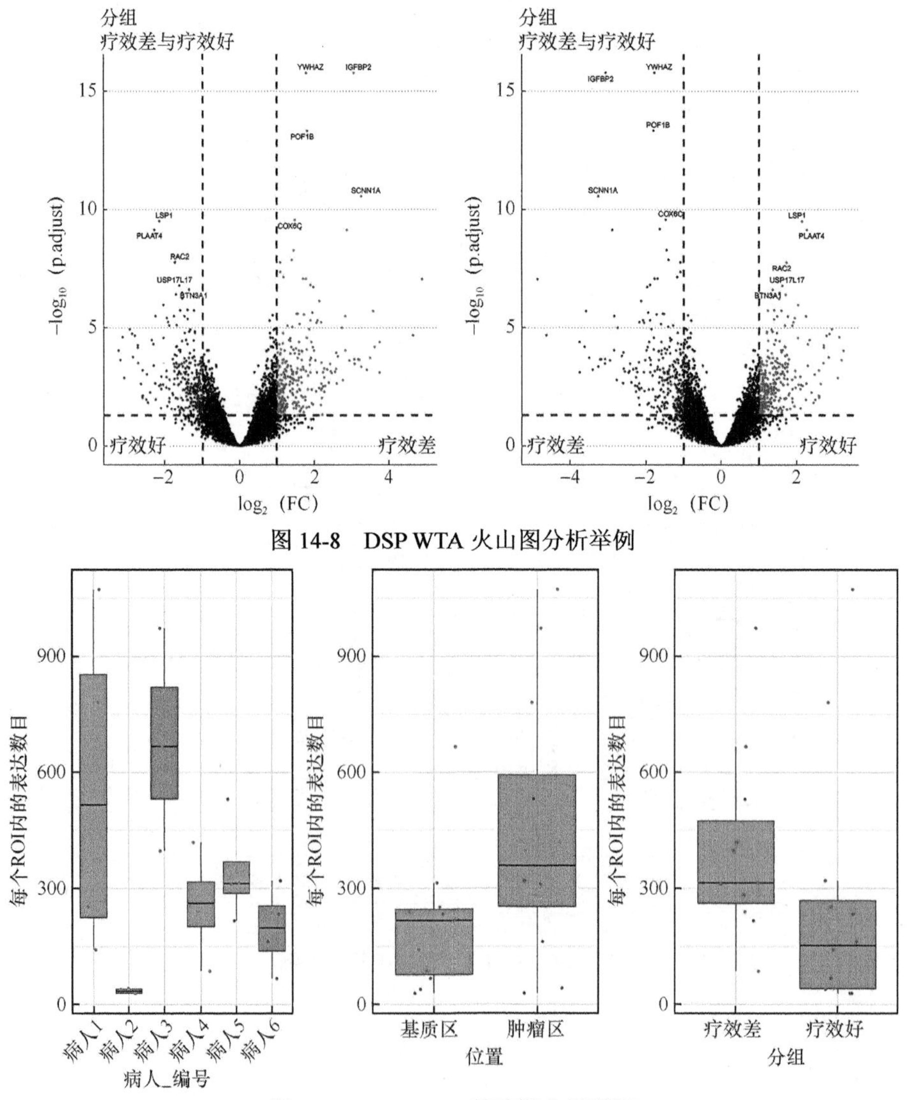

图 14-8 DSP WTA 火山图分析举例

图 14-9 DSP WTA 箱线图分析举例

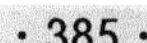

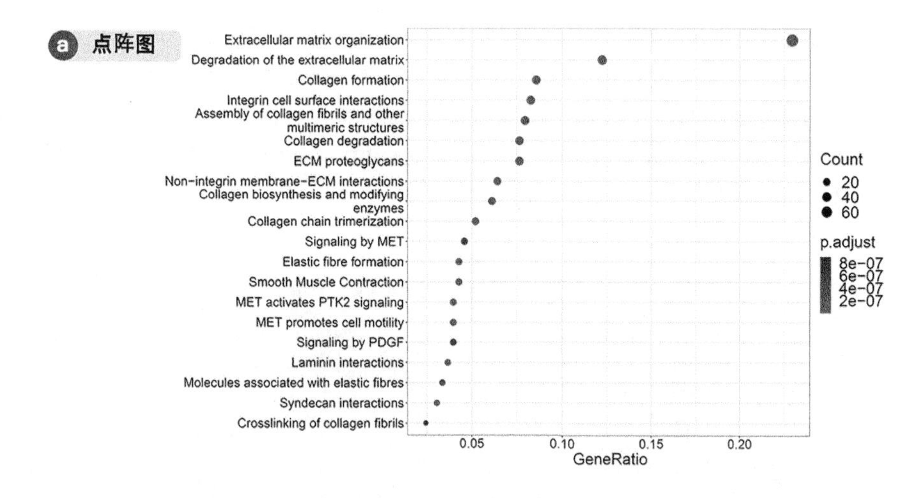

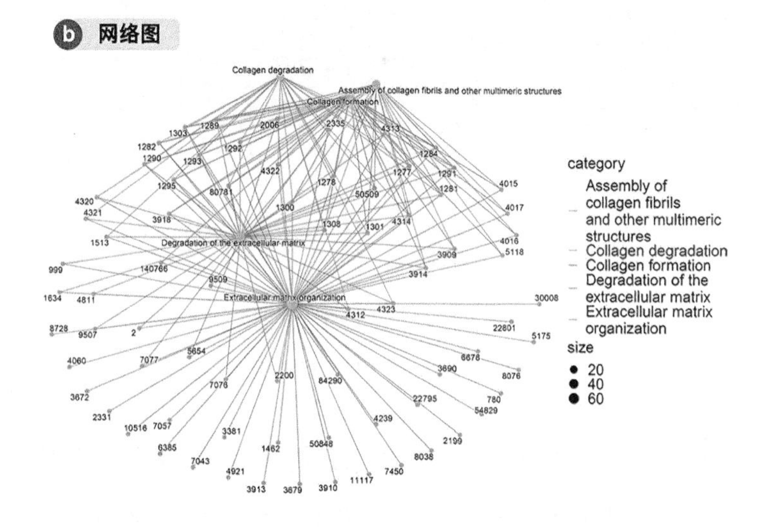

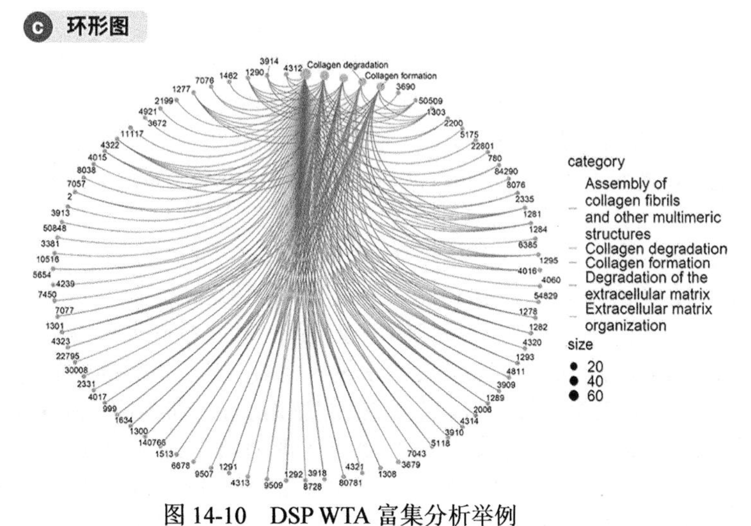

图 14-10　DSP WTA 富集分析举例

免疫浸润分析：使用 NanoString 的 SpatialDecon 工具对各个 AOI/ROI 中的基因表达数据进行免疫浸润细胞分型。SpatialDecon 不同于其他很多基于方差稳定的最小二乘法的反卷积（deconvolution）工具，它使用约束对数正态分布回归算法，更符合基因表达数据的长拖尾的特性。

预定义的稳健免疫浸润细胞的细胞表达矩阵是一个肿瘤类型稳定型的细胞表达矩阵，可以不限癌种地进行肿瘤微环境的免疫浸润分析。细胞分型高度依赖于所选择的细胞表达矩阵，免疫浸润分析是对肿瘤微环境进行的细胞分型分析。如果既有肿瘤细胞富集区 AOI/ROI 数据又有其他肿瘤微环境 AOI/ROI 数据，那么可以进一步提高细胞分型的精度。如图 14-11 所示，可以使用条形图来展示组织各区域中细胞的组成。

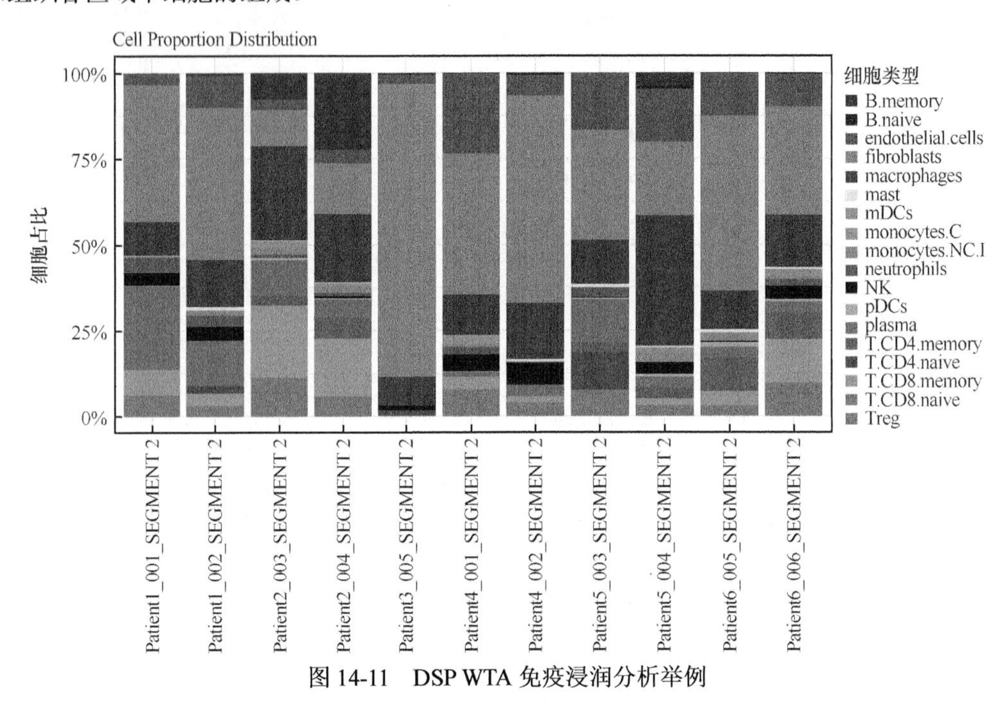

图 14-11 DSP WTA 免疫浸润分析举例

七、空间组学在肿瘤免疫研究与临床中的应用（以 DSP 空间转录组和蛋白质组为例）

前面介绍过的各种空间多组学技术，尤其是几种商业化的技术，已经广泛应用于包括肿瘤免疫在内的癌症研究与临床，以及更为广泛的生物医学领域，并带来了冲击性的影响。因为空间多组学技术提供了一个前所未有的技术手段，使研究人员能从一个崭新的角度来解读基础研究、转化医学，以及临床中的很多以前无法回答的问题，所以使用空间多组学技术发表的研究论文也在近几年爆炸式地增长，而且主要是发表于顶级期刊的重量级论文。这里我们还是以 DSP 空间转录组和蛋白质组学技术为例，介绍一下空间多组学技术在癌症研究与临床，尤其是肿瘤免疫领域的应用。

如前所述，NanoString 公司于 2019 年商业化推出的 DSP 空间转录组和空间蛋白质组学技术平台，开创了空间多组学技术在癌症领域的广泛应用。肿瘤免疫研究和临床的快速发展，带来了对肿瘤微环境研究的巨大需求，而 DSP 技术从设计之初，就是首先针对肿瘤免疫和肿瘤微环境研究。最早的 DSP 空间转录组探针组合和蛋白质组抗体组合，都是针对肿瘤免疫标志物来设计的，所以特别适合于肿瘤免疫领域。最早使用 DSP 技术的两篇 *Nature Medicine* 文章同时发表于 2018 年底，那时 DSP 技术还没有商业化，研究人员是用 DSP 测试版做的分析。一项研究来自 MD 安德森癌症中心的 Wargo 教授团队，使用 DSP 空间蛋白质组学技术对临床试验病人样本中，特定位置的免疫细胞做了免疫全貌分析（immune profiling）。团队比较了黑色素瘤病人中使用不同免疫检查点抑制方案作为新辅助治疗（neoadjuvant therapy）的效果。一组病人使用 Nivolumab 作为单一 PD1 免疫检查点抑制，另一组患者联合使用 Nivolumab 和 Ipilimumab 同时抑制 PD1 和 CTLA-4

两个免疫检查点。Wargo 团队使用 DSP 空间蛋白质组学技术分析了组织中 $CD45^+$ 白细胞中的大约 20 个免疫标志物及其他重要蛋白，发现了多个标志物在有应答和没有应答的患者中初始表达水平显著不同，可作为临床预前或预后标志物进一步研究和开发。而且 DSP 分析发现有应答的患者中，$CD45^+$ 白细胞中蛋白质标志物 Ki-67 明显增高，代表白细胞增殖速度比在无应答患者中更快。这样的分析和数据是传统技术很难做出的。第二项研究来自于一个荷兰的团队，在Ⅲ期黑色素瘤患者中对比了联合使用 Nivolumab 和 Ipilimumab 作为新辅助治疗和传统辅助治疗的效果。他们用 DSP 空间蛋白质组学技术分别在肿瘤细胞富集区域和免疫细胞富集区域分析了大约 30 个蛋白质标志物，发现了在治疗前的肿瘤细胞富集区中，几种蛋白质标志物包括 CD3、β2 微珠蛋白（β2-microglobulin，β2-m）和 PD-L1 的低表达与新辅助治疗后的复发密切相关，这样的发现用混杂组织也是无法得到的。

另一项有影响力的、早期使用 DSP 技术的研究，来自耶鲁大学的 Rimm 教授团队，2019 年 *Clinical Cancer Research* 杂志以封面文章报道了他们在黑色素瘤中使用 DSP 技术所做的开创性工作。研究使用了组织微阵列（TMA）和 DSP 技术，进行了对比验证、预后标志物验证和新标志物发掘等研究。相比于前面介绍的两项工作，Rimm 团队更加全面和深入地验证和运用了 DSP 技术，并且将分析的免疫相关靶标也从以前的 20～30 个提高到 44 个。在黑色素瘤 TMA 研究中，通过三重荧光染色将组织原位对应的巨噬细胞（$CD68^+$）、总免疫细胞（$CD45^+$）以及肿瘤细胞（S100 和 HMB45）区域划分开，使用 DSP 技术分析了不同种类细胞 44 个蛋白标志物的原位表达。研究得到了以前使用混杂样本或无空间信息支持下所无法获得的很多新发现，包括巨噬细胞富集区的 PD-L1 和 CD8 表达与预后存在强相关，而同样两个蛋白在总免疫细胞区域的表达与预后则不存在相关性。与之相对应的是，总免疫细胞区域 β2-m 的表达与预后存在强相关性。所以一种蛋白的表达量高低有时无法作为预前或预后标志物使用，但是其分布的空间位置却具有预前或预后的功能，这也再次证明了蛋白标志物空间位置信息的重要性。Rimm 团队在 2020 年初发表于 *Clinical Cancer Research* 杂志的另一项类似研究中，用同样的研究策略，使用 DSP 技术发现了在非小细胞肺癌中，免疫细胞富集区域的 CD56、CD4 表达与患者预后相关。因此，空间多组学技术将肿瘤微环境空间信息与高通量组学分析相结合，为生物标志物的探索和开发，特别是在肿瘤免疫领域，提供了新的技术手段和研究策略。

2020 年初同时发表于 *Nature* 杂志的两篇文章也都运用了 DSP 技术，分析了黑色素瘤三级淋巴样结构（tertiary lymphoid structures，TLS）内部及周边的 B 细胞、T 细胞中的免疫标志物，发现了不同位置的 B 细胞或 T 细胞有不同的免疫标志物表达谱，影响对肿瘤细胞的杀伤力。DSP 技术最早从黑色素瘤研究的应用开始，随着免疫检查点抑制治疗在越来越多的癌症中使用，迅速扩展到多个癌种的临床转化研究。DSP 空间蛋白质组学的检测靶标数也迅速增加到目前的 570 个以上，并且继续增长。

DSP 技术的一大优势是可以使用两张连续切片同时分析空间转录组和空间蛋白质组，实现转录组和蛋白质组的相互验证和关联，从 mRNA 和蛋白两个层面同时探索肿瘤微环境。最早使用 DSP 同时分析空间转录组和蛋白质组的研究来自非因生物和北京大学肿瘤医院的合作研究，在发表于 2021 年的文章中对比了结直肠癌中，使用化疗作为新辅助治疗与使用化疗联合免疫检查点抑制作为新辅助治疗的患者中，多个免疫相关的 mRNA 和蛋白标志物在肿瘤微环境中的表达与分布情况。研究发现免疫检查点抑制诱导了多种免疫细胞进入肿瘤细胞富集区域，表现为肿瘤细胞富集区内多种免疫标志物和细胞因子在 mRNA 和蛋白质水平上显著升高，包括 CD4、CD68、GZMB、CD40LG（CD40 配体）、CD86、CD276 和 LAG3 等。这项研究首次对同一样本的空间转录组和空间蛋白质组进行比对，得到了独特的结果，大多数 mRNA 和蛋白的表达水平是相关的，如肿瘤细胞富集区 PD-L1 在 mRNA 和蛋白水平上都一致性地显著增加。但是也有的 mRNA 和蛋白并不一致，如 CD45 只在蛋白水平上增加，却没有在 mRNA 水平上增加。这与领域内对于 mRNA 水平不能代表蛋白水平的共识也是一致的，所以该研究清晰体现了 DSP 空间组学技术可以对同一样本实现同时分析空间转录组和蛋白质组的优势。

DSP空间组学技术在短短几年之内，在技术上取得飞速发展，可分析蛋白靶标从20～30个扩展到570个以上，可分析mRNA靶标从84个扩展到1800个再到超过18 000个。在应用上，从最早的集中在黑色素瘤研究，迅速扩展到肺癌、乳腺癌、胰腺癌、肾癌等几乎所有常见癌种，覆盖了免疫谱、标志物、治疗机制及抗性等各方面的研究。这里仅以DSP技术作为例子简要介绍了空间组学技术在肿瘤免疫领域的应用，毋庸置疑在近几年内，其他多种空间组学技术在肿瘤免疫领域同样获得了广泛的应用。

展　望

虽然空间生物学技术历经了几十年的发展，但现代意义上的空间多组学技术只是在最近5～10年中快速发展起来的，目前还处于一个起始阶段。因为空间多组学技术能够提供的数据，是以前的传统技术所无法提供的，使得研究人员能从一个崭新的角度去研究肿瘤免疫、肿瘤微环境、肿瘤异质性等多个前沿领域，为包括肿瘤免疫学在内的多个学科带来了前所未有的机遇和挑战。从最近短短几年内空间多组学技术取得的进展和成就来看，空间多组学技术应该是能够在一定时期内保持快速发展的势头，在癌症的基础研究、转化医学、临床研究、药物开发、临床诊疗等各方面，尤其是和肿瘤免疫相关的方面起到关键的推动作用，展望一下空间多组学技术的发展，大体有以下几个方面。

1. 数据收集技术的改进和提升　如前所述目前的空间多组学技术都是在分析的通量、内涵、速度、费用等各因素中找到一个平衡，为了加强其中一个方向，就只能牺牲另外的方向。比如在目前的技术条件下，如果希望分析空间全转录组，就无法达到单细胞的分辨率，如果希望达到单细胞的分辨率，就只能减少能够分析的靶标mRNA数目。如果讨论基于抗体检测的空间蛋白质组，那对技术进步的要求更加迫切，目前的技术水平只能在兼顾空间位置分析的情况下，分析最多至几百个蛋白。所以空间蛋白质组实际上还只是处于该技术领域的发展雏形阶段，距离真正意义上的几十万种不同蛋白、上百万种不同修饰的真正蛋白质组还差得很远，所以该领域尚有无限的发展空间。

2. 对于可分析样本的扩展　当前大多数的技术都针对组织切片，尤其是存量最大的石蜡包埋病理切片。由于计算能力和分析速度等限制，目前大多数空间多组学技术仅仅能分析很小面积的肿瘤微环境，最大至几个平方厘米的范围。将来的发展中，期望新一代的空间多组学技术具有更为强大的功能和速度，并且大幅度降低费用，这样就有望分析更大的样本范围，对疾病的理解和研究将会更加全面和深入。目前绝大多数空间多组学技术局限于分析2D的切片，在3D立体结构上能获得的信息非常有限，将来随着技术的迭代发展，有可能实现3D肿瘤微环境的空间多组学分析。如果分析能力足够强大，还有可能加入时间轴参数，实现4D肿瘤微环境的时空组学（spatio temporal omics）分析。肿瘤微环境甚至细胞内部蛋白质组或代谢组都处于快速变化中，目前的绝大部分研究只是取一个时间点，相当于只是研究了组织和细胞的一个“快照”，难以反映肿瘤微环境和细胞内蛋白质组与代谢组的动态变化。期望在不久的将来，新一代的时空多组学技术能够强大到可以详细全面地描述肿瘤微环境中肿瘤细胞、免疫细胞、基质细胞等各种不同的细胞，在不同时间、不同位置，如何相互作用、相互影响，准确预测肿瘤细胞对免疫细胞杀伤的敏感度或抗性，那时肿瘤免疫治疗将迎来又一个新的时代。

3. 空间多组学技术相关的数据科学及人工智能的发展　目前虽然已经有多种空间多组学数据库，如SpatialDB，StomicsDB，The Gene Expression Database（GXD）和eMouseAtlas（EMAGE）等，并且提供一定的查询和分析功能，但是很多已经产生的数据还没有有效录入或整合进综合数据库中，已有数据也还没有得到有效的使用和分析。随着空间多组学技术的发展，期望开发出新一代可以整合、查询和可视化不同来源空间多组学数据的综合数据库，支持各种数据的相互验证和配合使用。配合着数据库的发展促进各种生物信息分析工具的完善以及人工智能的应用。面对数据密集型生物医学研究的需求，构建一个融合生物技术和信息技术的用户友好、安全可靠的空间多组学大数据操作系统，帮助研究人员方便地实现空间组学大数据的获取、共享、分析等各类研究，推动包括肿瘤免疫学在内的生物医学取得跨越式的进展。

总结一下，空间多组学作为一大类崭新的技术，在肿瘤免疫学蓬勃发展的时代，也迎来了技术飞速进步的契机。本章着重介绍了在当今时代应用最广泛的几种空间组学技术，尤其是已经商业化的技术平台，包括10×Genomics公司的Visium和Xenium空间转录组学技术平台，NanoString公司的DSP和SMI空间转录组学和空间蛋白质组学技术平台，以及Vizgen公司的MERSCPOE空间转录组学技术平台等。需要说明的一点是，空间多组学技术种类繁多，数目庞大，各自的技术细节也千差万别，本章仅对有代表性的技术做了简要介绍，旨在帮助读者理解目前该类技术的整体发展状况，如果希望了解某一种技术的细节和应用，需要去阅读具体的参考文献。另外一点是本章主要结合肿瘤免疫和肿瘤微环境研究来介绍空间多组学技术，但需要说明的是空间多组学技术在整个生命科学研究中都有广泛和重要的应用，尤其是在发育、神经、心血管、炎症、传染病等研究和临床领域。最后一点，空间多组学技术正处于一个起步并飞速发展的时期，技术创新发展日新月异，本章介绍的技术参数，如可分析靶标数或空间分辨率等，会很快地更新，而且介绍的当前主流技术也预期在短时期之内就被新技术替代，当然这里介绍的原理和技术会有助于了解以后出现的新技术。我们期待可以看到，空间多组学技术和肿瘤免疫学相互推动，相互成就，共同迎来飞速发展的历史时期。

课后习题

1. 空间转录组学技术的原理目前包括哪几类？
2. 空间蛋白质组学技术的原理目前包括哪几类？
3. 目前应用最广泛的两项空间转录组学技术是什么？分别是什么技术原理？
4. 质谱技术是如何应用于空间蛋白质组学和空间代谢组学的？
5. 基于抗体的RPPA蛋白质组学技术具有哪些优势？如何应用于空间蛋白质组学？
6. DSP空间蛋白质组学技术最早应用于什么癌种？为什么？
7. 在空间组学数据分析中，有哪些常用的分析方法？

（丁志勇　王连水　侯军委　赵相钦　马　莹　郝继辉）

第十五章　肿瘤免疫治疗前景与展望

近几十年来，肿瘤免疫治疗得到了飞速的发展，并为临床带来了突破性的革新。技术的进步始终在肿瘤免疫治疗中起到关键性的作用。未来在肿瘤免疫微环境解析、联合治疗策略选择、标志物与新靶标筛选、耐药机制与irAEs机制探索、临床前模型开发、新技术应用等方面都存在较大的发展空间。以往的研究更多专注于一个领域，但肿瘤免疫治疗的发展为不同领域的科学研究架起了沟通的桥梁，并开启了可能的对话。未来的发展，将更加依赖于不同学科、不同领域间的合作，并通过这种大规模的通力合作、交叉碰撞，为肿瘤免疫治疗研究注入更多的新活力，更好地解决肿瘤免疫治疗发展中出现的各种问题。

第一节　肿瘤免疫微环境的研究前景与展望

一、肿瘤免疫微环境的分型

早期研究中，根据肿瘤细胞上程序性细胞死亡配体-1（PD-L1）的表达水平以及肿瘤浸润淋巴细胞（TIL）的浸润程度，可将肿瘤划分为“热肿瘤”与“冷肿瘤”，用于解释不同肿瘤类型对免疫检查点抑制治疗的应答差异。肿瘤微环境（TME）或肿瘤免疫微环境的特征性概括与分类有助于预测不同肿瘤患者对ICB治疗的反应性，是提高当前ICB研究成功率和开发下一代免疫疗法的关键，也是联合治疗策略制定的理论基础。尽管有多种TME模型，但都基于微环境中总淋巴细胞浸润、免疫细胞分数、免疫基因表达特征、新抗原预测、病毒RNA表达和体细胞的改变等参数。随着单细胞测序及空间转录组学技术的应用普及，对TME组分与结构的分析越来越精细，这也为肿瘤免疫治疗“精准化”“个性化”发展提供了必要的基础条件。

（一）四分型TIME模型

1. 概述　陈列平教授提出了基于PD-L1表达水平以及TILs细胞浸润情况的TIME四分型模型（图15-1）：

根据不同类型的TIME对抗PD-1/PD-L1疗法的响应性不同，将产生的耐药机制分为以下3种。

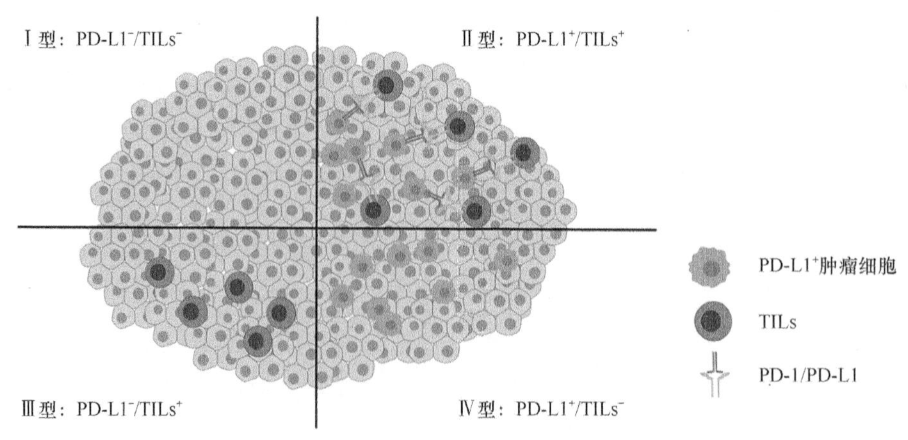

图15-1　四分型TIME

TIME可根据TILs细胞的浸润情况以及肿瘤PD-L1的表达水平划分为四型，不同类型的TIME对免疫检查点抑制疗法的响应性和耐药程度不同

（1）原发性耐药：Ⅱ型肿瘤（$PD\text{-}L1^+/TILs^+$）理论上来说是响应抗 PD-1/PD-L1 治疗最好的分型类型。在接受抗 PD-1/PD-L1 疗法的黑色素瘤、肺癌和膀胱癌患者中，与 $PD\text{-}L1^-$ 肿瘤相比，$PD\text{-}L1^+$ 肿瘤患者的应答率更高。同时，TILs 细胞的浸润程度也是一个重要参数，Ⅳ型肿瘤尽管有 PD-L1 的高表达，但因缺乏 $CD8^+T$ 细胞的浸润，对抗 PD-1/PD-L1 疗法的预期应答率不高，从而更易产生原发性耐药。

（2）获得性耐药：1/4～1/3 的转移性黑色素瘤患者最初对抗 PD-1/PD-L1 治疗有应答，但会随着时间的推移而复发。这种在治疗的初始阶段有应答，但最终出现疾病进展的情况称为获得性耐药。

（3）靶点缺失耐药：理论上来说，当 TME 中缺乏 PD-1 和（或）PD-L1 的表达时，抗 PD-1/PD-L1 疗法无法发挥作用，而缺乏 PD-1 或 PD-L1 表达的肿瘤都被归类为“靶点缺失”肿瘤，这种因缺乏 PD-1 或 PD-L1 表达而造成的耐药称为靶点缺失性耐药。其中，Ⅰ型和Ⅲ型 TIME 都属于这种类型，对抗 PD-1/PD-L1 疗法响应也较差。事实上，高达 60%～85% 的实体瘤都有靶点缺失耐药的问题，这也是导致抗 PD-1/PD-L1 疗法响应率较低的主要原因。

2. 前景与展望　TME 中 $CD8^+T$ 细胞和Ⅰ型辅助性 T 细胞的存在与更好的预后相关，这些细胞可能是预防原发性耐药的必要细胞成分。但其他免疫细胞成分，包括 $CD4^+$ T 细胞、自然杀伤（NK）细胞、自然杀伤 T（NKT）细胞、B 细胞、调节性 T 细胞（Treg）、γδ T 细胞以及先天淋巴细胞亚群在 TIME 中的作用尚不清楚。对Ⅱ型 TIME 的免疫细胞组成和表面分子特征的综合分析将有助于我们鉴定对 ICB 疗法原发性耐药的高风险患者。

部分获得性耐药可能的潜在机制是由于干扰素信号介导的肿瘤细胞死亡需要 JAK 通路的激活，而 β2 微球蛋白（β2-microglobulin，β2-m）基因的突变会降低主要组织相容性复合体（MHC）Ⅰ类分子的表达，因此 JAK1 和 JAK2 的功能丧失突变和 β2-m 基因的截断突变与抗 PD-1/PD-L1 疗法的获得性耐药有一定相关性。其他共抑制分子，如 T细胞抑制性受体 TIM-3 的上调也是获得性耐药的潜在机制。此外，部分获得性耐药的患者仍然可能是 PD-L1 和 PD-1 表达阳性，部分复发患者在停止治疗一段时间或化疗后，又可重新获得对抗 PD-1/PD-L1 疗法的应答。在这些病例中，获得性耐药产生的原因无法用肿瘤抗原突变或丢失引起的变异来解释。当然，TME 及其分子特征在肿瘤发展及治疗过程中始终处在动态变化中，这种内在变化可能会降低肿瘤对免疫攻击的敏感性，并导致获得性耐药的产生。随着对 TIME 了解的逐步加深，将进一步细分 TIME 亚型，以准确预测患者对免疫治疗的应答。

（二）3+1 型 TIME 模型

1. 概述　Priti Hegde 等在考虑 PD-L1 表达与 TILs 细胞浸润的基础上，纳入了更多的参考因素，将 TIME 分为免疫炎症型、免疫排斥型、免疫沙漠型，以及新抗原信号型。

（1）免疫炎症型：表现为肿瘤细胞或肿瘤浸润免疫细胞上高表达 PD-L1 和干扰素 γ（IFN-γ）信号，具有丰富的 TILs 与 B 细胞浸润，以及完整的抗原呈递等。炎症型 TME 与 ICB 应答相关，尤其对抗 PD-L1 和抗 PD-1 单抗有较高的应答率。

（2）免疫排斥型：表现为免疫细胞驻留于肿瘤边缘但无法浸润，高表达转化生长因子 -β（transforming growth factor-β，TGF-β）信号，具有丰富的髓系来源抑制细胞（MDSC）和肿瘤血管生成以及 MHC Ⅰ类分子低表达等。通过对免疫排斥型肿瘤特征的分析，可能有助于选择基于免疫检查点抑制剂（ICB）的联合治疗策略，并提高这类肿瘤对 ICB 的应答率。TGF-β 信号通路在促进免疫排斥表型方面发挥了重要作用，临床前 EMT6 乳腺癌模型显示采用 αPD-L1 和 αTGF-β 双抗联合治疗，能转化免疫排斥型肿瘤，提高其对 ICB 的应答。

（3）免疫沙漠型：表现为缺乏免疫浸润，以神经内分泌特征为主，肿瘤细胞高度增殖，脂肪酸代谢增加，Wnt/β-catenin 信号激活以及 MHC Ⅰ类分子低表达等。沙漠表型的驱动因素尚不清楚。但肿瘤内在 Wnt/β-catenin 信号在免疫沙漠的潜在机制中发挥着重要作用。除了缺乏促进免疫监视的免疫原性信号外，快速增殖的肿瘤细胞还会改变 TME 中的代谢条件，形成酸性乏氧环境，进而影响 T 细胞受体（TCR）识别和效应性 T 细胞的激活、分化和增殖，最终导致 TILs 细胞的减少。

（4）新抗原信号型：是一种独特的类型，新抗原信号可以由肿瘤突变负荷（TMB）或内源性逆转录病毒所提供。微卫星不稳定性（MSI）或 TMB 所造成的基因组不稳定，为肿瘤细胞创造了独特的抗原性。此外，人内源逆转录病毒（human endogenous retrovirus，HERV）、Epstein-Barr 病毒、乙型肝炎病毒、丙型肝炎病毒、人乳头瘤病毒和默克尔细胞多瘤病毒等也能提供强免疫原性抗原来源。这些整合到人类基因组中的病毒在正常细胞中基本沉默，但在肿瘤中可能会失调和再表达，从而成为肿瘤抗原信号。因此，新抗原信号型 TIME 普遍具有较好的 ICB 应答。

2. 前景与展望 对于免疫排斥型肿瘤而言，免疫抑制性细胞与基质细胞是未来研究的关键。IL-8 和 IL-6 等细胞因子高表达介导的髓系炎症在免疫排斥型肿瘤中普遍存在。ICB 与细胞因子抑制剂（如 αIL-8 或 αIL-6R）联合应用是否能改善预后仍有待观察。由于小鼠模型 TME 中的免疫抑制性细胞和基质细胞与人类肿瘤细胞之间存在显著差异，目前依然依赖单细胞 RNA 测序（single-cell RNA sequencing，scRNA-seq）技术挖掘人类肿瘤中髓样细胞群的表型特征，进而了解这些细胞所介导的免疫抑制的内在机制。

对于免疫沙漠型肿瘤而言，了解其代谢途径将是未来研究的重点。通过代谢途径的通用调节剂解决肿瘤细胞的重编程问题目前看来仍然太过理想化，如何避免这些调节剂对 T 细胞功能的影响，是未来需要解决的问题之一。识别对代谢应激上瘾的肿瘤，如缺氧诱导因子依赖性肿瘤，PI3K/AKT/FGFR3 信号突变的肿瘤，可能是抑制肿瘤细胞依赖但同时保持免疫细胞不受干扰的途径特异性疗法的理想候选。通过这种方式有可能为免疫沙漠型肿瘤创造一个免疫许可的微环境，进而促进肿瘤对 ICB 的响应。此外，由于诱发免疫沙漠表型的机制多种多样，个体精准化治疗方案可能更适合这类患者。

（三）六分型 TIME 模型

1. 概述 2019 年完成了迄今对 TME 最全面的大数据分析，通过 TCGA 数据库整合了 33 种不同癌症类型的 10 000 多个肿瘤样本的信息，利用 6 种分析平台（mRNA、microRNA、外显子测序、DNA 甲基化、拷贝数和反相蛋白矩阵）的数据，大范围分析了免疫基因组特征，包括评估去卷积基因表达数据和 DNA 甲基化数据得来的免疫细胞分数，源自突变和人类白细胞抗原（HLA）分析的新抗原 -MHC 配对预测，以及来自 RNAseq 数据的 B 细胞受体和 TCR 库评估。根据巨噬细胞或淋巴细胞特征、Th1 与 Th2 细胞比率、瘤内异质性程度、新抗原负荷程度、整体细胞增殖和免疫调节基因表达特征等，研究最终确定了六种免疫亚型，包括创伤愈合型、IFN-γ 显性型、炎症型、淋巴细胞耗竭型、免疫静息型和 TGF-β 显性型。

2. 前景与展望 肿瘤免疫的全景分析，基于单细胞组学与生物信息学的分析，能对 TME 进行细分，并关联肿瘤预后，指导更有效的肿瘤免疫治疗，尤其是联合治疗策略的选择。TME 中各种细胞的相互作用，以及随肿瘤进展或药物治疗发生的时空变化，也将是未来研究的重点。

（四）总结

TME 参与抗肿瘤过程中的免疫逃逸、原发及获得性耐药、放射抵抗等，进而促进肿瘤的进展、复发和转移。TME 具有高度的异质性，不同类型的恶性肿瘤表现出不同的免疫微环境。单细胞测序技术以及空间转录组学等新技术的发展，将有助于提升人们对 TME 组分和空间结构的深度了解。对肿瘤微环境的进一步探究与分型，将有助于指导临床肿瘤免疫治疗策略，特别是联合治疗策略的选择，从而提高患者对 ICB 的响应性，并有望发现更多的预后相关肿瘤标志物及治疗靶标，为肿瘤免疫治疗新方法的开辟创造条件。

二、肿瘤免疫微环境的代谢

在 TME 中，肿瘤细胞和免疫细胞通过代谢重编程以适应缺氧、酸性和低营养的微环境，而复杂的微环境又对各种免疫、基质和肿瘤细胞类型的代谢产生深远影响，并进而影响其功能和分化。因此，TME 中各种细胞的代谢重编程对肿瘤免疫编辑具有重要意义，了解肿瘤细胞和免疫细胞的代谢重编程将为调节肿瘤免疫提供新的策略。

（一）微环境中细胞互作，竞争与串扰

TME 内存在的免疫、肿瘤和基质细胞的多样性创造了一个动态环境，促进了肿瘤和免疫细胞之间的串扰，而这种串扰会受到肿瘤类型的影响，同时也影响着 TME 内的代谢和炎症环境。单细胞技术和多组学的发展，进一步揭示了 TME 中肿瘤细胞、基质细胞和免疫细胞亚型之间复杂的联系，以及这些细胞代谢谱的异质性。

1. T 细胞与肿瘤细胞的互作　代谢途径是 T 细胞命运的调节器，调控着 T 细胞的功能和分化。当 T 细胞与抗原相互作用并通过 TCR 诱导信号转导时，会启动一系列事件，触发快速的代谢重塑。这些代谢改变可以直接改变免疫细胞的命运和功能。因此，代谢途径和对代谢物可用性的反应代表了可能对 T 细胞活动产生深远影响的调控因素。由于 T 细胞和肿瘤细胞依赖类似的新陈代谢途径，因此定义免疫细胞新陈代谢和肿瘤细胞之间的相似性和差异性，以识别 TME 内潜在的代谢串扰或竞争非常重要，并有可能开发出抑制肿瘤生长的同时最大限度地提高抗肿瘤免疫的新策略。

2. 肿瘤相关巨噬细胞与肿瘤细胞的互作　肿瘤相关巨噬细胞（TAM）具有不同的表型。M1 型 TAM 具有促炎症（抗肿瘤）功能，M2 型 TAM 具有抗炎（促肿瘤）功能。细胞代谢可控制 TAM 极化，从而确定促肿瘤和抗肿瘤反应。靶向特定代谢途径可直接抑制肿瘤生长，并通过促进 M1 型 TAM 的转换间接抑制肿瘤生长。通过调节一种细胞类型的代谢直接或间接影响不同类型的细胞群将是未来研究的热点。

3. 基质细胞与肿瘤细胞的互作　除了免疫细胞外，基质细胞也能通过相互作用调节肿瘤细胞的行为。TME 中的基质细胞有助于 ECM 重塑、肿瘤细胞迁移、侵袭和逃避免疫监视。肿瘤相关基质细胞通常包括肿瘤相关成纤维细胞（CAF）、肿瘤相关脂肪细胞（cancer-associated adipocytes，CAAs）和肿瘤相关内皮细胞（cancer-associated endothelial cells，CAECs）。其中，CAF 是 TME 中最丰富的细胞群。由于 TME 中代谢物的稀缺，基质细胞和肿瘤细胞具有明显的代谢相互作用。然而，这些代谢相互作用是否也影响免疫细胞尚不清楚。今后的研究将侧重于 TME 内基质细胞和免疫细胞之间的代谢串扰，从而确定基质细胞分泌的代谢物对邻近免疫细胞群的影响。

（二）肿瘤微环境中的代谢异质性

TME 中的代谢条件受到多种因素的影响，包括营养和氧水平梯度、组织血管化、细胞间相互作用和全身代谢。事实上，肿瘤生态位被描述为缺氧、酸性、营养缺乏，其特征是电解质失衡和氧化应激水平升高。这些限制导致了不同类型细胞间的适应与竞争，而在这个过程中，肿瘤细胞往往比非肿瘤细胞类型更具有生存优势。由于代谢物是肿瘤、免疫和基质细胞命运的主要决定因素，调节局部代谢物的可用性将成为影响肿瘤进展的一种新方式。

肿瘤细胞具有调节代谢利用率的能力，以支持其细胞功能、增殖和生存的需求。正常静息细胞的代谢程序主要用于满足维持稳态过程的生物能量需求。相比之下，正常增殖细胞和肿瘤细胞不仅需要产生更多能量来支持细胞生长，还必须满足大分子生物合成（如蛋白质、核苷酸、脂质）和细胞氧化还原稳态的各种合成代谢需求。代谢重编程是肿瘤的特征之一，一些关键性的代谢酶将是未来肿瘤治疗的新靶点。然而，目前还没有发现统一的肿瘤特异性代谢特征；相反，不同的肿瘤类型表现出异质的代谢程序，提示有可能需要针对不同肿瘤类型的代谢特征提出不同的治疗策略。

对于 TME 中的免疫细胞来说，除了葡萄糖、氨基酸、脂肪酸的可用性会影响免疫细胞的代谢外，细胞代谢产生的废物，包括乳酸、尿氨酸和腺苷，也可以在 TME 中发挥免疫调节作用。葡萄糖和谷氨酰胺等主要碳源的水平会影响肿瘤的代谢重新编程，并最终影响肿瘤细胞的增殖和存活。二甲双胍在低糖条件下可通过降低体外和体内的 ATP 水平来促进肿瘤细胞死亡。氨基酸也有

驱动和促进 T 细胞功能和分化的作用。利用氨基酸可用性对免疫细胞命运和功能的特定影响，将有可能通过控制氨基酸水平对 TME 进行免疫调节。对于大多数肿瘤类型来说，TME 中的肿瘤细胞比免疫细胞更具生存竞争力，而通过调节氨基酸分解代谢增强免疫细胞功能将是改变这种平衡的独特机会。游离脂肪酸对 TME 免疫细胞功能的影响仍然是一个活跃的研究领域。尽管葡萄糖和乳酸水平很重要，但在葡萄糖水平较低的 TME 中，$CD8^+$T 细胞可通过上调脂肪酸分解代谢来提供能量，以保持其效应器功能。过氧化物酶体增殖物激活受体（peroxisome proliferator-activated receptor，PPAR）激动剂可激活脂肪酸分解代谢，进而增强这种不利环境中的 T 细胞功能，并与免疫治疗策略协同延缓肿瘤生长。总之，这些代谢靶点将有助于在代谢不利环境中恢复 T 细胞功能，协同 ICB 的抗肿瘤活性。

（三）微环境代谢与肿瘤转移

不同的器官系统包含不同的基因组、蛋白质组和代谢物特征。不同器官来源的肿瘤在组织代谢上具有一定的差异性，从而对不同的代谢物存在不同的依赖性。然而，肿瘤细胞的代谢表型也会发生进化，以便有效地利用局部代谢物成分，并适应不同组织部位的环境。同一肿瘤的原发灶和转移灶间的比较显示不同组织的局部微环境对肿瘤代谢和行为的影响最强。尽管转移与原发灶之间的代谢差异与多步骤转移级联过程中肿瘤细胞发生的表型变化有关，但如何在代谢上适应不同生态位是肿瘤细胞在转移过程中面对的更大挑战。进一步的研究将有助于了解特定肿瘤在原发部位和转移部位的代谢差异性与相关性，揭示肿瘤在转移过程中对不同生态位的代谢适应策略，并为靶向肿瘤转移提供新的治疗方案。

（四）全身代谢稳态

与细胞代谢研究相比，全身营养水平如何影响 TME 内肿瘤或细胞的代谢偏好，目前还知之甚少。由于饮食干预和激素信号调节都会影响局部代谢，因此，需要了解患者的整体代谢状态和环境因素（如饮食），以便分析这些因素对 TME 的影响。尤其在精准治疗中，个体的代谢状态可能是一个重要的考虑因素。

在多种肿瘤中，丝氨酸和甘氨酸的摄入限制能引起丝氨酸生物合成、氧化磷酸化和活性氧（reactive oxygen species，ROS）生成的增加。而 p53 缺失型肿瘤对这种调节特别敏感，并会因此失去针对 ROS 增加产生的氧化应激对抗能力。因此，将丝氨酸 / 甘氨酸摄入限制与增加 ROS 的药物结合可产生协同效应，并抑制小鼠肿瘤的生长。虽然减少丝氨酸 / 甘氨酸摄入似乎对抗肿瘤有益，但缺乏这些营养物质会强烈影响活体 $CD8^+$T 细胞的反应。因此，当利用不同肿瘤生态位中存在的独特代谢脆弱性，通过控制饮食达到抗肿瘤目的的同时，也需要考虑对免疫组分的影响。

此外，饮食摄入可与定植于身体的微生物群相互作用，影响局部代谢物的可用性。肠道微生物群通常会产生特定的代谢物，并影响肿瘤细胞代谢。同时，微生物组也具有强大的免疫调节作用，影响患者对免疫治疗的应答。

全身代谢影响 TME 中代谢物的可用性，进一步的研究将确定饮食干预是否可以利用肿瘤代谢的脆弱性来辅助肿瘤的治疗。一些与代谢相关的问题也值得我们深入探讨，例如，衰老或肥胖如何影响 TME 代谢？素食或适当的饥饿疗法是否有利于预防或治疗肿瘤？

（五）体外模型的建立

如何在体外重现 TME，从而进行代谢相关研究依然是一个难点。TME 中的代谢条件受到营养和氧气水平、肿瘤起源、遗传背景和肿瘤免疫串扰等各方面因素影响。多数用于定义肿瘤细胞代谢原理的研究严重依赖于培养细胞，然而培养细胞无法再现体内肿瘤的代谢条件，尤其是肿瘤细胞的外源性因素，如营养物质可用性和免疫浸润等。为了提高用于研究 TME 实验系统的建模能力，应考虑各种细胞的固有输入和环境输入。

能够还原生理代谢物条件的新培养系统以及量化体内细胞代谢的新方法对于研究TME的代谢适应至关重要。补充了血清成分的合成基础培养基并不能很好地反映人体TME中代谢物的可用性。这些培养基主要用于促进特定细胞类型的快速生长，而不是模拟体内生化条件。因此，需要通过改进培养基配方或系统动态缓冲营养物质浓度，开发更易模拟体内生物化学条件的培养系统，再现人类血液代谢组成的生理介质。鉴于游离脂肪酸在作为某些肿瘤和免疫细胞群体的燃料中的重要作用，开发有效且便利的方法，以便在规定浓度下将至少某些游离脂肪酸纳入生理介质，将是今后需要考虑的一个重要方向。此外，代谢物可用性对细胞生理学和药物反应的影响不仅体现在营养利用方面，还可能影响代谢物与药物的相互作用，需要在设计体外培养系统时加以考虑。

体外模型的另一个重要挑战是如何更好地再现TME内免疫细胞群的比例及其功能状态，以及如何重现某些特殊类型的TME。肿瘤球体和类器官模型可以更好地模拟细胞在正常组织或TME中的环境因素，以及细胞外基质的机械特性，从而影响细胞代谢和药物反应，因此类器官在未来作为代谢研究的体外模型可能会有更大的发展。

（六）用于肿瘤微环境代谢研究的新技术

1. 体内示踪技术 稳定同位素标记的营养素可用于研究小鼠或人体内组织及肿瘤的代谢变化，以深入了解肿瘤之间的代谢活性及动态变化。与典型的体外方法相比，体内示踪技术支持在组织结构、细胞内相互作用和系统代谢的背景下考虑营养和氧梯度。在研究复杂的细胞异质性或罕见的细胞群时，分离后标记被证实是一种更为简便且有效的研究方式。进一步结合生理介质的使用和更具生理相关性的氧张力，体外追踪实验可能为模拟体内条件提供一种更切实可行的方法。

2. 用于代谢研究的其他技术 此外，还有多种新技术可运用于代谢研究，例如基质辅助激光解析电离飞行时间质谱（matrix-assisted laser desorption ionization time-off flight mass spectrometry，MALDI-TOF MS）有可能进一步阐明完整组织内的空间代谢物组成和营养梯度；稳定同位素分析代谢组学（stable isotope-resolved metabonomics，SIRM）技术可进行随时间推移的组织代谢研究；电喷雾解吸电离质谱（desorption electrospray ionization-MS，DESI-MS）技术可用于绘制人类TME中的代谢物簇；空间代谢物分析和高维免疫细胞成像技术的结合可更接近于在复杂组织环境中实现单细胞代谢分辨率；等等。

（七）总结与展望

TME内的代谢物组成成分为抗肿瘤免疫提供了额外的控制手段。不同细胞的代谢网络由相互交织的细胞内在因素和环境因素组成。而技术的不断发展，如生理培养基、动态缓冲某些营养物质浓度的培养系统、稳定同位素示踪和体内代谢物成像，促使我们对TME免疫代谢有了进一步的理解。此外，整合肿瘤器官和外周血淋巴细胞的共培养方法有可能支持患者TME病情的“个性化”代谢建模。体外组织切片培养或患者源性肿瘤类器官培养更有利于模拟TME中不同细胞类型之间的代谢串扰。因此，将免疫新陈代谢的研究背景化，对于提高我们对免疫细胞功能的理解以及如何利用这些知识治疗人类疾病至关重要。

第二节 免疫检查点抑制治疗的研究前景与展望

一、肿瘤免疫联合治疗

抗肿瘤免疫涉及多个步骤，通过同时或序贯调节免疫中的不同生物步骤，合理组合以提高ICB疗效的策略具有非常广阔的应用前景。肿瘤免疫治疗单一疗法的响应性不高，并且存在原发性和获得性耐药等问题。通过联合治疗能改善更多患者的临床益处，但如何科学设计、验证并选择合理的联合治疗，是值得探讨的问题。目前，大量基于ICB的联合治疗策略处于临床前及临床研究阶段，并有部分策略已经应用于临床。对于未来的联合策略，主要从改变TME、阻断免疫抑制以及增强 T 细胞介导的免疫反应 3 个方面来考虑。

（一）改变 TME

1. 局部放疗 放疗可通过多种途径增加肿瘤的抗原性，包括诱导 MHC Ⅰ类分子表达，诱导 PD-L1 的表达，诱发免疫原性细胞死亡（immunogenic cell death，ICD），降低肿瘤细胞表面 CD47 表达并增强肿瘤抗原呈递。同时，放疗还有增强佐剂的作用，能促进免疫细胞对肿瘤的浸润。肿瘤的局部放疗还能产生远端效应，引起未暴露于辐射的远端肿瘤的系统性消退。放疗的剂量、位置、时间等参数有可能影响与之联合的抗 PD-1/PD-L1 疗法的疗效。有研究表明高剂量超分割辐射能比常规分割辐射刺激更多的抗肿瘤免疫反应。

理论上，放疗更适合 TME 中缺乏 TILs 细胞浸润的肿瘤患者，以产生新的炎症。但在富含 TILs 细胞的肿瘤中不应考虑或应谨慎应用，因为辐射可能会损害现有的 TILs，诱发免疫抑制性 TME 的形成。

2. 溶瘤病毒局部给药 溶瘤病毒治疗肿瘤的理论基础是某些病毒仅在肿瘤细胞中复制而不在正常细胞中复制。除了病毒固有的溶瘤特性外，很多相关研究将一些修饰应用于某些溶瘤病毒候选产品，以调节免疫反应，如插入细胞因子、重组抗体、T 细胞衔接配体和肿瘤抗原等。

（二）阻断免疫抑制

免疫抑制机制在正常人体内可以控制自身反应性免疫反应和（或）过度反应性炎症反应。与适应性免疫抵抗（adaptive immune resistance，AIR）不同，免疫抑制未必是由癌症或炎症诱导产生或者促进的，而是维持正常体内平衡所必需的。不良事件的高频发生是阻断这些免疫抑制机制的一个主要问题。究其原因，这些机制通常是内在自身免疫或炎症的调节或控制所必需的，如 CTLA-4 和 TGF-β；而另一些冗余的“免疫检查点蛋白”，如淋巴细胞激活基因 3 蛋白（lymphocyte activation gene 3 protein，LAG3）、TIM-3、吲哚胺 2，3- 双加氧酶 1（indoleamine 2，3-dioxygenase 1，IDO1）和诱导型 T 细胞共刺激因子（inducible T cell co-stimulator，ICOS），其特异性抑制剂尽管毒副作用较少，但相对的单药治疗时的疗效也欠佳。

1. TGF-β 介导的免疫抑制 TGF-β 可调节许多免疫细胞亚型，并与免疫抑制性 TME 密切相关。bintrafusp-α 是一种双功能融合蛋白，可同时阻断 TGF-β 与 PD-L1 通路，Ⅰ期临床试验显示 bintrafusp-α 具有良好的抗肿瘤效果且毒性可控。因此，抑制 TGF-β 的同时联合 ICB 治疗，将有助于改善免疫抑制性 TME，提高 ICB 在免疫排斥型肿瘤中的治疗疗效。

2. Treg 介导的免疫抑制 Treg 细胞可以通过 CCL2 和 CCR4 信号通路进入 TME，产生肿瘤免疫抑制的作用。针对 CCR4 靶点的莫格利珠单抗（mogamulizumab）能够消除循环 Treg 细胞，其联合抗 PD-1/PD-L1 疗法治疗晚期实体瘤的临床试验正在进行中。此外，CD39、CD73、腺苷和腺苷 A2A 受体（adenosine A2A receptor，A2AR）也都是清除 Treg 细胞的潜在靶点。但针对 Treg 细胞的单抗，如抗 CTLA-4 和抗 CD25 单抗，往往会引起较为广泛的毒性，需要选择性地清除 TME 中的 Treg 细胞以避免广泛的不良事件。

3. MDSCs 介导的免疫抑制 靶向 MDSCs 的疗法主要包括低剂量化疗、PI3Kγ 抑制剂、组蛋白脱乙酰酶抑制剂、特异性抑制 IL-4 受体 -α（IL-4Rα）或 TRAIL 受体的 RNA 适配体，或针对 S100A9 的多肽来清除或调节 MDSCs 的活性。

4. TAMs 介导的肿瘤免疫 TAMs 相关抗体，包括针对 CCL2、CSF-1R 和 CCR2 的抗体，正在开发及临床研究中。在 TAMs 上表达的 PD-1 可抑制吞噬作用，提示抗 PD-1/PD-L1 疗法也可能通过靶向 TAMs 发挥抗肿瘤作用。

（三）增强 T 细胞介导的免疫

抗 PD-1/PD-L1 疗法的主要作用是提高 TME 中原有的免疫，为了进一步提高系统性免疫，可联合其他策略使效应性 T 细胞持续向肿瘤部位供应，如肿瘤疫苗、细胞因子疗法、过继 T 细胞疗法（adoptive cell transfer therapy，ACT）和共刺激疗法。目前，一些较新的，通过不同机制改变系统性免疫功能的药物，如 DNA 损伤药物、PARP 抑制剂和表观遗传修饰剂也在尝试着与抗 PD-1/PD-L1 疗法联合。

1. 过继性 T 细胞疗法　对于缺乏 TILs 细胞浸润的肿瘤，ACT，包括嵌合抗原受体 T 细胞（chimeric antigen receptor-T，CAR-T）、TILs 等，是增加 T 细胞在肿瘤部位浸润的一种有效方式。抗体、TCR-T 细胞和 CAR-T 细胞也可以作为抗 PD-1/PD-L1 疗法治疗实体瘤的有效组合。抗 PD-1/PD-L1 疗法与 CAR-T 细胞的联合治疗疗效以及 CAR-T 细胞敲除共抑制分子的策略，如利用 CRISPR/Cas9（clustered regulatory interspaced short palindromic repeat/Cas9）技术敲除 CAR-T 中的 PD-1，都正在进行临床研究中。

然而，抗 PD-1/PD-L1 疗法与 ACT 疗法的联合策略也存在一些障碍。如何加强过继性 T 细胞的安全性和对实体瘤的渗透浸润？如何保持过继性 T 细胞进入 TME 后的持久性和杀伤活性？尤其是输注的 T 细胞仍然可能在 TME 中遭遇多种未知的 AIR 机制，理想目标是能培养或改造出可抵抗多种 AIR 机制的 T 细胞。

2. T 细胞共刺激　与 ACT 相似，共刺激可以极大地促进 T 细胞的扩增和活化。靶向共刺激分子，如 4-1BB，OX40、CD40 的几种策略已经在各种临床前动物模型中进行了测试，其中一些正在开展临床试验，有望增强癌症患者的免疫力。

（四）肿瘤免疫治疗新靶点

基于抗 PD-1/PD-L1，抗 CTLA-4 单抗在临床应用上的成功，肿瘤免疫领域更多的新靶点也在探索中，其中一些新靶点有望经开发进入临床研究，为抗肿瘤治疗提供更多的治疗方案选择。

1. MC5R　α- 促黑细胞刺激素（α-melanocyte stimulating hormone，α-MSH）是一种下丘脑 - 垂体轴产生的激素。研究发现，NSCLC 和恶性头颈癌患者血清中 α-MSH 浓度显著升高并与外周血中的 MDSCs 比例呈正相关，证实 α-MSH 在介导肿瘤诱导的髓系造血和免疫抑制中具有关键作用。当利用多肽抑制剂阻断 α-MSH 的受体 MC5R 时，无论是 ICB 治疗敏感型肿瘤还是抵抗型肿瘤，均出现抑制肿瘤生长的现象，联合治疗证实 MC5R 多肽抑制剂与抗 PD-1 抗体具有协同增效效应。

2. RASA2　RASA2 是一种与 T 细胞功能障碍相关的基因。研究表明，敲除该基因可增加 T 细胞的“韧性”，增强 T 细胞对抗原的敏感性，改善 CAR-T 和 TCR-T 细胞的效应器功能和持久性，并增强抗原特异性 T 细胞的抗肿瘤活性。

3. FMRP　脆性 X 染色体智力迟滞蛋白（fragile X mental retardation protein，FMRP）是一种调节神经元中的蛋白质翻译和 mRNA 稳定性的蛋白，最近研究发现 FMRP 在多种癌症中表达上调，并且在肿瘤免疫逃逸方面起着关键作用。研究显示，表达 FMRP 的肿瘤产生 IL-33，并诱导 Treg 的产生，从而抑制免疫反应。同时还产生糖蛋白 S，促进肿瘤生长。此外，还能促进肿瘤产生外泌体，诱导 M2 型 TAMs 的产生。FMRP 的敲除不仅下调了 3 种因子（IL-33、蛋白 S 和外泌体），同时上调了趋化因子 CCL7，促进招募和激活 T 细胞，诱导 M1 型 TAMs 的形成。

4. GPR65　G 蛋白偶联受体 65（G protein coupled receptor 65，GPR65）是一种 pH 感应 G 蛋白偶联受体，也是一种关键的固有免疫检查点，通过影响 TME 的功能，抑制炎性因子的释放，诱导组织修复基因的显著上调。研究证实在小鼠 MC38 肿瘤模型中，GPR65 的小分子抑制剂 PTT-3213 能够显著增加肿瘤微环境中 $CD8^+$ T 细胞和 NKT 细胞，并与抗 PD-1 抗体协同产生更强的抗肿瘤活性。

5. ID3 和 SOX4　分化抑制因子 3（inhibitor of differentiation 3，ID3）和 SRY-Box 转录因子 4（SRY-box transcription factor 4，SOX4）是两种重要的转录调控因子。研究发现，ID3 和 SOX4 在 T 细胞耗竭过程中发挥了关键作用，沉默这两个因子可大大提升 CAR-T 细胞对肿瘤的杀伤效果，从而为 CAR-T 治疗实体瘤带来新的希望。

6. GABA γ- 氨基丁酸代谢物（γ-aminobutyric acid，GABA）是一种重要的中枢神经系统抑制性神经递质。研究发现 B 细胞可以释放 GABA，进而促进 M2 型 TAMs 的分化，分泌白细胞介素 -10（interleukin-10，IL-10），抑制肿瘤中 $CD8^{+}$T 细胞的细胞毒反应，为肿瘤免疫治疗研究提供新靶点。

7. DDR1 盘状结构域受体 1（discoidin domain receptor 1，DDR1）是一种酪氨酸蛋白激酶受体，其胞外结构域可以增强 ECM 中胶原蛋白的结合，使胶原纤维致密排列，阻碍免疫细胞对肿瘤的浸润，从而促进乳腺癌等肿瘤的疾病进展。在三阴性乳腺癌小鼠模型中敲除 DDR1 或利用抗 DDR1 抗体治疗都有增加肿瘤内 T 细胞浸润，抑制肿瘤生长的作用。

8. CD161 CD161 受体是 C 型凝集素受体家族成员，由 KLRB1 基因编码，其配体 CLEC2D 表达于肿瘤细胞以及抑制性髓系细胞。研究发现，CD161 是肿瘤浸润性 T 细胞上的一种重要的抑制性受体，激活后会削弱 T 细胞对肿瘤细胞的攻击。KLRB1 基因失活或抗体介导的 CD161 阻断可增强 T 细胞介导的胶质瘤细胞体外杀伤及其体内抗肿瘤功能，提示 CD161 可能是肿瘤免疫治疗的新靶点。

9. COP1 组成型光形态建成蛋白 1（constitutively photomorphogenic 1，COP1）是一种 E3 泛素连接酶，研究发现 COP1 的缺失会减少巨噬细胞相关趋化因子的分泌，降低肿瘤中巨噬细胞的浸润，并增加肿瘤对 ICB 治疗的应答，揭示 COP1 可能是提高三阴性乳腺癌免疫治疗效果的潜在靶点。

10. RBM39 RNA 结合模序蛋白 -39（RNA binding motif protein 39，RBM39）是一种 RNA 结合蛋白，参与转录协同调控和选择性 RNA 剪接。研究发现 RBM39 的降解剂 indisulam 对肿瘤细胞的体外生长影响不大，但处理过的肿瘤细胞在小鼠体内的生长却会被显著性抑制，提示剪接调节能够诱导大量新抗原的表达，导致潜在的免疫抗原的产生，引起内源性抗肿瘤免疫应答，并具有增强 ICB 疗效的作用。

11. ELANE 中性粒细胞弹性蛋白酶（neutrophil elastase，ELANE）是中性粒细胞释放的一种具有催化活性的蛋白，不仅可以杀伤多种肿瘤细胞，抑制原发肿瘤的生长，还能产生由 $CD8^{+}$ T 细胞介导的远端效应，抑制远端转移灶的生长。与此同时，ELANE 还能做到对正常细胞完全不损害，因此在未来有希望开发为广泛的抗癌疗法。

除上述介绍的靶点外，还有 SET 域分叉的组蛋白赖氨酸甲基转移酶 1（SET domain bifurcated histone lysine methyltransferase 1，SETDB1），ADP- 核糖基转移酶 1（ADP-ribosyltransferase 1，ART1），赖氨酸脱甲基酶 5B（lysine demethylase 5B，KDM5B），赖氨酸去甲基化酶 1（lysine-specific demethylase 1，LSD1）等多种新靶点均在肿瘤免疫中发挥作用，是肿瘤免疫治疗潜在的新靶点。其中，很多靶点已经超出了免疫检查点蛋白的范畴，通过表观遗传、肿瘤代谢等方面的调控间接影响肿瘤免疫治疗，这也为抗肿瘤免疫治疗开辟了新的道路。我们期待在未来能有媲美抗 PD-1/PD-L1 单抗的抗肿瘤药物面世，为肿瘤治疗提供更多的策略。

（五）总结与展望

尽管 ICB 已经彻底改变了免疫治疗，但仍然需要通过多种策略的联合使用以识别使其易受免疫调节因子影响的肿瘤特异脆弱性，以完全克服肿瘤的潜在生长。关于联合治疗策略，我们依然面临着许多挑战：

1. 临床前建模 缺乏适用于联合治疗策略临床前研究的细胞和动物模型。同源细胞系模型缺乏人类肿瘤的异质性，而人源性肿瘤模型因需要植入人类原代造血细胞，如脐血或外周血单个核细胞，而存在伦理挑战，同时人源性肿瘤存在供体变异的可能性。需要进一步研究来发现最佳的临床前模型和终点，以确定值得在临床环境中进一步发展的联合疗法。

2. 响应性和耐药性生物标志物的研发 缺乏衡量联合治疗策略有效性的标准。需要整合已知的生物标志物，并开发更有特异性的生物标志物。单一生物标志物显然不足以实现持久的免疫反应，通过对肿瘤基因组学、免疫特征（基于多重免疫组化或转录组学分析）和外周血进行综合分析，以及通过特殊的成像方法提供对不同区域、微环境和器官的免疫生物学的深入了解，将有助于阐明肿瘤的免疫状态，并帮助临床个性化的联合治疗策略的选择。下一阶段，将重点开发只有在联合后产生协同或叠加作用时才能检测到或改变的生物标志物。

3. 最佳联合免疫治疗方案的开发 尽管目前临床上使用的联合治疗策略多种多样，然而如何在短时间内针对患者个体制定出最佳联合治疗方案依然是一个挑战。联合治疗的总目标是最大限度地发挥协同效应的同时避免重叠毒性。一个完整的治疗方案可能包含杀伤肿瘤细胞并形成级联反应、减轻肿瘤负担、使肿瘤对免疫治疗敏感、激活内源性抗肿瘤免疫反应、驱动免疫细胞增殖以及提供维持长期记忆反应的药物，从而实现长生存期。这种治疗方案可以包括抗PD-1/PD-L1药物以及其他可以去除负性调节因子的药物；激活和（或）诱导在无应答患者中产生新的免疫；克服免疫排斥；增加MHC Ⅰ类分子以及增加T细胞存活率；此外，一些抗肿瘤药包括细胞毒性药物（如化疗和放疗），以及合成免疫制剂都可以进行联合。这些联合治疗方案需要通过优化药物的剂量、时间（考虑到潜在的瞬时效应）和（或）排序，以达到最大的效益。

4. 临床试验方法的设计 尽管进入临床前及临床研究的联合治疗方案非常多，但我们依然缺乏先进科学的试验设计。目前已有的一些先进的临床试验方式包括篮子试验、雨伞试验等。未来试验设计上应更具有适应性，允许快速将新的组合、剂量和时间表添加到试验中，并为患者提供切换组合的灵活性。这些临床试验设计有助于更快更好地选择联合治疗策略。也有可能根据真实世界为临床试验开发合适的“非研究”对照组数据。这些对照组可采用与随机对照试验相同的纳入和排除标准，以纳入按标准治疗的患者。

5. 临床应用 不必要的联合用药不但不会改善单药治疗的反应或延长患者的预后，还会增加医疗保健的总体成本，这给临床应用的监管带来了一系列的挑战和问题。对于联合用药，我们如何确保了解每种药物的相对作用？研究人员和临床医师如何选择最佳的对照？什么时候应该进行生物标志物测试来确定获益是否仅限于特定队列？什么时候适合将新的组合应用于早期治疗线，或潜在可治愈的早期疾病患者？成功的最佳衡量标准是什么？我们如何综合评价患者的各种检测数据？

抗PD-1/PD-L1治疗表明，发现肿瘤诱导的AIR和设计选择性阻断AIR的治疗方法对癌症患者有效。通过对TME的解剖、分析和分类，我们试图对AIR有了更深入的了解，通过确定在TME中运行的一些主要或主导AIR机制，并针对这些新的AIR机制选择联合治疗方案，将有助于在不久的将来大大提高肿瘤的治愈率。

二、肿瘤免疫治疗相关生物标志物

靶向治疗往往靶向自身异常的基因，如人表皮生长因子受体2（HER2）扩增、表皮生长因子受体（EGFR）突变、间变性淋巴瘤激酶（ALK）易位等，是简单的二元（是或否）检测。与此不同，肿瘤免疫治疗中的生物标志物通常面临关联度和连续变量的问题，相关检测项目、技术，以及数据标准很难做到统一，PD-L1表达、TMB和肿瘤源性IFN-γ基因表达等生物标志物在不同适应证中都有不同的临界值。此外，鉴于TME的复杂性，以及肿瘤免疫治疗的多样化，目前的生物标志物与临床响应率之间还存在一定差距，通过不同的生物标志物指导，最终临床的用药及方案策略上，也存在难度。总之，在肿瘤免疫治疗中开发和应用生物标志物均存在着挑战。

（一）新兴检测类型及策略

1. 组合生物标志物 单一生物标志物策略并不能完全反映肿瘤间和肿瘤内固有的异质性，肿瘤和宿主免疫系统的动态和复杂相互作用，以及不断演变的肿瘤免疫微环境，因此，组合生物标志物对于优化患者选择至关重要。将来自不同研究、不同平台的多个数据集进行整合是开发更敏感和可靠的预测生物标志物的重要方式。多项研究显示组合生物标志物是筛选ICB治疗最佳患者的关键，例如PD-L1与CD8$^+$TILs的联合，TMB与PD-L1的联合，TMB与相关基因表达谱（gene expression profile，GEP）的联合检测在未来都具有一定的临床应用潜力。

2. 微生物检测　利用微生物组的特征也可以作为一种新兴策略预测和监测ICB反应。肠道微生物和肿瘤微生物群的多样性与患者对ICB治疗的反应性有关。此外，对TCGA数据集的分析确定了血液中独特的微生物群特征，可以区分健康患者和癌症患者。这些发现揭示了循环微生物组作为肿瘤微生物标志物的新机会。目前的数据表明，肠道微生物组的调节可能对接受ICB治疗的癌症患者具有一定的辅助治疗作用，未来还需要进一步的临床试验证明。

3. 肿瘤免疫治疗耐药性的生物标志物　尽管肿瘤免疫治疗为部分肿瘤患者提供了前所未有的持久的临床益处，但大多数初治患者并没有产生响应（原发性耐药），而在那些有响应的患者中，有些仅经历了短暂的获益，最终仍然出现肿瘤复发（获得性耐药）。肿瘤免疫治疗抵抗的原因很多，包括肿瘤突变导致的免疫逃避，MHC Ⅰ类抗原处理和呈递机制受损，一些传统细胞信号通路的缺陷如β-catenin的激活、第10号染色体同源丢失性磷酸酶张力蛋白（phosphatase and tensin homology deleted on chromosome 10，PTEN）基因的丢失、EGFR的突变和ALK的重排等。这些信号途径与免疫激活或抑制之间的明显联系为靶向治疗联合免疫治疗提供了强有力的理论基础。鉴于目前对ICB治疗耐药的患者比例较高，与耐药相关的生物标志物的开发将有巨大的临床需求，通过耐药相关生物标志物的检测，将有助于对患者进行筛选分层，从而制定不同的肿瘤免疫治疗方案以减少可能的耐药发生。

4. 肿瘤微环境和免疫环境的基因表达谱　TME中除了肿瘤细胞，还有多种非恶性的常驻和浸润性宿主细胞、分泌因子和ECM蛋白。TME成分与肿瘤之间的相互作用涉及细胞因子、趋化因子和有丝分裂原等分子的交换，而这些分子又反过来对肿瘤的发生、发展和转移产生深远的影响。因此，有必要制定策略来描述TME中细胞成分的组成、功能、活性和空间位置，以更好地了解肿瘤微环境的表型，并有助于免疫监视和筛选免疫治疗敏感性的表型。TME内肿瘤细胞及其周围免疫组分的分子特征在作为预后和预测性生物标志物方面具有巨大价值，也将是未来发展的重点之一。

（二）总结与展望

免疫肿瘤学领域正在加速发展，潜在的预测性生物标志物也在大量涌现。除了对肿瘤特征进行分析外，从包括肠道微生物组在内的系统因素以及宿主免疫反应和其他循环分析物中获得信息的复杂性将进一步增加。涵盖基因组、转录组、表观基因组和蛋白质组及代谢组的单细胞多组分测序技术将提供解剖和表征肿瘤细胞复杂性所需的复杂工具。通过时空定位，结合TME的多维信息，识别高度特异的生物标志物，定义每个患者的免疫治疗反应，将开创精准免疫肿瘤学的新时代。

三、肿瘤免疫治疗的分子成像

成像技术是评估多种治疗策略的成熟工具，磁共振成像（magnetic resonance imaging，MRI）、计算机断层扫描（computed tomography，CT）或基于2-氟-2-脱氧-D-葡萄糖确定代谢活性的正电子发射断层成像（positron emission tomography，PET）目前已被大量用于肿瘤治疗的疗效评估。尽管这些技术提供了高时空的分辨率，但它们仍然无法准确地描述TME的复杂性以及肿瘤对免疫治疗的反应性。随着免疫治疗领域的快速发展，基于靶向特定表面标志物（如免疫检查点轴蛋白和T细胞等）的核成像技术可能成为判断肿瘤免疫治疗反应的最有效策略之一。

（一）开发基于免疫受体和多肽的示踪剂

单克隆抗体（monoclonal antibody，mAb）具有高靶向特异性，基于PET的成像技术具有高灵敏度和高分辨率，免疫PET将二者优势结合形成了免疫治疗领域的一种新型成像技术。除了单抗外，二价微体、半胱氨酸双价抗体（cys-diabody，cDb）、纳米抗体以及亲和体等也都被用于增强成像特性。

1. T 细胞的直接成像 监测体内 T 细胞的时空分布、归巢动力学和抗肿瘤反应可以优化基于 T 细胞的免疫疗法。通过对多种 T 细胞表面标志物的适用性研究，证实这些表面标志物具有作为免疫成像靶点的潜能。

目前大多数用于体内 T 细胞示踪的成像方法都聚焦于 $CD8^{+}$T 细胞亚群的可视化。大量证据表明肿瘤浸润性 $CD8^{+}$T 细胞在抗肿瘤反应中发挥着重要作用，并与实体瘤的预后改善相关。在免疫治疗的背景下，预先存在和（或）肿瘤浸润 $CD8^{+}$T 细胞程度高的患者更易对抗 PD-1/PD-L1 治疗产生良好的反应。因此，深入了解 $CD8^{+}$T 细胞在体内的定位和动态，对于免疫治疗患者的预后和评估具有重要意义。

^{89}Zr 标记的抗 CD8 cDb 和 ^{89}Zr 标记的抗 CD8 微抗体均可用于监测内源性 $CD8^{+}$T 细胞，其中 ^{89}Zr 标记的抗 CD8 微抗体的初步研究数据表明，其副作用较小，药物在原发灶及转移灶中均有较高的摄取量，显示出良好的药代动力学。^{68}Ga 标记的抗 CD8 纳米抗体可以改善双抗体的相关限制，并将辐射暴露和由此产生的副作用降至最低，但其临床应用价值还有待进一步的验证。目前尚缺乏 CD8 示踪剂对体内 T 细胞存活、增殖和功能潜在影响的评估，此外，检测造成的辐射暴露是否对人体有潜在伤害，仍需要进一步的临床研究。

CD3 是 T 细胞上另一种具有高度特异性的细胞表面分子，在免疫应答期间充当 TCR 的共受体。在 TCR 识别抗原的过程中，与 CD3 共受体的相互作用导致 T 细胞的激活。在小鼠结肠癌异种移植瘤模型中，^{89}Zr 标记的抗 CD3 抗体成功应用于抗 CTLA-4 治疗期间肿瘤浸润性 T 细胞的监测，显示 CD3 是一个具有吸引力的泛 T 细胞标志物。

作为免疫球蛋白超家族的一员，CD7 是成熟 T 细胞、NK 细胞和早期造血前体细胞的已知标志物。有研究利用 ^{89}Zr 标记的抗 CD7 $F(ab')_2$ 进行 PET 成像，证明其能够在肿瘤部位提供强烈的信号，对体内 T 细胞的功能没有长期影响。静脉注射抗 CD7 $F(ab')_2$ 后也不会影响体内 T 细胞功能及肿瘤排斥反应，证实 CD7 在免疫治疗谱中具有一定的惰性和非侵入性，是 T 细胞追踪的理想靶点。

2. 靶向效应分子的成像

（1）免疫检查点轴的成像：尽管 ICB 显著提高了患者的存活率，但这种获益仅限于少数应答人群。因此，预测不同免疫疗法的最佳受益者对于个体化治疗优化来说十分关键。使用放射性标记的免疫检查点抗体进行体内示踪，或直接成像可表达这些免疫检查点的浸润性 T 细胞，有助于深入了解 ICB 治疗的潜在反应性，辅助免疫治疗联合方案的设计与优化以及较精准地筛选应答人群等。^{64}Cu 标记的抗 PD-1 抗体通过 PET 成像可在淋巴器官和肿瘤中显示示踪剂的累积情况；^{89}Zr 标记的纳武单抗（nivolumab）已在 NSCLC 患者中用于抗 PD-1 治疗之前肿瘤中 PD-1 表达水平的评估，研究显示 ^{89}Zr-DFO-nivolumab（DFO，1，8- 二氮杂 -9- 芴酮，1，8-pembrolizumab-9-one）在有应答的肿瘤中累积程度高于无应答的肿瘤，其预测分数高于金标准免疫组织化学标志物。类似的，^{89}Zr-DFO-pembrolizumab 成像的两项研究已针对局部晚期转移性黑色素瘤或 NSCLC 开展。^{64}Cu 放射标记的抗 CTLA-4 单克隆抗体（^{64}Cu-DOTA-anti-CTLA-4）可用于显示 CT26 荷瘤小鼠浸润性 T 细胞上 CTLA-4 的表达水平。目前，^{89}Zr-DFO-ipilimumab 针对转移性黑色素瘤的 I 期临床试验也在开展中。

淋巴细胞活化基因 -3（lymphocyte activation gene-3，LAG-3）是一种在活化的 $CD4^{+}$T 细胞和 $CD8^{+}$T 细胞及其他免疫细胞亚群上高表达的免疫检查点蛋白。LAG-3 可以补偿患者群体中对抗 CTLA-4 和 PD-1/PD-L1 单克隆抗体的应答缺失，并作为肿瘤患者治疗的新靶点。一种靶向 LAG-3 的纳米体，可以在经抗 PD-1 单抗治疗小鼠肿瘤模型中特异性地靶向并量化 TILs 表达的 LAG-3。以 LAG-3 为靶点的纳米体将有望用于 ICB 治疗前后 LAG-3 的无创检测。

尽管 PET 成像可以使用放射性示踪剂量化肿瘤细胞中 PD-L1 的异质表达，并反映活体肿瘤中代谢变化的信息，但放射性示踪剂对健康的潜在影响不容忽视。研究发现一种连接到抗 PD-L1 单抗的近红外稀土纳米颗粒（erbium-based rare-earth nanoparticles，ErNPs）可以用于 PD-L1 的分子成像。同时，抗 CD8α 单克隆抗体标记的硫化铅量子点可以靶向 $CD8^+$T 细胞。这两种分子允许在体内相同的近红外Ⅱ（near infrared-Ⅱ，NIR-Ⅱ）发射窗口中进行非侵入性成像，从而实现 PD-L1 与 CD8 在体内的同时成像。此外，因 ErNPs 具有交联功能化层，可以在静脉注射后两周内促进 90% 的 ErNPs 排出体外，降低其毒性。

除了对原位免疫反应单独成像外，光动力疗法（photodynamic therapy，PDT）结合荧光成像已成为一种可协同治疗和成像双重功能的重要方式，并显示出临床应用的潜力。用于诊断的光敏剂纳米颗粒同时封装光敏剂与 PD-L1 单抗，在 NIR-Ⅱ窗口（1000～1700nm）产生高强度发光，以实时成像免疫检查点 PD-L1 的表达。在 808nm 激光激发下，纳米颗粒产生超过 1200nm 的发射波长，以使肿瘤成像。辐照后，光敏剂产生的单线态氧可消除原发性肿瘤，并局部激活 TME 中的细胞毒性 T 细胞（CTL），获得长期抗肿瘤效应。因此，通过纳米颗粒的作用，可同时完成 PD-L1 的分子成像与 PDT 诱导产生的肿瘤免疫反应。

（2）靶向颗粒酶 B 的成像：颗粒酶 B（granzyme B，GZMB）的生成与肿瘤组织中活化的 $CD8^+$T、$CD4^+$T 和 NK 细胞数量密切相关，靶向 GZMB 可实时监测体内有效免疫反应的水平。临床前研究证实，^{68}Ga 放射标记的鼠源化 GZMB（NOTA-mGZP）和人源化 GZMB（NOTA-hGZP）可以高特异性地监测体内 GZMB 的表达，并区分对免疫治疗的应答人群。此外，含有特定 GZMB 反应性肽底物的化学发光探针也被开发用于体内成像，如肽笼化的近红外分子探针、可活化的半导体聚合物纳米探针（semiconducting polymer nanoprobe，SPNP）等。

（3）靶向干扰素的成像：IFN-γ 是另一种具有应用前景的抗肿瘤免疫成像靶点。现已开发了一种 ^{89}Zr 标记的小鼠抗 IFN-γ PET 示踪剂，用于检测原位 neu+ 小鼠乳腺癌模型接种人 HER2/neu 疫苗后 IFN-γ 水平的升高，同时监测相关免疫反应。在某些模型中，尽管肿瘤中存在 PD-1 高表达，但对 ICB 治疗依然没有应答，通过 IFN-γ 成像显示，这些 T 细胞并不表达 IFN-γ，从而证实其缺乏抗肿瘤活性。因此，IFN-γ 成像可用于衡量体内 $CD8^+$T 细胞的活性水平，这可能是反映 ICB 治疗反应性更有效的指标。总而言之，靶向特异性 T 细胞表面受体是肿瘤内成像解决对大多数肿瘤由于代谢可塑性所造成信号的策略。

表 15-1 对具有代表性的基于蛋白质 / 肽 / 小分子的 T 细胞靶向成像探针进行了总结。

表 15-1　基于蛋白质 / 肽 / 小分子的 T 细胞靶向成像探针

靶点	形式	示踪物	类型	优缺点	阶段
dCK	PET	^{18}F-FAC	小分子	优点：对淋巴器官更好的选择性 缺点：快速代谢分解	临床前
dGK	PET	^{18}F-AraG		优点：低背景和较好的动力学	临床
TK1	PET	^{18}F-FLT		优点：高灵敏度和特异性	临床
IL-2	SPECT	^{99}mTc-HYNIC-IL2	细胞因子	优点：血浆半衰期短 缺点：不同细胞存在异质性表达	临床
CXCR4	PET	^{64}Cu-AMD3100	单克隆抗体	缺点：免疫细胞和其他来源之间信号可能产生叠加	N/A
OX40	PET	^{64}Cu-DOTA-AbOX40	单克隆抗体	缺点：不同细胞存在异质性表达	临床前
ICOS	PET	^{89}Zr-DFO-anti-ICOS	单克隆抗体	缺点：ICOS+T 细胞可能并不涉及所有的模型或治疗类型	临床前
CD3	PET	^{89}Zr-DFO-CD3	单克隆抗体	优点：直接监测免疫反应 缺点：$CD8^+$ 细胞和 $CD4^+$ 细胞上均存在受体，细胞增殖导致探针稀释，血浆半衰期长和毒性大	临床前
CD4	PET	^{89}Zr-malDFO-GK1.5 cDb	cys- 双抗体	优点：相对较快的清除，对组织结构和灌注依赖性小	临床前
CD8	PET	^{89}Zr-Df-IAB22M2C	微体	优点：安全且具有良好的动力学	临床

续表

靶点	形式	示踪物	类型	优缺点	阶段
TCR	PET	^{89}Zr-Df-a-TCR mu-F（ab′）2	F（ab′）2	优点：更高的特异性 缺点：细胞增殖导致信号转导和探针的稀释	临床前
PD-L1	SPECT/CT	^{111}In-anti-PD-L1	单克隆抗体	优点：可保留免疫反应性，高亲和力和高对比度 缺点：与 PET 示踪剂相比，分辨率低，灵敏度低，缺乏定量	临床前
PD-1	PET	^{64}Cu-DOTA-PD-1	单克隆抗体	缺点：在外周组织中积累缓慢，因此需要多日采集方案	临床前
CTLA-4	PET	^{64}Cu-DOTA-anti-CTLA-4	单克隆抗体	优点：准确反映体内抗体的生物分布	临床前
GZMB	PET	^{68}Ga-NOTA-GZP； ^{18}F-AlF-mNOTA-GZP	多肽	优点：较少依赖组织灌注，可更好地反映实际分子表达水平	临床前
IFN-γ	PET	^{89}Zr-anti-IFN-γ	单克隆抗体	缺点：与分子表达水平没有确定的相关性	临床前

（二）治疗疗效的影像学评估

ICB 治疗的疗效评估一直是个难点。抗 PD-1 抗体治疗在黑色素瘤患者中诱导假性进展的发生率为 2.8%～9.7%，在 NSCLC 和头颈部鳞状细胞癌中的发生率为 1.3%～6.9%，而且 ICB 引起的假性进展有时会持续超过 12 周。目前已提出了多种基于 FDG-PET/CT 的疗效评估标准，但哪种标准最适合评估疗效尚未确定，并且适合的标准可能因肿瘤类型的不同或使用的 ICB 不同而有差异。一般来说，ICB 治疗的响应性与 PD-L1 表达水平和 CTL 在肿瘤中的浸润程度相关。CTL 的浸润程度较高会引起肿瘤炎症反应，并通过 FDG–PET/CT 上 FDG 摄取量的增加来检测，但 FDG–PET/CT 很难区分肿瘤以及炎症反应。目前正在开发可以区分肿瘤细胞和免疫反应的新示踪剂，如 ^{18}F 氟硼苯丙氨酸（^{18}F-borono-L-phenylalanine，^{18}F-FBPA），^{18}F 氟 α- 甲基酪氨酸（^{18}F-α-methyl-tyrosine，^{18}F FAMT），以及 L 型氨基酸转运载体 1（L-type amino acid transporter 1，LAT1）等肿瘤细胞特异性示踪剂，这些 PET 示踪剂不会在炎症细胞和正常组织中积累。将 FDG-PET/CT 与 LAT1-PET/CT 相结合，可以通过确定 FDG（肿瘤生存率和免疫反应）与 LAT1 示踪物积累（肿瘤存活率）之间的差异性来评估免疫反应的活性。另一种区分肿瘤细胞与炎症细胞的方法是用放射性同位素标记过继性免疫细胞。事实上，单光子发射计算机断层成像（singlephoton emission computed tomography，SPECT）检测到的 ^{111}In 和 PET 检测到的 ^{89}Zr 已经在 CAR-T 治疗中进行了免疫细胞标记测试。总而言之，新成像技术的发展有望为免疫治疗提供更早、更准确的反应评估。

（三）总结与展望

基于 PET 技术的分子成像具有易于量化、高灵敏度和高可用性等优点，为在免疫治疗的背景下可视化 T 细胞反应提供了便利，但因其涉及辐射，缺乏组织分辨率和空间分辨率，在临床应用上存在着许多限制。多模态成像方法，如 CT/MRI 与 PET 的结合，提供了提高组织分辨率的解决方案。此外，除了单克隆抗体，纳米颗粒或者小分子也正在不断开发中，并显示出一定的优势，包括可以增加细胞摄取、延长细胞内滞留时间、具有良好的抗原结合能力，并可以与多模式成像策略相结合等。此外，一些临床前成像方法，如活体荧光显微镜和多光子显微镜，提供了分子水平的时空洞察力和单细胞分辨率，有助于进一步了解抗肿瘤免疫反应所需的条件。将这些新颖的体内成像方法转化为免疫治疗患者 T 细胞反应的可视化工具将会促进抗肿瘤免疫治疗的进一步开发和转化。

四、免疫相关不良反应

免疫相关不良事件（immune-related adverse events，irAEs）是指接受 ICB 治疗的患者所产生的一系列与免疫机制相关的副作用。数据表明 CTLA-4 抑制剂产生的所有级别的 irAEs 发病率约为 83%，PD-1 抑制剂为 72%，PD-L1 抑制剂为 60%。最近的研究表明，irAEs 可能通过多种机制发生，如图 15-2 显示，包括自我免疫耐受的丧失、分子拟态、表位扩散、炎性细胞因子谱的改变、亚临床炎症，以及直接的细胞毒性作用等。

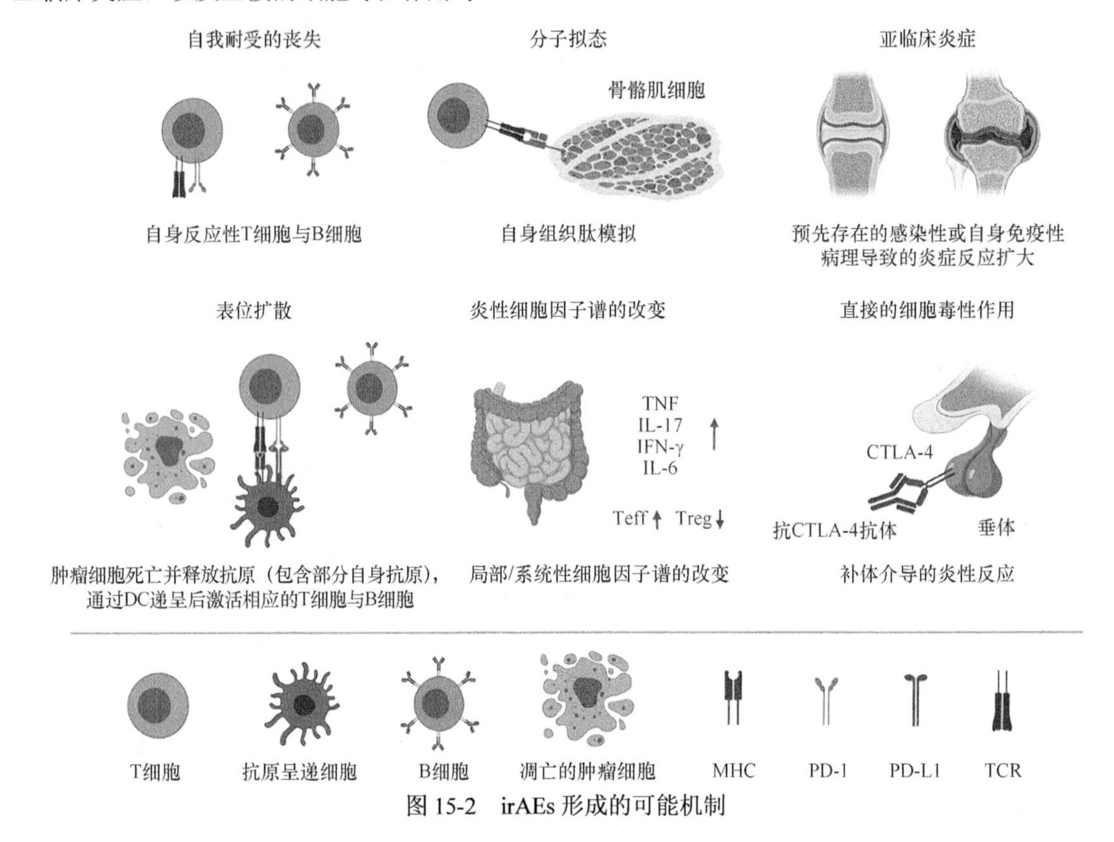

图 15-2　irAEs 形成的可能机制

对于 ICB 的临床应用来说，如何平衡 irAEs 的风险和 ICB 的疗效是治疗方案选择的难点，这也推动了识别 irAE 相关潜在生物标志物的发展，并有助于免疫治疗的个性化选择和监测。但鉴于目前 irAE 临床识别的不可靠性和临床特征的不确定性，irAEs 在预测、诊断和特征描述方面仍存在巨大的挑战。

（一）潜在的毒性生物标志物

1. 免疫细胞　T 细胞是 ICB 治疗的主要靶细胞，在对接受抗 CTLA-4治疗的黑色素瘤患者的研究分析中发现 $CD4^+$T 细胞和 $CD8^+$T 细胞表达 PD-1 水平较低的患者更易发生 irAEs，Treg 细胞基线水平较低的患者更易发生结肠炎。

循环血细胞计数，是一种简单客观的预测方法。在接受 ICB 治疗的晚期非小细胞肺癌患者中，发生 irAEs 的患者普遍存在着中性粒细胞 / 淋巴细胞值（neutrophil/lymphocyte ratio，NLR）和血小板 / 淋巴细胞值（platelet/lymphocyte ratio，PLR）较低的现象（NLR ＜ 3，PLR ＜ 180）。此外，多项接受 ICB 治疗的实体瘤患者的研究显示嗜酸性粒细胞绝对计数（absolute eosinophil count，AEC）或嗜碱性粒细胞绝对计数（absolute basophil count，ABC）的增加与 irAEs 的发生也有一定相关性。

外周血免疫特征的变化也可作为评估 irAEs 的一种生物标志物。T 细胞库的早期多样化与免疫治疗的反应和毒性以及 $CD8^+$T 细胞的早期克隆扩张都有关联。有研究证明抗 CTLA-4 和抗 PD-1 联合治疗会导致黑色素瘤患者的 B 细胞变化。B 细胞早期改变的患者在联合治疗后 6 个月内更易发生≥ 3 级的 irAEs。因此，联合治疗后 B 细胞的早期变化有助于识别 irAEs 高风险患者，针对 B 细胞采取的预防策略可能会降低对这些患者发生 irAEs 的概率。

2. 细胞因子　细胞因子与炎症和自身免疫病的发生均有相关性，也是 irAEs 的潜在预测因子。

研究人员在接受ICB治疗的黑色素瘤患者中检测了65种细胞因子的血浆水平的动态变化并在产生irAE的患者中选择了11种细胞因子的表达水平构建了CYTOX评分，选择依据是这11种细胞因子在治疗前或者是治疗早期就出现了明显的上升。因此，该评分可用于预测抗PD-1单药治疗或联合抗CTLA-4治疗患者的irAEs发生率并识别出可能遭受irAE的患者。较低的TNF-α、IL-6、IL-8、CXCL9、IP-10/CXCL10、CXCL11和CXCL19基线水平与较高的irAEs风险相关，而在ICB治疗后，IL-6、CXCL5、CXCL9和CXCL10水平的显著升高是即将发生irAEs的标志。此外，C反应蛋白（C-reactive protein，CRP）也是预测irAEs的一种炎症标志物，并在黑色素瘤和NSCLC中证实与irAEs发生有关。有研究表明肝癌患者发生irAEs时会出现CRP和IL-6水平的短暂升高，并在治愈后恢复到基线值，irAEs的严重程度与CRP和IL-6水平呈正相关。

3. 免疫遗传学 HLA类型与自身免疫病相关，因此某些HLA类型也可用于预测特定的irAEs类型，但无法作为预测irAEs的唯一生物标志物。免疫相关基因位点和HLA谱中的一些单核苷酸多态性（single nucleotide polymorphism，SNP）也与irAEs相关。此外，尿嘧啶-N-糖基化酶（uracil-N-glycosylase，UNG）、重组人干扰素-Ω1（recombinant human interferon omega-1 protein，IFNW1）、PD-1、PD-L1和CTLA-4的SNPs也与抗PD-1/PD-L1途径产生的irAEs具有相关性，但目前尚未得到确切证实。

4. 肠道微生物群 肠道微生物群的失调也与ICB治疗后irAEs的发生有关，如基线水平厚壁菌门微生物群的增多，拟杆菌门微生物群的减少与结肠炎的发生呈正相关。目前针对微生物群的检测主要有微生物群的遗传分析，次级代谢化合物或酶的检测，以及微生物群与免疫、内分泌和神经系统之间的相互作用等。鉴于宿主微生物群的特殊多样性，生物标志物的开发需要注意可重复性和潜在的普遍性，在检测中仍需关注重要变量的确定和分析方法的标准化。

到目前为止，还没有一个生物标志物能够精确预测接受ICB治疗的患者发生irAEs的风险。未来需要在更庞大的临床研究队列中，采用标准化取样和分析方法进行前瞻性研究，并关注在独立队列中得到验证的潜在生物标志物的组合。表15-2对目前存在的生物标志物进行了总结。

表15-2 预测免疫相关不良事件的生物标志物

循环血细胞计数	外周血淋巴细胞绝对计数（ALC）（＞2.6×10^3/μL） 外周血嗜酸性粒细胞绝对计数（AEC）（＞240/μL；＞125/μL）[1] 单核细胞绝对计数（AMC）（＞290/μL） 血小板计数（＞1.45×10^5/μL） 中性粒细胞/淋巴细胞值（NLR）（＜3；＜2.3）[1] 间接中性粒细胞/淋巴细胞值（dNLR）（＞3） 血小板/淋巴细胞值（PLR）（＜534；＜180）[1] 骨髓所有有核细胞（ANC）（＜6.5） 单核细胞/淋巴细胞值（MLR）（＜0.73）
细胞因子	降低TNF-α、IL-6、IL-8、IP-10、CXCL9、CXCL10、CXCL11和CXCL19的基线水平；治疗后IL-6、CXCL5、CXCL9和CXCL10水平显著升高；G-CSF水平与基线相比显著升高；IFN-γ在3～6周后下降至＜10IU/mL
HLA基因型	HLA类型HLA-DRB1*11：01[2]和HLA-DQB1*03：01[3]等位基因；irAE相关关节炎中的HLA-DRB1*04：05；irAE相关糖尿病中的HLA-DPA1*02：02和DPB1*05：01
肠道微生物群	丰富的拟杆菌门，特别是拟杆菌科、链格孢菌科和巴恩斯氏菌科；基线时丰富的栖粪杆菌属和厚壁菌门；在门水平上，拟杆菌门/厚壁菌门比率较低；在属的水平上，相对丰富的拟杆菌属、低水平拟杆菌属和高水平布劳特氏菌属、毛螺菌属、栖粪杆菌属
心脏检查	心电图异常和经心超的整体纵向应变（global longitudinal strain，GLS）可预测irAEs中的心脏病变
血清蛋白质类	较高的基线白蛋白；治疗后瘦素水平较基线显著下降；促甲状腺激素水平较高；irAEs-心肌炎中的肌钙蛋白升高；乳酸脱氢酶（lactate dehydrogenase，LDH）≥245U/L
粪便测试	irAEs相关结肠炎中的粪便钙卫蛋白高表达（＞150μg/g）和乳铁蛋白显示阳性

1：两个值代表两个不同研究的结果；2：胃肠道不良事件相关；3：皮肤不良事件相关。

（二）irAE 的治疗策略

根据 irAE 的严重程度，可暂时或永久停止 ICB 并使用免疫抑制剂或免疫调节剂来控制其毒性。

1. 皮质类固醇治疗 皮质类固醇对免疫系统具有直接影响，通常用于治疗自身免疫病、移植物抗宿主病（graft versus host disease，GVDH），以及逆转由 ICB 或细胞因子释放综合征（cytokine release syndrome，CRS）引发的 irAEs。PD-1/PD-L1 抑制后产生的 irAEs 对全身性皮质类固醇较为敏感，能迅速被全身性皮质类固醇逆转。目前认为系统性类固醇的使用会削弱但不会完全消除抗肿瘤免疫反应，且削弱的程度取决于给药类型、给药剂量、给药时间（早期 / 晚期）、给药方式（高剂量 / 低剂量、连续 / 间歇 / 单次给药），以及给药时抗肿瘤免疫反应的强度等。

大剂量皮质类固醇的使用会产生较大的毒副作用，其全身性免疫抑制作用对抗肿瘤也存在负面影响，因此，可替代大剂量皮质类固醇的药物研发是未来发展的重点。例如基于 α4β7 整合素在调节免疫细胞向肠黏膜的特异性运输方面的重要作用，针对 α4β7 整合素的抑制剂维多珠单抗（vedolizumab）也已用于炎症性肠病和 ICB 诱导的结肠炎。此外，粪便微生物群移植最初在难治性感染性结肠炎患者中进行了试验，并已成功应用于 ICB 诱导的严重难治性结肠炎。

2. 改进的免疫调节抗体 通过改进现有的免疫调节抗体来限制其脱靶效应是未来预防 irAEs 发生的重要发展方向。这些免疫调节抗体在 TME 中选择性地发挥作用，从而减少 irAEs 的发生。新型抗体包括条件活性抗体和双特异性抗体。条件活性抗体也就是"前体"抗体，其中抗体的抗原结合区被肽阻断，该肽通过含有肿瘤选择性蛋白酶的多个切割位点的衔接物与抗体相连。在 PD-L1 前体 CX-072 的 Ⅰ 期试验中，接受治疗的 72 例患者只有 6% 经历了 3 级或更严重的不良事件，没有发生与 irAEs 相关的治疗中断。双特异性抗体则通常设计成具有较高亲和力的一个臂与肿瘤或 TME 选择性抗原结合，进而定位较低亲和力活性臂。4-1BB 的激活通常会导致某些患者的肝毒性，但在 4-1BB/HER2 双特异性抗体 PRS-343 中，通过 HER2 的结合可以安全地将 4-1BB 激动剂活性隔离到肿瘤中。在涉及 53 例 HER2+ 晚期实体瘤患者的 Ⅰ 期临床试验中，PRS-343 被证实使用安全，耐受性良好。

3. 细胞因子抑制剂 某些治疗自身免疫病的制剂已成功用于 irAEs 的治疗，例如，TNF-α 抑制剂英夫利西单抗（infliximab）已成功用于治疗炎症性肠病和 ICB 诱导的结肠炎，抗 IL-6 的托珠单抗（tocilizumab）在治疗与多器官系统相关的类固醇难治性 irAEs 方面也具有一定疗效。与皮质类固醇相比，细胞因子抑制剂在治疗 irAEs 中往往更具有针对性，且有效缩短了皮质类固醇的使用时间，从而减少了住院率，甚至可能替代皮质类固醇作为治疗某些 irAEs 的一线治疗药物。

（三）总结与展望

深入了解对 irAEs 发生具有显著预测价值的风险因素和生物标志物，能为患者提供必要的保护措施从而免受 irAEs 的侵害。然而，irAEs 的生物标志物领域仍处于探索的早期阶段。自身抗体和细胞因子等潜在的生物标志物，检测分析相对简单，但往往缺乏敏感性和特异性；T 细胞库检测等存在成本太高、重复性不好等问题。因此，未来我们需要的是更快、更好、更便利及更经济的分析技术，同时，需要建立标准化样本分析方法。此外，超声心动图、CT 和 MRI 医学成像等已用于诊断多种 irAEs，包括结肠炎和肺炎等，甚至一些研究已归纳出免疫相关肺炎的影像学特征模式，未来是否可借助影像学识别诊断更多的 irAEs 有待进一步研究。

了解 irAEs 相关的器官特异性、性别特异性、药物特异性、肿瘤特异性以及共病特异性的风险因素有助于我们进一步了解 irAEs 发生机制，并为患者实施个性化的监测策略以预防 irAEs。目前对 irAEs 的研究侧重于最常见的受累器官，如胃肠道、内分泌器官和皮肤等，但器官特异性生物标志物，往往不适用于预测其他器官发生的 irAEs。而且，单一生物标志物通常无法精确预测 irAEs 的发生，需要整合多个生物标志物以提高预测的准确性。此外，识别不太常见但更致命的 irAEs 的生物标志物（如涉及中枢神经、心血管和呼吸系统的 irAEs）将是一个更大的挑战。将 T

细胞、B细胞、先天免疫成分、循环细胞因子、免疫相关信号通路和共生微生物群等作为靶点，采用对高危患者进行选择性、预防性免疫抑制的策略，可以预防致命性irAEs的发生，保证ICB的持续有效。

尽管基于ICB的联合治疗策略，可以起到协同增效的作用，但往往也会出现毒性叠加效应，甚至有时会出现罕见的副作用；与其他免疫治疗的联合治疗（如T-VEC治疗、CAR-T细胞疗法），也使已经多样化的毒性更加复杂。如何通过调整联合治疗策略中组合药物的类型、剂量，以及用药时间、先后顺序等，在不降低疗效的同时，尽可能地减少副作用，也将是未来面临的挑战。

对irAEs机制的进一步探索将有望对发生irAEs的患者做到“个性化”精准治疗。对T细胞以及肿瘤大规模基因和蛋白质表达数据库的深入分析有助于了解irAEs产生的机制。这些数据库包括T细胞受体数据库（T-cell Receptor Database，TCRdb）、人类肿瘤图谱网络（Human Tumor Atlas Network，HTAN）、基因型-组织表达联盟（Genotype-Tissue Expression Consortium，GTEx）、人类蛋白质图谱（Human Protein Atlas，HPA）和临床蛋白质组肿瘤分析联盟（Clinical Proteomic Tumor Analysis Consortium，CPTAC）等。此外，一些新技术的引入，如单细胞转录组学、转录组和表位序列细胞索引、单细胞空间分析和成对TCRαβ测序等，通过揭示免疫微环境中信号调控通路，有助于筛选更多潜在的irAEs相关标志物。

第三节　特异性免疫与非特异性免疫的研究前景与展望

一、抗体新形式

近年来，抗体疗法的数量迅速增长，除了免疫球蛋白形式的抗体外，还出现了多种抗体新形式，包括各种类型的抗体片段，如抗体片段和非lgG支架蛋白、多特异性抗体、免疫球蛋白M（immunoglobulin M，IgM）和IgG六聚体；抗体偶联物，如抗体-药物偶联物（antibody-drug conjugates，ADCs）、抗体-siRNA偶联物（antibody-small interfering RNA conjugates，ARCs）；抗体衍生物，如抗体-细胞因子融合蛋白、激活性抗体和工程抗体等。部分类型的抗体新形式在第九章已有详细的介绍，在此仅介绍ARCs，以及部分抗体衍生物。

（一）ARCs

ARCs的开发为体内多种器官特定基因的靶向干扰创造了新的机会。由于抗体对某些细胞类型或组织中过表达的抗原表现出高特异性与高亲和力，通过与抗体的非共价作用或与抗体赖氨酸或半胱氨酸残基的共价连接，siRNAs可以与抗体偶联并用于治疗多种实体瘤、血液肿瘤，以及艾滋病等。目前已有多种装载siRNAs的脂质纳米颗粒（lipid nanoparticle，LNP）或N-乙酰半乳糖胺（N-acetylgalactosamine，GalNAc）递送系统获得FDA或欧洲药品管理局（European Medicines Agency，EMA）的批准。

尽管ARCs取得了较大进展，但递送效率低依然是ARCs应用的首要障碍。影响ARCs递送效率的原因包括siRNAs带有负电荷，导致ARCs难以克服细胞膜呈现的热力学障碍而进入细胞；由于内体逃逸，siRNAs在细胞质RNA诱导沉默复合体（RNA-induced silencing complex，RISC）中的定位效率低下；靶向抗原的固有内吞特性限制了siRNAs的递送效率。通过将siRNAs封装在LNP中或与GalNAc配体共价结合，可提高siRNAs的递送效率。除了基于IgG的ARCs策略，将抗Fabs作为递送载体也得到了广泛的探索。由于缺乏Fc结构域，Fabs提供了优于mAbs的多种特性，包括提高耐受性，增强组织渗透性，以及降低免疫系统激活的风险等。

（二）抗体-细胞因子融合蛋白

细胞因子是由多种细胞分泌并参与细胞通信的调节因子，主要包括IL、IFN、TNF超家族的一些成员、趋化因子和生长因子。细胞因子通过其多效性以及自分泌和旁分泌作用形成了复杂的调控网络。多年来，细胞因子因其体内疗效不佳，毒性反应严重，以及过短的半衰期而限制了其在临床中的应用。通过与抗体或抗体片段的融合，细胞因子有望提高其体内治疗疗效、改善药代动力学和提高局部浓度，并防止全身性毒性。

完整的 IgG、Fc、Fab 或 ScFv 可以与细胞因子的单体（如 IL-2 或 IFN-α）或同源多聚体（如 IFN-γ 或 TNF）融合。此外，对于某些具有两种不同多肽的细胞因子链或异多聚体（如 IL-12 和 IL-27），可以考虑不同的融合策略。原则上，与 IgG 抗体或 Fc 结构域融合具有固有优势，通过加强与 FcRn 的结合和特定效应器功能，可以大大改善细胞因子的药代动力学特性，延长半衰期，并提高其体内稳定性和体内功效。此外，抗体还提供了与靶蛋白特异性结合的能力，以促进细胞因子在肿瘤中的有效定位，并进一步触发细胞因子的级联反应。

抗体与细胞因子的融合蛋白也被称为免疫细胞因子。其中，细胞因子的选择范围已从最初的 TNF、IL-2 和 IL-12 扩大到 IL-21 和 IL-10 等，靶向的抗原也已从肿瘤细胞和血管生成扩展到免疫检查点蛋白。IL-2 类免疫细胞因子如人源化 Hu14.18-IL-2，已进入Ⅱ期临床试验，用于治疗黑色素瘤和神经母细胞瘤。TNF 重组类免疫细胞因子，如 tasonermin，是一种重组可溶性 TNF-α，目前已被批准用于无法切除的软组织肉瘤患者的术前肿瘤缩小或局部治疗。基于 IL-12 的免疫细胞因子，如 NHS-IL-12 是一种 DNA- 组蛋白 H1 复合物靶向免疫细胞因子，目前正作为单一疗法或与 PD-L1 抗体（avelumab）联合使用进行临床疗效评估。CmAb-（IL-10）2 是抗 EGFR 的西妥昔单抗（cetuximab）与 IL-10 二聚体的融合，比非靶向 IL-10 具有更好的抗肿瘤活性。新型免疫细胞因子 EGFR-IL-21 可以延长 IL-21 的半衰期，提高其抗肿瘤功效，并且其体内毒性比融合了 IL-2 与 cetuximab 的免疫细胞因子 EGFR-IL-2 更低。

此外，双细胞因子融合分子也在开发中。从制药的角度来看，双细胞因子融合分子很有吸引力，因为只需开发一种产品即可提供两种协同有效载荷。如 IL-2 和 TNF 双重细胞因子融合蛋白在多种小鼠肿瘤模型中表现出体内抗肿瘤活性，可作为单一疗法或与小鼠抗 PD-L1 单抗联合使用。

毒副作用依然是细胞因子临床应用的最大障碍之一。降低细胞因子的生物活性或功能可能是降低其毒性和促进其免疫治疗中支持作用的一种有效方法。迄今对细胞因子所做的修饰都是简单的分子改造或蛋白融合，但在将来，有望将合成免疫学技术运用于细胞因子修饰中。

（三）激活性抗体

包括 ICB 在内的部分单抗在临床前或临床研究中显示了较为严重的安全性问题。抗体的安全风险会因正常组织上的靶抗原表达，ADCs 和 BiTEs 等高效形式的使用以及抗体对肿瘤的低效定位等因素而加剧。激活性抗体通过设计保证在循环或非肿瘤部位时很少或没有抗原结合活性，并在 TME 和肿瘤相关引流淋巴结（draining lymph nodes，dLNs）中选择性激活，从而减轻与抗体非特异性结合或脱靶效应相关的安全风险。在开发可激活抗体时，需要建立评估肿瘤激活触发的方法。肿瘤中触发器的异质性可能导致低效激活，从而限制疗效。此外，如果触发器存在于非肿瘤部位，也会导致不必要的激活并产生毒性。因此，需要更多的研究来了解肿瘤和非肿瘤组织中的抗体激活触发因素，并为患者和疾病分层建立适合的生物标志物。

在小鼠中进行的临床前成像研究表明，抗 PD-L1 的抗体前体药物 CX-072 可在体内被 TME 中存在的蛋白酶激活，并与肿瘤内细胞表达的 PD-L1 发生交叉反应，从而降低肿瘤外 PD-L1 表达介导的毒性。ATP 开关也可运用于激活性抗体的设计，该技术依赖于 TME 中升高的细胞外 ATP 浓度（约 100mmol/L），这种细胞外高 ATP 浓度可能通过多种过程释放，包括肿瘤细胞的凋亡和坏死等，且在正常组织中几乎检测不到。此外，利用肿瘤微环境呈微酸性且略低于周围正常组织（pH 6.4～7.0）的特性，还开发了 pH 依赖型激活性抗体，以促进抗体循环和延长药物半衰期。

（四）用于皮下递送的工程抗体

与静脉注射相比，皮下注射输送抗体具有更大的患者便利性和依从性以及更低的医疗成本。

抗体皮下给药的主要挑战是需要配制更高浓度的抗体溶液（某些单抗可能需要单次注射400mg剂量，配制浓度高达200mg/mL）以满足小注射体积的给药剂量。高浓度抗体溶液可能导致抗体的高黏度、聚集、沉淀、凝胶化或乳化，从而影响抗体药物的稳定性、免疫原性，进而影响疗效。此外，某些已知或预期皮肤毒性的抗体，如EGFR抗体，也不适合皮下给药。

可能的改造策略包括改造抗体，以降低其黏度同时保持其抗原结合亲和力；添加制剂赋形剂，如NaCl或精氨酸-HCl，以减弱分子间的相互作用；通过纳米粒子光谱学等手段检测抗体在高浓度下的稳定性，筛选适于皮下注射的抗体等。

（五）总结与展望

治疗性抗体的多功能化主要包括抗体衍生物（如ADCs和ARCs等）和抗体融合蛋白（如多特异性抗体和免疫细胞因子等）。ADCs和ARCs分别利用有效载荷诱导的细胞毒性和寡核苷酸功能，结合抗体的靶向能力来改善生物分布特征，通过多种作用机制攻击肿瘤细胞。基于多特异性抗体的策略则是以抗原依赖的方式利用局部TME，例如T细胞共刺激，天然和获得性免疫细胞的结合，同时阻断两个免疫检查点以及靶向多个抗原以提高对肿瘤的选择性。实体瘤中免疫效应细胞的低渗透性和复杂的免疫抑制性TME需要多特异性抗体与其他免疫调节剂如ICB、个性化新抗原疫苗和溶瘤病毒的联合治疗。同时，二代测序、scRNA-seq、空间组学和综合生物信息学分析的快速发展使人们能够更深入和全面地了解肿瘤发生发展的机制，但抗体-抗原相互作用的预测仍然是一个挑战，通过对分子间相互作用的空间结构及化学特征的精确模拟与表述将有助于对分子间的互补和对接进行科学的评估，优化抗体特异性和亲和力，并可能在不远的将来实现抗体的从头设计，引领基于抗体的精确肿瘤治疗的时代。

二、小分子抑制剂

尽管单克隆抗体在肿瘤的临床治疗中得到了广泛应用，但大分子抗体药物往往不具备良好的组织渗透性，从而影响在肿瘤部位积累的浓度。再者，抗体药物的免疫原性会诱导机体产生抗体，导致疗效丧失，并引发irAEs的产生。与之相比，小分子化合物的生物安全性更好，可避免严重irAEs的发生，适合于口服给药，此外，还具有易于运输和储存的优点，以及优异的膜渗透性、稳定性和其他特征。

（一）靶向PD-1/PD-L1信号通路的小分子抑制剂

1. 抑制PD-L1的表达水平　早期针对PD-L1靶点的小分子抑制剂包括肽类小分子抑制剂（如AUNP-12）和非肽类小分子抑制剂（如BMS-202、CA-170）等，但临床研究的结果显示其抗肿瘤效果不尽如人意。近年来，新的设计思路逐渐形成，即通过阻断PD-L1转录、翻译和其他方法从源头上抑制PD-L1的产生。新药eFT508（tomivosertib）通过抑制真核翻译起始因子4E（eukaryotic initiation factor 4E，eIF4E）可有效抑制PD-L1蛋白的合成，并在肝癌小鼠模型中显示出减少肿瘤逃逸，延缓肿瘤生长的作用。在淋巴瘤细胞和上皮性卵巢癌细胞中，敲除具有正向调节PD-L1表达作用的溴结构域蛋白4（bromodomain-containing protein 4，BRD4）或利用BET抑制剂JQ1都能显著下调PD-L1 mRNA水平和蛋白表达。奥希替尼（osimertinib）在EGFR驱动的NSCLC细胞中，通过抑制PD-L1 mRNA的表达和诱导PD-L1降解的蛋白酶体途径降低PD-L1的蛋白水平，并增强T细胞免疫活性和对肿瘤细胞的杀伤能力。此外，有研究发现桔梗中分离的天然产物桔梗皂苷D，能够通过诱导PD-L1细胞外介质的释放，降低肺癌细胞中PD-L1的蛋白水平，为天然产物在癌症免疫治疗中的应用提供了新的可能性。

2. 促进PD-L1降解　同时去除细胞内和细胞膜表面的PD-L1可能是更有效的阻断策略。亨廷顿互作蛋白1相关蛋白（huntingtin-interacting protein1-related，HIP1R）通过与衔接蛋白质（adaptor protein，AP）复合体结合将PD-L1转运至溶酶体表面，并依赖转运必需内体分选复合体

（endosomal sorting complexes required for transport，ESCRT）将PD-L1转运入多泡体（multivesicular body，MVB）和溶酶体。PD-LYLSO融合了两种源自HIP1R的肽，其中包含了HIP1R与PD-L1结合并将其转运到溶酶体的关键序列，因此，PD-LYLSO可以靶向PD-L1并引导更多PD-L1进入溶酶体进行降解，激活T细胞对肿瘤细胞的杀伤作用。

近年来发现二甲双胍也可以促进PD-L1的降解，并防止肿瘤细胞发生免疫逃逸。研究人员正在临床前研究模型中尝试二甲双胍与ICB的联合治疗，研究取得了良好的治疗效果，这也为肿瘤免疫治疗开辟了一条新的途径。

（二）靶向腺苷途径的小分子抑制剂

Treg细胞表达胞外核糖核酸酶CD73与CD39，使ATP去磷酸化产生腺苷，并通过与肿瘤中淋巴细胞上的腺苷受体A2A和A2B的结合，抑制淋巴细胞介导的抗肿瘤效应的能力。因此，靶向胞外核苷酸酶CD39与CD73或腺苷受体A2A或A2B的小分子可以作为潜在的治疗药物来减少肿瘤中存在的免疫抑制性环境。

腺苷A2AR抑制剂CPI-444作为单一疗法或与抗PD-L1单抗阿替利珠单抗（atezolizumab）联合治疗晚期实体癌的Ⅰ期临床试验结果显示，在24名对抗PD-1/PD-L1疗法耐药的患者中，10名患者获得了疾病控制，总有效率为42%。几种最初作为帕金森病治疗药物开发的A2A拮抗剂，如PBF-509和AZD4635，也已被重新用于免疫治疗，测试作为单一药物或与ICB疗法联合使用的疗效。

（三）靶向TIM-3的小分子抑制剂

TIM-3是一种负性调节免疫检查点，通常在不同类型的免疫细胞中表达，包括T细胞、DC细胞、B细胞、巨噬细胞、NK细胞和肥大细胞。TIM-3可以诱导免疫耐受，抑制T细胞的免疫反应，与慢性病毒感染诱导的免疫衰竭有关。靶向TIM-3小分子抑制剂CA-327可选择性地抑制PD-L1和TIM-3，并以剂量依赖性激活被PD-L1或TIM-3抑制的T细胞，临床前研究显示通过口服生物利用可抑制免疫活性小鼠的肿瘤生长。

（四）总结与展望

小分子抑制剂直接或通过表观遗传间接调控TME，促进更有效的细胞毒性淋巴细胞反应，从而恢复抗肿瘤免疫功能。与抗体等大分子药物相比，小分子抑制剂更容易穿过细胞膜并渗透到肿瘤组织和肿瘤微环境中，接近更广泛的分子靶标，尤其是细胞内靶标。同时，小分子抑制剂的临床应用更便于精细控制，有助于减少irAEs，并为与其他疗法的联合使用提供更大的灵活性和更多的临床益处。此外，小分子药物的成本相对较低，可为患者提供更多的先进免疫疗法。

然而，小分子抑制剂疗法也存在一定问题，如亲和力较弱，容易产生脱靶效应，半衰期短等。为解决这些困难，基于PD-1/PD-L1晶体结构的计算机模拟和虚拟筛选，以及通过均相时间分辨荧光技术（homogeneous time-resolved fluorescence，HTRF）的进一步高通量筛选，有助于从化合物库中筛选出具有潜在活性的候选分子进行深入研究。

此外，临床研究也在探索其他的一些小分子药物如血管内皮细胞生长因子受体、丝裂原活化蛋白激酶和组蛋白脱乙酰酶抑制剂等，它们与ICB的联合治疗疗效已初步显现。随着对系统肿瘤生物学和全面的免疫系统生物学的更多了解，可以预期正确的小分子药物与适当的免疫试剂的组合，将为肿瘤患者产生更有效和更持久的治疗选择。

三、PROTAC

除小分子抑制剂外，近年来还发展了其他类型的小分子药物，其中蛋白水解靶向嵌合体（proteolysis targeting chimeras，PROTACs）利用泛素蛋白酶体系统（ubiquitin-proteasome system，

UPS）实现目标蛋白降解（targeted protein degradation，TPD），是目前小分子药物研发的热点，在免疫肿瘤学应用上具有广阔的前景。

（一）PROTACs 的作用机制

PROTACs 是一种异双功能分子，分子的一端连接结合靶蛋白的配体，一端连接 E3 连接酶的配体，中间通过合适的连接器相连。PROTACs 药物进入人体后，靶蛋白配体会靶向并捕获目标蛋白；随后 E3 泛素连接酶配体便招募 E3 泛素连接酶到目标蛋白附近，形成三元复合体，并给靶蛋白打上泛素化的标签；最终泛素化的蛋白被细胞内的蛋白酶体 26S 识别并降解，从而达到治疗疾病的目的。自从 Crews 等于 2001 年首次提出后，这项技术在过去 20 年里彻底改变了药物 - 蛋白质相互作用的机制。与传统的小分子抑制剂相比，PROTACs 技术具有许多优势：① PROTACs 分子可以与目标蛋白的任何位置结合，对蛋白质降解具有中等亲和力，因此，PROTACs 可以降解不可成药的蛋白，包括非酶蛋白、支架蛋白和转录因子等，而经典的小分子抑制剂需要与具有高功能亲和力的结合袋相互作用；② PROTACs 具有消除耐药性的能力，耐药肿瘤细胞往往对小分子抑制剂易产生耐药性，但仍然能对 PROTACs 化合物保持敏感性；③为了抑制蛋白活性，小分子抑制剂必须与其靶标永久结合，引发化学计量的药物反应，相比之下，非共价连接的 PROTACs 分子可以在蛋白质被蛋白酶体降解后立即回收并加入下一个循环引发超化学计量的药物反应。作为下一代小分子疗法，基于 PROTACs 的药物有望在肿瘤免疫治疗中彻底取代大分子疗法靶向。

（二）PROTACs 靶点

PROTACs 靶点包括了不少“不可成药靶点”，如转录因子调节蛋白 Pirin、表观遗传相关蛋白 PCAF/GCN5 等。目前，PROTACs 靶点主要包括以下 4 类。

1. 激酶类 如 RIPK2、BCR-ABL、EGFR、HER2、c-Met、TBK1、CDK2/4/6/9、ALK、Akt、CK2、ERK1/2、FLT3、PI3K、BTK、Fak 等。

2. BET 蛋白 如 BRD2/4/6/9。

3. 核受体 如 AR、ER 等。

4. 其他蛋白 如 MetAp-2、Bcl-xL、Sirt2、HDAC6、Pirin、SMAD3、ARNT、PCAF/GCN5、Tau、FRS2 等。

与传统小分子抑制剂相比，PROTACs 在某些靶点上可实现小分子抑制剂难以实现的选择性。例如，多靶点酪氨酸激酶抑制剂 foretinib 可以结合 130 多种激酶，将其作为结合靶蛋白的配体，分别连接 E3 连接酶 VHL 和 CRBN 的配体，得到相应的 PROTACs，结果显示连接 VHL 和 CRBN 的 PROTACs 只能分别降解 36 种和 62 种蛋白，而只有 12 种蛋白能同时被这两种 PROTACs 降解。因此，通过合理的药物设计和反复迭代优化，有可能发现选择性更高、活性更好、安全性更佳的 PROTACs 分子。

（三）PROTACs 的时空控制

1. 光激活 PROTACs 为了减少脱靶效应和细胞毒性效应，新的药物设计可实现 PROTACs 的时空控制释放和激活。例如，在 PROTACs 上安装了光笼组，以屏蔽它们的活动；照射后，光笼基团裂解释放出活性的 PROTACs，启动目标蛋白的降解。

基于 JQ1 的 BET 降解器 pc-PROTAC-1，其光笼基团为 4，5- 二甲氧基 -2 硝基苄基（4，5-dimethoxy-2-nitrobenzyl，DMNB）。在 Ramos 细胞中，pc-PROTAC-1 本身不能诱导 BRD4 降解，但在 365nm 紫外光激活下，pc-PROTAC1 可释放 dBET1，诱导 BRD4 的迅速降解。

2. 具有可逆光开关的 PROTACs 尽管光笼 PROTACs 为蛋白质降解的时空控制提供了一种新方法，但 PROTACs 的光依赖性激活是不可逆的。为实现对 PROTACs 的可逆控制，利用顺式和反式偶氮苯长度之间的区别开发了新型可逆光开关 PROTACs。在 390nm 紫外光照射下，PROTAC-I-3 可以转换为活性顺式异构体，并在 525nm 照射下反转为非活性反式异构体。PROTAC-I-3 光激活后的细胞再用 525nm 的灭活波长处理，其细胞内靶蛋白 BRD2 水平恢复速度要比黑暗处理更快。

（四）总结与展望

由于肿瘤免疫治疗是一个多因素事件，肿瘤细胞、免疫细胞和肿瘤环境中的蛋白质都可以被这项新技术降解。基于 PROTACs 理念的扩展和深化，将有助于小分子药物进一步优化和发展，未来需要关注的方面包括：

1. PROTACs 分子不仅仅是“降解剂”，它还可以作为编程免疫细胞的“智能开关”。

2. 某些目标具有同步功能，同时降解两种或多种蛋白质的 PROTACs 分子将有更广阔的发展前景。

3. E3 连接酶 CRBN 和 VHL 是免疫肿瘤靶标，可以通过同源策略降解。

4. 开发新的 TPD 策略，如自噬靶向嵌合体（autophagy-targeting chimeras，AUTACs）、基于抗体的 PROTACs（antibody-based PROTACs，AbTACs）、溶酶体靶向嵌合体（lysosome targeting chimeras，LYTACs）和分子胶，用于靶向胞外和膜蛋白。

5. 可以利用包括纳米颗粒、聚合物胶束和脂质体在内的先进药物输送系统来提高药物效率。

尽管 PROTACs 前景一片光明，但 PROTACs 的设计仍然是一个巨大的挑战。为了优化 PROTACs 的设计，已开发相关数据库，即 PROTAC-DB，用于整合 PROTACs 的结构信息和实验数据。目前，PROTAC-DB 由 1662 个 PROTACs、202 个靶向目标蛋白质的小分子、65 个 E3 配体（能够募集 E3 连接酶的小分子）和 806 个连接子组成，提供的数据信息包含了它们的化学结构、生物活性和物理化学性质，以及 PROTACs 降解能力，结合亲和力和细胞活性等。

四、细胞因子

细胞因子是多种类型细胞分泌的有效调节因子，在体内稳态和疾病期间参与细胞通信。主要的细胞因子类别包括 IL、IFN、TNF 超家族的一些成员、趋化因子和生长因子等。细胞因子通常在旁分泌和（或）自分泌水平上发挥作用，当接受刺激后立即合成、分泌，刺激结束后随即停止。

（一）超级细胞因子

细胞因子具有多源性、多效性、高效性、短效性、速效性、局限性和网络性等特征，其中一些固有特征，诸如多效性和短效性等，极大地阻碍了它们的临床应用。通过对细胞因子结合结构域的修饰、融合蛋白的形成以及双功能细胞因子的设计等，可以提高细胞因子在抗肿瘤领域的治疗潜力。

1. 改变与受体的亲和力　细胞因子往往有多个受体或者单个受体是由多条链组成的复合物，利用工程化修饰可以使细胞因子选择性地结合特定的受体；增强与某些受体的亲和力；或干扰与某些受体的相互作用；等等。

IL-10 对其受体 IL-10Rβ 的亲和力极低，“超级 10”变体大大增强了对 IL-10Rβ 的亲和力，使得六聚体 IL-10-IL-10Rα-IL-10Rβ 复合物的组装成为可能。另一种 IL-10 突变体也能增强与受体的亲和力，并可以在更高水平上激活人单核细胞和 CD8+T 细胞中的信号转导及转录激活因子 1（STAT1）、信号转导及转录激活因子 3（STAT3）。细胞因子 IL-18 与肿瘤细胞表面受体 IL-18BP 的结合削弱了其抗肿瘤能力，通过改造形成突变体（decoy-resistant IL-18，DR-18）后，保留信号转导功能，但失去与 IL-18BP 结合的能力，同时显示出显著的抗肿瘤作用。

2. 延长半衰期　增加细胞因子半衰期的策略与多肽类似，主要通过融合载体蛋白如人血清白蛋白（human serum albumin，HSA）和 Fc，或通过 PEG 化和构建多聚化细胞因子来增加分子量。天然的 IL-2 在血清中的半衰期仅为 5～7 分钟，PEG 化后的人重组 IL-2（PEG-IL-2）和 Fc-IL-2 在低剂量下显示出延长的半衰期和改善的抗肿瘤活性。一种对 IL-2 受体 β 亚单位（IL-2 receptor β subunit，IL2Rβ）具有高亲和力的长效 IL-2 超因子 MDNA11 在小鼠肿瘤模型中也显示出了比野生型 IL-2 长 24 倍的半衰期，且诱导了有效的抗肿瘤反应。

（二）免疫细胞因子

通过一定的手段来保护正常组织不受细胞因子损伤，同时提高在肿瘤部位的富集，可以减少细胞因子的脱靶效应，并提高细胞因子的治疗疗效。以 TSAs 或 TAAs 为靶标的抗体是定向输送细胞因子的理想载体。这种抗体与细胞因子的融合蛋白被称为“免疫细胞因子”，这种融合蛋白可以显著地增加相应的细胞因子在肿瘤部位的选择性积累，从而达到更专一的疗效。如针对 IL-2 的免疫细胞因子 CEA-IL2v 和 FAP-IL2v，以及针对 IL-12 的免疫细胞因子 NHS-IL12 和 BC1-IL12，目前这些药物处于临床研究阶段或已批准进入临床应用。西妥昔单抗（cetuximab）与 IL-21 的融合蛋白 EGFR-IL-21，其体内毒性明显低于 cetuximab 与 IL-2 的融合蛋白 EGFR-IL-2。同时，IL-21 还可以有效促进记忆性 T 细胞的形成。

尽管细胞因子作为单一疗法也可产生疗效，但理论上来说携带多种不同有效载荷的细胞因子能够产生更强的疗效。目前已开发的双细胞因子融合蛋白包括 IL-2/TNF、IL-2/TNFR2 和 IL-2/TRAIL。设计双细胞因子融合蛋白的关键在于平衡不同细胞因子的有效剂量。当两种细胞因子融合到抗体上时，细胞因子的量将被平均分配，并可能导致其中一种细胞因子的无效剂量，而其中一种细胞因子过多也可能会导致毒性作用。改变一种细胞因子对其受体的亲和力以匹配另一种细胞因子是一种可行的策略。一种同时融合了鼠源 IL-2 和 TNF 突变体与 ScFv（F8）的纤维结合蛋白（IL-2-F8-TNF^{mut}），在小鼠肿瘤模型 WEHI-164、CT26、LLC 和 F9 畸胎瘤中，无论是单药治疗还是与抗 PD-L1 单抗联合治疗，都表现出优越的抗肿瘤活性。PD-L1 阻断与 IL2-F8-TNF^{mut} 的联合还刺激了 NK 细胞与 T 细胞的浸润，因此，效力匹配的双细胞因子融合蛋白可能是 ICB 的理想联合者。

（三）负载细胞因子的过继性免疫细胞

ACT 通常需要细胞因子来支持体内输注细胞的存活和扩增，部分细胞因子，如 IL-7、IL-12、IL-2 等已被用于 CAR-T 或 CAR-NK 细胞的体外扩增培养中，以提高其增殖能力与抗肿瘤活性，增加对实体瘤的靶向浸润能力。通过在 CAR-T 细胞中构建人工细胞因子受体 C7R，可有效触发 IL-7 信号轴刺激，从而增强抗原特异性 T 细胞的活性。此外，有研究表明，可分泌 IL-12 的 CD19 特异性 CAR-T 细胞在临床使用上更安全，且在无全身放疗、化疗和（或）额外的细胞因子支持下也能消除肿瘤。事实上，分泌 IL-12 或 IL-15 的 CAR-T 细胞疗法已经在晚期实体瘤患者中开展临床研究，这些细胞因子能在免疫抑制性肿瘤微环境中增强 T 细胞的细胞毒性和持久性，且不会诱导 Treg 细胞产生。工程化表达 IL-7 和 CCL19 的 CAR-T 细胞在临床前研究中也表现出了增强的抗肿瘤活性，并已进入淋巴瘤和实体瘤临床试验评估。

（四）包载细胞因子的纳米颗粒

细胞因子包载成纳米颗粒后，由于增强的渗透性和滞留效应（enhanced permeability and retention effect，EPR），可以通过细胞的被动递送向肿瘤提供有效的细胞因子并减少毒性。将 IL-2 和抗 4-1BB 锚定在 PEG 化脂质体的表面，可以促进药物在肿瘤部位的快速局部积累，表现出与游离的 IL-2/ 抗 4-1BB 单抗相当的抗肿瘤活性，同时减少可能的全身毒性。重组 IL-12 蛋白也同样存在全身毒性大和临床疗效差的问题。通过甲氧基聚乙二醇 - 丙交酯（methoxy poly（ethylene glycol）-poly（lactide），MPEG-PLA）和 1，2- 二醇 -3- 三甲基铵丙烷（1，2-dioleoyl-3-trimethylammonium-propane，DOTAP）自组装构建新型 IL-12 基因递送系统（DMP-pIL12）复合物，可保证 IL-12 在肿瘤内持续激活免疫系统的同时，显著降低毒性。

（五）总结与展望

无论是与其他疗法结合或在佐剂环境中，短期使用细胞因子或其抑制剂来暂时改变 TME 中免疫细胞的活性或ECM的生成是很有希望的，尽管抑制或增强单个细胞因子或趋化因子途径不太可能对晚期肿瘤产生持续活性。细胞因子单药治疗的临床疗效欠佳，这与大多数细胞因子的自身局限性有关，包括半衰期短、治疗窗口窄以及免疫抑制机制的上调。目前基于细胞因子的临床研究方向集中在与其他免疫疗法的结合和对细胞因子的修饰，以改变其药代动力学和结合亲和力，从而减少毒性并避免增强免疫抑制作用。细胞因子的药代动力学和药效学特性方面的改善将是未来临床成功的关键决定因素。特别是，通过Fc融合或PEG化延长半衰期，通过工程化T细胞或“掩蔽”细胞因子来局部产生因子，都有可能大大提高细胞因子的安全性和有效性。此外，通过调节细胞因子受体亲和力、结构和组成，可以设计出新型细胞因子受体激动剂。通过将免疫学和对这些细胞因子药理学的新见解相结合，设计创新的基于结构的蛋白质策略，新兴的细胞因子药理学领域将最终释放基于细胞因子疗法的全部潜力。

五、CAR 工程细胞

CAR是一种工程化的合成受体，通过与细胞表面靶抗原以不依赖于MHC受体的方式结合，从而活化转染了CAR的淋巴细胞，并产生强效的抗肿瘤反应。CAR策略目前已应用于T细胞、NK细胞与巨噬细胞。尽管CAR-T细胞疗法在血液肿瘤治疗中获得成功，但临床应用上依然存在局限性，尤其是在实体瘤中遇到挑战。与CAR-T细胞疗法相比，CAR-NK细胞疗法也通过CAR靶向肿瘤细胞，不同之处在于这种疗法依赖于NK细胞的广泛细胞毒性和快速杀伤能力，因此在临床应用上更具优势。此外，基于巨噬细胞在TME中独特的吞噬效应、抗原呈递和渗透能力，嵌合抗原受体巨噬细胞（chimeric antigen receptor macrophage，CAR-M）将巨噬细胞的吞噬活性直接作用于肿瘤，并有望成为研究实体瘤治疗的新方向。

（一）CAR-T 细胞疗法

尽管CAR-T细胞疗法在血液肿瘤中显示了强大的抗肿瘤疗效，但在实体瘤中的疗效始终不理想。CAR-T细胞疗法所面临的一系列问题，包括CAR-T相关毒性、抗原逃逸、有限的浸润能力和持久性，以及免疫抑制等，不仅限制了CAR-T细胞在实体瘤中的应用，也限制了CAR-T细胞疗法的进一步发展。

1. 对抗CRS和ICANS CRS是CAR-T细胞疗法中最常见的副作用，CAR-T诱导副作用的发生频率和严重程度与CAR的设计、特定靶点、肿瘤类型、肿瘤负荷、CAR-T细胞剂量、体内扩增和淋巴细胞消耗的调节等都有相关性。为了减少CRS与ICANS的发生，CAR-T细胞进行了多种改造：

（1）GM-CSF阻断：GM-CSF是介导CRS的重要因子，使用单抗（如lenzilumab）中和，可以减少中枢神经系统中的骨髓和T细胞浸润，从而缓解临床前模型中的神经炎症并预防CRS的发生。类转录激活因子效应物核酸酶（transcription activator-like effector nuclease，TALEN）或CRISPR/Cas9敲除CAR-T细胞中的GM-CSF基因，或通过基因工程来分泌GM-CSF中和抗体，都能减少GM-CSF的产生和分泌，并减少其他细胞因子如MCP-1、IL-6和IL-8的产生，从而进一步降低CRS和ICANS的风险。

（2）IL-1和IL-6阻断：单核细胞和巨噬细胞释放的IL-1和IL-6与CAR-T细胞介导的CRS和ICANS有关。尽管IL-6受体阻断可以预防CRS，但对CAR-T细胞导致的ICANS作用不大；相反，IL-1受体拮抗剂对预防和缓解CAR-T细胞诱导的CRS和ICANS更有效。

（3）儿茶酚胺阻断：儿茶酚胺是细胞因子释放的关键调节剂，阻断其合成途径可导致体内和体外细胞因子释放水平的显著下降，在有效降低CRS发生和进展的同时，维持CAR-T细胞的抗肿瘤活性。

2. 对抗免疫排斥 CAR-T细胞疗法可以使用自体T细胞，或者同种异体T细胞。由于患者自身问题，自体T细胞有时并不适用于体外扩增培养以及构建CAR-T细胞，然而同种异体T细胞又有被受体免疫系统排斥的风险。这种排斥作用通常由受体的T细胞和NK细胞介导。因此，需要尝试多种策略来解决同种异体T细胞的排斥问题。

（1）ADR工程化受体：同种免疫防御受体（alloimmune defense receptor，ADR）的工程化受体由衍生自4-1BB配体的4-1BB识别结构域、细胞内CD3ζ结构域、间隔区和跨膜结构域组成。CAR-T细胞表面表达的ADR能够识别活化的、在同种异体反应性免疫细胞表面上调的4-1BB，并激活CAR-T细胞，进而消灭活化的同种异体反应性免疫细胞。在这个过程中，ADR的表达不影响CAR-T细胞的效应功能。

（2）CD47表达：CD47是一种跨膜蛋白，在多种类型的肿瘤细胞中介导“不要吃我”信号，消除巨噬细胞的吞噬作用。通过改造同种异体CAR-T细胞，使其表面表达CD47，可以避免巨噬细胞辅助的CAR-T细胞排斥和随后的清除。

（3）TCR和HLA敲除：利用CRISPR/Cas9技术和锌指核酸酶（zinc-finger nuclease，ZFN）技术敲除T细胞的*TRAC*基因或*CD52*基因，或同时敲除TCR和HLA，都能减轻同种异体CAR-T细胞的排斥反应。其中，TRAC是T细胞受体α恒定区，CD52抗原是一个抗体依赖性补体靶点，TRAC基因的敲除相当于清除了T细胞表面的TCR，而CD52基因的敲除则能更好地避免GVDH。

3. 克服靶向肿瘤外毒性的策略 基于CAR的设计原理，靶标的选择至关重要。CAR-T细胞靶向的TAAs通常也在健康组织中表达，尽管表达率较低，CAR-T细胞仍然能够识别并启动针对这些健康细胞的细胞溶解反应。这种脱靶效应不仅影响疗效，还可能产生脱靶毒性，甚至造成多器官衰竭。为了克服脱靶效应，各种新靶点、新设计也在不断发现与尝试中。

（1）CAR-T细胞的开关分子：研究发现不论是在体外还是在体内，用酪氨酸激酶抑制剂（tyrosine kinase inhibitor，TKI）达沙替尼（dasatinib）进行处理可阻止CAR-T细胞的细胞溶解活性、细胞因子的产生和增殖。不同剂量的dasatinib能够部分或完全抑制CAR-T细胞的功能，但在停用dasatinib后，它的抑制作用能快速并完全地得到逆转，从而使CAR-T细胞重新发挥抗肿瘤功能。因此，dasatinib可用于实时控制CAR-T细胞的开关，从而有利于控制细胞因子风暴及CRS的发展。

（2）掩蔽CARs：抗原识别结构域由前体组成的条件活性CAR构建体构成了“掩蔽CARs”的新策略，这种前体的抗原识别位点由对TME蛋白酶敏感的衔接隐蔽肽所覆盖，且仅在TME中发生蛋白水解切割，并暴露靶向结构与抗原结合位点。在TME中特异性上调的蛋白酶，如纤溶酶、基质金属蛋白酶、组织蛋白酶和天冬酰胺内肽酶等，都可用于设计衔接掩蔽肽。与常规的CAR-T细胞相比，其安全性大大提高。

（3）自杀基因修饰：自杀基因修饰的CAR-T细胞，可以在保证CAR-T细胞靶向杀伤功能的同时，给CAR-T细胞加上一个“安全开关”，在未出现急性毒性情况下，或急性毒性情况显现的早期，通过激活自杀基因诱导CAR-T细胞凋亡，从而增加CAR-T细胞治疗的安全性。根据其作用原理，自杀基因大致可分为三类：代谢类，如单纯性疱疹病毒胸苷激酶（herpes simplex virus type 1 thymidine kinase，HSV-TK）；二聚化结构诱导类，如诱导性caspase 9（induced caspase 9，iCasp9）自杀基因；以及治疗性单克隆抗体介导类。理想的自杀基因活化剂应具备生物惰性，有高度的生物利用度和生物分布，并且本身低毒性或不具有毒性。

（4）逻辑门CAR：传统的CAR只通过一种抗原来识别肿瘤细胞，事实上这种仅存在于肿瘤细胞而完全不存在于健康细胞上的肿瘤特异性抗原几乎不可能存在，逻辑门CAR则可以使用基因回路在更复杂的条件下激活CAR，这些条件可以是逻辑门中的“与门”、“非门”和“或门”，比如同时结合多个抗原的条件下激活，或同时不结合多个抗原的情况下激活，或结合某些抗原中的一个时就可激活，通过这种复杂的逻辑决策来控制CAR的激活就是逻辑门CAR，它存在的意义在于通过定义多种特征，更加准确地区分肿瘤细胞与健康细胞，但系统复杂性的增加，也有增加出错率的风险。

（5）γδT细胞：γδT细胞是T细胞的一个亚群，带有γδ亚单位的TCR，而不是常见的αβ亚单位。其中，Vγ9Vδ2T 细胞是 γδT 细胞的一个亚群，具有内在的肿瘤识别能力，可以识别非肽类肿瘤抗原的磷酸抗原，且不依赖于 MHC Ⅰ类或 MHC Ⅱ类分子。因此，以 Vγ9Vδ2T 细胞作为骨架的 CAR-T 细胞，其 Vγ9Vδ2 TCR 可以通过识别肿瘤细胞而非健康细胞中过量表达的磷酸抗原，从而有效区分肿瘤细胞和健康细胞。此外，γδCAR-T 细胞还可向肿瘤细胞迁移并将抗原交叉呈递至 TILs 细胞，从而在实体瘤治疗中更具优势。

4. 克服肿瘤复发的策略 抗原丢失、下调或选择性剪接都是肿瘤细胞为逃避免疫识别而采取的抗原依赖性策略。这种现象限制了靶向免疫疗法的疗效，并导致临床反应不佳。同步双特异性靶向有望增强 CAR-T 细胞的持久性。与传统的 CAR-T 细胞相比，双特异性 CAR 构建体以串联方式配备有双特异性靶向结构域，可以共表达两种不同的嵌合受体，从而赋予 CAR-T 细胞毒性靶向表达任一抗原或同时表达两种抗原的肿瘤细胞的能力。这种 CAR-T 细胞在体外实验和人源肿瘤的动物模型中都表现出了增强的抗肿瘤活性。

5. 克服免疫抑制性 TME 的策略

（1）改善 TME 的缺氧状态：营养利用率低、细胞外 pH 低和氧合水平低是 TME 独有的特征。TME 的缺氧性质介导了 T 细胞和 CAR-T 细胞中无能和耗竭水平的升高以及细胞因子产生和分泌水平的降低。补充氧合和利用氧合剂可以逆转 TME 的缺氧状况，并将 TME 的性质从“免疫抑制”重新编程为“免疫允许”。此外，氧合剂与 A2AR 阻断的联合可以进一步解决 TME 免疫抑制的性质。

（2）CAR-T 细胞的代谢重编程：T 细胞的效应功能和分化状态受到其细胞代谢条件的高度影响，表达的 CARs 成分对 T 细胞营养摄入和代谢状态也有影响。CARs 构建体中 4-1BB 共刺激结构域的存在使 T 细胞产生中枢记忆表型，并增强脂肪酸的氧化分解能力，同时提高其扩增能力和持久性，而 CD28 共刺激结构域改善了糖酵解，并使 CAR-T 细胞产生效应记忆表型。此外，补充 L- 精氨酸可以提高活化 T 细胞中精氨酸代谢水平，增强抗肿瘤活性并诱导中枢记忆表型的形成。

通过分析细胞代谢相关的基因表达谱，并调节某些代谢基因的表达水平，有可能实现 T 细胞代谢重编程的目标。例如，B 细胞白血病通过抑制 T 细胞的 Akt/mTORC1 信号转导从而限制其功能，过表达 Akt 途径或葡萄糖转运蛋白 1（glucose transporter type 1，GLUT1）可消除对 T 细胞的功能限制。此外，T 细胞中 GLUT4 和线粒体基因的转录共调节因子过氧化物酶体增殖物激活受体 -γ 共激活因子 -1α（peroxisome proliferator-activated receptor gamma coactivator 1α，PGC1α）的过度表达也有助于提高其代谢水平和线粒体活性。

此外，还可以利用肿瘤细胞和组织的特征和行为来重新编程 T 细胞的代谢。例如，TME 中通常钾离子过度积累，并对浸润性 T 细胞产生影响，包括下调 Akt/mTOR 信号通路，抑制 T 细胞活化，限制其营养摄入。通过在 T 细胞中过表达钾离子通道，可以降低 T 细胞中的钾离子含量，促进 Akt/mTOR 的活性并恢复 T 细胞效应功能。

（二）CAR-NK

CAR-T 疗法在临床试验中的成功促进了 CAR-NK 技术的发展。CAR-NK 细胞通常将 CD3 作为其初始信号结构域，CD28 或 4-1BB 作为共刺激结构域以形成细胞内信号基序，并通过另外两种共刺激分子，NKG2D 和 CD244 增加其细胞毒性和细胞因子产生能力。

由于 NK 细胞上的抑制性受体和肿瘤细胞上 MHC Ⅰ类分子的相互作用，自体 NK 的过继细胞输注针对淋巴瘤、乳腺癌、结肠癌和肺癌的疗效并不令人满意。多项临床研究强调了人杀伤细胞免疫球蛋白样受体（the killer cell immunoglobulin-like receptor，KIR）与 HLA 相互作用的重要性，因此，未来 KIR 基因分型有可能作为供者选择的重要因素。

靶向肿瘤特异性新抗原是将与过继细胞输注相关的风险最小化的一种有效方法。随着抗原筛选技术的发展，包括共享的新抗原肽库、全外显子组测序结合质谱分析以及通过胞啃作用（trogocytosis）检测新抗原等多种方法被应用于肿瘤新抗原的鉴定，未来的 CAR-NK 免疫疗法有望更好地治疗对常规疗法耐药的肿瘤。

（三）嵌合抗原受体巨噬细胞

CAR-M 疗法将特定 CAR 基因转移到巨噬细胞中，并通过特异性抗原结合能力，激活巨噬细胞对肿瘤细胞的吞噬活性。CAR-M 的出现为治疗实体瘤开辟了新的可能性。

与 CAR-T 和 CAR-NK 细胞相似，CAR-M 细胞由识别特异性肿瘤抗原的胞外信号域、跨膜区和胞内域组成。目前胞外信号域可识别的肿瘤靶点包括 CD19 和 HER2 等。CAR-M 的研究主要集中在通过细胞内不同结构域激活和增强吞噬作用。除了 CAR-M 的结构之外，还需要考虑 CAR 基因的转导方式，有研究表明嵌合腺病毒载体 Ad5f35 可以诱导巨噬细胞的 M1 型极化，促进其抗肿瘤效应。

CAR 的结构原本是为 T 细胞设计的，并不是针对巨噬细胞。CAR 结合表位的位置及其与细胞表面的距离会影响抗原结合和细胞活化。因此，未来可以从 CAR-M 的结构入手，通过关联不同结构域调整 CAR 的结构，探索最适合巨噬细胞的 CAR 结构，以增强 CAR-M 对肿瘤细胞的吞噬作用。通过基因工程技术，CAR-M 还可以表达抗肿瘤细胞因子或共刺激因子，增强抗原提呈能力，或者获得其他抗肿瘤功能，如分泌基质金属蛋白酶降解细胞外基质或诱导表位扩散能力等。将 CAR-M 与其他免疫治疗相结合也是一种潜在的尝试。通过阻断“别吃我”信号，CD47-SIRPα 可能增强 CAR-M 对靶向癌细胞的吞噬作用。此外，对于实体瘤负担较重的患者，可以尝试 CAR-M 与 CAR-T 联合治疗。CAR-M 可以在整个治疗过程中抑制细胞因子的释放，从而可能降低 CAR-T 疗法的 CRS 风险和神经毒性。最后，影响巨噬细胞吞噬和抗原提呈的机制和调控因素，如吞噬靶点的物理性质等，还有待进一步阐明。

（四）总结与展望

在过去的 20 年里，CAR-T 细胞疗法从概念提出到临床试验，再到批准上市，发生了翻天覆地的变化。针对 CAR-T 细胞的基础研究揭示了疗效、毒性和耐药性的新机制，并促进了新靶点的寻找、信号机制的阐明和新技术的应用。从普通 CAR 到双特异性 CAR，逻辑门 CAR 和“装甲”CAR 等的设计；从病毒载体转导到非病毒载体转染；从 CAR-T 细胞到 CAR-NK 细胞，再到 CAR-M 细胞；从针对血液肿瘤扩展到实体瘤；从个体化治疗到现货售卖等，CAR 细胞疗法在 CAR 结构设计、转导方法和最佳细胞类型选择上的创新，以及不断扩大的适应证必然会改变许多不同癌症类型患者的治疗，实现更好的抗肿瘤疗效。

六、TCR-T

TCR 是人体最复杂的受体之一，在 T 细胞中具有非常广泛的信号活动。TCR-T 细胞通过与 MHC，特别是 MHC Ⅱ类分子的相互作用激活宿主的免疫系统，同时，基因修饰赋予了 TCR-T 细胞肿瘤抗原特异性，从而提高了其抗肿瘤活性。

（一）挑战和解决策略

尽管 TCR-T 细胞疗法在临床应用中显示出了一定的疗效，但依然存在挑战。导致 TCR-T 细胞疗法失败的主要原因有：缺乏有效的肿瘤特异性抗原，靶抗原潜在的脱靶效应导致靶向正常组织，并引起剂量限制性免疫毒性；工程化 T 细胞中 TCR 表达不足或存在时间短暂，导致抗肿瘤疗效有限；TIME 的抑制性作用引起 TCR-T 细胞衰竭和功能障碍等。

克服以上挑战对于未来取得更大的临床成功至关重要，目前潜在的解决策略包括以下几个方面。

1. 发现新靶标　基于 TCR-T 的免疫治疗的多肽抗原靶点非常有限，目前使用的靶点大多是 TAAs，尽管它们在肿瘤组织中表达上调，但在正常组织中仍保持低水平表达，这可能导致自身免疫毒性或导致对工程 T 细胞的耐受。在 TCR 介导的 ACT 中开发新抗原的临床应用是可行的，但新抗原具有个体化特性，在肿瘤患者之间存在差异，因此很难开发出广泛适用的免疫治疗产品。

尽管如此，广泛共享的免疫原性肿瘤新抗原，如突变的 Kirsten 大鼠肉瘤病毒癌基因（Kirsten rat sarcoma viral oncogene，KRAS）和 TP53（tumor protein 53）仍是研究热点。

随着下一代测序技术的发展，特别是单细胞 DNA 测序、转录组测序，以及固相酶联免疫斑点试验（ELISPOT）和四聚体染色等体外验证方法的成熟，针对个性化新抗原的 TCR-T 免疫治疗在未来几年将成为一种有效的癌症治疗方法。此外，新出现的 TAAs 类别，如癌胚抗原，也可能成为未来 TCR-T 发展中可行的共同靶点。

2. 治疗性 TCR 的表达最大化 转基因 α 和 β 链的正确配对是 TCR-T 细胞发展的主要挑战之一。由于每个转导的 T 细胞包含两条内源性 TCR 链和两条转化的 TCR 链，在一些小鼠模型中证明特异性未知的异二聚体可导致潜在的自身免疫后果。此外，不适当的 α/β 链 TCR 配对会争夺 CD3 复合物，从而降低治疗性 TCR 的表面表达和信号转导。通过工程方法有利于对转导的 TCR 链进行适当的配对，这些方法包括：① TCR 常量区部分修改；②添加半胱氨酸残基以促进引入的 TCR 链上的二硫键结合；③改变内源性 TCR 常量区的二级结构；④在转导 TCR 的胞内部分添加信号域；⑤将 TCR-α/β 链引入替代效应细胞或构建单链 TCR。增强治疗性 TCR 表达的方法包括优化 TCR-α 和 TCR-β 链转基因的密码子以及改变 TCR-α/TCR-β 载体构型。

3. 降低 irAEs 尽管 TCR-T 细胞疗法已显示出显著的临床反应，但不良事件仍时有发生。靶向黑色素瘤相关抗原多肽（melanoma-associated antigen peptide，MART-1）和 gp100 黑素瘤抗原的高亲和力 TCRs 会诱导存在黑素细胞的正常组织发生严重的组织学破坏，包括皮肤、心脏、眼睛和内耳。一般来说，靶向肿瘤外毒性是健康组织共享的 TAAs 或与结构相似的表位发生交叉反应的 TAAs 的主要关键障碍。然而，其他黑色素瘤分化抗原如 SLC45A2 在正常组织中的表达水平要低得多，这可能会降低自身免疫副作用的风险。目前，多种癌基因热点突变正作为潜在的 TCR 靶点进入研究，如 PI3K、KRAS 和 TP53，或致癌融合蛋白的断点区域。开发可靠地识别个性化、高特异性和免疫原性肿瘤抗原靶点对于最小化 TCR-T 细胞治疗相关的不良事件至关重要。同时，通过引入自杀基因来控制输注的 TCR-T 细胞也是一项可行的安全措施。

4. 异体 T 细胞移植 尽管自体 T 细胞更加安全，但异体 T 细胞可以克服制造问题、患者相关的免疫细胞缺陷和治疗延误。为了避免异体 T 细胞移植引起的 GVDH，通常可通过基因编辑或使用 siRNAs 对内源性 TCR 基因、HLA-Ⅰ位点或 CD52 分子进行敲除。多能干细胞技术也被认为是一种潜在的解决方案。

（二）基于 TCR 的新技术

一些新兴的技术可以利用 TCR 的信号转导亚单位，以非 HLA 依赖的方式提高免疫治疗效率，如 ImmTACs、T 细胞受体融合结构（T cell receptor fusion constructs，TRuCs）和细胞抗原偶联剂（T cell antigen couplers，TACs）。

1. ImmTACs ImmTACs 基本上是融合蛋白，它结合了基于 TCR 的工程化靶向系统和 ScFv 效应功能。在 ImmTACs 的构建中，TCRs 是在免疫系统内具有抗原识别作用的抗体。虽然抗体只针对细胞表面或分泌的蛋白质，但 TCR 能够识别来自 HLA 呈递的细胞内靶点的多肽。TCR 对 pMHC 皮摩尔级的高亲和力导致 ImmTACs 能够包被靶细胞，并通过 ScFv 抗体片段和 CD3 之间的相互作用促进 T 细胞介导的效应功能。此外，ImmTACs 还以剂量依赖性方式激活 $CD8^+$T 细胞，能有效地定向和激活效应和记忆 $CD8^+$ 细胞和 $CD4^+$ 细胞，并分泌 TNF-α、IFN-γ、IL-6、MIP1α-β（macrophage inflammatory protein-1α-β）和 IFN-γ 诱导蛋白 10（IFN-γ inducible protein-10，IP-10）等细胞因子。

2. TRuCs TRuCs 是融合了 TCR 5 个亚基（TCRα、TCRβ、CD3ε、CD3γ 和 CD3δ）胞外 N 端的特异性配基抗体，为工程 T 细胞提供了新的靶特异性和不依赖于 HLA 的靶细胞清除能力。慢病毒转导后，TRuCs 将整合到 T 细胞表面的天然 TCR 复合体中，T 细胞的激活和效应功能得以保留。此外，TCR 复合体的整个信号传递机制主要由 TRuCs 控制，而 CARs 仅利用分离的 CD3ζ

胞内段进行有限的信号传递。因此，TRuCs 具有比第二代 CAR-T 细胞更好的抗肿瘤效果。

3. TACs　TACs 是另一种将内源性 TCR 以 MHC 非依赖性的方式诱导更有效的抗肿瘤反应并降低毒性的技术。TACs 嵌合蛋白与 TCR 偶联，通过 CD3 结构域识别并结合抗原，形成 TCR/CD3 复合体，增强 T 细胞应答反应。

TACs 受体的活性严重依赖于 CD3 结合域的选择，因此，适当的单链抗体可以改善表型和功能特征的结合。例如，来自 OKT3（莫罗单抗 -CD3）的 ScFv 与 UCHT（anti-human CD3E antibody）相比，具有较少的细胞因子产生和较低的细胞毒性。因此，与 CD3 复合体整合的微妙差异可能导致本质上不同的功能结果。与第二代 CARs 相比，TACs 工程 T 细胞不仅有利于对实体瘤的更多浸润，而且还减少了表达抗原和肿瘤外毒性的 T 细胞在健康组织中的扩增。

（三）总结与展望

TCR-T 疗法作为一种潜在的细胞免疫疗法，不受靶细胞表面抗原表达的限制。然而，TCR-T 细胞疗法的临床应用仍然具有挑战性，与血液系统恶性肿瘤相比，TCR-T 细胞免疫治疗在实体瘤中的总体疗效并不高。敲除多个基因、发现新靶标、治疗性 TCR 的表达最大化、降低 irAEs 和异体 T 细胞移植中的 GVDH 等潜在的多种解决方案，可以提高该疗法的安全性和有效性。随着概念和技术的发展，整合了免疫肿瘤学、肿瘤生物学和基因工程学等多种学科的新技术有望增强 TCR-T 细胞功能并优化抗肿瘤免疫反应。新技术以及新策略的应用，将促进 TCR-T 细胞疗法成为抗肿瘤治疗的重要组成部分。

第四节　临床前研究模型的革新

抗肿瘤药物的研发依赖于临床前模型，并通过作用机制、给药途径、治疗剂量和时间表以及安全管理的研究以全面评估药物的药效动力学、药代动力学及毒性特征等。然而，目前所用的临床前模型并不完全适用于肿瘤免疫治疗药物的临床前研究，主要原因是现有的临床前模型不能很好地反映人体免疫生物学特征，主要的区别在于 TME 中免疫细胞的组成、肿瘤抗原以及慢性免疫识别和暴露所导致的免疫细胞抑制状态的复杂性。

常用的临床前模型普遍存在一个问题，即依赖于肿瘤细胞系的植入。植入后生长的肿瘤通常不能重现真实的影响人类肿瘤免疫反应的肿瘤免疫背景特征。而且这些皮下移植瘤不能反映肿瘤生长和发展过程中复杂组织和（或）器官的特异性，并影响肿瘤在实施干预后的免疫反应。而且，人类的免疫系统本身具有复杂性，它依赖于 TME 中的许多不同细胞类型发挥功能。TME 的组成，肿瘤与免疫细胞和非免疫细胞的时空排布、接触程度以及 TME 中的各种细胞因子、趋化因子的分泌等共同决定了 TME 的免疫亚型。不同类型的小鼠模型具有不同的 TME，小鼠 CT26 同源肿瘤模型具有以细胞毒性免疫细胞为特征的免疫浸润，而 MC38 或 EMT-6 来源的肿瘤的浸润主要由免疫抑制细胞组成，因此，在选择临床前模型时需要谨慎。此外，肿瘤免疫治疗药物通常与免疫系统存在复杂的相互作用，尤其是与免疫系统的启动和激活、细胞毒性激活和调节以及免疫记忆的形成有关的相互作用，因此，治疗中除了剂量选择之外，还需要确定最佳的治疗顺序和时间表。这种治疗优化在目前的临床试验中几乎无法做到。

到目前为止，还没有能完美重现肿瘤在人体内状态的临床前模型。尽管某些肿瘤免疫治疗方法，尤其是 ICB 和 CAR-T 细胞疗法，具有广泛的有效性，但依然无法避免大量的临床试验。因此，迫切的临床需求也促进了研究人员对新模型的研发。

（一）基于小鼠的临床前动物模型

小鼠是应用最广泛的动物模型之一，这些模型的使用导致了肿瘤免疫治疗中的许多重要发现，包括 CTLA-4 和 PD-1/PD-L1 抑制剂的抗肿瘤作用。

1. 分类 目前运用于肿瘤免疫治疗临床前评价的小鼠模型分为以下两大类。

（1）鼠源肿瘤模型（murine tumor models）

1）同基因小鼠肿瘤模型（syngeneic mouse tumor models）。

2）基因工程小鼠模型（genetically engineered mouse models，GEMMs）。

3）免疫检查点人源化小鼠（humanized immune-checkpoint mouse models）。

（2）人源肿瘤模型（humanized tumor models）

1）人源肿瘤细胞异种移植模型（cell-derived xenografts，CDXs）。

2）患者来源的异种移植模型（patient-derived xenografts，PDXs）。

其中人源肿瘤模型和鼠源肿瘤模型的最大差别在于后者采用的是免疫系统健全的小鼠，而前者采用的是免疫缺陷小鼠。

2. 介绍

（1）鼠源肿瘤模型

1）同基因小鼠肿瘤模型：这类小鼠模型具有完全的免疫活性，其肿瘤发展是通过接种小鼠细胞系或通过组织特异性激活致癌途径来诱导产生。由于易于使用，用已建立的同基因肿瘤细胞系接种野生型小鼠是目前最常用的生成同基因肿瘤模型的方法。一些近交系，如 C57BL/6、BABL/C、129/sv 和 DBA/2，已被用于产生多种小鼠细胞系，以代表不同的肿瘤类型，包括但不限于 B16（黑色素瘤）、MCA205（肉瘤）、A20（淋巴瘤）、P815（肥大细胞瘤）、4T1（乳腺癌）、344SQ（肺癌）、ID8（卵巢癌）、MB49（膀胱癌）和 CT26（结肠癌）。

大多数肿瘤细胞系表现出一定程度的基因组不稳定性，导致肿瘤特异性抗原的表达，这些抗原可能被适应性免疫系统识别，尤其是 T 细胞。近交系小鼠株和细胞系之间免疫反应具有高度差异性。例如，C57BL/6 品系是 TH1 偏置型，而 BALB/c和 DBA/2 品系则是 TH2 偏置型。因此，不同的小鼠肿瘤细胞系模型，对不同肿瘤免疫治疗药物或联合治疗方案的抗肿瘤作用存在差异。为了提高药物研发的成功率，或客观评价联合治疗方案的疗效，尽可能采用多种小鼠肿瘤细胞系模型，或在肿瘤细胞系中引入基本的肿瘤驱动突变，或在培养过程添加环境干扰因素，如饮食、微生物组，从而更客观地反映患者间的异质性。

2）GEMMs：已被应用于免疫治疗研究，以更好地模拟癌症患者肿瘤发展自然步骤的异质性。小鼠肿瘤生物学数据库提供了适用于各种人类癌症类型的 GEMMs 模型。由于 GEMMs 的肿瘤发展主要是由显性癌基因中的一个或两个基因改变驱动的，因此这些模型通常具有较低的肿瘤突变负担。此外，GEMMs 中的肿瘤新生生长为在肿瘤微环境中触发广泛的免疫抑制机制提供了充足的时间。由于缺乏新抗原和严重的免疫抑制，GEMMs 通常对肿瘤免疫治疗具有高度抵抗力，有时甚至比临床上同等的恶性肿瘤更具抵抗力。尽管需要昂贵和耗时的程序，GEMMs 是目前用于评估肿瘤免疫治疗药物或克服免疫抵抗，特别是与遗传改变相关的抵抗潜力的最佳模型。

3）免疫检查点人源化小鼠：尽管同基因小鼠模型存在完整的免疫系统，但由于跨物种差异，该种小鼠模型不能完全满足肿瘤 - 免疫研究的需求。为了克服这一局限性，通过敲入人类免疫相关基因建立了嵌合小鼠肿瘤模型。而免疫检查点人源化小鼠事实上就是敲入了人源肿瘤免疫检查点基因，如人源 CTLA-4、OX40 或 TIM-3 等并表达相关蛋白的嵌合小鼠，从而产生可用于研究临床级 ICB。因此，免疫检查点人源化小鼠在验证以体内新型免疫调节器为靶点的临床级试剂的组合效应方面很有价值。最常用的依然是 C57BL/6 和 MC38 组合。

（2）人源肿瘤模型：人源肿瘤模型可以更好地重现肿瘤患者体内的肿瘤异质性。在这些模型中，免疫功能低下的小鼠通过移植来自人脐血、骨髓或外周血的 $CD34^+$ 造血祖细胞（hematopoietic progenitor cells，HPCs），部分重建人类免疫系统。将来自肿瘤患者的肿瘤组织或细胞系植入人源化宿主小鼠，用于诱导肿瘤发展。在 NOD-SCID 小鼠的基础上，敲除 IL-2 受体 γ 亚单位（IL-2 receptor γ subunit，IL2Rγ）基因，培育出重度免疫缺陷小鼠，其特点是缺乏功能性 T 细胞、B 细胞和 NK 细胞，补体功能和 DCs 功能降低，巨噬细胞吞噬功能减弱。这也是目前最常用于人源肿瘤模型的小鼠品系。由于人源肿瘤模型中的小鼠免疫细胞清除得较为干净，是目前评价肿瘤免疫治疗抗体疗效与安全性的理想模型。最近，在NSG和其他免疫缺陷小鼠中进行了额外的基因修饰，以表达人类细胞因子，包括干细胞因子、M-CSF、GM-CSF和（或）IL-3，这些细胞因子对HPC的生长和分化以及支持人类骨髓细胞的再沉积至关重要。这些新品系（如NSG-SGM3、NOG-ExL、MSTRG和MISTRG）中人类细胞因子的表达显著增加了人类免疫系统的植入率。

1）人源肿瘤细胞异种移植模型：CDXs将来源于患者的肿瘤组织经体外培养后得到的无限繁殖肿瘤细胞系接种于免疫缺陷小鼠体内。这些细胞系可以在体外大量培养繁殖，模型构建时间短且成本低；此外，可选择的细胞系种类较多，移植的成功率较高。但人源肿瘤细胞系在体外培养过程中克隆趋于单一化，缺乏肿瘤基因组的异质性和原发TME的复杂性，在预测临床药效方面不够理想。

2）患者来源的异种移植模型：为了更加准确地了解临床药物的治疗效果与肿瘤的生物学特性，建立了一种患者来源的异种移植小鼠模型。PDXs是通过手术从肿瘤患者体内取出肿瘤组织，经过一定处理，移植到重度免疫缺陷小鼠中（常见接种部位有皮下、静脉、原位）建立的肿瘤模型。

PDXs具有人体自发肿瘤发展的复杂性，包括基因组异质性和肿瘤细胞异质性，以及TME和肿瘤的内在结构。PDXs和$CD34^{+}$HSCs免疫系统重建相结合后成为目前最接近肿瘤患者体内状况的临床前研究动物模型。此外，如果PDXs和免疫细胞来源于同一个患者，构建的模型对于个体化肿瘤免疫治疗来说具有更大价值。虽然PDXs具有很多无法替代的优势，但局限性也不容忽视。与CDXs模型相比，移植的成功率相对较低；如果用异体的免疫细胞进行免疫系统重建，肿瘤的抑制作用可能来源于异体反应，而不是肿瘤抗原的识别；更重要的是，随着传代次数的增加，人源肿瘤基质会逐渐被鼠源肿瘤基质所取代，从而失去肿瘤细胞异质性。

（二）类器官模型

TME中肿瘤细胞与非肿瘤细胞的相互作用在很大程度上决定了肿瘤的发生发展和对药物的反应。临床肿瘤免疫治疗的成功反过来促进了可模拟患者特定的肿瘤-免疫相互作用，并适于肿瘤免疫治疗药物开发的实验系统。传统的2D体外肿瘤免疫治疗模型采用免疫成分（通常来自外周血）重建永生化癌细胞系。而3D体外器官样培养方法不仅可以对原发性人类肿瘤活检进行常规培养，还加入更多的免疫成分重建或模拟肿瘤微环境。肿瘤类器官在免疫肿瘤学研究、免疫治疗建模和精确医学中的转化应用显示出了肿瘤类器官在未来肿瘤免疫治疗研究中的潜力。

传统的肿瘤体内外研究通常采用体外2D细胞培养、体内异种移植或基因工程动物模型来实现。体外2D细胞培养可实现病毒转导、药物干预和多重药物筛选，而体内异种移植或基因工程动物模型可提供肿瘤组织结构和血管系统的动态背景。然而遗憾的是，传统的体内外研究模型都不能有效地模拟自然状态下人类肿瘤的复杂免疫生物学。2D肿瘤细胞培养物可以通过与不同类型的外源性异质细胞或PBMCs共同培养，简单模拟肿瘤中的细胞间相互作用，或探索肿瘤免疫治疗药物的疗效，但这种重组细胞通常不是来自内源性瘤内基质，单层肿瘤细胞也不具有正常肿瘤组织中的3D形态结构，导致其癌基因表达，信号通路调控和肿瘤对药物的反应均无法准确复制肿瘤患者体内真实情况。通过将PDXs移植到携带人类免疫细胞的免疫功能缺陷小鼠中，可生成人源化免疫肿瘤模型，但在成本、时间、筛选通量和免疫相容性方面仍然存在挑战。

体外类器官培养的出现为研究肿瘤免疫生物学提供了一种新的途径。肿瘤类器官培养系统包括肿瘤细胞和多种非肿瘤宿主成分，可精确模拟TME及肿瘤的发生发展与转移进程。类器官中的肿瘤细胞可以来自肿瘤细胞系，野生型组织或iPSCs通过癌基因或抑癌基因突变产生，或利用患者肿瘤活检组织进行构建。但肿瘤细胞系由于持续的基因组不稳定，可能不再代表其原始肿瘤的遗传学。而复杂的TME常包括间充质衍生细胞（周细胞和成纤维细胞）、血管结构（内皮）以及免疫细胞网络（固有和适应性免疫细胞）。这些免疫细胞，包括淋巴细胞（T和B细胞）、NK细胞、巨噬细胞、DCs、嗜酸性粒细胞、肥大细胞和MDSCs，可以从PBMCs、肿瘤组织，或次级淋巴器官（引流淋巴结、脾脏、派尔集合淋巴结和黏膜组织）中获得。同时，类器官构成的TME还存在细胞和体液成分之间的平衡以及多种炎症反应调节，用以支持肿瘤的生长。

肿瘤细胞与来自PBMCs或淋巴结的外周免疫细胞的共培养可以对肿瘤免疫循环进行建模，重现包括T细胞启动/激活、T细胞在肿瘤中的转运/浸润以及T细胞识别/杀伤肿瘤细胞的过程。将病原体或共生微生物群引入肿瘤类器官，通过病原体或微生物、肿瘤细胞与免疫细胞间的相互作用，可重现与肿瘤相关的炎症和致癌过程，从而评估免疫调节结果和免疫治疗反应。此外，包含了如DCs、单核细胞、巨噬细胞、肥大细胞和NK细胞等先天性免疫细胞的肿瘤类器官培养系统，将有利于研究先天性免疫细胞的抗肿瘤机制，并允许进一步了解TLR、NOD样受体（NOD-like receptors，NLRs）和STING的抗肿瘤活性。

类器官模型构建也面临一些挑战，例如，模型的实验标准化如何实现？类器官的长期培养与保存如何解决？是否可以建立类器官生物库？类器官模型中免疫细胞的复杂性如何维持？

类器官模型对于肿瘤免疫治疗相关药物或疗法的开发可能更具有实际意义，尤其可以做到肿瘤免疫的个性化精准治疗，实时筛选有效的单药或联合治疗方案。同样地，在转化研究中类器官模型也面临着挑战，例如，如何构建对肿瘤免疫治疗敏感与耐药的类器官模型？如何在药物开发中利用类器官模型筛选并优化药物药理或细胞免疫疗法？如何建立客观的评价体系以准确地反映药物或细胞免疫疗法的临床效果？

（三）总结与展望

尽管人源肿瘤模型可以重现患者的免疫系统，但为了更客观地反映个体间的异质性，需要在小鼠饲养过程中增加环境干扰因素，引入诸如饮食、环境、微生物群等变量的影响，并在评估免疫治疗反应时纳入这些变量。此外，人类免疫系统重建的人源肿瘤模型仍然具有不稳定性，个体差异较大，成本较高以及构建周期较长等问题，导致人源肿瘤模型目前还不适用于大规模肿瘤免疫药物的筛选研究。因此，可模拟人类免疫细胞与肿瘤之间相互作用的异质性和复杂性，真实反映肿瘤免疫药物临床疗效，且价格低廉，可快速获取的临床前模型亟待开发。

目前还没有相关的临床前模型可以评价irAEs，然而探索irAEs的早期生物标志物和针对逆转致命毒性（如心肌炎）的策略是临床安全开发肿瘤免疫治疗及联合治疗的关键一步。此外，在不同的肿瘤组织中，irAEs往往有不同的表现，因此能够准确反映临床irAEs的临床前模型开发也至关重要。

除小鼠模型外，类器官模型、斑马鱼模型等也尝试开发用于肿瘤免疫药物临床前评价，此外，还能利用与人类关系更密切的其他动物模型。狗被认为是一种理想的肿瘤免疫治疗临床前模型，是实验室动物模型和人类之间的桥梁。通过呈现与人类免疫系统极为相似的完整免疫系统，并通过具有引发类似免疫反应的自发肿瘤发生，可以模拟诸如疗效、剂量反应和毒性等关键临床结果。

第五节 总 结

肿瘤免疫治疗已经扩展到多种肿瘤类型的治疗，并为肿瘤患者改善了生存质量。随着肿瘤免疫治疗的持续发展，大量的联合治疗策略也付诸实践。未来的研究策略及设计方案将更加关注药物的作用机制，以及肿瘤随治疗发展产生的抵抗机制，从而更好地控制免疫反应。此外，随着肿瘤免疫治疗的发展，多学科多领域合作的重要性将得到进一步的体现。

一、联合治疗策略

在过去的几十年，肿瘤免疫治疗已经与手术、化疗、放疗和靶向治疗一起成为肿瘤治疗的重要手段。肿瘤免疫治疗与靶向治疗、化疗以及放疗的联合治疗策略都取得了一些成功的临床前及临床研究成果。在未来，我们将探索对于转移性肿瘤患者免疫治疗结合手术治疗的可能性。各领域各学科的合作，以及新技术的投入，将有助于联合治疗更深层次的机制探索，为合理的联合治疗策略的选择及疗效评估奠定基础。此外，一些潜在的治疗新靶点，诸如新免疫检查点分子、共刺激受体、表观遗传调节剂、代谢靶点的研发，将有望改善肿瘤免疫治疗的持久性和临床应答水平。

二、临床新辅助治疗的应用

肿瘤免疫治疗最早仅用于肿瘤后线治疗，但多重治疗后患者的免疫功能往往处于低下的状态，并不能发挥最好的抗肿瘤免疫疗效。近年来，以抗 PD-1/PD-L1 抗体为主的肿瘤免疫治疗不仅扩大了肿瘤适应证范围，而且有向一线治疗发展的趋势。早期肿瘤患者在新辅助治疗阶段采用肿瘤免疫治疗可获得更多的临床益处，与术后再使用免疫治疗不同，术前新辅助过程中使用免疫治疗可以让 T 细胞与 B 细胞接触更多的来自肿瘤组织的抗原，而如果术后才使用，大部分肿瘤已经被移除，T 细胞与 B 细胞仅能接触到有限的肿瘤抗原，不利于抗肿瘤免疫系统的激活。在未来，探索免疫治疗作为术前新辅助治疗的可能性是我们的研究目标。

三、激活先天性免疫应答

通过调动先天性免疫应答来激活整体的抗肿瘤免疫越来越引起人们的兴趣。先天性免疫细胞包括了 NK 细胞、DCs、巨噬细胞、单核细胞、中性粒细胞、嗜酸性粒细胞、嗜碱性粒细胞和肥大细胞。治疗性的手段包括利用微生物肽或 T-VEC 刺激先天性免疫反应，当与 ICB 联合的时候可以增强局部以及系统性的抗肿瘤免疫，并可通过改变荷载增强激动剂信号。可表达转录因子 BATF 及 CD103 的肿瘤浸润性 DCs 被证明与新抗原的呈递以及杀伤性 T 细胞的激活密切相关。因此，任何增强或激活这些 DCs 的方式都可以改善局部的抗肿瘤反应。通过系统性的方式，如 STING 或 TLR 激动剂，激活先天性免疫也是策略之一。这些成分的瘤内给药而不是全身给药能够靶向先天性免疫细胞，为肿瘤特异性抗原的提呈提供一条通道，启动有效的 T 细胞应答，并可减少全身性毒性。目前临床试验的瘤内给药的试剂包括可编码 CD70 的 mRNAs、CD40 配体、TLR4 以及 T-VEC，但如何在抑制性 TME 中激活 DCs 仍然是个挑战。

四、靶向微生物

肠道微生物组对 ICB 的有效性以及 irAEs 的发生等都会产生一定影响。ICB 应答人群与无应答人群，以及 irAEs 高风险人群与低风险人群在肠道微生物多样性和组成方面似乎都存在显著差异。有关肠道微生物的研究还存在很多挑战，包括采样、分析平台、种群异质性差异等，有待通过加强标准测序和开发分析工具来解决。从临床的角度来说，重点在于如何通过调控肠道微生物来促进 ICB 的治疗效果，规避 irAEs 风险。研究表明粪便微生物组的移植、抗生素的合理使用以及饮食的良好搭配，都可能作为增强 ICB 反应的辅助策略。

五、驱动激动信号

尽管目前临床应用更多的是 ICB，但人们近年来对共刺激受体介导的共刺激信号驱动越来越感兴趣。遗憾的是，大部分共刺激受体激动剂的临床研究都以失败告终，例如 CD28 超级激动剂，OX40 激动剂以及 4-1BB 激动剂。CD28 超级激动剂显示出严重的毒性；在一项早期研究中，OX40 与 PD-L1 单抗联合效果不佳；4-1BB 单抗也显示出较严重的肝毒性。目前 ICOS 激动剂的相关临床研究还在开展中。免疫激动剂的发展面临着诸多挑战，包括靶向亲和性、表位选择、受体占位、FcγR 结合、抗体亚型，以及如何选择性激活效应性免疫细胞而非免疫抑制性细胞等。激动剂在临床前及临床研究中需要设计更多的实验来解决这些问题，并保证临床使用的安全性。此外，还可以利用新的方式解决激动剂的短板。例如，采用双特异性抗体的方式，将激动剂抗体约束在TME中，从而提供更安全的激活方式，减少对肿瘤外组织的损伤。当这些问题得到优化后，共刺激受体的靶向将会有效增强ICB的抗肿瘤能力。

六、新技术的互作

空间转录组学的发展，如针对肿瘤免疫和肿瘤微环境的非因生物的数字空间多组学分析系统（digital spatial profiler，DSP）空间多靶标技术，基于免疫荧光的单细胞蛋白质组学分析平台CODEX等，都有助于破译肿瘤中的细胞类型以及相互作用关系。此外，将单细胞高通量技术纳入临床和临床前研究将能够更好地表征调节抗肿瘤反应的细胞亚群。通过scRNA-seq、抗原决定簇测序（cellular indexing of transcriptomes and epitopes by sequencing，CITE-seq）以及单细胞ATAC测序（single-cell assay for transposase-accessible chromatin sequencing，scATAC-seq）等技术获得关于单细胞转录组、蛋白质组，以及染色质状态的信息，从而能在单细胞水平上对细胞做出鉴定。而在各种新型生信工具的协助下，通过各种分析平台的整合，能对ICB应答或耐药群体的调控通路做更深入的探究。此外，基于血液的检测，如ctDNA，因其侵入性小，样品更易获得，有望成为监测ICB反应的有效方式。更好的生信算法的开发也有助于新抗原预测，以及识别更相关的治疗靶点。基于临床样本的关于共享MHC Ⅰ类抗原的预测已经有了一些令人激动的结果，但最近的研究表明，MHC Ⅱ类新抗原与有效的肿瘤反应也有关，在未来有望得到更好的开发。

新技术的引入需要计算生物学家和免疫生物学家的通力合作，从而避免将复杂的免疫学反应及相关生物学过程简单化。例如，T细胞表面表达PD-1可能代表着T细胞的激活，也可能代表着T细胞的耗竭。如果仅仅简单定义PD-1的表达量并不足以判定T细胞反应的复杂性。因此，功能学研究或其他的免疫学研究需要鉴定更多的标志物从而用于更加精确地对免疫细胞不同类型不同状态进行定义，这对于今后ICB的发展来说是非常必要的。

未来，肿瘤免疫学将在纵深方向得到飞速的发展。从纵向来说，可更深层次地了解不同免疫细胞亚型以及相关调控通路；从横向来说，与其他领域，如肿瘤生物学、表观遗传学、计算生物学及其他多个领域多个学科可进行交汇整合。肿瘤免疫治疗通过联合治疗策略的发展有望扩展到所有肿瘤学领域，包括与手术、放疗、化疗、靶向治疗的联合，包括新型免疫检查点、CAR-T细胞疗法及其他免疫疗法的联合等。肿瘤免疫领域的持续发展，需要以基础免疫学为根基，同时也需要与其他科学学科的密切合作。我们相信，肿瘤免疫治疗的未来充满了希望，有充分的机会进一步改善肿瘤患者的预后，并有望实现肿瘤治疗的终极目标——治愈肿瘤。

课后习题

1. 目前肿瘤免疫治疗的基础研究与临床应用的瓶颈在哪里？面临的困难、问题或挑战有哪些？未来是否有可能通过新技术的突破或普及应用得到根本性的改变？

2. 未来是否会出现媲美免疫检查点抑制治疗的新一代肿瘤免疫疗法？如果会，可能是哪种疗法，如果不会，免疫检查点抑制治疗还有哪些新的发展前景？

（刘沁颖　李　华　赵相钦　马　莹　郝继辉）